中华生物统计用表

徐天和　祁爱琴　主编

中国统计出版社
China Statistics Press

图书在版编目(CIP)数据

中华生物统计用表 / 徐天和，祁爱琴主编. —— 北京：中国统计出版社，2018.5

ISBN 978-7-5037-8469-9

Ⅰ.①中… Ⅱ.①徐… ②祁… Ⅲ.①生物医学工程—生物统计—统计表—中国 Ⅳ.①R319

中国版本图书馆 CIP 数据核字(2018)第 095409 号

中华生物统计用表

作　　者/徐天和　祁爱琴
责任编辑/梁　超
封面设计/李雪燕
出版发行/中国统计出版社
通信地址/北京市丰台区西三环南路甲 6 号　邮政编码/100073
电　　话/邮购(010)63376909　书店(010)68783171
网　　址/http://www.zgtjcbs.com
印　　刷/河北鑫兆源印刷有限公司
经　　销/新华书店
开　　本/787×1092mm　1/16
字　　数/1063 千字
印　　张/30
版　　别/2018 年 5 月第 1 版
版　　次/2018 年 5 月第 1 次印刷
定　　价/238.00 元

《中华生物统计用表》

编委名单

主　编　徐天和　祁爱琴

主　审　徐勇勇

副主编　石德文　高　永　王　玖　孔　杨　高明海

编　委（以姓氏笔画为序）

马　莉　王　玖　王素珍　孔　杨　石德文

田考聪　刘守鹏　刘　芳　刘隆健　刘　琳

祁爱琴　孙红卫　肖　雯　张中文　张　风

罗文海　胡乃宝　相　静　柳　青　徐天和

徐勇勇　高　永　高明海　唐　军　景学安

程　琮　颜　艳

序

随着生物医学科学的迅猛发展，统计学在生物医学科研中的应用越来越受到重视，现有生物医学统计工具表已不能满足现阶段及未来生物医学研究工作者的工作需要。尽管很多统计软件可以给出一些统计分析方法的临界值，但是这些工具只涵盖了很少的统计方法，而在生物医学统计工作者的实际工作中，近年来涌现了大量的统计分析方法，如遗传统计、多水平模型、结构方程模型、健康量表等等，同时，随着经济、环境、生活水平和科学水平的发展和变化，很多表明正常水平的临界值也发生了变化。所以，生物医学统计工作者迫切需要有一套完整的统计工作表。

滨州医学院徐天和教授牵头编撰的《中华生物统计用表》这本书，全面系统地反映了生物医学统计的传统方法及最新进展，该书结合医学统计学应用现状，从医学研究工作的统计设计、资料收集、资料整理、统计分析等基本步骤出发，全面系统地研究生物医学统计分析的基本方法并精确计算其临界值。该书内容涵盖医学统计、生态统计、管理统计、健康统计、遗传统计等所涉及到的基本和常用统计方法，拟精确计算各种统计方法在常用检验水准下的临界值表，并系统介绍相应各表的具体应用。

该书针对生物医学统计工作的全过程汇总了所有工具表，从研究设计到分析方法有可能涉及的统计用表进行精确计算、扩充扩展以及详细编制，每个表均配以说明及应用示例。并且，根据生物医学的研究实践，将原来30多种繁杂表头，按其内在规律简化为十余种，有利于生物医学研究者对统计方法的系统理解和具体应用。

该书的出版，将改变目前生物医学统计研究中研究方法和实际应用之间缺乏相互联系、过于分散和单一的现状，使生物医学研究者对统计分析方法的理解认识从理论指导到实际操作应用更加具备系统性和完整性，对推动生物医学统计工作很有意义。

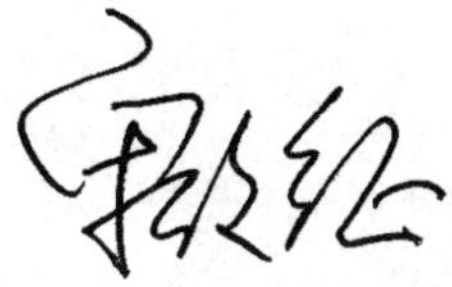

2018年5月

前　　言

《中华生物统计用表》是一部全面详尽的生物医学统计表工具书。本书系统地展示了生物医学研究领域的统计用表，对表的用法做出说明，以精炼语言概述统计学原理，并配以实用案例说明表的应用。本书的出版将极大地方便生物医学工作者查阅，同时也可以帮助读者学习、使用统计学方法，为医学研究提供统计学保障，促进我国生物医学的发展，同时也促进了医学统计方法的发展和应用，将产生重大社会效益。从学术上来说，本书通过提供权威的统计表版本，形成学术的标准，减少谬误，促进学科健康发展。

本书于 2013 年获国家统计局课题立项（项目编号 2013LY033）。课题启动后于 2014 年 6 月在滨州医学院召开了编委会，会议特邀著名统计学专家空军军医大学徐勇勇教授、解放军总医院曹秀堂教授、山东大学贾崇奇教授、天津医科大学马骏教授、泰山医学院程琮教授等专家参加会议，对编写大纲进行审定，初稿进行讨论，统一编写风格，确定编写大纲和编写体例。

本书编写历时 5 年，它的特点是全面、系统、实用、前沿，内容涵盖了生物医学统计研究的各个方面。在大家的共同努力下，统计工具表由不足 100 个，扩充到 207 个（种）。统计表的表头由以前的 30 余种，根据其内在规律简化为 10 余种，使其更加科学和方便查阅，它给生物医学工作者或研究人员提供了一部全面、实用的统计用表学术专著。

在本书的编写过程中，我们自始至终得到了国内外著名统计学专家的支持和指导，例如美国德雷克塞尔大学生物统计系刘隆健教授，空军军医大学徐勇勇教授、中山大学柳青教授、中南大学湘雅医学院颜艳教授、潍坊医学院王素珍教授等，他们为本书提供了大量资料，提出了宝贵的意见。在编写过程中，我们参考引用了《中华医学统计百科全书》的全部 70 余种附表，对以上专家与附表作者，我们在此一并表示衷心感谢。限于水平和时间，书中疏漏差错难免，望广大专家、读者谅解并给予批评指正。

编　者

2018 年 5 月

前　言

目　录

Ansari-Bradley *W* 统计量上尾概率表

x	$n_2(n_1=2)$																
	2	3	4	5	6	7	8	9	10	11	12	13	14	15	16	17	18
2	1.0000	1.0000	1.0000	1.0000	1.0000	1.0000	1.0000	1.0000	1.0000	1.0000	1.0000	1.0000	1.0000	1.0000	1.0000	1.0000	1.0000
3	0.8333	0.9000	0.9333	0.9524	0.9643	0.9722	0.9778	0.9818	0.9848	0.9872	0.9890	0.9905	0.9917	0.9926	0.9935	0.9942	0.9947
4	0.1667	0.5000	0.6667	0.7619	0.8214	0.8611	0.8889	0.9091	0.9242	0.9359	0.9451	0.9524	0.9583	0.9632	0.9673	0.9708	0.9737
5		0.2000	0.3333	0.5238	0.6429	0.7222	0.7778	0.8182	0.8485	0.8718	0.8901	0.9048	0.9167	0.9265	0.9346	0.9415	0.9474
6			0.0667	0.2381	0.3571	0.5000	0.6000	0.6727	0.7273	0.7692	0.8022	0.8286	0.8500	0.8676	0.8824	0.8947	0.9053
7				0.0952	0.1786	0.3056	0.4000	0.5091	0.5909	0.6538	0.7033	0.7429	0.7750	0.8015	0.8235	0.8421	0.8579
8					0.0357	0.1389	0.2222	0.3273	0.4091	0.5000	0.5714	0.6286	0.6750	0.7132	0.7451	0.7719	0.7947
9						0.0556	0.1111	0.2000	0.2727	0.3590	0.4286	0.5048	0.5667	0.6176	0.6601	0.6959	0.7263
10							0.0222	0.0909	0.1515	0.2308	0.2967	0.3714	0.4333	0.5000	0.5556	0.6023	0.6421
11								0.0364	0.0758	0.1410	0.1978	0.2667	0.3250	0.3897	0.4444	0.5029	0.5526
12									0.0152	0.0641	0.1099	0.1714	0.2250	0.2868	0.3399	0.3977	0.4474
13										0.0256	0.0549	0.1048	0.1500	0.2059	0.2549	0.3099	0.3579
14											0.0110	0.0476	0.0833	0.1324	0.1765	0.2281	0.2737
15												0.0190	0.0417	0.0809	0.1176	0.1637	0.2053
16													0.0083	0.0368	0.0654	0.1053	0.1421
17														0.0147	0.0327	0.0643	0.0947
18															0.0065	0.0292	0.0526
19																0.0117	0.0263
20																	0.0053

Ansari-Bradley W 统计量上尾概率表(续)

x	$n_2(n_1=3)$														
	3	4	5	6	7	8	9	10	11	12	13	14	15	16	17
4	1.0000	1.0000	1.0000	1.0000	1.0000	1.0000	1.0000	1.0000	1.0000	1.0000	1.0000	1.0000	1.0000	1.0000	1.0000
5	0.9000	0.9429	0.9643	0.9726	0.9833	0.9879	0.9909	0.9930	0.9945	0.9956	0.9964	0.9971	0.9975	0.9979	0.9982
6	0.7000	0.8286	0.8929	0.9288	0.9500	0.9636	0.9727	0.9790	0.9835	0.9868	0.9893	0.9912	0.9926	0.9938	0.9947
7	0.3000	0.5714	0.7143	0.8095	0.8667	0.9030	0.9273	0.9441	0.9560	0.9648	0.9714	0.9765	0.9804	0.9835	0.9860
8	0.1000	0.3429	0.5000	0.6548	0.7500	0.8182	0.8836	0.8951	0.9176	0.9341	0.9464	0.9559	0.9632	0.9690	0.9737
9		0.1429	0.2857	0.4643	0.5833	0.6909	0.7636	0.8182	0.8571	0.8857	0.9071	0.9235	0.9363	0.9463	0.9544
10		0.0286	0.1071	0.2857	0.4167	0.5455	0.6364	0.7168	0.7747	0.8198	0.8536	0.8794	0.8995	0.9154	0.9281
11			0.0357	0.1429	0.2500	0.3939	0.5000	0.5979	0.6703	0.7341	0.7821	0.8206	0.8505	0.8741	0.8930
12				0.0595	0.1333	0.2606	0.3636	0.4755	0.5604	0.6374	0.6964	0.7485	0.7892	0.8225	0.8491
13				0.0119	0.0500	0.1455	0.2364	0.3497	0.4396	0.5297	0.6000	0.6632	0.7132	0.7575	0.7930
14					0.0167	0.0727	0.1364	0.2413	0.3297	0.4242	0.5000	0.5735	0.6324	0.6852	0.7281
15						0.0303	0.0727	0.1503	0.2253	0.3209	0.4000	0.4794	0.5441	0.6058	0.6561
16						0.0061	0.0273	0.0839	0.1429	0.2286	0.3036	0.3868	0.4559	0.5232	0.5789
17							0.0091	0.0420	0.0824	0.1516	0.2179	0.2985	0.3676	0.4396	0.5000
18								0.0175	0.0440	0.0945	0.1464	0.2206	0.2868	0.3591	0.4211
19								0.0035	0.0165	0.0527	0.0929	0.1529	0.2108	0.2817	0.3439
20									0.0055	0.0264	0.0536	0.1015	0.1495	0.2136	0.2719
21										0.0110	0.0286	0.0632	0.1005	0.1548	0.2070
22										0.0022	0.0107	0.0353	0.0637	0.1073	0.1509
23											0.0036	0.0176	0.0368	0.0712	0.1070
24												0.0074	0.0196	0.0444	0.0719
25												0.0015	0.0074	0.0248	0.0456
26													0.0025	0.0124	0.0263
27														0.0052	0.0140
28														0.0010	0.0053
29															0.0018

Ansari-Bradley W 统计量上尾概率表(续)

x	$n_2(n_1=4)$												
	4	5	6	7	8	9	10	11	12	13	14	15	16
6	1.0000	1.0000	1.0000	1.0000	1.0000	1.0000	1.0000	1.0000	1.0000	1.0000	1.0000	1.0000	1.0000
7	0.9857	0.9921	0.9952	0.9970	0.9980	0.9986	0.9990	0.9993	0.9995	0.9996	0.9997	0.9997	0.9998
8	0.9286	0.9603	0.9762	0.9848	0.9899	0.9930	0.9950	0.9963	0.9973	0.9979	0.9984	0.9987	0.9990
9	0.8000	0.8889	0.9333	0.9576	0.9717	0.9804	0.9860	0.9897	0.9923	0.9941	0.9954	0.9964	0.9971
10	0.6288	0.7778	0.8571	0.9091	0.9394	0.9580	0.9700	0.9780	0.9835	0.9874	0.9902	0.9923	0.9938
11	0.3714	0.6032	0.7333	0.8242	0.8788	0.9161	0.9401	0.9560	0.9670	0.9748	0.9804	0.9845	0.9876
12	0.2000	0.4286	0.5810	0.7152	0.7980	0.8573	0.8961	0.9238	0.9429	0.9563	0.9660	0.9732	0.9785
13	0.0714	0.2619	0.4190	0.5818	0.6889	0.7762	0.8342	0.8769	0.9066	0.9286	0.9444	0.9561	0.9649
14	0.0143	0.1349	0.2667	0.4424	0.5677	0.6783	0.7542	0.8154	0.8582	0.8908	0.9144	0.9324	0.9459
15		0.0476	0.1429	0.3030	0.4323	0.5650	0.6593	0.7385	0.7951	0.8408	0.8742	0.9002	0.9197
16		0.0159	0.0667	0.1939	0.3111	0.4503	0.5554	0.6520	0.7225	0.7811	0.8245	0.8599	0.8867
17			0.0238	0.1061	0.2020	0.3357	0.4446	0.5546	0.6374	0.7101	0.7647	0.8101	0.8448
18			0.0048	0.0515	0.1212	0.2378	0.3407	0.4564	0.5473	0.6319	0.6967	0.7528	0.7961
19				0.0182	0.0606	0.1538	0.2458	0.3590	0.4527	0.5471	0.6209	0.6873	0.7391
20				0.0061	0.0283	0.0923	0.1658	0.2711	0.3626	0.4613	0.5412	0.6166	0.6764
21					0.0101	0.0490	0.1039	0.1934	0.2775	0.3761	0.4588	0.5413	0.6078
22					0.0020	0.0238	0.0599	0.1319	0.2049	0.2979	0.3791	0.4654	0.5368
23						0.0084	0.0300	0.0821	0.1418	0.2261	0.3033	0.3896	0.4632
24						0.0028	0.0140	0.0484	0.0934	0.1655	0.2353	0.3189	0.3922
25							0.0050	0.0256	0.0571	0.1151	0.1755	0.2531	0.3236
26							0.0010	0.0125	0.0330	0.0765	0.1258	0.1953	0.2609
27								0.0044	0.0165	0.0471	0.0856	0.1450	0.2039
28								0.0015	0.0077	0.0277	0.0556	0.1042	0.1552
29									0.0027	0.0147	0.0340	0.0712	0.1133
30									0.0005	0.0071	0.0196	0.0470	0.0803
31										0.0025	0.0098	0.0289	0.0541
32										0.0008	0.0046	0.0170	0.0351
33											0.0016	0.0090	0.0215
34											0.0003	0.0044	0.0124
35												0.0015	0.0062
36												0.0005	0.0029
37													0.0010
38													0.0002

Ansari-Bradley W 统计量上尾概率表(续)

x	$n_2(n_1=5)$										
	5	6	7	8	9	10	11	12	13	14	15
9	1.0000	1.0000	1.0000	1.0000	1.0000	1.0000	1.0000	1.0000	1.0000	1.0000	1.0000
10	0.9921	0.9957	0.9975	0.9984	0.9990	0.9993	0.9995	0.9997	0.9998	0.9998	0.9999
11	0.9762	0.9870	0.9924	0.9953	0.9970	0.9980	0.9986	0.9990	0.9993	0.9995	0.9996
12	0.9286	0.9610	0.9773	0.9880	0.9910	0.9940	0.9959	0.9971	0.9979	0.9985	0.9988
13	0.8492	0.9156	0.9495	0.9689	0.9800	0.9867	0.9908	0.9935	0.9953	0.9966	0.9974
14	0.7302	0.8420	0.9015	0.9386	0.9600	0.9734	0.9817	0.9871	0.9907	0.9931	0.9948
15	0.5873	0.7446	0.8333	0.8936	0.9291	0.9524	0.9670	0.9767	0.9832	0.9876	0.9907
16	0.4127	0.6147	0.7374	0.8275	0.8821	0.9197	0.9437	0.9601	0.9711	0.9787	0.9840
17	0.2698	0.4805	0.6237	0.7451	0.8212	0.8761	0.9116	0.9368	0.9538	0.9659	0.9743
18	0.1508	0.3463	0.5000	0.6457	0.7423	0.8182	0.8681	0.9047	0.9295	0.9476	0.9804
19	0.0714	0.2294	0.3763	0.5385	0.6523	0.7483	0.8132	0.8633	0.8978	0.9235	0.9417
20	0.0238	0.1342	0.2626	0.4266	0.5514	0.6663	0.7468	0.8116	0.8569	0.8920	0.9171
21	0.0079	0.0693	0.1667	0.3209	0.4486	0.5771	0.6708	0.7508	0.8079	0.8533	0.8861
22		0.0303	0.0985	0.2269	0.3477	0.4832	0.5870	0.6810	0.7498	0.8067	0.8483
23		0.0108	0.0505	0.1507	0.2577	0.3916	0.5000	0.6054	0.6846	0.7530	0.8038
24		0.0022	0.0227	0.0917	0.1788	0.3044	0.4130	0.5254	0.6130	0.6923	0.7523
25			0.0076	0.0513	0.1179	0.2268	0.3292	0.4449	0.5383	0.6267	0.6950
26			0.0025	0.0249	0.0709	0.1608	0.2532	0.3662	0.4617	0.5572	0.6329
27				0.0109	0.0400	0.1086	0.1868	0.2928	0.3870	0.4864	0.5673
28				0.0039	0.0200	0.0686	0.1319	0.2262	0.3154	0.4157	0.5000
29				0.0008	0.0090	0.0406	0.0884	0.1690	0.2502	0.3478	0.4327
30					0.0030	0.0220	0.0563	0.1214	0.1921	0.2840	0.3671
31					0.0010	0.0107	0.0330	0.0835	0.1431	0.2262	0.3050
32						0.0047	0.0183	0.0546	0.1022	0.1751	0.2477
33						0.0017	0.0092	0.0339	0.0705	0.1318	0.1962
34						0.0003	0.0041	0.0197	0.0462	0.0960	0.1517
35							0.0014	0.0107	0.0289	0.0675	0.1139
36							0.0005	0.0052	0.0168	0.0455	0.0829
37								0.0023	0.0093	0.0294	0.0583
38								0.0008	0.0047	0.0181	0.0396
39								0.0002	0.0021	0.0105	0.0257
40									0.0007	0.0057	0.0160
41									0.0002	0.0028	0.0093
42										0.0012	0.0052
43										0.0004	0.0026
44										0.0001	0.0012
45											0.0004
46											0.0001

Ansari-Bradley W 统计量上尾概率表(续)

x	$n_2(n_1=6)$								
	6	7	8	9	10	11	12	13	14
12	1.0000	1.0000	1.0000	1.0000	1.0000	1.0000	1.0000	1.0000	1.0000
13	0.9989	0.9994	0.9997	0.9998	0.9999	0.9999	0.9999	1.0000	1.0000
14	0.9946	0.9971	0.9983	0.9990	0.9994	0.9996	0.9997	0.9998	0.9999
15	0.9848	0.9918	0.9953	0.9972	0.9983	0.9989	0.9992	0.9995	0.9996
16	0.9632	0.9802	0.9887	0.9932	0.9958	0.9973	0.9982	0.9987	0.9991
17	0.9264	0.9592	0.9760	0.9856	0.9910	0.9942	0.9961	0.9973	0.9981
18	0.8658	0.9242	0.9547	0.9724	0.9825	0.9887	0.9925	0.9948	0.9964
19	0.7846	0.8735	0.9217	0.9518	0.9692	0.9799	0.9865	0.9907	0.9935
20	0.6807	0.8048	0.8751	0.9215	0.9487	0.9663	0.9772	0.9843	0.9890
21	0.5849	0.7203	0.8139	0.8803	0.9202	0.9469	0.9636	0.9749	0.9823
22	0.4351	0.6189	0.7366	0.8260	0.8812	0.9199	0.9445	0.9613	0.9725
23	0.3193	0.5122	0.6474	0.7600	0.8322	0.8849	0.9190	0.9431	0.9591
24	0.2154	0.4038	0.5501	0.6829	0.7717	0.8407	0.8860	0.9191	0.9413
25	0.1342	0.3030	0.4499	0.5984	0.7025	0.7877	0.8451	0.8887	0.9184
26	0.0736	0.2133	0.3526	0.5085	0.6246	0.7259	0.7962	0.8514	0.8896
27	0.0368	0.1410	0.2634	0.4190	0.5425	0.6574	0.7398	0.8074	0.8549
28	0.0152	0.0851	01861	0.3323	0.4575	0.5831	0.6765	0.7564	0.8138
29	0.0054	0.0484	0.1249	0.2543	0.3754	0.5065	0.6082	0.6996	0.7668
30	0.0011	0.0239	0.0783	0.1860	0.2975	0.4292	0.5364	0.6376	0.7139
31		0.0105	0.0453	0.1303	0.2283	0.3549	0.4636	0.5723	0.6566
32		0.0035	0.0240	0.0859	0.1678	0.2851	0.3918	0.5049	0.5954
33		0.0012	0.0113	0.0539	0.1188	0.2226	0.3235	0.4376	0.5322
34			0.0047	0.0312	0.0798	0.1678	0.2602	0.3716	0.4678
35			0.0017	0.0170	0.0513	0.1226	0.2038	0.3094	0.4046
36			0.0003	0.0082	0.0308	0.0859	0.1549	0.2518	0.3434
37				0.0036	0.0175	0.0579	0.1140	0.2002	0.2861
38				0.0012	0.0090	0.0370	0.0810	0.1550	0.2332
39				0.0004	00042	0.0226	0.0555	0.1170	0.1882
40					0.0017	0.0128	0.0364	0.0855	0.1451
41					0.0006	0.0069	0.0228	0.0608	0.1104
42					0.0001	0.0033	0.0135	0.0415	0.0816
43						0.0015	0.0075	0.0274	0.0587
44						0.0005	0.0039	0.0172	0.0409
45						0.0002	0.0018	0.0104	0.0275
46							0.0008	0.0058	0.0177
47							0.0003	0.0031	0.0110
48							0.0001	0.0015	0.0065
49								0.0007	0.0036
50								0.0002	0.0019
51								0.0001	0.0009
52									0.0004
53									0.0001
54									0.0000

Ansari-Bradley W 统计量上尾概率表(续)

x	n_2($n_1=7$)						
	7	8	9	10	11	12	13
16	1.0000	1.0000	1.0000	1.0000	1.0000	1.0000	1.0000
17	0.9994	0.9997	0.9998	0.9999	1.0000	1.0000	1.0000
18	0.9983	0.9991	0.9995	0.9997	0.9998	0.9999	0.9999
19	0.9948	0.9972	0.9984	0.9991	0.9994	0.9996	0.9998
20	0.9878	0.9935	0.9963	0.9978	0.9987	0.9992	0.9995
21	0.9744	0.9862	0.9921	0.9954	0.9972	0.9982	0.9988
22	0.9534	0.9744	0.9851	0.9912	0.9946	0.9966	0.9978
23	0.9196	0.9549	0.9734	0.9841	0.9901	0.9937	0.9959
24	0.8730	0.9270	0.9559	0.9734	0.9833	0.9893	0.9930
25	0.8106	0.8878	0.9306	0.9574	0.9729	0.9826	0.9885
26	0.7348	0.8375	0.8965	0.9354	0.9583	0.9730	0.9820
27	0.6463	0.7748	0.8523	0.9059	0.9381	0.9595	0.9727
28	0.5507	0.7021	0.7981	0.8685	0.9118	0.9415	0.9602
29	0.4493	0.6194	0.7336	0.8221	0.8782	0.9181	0.9435
30	0.3537	0.5324	0.6608	0.7676	0.8374	0.8889	0.9223
31	0.2652	0.4435	0.5820	0.7052	0.7887	0.8532	0.8958
32	0.1894	0.3577	0.5000	0.6368	0.7333	0.8111	0.8637
33	0.1270	0.2777	0.4180	0.5637	0.6714	0.7626	0.8258
34	0.0804	0.2075	0.3392	0.4888	0.6050	0.7085	0.7822
35	0.0466	0.1478	0.2664	0.4139	0.5353	0.6494	0.7332
36	0.0256	0.1005	0.2019	0.3421	0.4647	0.5869	0.6795
37	0.0122	0.0648	0.1477	0.2753	0.3950	0.5220	0.6219
38	0.0052	0.0393	0.1035	0.2154	0.3286	0.4568	0.5616
39	0.0017	0.0221	0.0694	0.1633	0.2667	0.3925	0.5000
40	0.0006	0.0115	0.0441	0.1199	0.2113	0.3311	0.4384
41		0.0053	0.0266	0.0847	0.1626	0.2735	0.3781
42		0.0022	0.0149	0.0576	0.1218	0.2213	0.3205
43		0.0008	0.0079	0.0375	0.0882	0.1749	0.2668
44		0.0002	0.0037	0.0233	0.0619	0.1350	0.2178
45			0.0016	0.0136	0.0417	0.1014	0.1742
46			0.0005	0.0075	0.0271	0.0742	0.1363
47			0.0002	0.0038	0.0167	0.0526	0.1042
48				0.0017	0.0099	0.0361	0.0777
49				0.0007	0.0054	0.0239	0.0565
50				0.0003	0.0028	0.0152	0.0398
51				0.0001	0.0013	0.0092	0.0273
52					0.0006	0.0053	0.0180
53					0.0002	0.0029	0.0115
54					0.0001	0.0015	0.0070
55						0.0007	0.0041
56						0.0003	0.0022
57						0.0001	0.0012
58						0.0000	0.0005
59							0.0002
60							0.0001
61							0.0000

Ansari-Bradley W 统计量上尾概率表(续)

x	$n_2(n_1=8)$				
	8	9	10	11	12
20	1.0000	1.0000	1.0000	1.0000	1.0000
21	0.9999	1.0000	1.0000	1.0000	1.0000
22	0.9996	0.9998	0.9999	0.9999	1.0000
23	0.9989	0.9994	0.9997	0.9998	0.9999
24	0.9974	0.9986	0.9992	0.9996	0.9997
25	0.9941	0.9969	0.9983	0.9990	0.9994
26	0.9885	0.9938	0.9965	0.9980	0.9988
27	0.9789	0.9886	0.9935	0.9962	0.9977
28	0.9643	0.9804	0.9887	0.9934	0.9960
29	0.9428	0.9680	0.9813	0.9889	0.9932
30	0.9133	0.9504	0.9704	0.9823	0.9890
31	0.8737	0.9262	0.9551	0.9728	0.9830
32	0.8246	0.8947	0.9344	0.9598	0.9745
33	0.7650	0.8549	0.9075	0.9423	0.9629
34	0.6970	0.8069	0.8738	0.9199	0.9477
35	0.6212	0.7508	0.8328	0.8918	0.9281
36	0.5413	0.6877	0.7847	0.8578	0.9038
37	0.4587	0.6184	0.7296	0.8174	0.8742
38	0.3788	0.5457	0.6686	0.7710	0.8392
39	0.3030	0.4714	0.6031	0.7189	0.7986
40	0.2350	0.3983	0.5347	0.6621	0.7528
41	0.1754	0.3281	0.4653	0.6015	0.7022
42	0.1263	0.2636	0.3969	0.5386	0.6476
43	0.0867	0.2055	0.3314	0.4746	0.5898
44	0.0572	0.1557	0.2704	0.4113	0.5302
45	0.0357	0.1139	0.2153	0.3500	0.4698
46	0.0211	0.0807	0.1672	0.2925	0.4102
47	0.0115	0.0548	0.1262	0.2394	0.3524
48	0.0059	0.0358	0.0925	0.1919	0.2978
49	0.0026	0.0221	0.0656	0.1503	0.2472
50	0.0011	0.0131	0.0449	0.1150	0.2014
51	0.0004	0.0072	0.0296	0.0856	0.1608
52	0.0001	0.0037	0.0187	0.0621	0.1258
53		0.0017	0.0113	0.0437	0.0962
54		0.0007	0.0065	0.0298	0.0719
55		0.0002	0.0035	0.0196	0.0523
56		0.0001	0.0017	0.0124	0.0371
57			0.0008	0.0075	0.0255
58			0.0003	0.0043	0.0170
59			0.0001	0.0023	0.0110
60			0.0000	0.0012	0.0068
61				0.0006	0.0040
62				0.0002	0.0023
63				0.0001	0.0012
64				0.0000	0.0006
65					0.0003
66					0.0001
67					0.0000
68					0.0000

Ansari-Bradley W 统计量上尾概率表(续完)

x	n_2 ($n_1=9$)			x	n_2 ($n_1=10$)
	9	10	11		12
25	1.0000	1.0000	1.0000	30	1.0000
26	1.0000	1.0000	1.0000	31	1.0000
27	0.9999	0.9999	1.0000	32	1.0000
28	0.9996	0.9998	0.9999	33	0.9999
29	0.9991	0.9995	0.9997	34	0.9998
30	0.9981	0.9990	0.9995	35	0.9996
31	0.9963	0.9980	0.9989	36	0.9992
32	0.9932	0.9964	0.9980	37	0.9984
33	0.9882	0.9937	0.9964	38	0.9971
34	0.9805	0.9894	0.9940	39	0.9951
35	0.9695	0.9831	0.9903	40	0.9920
36	0.9540	0.9741	0.9849	41	0.9874
37	0.9332	0.9618	0.9773	42	0.9808
38	0.9062	0.9453	0.9669	43	0.9718
39	0.8724	0.9240	0.9532	44	0.9597
40	0.8313	0.8972	0.9355	45	0.9440
41	0.7833	0.8646	0.9133	46	0.9239
42	0.7283	0.8259	0.8862	47	0.8993
43	0.6677	0.7813	0.8538	48	0.8694
44	0.6025	0.7310	0.8160	49	0.8344
45	0.5346	0.6759	0.7731	50	0.7940
46	0.4654	0.6166	0.7251	51	0.7486
47	0.3975	0.5548	0.6729	52	0.6986
48	0.3323	0.4916	0.6173	53	0.6449
49	0.2717	0.4287	0.5593	54	0.5881
50	0.2167	0.3673	0.5000	55	0.5296
51	0.1687	0.3092	0.4407	56	0.4704
52	0.1276	0.3092	0.3827	57	0.4119
53	0.0938	0.2552	0.3271	58	0.3551
54	0.0668	0.2064	0.2749	59	0.3014
55	0.0460	0.1632	0.2269	60	0.2514
56	0.0305	0.1262	0.1840	61	0.2060
57	0.0195	0.0952	0.1462	62	0.1656
58	0.0118	0.0700	0.1138	63	0.1306
59	0.0068	0.0500	0.0867	64	0.1007
60	0.0037	0.0347	0.0645	65	0.0761
61	0.0019	0.0232	0.0468	66	0.0560
62	0.0009	0.0150	0.0331	67	0.0403
63	0.0004	0.0093	0.0227	68	0.0282
64	0.0001	0.0056	0.0151	69	0.0192
65	0.0000	0.0031	0.0097	70	0.0126
66		0.0017	0.0060	71	0.0080
67		0.0008	0.0036	72	0.0049
68		0.0004	0.0020	73	0.0029
69		0.0002	0.0011	74	0.0016
70		0.0001	0.0005	75	0.0008
71		0.0000	0.0003	76	0.0004
72			0.0001	77	0.0002
73			0.0000	78	0.0001
74			0.0000	79	0.0000
				80	0.0000

【用法说明】 该表用于检验总体的变异程度(一般用方差表示变异参数)。表中参数 n_1 和 n_2 分别为两样本容量,x 一列是拒绝域端点(临界值)。该表的使用方式为:首先利用统计量公式求出统计量值 T;其次根据已知的样本容量 n_1、n_2 和检验水准 α 查表得到两区间端点 x;最后根据 T 是否在区间内决定是否拒绝原假设。

该检验由 Ansari 和 Bradley 在 1960 年提出。它的基本原理是,如果 X 和 Y 两样本的总体中位数相等,则变异度较大的总体其样本变异度也较大,而排列的秩次则较小。如果 X 样本变异度较大,则求出的统计量 T 倾向于更小;X 样本变异度较小时,统计量 T 则倾向于更大。应用条件是:2 个随机样本相互独立且它们的总体中位数相等,总体分布连续。检验假设:①双侧 $H_0:\sigma_1=\sigma_2$,即两总体变异度相等;$H_1:\sigma_1\neq\sigma_2$,即两总体变异度不等。②单侧 $H_0:\sigma_1\leqslant\sigma_2$,$H_1:\sigma_1>\sigma_2$。③单侧 $H_0:\sigma_1\geqslant\sigma_2$,$H_1:\sigma_1<\sigma_2$。

统计量为

$$T=\sum_{i=1}^{n1}R_i$$

其中 R_i 为第 i 位 X 样本观察值的秩次。

例 两组患有主动脉瓣膜疾病的患者,在瓣膜替换修复术后,测得心指数数据如表 1。其中 A 组是具有正常瓣膜功能的患者,B 组是具有异常瓣膜功能的患者。问 2 个样本所代表的总体变异度有无差异。

表 1 样本心指数数据 单位:L/(min · m²)

A 组 X	3.84	2.60	1.19	2.00	
B 组 Y	2.50	2.70	3.97	3.36	2.30

解 $H_0:\sigma_1=\sigma_2$,两组患者心指数变异度相同

$H_1:\sigma_1\neq\sigma_2$,两组患者心指数变异度不同

$\alpha=0.05$

将两样本合并且由小到大排序。最小值和最大值都排秩次为 1,第 2 个最小值和第 2 个最大值都排秩次为 2,以此类推。如果 n_1+n_2 是偶数,则中间有 2 个秩次最大且都为 $(n_1+n_2)/2$;如果 n_1+n_2 为奇数,则中间有 2 个秩次最大且分别为 $(n_1+n_2-1)/2$,$(n_1+n_2+1)/2$。小样本(X 样本)的检验统计量:

$$T=\sum_{i=1}^{3}R_i=1+2+5+2=10$$

据 $n_1=4$,$n_2=5$,$\alpha/2=0.025$,$1-\alpha/2=0.975$,查"Ansari-Bradley W 统计量上尾概率表",选择最接近 $\alpha/2$ 和 $1-\alpha/2$ 的概率值。即上界值为最接近 $\alpha/2$ 的概率值 0.0159 对应的左栏 x 值 16;下界值为最接近 $1-\alpha/2$ 的概率值 0.9603 相对应 x 值 8。

统计量 $T=10$ 落入表中查得的上下界值范围内,不拒绝 H_0。即两组患者心指数的总体变异度没有差别。

参考文献

徐天和,景学安,程琮. 中华医学统计百科全书:非参数统计分册[M]. 北京:中国统计出版社,2013.

(徐天和,高明海,祁爱琴)

Armitage设计的边界系数与最大样本量

临界点	边界系数			开放型序贯试验平均最大不同对数	固定样本试验所需等价样本量
	a	b	N	N_{max}	N_0
0.55	36.25	0.050	1778	1294	1294
	52.30	0.050	2290	1775	1775
0.60	17.94	0.101	439	319	319
	25.88	0.101	565	439	439
0.65	11.75	0.152	191	138	138
	16.95	0.152	244	191	191
0.70	8.59	0.206	104	75	75
	12.39	0.206	132	104	104
0.75	6.62	0.262	66	46	46
	9.55	0.262	80	64	64
0.80	5.25	0.322	44	30	30
	7.57	0.322	53	42	42
0.85	4.19	0.388	30	20	20
	6.05	0.388	37	29	29
0.90	3.31	0.465	22	14	14
	4.78	0.465	25	20	20
0.95	2.47	0.564	15	9	9
	3.56	0.564	18	14	14

【用法说明】 该表为 Armitage 设计的边界系数和最大样本量。表内上行表示检验水准为 $2\alpha=0.05,\beta=0.05$ 的边界系数和等价样本量，下行表示检验水准为 $2\alpha=0.01,\beta=0.05$ 的边界系数和等价样本量。

其中上下边界方程分别为

$$U: y=a+bm$$
$$L: y=-a-bm$$

N_{max}为所需的开放型序贯试验平均最大不同对数，N_0为固定样本试验所需等价样本量。

例 比较吗啉二乙基吗啡与二乙基吗啡的镇咳效果。试验者选择伴有严重咳嗽的支气管扩张、慢性肺结核、二尖瓣狭窄或肺癌患者作受试对象。为了便于估计药物效果，让受试患者在晚上临睡前服药，每药连服 2 个晚上，两药次序随机。4 天后由患者自己做出判断究竟哪种药更有效。如果受试患者判断吗啉二乙基吗啡优，二乙基吗啡差，记这次结果为 SF；如果判断吗啉二乙基吗啡差，二乙基吗啡优，记这次结果为 FS；如果受试患者判断两药皆优或皆差，则分别记为 SS 或 FF，前 2 种结果称不同对，后 2 种结果称相同对，序贯试验利用不同对，去掉相同对。试验者规定以下试验标准：①如果 SF 数能占总不同对数的 85%，则结论为吗啉二乙基吗啡的镇咳作用优于二乙基吗啡；如果 FS 数能占总不同对数的 85%，则结论为二乙基吗啡的镇咳作用优于吗啉二乙基吗啡。②如果 SF 数与 FS 数一样，则结论为两药效果无差别。③如果两药效果无差别，通过试验后，错误地得出一药优于另一药的概率即假阳性率为 5%；如果两药效果有差别，通过试验后，错误地得出两药无差别结论的概率即假阴性率为 5%。

解 本试验标准可归纳为 $2\alpha=0.05$，$\beta=0.05$，临界点为 $\theta=0.85$ 的序贯试验设计，查“Armitage设计的边界系数与最大样本量表”得到边界系数以及等价样本量。得 $a=4.19$，$b=0.388$，最大不同对数 $N=30$ 由边界公式知，

$$U: y=4.19+0.388n$$
$$L: y=-4.19-0.388n$$

根据最大不同对数 $N=30$，可绘出近似的序贯试验图(见图 1)。

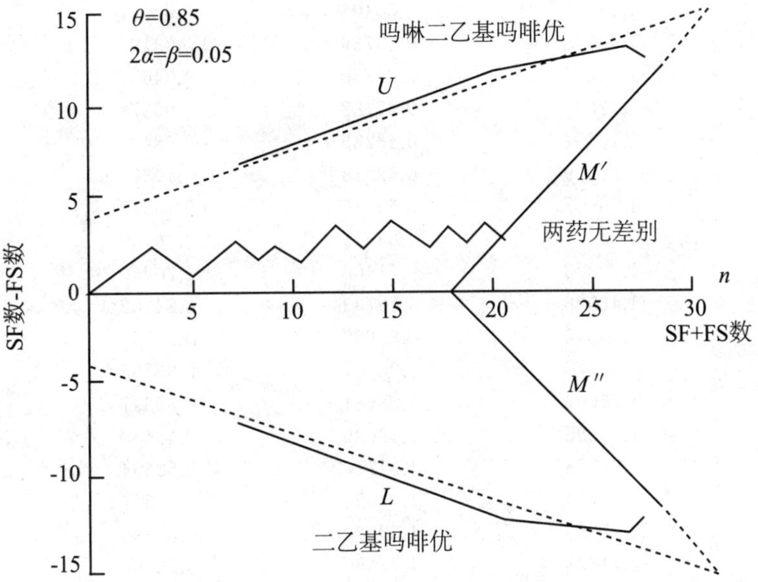

图 1　吗啉二乙基吗啡与二乙基吗啡的镇咳效果的序贯试验图

序贯试验可按如下方式进行，当第 1 个受试患者的试验结果为 SF，则从序贯图的 0 点起画 1 格往右上方向的斜对面线段；当结果为 FS，则画 1 格往右下方向的斜对面线段；结果为 SS 或 FF，在序贯图上不作记录。第 2 个受试患者的试验结果是从第 1 个患者所画线段的终点起，根据试验结果以相同方式画 1 条线段，如此序贯进行，各线段就连接成 1 条实验线。当实验线触及边界，试验结束。本例结果为触及中间 V 型边界。结论为吗啉二乙基吗啡与二乙基吗啡的镇咳效果无显著差别。

（徐天和，张中文，高永）

Bessel 函数表

K	$I_0(K)$	$I_1(K)$	$I_2(K)$	$I_3(K)$
0.0	1.00000	0.00000	0.00000	0.00000
0.1	1.00250	0.05006	0.00125	0.00002
0.2	1.01003	0.10050	0.00502	0.00017
0.3	1.02263	0.15169	0.01133	0.00057
0.4	1.04040	0.20403	0.02027	0.00135
0.5	1.06348	0.25789	0.03191	0.00265
0.6	1.09205	0.31370	0.04637	0.00460
0.7	1.12630	0.37188	0.06379	0.00737
0.8	1.16651	0.43286	0.08435	0.01110
0.9	1.21299	0.49713	0.10826	0.01597
1.0	1.26607	0.56516	0.13575	0.02217
1.1	1.32616	0.63749	0.16709	0.02989
1.2	1.39373	0.71468	0.20260	0.03936
1.3	1.46928	0.79733	0.24262	0.05081
1.4	1.55340	0.88609	0.28755	0.06452
1.5	1.64672	0.98167	0.33783	0.08077
1.6	1.74998	1.08481	0.39397	0.09989
1.7	1.86396	1.19635	0.45650	0.12223
1.8	1.98956	1.31717	0.52604	0.14812
1.9	2.12774	1.44824	0.60327	0.17820
2.0	2.27959	1.59064	0.68895	0.21274
2.1	2.44628	1.74550	0.78390	0.25235
2.2	2.62914	1.91409	0.88906	0.29763
2.3	2.82961	2.09780	1.00543	0.34922
2.4	3.04926	2.29812	1.13415	0.40787
2.5	3.28984	2.51672	1.27647	0.47437
2.6	3.55327	2.75538	1.43374	0.54963
2.7	3.84165	3.01611	1.60750	0.63463
2.8	4.15730	3.30106	1.79940	0.73048
2.9	4.50275	3.61261	2.01130	0.83841
3.0	4.88079	3.95337	2.24521	0.95975
3.1	5.29449	4.32621	2.50339	1.09602
3.2	5.74721	4.73425	2.78830	1.24888
3.3	6.24263	5.18096	3.10266	1.42016
3.4	6.78481	5.67010	3.44946	1.61190
3.5	7.37820	6.20583	3.83201	1.82639
4.0	11.30192	9.75947	6.42219	3.33728
4.5	17.48117	15.38922	10.64152	5.93010
5.0	27.23987	24.33564	17.50562	10.33115

【用法说明】 圆形正态分布的密度函数为 $f(\varphi)=\frac{1}{2\pi I_0(K)}e^{K\cos(\varphi-\Phi)}$，其中，$\Phi$ 为样本平均角，K 为集中参数，$I_0(K)$ 为第Ⅰ类修正的零阶 Bessel 函数。$I_0(K)$ 的计算公式为

$$I_0(K)=\sum_{i=0}^{\infty}\frac{\left(\frac{K}{2}\right)^{2i}}{(i!)^2}=1+\frac{\left(\frac{K}{2}\right)^{2}}{1}+\frac{\left(\frac{K}{2}\right)^{4}}{(2!)^2}+\frac{\left(\frac{K}{2}\right)^{6}}{(3!)^2}+\cdots$$

也可根据 K 的值在表中直接查得。

例 某市 492 例精神分裂症患者的复发时间见表 1,求圆形正态分布的密度函数。

表 1 492 例精神分裂症患者复发时间的圆形分布计算

复发时间（月份）	月中位累计数	月中位累计角 φ(度)	sinφ	cosφ	复发人数 f	$f\sin\varphi$	$f\cos\varphi$	$f\sin^2\varphi$	$f\sin\varphi\cdot\cos\varphi$
1	15.5	15.29	0.2637	0.9646	60	15.8220	57.8760	4.17230	15.2619
2	45.5	44.38	0.6994	0.7147	90	62.9460	64.3230	44.02440	44.9875
3	74.5	73.48	0.9587	0.2844	54	51.7698	15.3576	49.63170	15.2410
4	105.0	103.58	0.9721	−0.2345	53	51.5213	−12.4285	50.08390	−12.0817
5	135.5	133.64	0.7236	−0.6902	31	22.4316	−21.3962	16.32150	−15.4823
6	166.0	163.72	0.2802	−0.9599	25	7.0050	−23.9975	1.96280	−6.7241
7	196.5	193.81	−0.2387	−0.9711	24	−5.7288	−23.3064	1.36750	5.5632
8	227.5	224.38	−0.6994	−0.7147	18	−12.5910	−12.8646	8.80490	8.9975
9	258.5	254.47	−0.9635	−0.2678	22	−21.1970	−5.8916	20.42330	5.6766
10	288.5	284.55	−0.9679	0.2512	28	−27.1012	7.0336	26.23130	−6.8078
11	319.0	314.63	−0.7117	0.7025	35	−24.9095	24.5875	17.72810	−17.4989
12	349.5	344.71	−0.2637	0.9646	52	−13.7124	50.1592	3.61600	−13.2270
合计					492	106.2558	119.4521	244.2777	23.9059

解 根据表中的合计数,按公式计算 X 与 Y 值:

$$X=\frac{1}{n}\sum f\cos\varphi=\frac{119.4521}{492}=0.242789$$

$$Y=\frac{1}{n}\sum f\sin\varphi=\frac{106.2558}{492}=0.215967$$

然后求样本平均向量长度 r :

$$r=\sqrt{X^2+Y^2}=\sqrt{0.242789^2+0.215967^2}=0.3249$$

按 $n=492$、$r=0.3249$,查“ K 值表(圆形正态分布用)”可得 $K\approx0.7$。

已知 $K\approx0.7$ 时,可将其代入下式计算:

$$I_0(K)=\sum_{i=0}^{\infty}\frac{\left(\frac{K}{2}\right)^{2i}}{(i!)^2}=1+\frac{\left(\frac{K}{2}\right)^2}{1}+\frac{\left(\frac{K}{2}\right)^4}{(2!)^2}+\frac{\left(\frac{K}{2}\right)^6}{(3!)^2}+\cdots$$

也可以根据 $K\approx0.7$,查“Bessel 函数表”找出 $I_0(K)$ 的值。首先确定 $I_0(K)$ 在表中的第 2 列,然后找到 $K\approx0.7$ 这 1 行所对应的 $I_0(K)$ 的数值,可得 $I_0(0.7)=1.1263$。样本平均角 $\Phi=\arctan(y/x)=\arctan(0.215967/0.242789)=41.65°$,于是密度函数为:

$$f(\varphi)=\frac{1}{2\pi\times1.1263}e^{0.7\cos(\varphi-41.65)}$$

参考文献

[1]徐天和,田考聪.中华医学统计百科全书:描述性统计分册[M].北京:中国统计出版社,2012:180−193.

[2]陈杰,MATLAB 宝典[M].北京:电子工业出版社,2007:71−128.

(刘芳,徐天和)

Birnbaum-Hall 检验统计量分位数表

n	$1-\alpha$				
	0.80	0.90	0.95	0.98	0.99
4	3/4	3/4			
5	3/5	4/5	4/5		
6	4/6	4/6	5/6	5/6	5/6
7	4/7	5/7	5/7	6/7	6/7
8	5/8	5/8	5/8	6/8	6/8
9	5/9	5/9	6/9	6/9	7/9
10	5/10	6/10	6/10	7/10	7/10
11	5/11	6/11	7/11	7/11	8/11
12	6/12	6/12	7/12	8/12	8/12
13	6/13	7/13	7/13	8/13	8/13
14	6/14	7/14	8/14	8/14	9/14
15	6/15	7/15	8/15	9/15	9/15
16	7/16	7/16	8/16	9/16	9/16
17	7/17	8/17	8/17	9/17	10/17
18	7/18	8/18	9/18	9/18	10/18
19	7/19	8/19	9/19	10/19	10/19
20	7/20	8/20	9/20	10/20	11/20
22	8/22	9/22	10/22	11/22	11/22
24	8/24	9/24	10/24	11/24	12/24
26	9/26	10/26	10/26	11/26	12/26
28	9/28	10/28	11/28	12/28	13/28
30	9/30	10/30	11/30	12/30	13/30
32	10/32	11/32	12/32	13/32	14/32
34	10/34	11/34	12/34	13/34	14/34
36	10/36	11/36	12/36	14/36	14/36
38	10/38	12/38	13/38	14/38	15/38
40	11/40	12/40	13/40	14/40	15/40
当 $n>40$ 时的近似值	$2.02/\sqrt{n}$	$2.18/\sqrt{n}$	$2.34/\sqrt{n}$	$2.53/\sqrt{n}$	$2.66/\sqrt{n}$

【用法说明】 该表用于 3 个独立样本的 Smirnov 检验。n 为样本含量，α 为检验水准，表内数字为 Birnbaum-Hall 检验统计量分位数的界值用 $W_{1-\alpha}$ 表示。应用条件要求 3 个样本含量 n 相等，为相互独立的随机样本，可以是等级资料或计量资料，变量是连续的。令 3 个样本的经验分布函数为 $S_1(x)$，$S_2(x)$，$S_3(x)$，未知分布函数为 $F_1(x)$，$F_2(x)$和 $F_3(x)$。检验假设 H_0 为 3 个分布函数相同，H_1 为至少 2 个分布函数彼此不同。检验统计量为 $S_i(x)$和 $S_j(x)$之间的最大垂直距离，用 T 表示。公式为：

$$T=\max_{i,j,i\neq j}\max_{x}|S_i(x)-S_j(x)|$$

判断原则：根据 n，α，查“Birnbaum-Hall 检验统计量分位数表”，得界值 $W_{1-\alpha}$。当 $n>40$ 时，由表中查出的数值应除以 $\sqrt{n}$，即得到界值 $W_{1-\alpha}$。如果计算的 T 值大于表中的 $W_{1-\alpha}$，则在 α 水准上拒绝 H_0。

例 将 36 名志愿者随机分为 3 组，检验 3 种不同减重计划的效果。减少的体质量数据如表 1 所示。试问 3 种减重计划的减重效果是否不同？

表1　3组人群减轻的体质量数据

A组	B组	C组
2　17	17　5	29　5
12　4	15　6	3　25
5　25	3　19	25　32
4　6	19　4	28　24
26　21	5　9	11　36
8　6	4　7	7　20

解　H_0:3种减重计划的减重效果相同

H_1:至少2种减重计划的减重效果不同

$\alpha=0.05$

计算检验统计量 T:①列表2,将数据分别由小到大排列,选出每个组的最大值,再由3个最大值中选出1个最小值,即B组的19。②由A组和C组中分别求出≥19的数据个数。A组≥19的有21,25,26,共3个数据。C组≥19的有20,24,25,25,28,29,32,36,共8个数据。③将每组样本含量 n 作为1个距离单位,每组中的1个数据占 $1/n$ 个距离单位。则:A组与B组的最大垂直距离= A组 ≥ 19的数据个数 $/n=3/12$,C组与B组的最大垂直距离= C 组 ≥ 19的数据个数 $/n=8/12$。

表2　检验统计量 *T* 的计算

A组	B组	C组
2	3	3
4	4	5
4	4	7
5	5	11
6	5	20
6	6	24
8	7	25
12	9	25
17	15	28
21	17	29
25	19	32
26	19	36

根据 $n=12$,$\alpha=0.05$,$P=1-\alpha=0.95$,查"Birnbaum-Hall检验统计量分位数表",得界值 $W_{0.95}=7/12$。本例计算的 $T=8/12>W_{0.95}=7/12$,则 $P<0.05$。按 $\alpha=0.05$ 检验水准拒绝 H_0,可认为3种减重计划至少有2种减重计划的减重效果彼此不同。

参考文献

[1]徐天和，景学安，程琮. 中华医学统计百科全书:非参数统计分册[M]. 北京：中国统计出版社,2013.

[2]Birnbaum ZW,Hall RA.Small Sample Distributions for Nultisample Statistics of the Smirnov Type[J].Ann Math Statist,1960,31(6.4,Appendis):710－720.

(刘守鹏,徐天和)

Fligner-Policello U 统计量上尾概率表

n	m	x	$P_0(U \geqslant x)$
3	3	2.347	0.100
		∞ *	0.050
3	4	1.732	0.114
		3.273	0.057
		∞ *	0.029
3	5	1.632	0.089
		2.324	0.071
		4.195	0.036
		∞ *	0.018
3	6	1.897	0.083
		2.912	0.048
		5.116	0.024
		∞ *	0.012
3	7	1.644	0.092
		2.605	0.042
		6.037	0.017
		∞ *	0.008
3	8	1.500	0.097
		2.777	0.042
		4.082	0.024
		6.957	0.012
3	9	1.575	0.100
		2.353	0.050
		3.566	0.023
		7.876	0.009
3	10	1.611	0.101
		2.553	0.049
		3.651	0.025
		8.795	0.007
3	11	1.638	0.099
		2.369	0.055
		3.503	0.028
		5.831	0.011
3	12	1.616	0.101
		2.449	0.048
		3.406	0.024
		5.000	0.011
4	4	1.586	0.100
		2.502	0.057
		4.483	0.029
		∞ *	0.014
4	5	1.500	0.095
		2.160	0.056
		3.265	0.032
		∞ *	0.008
4	6	1.434	0.091
		2.247	0.048
		3.021	0.024
		6.899	0.010
4	7	1.428	0.100
		2.104	0.052
		3.295	0.021
		4.786	0.012
4	8	1.371	0.101
		2.162	0.051
		2.868	0.024
		4.252	0.010
4	9	1.434	0.094
		2.057	0.050
		2.683	0.025
		4.423	0.010
4	10	1.466	0.099
		2.000	0.050
		2.951	0.025
		4.276	0.010
4	11	1.448	0.100
		2.067	0.049
		2.776	0.026
		4.017	0.011
4	12	1.455	0.100
		2.096	0.049
		2.847	0.024
		3.904	0.010
5	5	1.447	0.103
		2.063	0.048
		2.859	0.028
		7.187	0.008
5	6	1.362	0.102
		1.936	0.056
		2.622	0.026
		3.913	0.011

Fligner-Policello U 统计量上尾概率表(续)

n	m	x	$P_0(U \geqslant x)$	n	m	x	$P_0(U \geqslant x)$
5	7	1.308	0.100	6	11	1.320	0.100
		1.954	0.051			1.833	0.050
		2.465	0.025			2.337	0.025
		4.246	0.009			3.161	0.010
5	8	1.378	0.099	6	12	1.330	0.101
		1.919	0.048			1.835	0.050
		2.556	0.025			2.349	0.026
		3.730	0.009			3.151	0.010
5	9	1.361	0.099	7	7	1.333	0.099
		1.893	0.050			1.804	0.050
		2.536	0.025			2.331	0.025
		3.388	0.010			3.195	0.010
5	10	1.361	0.098	7	8	1.310	0.100
		1.900	0.049			1.807	0.050
		2.496	0.025			2.263	0.025
		3.443	0.011			3.088	0.010
5	11	1.340	0.100	7	9	1.320	0.100
		1.891	0.051			1.790	0.051
		2.497	0.025			2.287	0.025
		3.435	0.011			2.967	0.010
5	12	1.369	0.100	7	10	1.313	0.100
		1.923	0.049			1.776	0.050
		2.479	0.025			2.248	0.025
		3.444	0.010			3.002	0.010
6	6	1.335	0.104	7	11	1.302	0.100
		1.860	0.051			1.769	0.050
		2.502	0.028			2.240	0.025
		3.712	0.011			2.979	0.010
6	7	1.326	0.100	7	12	1.318	0.101
		1.816	0.050			1.787	0.050
		2.500	0.024			2.239	0.025
		3.519	0.010			2.929	0.010
6	8	1.327	0.100	8	8	1.295	0.101
		1.796	0.050			1.766	0.050
		2.443	0.025			2.251	0.026
		3.230	0.011			2.954	0.010
6	9	1.338	0.099	8	9	1.283	0.100
		1.845	0.050			1.765	0.051
		2.349	0.024			2.236	0.026
		3.224	0.010			2.925	0.010
6	10	1.339	0.100	8	10	1.284	0.100
		1.829	0.050			1.756	0.050
		2.339	0.025			2.209	0.025
		3.164	0.010			2.880	0.010

Fligner—Policello U 统计量上尾概率表(续完)

n	m	x	$P_0(U\geqslant x)$	n	m	x	$P_0(U\geqslant x)$
8	11	1.290	0.100	10	10	1.295	0.100
		1.746	0.050			1.723	0.050
		2.205	0.025			2.161	0.025
		2.856	0.010			2.770	0.010
8	12	1.293	0.100	10	11	1.284	0.100
		1.759	0.050			1.726	0.050
		2.198	0.025			2.152	0.025
		2.845	0.010			2.733	0.010
9	9	1.294	0.101	10	12	1.284	0.100
		1.744	0.050			1.720	0.050
		2.206	0.025			2.144	0.025
		2.857	0.010			2.718	0.010
9	10	1.304	0.099	11	11	1.289	0.100
		1.742	0.050			1.716	0.050
		2.181	0.025			2.138	0.025
		2.802	0.010			2.705	0.010
9	11	1.288	0.100	11	12	1.290	0.100
		1.744	0.050			1.708	0.050
		2.172	0.025			2.127	0.025
		2.798	0.010			2.683	0.010
9	12	1.299	0.100	12	12	1.283	0.100
		1.737	0.050			1.708	0.050
		2.172	0.025			2.117	0.025
		2.770	0.010			2.661	0.010

【用法说明】 该表用于两样本位置问题的稳健秩检验(Fligner-Policello robust rank test for the two-sample location problem),也称为 Fligner-Policello 稳健秩检验。表中参数 m 和 n 为两样本容量,x 为界值,$P_0(U\geqslant x)$ 界值对应的 1 种累计概率,相当于检验水准。该表的使用方式为:首先利用统计量公式求出统计量值;其次根据已知的样本容量 m、n 和检验水准 α 查表得到界值;最后根据界值与统计量值的大小关系决定是否拒绝原假设。若统计量值大于表中界值就拒绝原假设,若统计量值小于表中界值就不拒绝原假设。

该表由 Fligner-Policello 在 1981 年提出。其应用条件:若 $X_1,\cdots,X_m$ 和 $Y_1,\cdots,Y_n$ 为来自连续分布的独立随机样本,连续分布分别对称于总体中位数 θ_x 和 θ_y。其检验假设为:$H_0:\theta_x=\theta_y$,$H_1:\theta_x<\theta_y$ 或 $\theta_x>\theta_y$ 或 $\theta_x\neq\theta_y$。

统计量为

$$U=\frac{\sum_{j=1}^{n}Q_j-\sum_{i=1}^{m}P_i}{\sqrt{2(V_1+V_2+\overline{P}\overline{Q})}}$$

其中

$$V_1=\sum_{i=1}^{m}(p_j-\overline{p})^2$$

$$V_2=\sum_{j=1}^{n}(Q_j-\bar{Q})^2$$

$$\bar{P}=\frac{1}{m}\sum_{i=1}^{m}P_i$$

$$\bar{Q}=\frac{1}{n}\sum_{i=1}^{n}Q_j$$

其中

$$P_i=X_i\text{ 大于 }Y\text{ 的个数}, i=1,2,\cdots,n$$

$$Q_j=Y_j\text{ 大于 }X\text{ 的个数}, j=1,2,\cdots,m$$

例 研究人员在1976年检测了某种健康动物和铅中毒动物的血糖，数据见表1。问健康样本和铅中毒样本的血糖值有无差异？

表1 样本数据 单位:mg/100ml

编号	健康(X)	铅中毒(Y)
1	297	293
2	340	291
3	325	289
4	227	430
5	277	510
6	337	353
7	250	318
8	290	
合计	$m=8$	$n=7$

解 $H_0:\theta_x=\theta_y$，两总体中位数相等

$H_1:\theta_y>\theta_x$，铅中毒总体中位数更大

$\alpha=0.05$

$X_1=297$，大于 Y 中的 293，291，289 共 3 个数，所以 $P_1=3$；同理其他。所以

$$\sum_{i}^{m}P_i=3+4+4+0+0+4+0+1=16$$

$$\sum_{j}^{n}Q_j=4+4+3+8+8+8+5=40$$

$$U=2.0755$$

查“Fligner-Policello U 统计量上尾概率表”，得单侧界值 $u_{0.05}=1.807$。

因为 $\hat{U}=2.0755>u_{0.05}=1.807$。在 $\alpha=0.05$ 水准上，拒绝 H_0，可以认为健康动物和铅中毒动物血糖含量的差异有统计学意义，即两样本血糖含量不相同。

参考文献

徐天和，景学安，程琮．中华医学统计百科全书：非参数统计分册[M]．北京：中国统计出版社，2013.

（高明海，徐天和）

F 分布界值表(方差分析用)

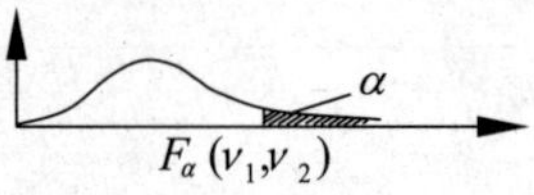

F 分布界值表(方差分析用，单侧界值，α=0.05)

分母自由度 ν_2	分子自由度 ν_1											
	1	2	3	4	5	6	7	8	9	10	11	12
1	161.4476	199.5000	215.7073	224.5832	230.1619	233.9860	236.7684	238.8827	240.5433	241.8817	242.9835	243.9060
2	18.5128	19.0000	19.1643	19.2468	19.2964	19.3295	19.3532	19.3710	19.3848	19.3959	19.4050	19.4125
3	10.1280	9.5521	9.2766	9.1172	9.0135	8.9406	8.8867	8.8452	8.8123	8.7855	8.7633	8.7446
4	7.7086	6.9443	6.5914	6.3882	6.2561	6.1631	6.0942	6.0410	5.9988	5.9644	5.9358	5.9117
5	6.6079	5.7861	5.4095	5.1922	5.0503	4.9503	4.8759	4.8183	4.7725	4.7351	4.7040	4.6777
6	5.9874	5.1433	4.7571	4.5337	4.3874	4.2839	4.2067	4.1468	4.0990	4.0600	4.0274	3.9999
7	5.5914	4.7374	4.3468	4.1203	3.9715	3.8660	3.7870	3.7257	3.6767	3.6365	3.6030	3.5747
8	5.3177	4.4590	4.0662	3.8379	3.6875	3.5806	3.5005	3.4381	3.3881	3.3472	3.3130	3.2839
9	5.1174	4.2565	3.8625	3.6331	3.4817	3.3738	3.2927	3.2296	3.1789	3.1373	3.1025	3.0729
10	4.9646	4.1028	3.7083	3.4780	3.3258	3.2172	3.1355	3.0717	3.0204	2.9782	2.9430	2.9130
11	4.8443	3.9823	3.5874	3.3567	3.2039	3.0946	3.0123	2.9480	2.8962	2.8536	2.8179	2.7876
12	4.7472	3.8853	3.4903	3.2592	3.1059	2.9961	2.9134	2.8486	2.7964	2.7534	2.7173	2.6866
13	4.6672	3.8056	3.4105	3.1791	3.0254	2.9153	2.8321	2.7669	2.7144	2.6710	2.6347	2.6037
14	4.6001	3.7389	3.3439	3.1122	2.9582	2.8477	2.7642	2.6987	2.6458	2.6022	2.5655	2.5342
15	4.5431	3.6823	3.2874	3.0556	2.9013	2.7905	2.7066	2.6408	2.5876	2.5437	2.5068	2.4753
16	4.4940	3.6337	3.2389	3.0069	2.8524	2.7413	2.6572	2.5911	2.5377	2.4935	2.4564	2.4247
17	4.4513	3.5915	3.1968	2.9647	2.8100	2.6987	2.6143	2.5480	2.4943	2.4499	2.4126	2.3807
18	4.4139	3.5546	3.1599	2.9277	2.7729	2.6613	2.5767	2.5102	2.4563	2.4117	2.3742	2.3421
19	4.3807	3.5219	3.1274	2.8951	2.7401	2.6283	2.5435	2.4768	2.4227	2.3779	2.3402	2.3080
20	4.3512	3.4928	3.0984	2.8661	2.7109	2.5990	2.5140	2.4471	2.3928	2.3479	2.3100	2.2776
21	4.3248	3.4668	3.0725	2.8401	2.6848	2.5727	2.4876	2.4205	2.3660	2.3210	2.2829	2.2504
22	4.3009	3.4434	3.0491	2.8167	2.6613	2.5491	2.4638	2.3965	2.3419	2.2967	2.2585	2.2258
23	4.2793	3.4221	3.0280	2.7955	2.6400	2.5277	2.4422	2.3748	2.3201	2.2747	2.2364	2.2036
24	4.2597	3.4028	3.0088	2.7763	2.6207	2.5082	2.4226	2.3551	2.3002	2.2547	2.2163	2.1834
25	4.2417	3.3852	2.9912	2.7587	2.6030	2.4904	2.4047	2.3371	2.2821	2.2365	2.1979	2.1649
26	4.2252	3.3690	2.9752	2.7426	2.5868	2.4741	2.3883	2.3205	2.2655	2.2197	2.1811	2.1479
27	4.2100	3.3541	2.9604	2.7278	2.5719	2.4591	2.3732	2.3053	2.2501	2.2043	2.1655	2.1323
28	4.1960	3.3404	2.9467	2.7141	2.5581	2.4453	2.3593	2.2913	2.2360	2.1900	2.1512	2.1179
29	4.1830	3.3277	2.9340	2.7014	2.5454	2.4324	2.3463	2.2783	2.2229	2.1768	2.1379	2.1045
30	4.1709	3.3158	2.9223	2.6896	2.5336	2.4205	2.3343	2.2662	2.2107	2.1646	2.1256	2.0921
31	4.1596	3.3048	2.9113	2.6787	2.5225	2.4094	2.3232	2.2549	2.1994	2.1532	2.1141	2.0805
32	4.1491	3.2945	2.9011	2.6684	2.5123	2.3991	2.3127	2.2444	2.1888	2.1425	2.1033	2.0697
33	4.1393	3.2849	2.8916	2.6589	2.5026	2.3894	2.3030	2.2346	2.1789	2.1325	2.0933	2.0595
34	4.1300	3.2759	2.8826	2.6499	2.4936	2.3803	2.2938	2.2253	2.1696	2.1231	2.0838	2.0500
35	4.1213	3.2674	2.8742	2.6415	2.4851	2.3718	2.2852	2.2167	2.1608	2.1143	2.0750	2.0411
36	4.1132	3.2594	2.8663	2.6335	2.4772	2.3638	2.2771	2.2085	2.1526	2.1061	2.0666	2.0327
37	4.1055	3.2519	2.8588	2.6261	2.4696	2.3562	2.2695	2.2008	2.1449	2.0982	2.0587	2.0248
38	4.0982	3.2448	2.8517	2.6190	2.4625	2.3490	2.2623	2.1936	2.1375	2.0909	2.0513	2.0173
39	4.0913	3.2381	2.8451	2.6123	2.4558	2.3423	2.2555	2.1867	2.1306	2.0839	2.0443	2.0102
40	4.0847	3.2317	2.8387	2.6060	2.4495	2.3359	2.2490	2.1802	2.1240	2.0772	2.0376	2.0035
42	4.0727	3.2199	2.8270	2.5943	2.4377	2.3240	2.2371	2.1681	2.1119	2.0650	2.0252	1.9910
44	4.0617	3.2093	2.8165	2.5837	2.4270	2.3133	2.2263	2.1572	2.1009	2.0539	2.0140	1.9797
46	4.0517	3.1996	2.8068	2.5740	2.4174	2.3035	2.2164	2.1473	2.0909	2.0438	2.0039	1.9695
48	4.0427	3.1907	2.7981	2.5652	2.4085	2.2946	2.2074	2.1382	2.0817	2.0346	1.9946	1.9601
50	4.0343	3.1826	2.7900	2.5572	2.4004	2.2864	2.1992	2.1299	2.0734	2.0261	1.9861	1.9515

F 分布界值表(方差分析用，单侧界值，$\alpha=0.05$)(续)

分母自由度 ν_2	分子自由度 ν_1											
	14	16	20	24	30	40	50	75	100	200	500	∞
1	245.3640	246.4639	248.0131	249.0518	250.0951	251.1432	251.7742	252.6180	253.0411	253.6770	254.0593	254.3132
2	19.4244	19.4333	19.4458	19.4541	19.4624	19.4707	19.4757	19.4824	19.4857	19.4907	19.4937	19.4957
3	8.7149	8.6923	8.6602	8.6385	8.6166	8.5944	8.5810	8.5630	8.5539	8.5402	8.5320	8.5265
4	5.8733	5.8441	5.8025	5.7744	5.7459	5.7170	5.6995	5.6759	5.6641	5.6461	5.6353	5.6281
5	4.6358	4.6038	4.5581	4.5272	4.4957	4.4638	4.4444	4.4183	4.4051	4.3851	4.3731	4.3650
6	3.9559	3.9223	3.8742	3.8415	3.8082	3.7743	3.7537	3.7258	3.7117	3.6904	3.6775	3.6689
7	3.5292	3.4944	3.4445	3.4105	3.3758	3.3404	3.3189	3.2897	3.2749	3.2525	3.2389	3.2298
8	3.2374	3.2016	3.1503	3.1152	3.0794	3.0428	3.0204	2.9901	2.9747	2.9513	2.9371	2.9276
9	3.0255	2.9890	2.9365	2.9005	2.8637	2.8259	2.8028	2.7715	2.7556	2.7313	2.7166	2.7067
10	2.8647	2.8276	2.7740	2.7372	2.6996	2.6609	2.6371	2.6048	2.5884	2.5634	2.5481	2.5379
11	2.7386	2.7009	2.6464	2.6090	2.5705	2.5309	2.5066	2.4734	2.4566	2.4308	2.4151	2.4045
12	2.6371	2.5989	2.5436	2.5055	2.4663	2.4259	2.4010	2.3671	2.3498	2.3233	2.3071	2.2963
13	2.5536	2.5149	2.4589	2.4202	2.3803	2.3392	2.3138	2.2791	2.2614	2.2343	2.2176	2.2065
14	2.4837	2.4446	2.3879	2.3487	2.3082	2.2664	2.2405	2.2051	2.1870	2.1592	2.1422	2.1308
15	2.4244	2.3849	2.3275	2.2878	2.2468	2.2043	2.1780	2.1419	2.1234	2.0950	2.0776	2.0659
16	2.3733	2.3335	2.2756	2.2354	2.1938	2.1507	2.1240	2.0873	2.0685	2.0395	2.0217	2.0097
17	2.3290	2.2888	2.2304	2.1898	2.1477	2.1040	2.0769	2.0396	2.0204	1.9909	1.9727	1.9604
18	2.2900	2.2496	2.1906	2.1497	2.1071	2.0629	2.0354	1.9975	1.9780	1.9479	1.9294	1.9169
19	2.2556	2.2149	2.1555	2.1141	2.0712	2.0264	1.9986	1.9601	1.9403	1.9097	1.8909	1.8781
20	2.2250	2.1840	2.1242	2.0825	2.0391	1.9938	1.9656	1.9267	1.9066	1.8755	1.8562	1.8432
21	2.1975	2.1563	2.0960	2.0540	2.0102	1.9645	1.9360	1.8965	1.8761	1.8446	1.8250	1.8118
22	2.1727	2.1313	2.0707	2.0283	1.9842	1.9380	1.9092	1.8692	1.8486	1.8165	1.7966	1.7832
23	2.1502	2.1086	2.0476	2.0050	1.9605	1.9139	1.8848	1.8444	1.8234	1.7909	1.7708	1.7571
24	2.1298	2.0880	2.0267	1.9838	1.9390	1.8920	1.8625	1.8217	1.8005	1.7675	1.7470	1.7331
25	2.1111	2.0691	2.0075	1.9643	1.9192	1.8718	1.8421	1.8008	1.7794	1.7460	1.7252	1.7111
26	2.0939	2.0518	1.9898	1.9464	1.9010	1.8533	1.8233	1.7816	1.7599	1.7261	1.7050	1.6907
27	2.0781	2.0358	1.9736	1.9299	1.8842	1.8361	1.8059	1.7638	1.7419	1.7077	1.6863	1.6718
28	2.0635	2.0210	1.9586	1.9147	1.8687	1.8203	1.7898	1.7473	1.7251	1.6905	1.6689	1.6542
29	2.0500	2.0073	1.9446	1.9005	1.8543	1.8055	1.7748	1.7320	1.7096	1.6746	1.6527	1.6377
30	2.0374	1.9946	1.9317	1.8874	1.8409	1.7918	1.7609	1.7176	1.6950	1.6597	1.6375	1.6223
31	2.0257	1.9828	1.9196	1.8751	1.8283	1.7790	1.7478	1.7043	1.6814	1.6457	1.6233	1.6079
32	2.0147	1.9717	1.9083	1.8636	1.8166	1.7670	1.7356	1.6917	1.6687	1.6326	1.6099	1.5943
33	2.0045	1.9613	1.8977	1.8528	1.8056	1.7557	1.7241	1.6799	1.6567	1.6202	1.5973	1.5816
34	1.9949	1.9516	1.8877	1.8427	1.7953	1.7451	1.7134	1.6688	1.6454	1.6086	1.5854	1.5695
35	1.9858	1.9424	1.8784	1.8332	1.7856	1.7351	1.7032	1.6583	1.6347	1.5976	1.5742	1.5581
36	1.9773	1.9338	1.8696	1.8242	1.7764	1.7257	1.6936	1.6484	1.6246	1.5872	1.5635	1.5472
37	1.9692	1.9256	1.8612	1.8157	1.7678	1.7168	1.6845	1.6390	1.6151	1.5773	1.5534	1.5370
38	1.9616	1.9179	1.8534	1.8077	1.7596	1.7084	1.6759	1.6301	1.6060	1.5679	1.5438	1.5272
39	1.9545	1.9107	1.8459	1.8001	1.7518	1.7004	1.6678	1.6217	1.5974	1.5590	1.5347	1.5179
40	1.9476	1.9037	1.8389	1.7929	1.7444	1.6928	1.6600	1.6137	1.5892	1.5505	1.5260	1.5090
42	1.9350	1.8910	1.8258	1.7796	1.7308	1.6787	1.6456	1.5988	1.5740	1.5347	1.5097	1.4924
44	1.9236	1.8794	1.8139	1.7675	1.7184	1.6659	1.6325	1.5852	1.5601	1.5203	1.4948	1.4772
46	1.9132	1.8688	1.8031	1.7564	1.7070	1.6542	1.6206	1.5728	1.5474	1.5070	1.4812	1.4632
48	1.9037	1.8592	1.7932	1.7464	1.6967	1.6435	1.6096	1.5614	1.5357	1.4948	1.4686	1.4503
50	1.8949	1.8503	1.7841	1.7371	1.6872	1.6337	1.5995	1.5508	1.5249	1.4835	1.4569	1.4384

F 分布界值表(方差分析用,单侧界值,$\alpha=0.05$)(续)

分母自由度 ν_2	分子自由度 ν_1											
	1	2	3	4	5	6	7	8	9	10	11	12
60	4.0012	3.1504	2.7581	2.5252	2.3683	2.2541	2.1665	2.0970	2.0401	1.9926	1.9522	1.9174
70	3.9778	3.1277	2.7355	2.5027	2.3456	2.2312	2.1435	2.0737	2.0166	1.9689	1.9283	1.8932
80	3.9604	3.1108	2.7188	2.4859	2.3287	2.2142	2.1263	2.0564	1.9991	1.9512	1.9105	1.8753
90	3.9469	3.0977	2.7058	2.4729	2.3157	2.2011	2.1131	2.0430	1.9856	1.9376	1.8967	1.8613
100	3.9361	3.0873	2.6955	2.4626	2.3053	2.1906	2.1025	2.0323	1.9748	1.9267	1.8857	1.8503
110	3.9274	3.0788	2.6871	2.4542	2.2969	2.1821	2.0939	2.0236	1.9661	1.9178	1.8767	1.8412
120	3.9201	3.0718	2.6802	2.4472	2.2899	2.1750	2.0868	2.0164	1.9588	1.9105	1.8693	1.8337
130	3.9140	3.0658	2.6743	2.4414	2.2839	2.1690	2.0807	2.0103	1.9526	1.9042	1.8630	1.8273
140	3.9087	3.0608	2.6693	2.4363	2.2789	2.1639	2.0756	2.0051	1.9473	1.8989	1.8576	1.8219
150	3.9042	3.0564	2.6649	2.4320	2.2745	2.1595	2.0711	2.0006	1.9428	1.8943	1.8530	1.8172
160	3.9002	3.0525	2.6611	2.4282	2.2707	2.1557	2.0672	1.9967	1.9388	1.8903	1.8489	1.8131
170	3.8967	3.0491	2.6578	2.4248	2.2673	2.1523	2.0638	1.9932	1.9353	1.8868	1.8453	1.8095
180	3.8936	3.0461	2.6548	2.4218	2.2643	2.1492	2.0608	1.9901	1.9322	1.8836	1.8422	1.8063
190	3.8909	3.0435	2.6521	2.4192	2.2616	2.1466	2.0580	1.9874	1.9294	1.8808	1.8393	1.8034
200	3.8884	3.0411	2.6498	2.4168	2.2592	2.1441	2.0556	1.9849	1.9269	1.8783	1.8368	1.8008
210	3.8861	3.0389	2.6476	2.4146	2.2571	2.1419	2.0534	1.9827	1.9247	1.8760	1.8345	1.7985
220	3.8841	3.0369	2.6456	2.4127	2.2551	2.1400	2.0514	1.9807	1.9226	1.8739	1.8324	1.7964
230	3.8822	3.0351	2.6438	2.4109	2.2533	2.1381	2.0495	1.9788	1.9207	1.8720	1.8304	1.7944
240	3.8805	3.0334	2.6422	2.4093	2.2516	2.1365	2.0479	1.9771	1.9190	1.8703	1.8287	1.7927
250	3.8789	3.0319	2.6407	2.4078	2.2501	2.1350	2.0463	1.9756	1.9174	1.8687	1.8271	1.7910
260	3.8775	3.0305	2.6393	2.4064	2.2487	2.1335	2.0449	1.9741	1.9160	1.8672	1.8256	1.7895
270	3.8761	3.0292	2.6380	2.4051	2.2474	2.1322	2.0436	1.9728	1.9146	1.8659	1.8242	1.7881
280	3.8749	3.0280	2.6368	2.4039	2.2462	2.1310	2.0424	1.9715	1.9134	1.8646	1.8229	1.7869
290	3.8737	3.0269	2.6357	2.4028	2.2451	2.1299	2.0412	1.9704	1.9122	1.8634	1.8218	1.7857
300	3.8726	3.0258	2.6347	2.4017	2.2441	2.1289	2.0402	1.9693	1.9112	1.8623	1.8206	1.7845
310	3.8716	3.0249	2.6337	2.4008	2.2431	2.1279	2.0392	1.9683	1.9101	1.8613	1.8196	1.7835
320	3.8707	3.0240	2.6328	2.3999	2.2422	2.1269	2.0382	1.9674	1.9092	1.8603	1.8186	1.7825
330	3.8698	3.0231	2.6320	2.3990	2.2413	2.1261	2.0374	1.9665	1.9083	1.8594	1.8177	1.7816
340	3.8690	3.0223	2.6312	2.3982	2.2405	2.1253	2.0365	1.9657	1.9075	1.8586	1.8169	1.7807
350	3.8682	3.0215	2.6304	2.3975	2.2398	2.1245	2.0358	1.9649	1.9067	1.8578	1.8161	1.7799
360	3.8674	3.0208	2.6297	2.3967	2.2391	2.1238	2.0350	1.9641	1.9059	1.8570	1.8153	1.7791
370	3.8667	3.0201	2.6290	2.3961	2.2384	2.1231	2.0343	1.9634	1.9052	1.8563	1.8146	1.7784
380	3.8660	3.0195	2.6284	2.3954	2.2377	2.1224	2.0337	1.9628	1.9045	1.8556	1.8139	1.7777
390	3.8654	3.0189	2.6278	2.3948	2.2371	2.1218	2.0331	1.9622	1.9039	1.8550	1.8132	1.7770
400	3.8648	3.0183	2.6272	2.3942	2.2366	2.1212	2.0325	1.9616	1.9033	1.8544	1.8126	1.7764
420	3.8637	3.0172	2.6261	2.3932	2.2355	2.1202	2.0314	1.9605	1.9022	1.8533	1.8115	1.7753
440	3.8627	3.0162	2.6252	2.3922	2.2345	2.1192	2.0304	1.9594	1.9012	1.8522	1.8104	1.7742
460	3.8618	3.0153	2.6243	2.3913	2.2336	2.1183	2.0295	1.9585	1.9002	1.8513	1.8095	1.7732
480	3.8609	3.0145	2.6235	2.3905	2.2328	2.1175	2.0286	1.9577	1.8994	1.8504	1.8086	1.7724
500	3.8601	3.0138	2.6227	2.3898	2.2320	2.1167	2.0279	1.9569	1.8986	1.8496	1.8078	1.7715
600	3.8570	3.0107	2.6198	2.3868	2.2290	2.1137	2.0248	1.9538	1.8955	1.8465	1.8046	1.7683
700	3.8548	3.0086	2.6176	2.3847	2.2269	2.1115	2.0226	1.9516	1.8932	1.8442	1.8023	1.7660
800	3.8531	3.0070	2.6160	2.3831	2.2253	2.1099	2.0210	1.9500	1.8916	1.8425	1.8006	1.7643
900	3.8518	3.0057	2.6148	2.3818	2.2240	2.1086	2.0197	1.9487	1.8903	1.8412	1.7993	1.7629
1000	3.8508	3.0047	2.6138	2.3808	2.2231	2.1076	2.0187	1.9476	1.8892	1.8402	1.7982	1.7618
∞	3.8416	2.9958	2.6050	2.3720	2.2142	2.0987	2.0097	1.9385	1.8800	1.8308	1.7887	1.7523

F 分布界值表(方差分析用,单侧界值,$\alpha=0.05$)(续完)

分母自由度ν_2	分子自由度ν_1											
	14	16	20	24	30	40	50	75	100	200	500	∞
60	1.8602	1.8151	1.7480	1.7001	1.6491	1.5943	1.5590	1.5085	1.4814	1.4377	1.4093	1.3894
70	1.8357	1.7902	1.7223	1.6738	1.6220	1.5661	1.5300	1.4779	1.4498	1.4042	1.3743	1.3530
80	1.8174	1.7716	1.7032	1.6542	1.6017	1.5449	1.5081	1.4548	1.4259	1.3786	1.3472	1.3248
90	1.8032	1.7571	1.6883	1.6389	1.5859	1.5284	1.4910	1.4366	1.4070	1.3582	1.3256	1.3021
100	1.7919	1.7456	1.6764	1.6267	1.5733	1.5151	1.4772	1.4220	1.3917	1.3416	1.3079	1.2833
110	1.7827	1.7363	1.6667	1.6167	1.5630	1.5043	1.4660	1.4099	1.3791	1.3279	1.2931	1.2675
120	1.7750	1.7285	1.6587	1.6084	1.5543	1.4952	1.4565	1.3998	1.3685	1.3162	1.2804	1.2540
130	1.7686	1.7219	1.6519	1.6014	1.5470	1.4875	1.4485	1.3912	1.3595	1.3062	1.2695	1.2422
140	1.7630	1.7162	1.6460	1.5954	1.5408	1.4809	1.4416	1.3838	1.3517	1.2975	1.2600	1.2319
150	1.7582	1.7113	1.6410	1.5902	1.5354	1.4752	1.4357	1.3773	1.3448	1.2899	1.2516	1.2227
160	1.7540	1.7071	1.6366	1.5856	1.5306	1.4702	1.4304	1.3716	1.3388	1.2832	1.2442	1.2145
170	1.7504	1.7033	1.6327	1.5816	1.5264	1.4657	1.4258	1.3666	1.3335	1.2772	1.2375	1.2071
180	1.7471	1.7000	1.6292	1.5780	1.5227	1.4618	1.4217	1.3621	1.3288	1.2718	1.2315	1.2004
190	1.7441	1.6970	1.6261	1.5748	1.5194	1.4583	1.4180	1.3581	1.3245	1.2670	1.2260	1.1943
200	1.7415	1.6943	1.6233	1.5720	1.5164	1.4551	1.4146	1.3545	1.3206	1.2626	1.2211	1.1887
210	1.7391	1.6919	1.6208	1.5694	1.5136	1.4522	1.4116	1.3512	1.3171	1.2586	1.2165	1.1835
220	1.7370	1.6897	1.6185	1.5670	1.5112	1.4496	1.4088	1.3482	1.3139	1.2549	1.2123	1.1787
230	1.7350	1.6876	1.6164	1.5648	1.5089	1.4472	1.4063	1.3454	1.3110	1.2515	1.2084	1.1743
240	1.7332	1.6858	1.6145	1.5628	1.5069	1.4450	1.4040	1.3429	1.3083	1.2484	1.2049	1.1701
250	1.7315	1.6841	1.6127	1.5610	1.5049	1.4430	1.4019	1.3405	1.3058	1.2456	1.2015	1.1663
260	1.7300	1.6825	1.6111	1.5593	1.5032	1.4411	1.3999	1.3384	1.3035	1.2429	1.1985	1.1627
270	1.7285	1.6811	1.6096	1.5578	1.5016	1.4394	1.3981	1.3364	1.3014	1.2404	1.1956	1.1593
280	1.7272	1.6797	1.6082	1.5563	1.5001	1.4378	1.3964	1.3345	1.2994	1.2381	1.1929	1.1561
290	1.7260	1.6785	1.6069	1.5550	1.4986	1.4363	1.3948	1.3328	1.2975	1.2359	1.1903	1.1530
300	1.7249	1.6773	1.6057	1.5537	1.4973	1.4349	1.3934	1.3312	1.2958	1.2339	1.1879	1.1502
310	1.7238	1.6762	1.6045	1.5526	1.4961	1.4336	1.3920	1.3296	1.2942	1.2320	1.1857	1.1475
320	1.7228	1.6752	1.6035	1.5515	1.4949	1.4323	1.3907	1.3282	1.2926	1.2302	1.1835	1.1449
330	1.7218	1.6742	1.6025	1.5504	1.4939	1.4312	1.3895	1.3269	1.2912	1.2285	1.1815	1.1424
340	1.7209	1.6733	1.6015	1.5494	1.4928	1.4301	1.3883	1.3256	1.2898	1.2269	1.1796	1.1401
350	1.7201	1.6725	1.6006	1.5485	1.4919	1.4291	1.3873	1.3244	1.2885	1.2254	1.1778	1.1379
360	1.7193	1.6717	1.5998	1.5477	1.4910	1.4281	1.3862	1.3233	1.2873	1.2239	1.1761	1.1358
370	1.7186	1.6709	1.5990	1.5468	1.4901	1.4272	1.3853	1.3222	1.2862	1.2226	1.1745	1.1337
380	1.7179	1.6702	1.5983	1.5461	1.4893	1.4263	1.3844	1.3212	1.2851	1.2213	1.1729	1.1318
390	1.7172	1.6695	1.5976	1.5453	1.4885	1.4255	1.3835	1.3202	1.2840	1.2200	1.1714	1.1299
400	1.7166	1.6688	1.5969	1.5446	1.4878	1.4247	1.3827	1.3193	1.2831	1.2189	1.1700	1.1281
420	1.7154	1.6676	1.5956	1.5433	1.4864	1.4232	1.3811	1.3176	1.2812	1.2167	1.1673	1.1248
440	1.7143	1.6665	1.5945	1.5421	1.4852	1.4219	1.3797	1.3161	1.2796	1.2147	1.1649	1.1216
460	1.7133	1.6655	1.5934	1.5411	1.4841	1.4207	1.3784	1.3147	1.2780	1.2128	1.1627	1.1187
480	1.7124	1.6646	1.5925	1.5401	1.4830	1.4196	1.3773	1.3134	1.2766	1.2111	1.1606	1.1160
500	1.7116	1.6638	1.5916	1.5392	1.4821	1.4186	1.3762	1.3122	1.2753	1.2096	1.1587	1.1135
600	1.7083	1.6604	1.5881	1.5355	1.4782	1.4145	1.3719	1.3073	1.2701	1.2033	1.1508	1.1029
700	1.7059	1.6580	1.5856	1.5329	1.4755	1.4116	1.3688	1.3039	1.2664	1.1987	1.1450	1.0947
800	1.7041	1.6562	1.5837	1.5310	1.4735	1.4094	1.3665	1.3013	1.2635	1.1953	1.1406	1.0882
900	1.7028	1.6548	1.5822	1.5294	1.4719	1.4077	1.3647	1.2993	1.2613	1.1925	1.1371	1.0829
1000	1.7017	1.6536	1.5811	1.5282	1.4706	1.4063	1.3632	1.2976	1.2596	1.1903	1.1342	1.0784
∞	1.6919	1.6436	1.5706	1.5174	1.4592	1.3941	1.3502	1.2830	1.2436	1.1702	1.1066	1.0105

【用法说明】 F 分布(F-distribution)是一种连续型分布,是三大抽样分布之一。主要用于方差的齐性检验和方差分析。

设随机变量 U、V 分别服从 χ^2 分布 $\chi^2(\nu_1)$、$\chi^2(\nu_2)$,且 U、V 相互独立,则随机变量 $F=\dfrac{U/\nu_1}{V/\nu_2}$ 服从自由度为 (ν_1,ν_2) 的 F 分布,记为 $F \sim F(\nu_1,\nu_2)$。

$F_\alpha(\nu_1,\nu_2)$ 表示 $F(\nu_1,\nu_2)$ 分布的上 α 分位点。当 ν_1、ν_2 确定后,F 分布概率密度曲线下右侧尾部的面积为指定值 α 时,横轴上相应的界值即为 $F_\alpha(\nu_1,\nu_2)$,此值可由"F 分布界值表(方差分析用,单侧界值)"查得。表中第一列为 F 分布的分母自由度,第一行为 F 分布的分子自由度;表内数字表示分子自由度为 ν_1、分母为自由度为 ν_2 所对应的 F 分布曲线下的右侧尾部面积为 $\alpha=0.05$ 时所对应的 F 界值,通常表示为 $F_\alpha(\nu_1,\nu_2)$。例如,对于分子自由度 $\nu_1=14$、$\nu_2=30$ 的 F 分布,所对应的 F 界值为 $F_{0.05}(14,30)=2.0374$,表示 F 分布图中以该值(2.0374)为界,右侧尾部面积是 0.05。

$F_{1-\alpha}(\nu_1,\nu_2)$ 为 $F(\nu_1,\nu_2)$ 分布的下 α 分位点,即 F 分布概率密度曲线下左侧尾部的面积为指定值 α 时,横轴上相应的界值即为 $F_{1-\alpha}(n_1,n_2)$。

$F_\alpha(\nu_1,\nu_2)$ 与 $F_{1-\alpha}(\nu_1,\nu_2)$ 有如下关系:$F_{1-\alpha}(\nu_1,\nu_2)=1/F_\alpha(\nu_2,\nu_1)$。

本表用于方差分析,应用时需要注意应用条件:要求样本取自正态总体;作多样本均数比较时,还要求各正态总体方差齐同。

例 为研究茶多酚保健饮料对急性缺氧的影响,将 60 只 Wistar 小白鼠随机分为低、中、高 3 个剂量组和 1 个对照组,每组 15 只小白鼠。对照组给予蒸馏水 0.25ml 灌胃,低、中、高剂量组分别给予 2.0g/kg、4.0g/kg、8.0g/kg 的饮料溶于 0.2~0.3ml 蒸馏水后灌胃。每天 1 次,40 天后对小白鼠进行耐缺氧存活时间实验,结果如表 1。试比较不同剂量的茶多酚保健饮料对延长小白鼠的平均耐缺氧存活时间有无差别。

表 1 各组小白鼠耐缺氧时间

组别	耐缺氧时间 X_{ij} (min)								n_i	$\overline{X}_i$	S_i
对照组	21.31	23.14	27.48	19.54	18.03	24.03	22.82	18.72	15	21.5453	3.4274
($i=1$)	23.46	20.34	26.98	19.56	17.39	24.37	16.01				
低剂量组	20.16	24.49	21.32	19.46	25.63	28.81	18.74	18.42	15	22.8767	3.5556
($i=2$)	26.13	25.24	20.23	22.47	29.38	20.16	22.51				
中剂量组	35.07	28.11	24.74	29.79	22.68	23.01	28.32	29.04	15	28.0553	4.3812
($i=3$)	24.33	33.97	21.86	28.65	25.13	34.44	31.69				
高剂量组	30.23	36.84	38.61	27.13	28.79	33.24	31.68	28.29	15	31.8333	4.5373
($i=4$)	38.47	35.10	28.01	23.37	28.44	34.22	35.08				
合计									60	26.0777	5.6984

解 本例为完全随机分组的实验性研究,将研究对象随机地分配到不同的处理组(即低、中、高 3 个剂量组和 1 个对照组),4 组资料可以看成代表不同处理效应总体的 4 个样本,欲推断它们处理效应的总体均数是否相等,用单因素方差分析方法,具体步骤如下:

1)建立检验假设,确定检验水准

H_0:4 个总体均数相等

H_1:4 个总体均数不全相等

$\alpha=0.05$

2)计算检验统计量(见方差分析表)

$SS_{总}=(21.31-26.0777)^2+(23.14-26.0777)^2+\cdots+(35.08-26.0777)^2=1915.7995$

$\nu_{总}=60-1=59$

$SS_{组间}=15\times(21.5453-26.0777)^2+\cdots+15\times(31.8333-26.0777)^2=1017.4097$

$\nu_{组间}=4-1=3$

$SS_{组内}=1915.7995-1017.4097=898.3898$，$\nu_{组内}=60-4=56$

列出方差分析结果,见表 2。

表 2　方差分析结果

变异来源	SS	ν	MS	F	P
总	1915.80	59			
组间	1017.41	3	339.14	21.14	<0.01
组内	898.39	56	16.04		

3)确定 P 值,作出推断结论

查"F 分布界值表(方差分析用，单侧界值，$\alpha=0.05$)"，以分子自由度 $\nu_1=3$ 所对应的列往下,分母自由度 $\nu_2=56$ 所对应的行往右(注:表中未列出分母自由度 56,则取临近的分母自由度 60),交叉数字为界值 $F_{0.05}(3,56)\approx F_{0.05}(3,60)=2.7581$,所计算的 F 统计量的值为 $21.14\gg F_{0.05}(3,60)=2.7581$,还可以由"$F$ 分布界值表(方差分析用，单侧界值,$\alpha=0.01$)"进一步查得 $F_{0.01}(3,56)\approx F_{0.01}(3,60)=4.1259$,因此 $P<0.01$。故按 $\alpha=0.05$ 检验水准,拒绝 H_0,可认为不同剂量的茶多酚保健饮料对延长小白鼠的平均耐缺氧存活时间有差别。

参考文献

[1]盛骤. 概率论与数理统计[M]. 4 版. 北京：高等教育出版社，2008.

[2]徐天和,颜虹.中华医学统计百科全书:单变量推断统计分册[M].北京:中国统计出版社，2012.

[3]方积乾. 生物医学研究的统计方法[M]. 北京：高等教育出版社，2007.

[4]徐勇勇. 医学统计学[M]. 2 版. 北京：高等教育出版社，2004.

[5]方积乾. 卫生统计学[M]. 5 版. 北京：高等教育出版社，2006.

(祁爱琴,徐天和)

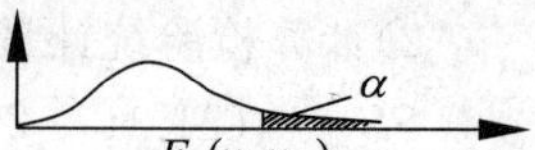

$F_\alpha(\nu_1,\nu_2)$

F 分布界值表(方差分析用，单侧界值，$\alpha=0.01$)

分母自由度 ν_2	分子自由度 ν_1											
	1	2	3	4	5	6	7	8	9	10	11	12
1	4052.1807	4999.5000	5403.3520	5624.5833	5763.6496	5858.9861	5928.3557	5981.0703	6022.4732	6055.8467	6083.3168	6106.3207
2	98.5025	99.0000	99.1662	99.2494	99.2993	99.3326	99.3564	99.3742	99.3881	99.3992	99.4083	99.4159
3	34.1162	30.8165	29.4567	28.7099	28.2371	27.9107	27.6717	27.4892	27.3452	27.2287	27.1326	27.0518
4	21.1977	18.0000	16.6944	15.9770	15.5219	15.2069	14.9758	14.7989	14.6591	14.5459	14.4523	14.3736
5	16.2582	13.2739	12.0600	11.3919	10.9670	10.6723	10.4555	10.2893	10.1578	10.0510	9.9626	9.8883
6	13.7450	10.9248	9.7795	9.1483	8.7459	8.4661	8.2600	8.1017	7.9761	7.8741	7.7896	7.7183
7	12.2464	9.5466	8.4513	7.8466	7.4604	7.1914	6.9928	6.8400	6.7188	6.6201	6.5382	6.4691
8	11.2586	8.6491	7.5910	7.0061	6.6318	6.3707	6.1776	6.0289	5.9106	5.8143	5.7343	5.6667
9	10.5614	8.0215	6.9919	6.4221	6.0569	5.8018	5.6129	5.4671	5.3511	5.2565	5.1779	5.1114
10	10.0443	7.5594	6.5523	5.9943	5.6363	5.3858	5.2001	5.0567	4.9424	4.8491	4.7715	4.7059
11	9.6460	7.2057	6.2167	5.6683	5.3160	5.0692	4.8861	4.7445	4.6315	4.5393	4.4624	4.3974
12	9.3302	6.9266	5.9525	5.4120	5.0643	4.8206	4.6395	4.4994	4.3875	4.2961	4.2198	4.1553
13	9.0738	6.7010	5.7394	5.2053	4.8616	4.6204	4.4410	4.3021	4.1911	4.1003	4.0245	3.9603
14	8.8616	6.5149	5.5639	5.0354	4.6950	4.4558	4.2779	4.1399	4.0297	3.9394	3.8640	3.8001
15	8.6831	6.3589	5.4170	4.8932	4.5556	4.3183	4.1415	4.0045	3.8948	3.8049	3.7299	3.6662
16	8.5310	6.2262	5.2922	4.7726	4.4374	4.2016	4.0259	3.8896	3.7804	3.6909	3.6162	3.5527
17	8.3997	6.1121	5.1850	4.6690	4.3359	4.1015	3.9267	3.7910	3.6822	3.5931	3.5185	3.4552
18	8.2854	6.0129	5.0919	4.5790	4.2479	4.0146	3.8406	3.7054	3.5971	3.5082	3.4338	3.3706
19	8.1849	5.9259	5.0103	4.5003	4.1708	3.9386	3.7653	3.6305	3.5225	3.4338	3.3596	3.2965
20	8.0960	5.8489	4.9382	4.4307	4.1027	3.8714	3.6987	3.5644	3.4567	3.3682	3.2941	3.2311
21	8.0166	5.7804	4.8740	4.3688	4.0421	3.8117	3.6396	3.5056	3.3981	3.3098	3.2359	3.1730
22	7.9454	5.7190	4.8166	4.3134	3.9880	3.7583	3.5867	3.4530	3.3458	3.2576	3.1837	3.1209
23	7.8811	5.6637	4.7649	4.2636	3.9392	3.7102	3.5390	3.4057	3.2986	3.2106	3.1368	3.0740
24	7.8229	5.6136	4.7181	4.2184	3.8951	3.6667	3.4959	3.3629	3.2560	3.1681	3.0944	3.0316
25	7.7698	5.5680	4.6755	4.1774	3.8550	3.6272	3.4568	3.3239	3.2172	3.1294	3.0558	2.9931
26	7.7213	5.5263	4.6366	4.1400	3.8183	3.5911	3.4210	3.2884	3.1818	3.0941	3.0205	2.9578
27	7.6767	5.4881	4.6009	4.1056	3.7848	3.5580	3.3882	3.2558	3.1494	3.0618	2.9882	2.9256
28	7.6356	5.4529	4.5681	4.0740	3.7539	3.5276	3.3581	3.2259	3.1195	3.0320	2.9585	2.8959
29	7.5977	5.4204	4.5378	4.0449	3.7254	3.4995	3.3303	3.1982	3.0920	3.0045	2.9311	2.8685
30	7.5625	5.3903	4.5097	4.0179	3.6990	3.4735	3.3045	3.1726	3.0665	2.9791	2.9057	2.8431
31	7.5298	5.3624	4.4837	3.9928	3.6745	3.4493	3.2806	3.1489	3.0428	2.9555	2.8821	2.8195
32	7.4993	5.3363	4.4594	3.9695	3.6517	3.4269	3.2583	3.1267	3.0208	2.9335	2.8602	2.7976
33	7.4708	5.3120	4.4368	3.9477	3.6305	3.4059	3.2376	3.1061	3.0003	2.9130	2.8397	2.7771
34	7.4441	5.2893	4.4156	3.9273	3.6106	3.3863	3.2182	3.0868	2.9810	2.8938	2.8205	2.7580
35	7.4191	5.2679	4.3957	3.9082	3.5919	3.3679	3.2000	3.0687	2.9630	2.8758	2.8026	2.7400
36	7.3956	5.2479	4.3771	3.8903	3.5744	3.3507	3.1829	3.0517	2.9461	2.8589	2.7857	2.7232
37	7.3734	5.2290	4.3595	3.8734	3.5579	3.3344	3.1668	3.0357	2.9302	2.8431	2.7698	2.7073
38	7.3525	5.2112	4.3430	3.8575	3.5424	3.3191	3.1516	3.0207	2.9151	2.8281	2.7549	2.6923
39	7.3328	5.1944	4.3274	3.8425	3.5277	3.3047	3.1373	3.0064	2.9010	2.8139	2.7407	2.6782
40	7.3141	5.1785	4.3126	3.8283	3.5138	3.2910	3.1238	2.9930	2.8876	2.8005	2.7274	2.6648
42	7.2796	5.1491	4.2853	3.8021	3.4882	3.2658	3.0988	2.9681	2.8628	2.7758	2.7027	2.6402
44	7.2484	5.1226	4.2606	3.7784	3.4651	3.2430	3.0762	2.9457	2.8405	2.7536	2.6804	2.6179
46	7.2200	5.0986	4.2383	3.7570	3.4442	3.2224	3.0558	2.9254	2.8203	2.7334	2.6602	2.5977
48	7.1942	5.0767	4.2180	3.7374	3.4251	3.2036	3.0372	2.9069	2.8018	2.7150	2.6418	2.5793
50	7.1706	5.0566	4.1993	3.7195	3.4077	3.1864	3.0202	2.8900	2.7850	2.6981	2.6250	2.5625

F 分布界值表(方差分析用，单侧界值，$\alpha=0.01$)(续)

分母自由度 ν_2	分子自由度 ν_1											
	14	16	20	24	30	40	50	75	100	200	500	∞
1	6142.6740	6170.1012	6208.7302	6234.6309	6260.6486	6286.7821	6302.5172	6323.5610	6334.1100	6349.9672	6359.5007	6365.8326
2	99.4278	99.4367	99.4492	99.4575	99.4658	99.4742	99.4792	99.4858	99.4892	99.4942	99.4972	99.4992
3	26.9238	26.8269	26.6898	26.5975	26.5045	26.4108	26.3542	26.2784	26.2402	26.1828	26.1483	26.1253
4	14.2486	14.1539	14.0196	13.9291	13.8377	13.7454	13.6896	13.6147	13.5770	13.5202	13.4859	13.4632
5	9.7700	9.6802	9.5526	9.4665	9.3793	9.2912	9.2378	9.1660	9.1299	9.0754	9.0424	9.0205
6	7.6049	7.5186	7.3958	7.3127	7.2285	7.1432	7.0915	7.0218	6.9867	6.9336	6.9015	6.8801
7	6.3590	6.2750	6.1554	6.0743	5.9920	5.9084	5.8577	5.7892	5.7547	5.7024	5.6707	5.6496
8	5.5589	5.4766	5.3591	5.2793	5.1981	5.1156	5.0654	4.9976	4.9633	4.9114	4.8799	4.8589
9	5.0052	4.9240	4.8080	4.7290	4.6486	4.5666	4.5167	4.4492	4.4150	4.3631	4.3317	4.3107
10	4.6008	4.5204	4.4054	4.3269	4.2469	4.1653	4.1155	4.0479	4.0137	3.9617	3.9302	3.9091
11	4.2932	4.2134	4.0990	4.0209	3.9411	3.8596	3.8097	3.7421	3.7077	3.6555	3.6238	3.6025
12	4.0518	3.9724	3.8584	3.7805	3.7008	3.6192	3.5692	3.5014	3.4668	3.4143	3.3823	3.3609
13	3.8573	3.7783	3.6646	3.5868	3.5070	3.4253	3.3752	3.3070	3.2723	3.2194	3.1871	3.1655
14	3.6975	3.6187	3.5052	3.4274	3.3476	3.2656	3.2153	3.1468	3.1118	3.0585	3.0260	3.0041
15	3.5639	3.4852	3.3719	3.2940	3.2141	3.1319	3.0814	3.0124	2.9772	2.9235	2.8906	2.8685
16	3.4506	3.3720	3.2587	3.1808	3.1007	3.0182	2.9675	2.8981	2.8627	2.8084	2.7752	2.7529
17	3.3533	3.2748	3.1615	3.0835	3.0032	2.9205	2.8694	2.7996	2.7639	2.7092	2.6757	2.6531
18	3.2689	3.1904	3.0771	2.9990	2.9185	2.8354	2.7841	2.7139	2.6779	2.6227	2.5889	2.5661
19	3.1949	3.1165	3.0031	2.9249	2.8442	2.7608	2.7093	2.6386	2.6023	2.5467	2.5124	2.4894
20	3.1296	3.0512	2.9377	2.8594	2.7785	2.6947	2.6430	2.5718	2.5353	2.4792	2.4446	2.4213
21	3.0715	2.9931	2.8796	2.8010	2.7200	2.6359	2.5838	2.5123	2.4755	2.4189	2.3840	2.3604
22	3.0195	2.9411	2.8274	2.7488	2.6675	2.5831	2.5308	2.4588	2.4217	2.3646	2.3294	2.3056
23	2.9727	2.8943	2.7805	2.7017	2.6202	2.5355	2.4829	2.4105	2.3732	2.3156	2.2800	2.2560
24	2.9303	2.8519	2.7380	2.6591	2.5773	2.4923	2.4395	2.3667	2.3291	2.2710	2.2351	2.2108
25	2.8917	2.8133	2.6993	2.6203	2.5383	2.4530	2.3999	2.3267	2.2888	2.2303	2.1941	2.1695
26	2.8566	2.7781	2.6640	2.5848	2.5026	2.4170	2.3637	2.2900	2.2519	2.1930	2.1564	2.1316
27	2.8243	2.7458	2.6316	2.5522	2.4699	2.3840	2.3304	2.2564	2.2180	2.1586	2.1217	2.0966
28	2.7946	2.7160	2.6017	2.5223	2.4397	2.3535	2.2997	2.2253	2.1867	2.1268	2.0896	2.0643
29	2.7672	2.6886	2.5742	2.4946	2.4118	2.3253	2.2714	2.1965	2.1577	2.0974	2.0598	2.0343
30	2.7418	2.6632	2.5487	2.4689	2.3860	2.2992	2.2450	2.1698	2.1307	2.0700	2.0321	2.0064
31	2.7182	2.6396	2.5249	2.4451	2.3619	2.2749	2.2205	2.1449	2.1056	2.0444	2.0063	1.9803
32	2.6963	2.6176	2.5029	2.4229	2.3395	2.2523	2.1976	2.1217	2.0821	2.0206	1.9821	1.9559
33	2.6758	2.5971	2.4822	2.4021	2.3186	2.2311	2.1762	2.0999	2.0602	1.9982	1.9594	1.9330
34	2.6566	2.5779	2.4629	2.3827	2.2990	2.2112	2.1562	2.0795	2.0396	1.9772	1.9381	1.9114
35	2.6387	2.5599	2.4448	2.3645	2.2806	2.1926	2.1374	2.0604	2.0202	1.9574	1.9180	1.8911
36	2.6218	2.5430	2.4278	2.3473	2.2633	2.1751	2.1197	2.0423	2.0019	1.9387	1.8991	1.8720
37	2.6059	2.5270	2.4118	2.3312	2.2470	2.1585	2.1030	2.0253	1.9847	1.9211	1.8812	1.8538
38	2.5909	2.5120	2.3967	2.3160	2.2317	2.1430	2.0872	2.0092	1.9684	1.9045	1.8642	1.8366
39	2.5768	2.4978	2.3824	2.3016	2.2171	2.1282	2.0723	1.9940	1.9530	1.8887	1.8481	1.8203
40	2.5634	2.4844	2.3689	2.2880	2.2034	2.1142	2.0581	1.9795	1.9383	1.8737	1.8329	1.8048
42	2.5387	2.4596	2.3439	2.2629	2.1780	2.0884	2.0319	1.9528	1.9112	1.8458	1.8045	1.7760
44	2.5164	2.4373	2.3214	2.2401	2.1550	2.0650	2.0083	1.9285	1.8866	1.8205	1.7786	1.7498
46	2.4962	2.4170	2.3009	2.2195	2.1341	2.0438	1.9867	1.9065	1.8642	1.7974	1.7550	1.7258
48	2.4777	2.3985	2.2823	2.2007	2.1150	2.0244	1.9670	1.8862	1.8436	1.7762	1.7333	1.7037
50	2.4609	2.3816	2.2652	2.1835	2.0976	2.0066	1.9490	1.8677	1.8248	1.7567	1.7133	1.6833

F 分布界值表(方差分析用，单侧界值，α=0.01)(续)

分母自由度 ν_2	分子自由度 ν_1 1	2	3	4	5	6	7	8	9	10	11	12
60	7.0771	4.9774	4.1259	3.6490	3.3389	3.1187	2.9530	2.8233	2.7185	2.6318	2.5587	2.4961
70	7.0114	4.9219	4.0744	3.5996	3.2907	3.0712	2.9060	2.7765	2.6719	2.5852	2.5122	2.4496
80	6.9627	4.8807	4.0363	3.5631	3.2550	3.0361	2.8713	2.7420	2.6374	2.5508	2.4777	2.4151
90	6.9251	4.8491	4.0070	3.5350	3.2276	3.0091	2.8445	2.7154	2.6109	2.5243	2.4513	2.3886
100	6.8953	4.8239	3.9837	3.5127	3.2059	2.9877	2.8233	2.6943	2.5898	2.5033	2.4302	2.3676
110	6.8710	4.8035	3.9648	3.4946	3.1882	2.9703	2.8061	2.6771	2.5727	2.4862	2.4132	2.3505
120	6.8509	4.7865	3.9491	3.4795	3.1735	2.9559	2.7918	2.6629	2.5586	2.4721	2.3990	2.3363
130	6.8339	4.7722	3.9359	3.4669	3.1612	2.9437	2.7797	2.6509	2.5466	2.4602	2.3871	2.3244
140	6.8194	4.7600	3.9246	3.4561	3.1507	2.9333	2.7695	2.6407	2.5365	2.4500	2.3769	2.3142
150	6.8069	4.7495	3.9149	3.4467	3.1416	2.9244	2.7606	2.6319	2.5277	2.4412	2.3681	2.3053
160	6.7960	4.7403	3.9064	3.4386	3.1336	2.9166	2.7528	2.6242	2.5200	2.4335	2.3604	2.2977
170	6.7863	4.7322	3.8989	3.4314	3.1267	2.9097	2.7460	2.6174	2.5132	2.4268	2.3537	2.2909
180	6.7778	4.7250	3.8923	3.4251	3.1205	2.9036	2.7400	2.6114	2.5072	2.4208	2.3477	2.2849
190	6.7702	4.7186	3.8863	3.4194	3.1149	2.8982	2.7346	2.6061	2.5019	2.4154	2.3423	2.2795
200	6.7633	4.7129	3.8810	3.4143	3.1100	2.8933	2.7298	2.6012	2.4971	2.4106	2.3375	2.2747
210	6.7571	4.7077	3.8762	3.4097	3.1055	2.8888	2.7254	2.5969	2.4927	2.4063	2.3332	2.2704
220	6.7515	4.7029	3.8719	3.4055	3.1014	2.8848	2.7214	2.5929	2.4888	2.4023	2.3292	2.2664
230	6.7463	4.6986	3.8679	3.4017	3.0977	2.8812	2.7178	2.5893	2.4852	2.3988	2.3256	2.2628
240	6.7417	4.6947	3.8642	3.3982	3.0943	2.8778	2.7145	2.5860	2.4819	2.3955	2.3223	2.2595
250	6.7373	4.6911	3.8609	3.3950	3.0912	2.8748	2.7114	2.5830	2.4789	2.3925	2.3193	2.2565
260	6.7334	4.6877	3.8578	3.3921	3.0883	2.8719	2.7086	2.5802	2.4761	2.3897	2.3165	2.2537
270	6.7297	4.6846	3.8549	3.3893	3.0856	2.8693	2.7060	2.5776	2.4735	2.3871	2.3140	2.2511
280	6.7263	4.6817	3.8523	3.3868	3.0832	2.8669	2.7036	2.5752	2.4711	2.3847	2.3116	2.2487
290	6.7231	4.6791	3.8498	3.3845	3.0809	2.8646	2.7014	2.5730	2.4689	2.3825	2.3093	2.2465
300	6.7201	4.6766	3.8475	3.3823	3.0787	2.8625	2.6993	2.5709	2.4668	2.3804	2.3073	2.2444
310	6.7173	4.6743	3.8454	3.3802	3.0767	2.8605	2.6973	2.5690	2.4649	2.3785	2.3053	2.2425
320	6.7147	4.6721	3.8434	3.3783	3.0748	2.8587	2.6955	2.5671	2.4631	2.3766	2.3035	2.2407
330	6.7123	4.6700	3.8415	3.3765	3.0731	2.8569	2.6938	2.5654	2.4614	2.3749	2.3018	2.2389
340	6.7100	4.6681	3.8397	3.3748	3.0714	2.8553	2.6922	2.5638	2.4598	2.3733	2.3002	2.2373
350	6.7078	4.6663	3.8380	3.3732	3.0699	2.8538	2.6906	2.5623	2.4582	2.3718	2.2987	2.2358
360	6.7058	4.6646	3.8364	3.3716	3.0684	2.8523	2.6892	2.5609	2.4568	2.3704	2.2973	2.2344
370	6.7039	4.6630	3.8350	3.3702	3.0670	2.8509	2.6878	2.5595	2.4555	2.3690	2.2959	2.2330
380	6.7020	4.6614	3.8335	3.3689	3.0657	2.8496	2.6865	2.5582	2.4542	2.3678	2.2946	2.2318
390	6.7003	4.6600	3.8322	3.3676	3.0644	2.8484	2.6853	2.5570	2.4530	2.3666	2.2934	2.2305
400	6.6987	4.6586	3.8309	3.3664	3.0632	2.8472	2.6842	2.5559	2.4518	2.3654	2.2923	2.2294
420	6.6956	4.6560	3.8286	3.3641	3.0610	2.8451	2.6820	2.5537	2.4497	2.3633	2.2901	2.2272
440	6.6928	4.6537	3.8264	3.3620	3.0590	2.8431	2.6801	2.5518	2.4478	2.3613	2.2882	2.2253
460	6.6903	4.6516	3.8244	3.3602	3.0572	2.8413	2.6783	2.5500	2.4460	2.3596	2.2864	2.2235
480	6.6880	4.6496	3.8226	3.3584	3.0555	2.8396	2.6766	2.5484	2.4444	2.3579	2.2848	2.2219
500	6.6858	4.6478	3.8210	3.3569	3.0540	2.8381	2.6751	2.5469	2.4429	2.3565	2.2833	2.2204
600	6.6773	4.6407	3.8144	3.3505	3.0478	2.8321	2.6691	2.5409	2.4369	2.3505	2.2773	2.2144
700	6.6712	4.6356	3.8097	3.3460	3.0434	2.8277	2.6649	2.5367	2.4327	2.3463	2.2731	2.2102
800	6.6667	4.6318	3.8062	3.3427	3.0401	2.8245	2.6617	2.5335	2.4295	2.3431	2.2699	2.2070
900	6.6631	4.6288	3.8034	3.3400	3.0376	2.8220	2.6592	2.5310	2.4270	2.3406	2.2674	2.2045
1000	6.6603	4.6264	3.8012	3.3380	3.0355	2.8200	2.6572	2.5290	2.4250	2.3386	2.2655	2.2025
∞	6.6351	4.6054	3.7818	3.3194	3.0174	2.8022	2.6395	2.5115	2.4075	2.3211	2.2479	2.1849

F 分布界值表(方差分析用，单侧界值，$\alpha=0.01$)(续完)

分母自由度 ν_2	分子自由度 ν_1 14	16	20	24	30	40	50	75	100	200	500	∞
60	2.3943	2.3148	2.1978	2.1154	2.0285	1.9360	1.8772	1.7937	1.7493	1.6784	1.6327	1.6008
70	2.3477	2.2679	2.1504	2.0674	1.9797	1.8861	1.8263	1.7410	1.6954	1.6220	1.5743	1.5406
80	2.3131	2.2332	2.1153	2.0318	1.9435	1.8489	1.7883	1.7015	1.6548	1.5792	1.5296	1.4944
90	2.2865	2.2064	2.0882	2.0044	1.9155	1.8201	1.7588	1.6707	1.6231	1.5456	1.4943	1.4576
100	2.2654	2.1852	2.0666	1.9826	1.8933	1.7972	1.7353	1.6461	1.5977	1.5184	1.4656	1.4274
110	2.2482	2.1679	2.0491	1.9648	1.8751	1.7784	1.7160	1.6258	1.5767	1.4960	1.4417	1.4022
120	2.2339	2.1536	2.0346	1.9500	1.8600	1.7628	1.7000	1.6090	1.5592	1.4770	1.4215	1.3807
130	2.2219	2.1415	2.0223	1.9376	1.8473	1.7497	1.6865	1.5946	1.5443	1.4609	1.4041	1.3622
140	2.2117	2.1312	2.0119	1.9269	1.8364	1.7384	1.6748	1.5823	1.5315	1.4469	1.3890	1.3459
150	2.2028	2.1223	2.0028	1.9177	1.8270	1.7286	1.6648	1.5716	1.5204	1.4347	1.3757	1.3316
160	2.1951	2.1145	1.9949	1.9097	1.8187	1.7201	1.6559	1.5623	1.5106	1.4240	1.3640	1.3188
170	2.1883	2.1076	1.9879	1.9026	1.8115	1.7125	1.6482	1.5540	1.5020	1.4144	1.3535	1.3073
180	2.1823	2.1016	1.9818	1.8963	1.8050	1.7059	1.6413	1.5466	1.4942	1.4059	1.3440	1.2969
190	2.1769	2.0961	1.9763	1.8907	1.7993	1.6999	1.6351	1.5400	1.4873	1.3982	1.3355	1.2874
200	2.1721	2.0913	1.9713	1.8857	1.7941	1.6945	1.6295	1.5341	1.4811	1.3912	1.3277	1.2788
210	2.1677	2.0869	1.9668	1.8811	1.7894	1.6896	1.6244	1.5287	1.4754	1.3848	1.3206	1.2709
220	2.1637	2.0829	1.9628	1.8770	1.7851	1.6852	1.6199	1.5238	1.4702	1.3790	1.3141	1.2636
230	2.1601	2.0792	1.9590	1.8732	1.7813	1.6811	1.6157	1.5193	1.4655	1.3737	1.3081	1.2567
240	2.1568	2.0759	1.9556	1.8697	1.7777	1.6774	1.6118	1.5151	1.4611	1.3688	1.3026	1.2504
250	2.1537	2.0728	1.9525	1.8665	1.7744	1.6740	1.6083	1.5113	1.4571	1.3643	1.2974	1.2445
260	2.1509	2.0700	1.9496	1.8636	1.7714	1.6709	1.6050	1.5078	1.4534	1.3601	1.2926	1.2390
270	2.1483	2.0674	1.9470	1.8609	1.7686	1.6680	1.6020	1.5046	1.4500	1.3562	1.2882	1.2338
280	2.1459	2.0649	1.9445	1.8584	1.7660	1.6653	1.5992	1.5016	1.4468	1.3525	1.2840	1.2289
290	2.1437	2.0627	1.9422	1.8560	1.7636	1.6627	1.5966	1.4987	1.4438	1.3491	1.2801	1.2243
300	2.1416	2.0606	1.9401	1.8538	1.7614	1.6604	1.5942	1.4961	1.4410	1.3459	1.2764	1.2200
310	2.1396	2.0586	1.9380	1.8518	1.7593	1.6582	1.5919	1.4936	1.4384	1.3430	1.2729	1.2159
320	2.1378	2.0567	1.9362	1.8499	1.7573	1.6561	1.5897	1.4913	1.4360	1.3401	1.2697	1.2120
330	2.1361	2.0550	1.9344	1.8481	1.7555	1.6542	1.5877	1.4892	1.4337	1.3375	1.2666	1.2083
340	2.1344	2.0534	1.9327	1.8464	1.7537	1.6524	1.5858	1.4871	1.4315	1.3350	1.2637	1.2048
350	2.1329	2.0518	1.9312	1.8448	1.7521	1.6507	1.5840	1.4852	1.4295	1.3326	1.2609	1.2014
360	2.1315	2.0504	1.9297	1.8433	1.7505	1.6490	1.5824	1.4834	1.4275	1.3304	1.2582	1.1982
370	2.1301	2.0490	1.9283	1.8419	1.7490	1.6475	1.5808	1.4816	1.4257	1.3283	1.2557	1.1952
380	2.1288	2.0477	1.9270	1.8405	1.7477	1.6461	1.5792	1.4800	1.4239	1.3262	1.2534	1.1923
390	2.1276	2.0465	1.9257	1.8392	1.7463	1.6447	1.5778	1.4784	1.4223	1.3243	1.2511	1.1895
400	2.1264	2.0453	1.9245	1.8380	1.7451	1.6434	1.5764	1.4770	1.4207	1.3225	1.2489	1.1868
420	2.1243	2.0431	1.9223	1.8358	1.7428	1.6409	1.5739	1.4742	1.4178	1.3191	1.2449	1.1817
440	2.1223	2.0412	1.9203	1.8337	1.7406	1.6387	1.5716	1.4717	1.4151	1.3160	1.2412	1.1770
460	2.1205	2.0394	1.9185	1.8318	1.7387	1.6367	1.5695	1.4694	1.4127	1.3131	1.2377	1.1727
480	2.1189	2.0377	1.9168	1.8301	1.7370	1.6349	1.5676	1.4673	1.4105	1.3105	1.2346	1.1687
500	2.1174	2.0362	1.9152	1.8285	1.7353	1.6332	1.5658	1.4654	1.4084	1.3081	1.2317	1.1649
600	2.1114	2.0301	1.9091	1.8222	1.7288	1.6263	1.5587	1.4577	1.4001	1.2983	1.2198	1.1491
700	2.1071	2.0258	1.9047	1.8177	1.7242	1.6215	1.5536	1.4521	1.3942	1.2913	1.2110	1.1370
800	2.1039	2.0226	1.9013	1.8144	1.7207	1.6178	1.5498	1.4480	1.3897	1.2860	1.2043	1.1274
900	2.1014	2.0201	1.8988	1.8117	1.7180	1.6150	1.5468	1.4447	1.3863	1.2818	1.1990	1.1196
1000	2.0994	2.0180	1.8967	1.8096	1.7158	1.6127	1.5445	1.4421	1.3835	1.2784	1.1947	1.1130
∞	2.0817	2.0002	1.8785	1.7910	1.6966	1.5925	1.5233	1.4188	1.3583	1.2475	1.1535	1.0148

【用法说明】 表中第 1 列为 F 分布的分母自由度 ν_2，第 1 行为 F 分布的分子自由度 ν_1；表内数字表示分子自由度为 ν_1、分母自由度为 ν_2 所对应的 F 分布曲线下的右侧尾部面积为 $\alpha=0.01$ 时所对应的 F 界值，通常表示为 $F_\alpha(\nu_1,\nu_1)$。例如，对于分子自由度 $\nu_1=10$，$\nu_2=30$ 的 F 分布，所对应的 F 界值为 $F_{0.01}(14,30)=2.7418$，表示该 F 分布图中以该值(2.7418)为界，右侧尾部面积是 0.01。

例 参见 F 分布界值表 (方差分析用，单侧界值，$\alpha=0.05$)的例题。

参考文献

[1]徐天和，颜虹.中华医学统计百科全书：单变量推断统计分册[M].北京：中国统计出版社，2012.

[2]徐勇勇. 医学统计学[M]. 2 版. 北京：高等教育出版社，2004.

（祁爱琴）

F 分布界值表(方差齐性检验用,双侧界值,$\alpha/2=0.05/2$)

分母自由度 ν_2	分子自由度 ν_1: 1	2	3	4	5	6	7	8	9	10	12	15	20	30	60	∞
1	647.7890	799.5000	864.1630	899.5833	921.8479	937.1111	948.2169	956.6562	963.2846	968.6274	976.7079	984.8668	993.1028	1001.4144	1009.8001	1018.2532
2	38.5063	39.0000	39.1655	39.2484	39.2982	39.3315	39.3552	39.3730	39.3869	39.3980	39.4146	39.4313	39.4479	39.4646	39.4812	39.4979
3	17.4434	16.0441	15.4392	15.1010	14.8848	14.7347	14.6244	14.5399	14.4731	14.4189	14.3366	14.2527	14.1674	14.0805	13.9921	13.9021
4	12.2179	10.6491	9.9792	9.6045	9.3645	9.1973	9.0741	8.9796	8.9047	8.8439	8.7512	8.6565	8.5599	8.4613	8.3604	8.2574
5	10.0070	8.4336	7.7636	7.3879	7.1464	6.9777	6.8531	6.7572	6.6811	6.6192	6.5245	6.4277	6.3286	6.2269	6.1225	6.0154
6	8.8131	7.2599	6.5988	6.2272	5.9876	5.8198	5.6955	5.5996	5.5234	5.4613	5.3662	5.2687	5.1684	5.0652	4.9589	4.8492
7	8.0727	6.5415	5.8898	5.5226	5.2852	5.1186	4.9949	4.8993	4.8232	4.7611	4.6658	4.5678	4.4667	4.3624	4.2544	4.1424
8	7.5709	6.0595	5.4160	5.0526	4.8173	4.6517	4.5286	4.4333	4.3572	4.2951	4.1997	4.1012	3.9995	3.8940	3.7844	3.6702
9	7.2093	5.7147	5.0781	4.7181	4.4844	4.3197	4.1970	4.1020	4.0260	3.9639	3.8682	3.7694	3.6669	3.5604	3.4493	3.3329
10	6.9367	5.4564	4.8256	4.4683	4.2361	4.0721	3.9498	3.8549	3.7790	3.7168	3.6209	3.5217	3.4185	3.3110	3.1984	3.0799
11	6.7241	5.2559	4.6300	4.2751	4.0440	3.8807	3.7586	3.6638	3.5879	3.5257	3.4296	3.3299	3.2261	3.1176	3.0035	2.8829
12	6.5538	5.0959	4.4742	4.1212	3.8911	3.7283	3.6065	3.5118	3.4358	3.3736	3.2773	3.1772	3.0728	2.9633	2.8478	2.7250
13	6.4143	4.9653	4.3472	3.9959	3.7667	3.6043	3.4827	3.3880	3.3120	3.2497	3.1532	3.0527	2.9477	2.8372	2.7204	2.5955
14	6.2979	4.8567	4.2417	3.8919	3.6634	3.5014	3.3799	3.2853	3.2093	3.1469	3.0502	2.9493	2.8437	2.7324	2.6142	2.4873
15	6.1995	4.7650	4.1528	3.8043	3.5764	3.4147	3.2934	3.1987	3.1227	3.0602	2.9633	2.8621	2.7559	2.6437	2.5242	2.3954
16	6.1151	4.6867	4.0768	3.7294	3.5021	3.3406	3.2194	3.1248	3.0488	2.9862	2.8890	2.7875	2.6808	2.5678	2.4471	2.3163
17	6.0420	4.6189	4.0112	3.6648	3.4379	3.2767	3.1556	3.0610	2.9849	2.9222	2.8249	2.7230	2.6158	2.5020	2.3801	2.2475
18	5.9781	4.5597	3.9539	3.6083	3.3820	3.2209	3.0999	3.0053	2.9291	2.8664	2.7689	2.6667	2.5590	2.4445	2.3214	2.1870
19	5.9216	4.5075	3.9034	3.5587	3.3327	3.1718	3.0509	2.9563	2.8801	2.8172	2.7196	2.6171	2.5089	2.3937	2.2696	2.1334
20	5.8715	4.4613	3.8587	3.5147	3.2891	3.1283	3.0074	2.9128	2.8365	2.7737	2.6758	2.5731	2.4645	2.3486	2.2234	2.0854
21	5.8266	4.4199	3.8188	3.4754	3.2501	3.0895	2.9686	2.8740	2.7977	2.7348	2.6368	2.5338	2.4247	2.3082	2.1819	2.0423
22	5.7863	4.3828	3.7829	3.4401	3.2151	3.0546	2.9338	2.8392	2.7628	2.6998	2.6017	2.4984	2.3890	2.2718	2.1446	2.0033
23	5.7498	4.3492	3.7505	3.4083	3.1835	3.0232	2.9023	2.8077	2.7313	2.6682	2.5699	2.4665	2.3567	2.2389	2.1107	1.9678
24	5.7166	4.3187	3.7211	3.3794	3.1548	2.9946	2.8738	2.7791	2.7027	2.6396	2.5411	2.4374	2.3273	2.2090	2.0799	1.9354
25	5.6864	4.2909	3.6943	3.3530	3.1287	2.9685	2.8478	2.7531	2.6766	2.6135	2.5149	2.4110	2.3005	2.1816	2.0516	1.9056
26	5.6586	4.2655	3.6697	3.3289	3.1048	2.9447	2.8240	2.7293	2.6528	2.5896	2.4908	2.3867	2.2759	2.1565	2.0257	1.8782
27	5.6331	4.2421	3.6472	3.3067	3.0828	2.9228	2.8021	2.7074	2.6309	2.5676	2.4688	2.3644	2.2533	2.1334	2.0018	1.8528
28	5.6096	4.2205	3.6264	3.2863	3.0626	2.9027	2.7820	2.6872	2.6106	2.5473	2.4484	2.3438	2.2324	2.1121	1.9797	1.8292
29	5.5878	4.2006	3.6072	3.2674	3.0438	2.8840	2.7633	2.6686	2.5919	2.5286	2.4295	2.3248	2.2131	2.0923	1.9591	1.8073
30	5.5675	4.1821	3.5894	3.2499	3.0265	2.8667	2.7460	2.6513	2.5746	2.5112	2.4120	2.3072	2.1952	2.0739	1.9400	1.7868
40	5.4239	4.0510	3.4633	3.1261	2.9037	2.7444	2.6238	2.5289	2.4519	2.3882	2.2882	2.1819	2.0677	1.9429	1.8028	1.6372
60	5.2856	3.9253	3.3425	3.0077	2.7863	2.6274	2.5068	2.4117	2.3344	2.2702	2.1692	2.0613	1.9445	1.8152	1.6668	1.4823
120	5.1523	3.8046	3.2269	2.8943	2.6740	2.5154	2.3948	2.2994	2.2217	2.1570	2.0548	1.9450	1.8249	1.6899	1.5299	1.3106
∞	5.0240	3.6890	3.1163	2.7859	2.5666	2.4084	2.2877	2.1919	2.1138	2.0484	1.9449	1.8327	1.7086	1.5661	1.3885	1.0125

【用法说明】 该表用于方差齐性检验。在作方差齐性检验时,需求出双侧 $\alpha=0.05$ 的分位数 $F_{\alpha/2}(\nu_1,\nu_2)$ 和 $F_{1-\alpha/2}(\nu_1,\nu_2)$ 。因为方差齐性检验应为双侧检验,本应取双侧尾部面积之和作为 α ,但一般规定较大方差作为分子,较小方差作为分母,因此 F 值不会小于 1,于是检验水准为 $\alpha=0.05$ 时,只需求出右侧尾部面积为 0.025 的分位数 $F_{0.05/2}(\nu_1,\nu_2)=F_{0.025}(\nu_1,\nu_2)$ 即可。由此编制了方差齐性检验用的 F 界值表。表中第一列为 F 分布的分母自由度,第一行为 F 分布的分子自由度;表内数字表示分子自由度为 ν_1、分母为自由度为 ν_2 所对应的 F 分布曲线下的双侧尾部面积为 $\alpha=0.05$ 时所对应的 F 界值即 $F_{0.05/2}(\nu_1,\nu_2)$ 。

例如,对于分子自由度 $\nu_1=10$,$\nu_2=30$ 的 F 分布,所对应的 F 界值为 $F_{0.05/2}(10,30)=2.5112$,表示该 F 分布图中以 $F_{1-0.05/2}(\nu_1,\nu_2)=1/F_{0.05/2}(\nu_1,\nu_2)=1/F_{0.05/2}(10,30)=1/2.5112=0.3982$ 及 2.5112 为界,左右双侧尾部面积各为 0.05/2。

例 为研究茶多酚保健饮料对急性缺氧的影响,将 60 只 Wistar 小白鼠随机分为低、中、高 3 个剂量组和 1 个对照组,每组 15 只小白鼠。对照组给予蒸馏水 0.25ml 灌胃,低、中、高剂量组分别给予 2.0g/kg、4.0g/kg、8.0g/kg 的饮料溶于 0.2~0.3ml 蒸馏水后灌胃。每天 1 次,40 天后对小白鼠进行耐缺氧存活时间实验,结果如表 1。请对表 1 中资料作方差齐性的 Levene 检验。

表 1 各组小白鼠耐缺氧时间

组别	耐缺氧时间 X_{ij} (min)								n_i	$\overline{X}_i$	S_i
对照组	21.31	23.14	27.48	19.54	18.03	24.03	22.82	18.72	15	21.5453	3.4274
($i=1$)	23.46	20.34	26.98	19.56	17.39	24.37	16.01				
低剂量组	20.16	24.49	21.32	19.46	25.63	28.81	18.74	18.42	15	22.8767	3.5556
($i=2$)	26.13	25.24	20.23	22.47	29.38	20.16	22.51				
中剂量组	35.07	28.11	24.74	29.79	22.68	23.01	28.32	29.04	15	28.0553	4.3812
($i=3$)	24.33	33.97	21.86	28.65	25.13	34.44	31.69				
高剂量组	30.23	36.84	38.61	27.13	28.79	33.24	31.68	28.29	15	31.8333	4.5373
($i=4$)	38.47	35.10	28.01	23.37	28.44	34.22	35.08				
合计									60	26.0777	5.6984

解 1)建立检验假设,确定检验水准

H_0:$\sigma_1^2=\sigma_2^2=\sigma_3^2=\sigma_4^2$,即 4 个总体方差全相等

H_1:4 个总体方差不全相等

$\alpha=0.05$

2)计算检验统计量

首先将表 1 中原始观测值 X_{ij} 用公式 $Z_{ij}=|X_{ij}-\overline{X}_i|$(式中 $\overline{X}_i$ 为第 i 组的算术平均数)转换为相应的离差 Z_{ij} ,然后再作单因素方差分析。具体计算步骤在此省略,仅给出最终计算的 F 统计量结果:$F=0.76$(其中 F 据公式 $F=\dfrac{(N-g)\sum\limits_{i=1}^{g}n_i(\overline{Z}_i-\overline{Z})^2}{(g-1)\sum\limits_{i=1}^{g}\sum\limits_{j=1}^{ni}(Z_{ij}-\overline{Z}_i)^2}$ 计算,式中 $N=\sum n_i$,g 为样本数),F 分布的分子自由度为 $\nu_1=g-1=4-1=3$,分母自由度为 $\nu_2=N-g=60-4=56$。

3)作出推断结论

查“ F 分布界值表(方差齐性检验用)”，以分子自由度 $\nu_1=3$ 所对应的列往下，分母自由度 $\nu_2=56$ 所对应的行往右(注：表中未列出分母自由度 56，则取临近的分母自由度 60)，交叉数字为界值 $F_{0.05/2}(3,56)\approx F_{0.05/2}(3,60)=3.3425$，所计算的 F 统计量的值为 $0.76<F_{0.05/2}(3,56)\approx 3.3425$，故按 $\alpha=0.05$ 检验水准，不拒绝 H_0，认为 4 个总体方差齐性。

参考文献

[1]盛骤. 概率论与数理统计[M]. 4 版. 北京：高等教育出版社，2008.

[2]徐天和，颜虹.中华医学统计百科全书：单变量推断统计分册[M].北京：中国统计出版社，2012.

[3]方积乾. 生物医学研究的统计方法[M]. 北京：高等教育出版社，2007.

[4]徐勇勇. 医学统计学[M]. 2 版. 北京：高等教育出版社，2004.

[5]方积乾. 卫生统计学[M]. 5 版. 北京：高等教育出版社，2006.

(祁爱琴)

Hayter-Stone 顺序效应单侧所有处理组多重比较精确界值表

n_1	n_2	n_3	C_α^*	α	n_1	n_2	n_3	C_α^*	α	n_1	n_2	n_3	C_α^*	α
3	3	3	2.778	0.1262	3	4	7	2.740	0.0728	3	5	7	2.871	0.0530
3	3	4	2.500	0.1388				2.940	0.0602				3.062	0.0447
			2.778	0.0940				3.000	0.0516				3.101	0.0383
			3.000	0.0524				3.062	0.0276				3.162	0.0322
3	3	5	2.741	0.1060				3.207	0.0197				3.330	0.0166
			2.778	0.0775				3.385	0.0139				3.385	0.0130
			3.162	0.0335				3.474	0.0061				3.560	0.0051
3	3	6	2.556	0.1252				3.742	0.0030				3.790	0.0025
			2.778	0.0872	3	5	3	2.741	0.1017				4.019	0.0013
			2.921	0.0448				2.778	0.0736	3	6	3	2.556	0.1202
			3.286	0.0227				3.162	0.0356				2.778	0.0825
3	3	7	2.740	0.1026	3	5	4	2.500	0.1043				2.921	0.0474
			2.778	0.0759				2.741	0.0837				3.286	0.0238
			3.062	0.0318				2.771	0.0684	3	6	4	2.500	0.1138
			3.385	0.0161				3.000	0.0545				2.556	0.0950
3	4	3	2.500	0.1381				3.118	0.0337				2.714	0.0744
			2.778	0.0905				3.162	0.0258				2.921	0.0620
			3.000	0.0569				3.464	0.0079				3.000	0.0522
3	4	4	2.500	0.1195	3	5	5	2.511	0.1027				3.015	0.0309
			2.858	0.0749				2.741	0.0852				3.286	0.0214
			3.000	0.0623				2.807	0.0571				3.317	0.0095
			3.266	0.0143				3.102	0.0461				3.618	0.0048
3	4	5	2.500	0.1076				3.162	0.0389	3	6	5	2.556	0.1061
			2.741	0.0836				3.397	0.0079				2.582	0.0866
			2.771	0.0706				3.693	0.0040				2.741	0.0734
			3.000	0.0558	3	5	6	2.556	0.1058				2.840	0.0604
			3.118	0.0317				2.582	0.0893				2.921	0.0505
			3.162	0.0245				2.741	0.0753				3.098	0.0401
			3.464	0.0079				2.840	0.0602				3.162	0.0343
3	4	6	2.500	0.1172				2.921	0.0504				3.286	0.0205
			2.556	0.0946				3.098	0.0409				3.357	0.0087
			2.714	0.0765				3.162	0.0348				3.615	0.0043
			2.921	0.0634				3.286	0.0197				3.873	0.0022
			3.000	0.0546				3.357	0.0087	3	6	6	2.556	0.1066
			3.015	0.0295				3.615	0.0043				2.718	0.0706
			3.286	0.0205				3.873	0.0022				2.921	0.0598
			3.317	0.0095	3	5	7	2.418	0.1099				2.944	0.0406
			3.618	0.0048				2.641	0.0917				3.170	0.0334
3	4	7	2.500	0.1106				2.740	0.0804				3.286	0.0284
			2.673	0.0865				2.741	0.0688				3.397	0.0076

Hayter-Stone 顺序效应单侧所有处理组多重比较精确界值表(续)

n_1	n_2	n_3	C_α^*	α	n_1	n_2	n_3	C_α^*	α	n_1	n_2	n_3	C_α^*	α
3	6	6	3.623	0.0043	3	7	5	3.162	0.0314	4	3	5	2.771	0.0698
			3.850	0.0022				3.330	0.0172				3.000	0.0570
			4.076	0.0011				3.385	0.0134				3.118	0.0317
3	6	7	2.556	0.1009				3.560	0.0051				3.162	0.0245
			2.626	0.0816				3.790	0.0025				3.464	0.0079
			2.740	0.0717				4.019	0.0013					
			2.828	0.0593	3	7	6	2.424	0.1105	4	3	6	2.500	0.1226
			2.921	0.0517				2.556	0.0984				2.556	0.0978
			3.031	0.0416				2.626	0.0822				2.714	0.0764
			3.062	0.0357				2.740	0.0721				2.921	0.0651
			3.233	0.0288				2.828	0.0581				3.000	0.0543
			3.286	0.0249				2.921	0.0508				3.015	0.0295
			3.385	0.0148				3.031	0.0418				3.286	0.0205
			3.435	0.0070				3.062	0.0358				3.317	0.0095
			3.637	0.0041				3.233	0.0284				3.618	0.0048
			3.839	0.0023				3.286	0.0246	4	3	7	2.500	0.0118
			4.041	0.0012				3.385	0.0153				2.673	0.0874
			4.243	0.0006				3.435	0.0070				2.740	0.0758
3	7	3	2.418	0.1364				3.637	0.0041				2.940	0.0603
			2.740	0.0966				3.839	0.0023				3.000	0.0533
			2.778	0.0714				4.041	0.0012				3.062	0.0276
			3.062	0.0332				4.243	0.0006				3.207	0.0197
			3.385	0.0166	3	7	7	2.418	0.1344				3.385	0.0139
3	7	4	2.500	0.1045				2.440	0.0993				3.474	0.0061
			2.673	0.0846				2.740	0.0794				3.472	0.0030
			2.740	0.0715				2.801	0.0537	4	4	4	2.450	0.1440
			2.940	0.0576				2.982	0.0466				2.858	0.0753
			3.000	0.0500				3.162	0.0275				3.266	0.0388
			3.062	0.0287				3.343	0.0233	4	4	5	2.450	0.1060
			3.207	0.0204				3.385	0.0203				2.771	0.0810
			3.385	0.0144				3.524	0.0055				2.858	0.0547
			3.474	0.0061				3.704	0.0035				3.118	0.0419
			3.742	0.0030				4.066	0.0012				3.266	0.0280
3	7	5	2.418	0.1103				4.247	0.0006				3.464	0.0151
			2.641	0.0897	4	3	4	2.500	0.1273				3.118	0.0314
			2.740	0.0788				2.858	0.0762	4	4	6	2.450	0.1087
			2.741	0.0658				3.000	0.0654				2.714	0.0839
			2.871	0.0521				3.266	0.0143				2.858	0.0602
			3.062	0.0441	4	3	5	2.500	0.1105				3.015	0.0476
			3.101	0.0370				2.741	0.0854				3.266	0.0309

Hayter-Stone 顺序效应单侧所有处理组多重比较精确界值表(续)

n_1	n_2	n_3	C_α^*	α
4	4	6	3.317	0.0182
			3.618	0.0092
4	4	7	2.450	0.1134
			2.673	0.0891
			2.858	0.0639
			2.940	0.0515
			3.207	0.0355
			3.266	0.0248
			3.474	0.0117
			3.742	0.0059
4	5	4	2.450	0.1019
			2.771	0.0805
			2.858	0.0532
			3.118	0.0417
			3.266	0.0274
			3.464	0.0159
4	5	5	2.425	0.1330
			2.511	0.0971
			2.771	0.0795
			2.807	0.0540
			3.102	0.0430
			3.118	0.0359
			3.397	0.0220
			3.464	0.0183
			3.693	0.0040
4	5	6	2.425	0.1132
			2.582	0.0928
			2.714	0.0794
			2.771	0.0690
			2.840	0.0550
			3.015	0.0451
			3.317	0.0242
			3.464	0.0160
			3.615	0.0088
			3.618	0.0067
			3.873	0.0022
4	5	7	2.425	0.1112
			2.641	0.0911
			2.673	0.0800
			2.771	0.0688
			2.871	0.0550
			2.940	0.0469

n_1	n_2	n_3	C_α^*	α
4	5	7	3.207	0.0267
			3.330	0.0214
			3.474	0.0107
			3.560	0.0079
			3.742	0.0054
			3.790	0.0025
			4.019	0.0013
4	6	4	2.450	0.1036
			2.714	0.0826
			2.858	0.0582
			3.015	0.0473
			3.266	0.0301
			3.317	0.0190
			3.618	0.0095
4	6	5	2.425	0.1089
			2.582	0.0919
			2.714	0.0787
			2.771	0.0668
			2.840	0.0549
			3.015	0.0450
			3.118	0.0308
			3.317	0.0241
			3.464	0.0158
			3.615	0.0091
			3.618	0.0069
			3.873	0.0022
4	6	6	2.412	0.1332
			2.491	0.0981
			2.714	0.0857
			2.718	0.0633
			2.944	0.0524
			3.015	0.0455
			3.170	0.0295
			3.317	0.0244
			3.618	0.0130
			3.623	0.0043
			4.076	0.0011
4	6	7	2.424	0.1041
			2.626	0.0917
			2.673	0.0820
			2.714	0.0711
			2.940	0.0514

n_1	n_2	n_3	C_α^*	α
4	6	7	3.015	0.0444
			3.233	0.0250
			3.618	0.0113
			3.637	0.0069
			3.742	0.0052
			3.839	0.0023
			4.041	0.0012
			4.243	0.0006
4	7	4	2.450	0.1072
			2.673	0.0872
			2.858	0.0614
			2.940	0.0510
			3.207	0.0346
			3.266	0.0240
			3.474	0.0121
			3.742	0.0061
4	7	5	2.425	0.1067
			2.641	0.0898
			2.673	0.0789
			2.771	0.0664
			2.871	0.0546
			2.940	0.0466
			3.207	0.0266
			3.330	0.0211
			3.474	0.0111
			3.560	0.0081
			3.742	0.0056
			3.790	0.0025
			4.019	0.0013
4	7	6	2.424	0.1036
			2.626	0.0912
			2.673	0.0816
			2.714	0.0693
			2.940	0.0512
			3.015	0.0434
			3.207	0.0299
			3.233	0.0245
			3.618	0.0111
			3.637	0.0071
			3.742	0.0054
			3.839	0.0023
			4.041	0.0012

Hayter-Stone 顺序效应单侧所有处理组多重比较精确界值表(续)

n_1	n_2	n_3	C^*_α	α	n_1	n_2	n_3	C^*_α	α	n_1	n_2	n_3	C^*_α	α
4	7	6	4.243	0.0006	5	3	7	3.330	0.0166	5	5	5	2.807	0.0735
4	7	7	2.440	0.1039				3.385	0.0130				3.102	0.0432
			2.620	0.0931				3.560	0.0051				3.397	0.0221
			2.673	0.0844				3.790	0.0025				3.693	0.0112
			2.801	0.0610				4.019	0.0013	5	5	6	2.511	0.1121
			2.940	0.0541	5	4	5	2.425	0.1366				2.582	0.0955
			2.982	0.0394				2.511	0.0965				2.807	0.0708
			3.207	0.0299				2.771	0.0812				2.840	0.0606
			3.343	0.0195				2.807	0.0535				3.098	0.0421
			3.524	0.0110				3.102	0.0435				3.102	0.0308
			3.704	0.0091				3.118	0.0371				3.357	0.0235
			3.742	0.0077				3.397	0.0223				3.615	0.0120
			3.885	0.0020				3.464	0.0188				3.693	0.0079
			4.066	0.0012				3.693	0.0040				3.873	0.0042
			4.247	0.0006	5	4	6	2.425	0.1134	5	5	7	2.511	0.1053
5	3	5	2.511	0.1043				2.582	0.0930				2.641	0.0885
			2.741	0.0890				2.714	0.0816				2.807	0.0677
			2.807	0.0576				2.771	0.0688				2.871	0.0574
			3.102	0.0475				2.840	0.0549				3.101	0.0421
			3.162	0.0411				3.015	0.0460				3.102	0.0312
			3.397	0.0079				3.118	0.0318				3.330	0.0239
			3.693	0.0040				3.317	0.0244				3.560	0.0133
5	3	6	2.556	0.1100				3.464	0.0162				3.693	0.0086
			2.582	0.0893				3.615	0.0088				3.790	0.0049
			2.741	0.0773				3.618	0.0067				4.019	0.0025
			2.840	0.0615				3.873	0.0022	5	6	5	2.582	0.0964
			2.921	0.0526	5	4	7	2.425	0.1131				2.807	0.6990
			3.098	0.0416				2.641	0.0925				2.840	0.0613
			3.162	0.0362				2.673	0.0831				3.098	0.0416
			3.286	0.0197				2.771	0.0692				3.102	0.0302
			3.357	0.0087				2.871	0.0553				3.357	0.0234
			3.615	0.0043				2.940	0.0481				3.615	0.0119
			3.873	0.0022				3.118	0.0345				3.693	0.0078
5	3	7	2.418	0.1167				3.207	0.0271				3.873	0.0043
			2.641	0.0942				3.474	0.0107	5	6	6	2.491	0.1102
			2.740	0.0846				3.560	0.0079				2.582	0.0982
			2.741	0.0693				3.742	0.0054				2.718	0.0745
			2.871	0.0535				3.790	0.0025				2.840	0.0639
			3.062	0.0461				4.019	0.0013				2.944	0.0461
			3.162	0.0330	5	5	5	2.511	0.1217				3.170	0.0281

Hayter-Stone 顺序效应单侧所有处理组多重比较精确界值表(续)

n_1	n_2	n_3	C_α^*	α	n_1	n_2	n_3	C_α^*	α	n_1	n_2	n_3	C_α^*	α
5	6	6	3.357	0.0230	5	7	6	3.839	0.0055	6	4	6	2.714	0.0882
			3.615	0.0122				3.873	0.0044				2.718	0.0633
			3.623	0.0083				4.041	0.0012				2.944	0.0534
			3.873	0.0052				4.243	0.0006				3.015	0.0473
			4.076	0.0011	5	7	7	2.440	0.1048				3.317	0.0250
5	6	7	2.424	0.1112				2.620	0.0941				3.618	0.0132
			2.582	0.0989				2.641	0.0856				3.623	0.0043
			2.641	0.0767				2.801	0.0656				4.076	0.0011
			2.828	0.0670				2.871	0.0589	6	4	7	2.424	0.1052
			2.871	0.0506				2.982	0.0445				2.626	0.0943
			3.031	0.0434				3.162	0.0284				2.673	0.0861
			3.233	0.0265				3.330	0.0243				2.714	0.0724
			3.330	0.0227				3.560	0.0127				2.940	0.0530
			3.615	0.0105				3.704	0.0082				3.015	0.0447
			3.637	0.0084				3.790	0.0067				3.207	0.0306
			3.839	0.0056				3.885	0.0044				3.233	0.0249
			3.873	0.0044				4.066	0.0012				3.618	0.0114
			4.041	0.0012				4.247	0.0006				3.637	0.0069
			4.243	0.0006	6	3	6	2.556	0.1146				3.742	0.0052
5	7	5	2.511	0.1016				2.718	0.0723				3.839	0.0023
			2.641	0.0878				2.921	0.0625				4.041	0.0012
			2.807	0.0659				2.944	0.0411				4.243	0.0006
			2.871	0.0573				3.286	0.0298	6	5	6	2.582	0.1010
			3.101	0.0414				3.397	0.0076				2.718	0.0746
			3.102	0.0303				3.623	0.0043				2.840	0.0654
			3.330	0.0236				4.076	0.0011				2.944	0.0461
			3.560	0.0133	6	3	7	2.556	0.1052				3.170	0.0280
			3.693	0.0085				2.626	0.0844				3.357	0.0233
			3.790	0.0050				2.740	0.0755				3.615	0.0123
			4.019	0.0025				2.828	0.0604				3.623	0.0083
5	7	6	2.424	0.1093				2.921	0.0536				3.873	0.0052
			2.582	0.0973				3.031	0.0428				4.076	0.0011
			2.641	0.0772				3.286	0.0259	6	5	7	2.582	0.1003
			2.828	0.0662				3.385	0.0148				2.626	0.0874
			2.871	0.0509				3.435	0.0070				2.641	0.0790
			3.031	0.0430				3.637	0.0041				2.828	0.0677
			3.233	0.0263				4.041	0.0012				2.871	0.0517
			3.330	0.0226				4.243	0.0006				3.031	0.0436
			3.615	0.0103	6	4	6	2.412	0.1398				3.233	0.0265
			3.637	0.0084				2.491	0.0990				3.330	0.0230

Hayter-Stone 顺序效应单侧所有处理组多重比较精确界值表(续完)

n_1	n_2	n_3	C_α^*	α	n_1	n_2	n_3	C_α^*	α	n_1	n_2	n_3	C_α^*	α
6	5	7	3.615	0.0104	6	7	7	2.626	0.0863	7	5	7	2.620	0.0965
			3.637	0.0084				2.801	0.0686				2.641	0.0894
			3.839	0.0056				2.828	0.0619				2.801	0.0669
			3.873	0.0045				2.982	0.0484				2.871	0.0609
			4.041	0.0012				3.233	0.0283				2.982	0.0449
			4.243	0.0006				3.343	0.0212				3.162	0.0286
6	6	6	2.491	0.1189				3.637	0.0110				3.330	0.0247
			2.718	0.0850				3.704	0.0078				3.560	0.0130
			2.944	0.0553				3.839	0.0064				3.704	0.0082
			3.170	0.0356				3.885	0.0042				3.790	0.0068
			3.397	0.0212				4.243	0.0017				3.885	0.0044
			3.623	0.0123				4.247	0.0006				4.066	0.0012
			3.850	0.0062	7	3	7	2.440	0.1026				4.247	0.0006
			4.076	0.0031				2.620	0.0928	7	6	7	2.440	0.1049
6	6	7	2.491	0.1041				2.740	0.0850				2.620	0.0958
			2.626	0.0921				2.801	0.0551				2.626	0.0888
			2.718	0.0743				2.982	0.0485				2.801	0.0692
			2.944	0.0502				3.162	0.0281				2.828	0.0635
			3.233	0.0275				3.343	0.0241				2.982	0.0488
			3.397	0.0202				3.385	0.0213				3.233	0.0288
			3.623	0.0118				3.524	0.0055				3.343	0.0212
			3.637	0.0098				3.704	0.0035				3.637	0.0111
			3.839	0.0065				4.066	0.0012				3.704	0.0078
			3.850	0.0044				4.247	0.0006				3.839	0.0064
			4.243	0.0011	7	4	7	2.440	0.1065				3.885	0.0042
6	7	6	2.491	0.1017				2.620	0.0971				4.243	0.0017
			2.626	0.0917				2.673	0.0897				4.247	0.0006
			2.718	0.0728				2.801	0.0625	7	7	7	2.440	0.1238
			2.828	0.0639				2.940	0.0563				2.620	0.0946
			2.944	0.0495				2.982	0.0398				2.801	0.0702
			3.233	0.0276				3.207	0.0311				2.982	0.0510
			3.397	0.0202				3.343	0.0197				3.162	0.0359
			3.623	0.0118				3.524	0.0111				3.343	0.0243
			3.637	0.0099				3.704	0.0092				3.704	0.0100
			3.839	0.0065				3.742	0.0079				3.885	0.0059
			3.850	0.0043				3.885	0.002				4.066	0.0034
			4.243	0.0012				4.066	0.0012				4.247	0.0017
6	7	7	2.440	0.1054				4.247	0.0006				4.427	0.0009
			2.520	0.0947	7	5	7	2.440	0.1058					

【用法说明】 该表用于判断成对处理组顺序效应之间差异有无统计学意义,适用于单因素设计资料的顺序效应检验。n_1, n_2, n_3 为各处理组样本含量,k 为处理组数,C_α^* 为对应的界值。统计量 W_{ij} 的计算公式为:

$$W_{ij} = \sum_{b=1}^{n_j} R_{ib}, 1 \leqslant i < j \leqslant k$$

式中,W_{ij} 是 2 个比较组中第 j 个处理组样本的秩和。计算标准化量 W_{ij}^* 有:

$$W_{ij}^* = \sqrt{2}\left[\frac{w_{ij} - E_0(W_{ij})}{\sqrt{\mathrm{Var}_0(W_{ij})}}\right] = \frac{w_{ij} - \dfrac{n_j(n_i + n_j + 1)}{2}}{\sqrt{n_i n_j (n_i + n_j + 1)/24}}, 1 \leqslant i < j \leqslant k$$

每对处理效应((τ_u, τ_v),$1 \leqslant u < v \leqslant k$)结果的判断如下:如果 $W_{uv}^* \geqslant C_\alpha^*$,则 $\tau_u > \tau_v$,否则,$\tau_u = \tau_v$。式中:C_α^* 可查“顺序效应 Hayter-Stone 单侧所有处理组多重比较精确界值表”获得。

该表只适用于 3 个处理组的比较,且每组 n 不大于 7。当超出该表范围时,可应用大样本近似法,查“大样本顺序效应 Hayter-Stone 单侧所有处理组多重比较近似界值表”获得。出现相同数据,可以计算平均秩次。用下式取代 W_{ij}^* 计算公式中的 $\mathrm{Var}_0(W_{ij})$。计算公式如下:

$$\frac{\mathrm{Var}_0(W_{ij})}{2} = \frac{n_i n_j}{24}\left[n_i + n_j + 1 - \frac{\sum_{b=1}^{gij}(t_b - 1)t_b(t_b + 1)}{(n_i + n_j)(n_i + n_j - 1)}\right]$$

例 研究人员将 15 人随机分为 3 组。第 1 组不给予任何操作指导,第 2 组给予粗略的操作指导,第 3 组给予精细的操作指导。要求 3 组人群按设计要求加工有一定形状和大小的金属零件。在给定时间内,以计数加工零件的个数作为评价能力和熟练程度的标准。数据见表 1。试进行所有各组顺序效应的多重比较。

表 1 3 组人群加工零件个数

编号	对照组 1	处理组 2	处理组 3
1	32	38	42
2	35	40	46
3	38	42	47
4	41	44	48
5	43	45	49

解 $H_0: \tau_i = \tau_1, i = 2, \cdots, k$

$H_1: \tau_i \neq \tau_j$ 任意两对比组不相等

$\alpha = 0.05$

对表 1 数据进行顺序效应检验,若得 $P < 0.05$,则拒绝 H_0,可以认为至少有两组数据不相等。

根据对比组的组合数:$C_3^2 = 3$。列表 2,并对每个对比组的 2 个组统一编排秩次。计算每个对比组中第 2 个组的 W_{ij} 值。

表 2　3 组数据两两比较的 W_{ij} 计算

编号	对比组		对比组		对比组	
	1	2	1	3	2	3
1	32(1)	38(3.5)	32(1)	42(5)	38(1)	42(3.5)
2	35(2)	40(5)	35(2)	46(7)	40(2)	46(7)
3	38(3.5)	42(7)	38(3)	47(8)	42(3.5)	47(8)
4	41(6)	44(9)	41(4)	48(9)	44(5)	48(9)
5	43(8)	45(10)	43(6)	49(10)	45(6)	49(10)
合计		$W_{12}=34.5$		$W_{13}=39$		$W_{23}=37.5$

W_{12}的计算有：$W_{12}=3.5+5+7+9+10=34.5$。相同秩次为 3.5 有 2 个，则 $t_b=2$。用公式计算有：

$$\frac{\mathrm{Var}_0(W_{ij})}{2}=\frac{n_in_j}{24}\left[n_i+n_j+1-\frac{\sum_{b=1}^{gij}(t_b-1)t_b(t_b+1)}{(n_i+n_j)(n_i+n_j-1)}\right]=11.40$$

$$W_{12}^*=\sqrt{2}\left[\frac{w_{ij}-E_0(W_{ij})}{\sqrt{\mathrm{Var}_0(W_{ij})}}\right]=\frac{w_{ij}-\dfrac{n_j(n_i+n_j+1)}{2}}{\sqrt{\sqrt{\mathrm{Var}_0(W_{ij})}}}=2.073$$

其他 W_{ij}^* 的计算有：$W_{13}=39$。由于数据中没有出现相同秩次，直接应用公式计算有：

$$W_{13}^*=\sqrt{2}\left[\frac{w_{ij}-E_0(W_{ij})}{\sqrt{\mathrm{Var}_0(W_{ij})}}\right]=\frac{w_{ij}-\dfrac{n_j(n_i+n_j+1)}{2}}{\sqrt{n_in_j(n_i+n_j+1)/24}}=3.397$$

$W_{23}=37.5$，数据中相同秩次为 3.5，有 2 个，则 $t_b=2$。应用公式计算有：

$$\frac{\mathrm{Var}_0(W_{23})}{2}=\frac{n_in_j}{24}\left[n_i+n_j+1-\frac{\sum_{b=1}^{gij}(t_b-1)t_b(t_b+1)}{(n_i+n_j)(n_i+n_j-1)}\right]=11.40$$

$$W_{23}^*=\sqrt{2}\left[\frac{w_{ij}-E_0(W_{ij})}{\sqrt{\mathrm{Var}_0(W_{ij})}}\right]=\frac{w_{ij}-\dfrac{n_j(n_i+n_j+1)}{2}}{\sqrt{\sqrt{\mathrm{Var}_0(W_{ij})}}}=2.962$$

根据组数 $k=3$，$n_1=n_2=n_3=5$，查“顺序效应 Hayter-Stone 单侧所有处理组多重比较精确界值表”，得到 $\alpha=0.043$ 的界值：$C_\alpha^*=C_{0.043}^*=3.102$。

表 3　计算结果及判断结论

编号	对比组	W_{ij}^* 绝对值	C_α^* 界值	P 值	结果
1	1 与 2	2.073	3.102	>0.043	$\tau_1=\tau_2$
2	1 与 3	3.397	3.102	<0.043	$\tau_1\neq\tau_3$
3	2 与 3	2.962	3.102	>0.043	$\tau_2=\tau_3$

结论：由表 3 结果知，只有对照组 1 与处理组 3 的差异有统计学意义，其他 2 个对比组的差异无统计学意义。

参考文献

徐天和，景学安，程琮. 中华医学统计百科全书：非参数分册[M]. 北京：中国统计出版社，2013.

（刘守鹏，石德文，祁爱琴）

Hodges-Ajne 检验 m 界值表

n	α								
	0.50	0.20	0.10	0.05	0.02	0.01	0.005	0.002	0.001
4	0								
5	0								
6	0	0							
7	0	0							
8	1	0	0						
9	1	0	0	0					
10	1	1	0	0	0				
11	2	1	1	0	0				
12	2	1	1	0	0	0			
13	3	2	1	1	0	0	0		
14	3	2	1	1	0	0	0	0	
15	3	2	2	1	1	0	0	0	0
16	4	3	2	2	1	1	0	0	0
17	4	3	2	2	1	1	1	0	0
18	4	3	3	2	2	1	1	0	0
19	5	4	3	3	2	2	1	1	0
20	5	4	3	3	2	2	1	1	1
21	6	4	4	3	3	2	2	1	1
22	6	5	4	4	3	2	2	2	1
23	6	5	4	4	3	3	2	2	1
24	7	6	5	4	3	3	3	2	2
25	7	6	5	5	4	3	3	2	2
26	8	6	6	5	4	4	3	3	2
27	8	7	6	5	4	4	4	3	3
28	8	7	6	6	5	4	4	3	3
29	9	7	7	6	5	5	4	4	3
30	9	8	7	6	6	5	4	4	3
31	10	8	7	7	6	5	5	4	4
32	10	9	8	7	6	6	5	4	4
33	11	9	8	7	7	6	5	5	4
34	11	9	9	8	7	6	6	5	5
35	11	10	9	8	7	7	6	5	5
36	12	10	9	9	8	7	6	6	5
37	12	11	10	9	8	7	7	6	6
38	13	11	10	9	8	8	7	6	6
39	13	11	10	10	9	8	7	7	6
40	13	12	11	10	9	8	8	7	7
41	14	12	11	10	9	9	8	7	7
42	14	13	12	11	10	9	9	8	7
43	15	13	12	11	10	9	9	8	8
44	15	13	12	12	11	10	9	8	8
45	16	14	13	12	11	10	10	9	8
46	16	14	13	12	11	11	10	9	9
47	16	15	14	13	12	11	10	10	9
48	17	15	14	13	12	11	11	10	9
49	17	15	14	13	12	12	11	10	10
50	18	16	15	14	13	12	11	11	10

【用法说明】 该表用来检验圆形分布数据是否为均匀性分布。表的第1行为检验水准 α 的取值,左侧第1列为样本容量 n 的取值,其余数字为 m 的界值。该表用来检验圆形分布数据是否为均匀性分布。应用时首先要绘制圆形散点图,被直径分到一边的较少数据的个数即为 m 的取值,判断原则:根据 n 和 α 的取值查"Hodges-Ajne 检验 m 界值表"得到 m 的界值,当 m 的取值小于 m 的界值时,$P<\alpha$ 拒绝 H_0。可以认为总体为圆形非均匀分布,即有一个总体的平均方向。

例 调查了由24个圆形数据(度)组成的1个样本,并绘制圆形散点图(图1)。数据如下:

10 15 25 30 30 30 35 45 50 60 75 80 100 110

255 270 280 280 300 320 330 350 350 355

试分析圆形分布数据是否为均匀性分布。

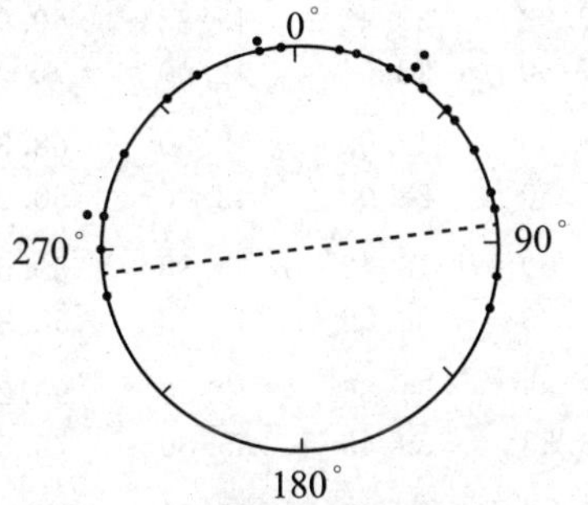

图1 圆形数据散点图

解 H_0:总体为圆形均匀分布

H_1:总体为圆形非均匀分布

$\alpha=0.05$

已知:$n=24$, $m=3$(能够被直径分到一边的较少数据个数)。

根据 $\alpha=0.05$ 和 $n=24$,查"Hodges-Ajne 检验 m 界值表",在表中找到 $n=24$ 行及 $\alpha=0.05$ 列,该行与该列交会处数字为4,即得界值为 $m_{0.05,24}=4$。本例中 $m=3$ 小于界值4,则 $P<0.05$,按 $\alpha=0.05$ 检验水准,拒绝 H_0,可以认为此数据为圆形非均匀分布,即有一个总体的平均方向。

参考文献

[1]郭祖超.医用数理统计方法[M].北京:人民卫生出版社,1965.

[2]徐天和.中国医学统计百科全书[M].北京:人民卫生出版社,2004.

[3] Machin D, Campbell MJ. Statistical tables for the design of clinical trials [M]. Blackwell Scientific Oxford, 1987.

[4]Lindley DV.New Cambridge statistical tables[M].Cambridge :Cambridge University Press, 1995.

[5]徐天和,颜虹.中华医学统计百科全书:单变量分册[M].北京:中国统计出版社,2012:242—247.

(孔杨,徐天和)

Hollander 极端反应检验近似 C_α 界值表

N	n_1								
	4	5	6	7	8	9	10	11	12
8	5.00	5.00							
	—	—							
9	5.00	10.00	17.50						
	—	—	—						
10	5.00	14.80	13.33	28.00	42.00				
	5.00	10.00	17.50	28.00	—				
11	8.75	14.80	26.83	39.43	49.88	60.00			
	5.00	10.00	17.50	28.00	42.00	—			
12	8.75	20.00	29.50	42.00	58.00	68.89	82.50		
	5.00	10.00	17.50	28.00	42.00	60.00	—		
13	10.00	21.20	34.00	48.42	63.88	80.00	100.10	110.00	
	5.00	10.00	23.33	34.86	49.88	68.89	82.50	—	
14	13.00	23.20	38.83	54.86	73.50	90.22	110.00	132.00	154.90
	5.00	14.80	23.33	39.43	55.50	75.56	92.40	110.00	—
15	14.00	26.80	42.83	61.43	79.50	101.60	122.10	144.90	168.70
	5.00	14.80	28.00	42.00	59.50	79.56	102.50	120.90	143.00
16	14.00	29.20	47.50	67.71	89.88	112.20	135.60	161.60	187.00
	5.00	17.20	30.83	47.71	67.88	88.89	110.40	136.20	164.70
17	17.00	33.20	53.33	74.86	98.88	124.00	150.00	176.90	205.70
	8.75	17.20	34.00	52.00	73.88	96.00	120.90	148.20	177.70
18	18.75	36.80	58.00	82.86	108.00	135.60	164.40	194.20	224.90
	8.75	20.00	37.33	56.00	79.50	104.00	131.60	161.60	190.90
19	20.00	40.00	64.00	90.86	118.90	148.90	180.10	212.60	246.00
	8.75	21.20	39.33	60.86	85.50	112.89	142.10	174.00	206.30
20	21.00	44.80	70.00	98.86	129.90	162.20	196.40	231.60	267.70
	8.75	23.20	42.00	66.86	91.88	122.20	153.60	188.00	222.90

注：上行：$\alpha \approx 0.05$；下行：$\alpha \approx 0.01$。

【用法说明】 该表用于检验两样本总体分布是否相同。表中参数 N 为两样本容量之和即 $N=n_1+n_2$，n_1 为其中一样本容量（另一样本容量为 n_2），α 为检验水准。第 1 列中每一整数都对应表内两行，若 $\alpha=0.05$ 则查表中第 1 列整数对应两行的第 1 行；若 $\alpha=0.01$ 则查表中第 1 列整数对应两行的第 2 行。该表的使用方式为：首先利用统计量公式求出统计量值；其次根据已知的样本容量 N、n_1 和检验水准 α 查表得到界值；最后根据界值与统计量值的大小关系决定是否拒绝原假设。若统计量值小于表中界值就拒绝原假设，若统计量值大于表中界值就不拒绝原假设。

该检验由 Hollander 在 1963 年提出。在对试验组和对照组进行研究时，试验组在接受处理因素后出现的反应有时并不是倾向于一个方向的，而是倾向于出现向 2 个相反方向反应，称为极端反应。如 1 种药物可使某些观察对象出现抑制，而使另一些观察对象出现兴奋，这就是实验效应的两方向极端反应。检验极端反应,必须设置对照组。应用条件包括:2 个随机样本相互独立,总体分布连续,且 X 和 Y 两样本分别为 $X_1,X_2,\cdots,X_{n1}$,和 $Y_1,Y_2,\cdots,Y_{n2}$。检验假设 H_0 为两样本来自同一个总体,H_1 为一个总体的观察在 2 个方向上产生极端反应。

统计量计算公式为

$$G=\sum_{i=1}^{n1}(r_i-\bar{r})^2$$

式中,r_i 是(两混合样本中)第 i 位最大 X 值的秩次,$\bar{r}$ 是 X 样本中 n_1 个 X 值的平均秩次。

若试验组效应倾向于两方向极端反应,则对照组反应相对集中,G 值就相对较小。

例 研究人员猜测,药物可能对某些患者有抗抑郁作用,对另一些患者则产生抑郁作用。现将 19 名轻度抑郁症患者随机分为两组,检测他们的抑郁水平:一组接受试验药物,另一组接受安慰剂。测量数据见表 1。问:这些数据能否证实药物会产生极端反应?

表 1 样本数据(抑郁水平)

安慰剂组 X	83	80	73	86	82	79	70	81	76	
用药组 Y	85	96	97	58	84	67	72	74	75	54

解 H_0:两样本来自相同总体(用药组不产生极端反应)

H_1:两样本来自不同总体(用药组产生极端反应)

$\alpha=0.05$

本例 X 样本的 $n_1=9$,可以计算得到

$$\bar{r}=\frac{1}{9}\sum_{i=1}^{9}r_i=10.67$$

$$G=\sum_{i=1}^{n1}(r_i-\bar{r})^2=128.0$$

因为 X 样本的 $n_1=9$,Y 样本的 $n_2=10$,所以 $N=n_1+n_2=19$,查"Hollander 极端反应检验近似 C_α 界值表",得 $C_{0.05}=148.90$。可知 $G<C_{0.05}$ 即 $P<0.05$,所以拒绝 H_0,即不能证实用药组患者不产生极端反应。

参考文献

徐天和,景学安,程琮.中华医学统计百科全书:非参数统计分册[M].北京:中国统计出版社,2013.

(高明海,徐天和)

Jonckheere-Terpstra 检验统计量 J 界值表

Jonckheere-Terpstra 检验统计量 J 界值表(a)

n_1	n_2	n_3	J	α	n_1	n_2	n_3	J	α	n_1	n_2	n_3	J	α
2	2	2	6	0.57778	2	2	7	26	0.04040	2	3	6	24	0.17554
			7	0.42222				27	0.02525				25	0.13398
			8	0.28889				28	0.01515				26	0.09957
			9	0.16667				29	0.00808				27	0.07143
			10	0.08889				30	0.00404				28	0.04957
			11	0.03333	2	2	8	18	0.53199				29	0.03290
			12	0.01111				19	0.46801				30	0.02100
2	2	3	8	0.56190				23	0.23535				31	0.01255
			9	0.43810				24	0.18855				32	0.00714
			11	0.21905				26	0.11178				33	0.00368
			12	0.13810				27	0.08215	2	3	7	21	0.50000
			13	0.07619				28	0.05892				22	0.44003
			14	0.03810				29	0.04040				26	0.22374
			15	0.01429				30	0.02694				27	0.18030
			16	0.00476				31	0.01684				29	0.10960
2	2	4	10	0.55238				32	0.01010				30	0.08232
			11	0.44762				33	0.00539				31	0.06023
			13	0.25714				34	0.00269				32	0.04268
			14	0.18095	2	3	3	11	0.50000				33	0.02929
			15	0.11667				12	0.40000				34	0.01032
			16	0.07143				14	0.22143				35	0.01225
			17	0.03810				15	0.15179				36	0.00732
			18	0.01905				16	0.09643				37	0.00417
			19	0.00714				17	0.05714	2	3	8	23	0.52727
			20	0.00238				18	0.03036				24	0.47273
2	2	5	12	0.54497				19	0.01429				29	0.22393
			13	0.45503				20	0.00536				30	0.18430
			16	0.21561				21	0.00179				32	0.11826
			17	0.15344	2	3	4	13	0.54286				33	0.09192
			18	0.10450				14	0.45714				35	0.05198
			19	0.06614				17	0.22222				36	0.03768
			20	0.03968				18	0.16190				37	0.02650
			21	0.02116				19	0.11190				38	0.01810
			22	0.01058				20	0.07381				39	0.01189
			23	0.00397				21	0.04524				40	0.00754
2	2	6	14	0.53968				22	0.02619				41	0.00451
			15	0.46032				23	0.01349	2	4	4	16	0.53746
			18	0.24444				24	0.00635				17	0.46254
			19	0.18492				25	0.00238				20	0.25587
			20	0.13571	2	3	5	16	0.50000				21	0.19810
			21	0.09444				17	0.42500				23	0.10794
			22	0.06349				20	0.22302				24	0.07556
			23	0.03968				21	0.16944				25	0.05016
			24	0.02381				22	0.12421				26	0.03206
			25	0.01270				23	0.08770				27	0.01905
			26	0.00635				24	0.05913				28	0.01079
			27	0.00238				25	0.03810				29	0.00540
2	2	7	16	0.53535				26	0.02302				30	0.00254
			17	0.46465				27	0.01310	2	4	5	19	0.53261
			21	0.21212				28	0.00675				20	046739
			22	0.16364				29	0.00317				24	0.22872
			23	0.12172	2	3	6	18	0.53355				25	0.18095
			24	0.08788				19	0.46645				27	0.10491
			25	0.06061				23	0.22338				28	0.07662

Jonckheere-Terpstra 检验统计量 J 界值表(a)(续)

n_1	n_2	n_3	J	α	n_1	n_2	n_3	J	α	n_1	n_2	n_3	J	α
2	4	5	29	0.05397	2	5	5	36	0.02453	2	6	6	47	0.02235
			30	0.03680				38	0.01046				49	0.01139
			31	0.02395				39	0.00643				50	0.00786
			32	0.01501				40	0.00373				51	0.00526
			33	0.00880	2	5	6	26	0.52597				52	0.00343
			34	0.00491				27	0.47403	2	6	7	34	0.52125
2	4	6	22	0.52929				32	0.23596				35	0.47875
			23	0.47071				33	0.19708				42	0.21088
			28	0.20859				36	0.10462				43	0.18087
			29	0.16797				37	0.08178				46	0.10721
			31	0.10245				38	0.06277				47	0.08803
			32	0.07742				39	0.04715				49	0.05720
			33	0.05685				40	0.03469				50	0.04521
			34	0.04076				41	0.02486				52	0.02703
			35	0.02821				43	0.01179				53	0.02040
			36	0.01898				44	0.00777				55	0.01103
			37	0.01219				45	0.00491				56	0.00789
			38	0.00758	2	5	7	30	0.50000				57	0.00551
			39	0.00440				31	0.45303				58	0.00376
2	4	7	25	0.25634				37	0.20292	2	6	8	38	0.51949
			26	0.47366				38	0.17057				40	0.48051
			31	0.23209				40	0.11588				47	0.20176
			32	0.19305				41	0.09355				48	0.17491
			35	0.10047				42	0.05821				51	0.08040
			36	0.77970				44	0.04477				52	0.09031
			37	0.05921				46	0.02507				54	0.06118
			38	0.04406				47	0.01820				55	0.04953
			39	0.03193				48	0.01290				57	0.03135
			40	0.02261				49	0.00894				58	0.02449
			42	0.01033				50	0.00601				61	0.01070
			43	0.00660				51	0.00393				62	0.00788
			44	0.00408	2	5	8	33	0.52151				63	0.00569
2	4	8	28	0.52410				34	0.47849				64	0.00404
			29	0.47590				41	0.20773	2	7	7	39	0.50000
			35	0.21496				42	0.17764				40	0.46130
			36	0.18077				45	0.10400				47	0.21740
			38	0.12268				46	0.08500				48	0.18948
			39	0.09879				48	0.05459				52	0.10029
			41	0.06112				49	0.04283				53	0.08358
			42	0.04686				51	0.02519				55	0.05828
			44	0.02593				52	0.01885				56	0.04543
			45	0.01863				53	0.01383				58	0.02858
			46	0.01310				54	0.00996				59	0.02225
			47	0.00892				55	0.00701				61	0.01293
			48	0.00593				56	0.00482				62	0.00964
			49	0.00377	2	6	6	30	0.52338				64	0.00509
2	5	5	23	0.50000				31	0.47662				65	0.00360
			24	0.44228				37	0.22198	2	7	8	43	0.51781
			28	0.23274				38	0.18816				44	0.48219
			29	0.19000				41	0.10607				52	0.22285
			31	0.11935				42	0.08528				53	0.19675
			32	0.09157				44	0.05260				57	0.11128
			34	0.05014				45	0.04027				58	0.09468
			35	0.03565				46	0.03031				61	0.05543

Jonckheere-Terpstra 检验统计量 J 界值表(a)(续)

n_1	n_2	n_3	J	α	n_1	n_2	n_3	J	α	n_1	n_2	n_3	J	α
2	7	8	63	0.04555	3	3	5	34	0.00714	3	4	5	24	0.50000
			64	0.02987				35	0.00390				25	0.44304
			67	0.02381	3	3	6	23	0.50000				29	0.23579
			68	0.01127				24	0.44210				30	0.19325
			69	0.00857				28	0.23193				32	0.12269
			70	0.00642				29	0.18912				33	0.09481
			71	0.00474				31	0.11845				35	0.05281
2	8	8	48	0.51641				32	0.09075				36	0.03791
			49	0.48359				33	0.06791				37	0.02648
			58	0.21616				34	0.04946				38	0.01789
			59	0.19248				35	0.03506				39	0.01169
			63	0.11392				36	0.02408				40	0.00732
			64	0.09833				38	0.01017				41	0.00440
			68	0.05085				39	0.00622	3	4	6	27	0.52566
			69	0.04231				40	0.00357				28	0.47434
			71	0.02858	3	3	7	26	0.50000				33	0.23834
			72	0.02319				27	0.44761				34	0.19973
			75	0.01170				32	0.21323				37	0.10723
			76	0.00913				33	0.17619				38	0.08432
			78	0.00537				35	0.11451				39	0.06505
			79	0.00404				36	0.08989				40	0.04923
3	3	3	14	0.50000				38	0.05219				42	0.02642
			15	0.41548				39	0.03849				43	0.01865
			17	0.25952				40	0.02768				44	0.01284
			18	0.19405				41	0.01941				45	0.00856
			19	0.13869				42	0.01320				46	0.00553
			20	0.09464				43	0.00868				47	0.00343
			21	0.06131				44	0.00551	3	4	7	31	0.50000
			22	0.03690				45	0.00335				32	0.45344
			23	0.02083	3	3	8	29	0.50000				38	0.20504
			24	0.01071				30	0.45216				39	0.17279
			25	0.00476				35	0.23428				41	0.11810
3	3	4	17	0.50000				36	0.19843				42	0.09567
			18	0.42667				39	0.11131				44	0.06003
			21	0.22833				40	0.08914				45	0.04644
			22	0.17500				42	0.05446				47	0.02633
			23	0.13000				43	0.04144				48	0.01926
			24	0.09310				44	0.03092				49	0.01379
			25	0.06405				45	0.02259				50	0.00963
			26	0.04214				47	0.01122				51	0.00657
			27	0.02643				48	0.00759				52	0.00435
			28	0.01548				49	0.00498	3	4	8	34	0.52137
			29	0.00857	3	4	4	20	0.53221				35	0.47863
			30	0.00429				21	0.46779				42	0.20952
3	3	5	20	0.50000				25	0.23247				43	0.17947
			21	0.43528				26	0.18528				46	0.10583
			25	0.20584				28	0.10926				47	0.08672
			26	0.16147				29	0.08043				49	0.05607
			27	0.12348				30	0.05758				50	0.04419
			28	0.09177				31	0.03974				52	0.02624
			29	0.06623				32	0.02649				53	0.01974
			30	0.04621				33	0.01688				55	0.01058
			31	0.03106				34	0.01030				56	0.00752
			32	0.02002				35	0.00589				57	0.00522
			33	0.01234				36	0.00320				58	0.00354

Jonckheere-Terpstra 检验统计量 *J* 界值表(a)(续)

n_1	n_2	n_3	J	α	n_1	n_2	n_3	J	α	n_1	n_2	n_3	J	α
3	5	5	28	0.50000	3	6	6	36	0.52087	3	7	7	74	0.00486
			29	0.44913				37	0.47913	3	7	8	51	0.50000
			34	0.22029				44	0.21513				52	0.46769
			35	0.18365				45	0.18533				61	0.20768
			37	0.12200				48	0.11162				62	0.18490
			38	0.09706				49	0.09226				66	0.10953
			40	0.05823				51	0.06089				67	0.09460
			41	0.04382				52	0.04855				70	0.05853
			42	0.03227				54	0.02965				71	0.04917
			43	0.02324				55	0.02267				74	0.02783
			45	0.01116				57	0.01264				75	0.02265
			46	0.00740				58	0.00919				78	0.01156
			47	0.00475				59	0.00656				79	0.00907
3	5	6	32	0.50000				60	0.00459				81	0.05400
			33	0.45405	3	6	7	41	0.50000				82	0.00410
			39	0.20820				42	0.46187	3	8	8	58	0.51497
			40	0.17607				49	0.22091				67	0.48503
			42	0.12137				50	0.19315				68	0.19289
			48	0.09882				54	0.10392				73	0.10544
			45	0.06278				55	0.08704				74	0.09197
			46	0.04890				57	0.05931				78	0.05022
			48	0.02822				58	0.04821				79	0.04251
			49	0.02085				60	0.03081				81	0.02986
			51	0.01071				61	0.02420				82	0.02477
			52	0.00741				64	0.01085				86	0.01089
			53	0.00500				65	0.00807				87	0.00869
			54	0.00328				66	0.00590				89	0.00539
3	5	7	36	0.50000				67	0.00425				90	0.00418
			37	0.45809	3	6	8	45	0.51759	4	4	4	24	0.52840
			43	0.22963				46	0.48241				25	0.47160
			44	0.19851				54	0.22580				30	0.21573
			48	0.10022				55	0.19983				31	0.17558
			49	0.08220				59	0.11440				33	0.10993
			51	0.05332				60	0.09770				34	0.08439
			52	0.04211				63	0.05797				35	0.06323
			54	0.02518				64	0.04788				36	0.04632
			55	0.01903				67	0.02551				37	0.03296
			57	0.01033				68	0.02027				38	0.02286
			58	0.00740				70	0.01238				39	0.01530
			59	0.00519				71	0.00950				40	0.00993
			60	0.00356				73	0.00539				41	0.00615
3	5	8	40	0.50000				74	0.00397				42	0.00367
			41	0.46147	3	7	7	46	0.50000	4	4	5	28	0.52535
			48	0.21844				47	0.46502				29	0.47465
			49	0.19057				55	0.21371				35	0.20291
			53	0.10138				56	0.18868				36	0.16825
			54	0.08461				60	0.10697				38	0.11051
			56	0.05718				61	0.09112				39	0.08738
			57	0.04627				64	0.05366				41	0.05178
			59	0.02926				65	0.04421				42	0.03873
			60	0.02284				67	0.02919				43	0.02833
			63	0.01001				68	0.02337				44	0.02027
			64	0.00737				71	0.01125				45	0.01412
			65	0.00534				72	0.00861				46	0.00959
			66	0.00380				73	0.00651				47	0.00630

Jonckheere-Terpstra 检验统计量 J 界值表(a)(续)

n_1	n_2	n_3	J	α	n_1	n_2	n_3	J	α	n_1	n_2	n_3	J	α
4	4	5	48	0.00402	4	5	5	54	0.00557	4	6	6	67	0.00769
4	4	6	32	0.52292				55	0.00371				68	0.00565
			33	0.47708	4	5	6	37	0.52068				69	0.00408
			39	0.22651				38	0.47932	4	6	7	47	0.51733
			40	0.19294				45	0.21719				48	0.48267
			43	0.11087				46	0.18750				57	0.20342
			44	0.08984				49	0.11377				58	0.17938
			46	0.05649				50	0.09435				62	0.10126
			47	0.04376				53	0.05021				63	0.08619
			48	0.03336				54	0.03970				66	0.05067
			49	0.02497				55	0.03096				67	0.04174
			51	0.01321				56	0.02382				69	0.02756
			52	0.00931				58	0.01346				70	0.02208
			53	0.00639				59	0.00987				73	0.01066
			54	0.00429				61	0.00502				74	0.00818
4	4	7	36	0.52091				62	0.00347				75	0.00619
			37	0.47909	4	5	7	42	0.50000				76	0.00463
			44	0.21471				43	0.46215	4	6	8	52	0.51603
			45	0.18488				50	0.22261				53	0.48397
			48	0.11118				51	0.19494				62	0.22166
			49	0.09184				55	0.10570				63	0.19820
			51	0.06052				56	0.08875				68	0.10397
			52	0.04822				58	0.06081				69	0.08972
			54	0.02939				59	0.04959				72	0.05539
			55	0.02244				62	0.02519				73	0.04651
			57	0.01248				63	0.01963				76	0.02631
			58	0.00906				65	0.01147				77	0.02141
			59	0.00645				66	0.00858				80	0.01095
			60	0.00450				67	0.00633				81	0.00859
4	4	8	40	0.51923				68	0.00459				83	0.00513
			41	0.48077	4	5	8	46	0.51748				84	0.00390
			49	0.20504				47	0.48252	4	7	7	53	0.50000
			50	0.17830				56	0.20134				54	0.46809
			53	0.11139				57	0.17722				63	0.21068
			54	0.09353				60	0.11594				64	0.18800
			57	0.05216				61	0.09919				68	0.11261
			58	0.04204				64	0.05923				69	0.09759
			60	0.02636				65	0.04905				73	0.05154
			61	0.02049				68	0.02636				74	0.04318
			63	0.01188				69	0.02102				76	0.06300
			64	0.00885				71	0.01294				77	0.02426
			65	0.00649				72	0.00998				81	0.01000
			66	0.00468				74	0.00572				82	0.00783
4	5	5	33	0.50000				75	0.00425				83	0.00607
			34	0.45453	4	6	6	42	0.51886				84	0.00465
			40	0.21074				43	0.48114	4	7	8	58	0.51481
			41	0.17872				51	0.20965				59	0.48519
			44	0.10139				52	0.18307				69	0.21695
			45	0.08177				55	0.11612				70	0.19552
			47	0.05094				56	0.09810				75	0.10806
			48	0.03928				59	0.05592				76	0.09450
			49	0.02980				60	0.04546				80	0.05226
			50	0.02220				62	0.02909				81	0.04441
			52	0.01162				63	0.02287				84	0.02621
			53	0.00815				66	0.01031				85	0.02170

Jonckheere-Terpstra 检验统计量 J 界值表(a)(续)

n_1	n_2	n_3	J	α	n_1	n_2	n_3	J	α	n_1	n_2	n_3	J	α
4	7	8	88	0.01177	5	5	7	71	0.02008	5	6	8	85	0.02694
			89	0.00946				73	0.01241				86	0.02235
			91	0.00595				74	0.00960				89	0.01223
			92	0.00466				76	0.00554				90	0.00955
4	8	8	64	0.51376				77	0.00413				92	0.00624
			65	0.48624	5	5	8	53	0.50000				93	0.00490
			76	0.21292				54	0.46806	5	7	7	60	0.50000
			77	0.19320				63	0.21043				61	0.47066
			82	0.11160				64	0.18774				71	0.20814
			83	0.09869				68	0.11235				72	0.18741
			87	0.05754				69	0.09734				77	0.10319
			88	0.04966				73	0.05135				78	0.09019
			92	0.02610				74	0.04300				81	0.05828
			93	0.02191				76	0.02948				82	0.04981
			97	0.01023				77	0.02413				85	0.02998
			98	0.00831				80	0.01256				86	0.02499
			100	0.00538				81	0.00992				90	0.01125
			101	0.00428				83	0.00601				91	0.00904
5	5	5	38	0.50000				84	0.00461				93	0.00571
			39	0.45888	5	6	6	48	0.51720				94	0.00447
			46	0.20318				49	0.48280	5	7	8	66	0.50000
			47	0.17478				58	0.20518				67	0.47271
			50	0.10490				59	0.18118				78	0.20471
			51	0.08666				63	0.10301				79	0.18559
			53	0.05715				64	0.08787				84	0.10680
			54	0.04558				67	0.05205				85	0.09438
			56	0.02788				68	0.04301				89	0.05493
			57	0.02136				70	0.02859				90	0.04739
			59	0.01196				71	0.02299				93	0.02948
			60	0.00873				74	0.01125				94	0.02489
			61	0.00626				75	0.00868				98	0.01193
			62	0.00440				76	0.00661				99	0.00077
5	5	6	43	0.50000				77	0.00498				102	0.00515
			44	0.46248	5	6	7	54	0.50000				103	0.00410
			51	0.22463				55	0.46829	5	8	8	72	0.51273
			52	0.19706				64	0.21215				73	0.48727
			56	0.10781				65	0.18952				85	0.21165
			57	0.09078				69	0.11412				86	0.19344
			60	0.05124				70	0.09906				92	0.10461
			61	0.04151				74	0.05272				93	0.09319
			63	0.02637				75	0.04427				97	0.05635
			64	0.02066				78	0.02507				98	0.04917
			66	0.01222				79	0.02042				102	0.02724
			67	0.00921				82	0.01048				103	0.02322
			69	0.00501				83	0.00824				107	0.01166
			70	0.00360				84	0.00641				108	0.00968
5	5	7	48	0.50000				85	0.00494				111	0.00536
			49	0.46549	5	6	8	59	0.51473				112	0.00434
			57	0.21690				60	0.48527	6	6	6	54	0.51582
			58	0.19200				70	0.21820				55	0.48418
			62	0.11026				71	0.19681				65	0.20145
			63	0.09430				76	0.10935				66	0.17969
			66	0.05631				77	0.09575				70	0.10721
			67	0.04665				81	0.05328				71	0.09285
			70	0.02514				82	0.04535				74	0.05805

Jonckheere-Terpstra 检验统计量 J 界值表(a)(续完)

n_1	n_2	n_3	J	α	n_1	n_2	n_3	J	α	n_1	n_2	n_3	J	α
6	6	6	75	0.04897	6	7	7	100	0.01016	7	7	7	114	0.00418
			78	0.02816				101	0.00829	7	7	8	81	0.50000
			79	0.02306				103	0.00541				82	0.47637
			82	0.01206				104	0.00432				95	0.20251
			83	0.00954	6	7	8	73	0.51267				96	0.18602
			85	0.00581				74	0.48733				102	0.10477
			86	0.00447				86	0.21274				103	0.00914
6	6	7	60	0.51464				87	0.19456				108	0.05235
			61	0.48536				93	0.10571				109	0.04605
			71	0.21964				94	0.09426				113	0.02653
			72	0.19831	6	7	8	99	0.05002				114	0.02288
			77	0.11084				100	0.04351				119	0.01023
			78	0.09721				103	0.02787				120	0.00859
			82	0.05446				104	0.02380				122	0.00597
			83	0.04645				109	0.10020				123	0.00494
			86	0.02778				110	0.00829	7	8	8	88	0.51108
			87	0.02311				112	0.00558				89	0.48892
			91	0.01031				113	0.00454				103	0.20959
			92	0.00827	6	8	8	80	0.51184				104	0.19380
			94	0.00520				81	0.48816				111	0.10393
			95	0.00406				94	0.21055	7	8	8	112	0.09402
6	6	8	66	0.51362				95	0.19364				117	0.05443
			67	0.48638				101	0.10987				118	0.04834
			78	0.21527				102	0.09885				123	0.02539
			79	0.19561				107	0.05532				124	0.02209
			85	0.10104				108	0.04873				129	0.01041
			86	0.08914				112	0.02822				130	0.00885
			90	0.05151				113	0.02437				133	0.00530
			91	0.04436				118	0.01098				134	0.00443
			94	0.02745				119	0.00923	8	8	8	96	0.51040
			95	0.02313				122	0.00533				97	0.48960
			99	0.01100				123	0.00439				112	0.20874
			100	0.00899	7	7	7	74	0.50000				113	0.19393
			102	0.00588				75	0.47473				120	0.10852
			103	0.00471				87	0.20413				121	0.09891
6	7	7	67	0.50000				88	0.18643				127	0.05365
			68	0.47285				94	0.10045				128	0.04798
			79	0.20598				95	0.08944				133	0.02629
			80	0.18689				99	0.05401				134	0.02310
			85	0.10808				100	0.04711				139	0.01152
			86	0.09563				104	0.02609				140	0.00992
			90	0.05595				105	0.02225				144	0.00527
			91	0.04835				109	0.01118				145	0.00445
			95	0.02559				110	0.00929					
			96	0.02153				113	0.00515					

Jonckheere-Terpstra 检验统计量 J 界值表(b)

n	k	J	α	n	k	J	α	n	k	J	α	n	k	J	α
2	4	12	0.54921	3	5	46	0.4802	4	5	116	0.00839	5	6	234	0.04775
		13	0.45079			53	0.2274			118	0.00561			241	0.02701
		15	0.26825			54	0.19822			119	0.00455			242	0.02477
		16	0.19286			58	0.10487	4	6	120	0.50994			251	0.01067
		17	0.13016			59	0.08738			121	0.49006			252	0.00964
		18	0.08294			61	0.05884			137	0.2049			258	0.0051
		19	0.04841			62	0.04752			138	0.19092			259	0.00456
		20	0.02619			64	0.02995			146	0.10048	6	4	108	0.51013
		21	0.0123			65	0.02335			147	0.09181			109	0.43987
		22	0.00516			68	0.01023			153	0.05084			125	0.20037
		23	0.00159			69	0.00755			154	0.04567			126	0.18631
2	5	20	0.53534			70	0.00549			159	0.02572			133	0.10521
		21	0.46466			71	0.00392			160	0.02274			134	0.09607
		25	0.21102	3	6	68	0.5			166	0.01025			140	0.05287
		26	0.16246			69	0.46981			167	0.00888			141	0.00743
		27	0.12133			79	0.20145			170	0.00568			146	0.02647
		28	0.08779			80	0.18068			171	0.00468			147	0.02336
		29	0.06126			84	0.11087	5	4	75	0.51321			153	0.01035
		30	0.04116			85	0.09686			76	0.48679			154	0.00894
		31	0.02646			89	0.05331			88	0.20295			157	0.00565
		32	0.01623			90	0.04524			89	0.18455			158	0.00481
		33	0.00939			93	0.02262			94	0.10832	6	5	180	0.50721
		34	0.00511			94	0.02201			95	0.09621			181	0.49279
		35	0.00257			97	0.01193			99	0.05735			203	0.20745
2	6	30	0.52707			98	0.00958			100	0.04983			204	0.19719
		31	0.47293			100	0.00604			104	0.02708			215	0.10494
		36	0.2265			101	0.00473			105	0.02296			216	0.09842
		37	0.18713	4	4	48	0.51826			109	0.01125			225	0.05229
		39	0.12151			49	0.48174			110	0.00928			226	0.04844
		40	0.09533			57	0.21724			113	0.00502			234	0.02505
		42	0.05533			58	0.19096			114	0.00404			235	0.02292
		43	0.04083			62	0.10581	5	5	125	0.50942			243	0.01072
		44	0.02944			63	0.0895			126	0.49058			244	0.00969
		45	0.02071			66	0.05142			143	0.20345			250	0.0051
		46	0.01418			67	0.04198			144	0.19032			251	0.00456
		47	0.00944			69	0.02715			152	0.10385	6	6	270	0.50548
		48	0.00608			70	0.0215			153	0.09542			271	0.49452
		49	0.00379			72	0.01304			159	0.05492			301	0.2007
3	4	27	0.5276			73	0.00998			160	0.0497			302	0.19304
		28	0.4724			75	0.00562			166	0.02603			316	0.10478
		33	0.22197			76	0.00414			167	0.02318			317	0.09982
		34	0.18229	4	5	80	0.51305			173	0.01095			329	0.05285
		36	0.11663			81	0.48695			174	0.00958			330	0.099
		37	0.09067			93	0.20589			178	0.00545			341	0.02523
		39	0.05145			94	0.18756			179	0.0047			342	0.02361
		40	0.03744			99	0.11129	5	6	88	0.5			353	0.01078
		41	0.02657			100	0.0991			189	0.48567			354	0.00999
		42	0.01834			105	0.05211			211	0.20386			362	0.00527
		43	0.01229			106	0.04523			212	0.19377			363	0.00485
		44	0.00797			109	0.02876			223	0.10319				
		45	0.00498			110	0.0245			224	0.09679				
3	5	45	0.5198			115	0.01016			233	0.05153				

【用法说明】 该表用来处理完全随机设计的资料，且专门用于检验各处理组是否有顺序效应。n_1,n_2,n_3 为各处理组样本含量，k 为处理组数，α 为精确检验水准。该检验的应用条件是，资料由 k 个随机样本构成，样本含量分别为 $n_1,n_2,\cdots,n_k$，且总体中位数 $M_1,M_2,\cdots,M_k$ 未知。样本内及样本之间的观察值相互独立，即一个观察值的出现并不影响另一个观察值的出现。变量是连续的，数据可为等级资料或计量资料。检验统计量为 J，计算公式如下

$$J=\sum_{i<j}U_{ij}$$

式中，U_{ij} 是相比较的 2 个样本中，第 1 个样本的观察值小于第 2 个样本观察值的次数。判断原则：当各组样本含量不等时，根据 α，处理组数 k，各处理组的样本含量 $n_1,n_2,\cdots,n_k$。当各组样本含量相等即 $n_1=n_2=\cdots=n_k$ 时，查“Jonckheere-Terpstra 检验统计量 J 界值表(b)”部分，得到 J 的界值。如果计算的 J 值大于表中的 J 界值，则 $P<\alpha$，拒绝 H_0。可以认为处理组的作用存在顺序效应。

若资料中样本含量 n 和处理组数 k 超出 J 界值表的范围，可应用大样本近似法。计算公式如下：

$$z=\frac{J-\left(N^2-\sum_{i=1}^{k}n_i^2\right)/4}{\sqrt{\left[N^2(2N+3)-\sum_{i=1}^{k}n_i^2(2n_i+3)\right]/72}}$$

计算的 z 值与标准正态分布下 z_α 值行比较并作出判断。

例 研究人员研究寄生虫感染某宿主后 72 小时，不同反应宿主浆细胞的比例的状况。宿主对寄生虫感染出现 3 种反应，即成功的反应、未成功的反应和没有可见的反应。测量数据如表 1 所示。研究人员想要知道，不同反应宿主浆细胞的比例是否为顺序增加？

表 1 寄生虫感染宿主后的浆细胞比例

成功反应的宿主 A	未成功反应的宿主 B	没有可见反应的宿主 C
54.0	79.8	98.6
67.0	82.0	99.6
47.2	88.0	95.8
71.1	79.6	93.3
62.7	85.7	98.9
44.8	81.7	91.1
67.4	88.5	94.5
80.2		

解 $H_0:M_1=M_2=M_3$，各总体中位数相等

$H_1:M_1\leqslant M_2\leqslant M_3$，各总体中位数依次增加，即各处理组存在顺序效应

$\alpha=0.05$

列出表 2，将各组数据由小到大排列，并求出 U_{ij} 值。表 2 中 U_{AB} 表示 A 样本和 B 样本的观察值进行比较，余类推。

表 2 U_{ij} 值的计算

A	B	C	U_{AB}	U_{AC}	U_{BC}
44.8	79.6	91.1	7	7	7
47.2	79.8	93.3	7	7	7
54.0	81.7	94.5	7	7	7
62.7	82.0	95.8	7	7	7
67.0	85.7	98.6	7	7	7
67.4	88.5	98.9	7	7	7
71.1	88.8	99.5	7	7	7
80.2			5	7	
合计			54	56	49

表 2 中 U_{ij} 的计算：A 组的第 1 个数据 44.8 小于 B 组的所有 7 个数据，每小于 1 次记分为 1，共小于 7 次记分为 7，写在 U_{AB}栏的第 1 行上。A 组的最后 1 个数据为 80.2，大于 B 组的前 2 个数据记分为 0，小于 B 组的后 5 个数据，共小于 5 次，记分为 5，记在 U_{AB}栏的最后 1 行上。余类推。

将表 2 中数据代入公式，计算检验统计量 J 值。$J=\sum_{i<j}U_{ij}=159$。

根据 $\alpha=0.05$，$k=3$，$n_1=7$，$n_2=7$，$n_3=8$，查"Jonckheere-Terpstra 检验统计量 J 界值表(a)"得 J 界值为 109。本例计算的 J 值为 159，大于表中 J 界值 109，则 $P<0.05$。在 $\alpha=0.05$ 水准上拒绝 H_0。可以认为寄生虫感染宿主后，不同反应宿主浆细胞的比例顺序增加。注意，在查表时，n_1，n_2，n_3的样本含量应由小到大排列，即 $n_1\leqslant n_2\leqslant n_3$。

大样本近似法：如果资料中样本含量 n 或组数 k 超出 J 界值表范围，则可应用大样本近似法进行检验。

参考文献

徐天和，景学安，程琮.中华医学统计百科全书：非参数统计分册[M].北京：中国统计出版社，2013.

（刘守鹏，祁爱琴）

Kendall K 统计量上侧概率表

x	n								
	4	5	8	9	12	13	16	17	20
0	0.625	0.592	0.548	0.540	0.527	0.524	0.518	0.516	0.513
2	0.375	0.408	0.452	0.460	0.473	0.476	0.482	0.484	0.487
4	0.167	0.242	0.360	0.381	0.420	0.429	0.447	0.452	0.462
6	0.042	0.117	0.274	0.306	0.369	0.383	0.412	0.420	0.436
8		0.042	0.199	0.238	0.319	0.338	0.378	0.388	0.411
10		0.008	0.138	0.179	0.273	0.295	0.345	0.358	0.387
12			0.089	0.130	0.230	0.255	0.313	0.328	0.362
14			0.054	0.090	0.190	0.218	0.282	0.299	0.339
16			0.031	0.060	0.155	0.184	0.253	0.271	0.315
18			0.016	0.038	0.125	0.153	0.225	0.245	0.293
20			0.007	0.022	0.098	0.126	0.199	0.220	0.271
22			0.002	0.012	0.076	0.102	0.175	0.196	0.250
24			0.001	0.006	0.058	0.082	0.153	0.174	0.230
26			0.000	0.003	0.043	0.064	0.133	0.154	0.211
28				0.001	0.031	0.050	0.114	0.135	0.193
30				0.000	0.022	0.038	0.097	0.118	0.176
32					0.016	0.029	0.083	0.102	0.159
34					0.010	0.021	0.070	0.088	0.144
36					0.007	0.015	0.058	0.076	0.130
38					0.004	0.011	0.048	0.064	0.117
40					0.003	0.007	0.039	0.054	0.104
42					0.002	0.005	0.032	0.046	0.093
44					0.001	0.003	0.026	0.038	0.082
46					0.000	0.002	0.021	0.032	0.073
48						0.001	0.016	0.026	0.064
50						0.001	0.013	0.021	0.056
52						0.000	0.010	0.017	0.049
54							0.008	0.014	0.043
56							0.006	0.011	0.037
58							0.004	0.009	0.032
60							0.003	0.007	0.027
62							0.002	0.005	0.023
64							0.002	0.004	0.020
66							0.001	0.003	0.017
68							0.001	0.002	0.014
70							0.001	0.002	0.012
72							0.000	0.001	0.010
74								0.001	0.008
76								0.001	0.007
78								0.000	0.006
80									0.005
82									0.004
84									0.003
86									0.002
88									0.002

【用法说明】 该表用于回归线斜率的 Theil 检验，主要通过非参数方法检验线性回归方程中斜率 β 与指定斜率 β_0 的差别有无统计学意义。n 为样本容量，x 为自变量界值，$x=|C|$。统计量为

$$C=\sum_{i=1}^{n-1}\sum_{j=i+1}^{n}c(D_j-D_i)$$

其中，

$$D_i=Y_i-\beta_0 x_i, i=1,2,\cdots,n$$

$$c(D_j-D_i)=\begin{cases}-1, & D_j-D_i<0\\ 0, & D_j-D_i=0\\ 1, & D_j-D_i>0\end{cases}$$

根据 n 和 $x=|C|$ 的值查"Kendall K 统计量上侧概率表"，得上侧概率值，若 $P<\alpha$，则在 α 检验水准上拒绝 H_0，反之，则不拒绝 H_0。

例 若雨量比的数值越大则雨量越多，5 年期间下雨云层的雨量比数据见表 1。试对回归线的回归系数(斜率)β 进行检验。

表 1 样本数据

编号	年份 X	雨量比 Y
1	1	1.26
2	2	1.22
3	3	1.16
4	4	1.12
5	5	1.03

解 $H_0:\beta=0$

$H_1:\beta<0$

$\alpha=0.05$

计算统计量 $C=\sum_{i=1}^{4}\sum_{j=i+1}^{5}c(D_j-D_i)=-10$，根据 $n=5$，$x=|C|=10$，查"Kendall K 统计量上侧概率表"，查得上侧概率值为 $P=0.008<0.05$，所以按 $\alpha=0.05$ 检验水准，拒绝 H_0，即回归系数为负值。认为随着年份的增加雨量比有降低的趋势。

参考文献

徐天和，景学安，程琮. 中华医学统计百科全书：非参数统计分册[M]. 北京：中国统计出版社，2013.

（刘琳，徐天和）

Kendall W 一致性系数表

k	b	W	P
3	2	0.000	1.000
		0.25	0.833
		0.750	0.500
		1.000	0.167
3	3	0.000	1.000
		0.111	0.944
		0.333	0.528
		0.444	0.361
		0.778	0.194
		1.000	0.028
3	4	0.000	1.000
		0.062	0.931
		0.188	0.653
		0.250	0.431
		0.438	0.273
		0.562	0.125
		0.750	0.069
		0.812	0.042
		1.000	0.005
3	5	0.000	1.000
		0.040	0.954
		0.120	0.691
		0.160	0.522
		0.280	0.367
		0.360	0.182
		0.480	0.124
		0.520	0.093
		0.640	0.039
		0.760	0.024
		0.840	0.008
		1.000	0.001
3	6	0.000	1.000
		0.028	0.956
		0.083	0.740
		0.111	0.570
		0.194	0.430
		0.250	0.252
		0.333	0.184
		0.361	0.142
		0.444	0.072
		0.528	0.052
		0.583	0.029
		0.694	0.012
		0.750	0.008
		0.778	0.006
		0.861	0.002
		1.000	0.000
3	7	0.000	1.000
		0.020	0.964
		0.061	0.768
		0.082	0.620
		0.143	0.486
		0.184	0.305
		0.245	0.237
3	7	0.265	0.192
		0.326	0.112
		0.388	0.085
		0.429	0.051
		0.510	0.027
		0.551	0.021
		0.571	0.016
		0.633	0.008
		0.735	0.004
		0.755	0.003
		0.796	0.001
		0.878	0.000
		1.000	0.000
3	8	0.000	1.000
		0.016	0.967
		0.047	0.794
		0.062	0.654
		0.109	0.531
		0.141	0.355
		0.188	0.285
		0.203	0.236
		0.250	0.149
		0.297	0.120
		0.328	0.079
		0.391	0.047
		0.422	0.038
		0.438	0.030
		0.484	0.018
		0.562	0.010
		0.578	0.008
		0.609	0.005
		0.672	0.002
		0.750	0.001
		0.766	0.001
		0.812	0.000
		0.891	0.000
		1.000	0.000
3	9	0.000	1.000
		0.012	0.971
		0.037	0.814
		0.049	0.685
		0.086	0.569
		0.111	0.398
		0.148	0.328
		0.160	0.278
		0.198	0.187
		0.235	0.154
		0.259	0.107
		0.309	0.069
		0.333	0.057
		0.346	0.048
		0.383	0.031
		0.444	0.019
		0.457	0.016
3	9	0.482	0.010
		0.531	0.006
		0.593	0.004
		0.605	0.003
		0.642	0.001
		0.704	0.001
		0.753	0.000
		1.000	0.000
3	10	0.000	1.000
		0.010	0.974
		0.030	0.830
		0.040	0.710
		0.070	0.601
		0.090	0.436
		0.120	0.368
		0.130	0.316
		0.160	0.222
		0.190	0.187
		0.210	0.135
		0.250	0.092
		0.270	0.078
		0.280	0.066
		0.310	0.046
		0.360	0.030
		0.370	0.026
		0.390	0.018
		0.430	0.012
		0.480	0.007
		0.490	0.006
		0.520	0.003
		0.570	0.002
		0.610	0.001
		0.630	0.001
		0.640	0.001
		0.670	0.000
		1.000	0.000
3	11	0.000	1.000
		0.008	0.976
		0.025	0.844
		0.033	0.732
		0.058	0.629
		0.074	0.470
		0.099	0.403
		0.107	0.351
		0.132	0.256
		0.157	0.219
		0.174	0.163
		0.207	0.116
		0.223	0.100
		0.231	0.087
		0.256	0.062
		0.298	0.043
		0.306	0.037
		0.322	0.027

Kendall W 一致性系数表(续)

k	b	W	P
3	11	0.355	0.019
		0.397	0.013
		0.405	0.011
		0.430	0.007
		0.471	0.005
		0.504	0.003
		0.521	0.002
		0.529	0.002
		0.544	0.001
		0.603	0.001
		0.620	0.000
		1.000	0.000
3	12	0.000	1.000
		0.007	0.978
		0.021	0.856
		0.028	0.751
		0.049	0.654
		0.062	0.500
		0.083	0.434
		0.090	0.383
		0.111	0.287
		0.132	0.249
		0.146	0.191
		0.174	0.141
		0.188	0.123
		0.194	0.108
		0.215	0.080
		0.250	0.058
		0.257	0.050
		0.271	0.038
		0.299	0.028
		0.333	0.019
		0.340	0.017
		0.361	0.011
		0.396	0.008
		0.424	0.005
		0.438	0.004
		0.444	0.004
		0.465	0.002
		0.507	0.002
		0.521	0.001
		0.528	0.001
		0.549	0.001
		0.562	0.001
		0.583	0.000
		1.000	0.000
3	13	0.000	1.000
		0.006	0.980
		0.018	0.866
		0.024	0.767
		0.041	0.657
		0.053	0.527
		0.071	0.463
		0.077	0.412
		0.095	0.316
		0.112	0.278
		0.124	0.217
		0.148	0.165
		0.160	0.145
		0.166	0.129
		0.183	0.098
		0.213	0.073
		0.219	0.064
		0.231	0.050
		0.254	0.038
		0.284	0.027
		0.290	0.025
		0.308	0.016
		0.337	0.012
		0.361	0.008
		0.373	0.007
		0.379	0.006
		0.396	0.004
		0.432	0.003
		0.444	0.002
		0.450	0.002
		0.467	0.001
		0.479	0.001
		0.497	0.001
		0.538	0.001
		0.550	0.000
		1.000	0.000
3	14	0.000	1.000
		0.005	0.981
		0.015	0.874
		0.020	0.781
		0.036	0.694
		0.046	0.551
		0.061	0.489
		0.066	0.438
		0.082	0.344
		0.097	0.305
		0.107	0.242
		0.128	0.188
		0.138	0.167
		0.143	0.150
		0.158	0.117
		0.184	0.089
		0.189	0.079
		0.199	0.063
		0.219	0.049
		0.245	0.036
		0.250	0.033
		0.265	0.023
		0.291	0.018
		0.311	0.011
		0.321	0.010
		0.327	0.009
		0.342	0.007
		0.372	0.005
		0.383	0.003
		0.388	0.003
		0.403	0.003
		0.413	0.002
		0.429	0.002
		0.464	0.001
		0.474	0.001
		0.495	0.000
		1.000	0.000
3	15	0.000	1.000
		0.004	0.982
		0.013	0.882
		0.018	0.794
		0.031	0.711
		0.040	0.573
		0.053	0.513
		0.058	0.463
		0.071	0.369
		0.084	0.330
		0.093	0.267
		0.111	0.211
		0.120	0.189
		0.124	0.170
		0.138	0.136
		0.160	0.106
		0.164	0.096
		0.173	0.077
		0.191	0.059
		0.213	0.047
		0.218	0.043
		0.231	0.030
		0.253	0.022
		0.271	0.018
		0.280	0.015
		0.284	0.011
		0.298	0.010
		0.324	0.007
		0.333	0.005
		0.338	0.005
		0.351	0.004
		0.360	0.004
		0.373	0.003
		0.404	0.002
		0.413	0.001
		0.431	0.001
		0.444	0.001
		0.458	0.001
		0.480	0.000
		1.000	0.000
4	2	0.000	1.000
		0.100	0.958
		0.200	0.833

Kendall W 一致性系数表(续)

k	b	W	P	k	b	W	P	k	b	W	P
4	2	0.300	0.792	4	4	0.775	0.011	4	6	0.067	0.797
		0.400	0.625			0.800	0.006			0.078	0.779
		0.500	0.542			0.825	0.005			0.089	0.676
		0.600	0.458			0.850	0.002			0.100	0.666
		0.700	0.375			0.900	0.002			0.111	0.608
		0.800	0.208			0.925	0.001			0.122	0.566
		0.900	0.167			1.000	0.000			0.133	0.541
		1.000	0.042	4	5	0.008	1.000			0.144	0.517
4	3	0.022	1.000			0.024	0.974			0.167	0.427
		0.067	0.958			0.040	0.944			0.178	0.385
		0.111	0.910			0.072	0.857			0.189	0.374
		0.200	0.727			0.088	0.769			0.200	0.337
		0.244	0.615			0.104	0.710			0.211	0.321
		0.289	0.524			0.136	0.652			0.222	0.274
		0.378	0.446			0.152	0.563			0.233	0.259
		0.422	0.328			0.168	0.520			0.244	0.232
		0.467	0.293			0.200	0.443			0.256	0.221
		0.556	0.207			0.216	0.406			0.267	0.193
		0.600	0.182			0.232	0.368			0.278	0.190
		0.644	0.161			0.264	0.301			0.289	0.162
		0.733	0.075			0.280	0.266			0.300	0.154
		0.778	0.054			0.296	0.232			0.311	0.127
		0.822	0.026			0.328	0.213			0.322	0.113
		0.911	0.017			0.344	0.162			0.344	0.109
		1.000	0.002			0.360	0.151			0.356	0.088
4	4	0.000	1.000			0.392	0.119			0.367	0.087
		0.025	0.992			0.408	0.102			0.378	0.073
		0.050	0.930			0.424	0.089			0.389	0.067
		0.075	0.898			0.456	0.071			0.400	0.063
		0.100	0.794			0.472	0.067			0.411	0.058
		0.125	0.753			0.488	0.057			0.422	0.043
		0.150	0.680			0.520	0.049			0.433	0.041
		0.175	0.651			0.536	0.033			0.444	0.036
		0.200	0.528			0.552	0.032			0.456	0.033
		0.225	0.513			0.584	0.024			0.467	0.031
		0.250	0.432			0.600	0.021			0.478	0.027
		0.275	0.390			0.616	0.015			0.489	0.021
		0.300	0.352			0.648	0.011			0.500	0.021
		0.325	0.321			0.664	0.009			0.522	0.017
		0.375	0.237			0.680	0.008			0.533	0.015
		0.400	0.199			0.712	0.006			0.544	0.015
		0.425	0.188			0.728	0.003			0.556	0.011
		0.450	0.159			0.744	0.002			0.567	0.010
		0.475	0.141			0.776	0.002			0.578	0.009
		0.500	0.106			0.792	0.001			0.589	0.008
		0.525	0.093			0.808	0.001			0.600	0.006
		0.550	0.077			0.840	0.000			0.611	0.006
		0.575	0.069			1.000	0.000			0.633	0.004
		0.600	0.058	4	6	0.000	0.000			0.644	0.003
		0.625	0.054			0.011	0.996			0.656	0.003
		0.650	0.036			0.022	0.952			0.667	0.002
		0.675	0.035			0.033	0.938			0.678	0.002
		0.700	0.020			0.044	0.878			0.700	0.001
		0.725	0.013			0.056	0.843			0.711	0.001

Kendall W 一致性系数表(续)

k	b	W	P	k	b	W	P	k	b	W	P
4	6	0.722	0.001	4	7	0.535	0.006	4	8	0.256	0.106
		0.733	0.001			0.543	0.004			0.262	0.098
		0.744	0.001			0.559	0.004			0.269	0.091
		0.756	0.000			0.567	0.003			0.281	0.077
		1.000	0.000			0.576	0.003			0.294	0.067
4	7	0.004	1.000			0.592	0.003			0.300	0.062
		0.012	0.984			0.600	0.002			0.306	0.061
		0.020	0.964			0.608	0.002			0.312	0.052
		0.037	0.905			0.624	0.001			0.319	0.049
		0.045	0.846			0.633	0.001			0.325	0.046
		0.053	0.795			0.641	0.001			0.331	0.043
		0.069	0.754			0.657	0.001			0.338	0.038
		0.078	0.678			0.665	0.001			0.344	0.037
		0.086	0.652			0.673	0.001			0.358	0.031
		0.102	0.596			0.690	0.001			0.362	0.028
		0.110	0.564			1.000	0.000			0.369	0.026
		0.118	0.533	4	8	0.000	0.000			0.375	0.023
		0.135	0.460			0.006	0.998			0.381	0.021
		0.143	0.420			0.012	0.967			0.394	0.019
		0.151	0.378			0.019	0.957			0.400	0.015
		0.167	0.358			0.025	0.914			0.406	0.015
		0.176	0.306			0.031	0.890			0.412	0.013
		0.184	0.300			0.038	0.853			0.419	0.013
		0.200	0.264			0.044	0.842			0.425	0.011
		0.208	0.239			0.050	0.764			0.431	0.010
		0.216	0.216			0.056	0.754			0.438	0.009
		0.233	0.188			0.062	0.709			0.444	0.008
		0.241	0.182			0.069	0.677			0.450	0.008
		0.249	0.163			0.075	0.660			0.456	0.008
		0.265	0.150			0.081	0.637			0.462	0.007
		0.273	0.122			0.094	0.557			0.469	0.007
		0.282	0.118			0.100	0.509			0.475	0.006
		0.298	0.101			0.106	0.500			0.500	0.004
		0.306	0.093			0.112	0.471			0.506	0.004
		0.314	0.081			0.119	0.453			0.512	0.003
		0.331	0.073			0.125	0.404			0.519	0.003
		0.339	0.062			0.131	0.309			0.525	0.002
		0.347	0.058			0.137	0.364			0.531	0.002
		0.363	0.051			0.144	0.348			0.538	0.002
		0.371	0.040			0.156	0.325			0.544	0.002
		0.380	0.037			0.162	0.297			0.550	0.002
		0.396	0.034			0.169	0.283			0.556	0.002
		0.404	0.032			0.175	0.247			0.562	0.001
		0.412	0.030			0.181	0.231			0.569	0.001
		0.429	0.024			0.194	0.217			0.575	0.001
		0.437	0.021			0.200	0.185			0.581	0.001
		0.445	0.018			0.206	0.182			0.594	0.001
		0.461	0.016			0.212	0.162			0.606	0.001
		0.469	0.014			0.219	0.155			0.612	0.000
		0.478	0.013			0.225	0.153	5	3	0.000	1.000
		0.494	0.009			0.231	0.144			0.022	1.000
		0.502	0.008			0.238	0.122			0.044	0.988
		0.510	0.008			0.244	0.120			0.067	0.972
		0.527	0.007			0.250	0.112			0.089	0.941

Kendall W 一致性系数表(续完)

k	b	W	P	k	b	W	P	k	b	W	P
5	3	0.111	0.914	5	3	0.400	0.347	5	3	0.689	0.056
		0.133	0.845			0.422	0.326			0.711	0.045
		0.156	0.831			0.444	0.291			0.733	0.038
		0.178	0.768			0.467	0.253			0.756	0.028
		0.200	0.720			0.489	0.236			0.778	0.026
		0.222	0.682			0.511	0.213			0.800	0.017
		0.244	0.649			0.533	0.172			0.822	0.015
		0.267	0.595			0.556	0.163			0.844	0.008
		0.289	0.559			0.578	0.127			0.867	0.005
		0.311	0.493			0.600	0.117			0.889	0.004
		0.333	0.475			0.622	0.096			0.911	0.003
		0.356	0.432			0.644	0.080			0.956	0.001
		0.378	0.406			0.667	0.063			1.000	0.000

【用法说明】 该表用于 Kendall W 一致性检验,即 b 个评判者(区组)对 k 个对象或观察指标(处理组)进行评分,观察不同评判者之间的评分是否具有一致性。检验统计量 W 计算公式为:

$$W=\frac{12\sum_{j=1}^{k}R_j^2-3b^2k\,(k+1)^2}{b^2k(k^2-1)}$$

式中:b 是评判者个数;k 是观察对象或观察指标个数;R_j 是分配给第 j 个观察指标的秩次的合计。

当出现多个相同数据时,使用校正的统计量 W_c,其计算公式为

$$W_c=\frac{12\sum_{j=1}^{k}R_j^2-3b^2k\,(k+1)^2}{b^2k(k^2-1)-b\sum(t^3-t)}$$

式中:t 为相同数据的个数。

根据 W 和 W_c 的值及 b、k 的值查"Kendall K 统计量上侧概率表",得到对应的概率值 P,若 $P<\alpha$,则在 α 检验水准上拒绝 H_0,反之,则不拒绝 H_0。

例 3 个监督员对 5 个雇员的工作能力进行评分。分值最低为 1 分,最高为 10 分。问 3 个监督员对 5 个雇员工作能力的评分是否具有一致性。

表 1 雇员的工作能力评分

雇员	监督员			秩次合计
	1	2	3	
1	6(3)	3(2)	9(5)	10
2	2(1.5)	2(1)	2(1)	3.5
3	7(4)	7(4)	8(3.5)	11.5
4	2(1.5)	6(3)	4(2)	6.5
5	9(5)	9(5)	8(3.5)	13.5
秩次合计	15	15	15	45

注:小括号内数字为秩次。

解 $H_0:\rho=0$，评分不具有一致性

$H_1:\rho\neq 0$，评分具有一致性

$\alpha=0.05$

计算校正的统计量 W_c：

$$\sum R_j^2=10^2+3.5^2+11.5^2+6.5^2+13.5^2=469$$

$$\sum(t^3-t)=(2^3-2)+(2^3-2)=12$$

$$W_c=\frac{12\sum_{j=1}^{k}R_j^2-3b^2k\ (k+1)^2}{b^2k(k^2-1)-b\sum(t^3-t)}=0.736$$

根据 $b=3$，$k=5$，查"Kendall W 一致性系数表"，表中 $b=3$，$k=5$ 对应的一栏中，没有 W 值为 0.736，这时，可以取相近的 W 值。$W=0.733$ 与 $W=0.736$ 最相近，其对应的概率 $P=0.03$。由于 $P<0.05$，拒绝 H_0，可以认为 3 个监督员对 5 个雇员工作能力的评分具有一致性。

参考文献

徐天和，景学安，程琮.中华医学统计百科全书：非参数统计分册[M].北京：中国统计出版社，2013.

（刘琳，高永，石德文）

Kendall 和谐系数 S 界值表

K	N 3	4	5	6	7	$N=3$ K	S
3			64.4	103.9	157.3	9	54.0
			75.6	122.8	185.6		75.9
4		49.5	88.4	143.3	217.0	12	71.9
		61.4	109.3	176.2	265.0		103.5
5		62.6	112.3	182.4	276.2	14	83.8
		80.5	142.8	229.4	343.8		121.9
6		75.7	136.1	221.4	335.2	16	95.8
		99.5	176.1	282.4	422.6		140.2
8	48.1	101.7	183.7	299.0	453.1	18	107.7
	66.8	137.4	242.7	388.3	579.9		158.6
10	60.0	127.8	231.2	376.7	571.0		
	85.1	175.3	309.1	494.0	737.0		
15	89.8	192.9	349.8	570.5	864.9		
	131.0	269.8	475.2	758.2	1129.5		
20	119.7	258.0	468.5	764.4	1158.7		
	177.0	364.2	641.2	1022.2	1521.9		

注：上行 $\alpha=0.05$，下行 $\alpha=0.01$。

【用法说明】 该表为判断 Kendall 和谐系数是否达到检验水准的界值表。Kendall 和谐系数是测量评分者信度的一种方法。当测验论文式对象时，不同的评分者对同一份对象评定的等级往往不同，此时的误差主要来自评分者的主观差异。当有 $K(K\geqslant3)$ 个评分者对 N 份试卷进行评分，若要测量所得结果的可信度，这时就需计算 Kendall 和谐系数。评分者评定等级无相同等级时，Kendall 和谐系数的计算公式为：

$$W=\frac{\sum R_i^2-\frac{(\sum R_i)^2}{N}}{\frac{1}{12}K^2(N^3-N)}$$

其中，W 为 Kendall 和谐系数，K 为评分者人数，N 为评分的对象数，R_i 是第 i 对象的等级和。

表内数字为根据 K 个评价者评 N 个对象，查得的 Kendall 和谐系数的界值。

例 有 A、B、C、D、E、F 6 位教师各自评阅 5 篇作文，他们给每篇作文的评定等级如表 1 所示，问这 6 位教师所评等级的一致性如何？

表 1 6 位教师对 5 篇作文的评定等级

教师	作文 Ⅰ	Ⅱ	Ⅲ	Ⅳ	Ⅴ
A	3	5	2	4	1
B	3	5	2	4	1
C	3	4	1	5	2

续表

教师	作文				
	Ⅰ	Ⅱ	Ⅲ	Ⅳ	Ⅴ
D	3	5	1	4	2
E	3	5	2	4	1
F	3	5	2	4	1
R_i	18	29	10	25	8

解 $H_0: \rho = 0$，所评等级不具有一致性

$H_1: \rho \neq 0$，所评等级具有一致性

$\alpha = 0.01$

1)计算各题等级和 R_i，并列入表内(见表1)的最后1行；

2)计算各题等级之和($\sum R_i$)及各题等级和的平方和($\sum R_i^2$)

$$\sum R_i = 18 + 29 + 10 + 25 + 8 = 90, \sum R_i^2 = 18^2 + 29^2 + 10^2 + 25^2 + 8^2 = 1954$$

3)求 Kendall 和谐系数 W 值。把以上数据及 $K = 6$、$N = 5$ 代入公式，则

$$W = \frac{S}{\frac{1}{12}K^2(N^3 - N)} = \frac{\sum R_i^2 - \frac{(\sum R_i)^2}{N}}{\frac{1}{12}K^2(N^3 - N)} = \frac{1954 - \frac{90^2}{5}}{\frac{1}{12} \times 6^2(5^3 - 5)} = 0.93$$

$$S = \sum R_i^2 - \frac{(\sum R_i)^2}{N} = 1954 - \frac{90^2}{5} = 334.0$$

4)检验 W 是否达到检验水准

依据 $K = 6$、$N = 5$，查“Kendall 和谐系数 S 界值表”。在表中找到 $K = 6$ 这一行，然后对应 $N = 5$ 所在的列(即第4列)，可得 $S_{0.01} = 176.1$。

而计算出的 $S = 334.0$，$S > S_{0.01}$，按 $\alpha = 0.01$ 的检验水准，拒绝 H_0，即 W 达到检验水准，故认为所评等级一致性高。

参考文献

[1] Friedman, M.A comparison of alternative tests of significance for the problem of m rankings[J].Annals of Mathematical Statistics, 1940, 11(1): 86−92.

[2]徐天和，唐军，高永.中华医学统计百科全书：管理与健康统计分册[M].北京：中国统计出版社，2013.

(刘芳，石德文)

Kendall 偏秩相关系数分位数估计值表

n	$1-\alpha$										
	0.75	0.80	0.85	0.90	0.925	0.950	0.975	0.98	0.99	0.995	0.999
3	0.5000	1	—	1	1	1	1	1	1	1	1
4	0.4472	0.5000	—	0.7071	0.7071	0.7071	1	1	1	1	1
5	0.3333	0.4082	0.4286	0.5345	0.6124	0.6667	0.8018	0.8165	0.8165	1.0	1.0
6	0.2773	0.3273	0.3889	0.4725	0.5330	0.6001	0.6667	0.7222	0.7638	0.8660	1.0
7	0.233	0.282	—	0.421	0.475	0.527	0.617	0.632	0.712	0.761	0.901
8	0.206	0.254	—	0.382	0.430	0.484	0.565	0.580	0.648	0.713	0.807
9	0.187	0.230	—	0.347	0.391	0.443	0.515	0.542	0.602	0.660	0.757
10	0.170	0.215	—	0.325	0.365	0.413	0.480	0.504	0.562	0.614	0.718
11	0.162	0.202	—	0.305	0.343	0.387	0.453	0.475	0.530	0.581	0.677
12	0.153	0.190	—	0.288	0.322	0.465	0.430	0.451	0.505	0.548	0.643
13	0.145	0.180	—	0.273	0.305	0.347	0.410	0.428	0.481	0.527	0.616
14	0.137	0.172	—	0.260	0.293	0.331	0.391	0.408	0.458	0.503	0.590
15	0.133	0.166	0.204	0.251	0.280	0.319	0.377	0.394	0.442	0.485	0.570
16	0.125	0.157	—	0.240	0.267	0.305	0.361	0.377	0.423	0.466	0.549
17	0.121	0.151	—	0.231	0.258	0.294	0.348	0.363	0.410	0.450	0.532
18	0.117	0.147	—	0.222	0.250	0.284	0.336	0.351	0.395	0.434	0.514
19	0.114	0.141	—	0.215	0.241	0.275	0.326	0.340	0.382	0.421	0.498
20	0.111	0.139	0.170	0.210	0.236	0.268	0.318	0.332	0.374	0.412	0.488
25	0.098	0.122	0.149	0.185	0.207	0.236	0.279	0.293	0.329	0.363	0.430
30	0.088	0.110	0.135	0.167	0.187	0.213	0.253	0.264	0.298	0.329	0.390
35	0.081	0.101	0.124	0.153	0.171	0.196	0.232	0.243	0.274	0.303	0.361
40	0.075	0.094	0.115	0.142	0.159	0.182	0.216	0.226	0.255	0.282	0.335
45	0.071	0.088	0.108	0.133	0.150	0.171	0.203	0.212	0.240	0.265	0.316
50	0.067	0.083	0.102	0.126	0.141	0.161	0.192	0.201	0.225	0.250	0.298
60	0.060	0.075	0.093	0.114	0.128	0.147	0.174	0.182	0.206	0.227	0.270
70	0.056	0.070	0.086	0.106	0.119	0.135	0.160	0.168	0.190	0.210	0.251
80	0.052	0.065	0.080	0.098	0.110	0.126	0.150	0.157	0.178	0.197	0.235
90	0.049	0.061	0.075	0.092	0.104	0.119	0.141	0.148	0.167	0.185	0.221

【用法说明】 该表用于 Kendall 偏秩相关系数的显著性检验。n 为调查对象的数量，$1-\alpha$ 为单侧分位概率，控制自变量 z 时，y 与 x 的偏秩相关系数计算公式为：

$$\tau_{xy.z}=\frac{\tau_{xy}-\tau_{xz}\tau_{yz}}{\sqrt{(1-\tau_{xz}^{2})(1-\tau_{yz}^{2})}}$$

$$\tau_{xy}=\tau_{xz}=\tau_{yz}=\frac{S}{n(n-1)/2}$$

$$S=P-Q$$

其中，P 与 Q 分别表示每对数据中的自然顺序对和反自然顺序对的数量。

3 个变量构成 3 种组合：即 x 与 y 对，x 与 z 对和 y 与 z 对。分别计算 3 个变量对的自然顺序对和反自然顺序对。若第 i 个数据对中 x_i 和 y_i 均小于第 j 个数据对中的 x_j 和 y_j，则称为自然顺序对；若第 i 个数据对中 x_i 小于第 j 个数据对中的 x_j，而 y_i 却大于相应数据对中的 y_j，则称为反自然顺序对。

根据 n 及 α 值，查"Kendall 偏秩相关系数分位数估计值表"得界值。若计算的偏秩相关系数大于界值，则拒绝 H_0，反之则不拒绝 H_0。

例 市场研究人员调查了 15 个市场的 3 个变量。因变量 y 为广告花费，自变量 x 为销售量，自变量 z 为消费产品的市场共享额。数据见表 1。试进行偏秩相关分析。

表 1 15 个市场调查数据

编号	x	y	z
1	149.00	21.00	42.50
2	152.00	21.79	43.70
3	155.70	22.40	44.75
4	159.00	23.00	46.00
5	166.30	23.70	47.00
6	166.00	24.30	47.90
7	169.00	24.92	48.95
8	172.00	25.50	49.90
9	174.50	25.80	50.30
10	176.10	26.01	50.90
11	176.50	26.15	50.85
12	179.00	26.30	51.10
13	170.40	25.75	49.50
14	145.00	20.50	43.50
15	158.80	23.10	46.25

解 设控制自变量 z，计算因变量 y 与自变量 x 之间的偏秩相关，即计算 $\tau_{xy.z}$。计算 x 与 y 变量的自然与反自然数据对：将自变量 x 由小到大排序，见表 2。

表 2 x 与 y 顺序对计算过程

编号	x	y	y 的自然顺序对	y 的反自然顺序对
1	145.00	20.50	14	0
2	149.00	21.00	13	0
3	152.00	21.79	12	0
4	155.70	22.40	11	0
5	158.80	23.10	9	1
6	159.00	23.00	9	0
8	163.30	23.70	8	0
7	166.00	24.30	7	0
9	169.00	24.92	6	0
10	170.40	25.75	4	1
11	172.00	25.50	4	0
12	174.50	25.80	3	0
13	176.10	26.01	2	0
14	176.50	26.15	1	0
15	179.00	26.30	0	0
合计			$P=103$	$Q=2$

自然顺序对的计算：第 1 对数据中，y 为 20.50，小于所有后面 y 的 14 个数据，故其自然顺序对为 14，余类推。

反自然顺序对的计算：第 1 对数据中，y 为 20.50，大于所有后面 y 的数据个数为 0 个，故其反自然顺序对为 0。第 5 对数据中，y 为 23.10，大于所有后面 y 的数据个数只有 1 个，故其反自然顺序对为 1。余类推。

$$\tau_{xy}=\frac{S}{n(n-1)/2}=\frac{103-2}{15\times(15-1)/2}=0.9619$$

用同样方法，计算

$$\tau_{xz}=\frac{S}{n(n-1)/2}=\frac{99}{15\times(15-1)/2}=0.9428$$

$$\tau_{yz}=\frac{S}{n(n-1)/2}=\frac{99}{15\times(15-1)/2}=0.9428$$

当控制自变量 z 时，x 与 y 的偏秩相关系数为：

$$\tau_{xy.z}=\frac{\tau_{xy}-\tau_{xz}\tau_{yz}}{\sqrt{(1-\tau_{xz}^2)(1-\tau_{yz}^2)}}=\frac{0.9619-(0.9428)(0.9428)}{\sqrt{[1-(0.9428)^2][1-(0.9428)^2]}}=0.6572$$

依上述同样方法，可以计算出另外 2 个偏秩相关系数：$\tau_{zy.x}$ 和 $\tau_{xz.y}$ 。

$H_0:\tau_{xy.z}=0$

$H_1:\tau_{xy.z}\neq 0$

本例，$n=15$，双侧 $\alpha=0.05$。取分位数为：$1-0.05/2=0.975$。查“Kendall 偏秩相关系数分位数估计值表”得界值为 0.377。计算的偏相关系数为 0.6572，大于界值 0.377，则 $P<0.05$，拒绝 H_0。

结论：可以认为该偏相关系数有统计学意义。即在控制市场共享额的条件下，市场广告投入与市场销售量呈正相关关系。

参考文献

徐天和，景学安，程琮. 中华医学统计百科全书：非参数统计分册[M]. 北京：中国统计出版社，2013.

（刘琳，徐天和）

Kolmogorov-Smirnov 检验用 *D* 界值表

n	α 0.2	0.1	0.05	0.02	0.01	*n*	α 0.2	0.1	0.05	0.02	0.01
1	0.900	0.950	0.975	0.990	0.995	21	0.226	0.259	0.287	0.321	0.344
2	0.684	0.776	0.842	0.900	0.929	22	0.221	0.253	0.281	0.314	0.337
3	0.565	0.636	0.708	0.785	0.829	23	0.216	0.247	0.275	0.307	0.330
4	0.493	0.565	0.624	0.689	0.734	24	0.212	0.242	0.269	0.301	0.323
5	0.477	0.509	0.563	0.627	0.669	25	0.208	0.238	0.264	0.295	0.317
6	0.410	0.468	0.519	0.577	0.617	26	0.204	0.233	0.259	0.290	0.311
7	0.381	0.436	0.483	0.538	0.576	27	0.200	0.229	0.254	0.284	0.305
8	0.358	0.410	0.454	0.507	0.542	28	0.197	0.225	0.250	0.279	0.300
9	0.339	0.387	0.430	0.480	0.513	29	0.193	0.221	0.246	0.275	0.295
10	0.323	0.369	0.409	0.457	0.489	30	0.190	0.218	0.242	0.270	0.290
11	0.308	0.352	0.391	0.437	0.468	31	0.187	0.214	0.238	0.266	0.285
12	0.296	0.338	0.375	0.419	0.449	32	0.184	0.211	0.234	0.262	0.281
13	0.285	0.325	0.361	0.404	0.432	33	0.182	0.208	0.231	0.258	0.277
14	0.275	0.314	0.349	0.390	0.418	34	0.179	0.205	0.227	0.254	0.273
15	0.266	0.304	0.338	0.377	0.404	35	0.177	0.202	0.224	0.251	0.269
16	0.258	0.295	0.327	0.366	0.392	36	0.174	0.199	0.221	0.247	0.265
17	0.250	0.286	0.318	0.355	0.381	37	0.172	0.196	0.218	0.244	0.262
18	0.244	0.279	0.309	0.346	0.371	38	0.170	0.194	0.215	0.241	0.258
19	0.237	0.271	0.301	0.337	0.361	39	0.168	0.191	0.213	0.238	0.255
20	0.232	0.265	0.294	0.329	0.352	40	0.165	0.189	0.210	0.235	0.252
						$n>40$	$\frac{1.0730}{\sqrt{n}}$	$\frac{1.2239}{\sqrt{n}}$	$\frac{1.3581}{\sqrt{n}}$	$\frac{1.5174}{\sqrt{n}}$	$\frac{1.6276}{\sqrt{n}}$

【用法说明】 Kolmogorov-Smirnov Test，简称 K-S 检验，是用来检验一组样本观测结果的经验分布同某一指定的理论分布之间是否一致的拟合优度检验。表中给出了样本量为 n，检验水准为 α 时所对应的界值。当计算的统计量 D 超过相应界值时判定差别有统计学意义。

例 某地 101 名 30～49 岁健康男子血清总胆固醇值（mmol/L）测定结果频数分布如表 1 第（1）（2）栏，将该资料按正态分布处理，试用 K-S 检验考察拟合优度（K-S 检验的基本思路为：将顺序分类数据的理论累积频率分布同观测的经验累积频率分布加以比较，求出它们最大的偏离值，然后在给定的检验水准上检验这种偏离值是否属于偶然出现的）。

表 1 某地 101 名 30～49 岁健康男子血清总胆固醇值正态性检验

总胆固醇值(mmol/L) (1)	频数 (2)	累计频数 (3)	累计频率 (4)	z (5)	理论频率 (6)	频率差的绝对值 (7)＝|(4)－(6)|
2.50～	1	1	0.0099	−1.97	0.0244	0.0145
3.00～	8	9	0.0891	−1.40	0.0808	0.0083
3.50～	9	18	0.1792	−0.83	0.2033	0.0241
4.00～	23	41	0.4059	−0.27	0.3936	0.0123
4.50～	25	66	0.6535	0.30	0.6179	0.0356

续表

总胆固醇值(mmol/L)	频数	累计频数	累计频率	z	理论频率	频率差的绝对值
(1)	(2)	(3)	(4)	(5)	(6)	(7)= |(4)-(6)|
5.00～	17	83	0.8218	0.87	0.8078	0.0140
5.50～	9	92	0.9109	1.43	0.9236	0.0127
6.00～	6	98	0.9703	2.00	0.9772	0.0069
6.50～	2	100	0.9901	2.57	0.9949	0.0048
7.00～7.50	1	101	1.0000	3.13	0.9991	0.0009

解 H_0:实际分布服从正态分布

H_1:实际分布不服从正态分布

$\alpha = 0.20$

1)计算样本的累计频数与累计频率,见第(3)(4)列。

2)计算样本均数和标准差,结果为:$\bar{x} = 4.735$mmol/L,$s = 0.882$mmol/L 。

3)将 $\bar{x}$ 与 s 代入下式求得第(5)列,X 为相应组段的上限值。

4) $z = \dfrac{X - \bar{x}}{s}$。

5)由标准正态分布表查出对应于各个 z 值的理论累计频率,见第(6)列。

6)计算样本的实际累计频率与理论累计频率之差,并取绝对值。见第(7)列。

取第(7)列中最大者为 D ,与“Kolmogorov-Smirnov 检验用 D 界值表”作比较,超过相应界值时判定差别有统计学意义。

样本量 $n > 40$ 时,取 $D_{0.20} = 1.0730/\sqrt{n}$,$D_{0.10} = 1.2239/\sqrt{n}$,$D_{0.05} = 1.3581/\sqrt{n}$ 。本例 $n = 101$,求得第(7)列中最大者:$D = 0.0356$,而 $D_{0.20} = 0.1068$,故 $P > 0.20$。不拒绝 H_0,将该资料依照正态分布处理是可行的。

参考文献

徐天和,颜虹.中华医学统计百科全书:单变量推断统计分册[M].北京:中国统计出版社,2012.

(祁爱琴,徐天和)

k 个独立正态变量范围的界值表

k	α								
	0.0001	0.0005	0.001	0.005	0.01	0.025	0.05	0.10	0.20
2	5.502	4.923	4.654	3.970	3.643	3.170	2.772	2.326	1.812
3	5.864	5.316	5.063	4.424	4.120	3.682	3.314	2.902	2.424
4	6.083	5.553	5.309	4.694	4.403	3.984	3.633	3.240	2.784
5	6.240	5.722	5.484	4.886	4.603	4.197	3.858	3.478	3.037
6	6.362	5.853	5.619	5.033	4.757	4.361	4.030	3.661	3.232
7	6.461	5.960	5.730	5.154	4.882	4.494	4.170	3.808	3.389
8	6.546	6.050	5.823	5.255	4.987	4.605	4.286	3.931	3.520
9	6.618	6.127	5.903	5.341	5.078	4.700	4.387	4.037	3.632
10	6.682	6.196	5.973	5.418	5.157	4.784	4.474	4.129	3.730
11	6.739	6.257	6.036	5.485	5.227	4.858	4.552	4.211	3.817
12	6.791	6.311	6.092	5.546	5.290	4.925	4.622	4.285	3.895
13	6.837	6.361	6.144	5.602	5.348	4.985	4.685	4.351	3.966
14	6.880	6.407	6.191	5.652	5.400	5.041	4.743	4.412	4.030
15	6.920	6.449	6.234	5.699	5.448	5.092	4.796	4.468	4.089
16	6.957	6.488	6.274	5.742	5.493	5.139	4.845	4.519	4.144
17	6.991	6.525	6.312	5.783	5.535	5.183	4.891	4.568	4.195
18	7.023	6.559	6.347	5.820	5.574	5.224	4.934	4.612	4.242
19	7.054	6.591	6.380	5.856	5.611	5.262	4.974	4.654	4.287
20	7.082	6.621	6.411	5.889	5.645	5.299	5.012	4.694	4.329
22	7.135	6.677	6.469	5.951	5.709	5.365	5.081	4.767	4.405
24	7.183	6.727	6.520	6.006	5.766	5.425	5.144	4.832	4.475
26	7.226	6.773	6.568	6.057	5.818	5.480	5.201	4.892	4.537
28	7.266	6.816	6.611	6.103	5.866	5.530	5.253	4.947	4.595
30	7.303	6.855	6.651	6.146	5.911	5.577	5.301	4.997	4.648
32	7.337	6.891	6.689	6.186	5.952	5.620	5.346	5.044	4.697
34	7.370	6.925	6.723	6.223	5.990	5.660	5.388	5.087	4.743
36	7.400	6.957	6.756	6.258	6.026	5.698	5.427	5.128	4.786
38	7.428	6.987	6.787	6.291	6.060	5.733	5.463	5.166	4.826
40	7.455	7.015	6.816	6.32	6.092	5.766	5.498	5.202	4.864
50	7.571	7.137	6.941	6.454	6.228	5.909	5.646	5.357	5.026
60	7.664	7.235	7.041	6.561	6.338	6.023	5.764	5.480	5.155
70	7.741	7.317	7.124	6.649	6.429	6.118	5.863	5.582	5.262
80	7.808	7.387	7.196	6.752	6.507	6.199	5.947	5.669	5.353
90	7.866	7.448	7.259	6.792	6.575	6.270	6.020	5.745	5.433
100	7.918	7.502	7.314	6.850	6.636	6.333	6.085	5.812	5.503

【用法说明】 k 为独立变量个数，α 为检验水准。该表是当样本含量超出“Steel-Dwass-Critchlow-Fligner 双侧所有处理组多重比较界值表”时或大样本时，组分向量 $W_{12}^*, W_{13}^*, \cdots, W_{k-1,k}^*$ 趋向多变量正态分布。大样本含量时，W_{α}^* 由 q_{α} 所近似，q_{α} 是上侧第 α 位百分位数。其判断为：如果 $|W_{uv}^*| \geq q_{\alpha}$，则 $\tau_u \neq \tau_v$，否则，$\tau_u = \tau_v$。q_{α} 值由“k 个独立变量范围的界值表”查得。

例 研究人员调查湖中比赛鱼的长度(mm)。选择了湖中 4 个不同的位置,并取得数据见表 1。试比较不同位置比赛鱼的长度有无差异。

表 1 湖中不同位置比赛鱼的长度　　单位:mm

编号	位置 1	位置 2	位置 3	位置 4
1	46	42	38	31
2	28	60	33	30
3	46	32	26	27
4	37	42	25	29
5	32	45	28	30
6	41	58	28	25
7	42	27	26	25
8	45	51	27	24
9	38	42	27	27
10	44	52	27	30

解 本数据为单因素设计多组比较。先用 Kruskall-Wallis 检验进行分析,得到 $P<0.05$。再进行组间的多重比较。

$H_0:\tau_1=\cdots=\tau_k$,各处理组效应相同

$H_1:\tau_1,\cdots,\tau_k$,各处理组效应不全相同

$\alpha=0.05$

4 个处理组的两两比较组合数为:$k(k-1)/2=4(4-1)/2=6$。即共有 6 对处理组的组合。对成对组合的所有数据统一由小到大编排秩次。遇到相同数据,计算平均秩次。秩次编排结果见表 2 和表 3。

表 2 各处理组两两组合编排秩次结果

编号	位置 1 与位置 2		位置 1 与位置 3		位置 1 与位置 2	
	1	2	1	3	1	4
1	46(15.5)	42(9.5)	46(19.5)	38(13.5)	46(19.5)	31(11)
2	28(2)	60(20)	28(8)	33(11)	28(6)	30(9)
3	46(15.5)	32(3.5)	46(19.5)	26(2.5)	46(19.5)	27(4.5)
4	37(5)	42(9.5)	37(12)	25(1)	37(13)	29(7)
5	32(3.5)	45(13.5)	32(10)	28(8)	32(12)	30(9)
6	41(7)	58(19)	41(15)	28(8)	41(15)	25(2.5)
7	42(9.5)	27(1)	42(16)	26(2.5)	42(16)	25(2.5)
8	45(13.5)	51(17)	45(18)	27(5)	45(18)	24(1)
9	38(6)	42(9.5)	38(13.5)	27(5)	38(14)	27(4.5)
10	44(12)	52(18)	44(17)	27(5)	44(17)	30(9)
合计	$W_{12}=120.5$		$W_{13}=61.5$			$W_{14}=60$

计算 W_{ij} 值:$W_{12}=9.5+20+3.5+9.5+13.5+19+1+17+9.5+18=120.5$。

出现相同秩次时,计算 t_b 值,由小到大,按顺序计算,秩次 3.5 有 2 个,则 $t_1=2$;秩次 9.5 有 4 个,则 $t_2=4$;秩次 13.5 有 2 个,则 $t_3=2$;秩次 15.5 有 2 个,则 $t_4=2$;

计算 $\dfrac{Var_0(W_{12})}{2}$ 值:

$$\frac{Var_0(W_{ij})}{2}=\frac{n_in_j}{24}\left[n_i+n_j+1-\frac{\sum_{b=1}^{g_{ij}}(t_b-1)t_b(t_b+1)}{(n_i+n_j)(n_i+n_j-1)}\right]=86.64$$

计算 W_{12}^* 值：

$$W_{12}^*=\sqrt{2}\left[\frac{w_{ij}-E_0(W_{ij})}{\sqrt{Var_0(W_{ij})}}\right]=\frac{w_{ij}-\frac{n_j(n_i+n_j+1)}{2}}{\sqrt{n_in_j(n_i+n_j+1)/24}}=1.67$$

其他各组合 $W_{ij}{}^*$ 值的计算，与上述计算过程相同。

表 3　各处理组两两组合编排秩次结果

编号	位置 2 与位置 3		位置 2 与位置 4		位置 3 与位置 4	
	2	3	2	3	3	4
1	42(14)	38(12)	42(14)	31(11)	38(20)	31(18)
2	60(20)	33(11)	60(20)	30(9)	33(19)	30(16)
3	32(10)	26(2.5)	32(12)	27(5)	26(5.5)	27(9)
4	42(14)	25(1)	42(14)	29(7)	25(3)	29(14)
5	45(16)	28(8.5)	45(16)	30(9)	28(12.5)	30(16)
6	58(19)	28(8.5)	58(19)	25(2.5)	28(12.5)	25(3)
7	27(5.5)	26(2.5)	27(5)	25(2.5)	26(5.5)	25(3)
8	51(17)	27(5.5)	51(17)	24(1)	27(9)	24(1)
9	42(14)	27(5.5)	42(14)	27(5)	27(9)	27(9)
10	52(18)	27(5.5)	52(18)	30(9)	27(9)	30(16)
合计		$W_{23}=62.5$		$W_{24}=61$		$W_{34}=105$

根据 $\alpha=0.05$，$k=4$，查“k 个独立变量范围的界值表”，得到界值 $q_{0.05}=3.633$。计算结果见表 4。

表 4　计算结果及判断结论

编号	对比组	$W_{ij}{}^*$ 绝对值	$q_{0.05}$ 界值	P 值	结果
1	1 与 2	1.67	3.633	>0.05	$\tau_1=\tau_2$
2	1 与 3	4.67	3.633	<0.05	$\tau_1\neq\tau_3$
3	1 与 4	4.82	3.633	<0.05	$\tau_1\neq\tau_4$
4	2 与 3	4.57	3.633	<0.05	$\tau_2\neq\tau_3$
5	2 与 4	4.73	3.633	<0.05	$\tau_2\neq\tau_4$
6	3 与 4	0.00	3.633	>0.05	$\tau_3=\tau_4$

结论：经处理组的多重比较，处理组 1 和 2，处理组 3 和 4 没有差异。其他各处理组之间差异有统计学意义。实际意义为：比赛鱼的长度在位置 1 和位置 2，位置 3 和位置 4 之间没有差异。其他各位置间比赛鱼的长度有差异。

参考文献

徐天和，景学安，程琮.中华医学统计百科全书：非参数统计分册[M].北京：中国统计出版社，2013.

（刘守鹏，徐天和）

K 值表(圆形正态分布用)

n	r																	
	0.10	0.15	0.20	0.25	0.30	0.35	0.40	0.45	0.50	0.55	0.60	0.65	0.70	0.75	0.80	0.85	0.90	0.95
5	0.00	0.00	0.00	0.00	0.00	0.00	0.00	0.15	0.67	0.94	1.18	1.41	1.68	2.00	2.44	3.10	4.39	8.33
6	0.00	0.00	0.00	0.00	0.00	0.00	0.00	0.56	0.83	1.04	1.25	1.48	1.74	2.07	2.51	3.20	4.54	8.66
7	0.00	0.00	0.00	0.00	0.00	0.00	0.38	0.69	0.90	1.10	1.30	1.52	1.78	2.11	2.56	3.27	4.65	8.89
8	0.00	0.00	0.00	0.00	0.00	0.00	0.53	0.76	0.95	1.13	1.33	1.55	1.81	2.15	2.60	3.32	4.73	9.06
9	0.00	0.00	0.00	0.00	0.00	0.31	0.61	0.80	0.98	1.16	1.35	1.57	1.84	2.17	2.63	3.36	4.79	9.19
10	0.00	0.00	0.00	0.00	0.00	0.42	0.65	0.83	1.00	1.18	1.37	1.59	1.86	2.19	2.66	3.39	4.84	9.30
11	0.00	0.00	0.00	0.00	0.00	0.48	0.69	0.85	1.02	1.19	1.38	1.61	1.87	2.21	2.68	3.42	4.89	9.39
12	0.00	0.00	0.00	0.00	0.23	0.53	0.71	0.87	1.03	1.20	1.40	1.62	1.88	2.22	2.69	3.44	4.92	9.46
13	0.00	0.00	0.00	0.00	0.32	0.56	0.73	0.88	1.04	1.21	1.41	1.63	1.89	2.23	2.71	3.46	4.95	9.53
14	0.00	0.00	0.00	0.00	0.37	0.58	0.74	0.89	1.05	1.22	1.41	1.63	1.90	2.24	2.72	3.47	4.98	9.58
15	0.00	0.00	0.00	0.00	0.41	0.60	0.75	0.90	1.06	1.23	1.42	1.64	1.91	2.25	2.73	3.49	5.00	9.63
20	0.00	0.00	0.00	0.30	0.50	0.65	0.79	0.93	1.09	1.26	1.45	1.67	1.94	2.28	2.76	3.53	5.07	9.79
25	0.00	0.00	0.00	0.38	0.54	0.67	0.81	0.95	1.10	1.27	1.46	1.68	1.95	2.30	2.79	3.56	5.12	9.88
30	0.00	0.00	0.22	0.42	0.56	0.69	0.82	0.96	1.11	1.28	1.47	1.69	1.96	2.31	2.80	3.58	5.15	9.95
35	0.00	0.00	0.27	0.44	0.57	0.70	0.83	0.97	1.12	1.29	1.48	1.70	1.97	2.32	2.81	3.60	5.17	9.99
40	0.00	0.00	0.31	0.45	0.58	0.70	0.83	0.97	1.13	1.29	1.48	1.70	1.98	2.33	2.82	3.61	5.19	10.03
45	0.00	0.04	0.33	0.46	0.58	0.71	0.84	0.98	1.13	1.30	1.49	1.71	1.98	2.33	2.82	3.62	5.20	10.06
50	0.00	0.14	0.34	0.47	0.59	0.71	0.84	0.98	1.13	1.30	1.49	1.71	1.98	2.34	2.83	3.62	5.21	10.08
100	0.00	0.26	0.38	0.49	0.61	0.73	0.86	1.00	1.15	1.31	1.50	1.71	2.00	2.35	2.85	3.65	5.26	10.18
150	0.18	0.28	0.39	0.50	0.62	0.74	0.86	1.00	1.15	1.32	1.51	1.73	2.00	2.36	2.86	3.66	5.27	10.21
200	0.19	0.29	0.40	0.51	0.62	0.74	0.87	1.00	1.15	1.32	1.51	1.73	2.01	2.36	2.86	3.67	5.28	10.22
∞	0.20	0.30	0.41	0.52	0.63	0.75	0.87	1.01	1.16	1.33	1.52	1.74	2.01	2.37	2.87	3.68	5.31	10.27

【用法说明】 圆形正态分布的密度函数为 $f(\varphi)=\frac{1}{2\pi I_0(K)}e^{K\cos(\varphi-\Phi)}$，其中 K 为集中参数。当 $K=0$ 时，圆形正态分布退化为均匀分布，并且 K 越大分布越集中于平均角周围。表内数字为根据可用样本含量 n 和样本平均向量长度 r，查得的圆形正态分布的集中参数 K 的值。

例 现有某市 492 例精神分裂症患者的复发时间，并服从圆形正态分布，计算 K 值。

表 1 492 例精神分裂症患者复发时间的圆形分布计算

复发时间(月份)	月中位累计数	月中位累计角度 φ	$\sin\varphi$	$\cos\varphi$	复发人数 f	$f\sin\varphi$	$f\cos\varphi$	$f\sin^2\varphi$	$f\sin\varphi\cdot\cos\varphi$
1	15.5	15.29	0.2637	0.9646	60	15.8220	57.8760	4.1723	15.2619
2	45.5	44.38	0.6994	0.7147	90	62.9460	64.3230	44.0244	44.9875
3	74.5	73.48	0.9587	0.2844	54	51.7698	15.3576	49.6317	15.2410
4	105.0	103.58	0.9721	−0.2345	53	51.5213	−12.4285	50.0839	−12.0817
5	135.5	133.64	0.7236	−0.6902	31	22.4316	−21.3962	16.3215	−15.4823
6	166.0	163.72	0.2802	−0.9599	25	7.0050	−23.9975	1.9628	−6.7241
7	196.5	193.81	−0.2387	−0.9711	24	−5.7288	−23.3064	1.3675	5.5632
8	227.5	224.38	−0.6994	−0.7147	18	−12.5910	−12.8646	8.8049	8.9975
9	258.5	254.47	−0.9635	−0.2678	22	−21.1970	−5.8916	20.4233	5.6766
10	288.5	284.55	−0.9679	0.2512	28	−27.1012	7.0336	26.2313	−6.8078
11	319.0	314.63	−0.7117	0.7025	35	−24.9095	24.5875	17.7281	−17.4989
12	349.5	344.71	−0.2637	0.9646	52	−13.7124	50.1592	3.6160	−13.2270
合计					492	106.2558	119.4521	244.2777	23.9059

解 根据表中的合计数按公式计算 X 与 Y 值

$$X=\frac{1}{n}\sum f\cos\varphi=\frac{119.4521}{492}=0.242789$$

$$Y=\frac{1}{n}\sum f\sin\varphi=\frac{106.2558}{492}=0.215967$$

然后求样本平均向量长度 r：

$$r=\sqrt{X^2+Y^2}=\sqrt{0.242789^2+0.215967^2}=0.3249$$

根据 $n=492$，$r=0.3249$，查"K 值表(圆形正态分布用)"。首先找到表中 $n=\infty$这一行，然后对应 $r=0.3249$，确定 r 在 0.30 与 0.35 之间(即第 6 列与第 7 列之间)，可得 K 的近似值为 0.7。

参考文献

徐天和，田考聪. 中华医学统计百科全书：描述性统计分册[M]. 北京：中国统计出版社，2012.

(刘芳，徐天和)

Link 及 Wallace 检验用 K 值表

Link 及 Wallace 检验用 K 值表($\alpha=0.05$)

n	k																					
	2	3	4	5	6	7	8	9	10	11	12	13	14	15	16	17	18	19	20	30	40	50
2	3.43	2.35	1.74	1.39	1.15	0.99	0.87	0.77	0.70	0.63	0.58	0.54	0.50	0.47	0.443	0.418	0.396	0.376	0.358	0.245	0.187	0.151
3	1.90	1.44	1.14	0.94	0.80	0.70	0.62	0.56	0.51	0.47	0.43	0.40	0.38	0.35	0.335	0.317	0.301	0.287	0.274	0.189	0.146	0.119
4	1.62	1.25	1.01	0.84	0.72	0.63	0.57	0.51	0.47	0.43	0.40	0.37	0.35	0.33	0.310	0.294	0.279	0.266	0.254	0.177	0.136	0.112
5	1.53	1.19	0.96	0.81	0.70	0.61	0.55	0.50	0.45	0.42	0.39	0.36	0.34	0.32	0.303	0.287	0.273	0.260	0.249	0.173	0.134	0.110
6	1.50	1.17	0.95	0.80	0.69	0.61	0.55	0.49	0.45	0.42	0.39	0.36	0.34	0.32	0.302	0.287	0.273	0.260	0.249	0.174	0.135	0.110
7	1.49	1.17	0.95	0.80	0.69	0.61	0.55	0.50	0.45	0.42	0.39	0.36	0.34	0.32	0.304	0.289	0.275	0.262	0.251	0.175	0.136	0.111
8	1.49	1.18	0.96	0.81	0.70	0.62	0.55	0.50	0.46	0.42	0.39	0.37	0.35	0.33	0.308	0.292	0.278	0.265	0.254	0.178	0.138	0.113
9	1.50	1.19	0.97	0.82	0.71	0.62	0.56	0.51	0.47	0.43	0.40	0.37	0.35	0.33	0.312	0.297	0.282	0.269	0.258	0.180	0.140	0.115
10	1.52	1.20	0.98	0.83	0.72	0.63	0.57	0.52	0.47	0.44	0.41	0.38	0.36	0.34	0.317	0.301	0.287	0.274	0.262	0.183	0.142	0.117
11	1.54	1.22	0.99	0.84	0.73	0.64	0.58	0.52	0.48	0.44	0.41	0.38	0.36	0.34	0.322	0.306	0.291	0.278	0.266	0.186	0.145	0.119
12	1.56	1.23	1.01	0.85	0.74	0.65	0.58	0.53	0.49	0.45	0.42	0.39	0.37	0.35	0.327	0.311	0.296	0.282	0.270	0.189	0.147	0.121
13	1.58	1.25	1.02	0.86	0.75	0.66	0.59	0.54	0.49	0.46	0.42	0.40	0.37	0.35	0.332	0.316	0.300	0.287	0.274	0.192	0.149	0.122
14	1.60	1.26	1.03	0.87	0.76	0.67	0.60	0.55	0.50	0.46	0.43	0.40	0.38	0.36	0.337	0.320	0.305	0.291	0.279	0.195	0.152	0.124
15	1.62	1.28	1.05	0.89	0.77	0.68	0.61	0.55	0.51	0.47	0.44	0.41	0.38	0.36	0.342	0.325	0.310	0.295	0.283	0.198	0.154	0.126
16	1.64	1.30	1.06	0.90	0.78	0.69	0.62	0.56	0.52	0.48	0.44	0.41	0.39	0.37	0.348	0.330	0.314	0.300	0.287	0.201	0.156	0.128
17	1.66	1.32	1.08	0.91	0.79	0.70	0.63	0.57	0.52	0.48	0.45	0.42	0.39	0.37	0.352	0.335	0.319	0.304	0.291	0.204	0.158	0.130
18	1.68	1.33	1.09	0.92	0.80	0.71	0.64	0.58	0.53	0.49	0.46	0.43	0.40	0.38	0.357	0.339	0.323	0.308	0.295	0.207	0.161	0.132
19	1.70	1.35	1.10	0.93	0.81	0.72	0.64	0.59	0.54	0.50	0.46	0.43	0.41	0.38	0.362	0.344	0.327	0.312	0.299	0.210	0.163	0.134
20	1.72	1.36	1.12	0.95	0.82	0.73	0.65	0.59	0.54	0.50	0.47	0.44	0.41	0.39	0.367	0.348	0.332	0.317	0.303	0.212	0.165	0.135
30	1.92	1.52	1.24	1.05	0.91	0.81	0.73	0.66	0.60	0.56	0.52	0.49	0.46	0.43	0.408	0.387	0.369	0.352	0.337	0.237	0.184	0.151
40	2.08	1.66	1.35	1.14	0.99	0.88	0.79	0.72	0.66	0.61	0.57	0.53	0.50	0.47	0.444	0.422	0.402	0.384	0.367	0.258	0.201	0.165
50	2.23	1.77	1.45	1.22	1.06	0.94	0.85	0.17	0.71	0.65	0.61	0.57	0.53	0.50	0.476	0.453	0.431	0.412	0.394	0.277	0.216	0.177
100	2.81	2.23	1.83	1.55	1.34	1.19	1.07	0.97	0.89	0.83	0.77	0.72	0.67	0.64	0.600	0.573	0.546	0.521	0.499	0.351	0.273	0.224
200	3.61	2.88	2.35	1.99	1.73	1.53	1.38	1.25	1.15	1.06	0.99	0.93	0.87	0.82	0.780	0.740	0.700	0.670	0.640	0.454	0.353	0.290
500	5.15	4.10	3.35	2.84	2.47	2.19	1.97	1.79	1.64	1.52	1.42	1.32	1.24	1.17	1.110	1.060	1.010	0.960	0.920	0.650	0.504	0.414
1000	6.81	5.43	4.44	3.77	3.28	2.90	2.61	2.37	2.18	2.02	1.88	1.76	1.65	1.56	1.470	1.400	1.330	1.270	1.220	0.860	0.669	0.549

Link 及 Wallace 检验用 K 值表($\alpha=0.01$)

n	k																				
	2	3	4	5	6	7	8	9	10	11	12	13	14	15	16	17	18	19	20	30	40	50
2	7.92	4.32	2.84	2.10	1.66	1.38	1.17	1.02	0.91	0.82	0.74	0.68	0.63	0.58	0.54	0.51	0.480	0.454	0.430	0.285	0.214	0.172
3	3.14	2.12	1.57	1.25	1.04	0.89	0.78	0.69	0.62	0.57	0.52	0.48	0.45	0.42	0.39	0.37	0.352	0.334	0.318	0.217	0.165	0.134
4	2.48	1.74	1.33	1.08	0.91	0.78	0.69	0.62	0.56	0.51	0.47	0.44	0.41	0.38	0.36	0.34	0.323	0.307	0.293	0.200	0.153	0.125
5	2.24	1.60	1.24	1.02	0.86	0.75	0.66	0.59	0.54	0.49	0.46	0.42	0.40	0.37	0.35	0.33	0.314	0.299	0.285	0.196	0.151	0.123
6	2.14	1.55	1.21	0.99	0.85	0.74	0.65	0.59	0.53	0.49	0.45	0.42	0.39	0.37	0.35	0.33	0.313	0.298	0.284	0.196	0.151	0.123
7	2.10	1.53	1.20	0.99	0.84	0.73	0.65	0.59	0.53	0.49	0.45	0.42	0.39	0.37	0.35	0.33	0.314	0.299	0.286	0.198	0.152	0.124
8	2.09	1.53	1.20	0.99	0.85	0.74	0.66	0.59	0.54	0.49	0.46	0.43	0.40	0.37	0.35	0.33	0.318	0.303	0.289	0.200	0.154	0.126
9	2.09	1.54	1.21	1.00	0.85	0.75	0.66	0.60	0.54	0.50	0.46	0.43	0.40	0.38	0.36	0.34	0.322	0.307	0.293	0.203	0.156	0.127
10	2.10	1.55	1.22	1.01	0.86	0.76	0.67	0.61	0.55	0.51	0.47	0.44	0.41	0.38	0.36	0.34	0.327	0.311	0.297	0.206	0.159	0.129
11	2.11	1.56	1.23	1.02	0.87	0.76	0.68	0.61	0.56	0.51	0.48	0.44	0.42	0.39	0.37	0.35	0.332	0.316	0.302	0.209	0.161	0.132
12	2.13	1.58	1.25	1.04	0.89	0.78	0.69	0.62	0.57	0.52	0.48	0.45	0.42	0.40	0.37	0.35	0.337	0.321	0.306	0.213	0.164	0.134
13	2.15	1.60	1.26	1.05	0.90	0.79	0.70	0.63	0.58	0.53	0.49	0.46	0.43	0.40	0.38	0.36	0.342	0.326	0.311	0.216	0.166	0.136
14	2.18	1.62	1.28	1.06	0.91	0.80	0.71	0.64	0.58	0.54	0.50	0.46	0.43	0.41	0.39	0.36	0.347	0.330	0.316	0.219	0.169	0.138
15	2.20	1.63	1.30	1.08	0.92	0.81	0.72	0.65	0.59	0.54	0.50	0.47	0.44	0.41	0.39	0.37	0.352	0.335	0.320	0.222	0.171	0.140
16	2.22	1.65	1.31	1.09	0.93	0.82	0.73	0.66	0.60	0.55	0.51	0.48	0.45	0.42	0.40	0.38	0.357	0.340	0.325	0.226	0.174	0.142
17	2.25	1.67	1.33	1.10	0.95	0.83	0.74	0.67	0.61	0.56	0.52	0.48	0.45	0.43	0.40	0.38	0.362	0.345	0.329	0.229	0.176	0.144
18	2.27	1.69	1.34	1.12	0.96	0.84	0.75	0.68	0.62	0.57	0.53	0.49	0.46	0.43	0.41	0.39	0.367	0.350	0.334	0.232	0.179	0.146
19	2.30	1.71	1.36	1.13	0.97	0.85	0.76	0.68	0.62	0.57	0.53	0.50	0.46	0.44	0.41	0.39	0.372	0.354	0.338	0.235	0.181	0.148
20	2.32	1.73	1.38	1.14	0.98	0.86	0.77	0.69	0.63	0.58	0.54	0.50	0.47	0.44	0.42	0.40	0.376	0.359	0.343	0.238	0.184	0.150
30	2.59	1.95	1.54	1.27	1.09	0.96	0.85	0.77	0.70	0.65	0.60	0.56	0.52	0.49	0.46	0.44	0.419	0.399	0.381	0.266	0.205	0.168
40	2.80	2.11	1.66	1.38	1.18	1.04	0.93	0.84	0.76	0.70	0.65	0.61	0.57	0.54	0.51	0.48	0.456	0.435	0.415	0.289	0.223	0.183
50	2.99	2.25	1.78	1.48	1.27	1.11	0.99	0.90	0.82	0.75	0.70	0.65	0.61	0.57	0.54	0.51	0.489	0.466	0.446	0.310	0.240	0.196
100	3.74	2.83	2.24	1.86	1.60	1.40	1.25	1.13	1.03	0.95	0.88	0.82	0.77	0.73	0.69	0.65	0.620	0.590	0.564	0.393	0.304	0.248
200	4.79	3.63	2.88	2.39	2.06	1.81	1.61	1.46	1.33	1.23	1.14	1.06	0.99	0.94	0.88	0.84	0.800	0.760	0.730	0.507	0.392	0.320
500	6.81	5.16	4.10	3.41	2.93	2.58	2.30	2.08	1.90	1.75	1.62	1.52	1.42	1.34	1.26	1.20	1.140	1.090	1.040	0.730	0.560	0.458
1000	9.01	6.83	5.42	4.52	3.88	3.41	3.05	2.76	2.52	2.32	2.15	2.01	1.88	1.77	1.68	1.59	1.510	1.440	1.380	0.960	0.743	0.608

【用法说明】 该表作用是检验容量相等多样本均值，要求样本服从正态分布、方差齐性。表中参数 n 为各组样本容量，k 为样本组数，有 2 种检验水准 $\alpha=0.05$、0.01，表中数据为统计量界值。该表的使用方式为：首先利用统计量公式求出统计量值，其次根据已知参数 k、n 和检验水准 α 查表得到界值，最后根据界值与统计量值的大小关系决定是否拒绝原假设：若统计量值大于表中界值就拒绝原假设；若统计量值小于表中界值就不拒绝原假设。

该检验由 Link 和 Wallace 在 1952 年提出。可以检验 2 个或 2 个以上样本所代表的总体均数是否相等。假设检验 $H_0:\mu_1=\mu_2=\cdots=\mu_i=\cdots=\mu_k$；$H_1:\mu_i$ 不全相等。

统计量为

$$K=\frac{nR_{(\bar{X}_i)}}{\sum_{i=1}^{n}R_i}$$

其中 $R_{(\bar{X}_i)}$ 为各样本平均数的极差，$\sum_{i=1}^{n}R_i$ 为各样本的极差之和。

例 有 3 组数据(见表 1)，问 3 组数据的均数是否不同。

表 1 样本数据

编号	A 组	B 组	C 组
1	3	4	6
2	5	4	7
3	2	3	8
4	4	8	6
5	8	7	7
6	4	4	9
7	3	2	10
8	9	5	9

解 $H_0:\mu_1=\mu_2=\mu_3$

$H_1:\mu_i$ 不全相等

$\alpha=0.05$

A 组 $\bar{X}_1=4.750$、B 组 $\bar{X}_2=4.625$、C 组 $\bar{X}_3=7.750$，$R_{(\bar{X}_i)}=3.125$；$R_1=7$、$R_2=6$、$R_3=4$，$\sum_{i=1}^{3}R_i=17$，应用公式有

$$K=\frac{8\times 3.125}{17}=1.47\text{。}$$

根据 $n=8$，$k=3$，$\alpha=0.05$，查“Link 及 Wallace 检验用 K 值表($\alpha=0.05$)”，得界值 $K_{(8,3,0.05)}=1.18$。因为 $K>K_{(8,3,0.05)}$，所以 $P<0.05$，故拒绝 H_0。可认为 3 组均数不全相等。

参考文献

徐天和，景学安，程琮.中华医学统计百科全书：非参数统计分册[M].北京：中国统计出版社，2013.

(高明海，徐天和)

L 个正态变量分布与相关 *ρ* 的累积概率表

ρ		L											
	x	1	2	3	4	5	6	7	8	9	10	11	12
0.100	0.00	0.50000	0.26594	0.14891	0.08709	0.05286	0.03314	0.02137	0.01413	0.00955	0.00659	0.00462	0.00330
	0.10	0.53983	0.30720	0.18271	0.11283	0.07196	0.04720	0.03173	0.02180	0.01528	0.01089	0.00789	0.00580
	0.20	0.57926	0.35089	0.22070	0.14336	0.09574	0.06551	0.04580	0.03263	0.02365	0.01741	0.01299	0.00982
	0.30	0.61791	0.39645	0.26259	0.17875	0.12461	0.08870	0.06431	0.04741	0.03547	0.02689	0.02063	0.01601
	0.40	0.65542	0.44327	0.30791	0.21889	0.15877	0.11724	0.08795	0.06692	0.05157	0.04020	0.03167	0.02519
	0.50	0.69146	0.49068	0.35605	0.26340	0.19820	0.15141	0.11722	0.09186	0.07277	0.05823	0.04701	0.03827
	0.60	0.72575	0.53802	0.40625	0.31173	0.24261	0.19122	0.15244	0.12276	0.09979	0.08180	0.06758	0.05622
	0.70	0.75804	0.58461	0.45769	0.36310	0.29145	0.23642	0.19360	0.15990	0.013310	0.11159	0.09417	0.07955
	0.80	0.78814	0.62984	0.50948	0.41659	0.34393	0.28641	0.24039	0.20320	0.17289	0.14799	0.12737	0.11019
	0.90	0.81594	0.67313	0.56074	0.47120	0.39906	0.34035	0.29216	0.25226	0.21899	0.19105	0.16744	0.14738
	1.00	0.84134	0.71401	0.61064	0.52586	0.45570	0.39715	0.34794	0.30628	0.27080	0.24041	0.21424	0.19159
	1.10	0.86433	0.75211	0.65841	0.57955	0.51267	0.45557	0.40653	0.36416	0.32738	0.29528	0.26716	0.24241
	1.20	0.88493	0.78715	0.70344	0.63131	0.56879	0.51430	0.46657	0.42456	0.38744	0.35451	0.32518	0.29898
	1.30	0.90320	0.81896	0.74522	0.68034	0.62298	0.57205	0.52664	0.48600	0.44951	0.41664	0.38693	0.36602
	1.40	0.91924	0.84747	0.78340	0.72597	0.67430	0.62764	0.58538	0.54698	0.51200	0.48004	0.45078	0.42893
	1.50	0.93319	0.87272	0.81779	0.76774	0.72199	0.68007	0.64155	0.60608	0.57335	0.54307	0.51302	0.48895
	1.60	0.94520	0.89480	0.84831	0.80534	0.76552	0.72855	0.69415	0.66209	0.63215	0.60415	0.57792	0.55331
	1.70	0.95543	0.91387	0.87503	0.83868	0.80458	0.77255	0.74241	0.71402	0.68723	0.66193	0.63800	0.61534
	1.80	0.96407	0.93016	0.89811	0.86777	0.83902	0.81174	0.78583	0.76118	0.73772	0.71535	0.69402	0.67365
	1.90	0.97128	0.94390	0.91777	0.89281	0.86893	0.84607	0.82417	0.80317	0.78302	0.76367	0.74507	0.72718
	2.00	0.97725	0.95537	0.93431	0.91403	0.89449	0.87563	0.85743	0.83986	0.82288	0.80646	0.79058	0.77520
	2.10	0.98214	0.96483	0.94806	0.93179	0.91601	0.90069	0.88580	0.87135	0.85729	0.84362	0.83032	0.81738
	2.20	0.98610	0.97255	0.95933	0.94645	0.93387	0.92160	0.90961	0.89791	0.88647	0.87529	0.86436	0.85367
	2.30	0.98928	0.97877	0.96848	0.95839	0.94850	0.93880	0.92929	0.91995	0.91079	0.90180	0.89298	0.88431
	2.40	0.99180	0.98374	0.97580	0.96800	0.96031	0.95275	0.94530	0.93797	0.93074	0.92363	0.91662	0.90971
	2.50	0.99379	0.98766	0.98161	0.97564	0.96974	0.96391	0.95816	0.95247	0.94686	0.94131	0.93583	0.93042
	2.60	0.99534	0.99072	0.98616	0.98164	0.97716	0.97273	0.96834	0.96399	0.95969	0.95542	0.95120	0.94702
	2.70	0.99653	0.99309	0.98968	0.98630	0.98294	0.97960	0.97630	0.97301	0.96976	0.96652	0.96332	0.96013
	2.80	0.99744	0.99491	0.99238	0.98987	0.98738	0.98490	0.98244	0.97999	0.97756	0.97514	0.97273	0.97034
	2.90	0.99813	0.99628	0.99443	0.99259	0.99076	0.98894	0.98712	0.98532	0.98352	0.98173	0.97995	0.97818
	3.00	0.99865	0.99730	0.99596	0.99463	0.99330	0.99197	0.99065	0.98934	0.98802	0.98672	0.98541	0.98412
	3.10	0.99903	0.99807	0.99710	0.99614	0.99519	0.99423	0.99328	0.99233	0.99139	0.99044	0.98950	0.98856
	3.20	0.99931	0.99863	0.99794	0.99726	0.99658	0.99590	0.99522	0.99454	0.99387	0.99319	0.99252	0.99185
	3.30	0.99952	0.99903	0.99855	0.99807	0.99759	0.99711	0.99663	0.99615	0.99568	0.99520	0.99472	0.99425
	3.40	0.99966	0.99933	0.99899	0.99865	0.99832	0.99798	0.99765	0.99731	0.99698	0.99665	0.99631	0.99598
	3.50	0.99977	0.99953	0.99930	0.99907	0.99884	0.99861	0.99838	0.99814	0.99791	0.99768	0.99745	0.99722
0.125	0.00	0.50000	0.26995	0.15492	0.09344	0.05875	0.03825	0.02566	0.01766	0.01244	0.00894	0.00654	0.00486
	0.10	0.53983	0.31117	0.18905	0.11992	0.07885	0.05346	0.03721	0.02650	0.01925	0.01424	0.01070	0.00815
	0.20	0.57926	0.35475	0.22724	0.15106	0.10360	0.07296	0.05258	0.03865	0.02892	0.02198	0.01694	0.01322
	0.30	0.61791	0.40014	0.26919	0.18692	0.13332	0.09729	0.07242	0.05486	0.04220	0.03291	0.02598	0.02074
	0.40	0.65542	0.44673	0.31443	0.22733	0.16815	0.12685	0.09734	0.07583	0.05987	0.04783	0.03863	0.03150
	0.50	0.69146	0.49388	0.36235	0.27192	0.20804	0.16185	0.12777	0.10217	0.08265	0.06755	0.05573	0.04636
	0.60	0.72575	0.54092	0.41221	0.32011	0.25264	0.20223	0.16390	0.13430	0.11114	0.09279	0.07809	0.06619

L 个正态变量分布与相关 ρ 的累积概率表(续)

ρ	L											
	x	1	2	3	4	5	6	7	8	9	10	11	12
	0.70	0.75804	0.58719	0.46321	0.37115	0.30142	0.24769	0.20568	0.17239	0.14570	0.12407	0.10637	0.09177
	0.80	0.78814	0.63209	0.51449	0.42414	0.35357	0.29764	0.25274	0.21629	0.18641	0.16167	0.14103	0.12368
	0.90	0.81594	0.67506	0.56519	0.47811	0.40814	0.35121	0.30441	0.26555	0.23300	0.20554	0.18220	0.16223
	1.00	0.84134	0.71564	0.61450	0.53204	0.46404	0.40737	0.35973	0.31935	0.28487	0.25524	0.22961	0.20733
	1.10	0.86433	0.75346	0.66170	0.58495	0.52013	0.46493	0.41756	0.37663	0.34105	0.30995	0.28263	0.25850
0.125	1.20	0.88493	0.78824	0.70618	0.63593	0.57531	0.52264	0.47659	0.43610	0.10032	0.35856	0.34023	0.31487
	1.30	0.90320	0.81983	0.74746	0.68419	0.62853	0.57929	0.53549	0.49637	0.46127	0.42966	0.40108	0.37517
	1.40	0.91924	0.84816	0.78520	0.72912	0.67891	0.63376	0.59299	0.55603	0.52241	0.49174	0.46366	0.43790
	1.50	0.93319	0.87325	0.81920	0.77025	0.72574	0.68512	0.647921	0.61377	0.58230	0.55325	0.52636	0.50141
	1.60	0.94520	0.89520	0.84940	0.80731	0.76850	0.73261	0.69935	0.66843	0.63963	0.61276	0.58762	0.56407
	1.70	0.95543	0.91417	0.87585	0.84018	0.80688	0.77573	0.74653	0.71911	0.69331	0.66900	0.64605	0.62435
	1.80	0.96407	0.93038	0.89871	0.86890	0.84077	0.81418	0.78902	0.76516	0.74252	0.72099	0.70050	0.68097
	1.90	0.97128	0.94406	0.91821	0.89363	0.87022	0.84790	0.82658	0.80621	0.78671	0.76804	0.75013	0.73295
	2.00	0.97725	0.95548	0.93463	0.91463	0.89542	0.87697	0.85921	0.84212	0.82565	0.80976	0.79443	0.77962
	2.10	0.98214	0.96491	0.94827	0.93221	0.91667	0.90164	0.88708	0.87298	0.85931	0.84605	0.83317	0.82067
	2.20	0.98610	0.97260	0.95948	0.94673	0.93433	0.92226	0.91051	0.89907	0.88791	0.87703	0.86642	0.85606
	2.30	0.98928	0.97880	0.96858	0.95858	0.94881	0.93925	0.92990	0.92075	0.91179	0.90302	0.89442	0.88600
	2.40	0.99180	0.98376	0.97587	0.96813	0.96052	0.95305	0.94572	0.93851	0.93142	0.92446	0.91761	0.91087
	2.50	0.99379	0.98768	0.98165	0.97572	0.96987	0.96411	0.95843	0.95283	0.94731	0.94187	0.93649	0.93119
	2.60	0.99534	0.99073	0.98618	0.98169	0.97725	0.97286	0.96852	0.96422	0.95998	0.95578	95163	0.94753
	2.70	0.99653	0.99310	0.98970	0.98633	0.98299	0.97968	0.97641	0.97316	0.96994	0.96675	0.96359	0.96046
	2.80	0.99744	0.99491	0.99239	0.98989	0.98741	0.98495	0.98251	0.98008	0.97767	0.97528	0.97290	0.97054
	2.90	0.99813	0.99628	0.99443	0.99260	0.99078	0.98897	0.98716	0.98537	0.98359	0.98182	0.98005	0.97830
	3.00	0.99865	0.99731	0.99597	0.99464	0.99331	0.99199	0.99068	0.98937	0.98807	0.98677	0.98548	0.98419
	3.10	0.99903	0.99807	0.99711	0.99615	0.99519	0.99424	0.99330	0.99235	0.99141	0.99047	0.98954	0.98860
	3.20	0.99931	0.99863	0.99794	0.99726	0.99658	0.99590	0.99523	0.99455	0.99388	0.99321	0.99254	0.99187
	3.30	0.99952	0.99903	0.99855	0.99807	0.99759	0.99711	0.99664	0.99616	0.99568	0.99521	0.99473	0.99426
	3.40	0.99966	0.99933	0.99899	0.99865	0.99832	0.99799	0.99765	0.99732	0.99699	0.99665	0.99632	0.99599
	3.50	0.99977	0.99953	0.99930	0.99907	0.99884	0.99861	0.99838	0.99815	0.99792	0.99768	0.99745	0.99722
0.200	0.00	0.50000	0.28205	0.17307	0.11301	0.07741	0.05508	0.04043	0.03044	0.02343	0.01836	0.01463	0.01182
	0.10	0.53983	0.32317	0.20810	0.14149	0.10033	0.07358	0.05546	0.04277	0.03363	0.02689	0.02181	0.01791
	0.20	0.57926	0.36644	0.24684	0.17430	0.12769	0.09634	0.07448	0.05876	0.04716	0.03842	0.03170	0.02646
	0.30	0.61791	0.41134	0.28893	0.21138	0.15966	0.12375	0.09797	0.07897	0.06463	0.05360	0.04496	0.03810
	0.40	0.65542	0.45728	0.33392	0.25248	0.19624	0.15599	0.12631	0.10390	0.08662	0.07305	0.06224	0.05351
	0.50	0.69146	0.50364	0.38120	0.29720	0.23725	0.19309	0.15970	0.13389	0.11358	0.09734	0.08417	0.07336
	0.60	0.72575	0.54980	0.43008	0.34496	0.28229	0.23486	0.19813	0.16912	0.14584	0.12689	0.11126	0.09824
	0.70	0.75804	0.59513	0.47982	0.39502	0.33077	0.28089	0.24137	0.20952	0.18348	0.16191	0.14385	0.12859
	0.80	0.78814	0.63906	0.52961	0.44658	0.38194	0.33054	0.28895	0.25477	0.22633	0.20240	0.18206	0.16462
	0.90	0.81594	0.68109	0.57869	0.49874	0.43491	0.38301	0.34016	0.30431	0.27398	0.24806	0.22572	0.20632
	1.00	0.84134	0.72076	0.62632	0.55059	0.48871	0.43733	0.39411	0.35733	0.32572	0.29832	0.27439	0.25334
	1.10	0.86433	0.75773	0.67185	0.60127	0.54234	0.49246	0.44975	0.41283	0.38063	0.35234	0.32732	0.30505
	1.20	0.88493	0.79175	0.71472	0.64999	0.59484	0.54732	0.50596	0.46968	0.43760	0.40905	0.38351	0.36052
	1.30	0.90320	0.82266	0.75451	0.69605	0.64532	0.60088	0.56162	0.52669	0.49542	0.46726	0.44177	0.41861

L 个正态变量分布与相关 ρ 的累积概率表(续)

ρ	x	L 1	2	3	4	5	6	7	8	9	10	11	12
	1.40	0.91924	0.85040	0.79091	0.73891	0.69302	0.65221	0.61565	0.58270	0.55285	0.52568	0.50083	0.47802
	1.50	0.93319	0.87500	0.82373	0.77816	0.73733	0.70051	0.66710	0.63663	0.60872	0.58305	0.55935	0.53740
	1.60	0.94520	0.89654	0.85293	81357	0.77782	0.74515	0.71517	0.68753	0.66196	0.63821	0.61609	0.59543
	1.70	0.95543	0.91518	0.87856	0.84504	0.81421	0.78572	0.75929	0.73468	0.71170	0.69017	0.66995	0.65092
	1.80	0.96407	0.93112	0.90074	0.87260	0.84641	0.82197	0.79906	0.77755	0.75728	0.73814	0.72004	0.70287
	1.90	0.97128	0.94460	0.91971	0.89639	0.87448	0.85382	0.83431	0.81582	0.79827	0.78159	0.76569	0.75051
	2.00	0.97725	0.95587	0.93571	0.91664	0.89856	0.88138	0.86502	0.84940	0.83448	0.82019	0.80649	0.79334
	2.10	0.98214	0.96518	0.94904	0.93365	0.91894	0.90486	0.89135	0.87838	0.86590	0.85388	0.84230	0.83111
	2.20	0.98610	0.97279	0.96002	0.94775	0.93594	0.92456	0.91358	0.90297	0.89271	0.88278	0.87315	0.86381
	2.30	0.98928	0.97893	0.96894	0.95928	0.94993	0.94086	0.93206	0.92352	0.91521	0.90714	0.89927	0.89161
0.200	2.40	0.99180	0.98385	0.97612	0.96860	0.95128	0.95416	0.94721	0.94043	0.93381	0.92734	0.92102	0.91484
	2.50	0.99379	0.98773	0.98182	0.97603	0.97038	0.96485	0.95944	0.95413	0.94893	0.94384	0.93884	0.93393
	2.60	0.99534	0.99077	0.98629	0.98189	0.97758	0.97334	0.96918	0.96509	0.96106	0.95710	0.95321	0.94937
	2.70	0.99653	0.99312	0.98977	0.98646	0.98321	0.98000	0.97684	0.97372	0.97065	0.96762	0.96463	0.96168
	2.80	0.99744	0.99492	0.99243	0.98998	0.98755	0.98515	0.98278	0.98044	0.97812	0.97583	0.97357	0.97133
	2.90	0.99813	0.99629	0.99446	0.99265	0.99085	0.98909	0.98733	0.98560	0.96387	0.98217	0.98047	0.97880
	3.00	0.99865	0.99731	0.99598	0.99467	0.99335	0.99207	0.99078	0.98950	0.98824	0.98598	0.98574	0.98450
	3.10	0.99903	0.99807	0.99712	0.99617	0.99523	0.99429	0.99336	0.99243	0.99151	0.99060	0.98969	0.98879
	3.20	0.99931	0.99863	0.99795	0.99727	0.99660	0.99593	0.99526	0.99460	0.99394	0.99329	0.99263	0.99198
	3.30	0.99952	0.99903	0.99856	0.99808	0.99760	0.99713	0.99666	0.99619	0.99572	0.99525	0.99479	0.99433
	3.40	0.99966	0.99933	0.99899	0.99866	0.99853	0.99799	0.99766	0.99733	0.99701	0.99668	0.99635	0.99603
	3.50	0.99977	0.99953	0.99930	0.99907	0.99884	0.99801	0.99838	0.99815	0.99793	0.99770	0.99747	0.99724
0.250	0.00	0.50000	0.29022	0.18532	0.12648	0.09066	0.06748	0.05176	0.04067	0.03262	0.02660	0.02202	0.01845
	0.10	0.53983	0.33127	0.22090	0.15615	0.11528	0.08800	0.06900	0.05530	0.04513	0.03739	0.03140	0.02666
	0.20	0.57926	0.37435	0.25994	0.18994	0.14418	0.11274	0.09027	0.07370	0.6116	0.05145	0.04380	0.03768
	0.30	0.61791	0.41893	0.30210	0.22771	0.17745	0.14193	0.11593	0.09634	0.08123	0.06933	0.05981	0.05208
	0.40	0.65542	0.46445	0.34691	0.26918	0.21500	0.17569	0.14623	0.12358	0.10578	0.09154	0.07997	0.07045
	0.50	0.69146	0.51030	0.39377	0.31393	0.25660	0.21393	0.13125	0.15563	0.10514	0.11849	0.10477	0.09331
	0.60	0.72575	0.55588	0.44203	0.36137	0.30181	0.25641	0.22089	0.19252	0.16946	0.15044	0.13453	0.12109
	0.70	0.75804	0.60060	0.49095	0.41080	0.35003	0.30265	0.26484	0.23410	0.20870	0.18745	0.16945	0.15405
	0.80	0.78814	0.64391	0.53980	0.46144	0.40054	0.35202	0.31256	0.27994	0.25259	0.22937	0.20946	0.19223
	0.90	0.81594	0.68530	0.58784	0.51245	0.45248	0.40372	0.35337	0.32946	0.30062	0.27532	0.25429	0.23545
	1.00	0.84134	0.72437	0.63439	0.56299	0.50495	0.45686	0.41638	0.38185	0.35208	0.32616	0.30339	0.28326
	1.10	0.86433	0.76077	0.67884	0.61227	0.55704	0.51046	0.47063	0.43617	0.40607	0.57954	0.35600	0.53497
	1.20	0.88493	0.79427	0.72067	0.65954	0.60787	0.55355	0.52509	0.49137	0.46153	0.43498	0.41115	0.38965
	1.30	0.90320	0.82472	0.75947	0.70419	0.65663	0.61520	0.57874	0.54637	0.51742	0.49135	0.46774	0.44625
	1.40	0.91924	0.85205	0.79498	0.74571	0.70263	0.66457	0.63063	0.60014	0.57258	0.54751	0.52460	0.50357
	1.50	0.93319	0.87630	0.82701	0.78374	0.74533	0.71094	0.67991	0.65173	0.62599	0.60236	0.58058	0.56042
	1.60	0.94520	0.89755	0.85552	0.81806	0.78434	0.75378	0.72590	0.70031	0.67672	0.65489	0.63459	0.61566
	1.70	0.95543	0.91595	0.88057	0.84858	0.81943	0.79270	0.75807	0.74525	0.72403	0.70422	0.68568	0.66826
	1.80	0.96407	0.93170	0.90228	0.87533	0.85050	0.82750	0.80609	0.78609	0.76734	0.74971	0.73308	0.71736
	1.90	0.97128	0.94503	0.92086	0.89847	0.87761	0.85812	0.83982	0.82258	0.80630	0.79089	0.77626	0.76234
	2.00	0.97725	0.95618	0.93656	0.91819	0.90093	0.88465	0.85925	0.85464	0.84074	0.82750	0.81486	0.80276

L 个正态变量分布与相关 ρ 的累积概率表(续)

ρ		L											
	x	1	2	3	4	5	6	7	8	9	10	11	12
	2.10	0.98214	0.96540	0.94966	0.93478	0.92069	0.90729	0.89453	0.88234	0.87068	0.85950	0.84877	0.83844
	2.20	0.98610	0.97294	0.96046	0.94856	0.93721	0.92634	0.91592	0.90591	0.89628	0.88699	0.87804	0.86938
	2.30	0.98928	0.97904	0.96925	0.95986	0.95083	0.94214	0.93375	0.92565	0.91782	0.91024	0.90288	0.89579
	2.40	0.99180	0.98392	0.97533	0.96900	0.96191	0.95505	0.94840	0.94194	0.93567	0.92957	0.92363	0.91784
	2.50	0.99379	0.98778	0.98196	0.97630	0.97081	0.95547	0.98026	0.95519	0.95024	0.94541	0.94068	0.93507
	2.60	0.99534	0.99080	0.98538	0.98208	0.91187	0.97376	0.98974	0.96591	0.96196	0.95819	0.95449	0.95086
	2.70	0.99653	0.99314	0.98283	0.98658	0.98340	0.98027	0.97721	0.97420	0.97125	0.96835	0.96549	0.96269
	2.80	0.99744	0.99494	0.99247	0.99005	0.98767	0.98533	0.98302	0.98076	0.97852	0.97632	0.97414	0.97200
	2.90	0.99813	0.99630	0.99449	0.99270	0.99094	0.98920	0.98749	0.98580	0.98413	0.98248	0.98085	0.97924
	3.00	0.99865	0.99732	0.99500	0.99470	0.99341	0.99214	0.99088	0.98963	0.98840	0.98718	0.98597	0.98478
	3.10	0.99903	0.99807	0.99713	0.99619	0.99526	0.99433	0.99342	0.90251	0.99162	0.99072	0.98984	0.98897
	3.20	0.99931	0.99863	0.99795	0.99728	0.99662	0.99596	0.9503	0.99465	0.99400	0.99330	0.99272	0.19209
	3.30	0.99952	0.99904	0.99356	0.99808	0.99761	0.99714	0.99668	0.99622	0.99576	0.99530	0.99484	0.99439
	3.40	0.99966	0.99933	0.99399	0.99866	0.99833	0.99800	0.99768	0.99735	0.99704	0.99670	0.99638	0.99606
	3.50	0.99977	0.99954	0.99930	0.99907	0.99885	0.99862	0.99839	0.99816	0.99794	0.99771	0.99749	0.99727
0.300	0.00	0.50000	0.29849	0.19774	0.14031	0.10453	0.08007	0.06421	0.05221	0.04325	0.03638	0.03101	0.02673
	0.10	0.53983	0.33949	0.23381	0.17109	0.13073	0.10321	0.08358	0.06907	0.05805	0.04949	0.04267	0.03718
	0.20	0.57926	0.38237	0.27314	0.20575	0.16104	0.12975	0.10694	0.08977	0.07650	0.06602	0.05759	0.05070
	0.30	0.61791	0.42664	0.31534	0.24413	0.19547	0.16056	0.13459	0.11466	0.09901	0.08647	0.07625	0.06781
	0.40	0.65542	0.47175	0.35996	0.28591	0.23397	0.19565	0.16662	0.14397	0.12590	0.11122	0.09911	0.09898
	0.50	0.69146	0.51710	0.40641	0.33064	0.27594	0.23487	0.20306	0.17782	0.15738	0.14055	0.12649	0.11461
	0.60	0.72575	0.56213	0.45405	0.37774	0.32134	0.27789	0.24370	0.21613	0.19348	0.17458	0.15861	0.14496
	0.70	0.75804	0.60624	0.50219	0.42653	0.36916	0.32423	0.28817	0.25863	0.23403	0.21325	0.19549	0.18015
	0.80	0.78814	0.64892	0.55011	0.47627	0.41898	0.37325	0.33592	0.30488	0.27869	0.25630	0.23696	0.22008
	0.90	0.81594	0.68969	0.59715	0.52617	0.46991	0.42417	0.38623	0.35424	0.32690	0.30327	0.28263	0.26446
	1.00	0.84134	0.72815	0.64264	0.57545	0.52111	0.47615	0.43829	0.40593	0.37795	0.35349	0.33191	0.31275
	1.10	0.86433	0.76398	0.68602	0.62337	0.57172	0.52828	0.49117	0.45905	0.43095	0.40613	0.38404	0.36423
	1.20	0.88493	0.79695	0.72682	0.66925	0.62093	0.57967	0.354394	0.51264	0.48495	0.46026	0.43807	0.41801
	1.30	0.90320	0.82692	0.76465	0.71252	0.66803	0.62949	0.59568	0.56573	0.53895	0.51484	0.49299	0.47308
	1.40	0.91924	0.85383	0.79926	0.75273	0.71240	0.67698	0.64554	0.61737	0.59195	0.56886	0.54776	0.52838
	1.50	0.93319	0.87771	0.83049	0.78954	0.75354	0.72151	0.69275	0.66674	0.64304	0.62131	0.60132	0.58283
	1.60	0.94520	0.89866	0.85830	0.82277	0.79110	0.76260	0.73674	0.71311	0.69140	0.67135	0.65276	0.63544
	1.70	0.95543	0.91681	0.88275	0.85234	0.82489	0.79991	0.77703	0.75594	0.73640	0.71822	0.70124	0.68532
	1.80	0.96407	0.93236	0.90397	0.87828	0.85483	0.83328	0.81335	0.79483	0.77754	0.76135	0.74612	0.73175
	1.90	0.97128	0.94552	0.92214	0.90073	0.88099	0.86267	0.84558	0.82958	0.81454	0.80035	0.78093	0.77420
	2.00	0.97725	0.95654	0.93751	0.91990	0.90350	0.88816	0.87373	0.86013	0.84726	0.83504	0.82342	0.81233
	2.10	0.98214	0.96566	0.95036	0.93606	0.92262	0.90995	0.89795	0.88657	0.87572	0.86538	0.85548	0.84600
	2.20	0.98610	0.97313	0.96096	0.94949	0.93863	0.92831	0.91848	0.90909	0.90010	0.89148	0.88319	0.87521
	2.30	0.98928	0.97917	0.96961	0.96052	0.95186	0.94357	0.93563	0.92800	0.92067	0.91359	0.90676	0.90015
	2.40	0.99180	0.98401	0.97658	0.96947	0.96264	0.95608	0.94975	0.94365	0.93774	0.93203	0.92648	0.92111
	2.50	0.99379	0.98784	0.98213	0.97663	0.97132	0.96619	0.96122	0.95640	0.95172	0.94717	0.94274	0.93843
	2.60	0.99534	0.99084	0.98650	0.98230	0.97822	0.97426	0.97040	0.96665	0.96299	0.95943	0.95594	0.95254
	2.70	0.99653	0.99317	0.98990	0.98673	0.98363	0.98061	0.97766	0.97478	0.97196	0.96920	0.96650	0.96385

L 个正态变量分布与相关 ρ 的累积概率表(续)

ρ	x	L 1	2	3	4	5	6	7	8	9	10	11	12
	2.80	0.99744	0.99495	0.99252	0.99015	0.98783	0.98555	0.98333	0.98114	0.97900	0.97690	0.97483	0.97280
	2.90	0.99813	0.99631	0.99452	0.99276	0.99104	0.98935	0.98769	0.98605	0.98445	0.98286	0.98130	0.97977
	3.00	0.99865	0.99732	0.99602	0.99474	0.99347	0.99223	0.99101	0.98980	0.98861	0.98743	0.98627	0.98513
	3.10	0.99903	0.99808	0.99714	0.99621	0.99530	0.99439	0.99350	0.99262	0.99175	0.99088	0.99003	0.98919
	3.20	0.99931	0.99863	0.99796	0.99730	0.99664	0.99599	0.99535	0.99471	0.99408	0.99346	0.99284	0.99223
	3.30	0.99952	0.99904	0.99856	0.99809	0.99763	0.99717	0.99671	0.99625	0.99581	0.99536	0.99492	0.99448
	3.40	0.99966	0.99933	0.99900	0.99867	0.99834	0.99802	0.99769	0.99737	0.99706	0.99674	0.99643	0.99612
	3.50	0.99977	0.99953	0.99930	0.99908	0.99885	0.99862	0.99840	0.99818	0.99796	0.99773	0.99752	0.99730
1/3	0.00	0.50000	0.30409	0.20613	0.14974	0.11413	0.09012	0.07311	0.06061	0.05113	0.04375	0.03790	0.03318
	0.10	0.53983	0.34504	0.24251	0.18121	0.14133	0.11377	0.09384	0.07893	0.06744	0.05838	0.05111	0.04516
	0.20	0.57926	0.38780	0.28201	0.21642	0.17250	0.14144	0.11853	0.10109	0.08744	0.07654	0.06768	0.06030
	0.30	0.61791	0.43187	0.32423	0.25516	0.20763	0.17324	0.14739	0.12737	0.11149	0.09863	0.08805	0.07922
	0.40	0.65542	0.47670	0.36871	0.29711	0.24653	0.20913	0.18049	0.15796	0.13983	0.12497	0.11260	0.10217
	0.50	0.69146	0.52173	0.41489	0.34180	0.28887	0.24891	0.21777	0.19288	0.17258	0.15574	0.14157	0.12950
	0.60	0.72575	0.56638	0.46212	0.38866	0.33418	0.29223	0.25897	0.23200	0.20971	0.19100	0.17508	0.16140
	0.70	0.75804	0.61010	0.50974	0.43703	0.38187	0.33858	0.30371	0.27501	0.25100	0.23061	0.21310	0.19789
	0.80	0.78814	0.65236	0.55707	0.48618	0.43124	0.38733	0.35140	0.32143	0.29605	0.27426	0.25536	0.23880
	0.90	0.81594	0.69271	0.60344	0.53536	0.48150	30.43771	0.40135	0.37062	0.34429	0.32145	0.30144	0.28377
	1.00	0.84134	0.73076	0.64824	0.58381	0.53186	0.48892	0.45275	0.42180	0.39499	0.37150	0.35073	0.33223
	1.10	0.86433	0.76621	0.69093	0.63084	0.58150	0.54009	0.50473	0.47412	0.44731	0.42360	0.40245	0.38346
1/3	0.00	0.50000	0.30409	0.20613	0.14974	0.11413	0.09012	0.07311	0.06061	0.05113	0.04375	0.03790	0.03318
	0.10	0.53983	0.34504	0.24251	0.18121	0.14133	0.11377	0.09384	0.07893	0.06744	0.05838	0.05111	0.04516
	0.20	0.57926	0.38780	0.28201	0.21642	0.17250	0.14144	0.11853	0.10109	0.08744	0.07654	0.06768	0.06030
	0.30	0.61791	0.43187	0.32423	0.25516	0.20763	0.17324	0.14739	0.12737	0.11149	0.09863	0.08805	0.07922
	0.40	0.65542	0.47670	0.36871	0.29711	0.24653	0.20913	0.18049	0.15796	0.13983	0.12497	0.11260	0.10217
	0.50	0.69146	0.52173	0.41489	0.34180	0.28887	0.24891	0.21777	0.19288	0.17258	0.15574	0.14157	0.12950
	0.60	0.72575	0.56638	0.46212	0.38866	0.33418	0.29223	0.25897	0.23200	0.20971	0.19100	0.17508	0.16140
	0.70	0.75804	0.61010	0.50974	0.43703	0.38187	0.33858	0.30371	0.27501	0.25100	0.23061	0.21310	0.19789
	0.80	0.78814	0.65236	0.55707	0.48618	0.43124	0.38733	0.35140	0.32143	0.29605	0.27426	0.25536	0.23880
	0.90	0.81594	0.69271	0.60344	0.53536	0.48150	0.43771	0.40135	0.37062	0.34429	0.32145	0.30144	0.28377
	1.00	0.84134	0.73076	0.64824	0.58381	0.53186	0.48892	0.45275	0.42180	0.39499	0.37150	0.35073	0.33223
	1.10	0.86433	0.76621	0.69093	0.63084	0.58150	0.54009	0.50473	0.47412	0.44731	0.42360	0.40245	0.38346
	1.20	0.88493	0.79882	0.73104	0.67581	0.62968	0.59039	0.55641	0.52665	0.50033	0.47683	0.45570	0.43657
	1.30	0.90320	0.82847	0.76822	0.71818	0.67570	0.63902	0.60691	0.57849	0.55310	0.53024	0.50951	0.49062
	1.40	0.91924	0.85509	0.80223	0.75753	0.71900	0.68529	0.65545	0.62876	0.60471	0.58286	0.56291	0.54458
	1.50	0.93319	0.87873	0.83292	0.79354	0.75912	0.72863	0.70134	0.67670	0.65430	0.63380	0.61493	0.59748
	1.60	0.94520	0.89946	0.86026	0.82604	0.79573	0.76858	0.74403	0.72166	0.70115	0.68224	0.66471	0.64841
	1.70	0.95543	0.91743	0.88401	0.85497	0.82866	0.80484	0.78310	0.76312	0.74466	0.72752	0.71153	0.69656
	1.80	0.96407	0.93283	0.90518	0.88036	0.85785	0.83727	0.81831	0.80076	0.78441	0.76913	0.75479	0.74129
	1.90	0.97128	0.94588	0.92307	0.90235	0.88336	0.86583	0.84956	0.83437	0.82013	0.80674	0.79409	0.78213
	2.00	0.97725	0.95681	0.93821	0.92114	0.90533	0.89062	0.87686	0.86392	0.85172	0.84017	0.82921	0.81878
	2.10	0.98214	0.96586	0.95088	0.93698	0.92401	0.91184	0.90037	0.88952	0.87922	0.86942	0.86007	0.85113
	2.20	0.98610	0.97327	0.96134	0.95017	0.93966	0.92973	0.92031	0.91134	0.90279	0.89460	0.88676	0.87922

L 个正态变量分布与相关 ρ 的累积概率表(续)

ρ	L												
	x	1	2	3	4	5	6	7	8	9	10	11	12
	2.30	0.98928	0.97927	0.96988	0.96102	0.95261	0.94462	0.93699	0.92969	0.92269	0.91595	0.90947	0.90322
	2.40	0.99180	0.98408	0.97677	0.96982	0.96319	0.95684	0.95074	0.94488	0.93923	0.93378	0.92851	0.92341
	2.50	0.99379	0.98789	0.98226	0.97688	0.97171	0.96673	0.96193	0.95729	0.95280	0.94845	0.94423	0.94012
	2.60	0.99534	0.99088	0.98659	0.98247	0.97849	0.97463	0.97090	0.96728	0.96376	0.96034	0.95701	0.95376
	2.70	0.99653	0.99319	0.98997	0.98684	0.98381	0.98087	0.97801	0.97522	0.97250	0.96984	0.96725	0.96471
	2.80	0.99744	0.99497	0.99256	0.99023	0.98795	0.98573	0.98356	0.98144	0.97937	0.97734	0.97535	0.97339
	2.90	0.99813	0.99632	0.99454	0.99281	0.99112	0.98947	0.98784	0.98625	0.98469	0.98316	0.98165	0.98017
	3.00	0.99865	0.99733	0.99604	0.99477	0.99353	0.99231	0.99111	0.98993	0.98877	0.98763	0.98650	0.98540
	3.10	0.99903	0.99808	0.99715	0.99623	0.99533	0.99444	0.99357	0.99270	0.99185	0.99101	0.99018	0.98937
	3.20	0.99931	0.99863	0.99797	0.99731	0.99666	0.99602	0.99539	0.99477	0.99415	0.99334	0.99294	0.99234
	3.30	0.99952	0.99904	0.99857	0.99810	0.99764	0.99718	0.99673	0.99629	0.99585	0.99541	0.99498	0.99455
	3.40	0.99966	0.99933	0.99900	0.99867	0.99835	0.99803	0.99771	0.99739	0.99708	0.99677	0.99647	0.99616
	3.50	0.99977	0.99953	0.99931	0.99908	0.99885	0.99863	0.99841	0.99819	0.99797	0.99775	0.99754	0.99732
0.375	0.00	0.50000	0.31118	0.21677	0.16179	0.12653	0.10235	0.08493	0.07189	0.06185	0.05392	0.04753	0.04229
	0.10	0.53983	0.35208	0.25352	0.19408	0.15491	0.12745	0.10730	0.09199	0.08002	0.07046	0.06267	0.05622
	0.20	0.57926	0.39468	0.29320	0.22992	0.18711	0.15645	0.13356	0.11590	0.10191	0.09059	0.08128	0.07349
	0.30	0.61791	0.43850	0.33544	0.26907	0.22304	0.18940	0.16385	0.14383	0.12777	0.11464	0.10371	0.09450
	0.40	0.65542	0.48300	0.37975	0.31120	0.23249	0.22620	0.19816	0.17589	0.15779	0.14282	0.13025	0.11955
	0.50	0.69146	0.52763	0.42558	0.35582	0.30511	0.26660	0.23637	0.21202	0.19200	0.17526	0.16105	0.14886
	0.60	0.72575	0.57182	0.47230	0.40237	0.35040	0.31021	0.27817	0.25203	0.23027	0.21189	0.19615	0.18252
	0.70	0.75804	0.61503	0.51929	0.45020	0.39778	0.35652	0.32315	0.29555	0.27234	0.25252	0.23540	0.22015
	0.80	0.78814	0.65678	0.36587	0.49862	0.44655	0.40489	0.37070	0.34200	0.31775	0.29677	0.27840	0.26239
	0.90	0.81594	0.69661	0.61143	0.54690	0.49598	0.45458	0.42015	0.39099	0.36592	0.34411	0.32493	0.30792
	1.00	0.84134	0.73415	0.65537	0.59434	0.54530	0.50483	0.47072	0.44150	0.41613	0.39385	0.37411	0.35646
	1.10	0.86433	0.76911	0.69719	0.64028	0.59376	0.55481	0.52158	0.49279	0.46756	0.44521	0.42524	0.40726
0.375	1.20	0.88493	0.80127	0.73645	0.68413	0.64066	0.60376	0.57190	0.51102	0.51934	0.49730	0.47746	0.45948
	1.30	0.90320	0.83050	0.77282	0.72539	0.68537	0.65095	0.62089	0.59433	0.57061	0.54925	0.52988	0.51221
	1.40	0.91924	0.85676	0.80608	0.76367	0.72736	0.69574	0.66783	0.64293	0.62051	0.60017	0.58159	0.56453
	1.50	0.93319	0.88007	0.83610	0.72868	0.76622	0.73761	0.71211	0.68914	0.66829	0.64924	0.63172	0.61554
	1.60	0.94520	0.90053	0.86284	0.83028	0.80166	0.77616	0.75321	0.73237	0.71330	0.69575	0.67951	0.66442
	1.70	0.95543	0.91827	0.88636	0.85840	0.83352	0.81113	0.79079	0.77217	0.75501	0.73912	0.72431	0.71048
	1.80	0.96407	0.93348	0.90679	0.88309	0.86177	0.84239	0.82464	0.80826	0.79306	0.77889	0.76562	0.75315
	1.90	0.97128	0.94637	0.92431	0.90449	0.88646	0.86993	0.85466	0.84047	0.82722	0.81479	0.80309	0.79204
	2.00	0.97725	0.95718	0.93916	0.92278	0.90775	0.89385	0.88091	0.86880	0.85743	0.84670	0.83654	0.82690
	2.10	0.98214	0.96613	0.95159	0.93823	0.92586	0.91433	0.90352	0.89334	0.88372	0.87460	0.86593	0.85765
	2.20	0.98610	0.97347	0.96186	0.95110	0.94106	0.93162	0.92272	0.91429	0.90628	0.89864	0.89135	0.88436
	2.30	0.98928	0.97942	0.97026	0.96170	0.95364	0.94603	0.93880	0.93192	0.92534	0.91904	0.91300	0.90719
	2.40	0.99180	0.98418	0.97704	0.97031	0.96393	0.95787	0.95208	0.94654	0.94122	0.93610	0.93117	0.92642
	2.50	0.99379	0.98796	0.98246	0.97723	0.97224	0.96747	0.96290	0.95850	0.95425	0.95016	0.94620	0.94236
	2.60	0.99534	0.99093	0.98673	0.98271	0.97886	0.97516	0.97159	0.96815	0.96481	0.96158	0.95844	0.95539
	2.70	0.99653	0.99322	0.99006	0.98701	0.98407	0.98124	0.97849	0.97583	0.97324	0.97072	0.96827	0.96588
	2.80	0.99744	0.99499	0.99263	0.99034	0.98813	0.98598	0.98389	0.98186	0.97988	0.97795	0.97606	0.97422
	2.90	0.99813	0.99633	0.99458	0.99289	0.99124	0.98964	0.98807	0.98654	0.98504	0.98358	0.98215	0.98074

L 个正态变量分布与相关 ρ 的累积概率表(续)

ρ		L											
	x	1	2	3	4	5	6	7	8	9	10	11	12
	3.00	0.99865	0.99734	0.99606	0.99482	0.99361	0.99242	0.99126	0.99012	0.98901	0.98791	0.98684	0.98578
	3.10	0.99903	0.99809	0.99717	0.99626	0.99538	0.99451	0.99366	0.99283	0.99201	0.99120	0.99041	0.98962
	3.20	0.99931	0.99864	0.99798	0.99733	0.99670	0.99607	0.99545	0.99485	0.99425	0.99366	0.99308	0.99251
	3.30	0.99952	0.99904	0.99857	0.99811	0.99766	0.99721	0.99677	0.99634	0.99591	0.99549	0.99507	0.99466
	3.40	0.99966	0.99933	0.99900	0.99868	0.99836	0.99805	0.99773	0.99743	0.99712	0.99682	0.99652	0.99623
	3.50	0.99977	0.99953	0.99931	0.99908	0.99886	0.99864	0.99843	0.99821	0.99800	0.99778	0.99758	0.99737
0.400	0.00	0.50000	0.31549	0.22324	0.16917	0.13419	0.10998	0.09238	0.07909	0.06876	0.06053	0.05385	0.04833
	0.10	0.53983	0.35636	0.26020	0.20193	0.16325	0.13592	0.11570	0.10022	0.08803	0.07821	0.07015	0.06344
	0.20	0.57926	0.39887	0.29999	0.23812	0.19603	0.16569	0.14287	0.12514	0.11100	0.09949	0.08996	0.08194
	0.30	0.61791	0.44255	0.34223	0.27750	0.23241	0.19928	0.17396	0.15401	0.13791	0.12466	0.11358	0.10419
	0.40	0.65542	0.48685	0.38643	0.31971	0.27216	0.23657	0.20894	0.18689	0.16887	0.15390	0.14126	0.13044
	0.50	0.69146	0.53123	0.43205	0.36428	0.31491	0.27730	0.24765	0.22368	0.20388	0.18725	0.17309	0.16087
	0.60	0.72575	0.57515	0.47847	0.41063	0.36017	0.32105	0.28977	0.26416	0.24277	0.22463	0.20904	0.19550
	0.70	0.75804	0.61807	0.52508	0.45814	0.40734	0.36730	0.33484	0.30794	0.28523	0.26579	0.24895	0.23419
	0.80	0.78814	0.65950	0.57122	0.50612	0.45575	0.41542	0.38229	0.35450	0.33080	0.31033	0.29244	0.27666
	0.90	0.81594	0.69902	0.61629	0.55387	0.50468	0.46470	0.43141	0.40319	0.37888	0.35770	0.33904	0.32245
	1.00	0.84134	0.73625	0.65972	0.60071	0.55339	0.51436	0.48147	0.45327	0.42876	0.40721	0.38808	0.37095
	1.10	0.86433	0.77091	0.70102	0.64600	0.60115	0.56364	0.53165	0.50394	0.47963	0.45808	0.43881	0.42144
	1.20	0.88493	0.80280	0.73978	0.68919	0.64729	0.61179	0.58117	0.55438	0.53067	0.50949	0.49040	0.47309
	1.30	0.90320	0.83178	0.77567	0.72979	0.69122	0.65813	0.62927	0.60378	0.58104	0.56056	0.54198	0.52502
	1.40	0.91924	0.85781	0.80847	0.76743	0.73243	0.70205	0.67527	0.65141	0.62994	0.61047	0.59269	0.57636
	1.50	0.93319	0.88093	0.83807	0.80185	0.77055	0.74305	0.71859	0.69660	0.67666	0.65845	0.64171	0.62625
	1.60	0.94520	0.90121	0.86445	0.83290	0.80529	0.78078	0.75876	0.73881	0.72058	0.79383	0.68833	0.67394
	1.70	0.95543	0.91881	0.88765	0.86053	0.83652	0.81498	0.79547	0.77764	0.76124	0.74607	0.73195	0.71877
	1.80	0.96407	0.93390	0.90781	0.88480	0.86420	0.84554	0.82850	0.81281	0.79829	0.78476	0.77212	0.76024
	1.90	0.97128	0.94669	0.92511	0.90583	0.88840	0.87247	0.85780	0.84420	0.83153	0.81967	0.80951	0.79798
	2.00	0.97725	0.95742	0.93977	0.92383	0.90927	0.89585	0.88341	0.87180	0.86091	0.95066	0.84098	0.83180
	2.10	0.98214	0.96631	0.95205	0.93903	0.92703	0.91589	0.90548	0.89571	0.88649	0.87777	0.86949	0.86161
	2.20	0.98610	0.97360	0.96221	0.95170	0.94194	0.93282	0.92423	0.91613	0.90844	0.90113	0.89416	0.88750
	2.30	0.98928	0.97951	0.97051	0.96214	0.95431	0.94693	0.93995	0.93332	0.92700	0.92097	0.91519	0.90964
0.400	2.40	0.99180	0.98425	0.97722	0.97063	0.9642	0.95853	0.95293	0.94759	0.94247	0.93756	0.93284	0.92829
	2.50	0.99379	0.98801	0.98258	0.97746	0.97259	0.96796	0.96352	0.95927	0.95518	0.95124	0.94744	0.94376
	2.60	0.99534	0.99096	0.98681	0.98287	0.97911	0.97551	0.97204	0.96871	0.96548	0.96237	0.95935	0.95642
	2.70	0.99653	0.99325	0.99012	0.98712	0.28425	0.98148	0.97881	0.97623	0.97372	0.97129	0.96893	0.96663
	2.80	0.99744	0.99501	0.99267	0.99042	0.98825	0.98615	0.98411	0.98214	0.98022	0.97835	0.97653	0.97475
	2.90	0.99813	0.99634	0.99461	0.99294	0.99132	0.98975	0.98822	0.98673	0.98528	0.98386	0.98247	0.98111
	3.00	0.99865	0.99734	0.99608	0.99485	0.99366	0.99250	0.99136	0.99025	0.98916	0.98810	0.98706	0.98604
	3.10	0.99903	0.99809	0.99718	0.99629	0.99542	0.99456	0.99373	0.99291	0.99211	0.99133	0.99055	0.98979
	3.20	0.99931	0.99864	0.99799	0.99735	0.99672	0.99610	0.99550	0.99491	0.99432	0.99375	0.99318	0.99263
	3.30	0.99952	0.99904	0.99858	0.99812	0.99768	0.99124	0.99680	0.99638	0.99596	0.99554	0.99513	0.99473
	3.40	0.99966	0.99933	0.99901	0.99862	0.99837	0.99806	0.99775	0.99745	0.99715	0.99686	0.99656	0.99628
	3.50	0.99977	0.99954	0.99931	0.99909	0.99887	0.99865	0.998444	0.99822	0.99801	0.99781	0.99760	0.99740
0.500	0.00	0.50000	0.33333	0.25000	0.20000	0.16667	0.14286	0.12500	0.11111	0.10000	0.09091	0.08333	0.07692

L 个正态变量分布与相关 ρ 的累积概率表(续)

ρ	x	L=1	2	3	4	5	6	7	8	9	10	11	12
	0.10	0.53983	0.37408	0.28772	0.23446	0.19823	0.17192	0.15193	0.13620	0.12350	0.11302	0.10422	0.09673
	0.20	0.57926	0.41623	0.32788	0.27192	0.23308	0.20445	0.18240	0.16487	0.15058	0.13869	0.12863	0.12000
	0.30	0.61791	0.45931	0.37006	0.31206	0.27104	0.24032	0.21637	0.19713	0.18129	0.16801	0.15669	0.14692
	0.40	0.65542	0.50282	0.41379	0.35450	0.31177	0.27930	0.25368	0.23287	0.21559	0.20099	0.18845	0.17757
	0.50	0.69146	0.54624	0.45855	0.39874	0.35486	0.32104	0.29403	0.27187	0.25332	0.23750	0.22384	0.21190
	0.60	0.72575	0.58906	0.50376	0.44425	0.39981	0.36509	0.33704	0.31380	0.29417	0.27732	0.26266	0.24977
	0.70	0.75804	0.63079	0.54885	0.49041	0.44605	0.41091	0.38220	0.35820	0.33775	0.32006	0.30458	0.49089
	0.80	0.78814	0.67098	0.59323	0.53661	0.49293	0.45788	0.42894	0.40451	0.38353	0.36525	0.34915	0.33483
	0.90	0.81594	0.70922	0.63638	0.58224	0.53983	0.50536	0.47660	0.45211	0.43090	0.41231	0.39582	0.38107
	1.00	0.84134	0.74520	0.67778	0.62670	0.58608	0.55267	0.52450	0.50030	0.47920	0.46056	0.44394	0.42898
	1.10	0.86433	0.77866	0.71701	0.66944	0.63107	0.59913	0.57195	0.54839	0.52770	0.50930	0.49279	0.47786
	1.20	0.88493	0.80941	0.75373	0.71000	0.67424	0.64414	0.61828	0.59568	0.57569	0.55780	0.54166	0.52698
	1.30	0.90320	0.83734	0.78766	0.74799	0.71510	0.68713	0.66281	0.64151	0.62248	0.60535	0.58980	0.57559
	1.40	0.91924	0.86243	0.81864	0.78309	0.75326	0.72763	0.70519	0.68529	0.66744	0.65127	0.63652	0.62297
	1.50	0.93319	0.88471	0.84656	0.81513	0.78843	0.76525	0.74480	0.72652	0.71001	0.69498	0.68119	0.66847
	1.60	0.94520	0.90427	0.87143	0.84398	0.82040	0.79973	0.78134	0.76479	0.74975	0.73598	0.72328	0.71151
	1.70	0.95543	0.92124	0.89331	0.86964	0.84908	0.83090	0.81459	0.79982	0.78631	0.77388	0.76236	0.75163
	1.80	0.96407	0.93581	0.91233	0.89218	0.87448	0.85870	0.84444	0.83144	0.81948	0.80841	0.79811	0.78848
	1.90	0.97128	0.94817	0.92867	0.91172	0.89669	0.88317	0.87087	0.85958	0.84914	0.83943	0.83036	0.82183
	2.00	0.97725	0.95855	0.94253	0.92845	0.91585	0.90442	0.89395	0.88429	0.87531	0.86691	0.85902	0.85159
	2.10	0.98214	0.96717	0.95416	0.94260	0.93217	0.92264	0.91385	0.90569	0.89806	0.89090	0.88415	0.87776
	2.20	0.98610	0.97424	0.96380	0.95443	0.94590	0.93805	0.93077	0.92397	0.91758	0.91156	0.90586	0.90045
	2.30	0.98928	0.97998	0.97169	0.96419	0.95730	0.95092	0.94497	0.93939	0.93411	0.92911	0.92437	0.91984
	2.40	0.99180	0.98459	0.97809	0.97215	0.96665	0.96153	0.95673	0.95220	0.94790	0.94382	0.93992	0.93619
	2.50	0.99379	0.98825	0.98321	0.97856	0.97423	0.97017	0.96635	0.96272	0.95927	0.95597	0.95282	0.94979
	2.60	0.99534	0.99113	0.98726	0.98366	0.98030	0.97712	0.97411	0.07125	0.06851	0.96588	0.06117	0.06094
	2.70	0.99653	0.99336	0.99043	0.98768	0.98509	0.98264	0.98030	0.97807	0.97592	0.07386	0.07188	0.06996
	2.80	0.99744	0.99509	0.99298	0.99081	0.98884	0.98697	0.98517	0.98345	0.98180	0.98020	0.97865	0.97716
	2.90	0.99813	0.99640	0.99476	0.09321	0.99173	0.99032	0.98896	0.98765	0.98639	0.98517	0.98398	0.98283
	3.00	0.99865	0.99738	0.99618	0.99504	0.99394	0.99288	0.99187	0.99089	0.98994	0.98901	0.98812	0.98724
	3.10	0.99903	0.99812	0.99724	0.90641	0.99560	0.99483	0.99408	0.99335	0.00264	0.09195	0.90128	0.09063
	3.20	0.99931	0.99866	0.99803	0.99743	0.99684	0.99628	0.99573	0.00520	0.99468	0.99417	0.99367	0.99319
	3.30	0.99952	0.99905	0.99861	0.99817	0.99776	0.99735	0.99695	0.09657	0.09619	0.99582	0.99546	0.09511
	3.40	0.99966	0.99934	0.99902	0.99872	0.99842	0.99813	0.09785	0.99757	0.09730	0.09704	0.00678	0.00652
	3.50	0.99977	0.99954	0.99932	0.99911	0.99890	0.99870	0.99850	0.99830	0.99811	0.99792	0.99774	0.99756
0.600	0.00	0.50000	0.35242	27862	0.23345	0.20259	0.17999	0.16263	0.14882	0.13753	0.12810	0.12009	0.11320
	0.10	0.53983	0.39304	0.31701	0.269941	0.23636	0.21185	0.19282	0.17756	0.16499	0.15442	0.14540	0.13759
	0.20	0.57926	0.43482	0.35742	0.30790	0.27297	0.24674	0.22618	0.20954	0.19573	0.18406	0.17404	0.16532
	0.30	0.61791	0.47732	0.39946	0.34859	0.31214	0.28445	0.26252	0.24463	0.22969	0.21698	0.20600	0.19639
	0.40	0.65542	0.52003	0.44266	0.39105	0.35352	0.32466	0.30160	0.28263	0.26668	0.25302	0.24116	0.23073
	0.50	0.69146	0.56248	0.48650	0.43480	0.39665	0.36699	0.34305	0.32321	0.30641	0.29194	0.27930	0.26815
	0.60	0.72575	0.60419	0.53046	0.47931	0.44104	0.41094	0.38644	0.36596	0.34851	0.33339	0.32012	0.30835
	0.70	0.75804	0.64470	0.57400	0.52403	0.48612	0.45599	0.43123	0.41039	0.39251	0.37693	0.36319	0.35095

L 个正态变量分布与相关 ρ 的累积概率表(续)

ρ	x	L 1	2	3	4	5	6	7	8	9	10	11	12
	0.80	0.78814	0.68360	0.61660	0.56840	0.53133	0.50155	0.47688	0.45595	0.43788	0.42204	0.40801	0.39545
	0.90	0.81594	0.72054	0.65780	0.61187	0.57608	0.54704	0.52277	0.50204	0.48402	0.46815	0.45402	0.44131
	1.00	0.84134	0.75521	0.69715	0.65392	0.61982	0.59186	0.56830	0.54804	0.53032	0.51463	0.50059	0.48791
	1.10	0.86433	0.78740	0.73429	0.69410	0.66202	0.63545	0.61289	0.59334	0.57616	0.56086	0.54710	0.53462
	1.20	0.88493	0.81694	0.76893	0.73203	0.70222	0.67730	0.65598	0.63738	0.62093	0.60621	0.59291	0.58080
	1.30	0.90320	0.84376	0.80085	0.76739	0.74004	0.71697	0.69707	0.67961	0.66407	0.65010	0.63743	0.62584
	1.40	0.91924	0.86782	0.82993	0.79994	0.77516	0.75408	0.73576	0.71958	0.70510	0.69202	0.68010	0.66916
	1.50	0.93319	0.88918	0.85610	0.82955	0.80739	0.78836	0.77171	0.75691	0.74361	0.73152	0.72046	0.71027
	1.60	0.94520	0.90793	0.87938	0.85616	0.83658	0.81963	0.80469	0.79133	0.77926	0.76825	0.75813	0.74876
	1.70	0.95543	0.92420	0.89984	0.87979	0.86269	0.84778	0.83455	0.82266	0.81185	0.80194	0.79281	0.78432
	1.80	0.96407	0.93817	0.91763	0.90050	0.88577	0.87282	0.86125	0.85079	0.84124	0.83245	0.82431	0.81673
	1.90	0.97128	0.95004	0.93291	0.91846	0.90591	0.89481	0.88482	0.87574	0.86742	0.85972	0.85256	0.84587
	2.00	0.97725	0.96000	0.94588	0.93383	0.92328	0.91387	0.90536	0.89759	0.89042	0.88377	0.87756	0.87173
	2.10	0.98213	0.96828	0.95677	0.94684	0.93808	0.93020	0.92304	0.91647	0.91038	0.90470	0.89938	0.89438
	2.20	0.98610	0.97508	0.96580	0.95772	0.95052	0.94402	0.93807	0.93258	0.92747	0.92269	0.91820	0.91396
	2.30	0.98928	0.98061	0.97321	0.96671	0.96087	0.95556	0.95068	0.94615	0.94192	0.93795	0.93421	0.93066
	2.40	0.99180	0.98505	0.97922	0.97405	0.96937	0.96509	0.96114	0.95745	0.95399	0.95073	0.94765	0.94472
	2.50	0.99379	0.98859	0.98405	0.97998	0.97628	0.97287	0.96970	0.96673	0.96394	0.96130	0.95880	0.95641
	2.60	0.99534	0.99137	0.98787	0.98471	0.98181	0.97913	0.97662	0.97427	0.97204	0.96993	0.96792	0.96600
	2.70	0.99653	0.99354	0.99087	0.98844	0.98620	0.98411	0.98216	0.98031	0.97856	0.97689	0.97530	0.97378
	2.80	0.99744	0.99521	0.99319	0.99135	0.98964	0.98803	0.98652	0.98509	0.98373	0.98243	0.98119	0.97999
	2.90	0.99813	0.99648	0.99498	0.99359	0.99230	0.99108	0.98993	0.98884	0.98779	0.98679	0.98583	0.98490
	3.00	0.99865	0.99744	0.99633	0.99530	0.99433	0.99342	0.99255	0.99173	0.99094	0.99017	0.98944	0.98873
	3.10	0.99903	0.99816	0.99735	0.99659	0.99588	0.99520	0.99455	0.99394	0.99334	0.99277	0.99222	0.99169
	3.20	0.99931	0.99868	0.99810	0.99755	0.99703	0.99653	0.99606	0.99560	0.99516	0.99474	0.99433	0.99393
	3.30	0.99952	0.99907	0.99865	0.99826	0.99788	0.99752	0.99718	0.99685	0.99652	0.99621	0.99591	0.99562
	3.40	0.99966	0.99935	0.99905	0.99877	0.99851	0.99825	0.99800	0.99776	0.99753	0.99730	0.99708	0.99687
	3.50	0.99977	0.99955	0.99934	0.99915	0.99896	0.99877	0.99860	0.99843	0.99826	0.99810	0.99794	0.99779
0.625	0.00	0.50000	0.35745	0.28618	0.24234	0.21224	0.19007	0.17295	0.15926	0.14802	0.13860	0.13056	0.12362
	0.10	0.53983	0.39804	0.32471	0.27864	0.24651	0.22257	0.20391	0.18886	0.17643	0.16594	0.15694	0.14913
	0.20	0.57926	0.43974	0.36518	0.31736	0.28351	0.25800	0.23792	0.22160	0.20803	0.19651	0.18658	0.17791
	0.30	0.61791	0.48208	0.40717	0.35815	0.32294	0.29610	0.27479	0.25733	0.24271	0.23023	0.21942	0.20994
	0.40	0.65542	0.54259	0.45021	0.40059	0.36443	0.33656	0.31423	0.29580	0.28027	0.26693	0.25532	0.24510
	0.50	0.69146	0.56680	0.49381	0.44419	0.40753	0.37897	0.35587	0.33668	0.32040	0.30634	0.29404	0.28316
	0.60	0.72575	0.60822	0.53744	0.48843	0.45173	0.42283	0.39927	0.37954	0.36270	0.34908	0.33523	0.32381
	0.70	0.75804	0.64842	0.58058	0.53276	0.49649	0.46763	0.44390	0.42389	0.40670	0.39170	0.37845	0.36663
	0.80	0.78814	0.68699	0.62273	0.57665	0.54124	0.51280	0.48921	0.46918	0.45187	0.43669	0.42321	0.41114
	0.90	0.81594	0.72359	0.66343	0.61956	0.58543	0.55775	0.53460	0.51482	0.49762	0.48246	0.46894	0.45677
	1.00	0.84134	0.75792	0.70225	0.66100	0.62852	0.60192	0.57950	0.56022	0.54336	0.52842	0.51503	0.50294
	1.10	0.86433	0.78979	0.73886	0.70053	0.67000	0.64477	0.62334	0.60479	0.58847	0.57394	0.56087	0.54902
0.625	1.20	0.88493	0.81901	0.77297	0.73779	0.70945	0.68581	0.66560	0.64798	0.63240	0.61846	0.60586	0.59439
	1.30	0.90320	0.84552	0.80438	0.77248	0.74650	0.72463	0.70580	0.68929	0.67461	0.66141	0.64943	0.63848
	1.40	0.91924	0.86931	0.83296	0.80438	0.78086	0.76089	0.74357	0.72929	0.71464	0.70231	0.69107	0.68076

L 个正态变量分布与相关 ρ 的累积概率表(续)

ρ	x	L 1	2	3	4	5	6	7	8	9	10	11	12
	1.50	0.93319	0.89043	0.85868	0.83337	0.81233	0.79433	0.77861	0.76465	0.75212	0.74074	0.73034	0.72076
	1.60	0.94520	0.90896	0.88154	0.85941	0.84082	0.82479	0.81069	0.79811	0.78675	0.77640	0.76690	0.75811
	1.70	0.95543	0.92504	0.90164	0.88250	0.86628	0.85218	0.83970	0.82851	0.81835	0.80905	0.80048	0.79253
	1.80	0.96407	0.93985	0.91909	0.90275	0.88877	0.87652	0.86561	0.85577	0.84680	0.83856	0.83093	0.82383
	1.90	0.97128	0.95057	0.93409	0.92029	0.90938	0.89788	0.88846	0.87992	0.87211	0.86489	0.95919	0.85194
	2.00	0.97725	0.96042	0.94682	0.93531	0.92529	0.91639	0.90836	0.90105	0.89432	0.88809	0.88228	0.97694
	2.10	0.98214	0.96860	0.95751	0.94802	0.93968	0.93223	0.92548	0.91929	0.91358	0.90826	0.90329	0.89962
	2.20	0.98610	0.97533	0.96637	0.95864	0.95180	0.94563	0.94002	0.93485	0.93006	0.92558	0.92138	0.91742
	2.30	0.98928	0.98080	0.97365	0.96742	0.96186	0.95683	0.95222	0.94796	0.94399	0.94027	0.93676	0.93345
	2.40	0.99180	0.98519	0.97956	0.97459	0.97014	0.96608	0.96234	0.95886	0.95562	0.95256	0.94968	0.94694
	2.50	0.99379	0.98869	0.98429	0.98039	0.97686	0.97362	0.97062	0.96783	0.96520	0.96273	0.96038	0.95815
	2.60	0.99534	0.99145	0.98805	0.98501	0.98224	0.97969	0.97732	0.97510	0.97301	0.97103	0.96914	0.96735
	2.70	0.99653	0.99359	0.99100	0.98866	0.98652	0.98453	0.98268	0.98093	0.97929	0.97772	0.97623	0.97480
	2.80	0.99744	0.99525	0.99329	0.99151	0.98987	0.98834	0.98691	0.98556	0.98427	0.98305	0.98188	0.98076
	2.90	0.99813	0.99651	0.99505	0.99371	0.99247	0.99130	0.99021	0.98917	0.98819	0.98724	0.98634	0.98547
	3.00	0.99865	0.99746	0.99638	0.99538	0.99445	0.99358	0.99276	0.99197	0.99122	0.99050	0.98981	0.98915
	3.10	0.99903	0.99817	0.99738	0.99665	0.99596	0.99531	0.99470	0.99411	0.99355	0.99301	0.99249	0.99199
	3.20	0.99931	0.99869	0.99812	0.99759	0.99709	0.99661	0.99616	0.99572	0.99531	0.99491	0.99452	0.99414
	3.30	0.99952	0.99908	0.99867	0.99828	0.99792	0.99758	0.99725	0.99693	0.99662	0.99633	0.99604	0.99577
	3.40	0.99966	0.99935	0.99906	0.99879	0.99853	0.99828	0.99805	0.99782	0.99760	0.99738	0.99718	0.99697
	3.50	0.99977	0.99955	0.99935	0.99916	0.99897	0.99880	0.99863	0.99847	0.99831	0.99815	0.99801	0.99786
2/3	0.00	0.50000	0.36614	0.29921	0.25775	0.22902	0.20769	0.19109	0.17771	0.16665	0.15732	0.14931	0.14234
	0.10	0.53983	0.40668	0.33798	0.29459	0.26411	0.24124	0.22328	0.20871	0.19659	0.18630	0.17744	0.16969
	0.20	0.57920	0.44822	0.37852	0.33366	0.30173	0.27751	0.25833	0.24266	0.22955	0.21837	0.20868	0.20018
	0.30	0.61791	0.49031	0.42041	0.37459	0.34154	0.31622	0.29601	0.27937	0.26537	0.25336	0.24292	0.23372
	0.40	0.05542	0.53248	0.46319	0.41696	0.38317	0.35703	0.33599	0.31856	0.30380	0.29108	0.27996	0.27014
	0.50	0.09146	0.57426	0.50637	0.46027	0.42616	0.39950	0.37788	0.35985	0.34449	0.33119	0.31952	0.30916
	0.60	0.72575	0.61520	0.54944	0.50403	0.47001	0.44317	0.42123	0.40281	0.38704	0.37331	0.36121	0.35043
	0.70	0.75804	0.65487	0.59190	0.54770	0.51418	0.48750	0.46551	0.44694	0.43095	0.41697	0.40459	0.39351
	0.80	0.78814	0.69288	0.63328	0.59076	0.55815	0.53194	0.51020	0.49171	0.47570	0.46164	0.44913	0.43790
	0.90	0.81594	0.72890	0.67313	0.63272	0.60137	0.57596	0.55471	0.53654	0.52072	0.50676	0.49429	0.48305
	1.00	0.84134	0.76266	0.71106	0.67311	0.64335	0.61900	0.59851	0.58087	0.56544	0.55175	0.53948	0.52839
	1.10	0.86433	0.79394	0.74676	0.71154	0.68362	0.66059	0.64106	0.62416	0.60929	0.59605	0.58414	0.57332
	1.20	0.88493	0.82263	0.77996	0.74766	0.72179	0.70026	0.68189	0.66590	0.65176	0.63911	0.62769	0.61728
	1.30	0.90320	0.84863	0.81049	0.78122	0.75753	0.73766	0.72059	0.70565	0.69237	0.68044	0.66963	0.65974
	1.40	0.91924	0.87196	0.83824	0.81202	0.79059	0.77248	0.75681	0.74302	0.73072	0.71961	0.70950	0.70023
	1.50	0.93319	0.99264	0.86317	0.83997	0.82081	0.80450	0.79030	0.77774	0.76647	0.75626	0.74693	0.73835
	1.60	0.94520	0.91079	0.88533	0.85502	0.84810	0.83359	0.82088	0.80957	0.79939	0.79012	0.78163	0.77378
	1.70	0.95543	0.92654	0.90478	0.88722	0.87246	0.85971	0.84847	0.83842	0.82933	0.82102	0.81338	0.80630
	1.80	0.96407	0.94006	0.92168	0.90667	0.89394	0.88287	0.87305	0.86423	0.85621	0.84886	0.84207	0.83577
	1.90	0.97128	0.95154	0.93618	0.92350	0.91266	0.90316	0.89469	0.88704	0.88006	0.87363	0.86768	0.86213
	2.00	0.97725	0.96119	0.94849	0.93790	0.92877	0.92072	0.91350	0.90695	0.90095	0.89541	0.89025	0.88543
	2.10	0.98213	0.96920	0.95883	0.95009	0.94249	0.93574	0.92967	0.92413	0.91903	0.91430	0.90990	0.90576

L 个正态变量分布与相关 ρ 的累积概率表(续)

ρ	x	L 1	2	3	4	5	6	7	8	9	10	11	12
	2.20	0.98610	0.97579	0.96741	0.96027	0.95402	0.94844	0.94339	0.93876	0.93448	0.93050	0.92678	0.92328
	2.30	0.98928	0.98115	0.97445	0.96869	0.96361	0.95905	0.95489	0.95107	0.94753	0.94422	0.94112	0.93819
2/3	2.40	0.99180	0.98546	0.98016	0.97557	0.97149	0.96780	0.96443	0.96131	0.95841	0.95570	0.95314	0.95072
	2.50	0.99379	0.98889	0.98475	0.98113	0.97789	0.97494	0.97224	0.96973	0.96738	0.96518	0.96310	0.96113
	2.60	0.99534	0.99159	0.98839	0.98557	0.98302	0.98070	0.97855	0.97656	0.97468	0.97292	0.97125	0.96966
	2.70	0.99653	0.99370	0.99125	0.98907	0.98710	0.98529	0.98361	0.98203	0.98056	0.97916	0.97783	0.97657
	2.80	0.99744	0.99532	0.99347	0.99181	0.99029	0.98890	0.98760	0.98638	0.98522	0.98413	0.98309	0.98210
	2.90	0.99813	0.99656	0.99517	0.99392	0.99277	0.99171	0.99071	0.98978	0.98889	0.98805	0.98724	0.98647
	3.00	0.99805	0.99750	0.99647	0.99554	0.99467	0.99387	0.99312	0.99241	0.99173	0.99109	0.99047	0.98989
	3.10	0.99903	0.99819	0.99744	0.99675	0.99612	0.99552	0.99496	0.99442	0.99391	0.99343	0.99296	0.99252
	3.20	0.99931	0.99871	0.99816	0.99766	0.99720	0.99676	0.99634	0.99595	0.99557	0.99521	0.99486	0.99452
	3.30	0.99952	0.99909	0.99870	0.99833	0.99800	0.99768	0.99737	0.99708	0.99681	0.99654	0.99628	0.99603
	3.40	0.99966	0.99936	0.99908	0.99883	0.99858	0.99835	0.99813	0.99792	0.99772	0.99753	0.99734	0.99716
	3.50	0.99977	0.99956	0.99936	0.99918	0.99901	0.99884	0.99869	0.99854	0.99839	0.99825	0.99812	0.99799
0.700	0.00	0.50000	0.37341	0.31011	0.27069	0.24319	0.22265	0.20656	0.19353	0.18269	0.17351	0.16559	0.15868
	0.10	0.53983	0.41390	0.34906	0.30794	0.27891	0.25700	0.23971	0.22561	0.21382	0.20378	0.19509	0.18747
	0.20	0.57926	0.45531	0.38964	0.34727	0.31697	0.29389	0.27554	0.26048	0.24782	0.23698	0.22756	0.21927
	0.30	0.61791	0.49720	0.43144	0.38828	0.35705	0.33304	0.31380	0.29790	0.28448	0.27293	0.26285	0.25395
	0.40	0.65542	0.53909	0.47400	0.43056	0.39875	0.37407	0.35414	0.33758	0.32352	0.31137	0.30072	0.29128
	0.50	0.69146	0.58053	0.51682	0.47362	0.44161	0.41655	0.39617	0.37913	0.36458	0.35196	0.34085	0.33096
	0.60	0.72575	0.62107	0.55943	0.51695	0.48513	0.45999	0.43941	0.42209	0.40724	0.39428	0.38283	0.37261
	0.70	0.75804	0.66030	0.60133	0.56006	0.52880	0.50389	0.48335	0.46598	0.45099	0.43786	0.42622	0.41579
	0.80	0.78814	0.69785	0.64206	0.60244	0.57210	0.54772	0.52747	0.51025	0.49532	0.48218	0.47049	0.45997
	0.90	0.81594	0.73339	0.68121	0.64361	0.61451	0.59093	0.57122	0.55436	0.53967	0.52669	0.51509	0.50463
	1.00	0.84134	0.76667	0.71842	0.68315	0.65557	0.63304	0.61409	0.59778	0.58350	0.57084	0.55948	0.54920
	1.10	0.86433	0.79749	0.75336	0.72067	0.69484	0.67358	0.65557	0.63999	0.62629	0.61409	0.60310	0.59313
	1.20	0.88493	0.82572	0.78582	0.75586	0.73196	0.71213	0.69523	0.68053	0.66755	0.65593	0.64544	0.63588
	1.30	0.90320	0.85130	0.81563	0.78849	0.76663	0.74836	0.73269	0.71899	0.70684	0.69592	0.68602	0.67698
	1.40	0.91924	0.87422	0.84269	0.81839	0.79863	0.78200	0.76765	0.75504	0.74380	0.73366	0.72444	0.71599
	1.50	0.93319	0.89455	0.86698	0.84547	0.82783	0.81287	0.79988	0.78841	0.77815	0.76885	0.76037	0.75257
	1.60	0.94520	0.91238	0.88854	0.86972	0.85415	0.84085	0.82924	0.81894	0.80968	0.80126	0.79355	0.78644
	1.70	0.95543	0.92785	0.90746	0.89119	0.87760	0.86592	0.85567	0.84652	0.83827	0.83074	0.82382	0.81742
	1.80	0.96407	0.94112	0.92388	0.90997	0.89826	0.88812	0.87917	0.87115	0.86388	0.85723	0.85110	0.84541
	1.90	0.97128	0.95239	0.93798	0.92622	0.91624	0.90754	0.89982	0.89288	0.88656	0.88075	0.87538	0.87039
	2.00	0.97725	0.96186	0.94994	0.94011	0.93170	0.92433	0.91776	0.91181	0.90638	0.90138	0.89673	0.89240
	2.10	0.98214	0.96973	0.95998	0.95186	0.94486	0.93868	0.93315	0.92812	0.92351	0.91925	0.91528	0.91157
	2.20	0.98610	0.97620	0.96831	0.96167	0.95591	0.95080	0.94620	0.94200	0.93813	0.93454	0.93120	0.92806
	2.30	0.98928	0.98146	0.97515	0.96979	0.96510	0.96092	0.95713	0.95367	0.95046	0.94748	0.94469	0.94207
	2.40	0.99180	0.98569	0.98070	0.97642	0.97265	0.96927	0.96619	0.96336	0.96074	0.95829	0.95599	0.95383
	2.50	0.99379	0.98907	0.98515	0.98177	0.97878	0.97608	0.97361	0.97132	0.96920	0.96722	0.96535	0.96358
	2.60	0.99534	0.99172	0.98869	0.98605	0.98370	0.98156	0.97960	0.97779	0.97609	0.97450	0.97300	0.97157
	2.70	0.99653	0.99379	0.99147	0.98943	0.98760	0.98594	0.98440	0.98297	0.98163	0.98037	0.97918	0.97804
	2.80	0.99744	0.99539	0.99363	0.99208	0.99067	0.98938	0.98819	0.98708	0.98603	0.98505	0.98411	0.98322

L 个正态变量分布与相关 ρ 的累积概率表(续)

ρ	L											
	x	1	2	3	4	5	6	7	8	9	10	11	12
	2. 90	0. 99813	0. 99661	0. 99529	0. 99412	0. 99305	0. 99207	0. 99115	0. 99030	0. 98949	0. 98873	0. 98800	0. 98731
	3. 00	0. 99865	0. 99753	0. 99655	0. 99567	0. 99487	0. 99413	0. 99344	0. 99279	0. 99217	0. 99159	0. 99103	0. 99050
	3. 10	0. 99903	0. 99822	0. 99750	0. 99685	0. 99626	0. 99570	0. 99519	0. 99470	0. 99423	0. 99379	0. 99337	0. 99297
	3. 20	0. 99931	0. 99873	0. 99821	0. 99773	0. 99729	0. 99689	0. 99650	0. 99614	0. 99580	0. 99547	0. 99515	0. 99485
	3. 30	0. 99952	0. 99910	0. 99872	0. 99838	0. 99806	0. 99777	0. 99749	0. 99722	0. 99697	0. 99672	0. 99649	0. 99627
	3. 40	0. 99966	0. 99937	0. 99910	0. 99886	0. 99863	0. 99842	0. 99821	0. 99802	0. 99783	0. 99766	0. 99749	0. 99732
	3. 50	0. 99977	0. 99956	0. 99937	0. 99920	0. 99904	0. 99889	0. 99874	0. 99860	0. 99847	0. 99834	0. 99822	0. 99810
0. 750	0. 00	0. 50000	0. 38497	0. 32746	0. 29135	0. 26594	0. 24679	0. 23167	0. 21932	0. 20899	0. 20017	0. 19252	0. 18580
	0. 10	0. 53983	0. 42540	0. 3666	0. 32920	0. 30255	0. 28229	0. 26618	0. 25296	0. 24184	0. 23231	0. 22402	0. 21671
	0. 20	0. 57926	0. 46661	0. 40728	0. 36886	0. 34123	0. 32005	0. 30310	0. 28912	0. 27730	0. 26712	0. 25824	0. 25038
	0. 30	0. 61791	0. 50817	0. 44891	0. 40995	0. 38164	0. 35976	0. 34214	0. 32752	0. 31510	0. 30437	0. 29497	0. 28663
	0. 40	0. 65542	0. 54963	0. 49109	0. 45204	0. 42336	0. 40103	0. 38292	0. 36781	0. 35493	0. 34375	0. 33392	0. 32517
	0. 50	0. 69146	0. 59053	0. 53335	0. 49465	0. 46594	0. 44341	0. 42502	0. 40960	0. 39639	0. 38489	0. 37473	0. 36567
	0. 60	0. 72575	0. 63046	0. 57522	0. 53731	0. 500890	0. 48642	0. 46798	0. 45242	0. 43904	0. 42734	0. 41698	0. 40770
	0. 70	0. 75804	0. 66901	0. 61623	0. 57951	0. 55172	0. 52958	0. 51129	0. 49579	0. 48239	0. 47063	0. 46018	0. 45080
	0. 80	0. 78814	0. 70583	0. 65597	0. 62080	0. 59394	0. 57236	0. 554444	0. 53918	0. 52593	0. 51426	0. 50385	0. 49447
	0. 90	0. 81594	0. 74062	0. 69403	0. 66074	0. 63506	0. 61430	0. 59694	0. 58208	0. 56914	0. 55769	0. 54744	0. 53819
	1. 00	0. 84134	0. 77315	0. 73009	0. 69892	0. 67467	0. 65491	0. 63830	0. 62401	0. 61151	0. 60041	0. 59045	0. 58143
	1. 10	0. 86433	0. 80322	0. 76387	0. 73503	0. 71237	0. 69379	0. 67808	0. 66451	0. 65258	0. 64195	0. 63238	0. 62369
	1. 20	0. 88493	0. 83074	0. 79516	0. 76877	0. 74786	0. 73059	0. 71590	0. 70315	0. 69190	0. 68185	0. 67276	0. 66449
	1. 30	0. 90320	0. 85564	0. 82383	0. 79995	0. 78087	0. 76500	0. 75144	0. 73961	0. 72912	0. 71972	0. 71120	0. 70342
	1. 40	0. 91924	0. 87794	0. 84981	0. 82845	0. 81123	0. 79682	0. 78444	0. 77359	0. 76393	0. 75525	0. 74735	0. 74012
	1. 50	0. 93319	0. 89769	0. 87309	0. 85419	0. 83884	0. 82591	0. 81473	0. 80489	0. 79611	0. 78818	0. 78095	0. 77431
	1. 60	0. 94520	0. 91500	0. 89372	0. 87719	0. 86366	0. 85218	0. 84221	0. 83340	0. 82550	0. 81835	0. 81180	0. 80578
	1. 70	0. 95543	0. 93001	0. 91180	0. 89751	0. 88571	0. 87564	0. 86686	0. 85905	0. 85204	0. 84566	0. 83981	0. 83440
	1. 80	0. 96407	0. 94289	0. 92748	0. 91525	0. 80508	0. 89636	0. 88870	0. 88187	0. 87571	0. 87009	0. 86492	0. 86014
	1. 90	0. 97128	0. 95382	0. 94092	0. 93058	0. 82191	0. 91443	0. 90784	0. 90194	0. 89659	0. 89169	0. 88718	0. 88299
	2. 00	0. 97725	0. 96300	0. 95231	0. 94367	0. 93637	0. 93003	0. 92442	0. 91937	0. 91478	0. 91057	0. 90668	0. 90306
	2. 10	0. 98214	0. 97063	0. 96187	0. 95472	0. 94864	0. 94334	0. 93861	0. 93435	0. 93046	0. 92688	0. 92356	0. 92046
	2. 20	0. 98610	0. 97690	0. 96980	0. 96396	0. 95895	0. 95456	0. 95063	0. 94707	0. 94381	0. 94080	0. 93800	0. 93538
	2. 30	0. 98928	0. 98200	0. 97631	0. 97158	0. 96751	0. 96391	0. 96068	0. 95774	0. 95504	0. 95254	0. 95021	0. 94803
	2. 40	0. 99180	0. 98610	0. 98160	0. 97781	0. 97453	0. 97162	0. 96899	0. 96660	0. 96439	0. 96233	0. 96042	0. 95862
	2. 50	0. 99379	0. 98938	0. 98584	0. 98285	0. 98023	0. 97790	0. 97579	0. 97386	0. 97207	0. 97041	0. 96885	0. 96738
	2. 60	0. 99534	0. 99195	0. 98921	0. 98687	0. 98481	0. 98297	0. 98129	0. 97975	0. 97832	0. 97698	0. 97573	0. 97455
	2. 70	0. 99653	0. 99396	0. 99185	0. 99004	0. 98844	0. 98700	0. 98568	0. 98447	0. 98334	0. 98228	0. 98128	0. 98034
	2. 80	0. 99744	0. 99551	0. 99391	0. 99253	0. 99129	0. 99018	0. 98916	0. 98821	0. 98733	0. 98650	0. 98572	0. 98497
	2. 90	0. 99813	0. 99670	0. 99549	0. 99445	0. 99351	0. 99265	0. 99187	0. 99114	0. 99046	0. 98982	0. 98921	0. 98863
	3. 00	0. 99865	0. 99759	0. 99670	0. 99591	0. 99521	0. 99456	0. 99397	0. 99341	0. 99289	0. 99240	0. 99193	0. 99149
	3. 10	0. 99903	0. 99826	0. 99760	0. 99702	0. 99650	0. 99601	0. 99557	0. 99515	0. 99476	0. 99438	0. 99403	0. 99369
	3. 20	0. 99931	0. 99876	0. 99828	0. 99785	0. 99746	0. 99711	0. 99678	0. 99647	0. 99617	0. 99589	0. 99563	0. 99538
	3. 30	0. 99952	0. 99912	0. 99877	0. 99847	0. 99818	0. 99792	0. 99768	0. 99745	0. 99723	0. 99703	0. 99683	0. 99664
	3. 40	0. 99966	0. 99938	0. 99914	0. 99892	99871	0. 99852	0. 99835	0. 99818	0. 99802	0. 99787	0. 99773	0. 99759
	3. 50	0. 99977	0. 99957	0. 99940	0. 99924	0. 99910	0. 99896	0. 99883	0. 99871	0. 99860	0. 99849	0. 99839	0. 99829

L 个正态变量分布与相关 ρ 的累积概率表(续)

ρ		L											
	x	1	2	3	4	5	6	7	8	9	10	11	12
0.800	0.00	0.50000	0.39758	0.34638	0.31399	0.29100	0.27354	0.25965	0.24823	0.23861	0.23034	0.22314	0.21678
	0.10	0.53983	0.43794	0.38580	0.35238	0.32844	0.31011	0.29545	0.28335	0.27311	0.26428	0.25657	0.24973
	0.20	0.57926	0.47894	0.42643	0.39232	0.36766	0.34866	0.33337	0.32068	0.30990	0.30059	0.29242	0.28516
	0.30	0.61791	0.52016	0.46785	0.43342	0.40831	0.38882	0.37305	0.35990	0.34870	0.33898	0.33042	0.32281
	0.40	0.65542	0.56115	0.50960	0.47524	0.44995	0.43019	0.41411	0.40065	0.38913	0.37910	0.37025	0.36235
	0.50	0.69146	0.60149	0.55124	0.51732	0.49214	0.47233	0.45613	0.44250	0.43079	0.42057	0.41151	0.40342
	0.60	0.72575	0.64075	0.59230	0.55920	0.53440	0.51477	0.49862	0.48498	0.47322	0.46292	0.45377	0.44556
	0.70	0.75804	0.67858	0.63236	0.60040	0.57626	0.55702	0.54112	0.52763	0.51594	0.50568	0.49653	0.48831
	0.80	0.78814	0.71462	0.67102	0.64051	0.61727	0.59863	0.58314	0.56994	0.55847	0.54836	0.53933	0.53119
	0.90	0.81594	0.74861	0.70792	0.67911	0.65698	0.63912	0.62421	0.61145	0.60032	0.59047	0.58166	0.57369
	1.00	0.84134	0.78033	0.74275	0.71585	0.69502	0.67811	0.66391	0.65171	0.64103	0.63156	0.62305	0.61534
	1.10	0.86433	0.80960	0.77528	0.75044	0.73105	0.71521	0.70185	0.69032	0.68019	0.67117	0.66306	0.65568
0.800	1.20	0.88493	83634	0.80534	0.78264	0.76480	0.75012	0.73769	0.72692	0.71742	0.70894	0.70129	0.69432
	1.30	0.90320	0.86051	0.83279	0.81229	0.79605	0.78261	0.77117	0.76122	0.75242	0.74454	0.73740	0.73089
	1.40	0.91924	0.88212	0.85761	0.83930	0.82467	0.81251	0.80210	0.79302	0.78495	0.77770	0.77113	0.76511
	1.50	0.93319	0.90124	0.87981	0.86362	0.85060	0.83971	0.83035	0.82215	0.81484	0.80826	0.80227	0.79677
	1.60	0.94520	0.91798	0.89943	0.88529	0.87383	0.86419	0.85587	0.84854	0.84199	0.83608	0.83069	0.82573
	1.70	0.95543	0.93249	0.91661	0.90438	0.89440	0.88597	0.87865	0.87218	0.86638	0.86113	0.85633	0.85191
	1.80	0.96407	0.94492	0.93147	0.92102	0.91243	0.90512	0.89876	0.89312	0.88804	0.88343	0.87921	0.87530
	1.90	0.97128	0.95547	0.94420	0.93536	0.92805	0.92179	0.91632	0.91145	0.90706	0.90306	0.89938	0.89598
	2.00	0.97725	0.96432	0.95498	0.94759	0.94143	0.93614	0.93149	0.92733	0.92357	0.92014	0.91698	0.91404
	2.10	0.98214	0.97168	0.96402	0.95790	0.95277	0.94834	0.94443	0.94093	0.93775	0.93483	0.93214	0.92964
	2.20	0.98610	0.97772	0.97151	96650	0.96227	0.95861	0.95536	0.95244	0.94978	0.94733	0.94507	0.94296
	2.30	0.98928	0.98264	0.97765	0.97359	0.97015	0.96715	0.96448	0.96207	0.95987	0.95785	0.95597	0.95421
	2.40	0.99180	0.98660	0.98263	0.97939	0.97661	0.97418	0.97201	0.97005	0.96825	0.96659	0.96504	0.96360
	2.50	0.99379	0.98975	0.98663	0.98406	0.98185	0.97991	0.97816	0.97658	0.97512	0.97378	0.97252	0.97135
	2.60	0.99534	0.99223	0.98981	0.98780	0.98605	0.98451	0.98313	0.98186	0.98070	0.97962	0.97861	0.97767
	2.70	0.99653	0.99417	0.99231	0.99074	0.98939	0.98818	0.98709	0.98610	0.98518	0.98432	0.98352	0.98277
	2.80	0.99744	0.99567	0.99425	0.99305	0.99200	0.99107	0.99022	0.98945	0.98873	0.98806	0.98743	0.98684
	2.90	0.99813	0.99681	0.99574	0.99483	0.99403	0.99332	0.99267	0.99207	0.99151	0.99099	0.99051	0.99004
	3.00	0.99865	0.99767	0.99688	0.99619	0.99559	0.99505	0.99456	0.99410	0.99367	0.99328	0.99290	0.99255
	3.10	0.99903	0.99832	0.99773	0.99723	0.99678	0.99637	0.99600	0.99565	0.99533	0.99503	0.99475	0.99448
	3.20	0.99931	0.99880	0.99837	0.99800	0.99767	0.99736	0.99709	0.99683	0.99659	0.99637	0.99615	0.99595
	3.30	0.99952	0.99915	0.99884	0.99857	0.99833	0.99811	0.99790	0.99771	0.99754	0.99737	0.99721	0.99706
	3.40	0.99966	0.99940	0.99918	0.99899	0.99881	0.99865	0.99850	0.99837	0.99824	0.99811	0.99800	0.99789
	3.50	0.99977	0.99958	0.99943	0.99929	0.99916	0.99905	0.99894	0.99884	0.99875	0.99866	0.99858	0.99850
0.875	0.00	0.50000	0.41957	0.37935	0.35365	0.33521	0.32104	0.30965	0.30020	0.29218	0.28523	0.27913	0.27370
	0.10	0.53983	0.45981	0.41908	0.39278	0.37378	0.35910	0.34726	0.33740	0.32900	0.32171	0.31529	0.30958
	0.20	0.57926	0.50046	0.45963	0.43301	0.41365	0.39861	0.38643	0.37625	0.36755	0.35999	0.35332	0.34736
	0.30	0.61791	0.54109	0.50061	0.47395	0.45442	0.43918	0.42679	0.41639	0.40749	0.39972	0.39286	0.38671
	0.40	0.65542	0.58130	0.54157	0.51516	0.49568	0.48040	0.46792	0.45742	0.44840	0.44052	0.43353	0.42727
	0.50	0.69146	0.62068	0.58210	0.55620	0.53697	0.52182	0.50939	0.49891	0.48987	0.48195	0.47491	0.46860
	0.60	0.72575	0.65883	0.62176	0.59664	0.57787	0.56300	0.55076	0.54039	0.53144	0.52357	0.51656	0.51027

L 个正态变量分布与相关 ρ 的累积概率表(续)

ρ	x	L 1	2	3	4	5	6	7	8	9	10	11	12
	0.70	0.75804	0.69542	0.66017	0.63606	0.61793	0.60350	0.59157	0.58144	0.57266	0.56493	0.55803	0.55182
	0.80	0.78814	0.73015	0.69698	0.67409	0.65676	0.64291	0.63141	0.62161	0.61309	0.60558	0.59886	0.59280
	0.90	0.81594	0.76276	0.73189	0.71038	0.69400	0.68084	0.66987	0.66050	0.65233	0.64511	0.63864	0.63278
	1.00	0.84134	0.79309	0.76464	0.74465	0.72933	0.71696	0.70662	0.69775	0.69000	0.68313	0.67696	0.67137
	1.10	0.86433	0.82099	0.79505	0.77667	0.76249	0.75099	0.74131	0.73304	0.72576	0.71930	0.71349	0.70821
	1.20	0.98493	0.94639	0.82299	0.80626	0.79328	0.78271	0.77380	0.76611	0.75936	0.75334	0.74792	0.74299
	1.30	0.90320	0.86928	0.84839	0.83333	0.82157	0.81195	0.80391	0.79677	0.70057	0.78503	0.79003	0.77548
	1.40	0.91924	0.88969	0.87124	0.85782	0.84729	0.83863	0.83128	0.92490	0.81926	0.81422	0.80966	0.80550
	1.50	0.93319	0.90771	0.89158	0.87975	0.87041	0.86270	0.85613	0.85041	0.84535	0.84081	0.83669	0.93293
	1.60	0.94520	0.92345	0.90949	0.89918	0.89099	0.89419	0.87839	0.87332	0.86982	0.86477	0.86110	0.85773
	1.70	0.95543	0.93705	0.92511	0.91621	0.90910	0.90318	0.89810	0.89365	0.98970	0.88613	0.88289	0.87991
	1.80	0.96407	0.94870	0.93858	0.93098	0.92488	0.91977	0.91538	0.91152	0.90808	0.90497	0.90213	0.89953
	1.90	0.97128	0.95856	0.95007	0.94366	0.93847	0.93412	0.93036	0.92704	0.92408	0.92140	0.91895	0.91670
	2.00	0.97725	0.96692	0.95978	0.95442	0.95006	0.94639	0.94320	0.94039	0.93787	0.93558	0.93340	0.93156
	2.10	0.98214	0.97368	0.96700	0.96346	0.95984	0.05677	0.05410	0.05174	0.04962	0.91760	0.01502	0.04428
	2.20	0.98610	0.97930	0.97461	0.97099	0.96800	0.96546	0.96325	0.96129	0.95952	0.95791	0.05643	0.95506
	2.30	0.98928	0.98388	0.98010	0.97716	0.97474	0.97267	0.97085	0.96924	0.96778	0.96645	0.96523	0.96409
0.875	2.40	0.99180	0.98756	0.98455	0.98220	0.98024	0.97857	0.97710	0.97578	0.97460	0.97351	0.97251	0.97158
	2.50	0.99379	0.99048	0.98812	0.98625	0.98469	0.98335	0.98217	0.98112	0.98016	0.97928	0.97847	0.97772
	2.60	0.99534	0.99279	0.99095	0.98948	0.98825	0.98719	0.98626	0.98542	0.98465	0.98395	0.98330	0.98270
	2.70	0.99653	0.99459	0.99317	0.99203	0.99107	0.99024	0.98951	0.98884	0.98824	0.98769	0.98717	0.98669
	2.80	0.99744	0.99598	0.99489	0.99402	0.99328	0.99264	0.99206	0.99155	0.99109	0.99064	0.99024	0.98986
	2.90	0.99813	0.99704	0.99622	0.99555	0.99499	0.99450	0.99406	0.99366	0.99329	0.99296	0.99265	0.99235
	3.00	0.99865	0.99784	0.99722	0.99673	0.99630	0.99593	0.99559	0.99529	0.99501	0.99475	0.99451	0.99429
	3.10	0.99903	0.99844	0.99798	0.99761	0.99729	0.99701	0.99676	0.99653	0.99632	0.99613	0.99595	0.99578
	3.20	0.99931	0.99888	0.99855	0.99828	0.99804	0.99783	0.99764	0.99747	0.99732	0.99717	0.99703	0.99691
	3.30	0.99952	0.99921	0.99897	0.99877	0.99859	0.99844	0.99830	0.99818	0.99806	0.99795	0.99785	0.99776
	3.40	0.99966	0.99944	0.99927	0.99913	0.99900	0.99889	0.99879	0.99870	0.99861	0.99853	0.99846	0.99839
	3.50	0.99977	0.99961	0.99949	0.99939	0.99930	0.99922	0.99915	0.99908	0.99902	0.99896	0.99891	0.99886
0.900	0.00	0.50000	0.42822	0.39233	0.36931	0.35274	0.33996	0.32967	0.32110	0.31380	0.30747	0.30189	0.29693
	0.10	0.53983	0.46841	0.43213	0.40866	0.39165	0.37848	0.36783	0.35894	0.35135	0.34475	0.33892	0.33373
	0.20	0.57926	0.50892	0.47263	0.44894	0.43168	0.41825	0.40734	0.39822	0.39040	0.38359	0.37758	0.37220
	0.30	0.61791	0.54934	0.51341	0.48976	0.47241	0.45886	0.44782	0.43855	0.43059	0.42364	0.41749	0.41198
	0.40	0.65542	0.58925	0.55405	0.53068	0.51344	0.49991	0.48884	0.47953	0.47151	0.46450	0.45827	0.45269
	0.50	0.69146	0.62825	0.59412	0.57127	0.55431	0.54095	0.52998	0.52072	0.51273	0.50572	0.49950	0.49390
	0.60	0.72575	0.66597	0.63323	0.61112	0.59462	0.58155	0.57079	0.56168	0.55381	0.54689	0.54072	0.53517
	0.70	0.75804	0.70209	0.67099	0.61982	0.63393	0.62130	0.61086	0.602000	0.59431	0.58754	0.58151	0.57607
	0.80	0.78814	0.73631	0.70708	0.68703	0.67189	0.65980	0.64979	0.64124	0.63383	0.62728	0.62143	0.61615
	0.90	0.91594	0.76840	0.74122	0.72241	0.70814	0.69670	0.69718	0.67905	0.67197	0.66570	0.66000	0.65502
	1.00	0.84134	0.79918	0.77317	0.75572	0.74241	0.73169	0.72274	0.71509	0.70939	0.70246	0.69714	0.09232
	1.10	0.86433	0.82554	0.80276	0.78674	0.77446	0.76452	0.75620	0.74905	0.74290	0.73725	0.73226	0.72773
	1.20	0.88493	0.85042	0.82988	0.81533	0.80411	0.79500	0.78734	0.78075	0.77497	0.76982	0.76519	0.76098
	1.30	0.90320	0.87281	0.85449	0.84141	0.83127	0.82300	0.81603	0.81001	0.80472	0.80000	0.79575	0.79188

L 个正态变量分布与相关 ρ 的累积概率表(续完)

ρ		L											
	x	1	2	3	4	5	6	7	8	9	10	11	12
	1.40	0.91924	0.89275	0.87658	0.86494	0.85587	0.84845	0.84217	0.83674	0.83195	0.82767	0.82380	0.82028
	1.50	0.93319	0.91033	0.89620	0.88596	0.87793	0.87134	0.86574	0.86089	0.85660	0.85276	0.84929	0.84611
	1.60	0.94520	0.92568	0.91345	0.90453	0.89751	0.89171	0.88678	0.88248	0.87868	0.87527	0.87218	0.86936
	1.70	0.95543	0.93893	0.92847	0.92078	0.91469	0.90965	0.90534	0.90159	0.89826	0.89526	0.99254	0.89005
	1.80	0.96407	0.95025	0.94139	0.93483	0.92962	0.92528	0.92156	0.91931	0.91542	0.91282	0.91045	0.90829
	1.90	0.97128	0.95984	0.95241	0.94687	0.94245	0.93875	0.93558	0.93280	0.93032	0.92808	0.92604	0.92417
	2.00	0.97725	0.96786	0.96170	0.95708	0.95336	0.95025	0.94757	0.94521	0.94310	0.94120	0.93946	0.93786
	2.10	0.98214	0.97451	0.96946	0.96563	0.96255	0.95995	0.95771	0.95573	0.95396	0.95236	0.95090	0.94955
	2.20	0.98610	0.97997	0.97586	0.97273	0.97020	0.96906	0.96620	0.96456	0.96309	0.96176	0.96054	0.95941
	2.30	0.98928	0.99440	0.98110	0.97857	0.97650	0.97476	0.97324	0.97199	0.97068	0.96958	0.96859	0.96764
	2.40	0.99180	0.98796	0.98533	0.98331	0.98165	0.98024	0.97901	0.97791	0.97693	0.97603	0.97521	0.97445
	2.50	0.99379	0.99080	0.98873	0.98712	0.98580	0.98467	0.98368	0.98281	0.98201	0.98129	0.98063	0.98001
	2.60	0.99534	0.99303	0.99142	0.99015	0.98911	0.98822	0.98744	0.98674	0.98611	0.98553	0.98500	0.98451
	2.70	0.99653	0.99477	0.99352	0.99254	0.99173	0.99103	0.99042	0.98987	0.98937	0.98892	0.98850	0.98811
	2.80	0.99744	0.99611	0.99516	0.99441	0.99378	0.99324	0.99276	0.99234	0.99195	0.99159	0.99127	0.99096
	2.90	0.99813	0.99714	0.99642	0.99585	0.99537	0.99495	0.99459	0.99426	0.99396	0.99368	0.99343	0.99319
	3.00	0.99865	0.99791	0.99737	0.99694	0.99658	0.99627	0.99599	0.99574	0.99551	0.99530	0.99510	0.99492
	3.10	0.99903	0.99849	0.99809	0.99777	0.99750	0.99727	0.99706	0.99697	0.99669	0.99654	0.99639	0.99625
	3.20	0.99931	0.99892	0.99863	0.99839	0.99819	0.99802	0.99786	0.99772	0.99759	0.99747	0.99736	0.99726
	3.30	0.99952	0.99923	0.99902	0.99885	0.99870	0.99857	0.99846	0.99836	0.99826	0.99817	0.99809	0.99801
	3.40	0.99966	0.99946	0.9931	0.99919	0.99908	0.99899	0.99890	0.99883	0.99876	0.99869	0.99863	0.99858
	3.50	0.99977	0.99963	0.99952	0.99943	0.99935	0.99929	0.99923	0.99917	0.99912	0.99907	0.99903	0.99899

【用法说明】 x 表示分布函数的自变量值，r 是相关系数，L 表示正态变量分布的个数。m_{α}^{*} 是$(k-1)$个变量正态分布 α 分位数，处理组数：$k=1,\cdots,13$。

例 研究人员调查在 3 种条件下的口吃适应率。18 个大学生口吃者在 5 个连续的时间内，朗读不同的 3 篇文章。在第 1 种条件下，当出现口吃时给予电击疗法；在第 2 种条件下，只要出现口吃的单词就立即给予电击疗法。在第 3 种条件下，就是对照组没有给予电击疗法，记录在每次朗读时，口吃行为的百分率。数据见表 1。数据单位是口吃适应计分率。试进行 2 个处理组与 1 个对照组的多重比较。

表 1 大学生口吃者口吃适应率计分数据

区组(口吃对象)	对照组 1	处理组 2	处理组 3
1	50(1)	58(3)	51(2)
2	53(1)	62(3)	56(2)
3	44(1.5)	50(3)	44(1.5)
4	41(1)	53(3)	44(2)
5	43(1)	53(3)	50(2)
6	49(1)	56(3)	54(2)
7	48(1)	57(3)	50(2)
8	46(1)	58(3)	50(2)

续表

区组(口吃对象)	对照组 1	处理组 2	处理组 3
9	44(1.5)	44(1.5)	50(3)
10	50(2)	50(2)	50(2)
11	44(1)	58(3)	49(2)
12	50(1)	58(3)	53(2)
13	70(2)	60(1)	74(3)
14	42(1)	58(3)	55(2)
15	58(1)	60(2)	74(3)
16	54(3)	53(2)	48(1)
17	38(1)	48(2.5)	48(2.5)
18	48(2)	56(3)	44(1)
合计	$R_1=24$	$R_2=47$	$R_3=37$

解 $H_0:\tau_i=\tau_1, i=2,\cdots,k$

$H_1:\tau_i\neq\tau_1$,至少 1 对对比组不相等

$\alpha=0.05$

查"L 个正态变量分布与相关 ρ 的累积概率表",$k'=L=k-1=3-1=2, \rho=0.500, 1-\alpha=0.95855$,则单侧检验水准为:$\alpha=1-0.95855=0.04145$,得界值 $x=m^*_{0.04145,0.500}=2.00$。代入 $\hat{r}^*_\alpha$ 界值公式有:

$$\hat{r}^*_\alpha=\sqrt{\frac{nk(k+1)}{6}}m^*_{\alpha,\rho}=\sqrt{\frac{18\times 3\times(3+1)}{6}}\times 2.0=12$$

$R_2-R_1=23>12$,则 $P<0.05$,拒绝 H_0,即 $\tau_2>\tau_1$。

$R_3-R_1=13>12$,则 $P<0.05$,拒绝 H_0,即 $\tau_3>\tau_1$。

结论:2 个对比组口吃适应率计分值的差异均有统计学意义。说明电击疗法对提高口吃适应率有一定疗效。

参考文献

徐天和,景学安,程琮.中华医学统计百科全书:非参数统计分册[M].北京:中国统计出版社,2013.

(刘守鹏,徐天和)

Mann-Whitney U 分布表

n_1	α	n_2=2	3	4	5	6	7	8	9	10	11	12	13	14	15	16	17	18	19	20
2	0.001	0	0	0	0	0	0	0	0	0	0	0	0	0	0	0	0	0	0	0
	0.005	0	0	0	0	0	0	0	0	0	0	0	0	0	0	0	0	0	1	1
	0.01	0	0	0	0	0	0	0	0	0	0	0	1	1	1	1	1	1	2	2
	0.025	0	0	0	0	0	0	1	1	1	1	2	2	2	2	2	3	3	3	3
	0.05	0	0	0	1	1	1	2	2	2	2	3	3	4	4	4	4	5	5	5
	0.10	0	1	1	2	2	2	3	3	4	4	5	5	5	6	6	7	7	8	8
3	0.001	0	0	0	0	0	0	0	0	0	0	0	0	0	0	0	1	1	1	1
	0.005	0	0	0	0	0	0	0	1	1	1	2	2	2	3	3	3	3	4	4
	0.01	0	0	0	0	0	1	1	2	2	2	3	3	3	4	4	5	5	5	6
	0.025	0	0	0	1	2	2	3	3	4	4	5	5	6	6	7	7	8	8	9
	0.05	0	1	1	2	3	3	4	5	5	6	6	7	8	8	9	10	10	11	12
	0.10	1	2	2	3	4	5	6	6	7	8	9	10	11	11	12	13	14	15	16
4	0.001	0	0	0	0	0	0	0	0	1	1	1	2	2	2	3	3	4	4	4
	0.005	0	0	0	0	1	1	2	2	3	3	4	4	5	6	6	7	7	8	9
	0.01	0	0	0	1	2	2	3	4	4	5	6	6	7	9	8	9	10	10	11
	0.025	0	0	1	2	3	4	5	5	6	7	8	9	10	11	12	12	13	14	15
	0.05	0	1	2	3	4	5	6	7	8	9	10	11	12	13	15	16	17	18	19
	0.10	1	2	4	5	6	7	8	10	11	12	13	14	16	17	18	19	21	22	23
5	0.001	0	0	0	0	0	0	1	2	2	3	3	4	4	5	6	6	7	8	8
	0.005	0	0	0	1	2	2	3	4	5	6	7	8	8	9	10	11	12	13	14
	0.01	0	0	1	2	3	4	5	6	7	8	9	10	11	12	13	14	15	16	17
	0.025	0	1	2	3	4	6	7	8	9	10	12	13	14	15	16	18	19	20	21
	0.05	1	2	3	5	6	7	9	10	12	13	14	16	17	19	20	21	23	24	26
	0.10	2	3	5	6	8	9	11	13	14	16	18	19	21	23	24	26	28	29	31
6	0.001	0	0	0	0	0	0	2	3	4	5	5	6	7	8	9	10	11	12	13
	0.005	0	0	1	2	3	4	5	6	7	8	10	11	12	13	14	16	17	18	19
	0.01	0	0	2	3	4	5	7	8	9	10	12	13	14	16	17	19	20	21	23
	0.025	0	2	3	4	6	7	9	11	12	14	15	17	18	20	22	23	25	26	28
	0.05	1	3	4	6	8	9	11	13	15	17	18	20	22	24	26	27	29	31	33
	0.10	2	4	6	8	10	12	14	16	18	20	22	24	26	28	30	32	35	37	39
7	0.001	0	0	0	0	1	2	3	4	6	7	8	9	10	11	12	14	15	16	17
	0.005	0	0	1	2	4	5	7	8	10	11	13	14	16	17	19	20	22	23	25
	0.01	0	1	2	4	5	7	8	10	15	13	15	17	18	20	22	24	25	27	29
	0.025	0	2	4	6	7	9	11	13	18	17	19	21	23	25	27	29	31	33	35
	0.05	1	3	5	7	9	12	14	16	22	20	22	25	27	29	31	34	36	38	40
	0.10	2	5	7	9	12	14	17	19		24	27	29	32	34	37	39	42	44	47
8	0.001	0	0	0	1	2	3	5	6	7	9	10	12	13	15	16	18	19	21	22
	0.005	0	0	2	2	5	7	8	10	12	14	16	18	19	21	23	25	27	29	31
	0.01	0	1	3	5	7	8	10	12	14	16	18	21	23	25	27	29	31	33	35
	0.025	1	3	5	7	9	11	14	16	18	20	23	25	27	30	32	35	37	39	42
	0.05	2	4	6	9	11	14	16	19	21	24	27	29	32	34	37	40	42	45	48
	0.10	3	6	8	11	14	17	20	23	25	28	31	34	37	40	43	46	49	52	55
9	0.001	0	0	0	2	3	4	6	8	9	11	13	15	16	18	20	22	24	26	27
	0.005	0	1	2	4	6	8	10	12	14	17	19	21	23	25	28	30	32	34	37
	0.01	0	2	4	6	8	10	12	15	17	19	22	24	27	29	32	34	37	39	41
	0.025	1	3	5	8	11	13	16	18	21	24	27	29	32	35	38	40	43	46	49
	0.05	2	5	7	10	13	16	19	22	25	28	31	34	37	40	43	46	49	52	55
	0.10	3	6	10	13	16	19	23	26	29	32	36	39	42	46	49	53	56	59	63
10	0.001	0	0	1	2	4	6	7	9	11	13	15	18	20	22	24	26	28	30	33
	0.005	0	1	3	5	7	10	12	14	17	19	22	25	27	30	32	35	38	40	43
	0.01	0	2	4	7	9	12	14	17	20	23	25	28	31	34	37	39	42	45	48
	0.025	1	4	6	9	12	15	18	21	24	27	30	34	37	40	43	46	49	53	56
	0.05	2	5	8	12	15	18	21	25	28	32	35	38	42	45	49	52	56	59	63
	0.10	4	7	11	14	18	22	25	29	33	37	40	44	48	52	55	59	63	67	71
11	0.001	0	0	1	3	5	7	9	11	13	16	18	21	23	25	28	30	33	35	38

Mann-Whitney U 分布表(续完)

n_1	α	n_2 2	3	4	5	6	7	8	9	10	11	12	13	14	15	16	17	18	19	20
	0.005	0	1	3	6	8	11	14	17	19	22	25	28	31	34	37	40	43	46	49
	0.01	0	2	5	8	10	13	16	19	23	26	29	32	35	38	42	45	48	51	54
	0.025	1	4	7	10	14	17	20	24	27	31	34	38	41	45	48	52	56	59	63
	0.05	2	6	9	13	17	20	24	28	32	35	39	43	47	51	55	58	62	66	70
	0.10	4	8	12	16	20	24	28	32	37	41	45	49	53	58	62	66	70	74	79
12	0.001	0	0	1	3	5	8	10	13	15	18	21	24	26	29	32	35	38	41	43
	0.005	0	2	4	7	10	13	16	19	22	25	28	32	35	38	42	45	48	52	55
	0.01	0	3	6	9	12	15	18	22	25	29	32	36	39	43	47	50	54	57	61
	0.025	2	5	8	12	15	19	23	27	30	34	38	42	46	50	54	58	62	66	70
	0.05	3	6	10	14	18	22	27	31	35	39	43	48	52	56	61	65	69	73	78
	0.10	5	9	13	18	22	27	31	36	40	45	50	54	59	64	68	73	78	82	87
13	0.001	0	0	2	4	6	9	12	15	18	21	24	27	30	33	36	39	43	46	49
	0.005	0	2	4	8	11	14	18	21	25	28	32	35	39	43	46	50	54	58	61
	0.01	1	3	6	10	13	17	21	24	28	32	36	40	44	48	52	56	60	64	68
	0.025	2	5	9	13	17	21	25	29	34	38	42	46	51	55	60	64	68	73	77
	0.05	3	7	11	16	20	25	29	34	38	43	48	52	57	62	66	71	76	81	85
	0.10	5	10	14	19	24	29	34	39	44	49	54	59	64	69	75	80	85	90	95
14	0.001	0	0	2	4	7	10	13	16	20	23	26	30	33	37	40	44	47	51	55
	0.005	0	2	5	8	12	16	19	23	27	31	35	39	43	47	51	55	59	64	68
	0.01	1	3	7	11	14	18	23	27	31	35	39	44	48	52	57	61	66	70	74
	0.025	2	6	10	14	18	23	27	32	37	41	46	51	56	60	65	70	75	79	84
	0.05	4	8	12	17	22	27	32	37	42	47	52	57	62	67	72	78	83	88	93
	0.10	5	11	16	21	26	32	37	42	48	53	59	64	70	75	81	86	92	98	103
15	0.001	0	0	2	5	8	11	15	18	22	25	29	33	37	41	44	48	52	56	60
	0.005	0	3	6	9	13	17	21	25	30	34	38	43	47	52	56	61	65	70	74
	0.01	1	4	8	12	16	20	25	29	34	38	43	48	52	57	62	67	71	76	81
	0.025	2	6	11	15	20	25	30	35	40	45	50	55	60	65	71	76	81	86	91
	0.05	4	8	13	19	24	29	34	40	45	51	56	62	67	73	78	84	89	95	101
	0.10	6	11	17	23	28	34	40	46	52	58	64	69	75	81	87	93	99	105	111
16	0.001	0	0	3	6	9	12	16	20	24	28	32	36	40	44	49	53	57	61	66
	0.005	0	3	6	10	14	19	23	28	32	37	42	46	51	56	61	66	71	75	80
	0.01	1	4	8	13	17	22	27	32	37	42	47	52	57	62	67	72	77	83	88
	0.025	2	7	12	16	22	27	32	38	43	48	54	60	65	71	76	82	87	93	99
	0.05	4	9	15	20	26	31	37	43	49	55	61	66	72	78	84	90	96	102	108
	0.10	6	12	18	24	30	37	43	49	55	62	68	75	81	87	94	100	107	113	120
17	0.001	0	1	3	6	10	14	18	22	26	30	35	39	44	48	53	58	62	67	71
	0.005	0	3	7	11	16	20	25	30	35	40	45	50	55	61	66	71	76	82	87
	0.01	1	5	9	14	19	24	29	34	39	45	50	56	61	67	72	78	83	89	94
	0.025	3	7	12	18	23	29	35	40	46	52	58	64	70	76	82	88	94	100	106
	0.05	4	10	16	21	27	34	40	46	52	58	65	71	78	84	90	97	103	110	116
	0.10	7	13	19	26	32	39	46	53	59	66	73	80	86	93	100	107	114	121	128
18	0.001	0	1	4	7	11	15	19	24	28	33	38	43	47	52	57	62	67	72	77
	0.005	0	3	7	12	17	22	27	32	38	43	48	54	59	65	71	76	82	88	93
	0.01	1	5	10	15	20	25	31	37	42	48	54	60	66	71	77	83	89	95	101
	0.025	3	8	13	19	25	31	37	43	49	56	62	68	75	81	87	94	100	107	113
	0.05	5	10	17	23	29	36	42	49	56	62	69	76	83	89	96	103	110	117	124
	0.10	7	14	21	28	35	42	49	56	63	70	78	85	92	99	107	114	121	129	136
19	0.001	0	1	4	8	12	16	21	26	30	35	41	46	51	56	61	67	72	78	83
	0.005	1	4	8	13	18	23	29	34	40	46	52	58	64	70	75	82	88	94	100
	0.01	2	5	10	16	21	27	33	39	45	51	57	64	70	76	83	89	95	102	108
	0.025	3	8	14	20	26	33	39	46	53	59	66	73	79	86	93	100	107	114	120
	0.05	5	11	18	24	31	38	45	52	59	66	73	81	88	95	102	110	117	124	131
	0.10	8	15	22	29	37	44	52	59	67	74	82	90	98	105	113	121	129	136	144
20	0.001	0	1	4	8	13	17	22	27	33	38	43	49	55	60	66	71	77	83	89
	0.005	1	4	9	14	19	25	31	37	43	49	55	61	68	74	80	87	93	100	106
	0.01	2	6	11	17	23	29	35	41	48	54	61	68	74	81	88	94	101	108	115
	0.025	3	9	15	21	28	35	42	49	56	63	70	77	84	91	99	106	113	120	128
	0.05	5	12	19	26	33	40	48	55	63	70	78	85	93	101	108	116	124	131	139
	0.10	8	16	23	31	39	47	55	63	71	79	87	95	103	111	120	128	136	144	152

【用法说明】 Mann-Whitney U 检验方法是利用两样本观察值的秩来推断两样本分别代表的总体中位数有无差别。为非参数检验方法。适用于数值变量和有序分类变量资料。检验的统计量为 $T=S-\frac{n_1(n_1+1)}{2}$，式中 S 为第 1 个样本的秩和。表中 n_1，n_2 为两样本含量，表中数字为两样本含量确定时不同检验水准下的 T 界值。若是双侧检验，则查 $T_{\alpha/2}$，或以式 $T_{1-\alpha/2}=n_1n_2-T_{\alpha/2}$ 求出 $T_{1-\alpha/2}$；若是单侧检验，则查 T_α，或以式 $T_{1-\alpha}=n_1n_2-T_\alpha$ 求出 $T_{1-\alpha}$。

若算得的统计量 T 在 $T_{\alpha/2}\sim T_{1-\alpha/2}$ 范围内，则 $P>\alpha$；若 T 在这范围外，则 $P<\alpha$；若 T 恰等于上下界值，则 $P=\alpha$。

若 n_1，n_2 较大，超出附表的范围，则以正态近似法作出结论。

例 某医生测得 10 例湿疹患者和 15 例银屑病患者汗液分泌型 IgA 值的数据如表 1，问 2 种疾病患者的汗液分泌型 IgA 值有无差别？

表 1 两组患者的汗液分泌型 IgA 值 单位：μg/ml

湿疹	秩次	银屑病	秩次
0.86	2	0.84	1
1.00	3	1.08	4.5
1.08	4.5	1.20	6
1.24	7	1.50	9.5
1.32	8	1.80	13
1.50	9.5	2.08	14
1.56	11	2.16	15.5
1.60	12	2.32	18
2.16	15.5	2.32	18
2.96	20	2.32	18
		3.60	21
		4.20	22
		5.60	23
		6.10	24
		6.80	25
合计	92.5		232.5

解 H_0：2 种患者汗液分泌型 IgA 数值分布相同

H_1：2 种患者汗液分泌型 IgA 数值分布不同

$\alpha=0.05$

编秩：将全部 25 个观察值从小到大标出其秩次，见表 1 第 2、4 列；其中相同数值 1.08，1.50，2.16，2.32 分别取原秩次的平均值；

求秩和 T：先求第 1 组的秩和 $S=92.5$，利用公式 $T=S-\frac{n_1(n_1+1)}{2}$ 算得检验的统计量 $T=92.5-10\times(10+1)/2=37.5$；

查"Mann-Whitney U 分布表"：在表中找到 $n_1=10$ 所在的行，及 $n_2=15$ 所对应的列，交叉数字中 $\alpha=0.05$ 对应的双侧界值为 $\alpha/2=0.05/2=0.025$ 所对的数字即 $T_{0.05/2}=40$（本例为双侧检验），由式 $T_{1-\alpha/2}=n_1n_2-T_{\alpha/2}$ 算得 $T_{1-0.05/2}=10\times15-40=110$，而由样本计算的检验统计

量 $T=37.5$，在 40～110 的范围外，故得 $P<0.05$。

按 $\alpha=0.05$ 检验水准，拒绝 H_0，故可认为 2 种患者汗液分泌型 IgA 数值的分布不同。

参考文献

徐天和，景学安，程琮.中华医学统计百科全书：非参数统计分册[M].北京：中国统计出版社，2013:46-47.

（祁爱琴）

Nemenyi-Damico-Wolfe 单侧多个处理组与 1 个对照组多重比较界值表

k	n_1	n_2	n_3	y_α^*	α
3	1	1	2	6	0.0833
3	1	1	3	12	0.0500
3	1	1	4	16	0.1000
				20	0.0333
3	1	1	5	25	0.0714
				30	0.0238
3	1	1	6	30	0.1071
				36	0.0536
				42	0.0179
3	1	2	3	21	0.1167
				22	0.0667
				24	0.0500
				27	0.0167
3	1	2	4	16	0.1143
				17	0.0667
				18	0.0571
				20	0.0190
				22	0.0095
3	1	2	5	45	0.1071
				46	0.0714
				50	0.0536
				55	0.0298
				60	0.0119
				65	0.0060
3	1	2	6	30	0.1032
				31	0.0714
				33	0.0595
				36	0.0317
				39	0.0198
				42	0.0079
				45	0.0040
3	1	3	3	12	0.1143
				13	0.0571
				14	0.0286
				15	0.0905
3	1	3	4	52	0.1107
				54	0.0893
				56	0.0714
				57	0.0536
				60	0.0429
				63	0.0214
				66	0.0107
				68	0.0071
				72	0.0036
3	1	3	5	72	0.1071
				75	0.0933
				78	0.0615
				80	0.0536
				81	0.0397
				85	0.0298

k	n_1	n_2	n_3	y_α^*	α
3	1	3	5	87	0.0198
				95	0.0079
				100	0.0040
3	1	3	6	14	0.1143
				15	0.0143
				16	0.0690
				17	0.0512
				18	0.0369
				19	0.0238
				20	0.0155
				21	0.0095
				22	0.0048
3	1	4	4	19	0.1206
				20	0.0889
				21	0.0603
				22	0.0413
				23	0.0222
				24	0.0127
				25	0.0063
				26	0.0032
3	1	4	5	105	0.1024
				108	0.0889
				110	0.0778
				112	0.0643
				115	0.0556
				116	0.0460
				124	0.0254
				125	0.0214
				130	0.0135
				132	0.0087
				136	0.0048
				150	0.0008
3	1	4	6	68	0.1091
				69	0.0996
				72	0.0784
				74	0.0597
				75	0.0532
				76	0.0442
				80	0.0268
				81	0.0242
				86	0.0104
				87	0.0095
				93	0.0030
				99	0.0009
3	1	5	5	28	0.1205
				29	0.0974
				30	0.0765
				31	0.0584
				32	0.0433
				33	0.0310

k	n_1	n_2	n_3	y_α^*	α
3	1	5	5	34	0.0216
				35	0.0144
				36	0.0087
				38	0.0029
				40	0.0007
3	1	5	6	185	0.1034
				186	0.0945
				192	0.0770
				195	0.0684
				200	0.0534
				204	0.0478
				215	0.0269
				216	0.0236
				228	0.0115
				230	0.0090
				240	0.0049
				255	0.0009
3	1	6	6	38	0.1192
				40	0.0977
				41	0.0826
				42	0.0683
				43	0.0558
				44	0.0446
				47	0.0205
				49	0.0180
				50	0.0075
				52	0.0032
				55	0.0007
3	2	1	2	6	0.1000
				7	0.0333
3	2	1	3	21	0.1000
				24	0.0333
				27	0.0167
3	2	1	4	15	0.0952
				16	0.0857
				18	0.0476
				20	0.0190
				22	0.0095
3	2	1	5	41	0.1012
				43	0.0952
				45	0.0893
				50	0.0476
				55	0.0298
				60	0.0119
				65	0.0060
3	2	1	6	25	0.1389
				28	0.0913
				29	0.0873
				33	0.0556
				36	0.0317

Nemenyi-Damico-Wolfe 单侧多个处理组与 1 个对照组多重比较界值表(续)

k	n_1	n_2	n_3	y_α^*	α	k	n_1	n_2	n_3	y_α^*	α	k	n_1	n_2	n_3	y_α^*	α
3	2	1	6	37	0.0198	3	2	3	4	48	0.1040	3	2	4	5	108	0.0486
				42	0.0079					50	0.0849					118	0.0264
				45	0.0040					51	0.0786					120	0.0241
3	2	2	2	7	0.0667					54	0.0667					130	0.0104
				8	0.0222					56	0.0492					132	0.0065
3	2	2	3	20	0.1190					60	0.0325					136	0.0039
				22	0.0667					62	0.0222					146	0.0010
				24	0.0524					66	0.0127	3	2	4	6	57	0.1098
				27	0.0190					68	0.0063					60	0.0963
				30	0.0048					70	0.0048					63	0.0774
3	2	2	4	15	0.1048	3	2	3	5	126	0.1024					66	0.0665
				16	0.0976					130	0.0964					69	0.0512
				17	0.0571					138	0.0762					70	0.0455
				18	0.0500					141	0.0683					76	0.0257
				19	0.0238					150	0.0567					78	0.0232
				19	0.0238					153	0.0488					84	0.0106
				20	0.0214					165	0.0302					86	0.0069
				22	0.0071					168	0.0214					88	0.0045
				24	0.0024					180	0.0115					99	0.0006
3	2	2	5	39	0.1296					183	0.0091	3	2	5	5	47	0.1093
				41	0.0939					195	0.0048					49	0.0980
				43	0.0886					215	0.0008					52	0.0766
				46	0.0556	3	2	3	6	27	0.1141					54	0.0695
				48	0.0503					28	0.0996					57	0.0510
				49	0.0489					30	0.0794					58	0.0464
				51	0.0265					31	0.0682					63	0.0272
				53	0.0238					33	0.0519					64	0.0226
				60	0.0106					34	0.0424					69	0.0105
				65	0.0040					36	0.0277					70	0.0081
3	2	2	6	26	0.1175					37	0.0221					73	0.0047
				28	0.0849					39	0.0136					79	0.0010
				30	0.0786					40	0.0093	3	2	5	6	150	0.1098
				31	0.0516					43	0.0041					155	0.0984
				32	0.0484					48	0.0006					160	0.0888
				35	0.0254	3	2	4	4	17	0.1048					168	0.0726
3	2	2	6	36	0.0246					18	0.0883					180	0.0553
				39	0.0127					19	0.0686					183	0.0490
				42	0.0063					20	0.0559					201	0.0261
				45	0.0024					21	0.0406					204	0.0239
				48	0.0008					22	0.0286					220	0.0104
3	2	3	3	22	0.1036					23	0.0178					234	0.0044
				23	0.0893					24	0.0114					252	0.0010
				24	0.0786					25	0.0057	3	2	6	6	32	0.1083
				25	0.0643					26	0.0032					33	0.0978
				26	0.0464					28	0.0006					34	0.0886
				27	0.0393	3	2	4	5	90	0.1082					36	0.0723
				28	0.0214					92	0.0929					38	0.0562
				30	0.0107					96	0.0789					39	0.0497
				31	0.0071					102	0.0622					43	0.0265
				33	0.0036					106	0.0508					44	0.0216

Nemenyi-Damico-Wolfe 单侧多个处理组与 1 个对照组多重比较界值表(续)

k	n_1	n_2	n_3	y_α^*	α	k	n_1	n_2	n_3	y_α^*	α	k	n_1	n_2	n_3	y_α^*	α
3	2	6	6	47	0.0150	3	3	2	3	22	0.0929	3	3	3	3	17	0.0036
				48	0.0080					23	0.0714	3	3	3	4	47	0.0093
				50	0.0043					24	0.0607					50	0.0771
				54	0.0009					25	0.0464					53	0.0569
3	2	1	1	9	0.1000					27	0.0250					56	0.0510
3	3	1	2	19	0.1000					29	0.0107					57	0.0395
				20	0.0833					30	0.0071					61	0.0248
				21	0.0500					31	0.0036					68	0.0117
				22	0.0333	3	3	2	4	45	0.1032					69	0.0069
				24	0.0167					47	0.0857					74	0.0026
3	3	1	3	11	0.1071					49	0.0762					78	0.0010
				12	0.0643					51	0.0611	3	3	3	5	61	0.1011
				13	0.0286					54	0.0508					62	0.0985
				14	0.0143					55	0.0389					66	0.0765
				15	0.0071					58	0.0317					70	0.0699
3	3	1	4	46	0.1143					59	0.0238					75	0.0312
				50	0.0786					64	0.0111					76	0.0403
				54	0.0500					66	0.0095					84	0.0252
				60	0.0286					68	0.0048					85	0.0241
				64	0.0143					78	0.0008	3	3	3	5	90	0.0148
				68	0.0071	3	3	2	5	122	0.1004					91	0.0094
				72	0.0036					124	0.0992					96	0.0049
3	3	1	5	62	0.1190					132	0.0758					110	0.0009
				69	0.0893					136	0.0651	3	3	3	6	25	0.1194
				72	0.0635					145	0.0532					27	0.0950
				75	0.0615					146	0.0456					29	0.0741
				80	0.0397					160	0.0286					31	0.0562
				85	0.0258					162	0.0246					32	0.0528
				90	0.0159					175	0.0135					33	0.0411
				95	0.0079					180	0.0099					36	0.0272
				100	0.0040					195	0.0044					37	0.0196
3	3	1	6	27	0.1262					215	0.0008					40	0.0112
				30	0.0952	3	3	2	6	26	0.1100					41	0.0071
				31	0.0738					27	0.0991					43	0.0038
				33	0.0524					29	0.0766					48	0.0010
				34	0.0512					30	0.0654	3	3	4	4	48	0.1051
				36	0.0369					31	0.0580					49	0.0996
				38	0.0238					32	0.0483					53	0.0762
				40	0.0155					35	0.0290					55	0.0651
				42	0.0095					36	0.0227					58	0.0521
				44	0.0048					39	0.0121					59	0.0469
3	3	2	2	19	0.1238					40	0.0084					65	0.0268
				20	0.0952					43	0.0041					66	0.0244
				21	0.0857					48	0.0006					72	0.0109
				22	0.0571	3	3	3	3	11	0.1131					73	0.0088
				23	0.0476					12	0.0810					77	0.0045
				24	0.0286					13	0.0571					83	0.0010
				25	0.0190					14	0.0369	3	3	4	5	117	0.1079
				27	0.0095					15	0.0214					121	0.0989
3	3	2	3	21	0.1054					16	0.0095					129	0.0797

Nemenyi-Damico-Wolfe 单侧多个处理组与 1 个对照组多重比较界值表(续)

k	n_1	n_2	n_3	y_α^*	α	k	n_1	n_2	n_3	y_α^*	α	k	n_1	n_2	n_3	y_α^*	α
3	3	4	5	135	0.0680	3	3	6	6	46	0.0100	3	4	2	2	16	0.0619
				145	0.0508					49	0.0047					17	0.0381
				146	0.0499					54	0.0009					18	0.0238
				164	0.0263	3	4	1	1	13	0.1333					19	0.0095
				165	0.0249					14	0.0667					20	0.0048
				184	0.0102	3	4	1	2	15	0.0762	3	4	2	3	43	0.1071
				185	0.0094					16	0.0476					46	0.0841
				196	0.0048					17	0.0190					48	0.0794
				214	0.0010					18	0.0095					49	0.0627
3	3	4	6	53	0.1096	3	4	1	3	48	0.1000					51	0.0587
				55	0.0979					50	0.0714					52	0.0460
				59	0.0775					51	0.0679					57	0.0278
				61	0.0685					54	0.0464					58	0.0198
				66	0.0504					57	0.0250					60	0.0175
				67	0.0451					60	0.0143					62	0.0095
				74	0.0266					63	0.0071					66	0.0048
				75	0.0231					66	0.0036					72	0.0008
				82	0.0114	3	4	1	4	17	0.1127	3	4	2	4	16	0.1035
3	3	4	6	83	0.0095					18	0.0873					17	0.0819
				88	0.0050					19	0.0651					18	0.0651
				97	0.0010					20	0.0460					19	0.0489
3	3	5	5	66	0.1089					21	0.0302					20	0.0365
				68	0.0998					22	0.0206					21	0.0248
				73	0.0788					23	0.0111					23	0.0098
				76	0.0675					24	0.0063					25	0.0029
				81	0.0514					25	0.0032					27	0.0006
				82	0.0480	3	4	1	5	91	0.1040	3	4	2	5	81	0.1079
				92	0.0250					96	0.0833					86	0.0890
				102	0.0106					102	0.0635					91	0.0714
				103	0.0093					105	0.0627					100	0.0541
				109	0.0046					106	0.0484					101	0.0436
				119	0.0010					115	0.0333					111	0.0238
3	3	5	6	140	0.1079					120	0.0238					116	0.0169
				144	0.0985					130	0.0103					125	0.0105
				154	0.0787					135	0.0056					126	0.0072
				160	0.0693					140	0.0032					135	0.0042
				170	0.0535					150	0.0008					150	0.0007
				172	0.0490	3	4	1	6	58	0.1160	3	4	2	6	52	0.1100
				194	0.0255					61	0.0957					55	0.0921
				195	0.0247					64	0.0788					58	0.0766
				216	0.0101					68	0.0619					61	0.0621
				232	0.0044					70	0.0485					64	0.0501
				254	0.0010					78	0.0273					72	0.0297
3	3	6	6	30	0.1026					81	0.0190					73	0.0226
				31	0.0927					84	0.0134					81	0.0114
				33	0.0749					87	0.0087					82	0.0082
				36	0.0523					93	0.0030					90	0.0035
				37	0.0459					99	0.0009					99	0.0006
				41	0.0257	3	4	2	2	14	0.1143	3	4	3	3	44	0.1090
				42	0.0216					15	0.0857					46	0.0952

Nemenyi-Damico-Wolfe 单侧多个处理组与 1 个对照组多重比较界值表(续)

k	n_1	n_2	n_3	y_α^*	α
3	4	3	3	49	0.0762
				50	0.0700
				53	0.0533
				54	0.0486
				60	0.0252
				66	0.0105
				70	0.0038
				75	0.0010
3	4	3	4	46	0.1076
				49	0.0870
				52	0.0701
				53	0.0674
				57	0.0504
				63	0.0281
				64	0.0227
				70	0.0100
				75	0.0048
				81	0.0008
3	4	3	5	243	0.1087
				252	0.0973
				267	0.0792
				276	0.0693
				300	0.0500
				336	0.0253
				375	0.0110
				378	0.0096
				402	0.0047
				445	0.0010
3	4	3	6	52	0.1083
				54	0.0964
				57	0.0800
				60	0.0657
				64	0.0496
				72	0.0261
				73	0.0235
				81	0.0104
				82	0.0091
				87	0.0047
				97	0.0009
3	4	4	4	16	0.1164
				17	0.0956
				18	0.0779
				19	0.0622
				20	0.0495
				22	0.0290
				23	0.0213
				25	0.0102
				27	0.0038
				29	0.0010
3	4	4	5	84	0.1089
3	4	4	5	86	0.0963
				91	0.0789
				96	0.0643
				102	0.0505
				115	0.0288
				116	0.0241
				130	0.0115
				131	0.0089
				141	0.0037
				155	0.0010
3	4	4	6	53	0.1086
				55	0.0940
				58	0.0781
				61	0.0641
				65	0.0508
				66	0.0493
				74	0.0251
3	4	4	6	84	0.0101
				89	0.0049
				102	0.0007
3	4	5	5	87	0.1085
				90	0.0983
				96	0.0783
				100	0.0674
				107	0.0504
				121	0.0259
				122	0.0246
				137	0.0099
				146	0.0050
				162	0.0010
3	4	5	6	280	0.1000
				303	0.0768
				312	0.0683
				336	0.0497
				381	0.0251
				430	0.0103
				432	0.0098
				462	0.0049
				513	0.0010
3	4	6	6	57	0.1088
				59	0.0978
				63	0.0786
				65	0.0698
				70	0.0512
				71	0.0480
				80	0.0252
				90	0.0105
				91	0.0094
				97	0.0049
				108	0.0010
3	5	1	1	18	0.1429
				19	0.0952
				20	0.0476
3	5	1	2	39	0.1012
				40	0.0952
				41	0.0714
				42	0.0655
				43	0.0476
				45	0.0298
				46	0.0238
				48	0.0119
				50	0.0060
3	5	1	3	61	0.1171
				64	0.0913
				66	0.0893
3	5	1	3	69	0.0714
				72	0.0516
				75	0.0357
				78	0.0218
				81	0.0139
				84	0.0079
				87	0.0040
3	5	1	4	90	0.1095
				93	0.0918
				97	0.0738
				104	0.0563
				105	0.0444
				112	0.0310
				116	0.0222
				124	0.0095
				132	0.0032
				140	0.0008
3	5	1	5	25	0.1071
				26	0.0909
				27	0.0761
				28	0.0620
				29	0.0498
				31	0.0292
				32	0.0216
				33	0.0155
				34	0.0108
				35	0.0072
				36	0.0043
				39	0.0007
3	5	1	6	157	0.1073
				163	0.0925
				171	0.0790
				177	0.0664
				186	0.0547
				189	0.0447

Nemenyi-Damico-Wolfe 单侧多个处理组与 1 个对照组多重比较界值表(续)

k	n_1	n_2	n_3	y_α^*	α	k	n_1	n_2	n_3	y_α^*	α	k	n_1	n_2	n_3	y_α^*	α
3	5	1	6	204	0.0278	3	5	2	6	168	0.0501	3	5	4	4	93	0.0696
				216	0.0159					189	0.0260					100	0.0510
				222	0.0115					190	0.0230					101	0.0483
				228	0.0081					213	0.0096					113	0.0257
				240	0.0036					228	0.0041					114	0.0243
				258	0.0007					252	0.0008					127	0.0101
3	5	2	2	38	0.1005	3	5	2	3	58	0.1071					128	0.0094
				41	0.0741					60	0.0974					136	0.0047
				43	0.0582					64	0.0749					150	0.0010
				44	0.0476					70	0.0506	3	5	4	5	85	0.1077
				47	0.0291					78	0.0264					89	0.0933
				48	0.0212					79	0.0234					93	0.0797
				51	0.0106					86	0.0104					97	0.0679
				53	0.0053					87	0.0005					104	0.0531
				55	0.0026					91	0.0045					105	0.0477
3	5	2	3	116	0.1067					100	0.0006					118	0.0256
				118	0.0964	3	5	3	4	240	0.1088	3	5	4	5	119	0.0248
				126	0.0782					246	0.0992					119	0.0248
				129	0.0698					261	0.0795					133	0.0100
				138	0.0500					272	0.0688					143	0.0049
				152	0.0246					291	0.0304					159	0.0010
				165	0.0107					292	0.0496	3	5	4	6	274	0.0998
				168	0.0079					328	0.0253					24	0.0794
				174	0.0044					364	0.0105					304	0.0689
				189	0.0008					366	0.0099					328	0.0498
3	5	2	4	81	0.1066					388	0.0049					372	0.0257
				83	0.0980					424	0.0010					374	0.0247
				89	0.0762	3	5	3	5	64	0.1017					422	0.0100
				91	0.0683					65	0.0984					452	0.0050
				98	0.0505					70	0.0740					507	0.0010
				108	0.0268					77	0.0503	3	5	5	5	23	0.1007
				109	0.0245					87	0.0262					25	0.0748
				120	0.0101					88	0.0231					27	0.0540
				121	0.0087					98	0.0099					28	0.0453
				128	0.0040					105	0.0047					31	0.0256
				140	0.0007					115	0.0010					35	0.0102
3	5	2	5	43	0.1089	3	5	3	6	137	0.0966					36	0.0078
				45	0.0942					145	0.0797					38	0.0044
				48	0.0752					151	0.0682					42	0.0009
				52	0.0528					162	0.0515	3	5	5	6	141	0.0996
				53	0.0476					163	0.0490					151	0.0770
				59	0.0248					184	0.0259					157	0.0663
				65	0.0107					185	0.0245					168	0.0533
				66	0.0087					208	0.0102					169	0.0483
				70	0.0041					209	0.0095					192	0.0263
				76	0.0010					224	0.0047					193	0.0233
3	5	2	6	136	0.1084					250	0.0009					217	0.0096
				142	0.0946	3	5	4	4	82	0.1091					235	0.0043
				151	0.0761					85	0.0970					264	0.0010
				155	0.0698					90	0.0791	3	5	6	6	146	0.9990

Nemenyi-Damico-Wolfe 单侧多个处理组与 1 个对照组多重比较界值表(续)

k	n_1	n_2	n_3	y_α^*	α	k	n_1	n_2	n_3	y_α^*	α	k	n_1	n_2	n_3	y_α^*	α
3	5	6	6	156	0.8000	3	6	1	6	40	0.0493	3	6	2	5	208	0.0085
				162	0.0695					43	0.0279					219	0.0047
				175	0.5000					44	0.0223					245	0.0006
				199	0.0251					47	0.0102	3	6	2	6	29	0.1077
				226	0.0099					48	0.0075					30	0.0971
				243	0.0049					50	0.0037					32	0.0774
				273	0.0010					53	0.0010					33	0.0683
3	6	1	1	25	0.1071	3	6	2	2	24	0.1175					35	0.0527
				26	0.0714					25	0.0984					36	0.0461
				27	0.0357					26	0.0841					40	0.0245
3	6	1	2	26	0.1032					27	0.0598					44	0.0111
				27	0.0833					28	0.0571					45	0.0088
				28	0.0595					29	0.0444					48	0.0040
				29	0.0437					30	0.0349					52	0.0010
				30	0.0278					31	0.0238	3	6	3	3	25	0.1051
				31	0.0159					33	0.0111					26	0.0910
				32	0.0079					34	0.0063					27	0.0792
				33	0.0040					35	0.0032					28	0.0676
3	6	1	3	28	0.1012	3	6	2	3	25	0.1069					29	0.0578
				29	0.0845					26	0.0926					30	0.0482
				30	0.0679					27	0.0799					33	0.0271
				31	0.0548					28	0.0673					34	0.0212
				32	0.0405					29	0.0567					36	0.0128
				33	0.0298					30	0.0468					37	0.0094
				34	0.0190					32	0.0301					39	0.0047
				35	0.0131					33	0.0232					42	0.0010
				36	0.0083					35	0.0126	3	6	3	4	52	0.0996
				37	0.0048					36	0.0084					55	0.0785
3	6	1	4	59	0.1039					38	0.0032					57	0.0679
				61	0.0896					40	0.0009					61	0.0497
				63	0.0758	3	6	2	4	52	0.1076					69	0.0241
				68	0.0506					53	0.0968					77	0.0094
				72	0.0312					55	0.0844					82	0.0049
				74	0.0234					57	0.0732					90	0.0010
				78	0.0121					62	0.0523	3	6	3	5	131	0.1044
				80	0.0078					63	0.0454					136	0.0921
				84	0.0030					69	0.0247					143	0.0798
				88	0.0009					76	0.0111					148	0.0695
3	6	1	5	156	0.1080					77	0.0083					160	0.0513
				161	0.0956					81	0.0040					161	0.0461
				167	0.0824					88	0.0010					180	0.0268
				172	0.0711	3	6	2	5	136	0.1034					181	0.0235
				184	0.0500					141	0.0915					202	0.0100
				200	0.0256					148	0.0795					216	0.0046
				215	0.0110					152	0.0700	3	6	3	6	28	0.1051
				220	0.0078					165	0.0516					29	0.0939
				230	0.0034					166	0.0455					31	0.0737
				245	0.0007					185	0.0264					32	0.0650
3	6	1	6	35	0.0996					186	0.0221					34	0.0497
				39	0.0583					205	0.0109					38	0.0272

Nemenyi-Damico-Wolfe 单侧多个处理组与 1 个对照组多重比较界值表(续)

k	n_1	n_2	n_3	y_α^*	α	k	n_1	n_2	n_3	y_α^*	α	k	n_1	n_2	n_3	y_α^*	α
3	6	3	6	39	0.0231	3	6	4	5	412	0.0098	3	6	5	6	154	0.0794
				43	0.0109					442	0.0048					160	0.0696
				44	0.0088					492	0.0010					171	0.0498
				47	0.0044	3	6	4	6	55	0.1078					195	0.0260
				52	0.0010					57	0.0961					196	0.0238
3	6	4	4	52	0.1044					61	0.0758					221	0.0098
				53	0.0976					67	0.0513					238	0.0050
				57	0.0748					68	0.0492					269	0.0010
				62	0.0520					76	0.0270	3	6	6	6	29	0.1101
				63	0.0480					77	0.0241					30	0.0990
				70	0.0265					87	0.0096					32	0.0795
				71	0.0241					93	0.0050					34	0.0627
				79	0.0103					105	0.0009					35	0.0554
				80	0.0092	3	6	5	5	139	0.0994					36	0.0486
				85	0.0046					149	0.0782					40	0.0277
				94	0.0009					154	0.0689					41	0.0238
3	6	4	5	262	0.1093					166	0.0496					46	0.0102
				272	0.0970					188	0.0251					47	0.0084
				290	0.0795					213	0.0099					50	0.0046
				300	0.0695					229	0.0048					56	0.0010
				322	0.0499					256	0.0010						
				365	0.0254	3	6	5	6	144	0.1000						

Nemenyi-Damico-Wolfe 单侧多个处理组与 1 个对照组多重比较界值表(续)

k	n_1	n_2	n_3	n_4	y_α^*	α	k	n_1	n_2	n_3	n_4	y_α^*	α	k	n_1	n_2	n_3	n_4	y_α^*	α
4	1	5	5	5	43	0.1061	4	2	3	3	3	46	0.0039	4	2	5	5	5	108	0.0044
					44	0.0936						51	0.0006						117	0.0010
					45	0.0814	4	2	4	4	4	25	0.1070	4	3	1	1	1	11	0.1000
					46	0.0695						26	0.0930						12	0.0500
					47	0.0587						27	0.0792	4	3	2	2	2	27	0.1032
					48	0.0486						28	0.0673						28	0.0802
					51	0.0252						29	0.0555						29	0.0706
					54	0.0112						30	0.0456						30	0.0532
					55	0.0083						32	0.0281						31	0.0437
					57	0.0042	4	2	4	4	4	33	0.0209						33	0.0254
					61	0.0007						35	0.0109						35	0.0119
4	2	2	2	2	9	0.1024						36	0.0077						36	0.0071
					10	0.0548						37	0.0049						37	0.0048
					11	0.0214						41	0.0006	4	3	3	3	3	16	0.0996
					12	0.0071	4	2	5	5	5	71	0.1079						17	0.0771
4	2	3	3	3	32	0.1029						73	0.0981						18	0.0574
					33	0.0932						77	0.0800						19	0.0416
					34	0.0790						80	0.0672						20	0.0282
					35	0.0697						84	0.0524						21	0.0183
					37	0.0499						85	0.0493						22	0.0106
					40	0.0251						93	0.0264						23	0.0058
					43	0.0123						94	0.0237						24	0.0029
					44	0.0084						102	0.0099						26	0.0005

Nemenyi-Damico-Wolfe 单侧多个处理组与 1 个对照组多重比较界值表(续完)

k	n_1	n_2	n_3	n_4	y_α^*	α
4	3	4	4	4	70	0.1075
					72	0.0975
					76	0.0791
					79	0.0666
					83	0.0522
					84	0.0491
					93	0.0254
					103	0.0097
					109	0.0047
					120	0.0009
4	4	1	1	1	16	0.1143
					17	0.0571
					18	0.0286
4	4	2	2	2	19	0.1010
					20	0.0790
					21	0.0571
					22	0.0406
					23	0.0260
					24	0.0168
					25	0.0086
					26	0.0048
					28	0.0010
4	4	3	3	3	62	0.1088
					64	0.0963
					67	0.0792
					69	0.0694
					73	0.0511
					74	0.0474
4	4	3	3	3	81	0.0252
					89	0.0099
					94	0.0047
					103	0.0007
4	5	1	1	1	22	0.1071
					23	0.0714
					24	0.0357
					25	0.0179
4	5	2	2	2	49	0.1088
					50	0.0970
					52	0.0789
					54	0.0620
					55	0.0571
					56	0.0479
					60	0.0258
					65	0.0102
					66	0.0069
					68	0.0039
					73	0.0009
4	5	3	3	3	80	0.1083
					82	0.0981
					87	0.0760
					89	0.0679
					94	0.0505
					95	0.0475
					104	0.0252
					114	0.0104
					115	0.0092
4	5	3	3	3	121	0.0046
					132	0.0010
4	5	4	4	4	117	0.1077
					120	0.0981
					127	0.0778
					131	0.0677
					139	0.0503
					155	0.0255
					173	0.0099
					184	0.0049
					204	0.0010
4	6	1	1	1	29	0.1071
					30	0.0714
					31	0.0476
					32	0.0238
					33	0.0119
4	6	2	2	2	32	0.0995
					33	0.0843
					34	0.0706
					35	0.0582
					36	0.0474
					38	0.0290
					39	0.0219
					41	0.0111
					42	0.0077
					43	0.0048
					46	0.0009

【用法说明】 k 为处理组数，N^* 为 $n_1,\cdots,n_k$ 样本含量的最小公倍数。该表用于随机区组设计多个处理组与 1 个对照组的成对中位数效应的检验。主要用于 Friedman 检验或 Page 检验后,进一步进行多组间的两两比较。

例 研究人员将 15 人随机分为 3 组。第 1 组不给予任何操作指导,第 2 组给予粗略的操作指导,第 3 组给予精细的操作指导。要求 3 组人群加工按设计要求有一定形状和大小的金属零件。在给定时间内,计数加工零件的个数作为评价能力和熟练程度的标准。数据见表 1。试进行所有各组顺序效应的多重比较。数据见表 1。

表 1 3 组人群加工零件个数及秩次

对照组 1		处理组 2		处理组 3	
零件个数	秩次	零件个数	秩次	零件个数	秩次
32	1	38	3.5	42	7.5
35	2	40	5	46	12
38	3.5	42	7.5	47	13
41	6	44	10	48	14
43	9	45	11	49	15
	$R_1=21.5$		$R_2=37$		$R_3=61.5$

解　$H_0:\tau_i=\tau_1, i=2,\cdots,k$

$H_1:\tau_i\neq\tau_1$，至少 1 对对比组不相等

$\alpha=0.05$

对表 1 数据进行顺序效应检验，得 $P<0.05$。拒绝 H_0，可以认为至少有两组数据不相等。

对比组的组合数为：$k-1=3-1=2$。

将表 1 中 3 组数据统一由小到大编排秩次。计算各处理组秩和：

$R_1=1+2+3.5+6+9=21.5, R_2=37, R_3=61.5$。

对比组秩和之差：$R_2-R_1=37-21.5=15.5, R_3-R_1=61.5-21.5=40$。

根据：$k=3$，$n_1=n_2=n_3=5$，查"Nemenyi-Damico-Wolf 单侧多个处理组与 1 个对照组多重比较界值表"，得到 $\alpha=0.0453$ 的界值 $y_\alpha^*=y_{0.0453}^*=28$。

$R_2-R_1=15.5<28$，则 $P>0.05$，不拒绝 H_0。即 $\tau_2=\tau_1$。

$R_3-R_1=40>28$，则 $P<0.05$，拒绝 H_0。即 $\tau_3\neq\tau_1$。

结论：① 处理组 2 与对照组 1，差异无统计学意义；

② 处理组 3 与对照组 1，差异有统计学意义。

参考文献

徐天和，景学安，程琮.中华医学统计百科全书：非参数统计分册[M].北京：中国统计出版社，2013.

（刘守鹏，徐天和）

Nemenyi-Wilcoxon-Wilcox-Miller 单侧多个处理组与 1 个对照组多重比较界值表

k	n	r_α^*	α	k	n	r_α^*	α	k	n	r_α^*	α
3	2	3	0.2222	3	10	13	0.0036			12	0.0317
		4	0.0556			14	0.0015			13	0.0197
3	3	4	0.1482			15	0.0005			14	0.0118
		5	0.0648			16	0.0002			15	0.0066
		6	0.0093	3	11	7	0.1424			16	0.0035
3	4	5	0.1019			8	0.0977			17	0.0019
		6	0.0463			9	0.0617			18	0.0009
		7	0.0139			10	0.0377			19	0.0004
		8	0.0015			11	0.0219			20	0.0002
3	5	5	0.1407			12	0.0116			21	0.0001
		6	0.0697			13	0.0058	3	16	9	0.1151
		7	0.0337			14	0.0027			10	0.0820
		8	0.0131			15	0.0011			11	0.0569
		9	0.0028			16	0.0004			12	0.0374
		10	0.0003			17	0.0001			13	0.0240
3	6	5	0.1712	3	12	8	0.1111			14	0.0149
		6	0.0992			9	0.0729			15	0.0087
		7	0.0524			10	0.0464			16	0.0050
		8	0.0251			11	0.0284			17	0.0027
		9	0.0101			12	0.0160			18	0.0014
		10	0.0031			13	0.0087			19	0.0007
		11	0.0006			14	0.0044			20	0.0003
3	7	6	0.1223			15	0.0021			21	0.0001
		7	0.0728			16	0.0009			22	0.0001
		8	0.0398			17	0.0003	3	17	9	0.1248
		9	0.0183			18	0.0001			10	0.0906
		10	0.0078	3	13	8	0.1239			11	0.0642
		11	0.0028			9	0.0839			12	0.0432
		12	0.0007			10	0.0554			13	0.0285
		13	0.0001			11	0.0353			14	0.0183
3	8	6	0.1454			12	0.0209			15	0.0111
		7	0.0914			13	0.0120			16	0.0065
		8	0.0544			14	0.0065			17	0.0037
		9	0.0286			15	0.0033			18	0.0020
		10	0.0139			16	0.0016			19	0.0010
		11	0.0061			17	0.0007			20	0.0005
		12	0.0023			18	0.0003			21	0.0002
		13	0.0007			19	0.0001			22	0.0001
		14	0.0002	3	14	8	0.1361	3	18	9	0.1342
3	9	7	0.1096			9	0.0946			10	0.0090
		8	0.0692			10	0.0643			11	0.0715
		9	0.0392			11	0.0424			12	0.0492
		10	0.0212			12	0.0261			13	0.0332
		11	0.0106			13	0.0156			14	0.0218
		12	0.0046			14	0.0090			15	0.0137
		13	0.0018			15	0.0048			16	0.0083
		14	0.0006			16	0.0025			17	0.0049
		15	0.0002			17	0.0012			18	0.0028
3	10	7	0.1265			18	0.0005			19	0.0015
		8	0.0837			19	0.0002			20	0.0008
		9	0.0504			20	0.0001			21	0.0004
		10	0.0292	3	15	9	0.1050			22	0.0002
		11	0.0159			10	0.0732			23	0.0001
		12	0.0078			11	0.0496	4	2	4	0.2292

Nemenyi-Wilcoxon-Wilcox-Miller 单侧多个处理组与 1 个对照组多重比较界值表(续完)

k	n	r_α^*	α	k	n	r_α^*	α	k	n	r_α^*	α
4	2	5	0.0938	5	2	8	0.0100	5	8	18	0.0078
		6	0.0208	5	3	7	0.1421			19	0.0044
4	3	6	0.1046			8	0.0808			20	0.0023
		7	0.0460			9	0.0385			21	0.0012
		8	0.0122			10	0.0137			22	0.0005
		9	0.0017			11	0.0035			23	0.0002
4	4	6	0.1566			12	0.0005			24	0.0001
		7	0.0918	5	4	8	0.1386	6	2	7	0.1438
		8	0.0481			9	0.0872			8	0.0713
		9	0.0205			10	0.0504			9	0.0264
		10	0.0065			11	0.0258			10	0.0056
		11	0.0013			12	0.0114	6	3	9	0.1139
		12	0.0001			13	0.0041			10	0.0673
4	5	7	0.1334			14	0.0011			11	0.0348
		8	0.0804			15	0.0002			12	0.0148
		9	0.0446	5	5	9	0.1321			13	0.0051
		10	0.0222			10	0.0872			14	0.0013
		11	0.0095			11	0.0542			15	0.0002
		12	0.0032			12	0.0315	6	4	10	0.1274
		13	0.0008			13	0.0168			11	0.0847
		14	0.0001			14	0.0081			12	0.0529
4	6	8	0.1129			15	0.0034			13	0.0306
		9	0.0701			16	0.0012			14	0.0160
		10	0.0404			17	0.0004			15	0.0075
		11	0.0215			18	0.0001			16	0.0030
		12	0.0103	5	6	10	0.1233			17	0.0010
		13	0.0044			11	0.0842			18	0.0003
		14	0.0015			12	0.0548			19	0.0001
		15	0.0004			13	0.0339	6	5	11	0.1324
		16	0.0001			14	0.0198			12	0.0931
4	7	8	0.1424			15	0.0108			13	0.0627
		9	0.0952			16	0.0054			14	0.0402
		10	0.0604			17	0.0025			15	0.0245
		11	0.0360			18	0.0010			16	0.0140
		12	0.0200			19	0.0004			17	0.0074
		13	0.0103			20	0.0001			18	0.0036
		14	0.0048	5	7	11	0.1136			19	0.0016
		15	0.0020			12	0.0795			20	0.0006
		16	0.0007			13	0.0535			21	0.0002
		17	0.0002			14	0.0345			22	0.0001
		18	0.0001			15	0.0212	6	6	12	0.1324
4	8	9	0.1194			16	0.0124			13	0.0965
		10	0.0805			17	0.0069			14	0.0680
		11	0.0517			18	0.0036			15	0.0462
		12	0.0315			19	0.0017			16	0.0302
		13	0.0181			20	0.0008			17	0.0189
		14	0.0098			21	0.0003			18	0.0113
		15	0.0049			22	0.0001			19	0.0064
		16	0.0023	5	8	12	0.1040			20	0.0034
		17	0.0010			13	0.0741			21	0.0017
		18	0.0004			14	0.0510			22	0.0008
		19	0.0001			15	0.0339			23	0.0003
5	2	6	0.1217			16	0.0217			24	0.0001
		7	0.0467			17	0.0133				

【用法说明】 该表用于随机区组设计多个处理组与 1 个对照组的成对中位数效应的检验，也称为 Nemenyi-Wilcoxon-Wilcox-Miller 单侧多个处理组与 1 个对照组的多重比较。k 为对比组的个数，n 为区组样本含量，r_α^* 为界值，$\hat{r}_\alpha^*$ 为界值的近似。设：处理组 1 为对照组，其他为处理组。$R_1, \cdots, R_k$ 为各处理组秩次之和。计算公式为：

$$R_j = \sum_{i=1}^{n_j} r_{ij}, \quad j=1,\cdots,k$$

成对对比组的个数为 $k-1$ 个，即 $R_u - R_1, u=2,\cdots,k$ 。结论判断如下：如果 $(R_u - R_1) \geqslant r_\alpha^*$ ，则 $\tau_u > \tau_1$，否则，$\tau_u = \tau_1$。界值 r_α^* 可由该表查得。

例 研究人员调查在 3 种条件下的口吃适应率。18 个大学生口吃者在 5 个连续的时间内，朗读不同的 3 篇文章。在第 1 种条件下，当出现口吃时给予电击疗法；在第 2 种条件下，只要出现口吃的单词就立即给予电击疗法；在第 3 种条件下，没有给予电击疗法。在每次朗读时，口吃行为的百分率被记录。数据见表 1。数据单位是口吃适应计分率。试进行 2 个处理组与 1 个对照组的多重比较。

表 1 大学生口吃者口吃适应率计分数据

口吃者	对照组 1	处理组 2	处理组 3
1	50(1)	58(3)	51(2)
2	53(1)	62(3)	56(2)
3	44(1.5)	50(3)	44(1.5)
4	41(1)	53(3)	44(2)
5	43(1)	53(3)	50(2)
6	49(1)	56(3)	54(2)
7	48(1)	57(3)	50(2)
8	46(1)	58(3)	50(2)
9	44(1.5)	44(1.5)	50(3)
10	50(2)	50(2)	50(2)
11	44(1)	58(3)	49(2)
12	50(1)	58(3)	53(2)
13	70(2)	60(1)	74(3)
14	42(1)	58(3)	55(2)
15	58(1)	60(2)	74(3)
16	54(3)	53(2)	48(1)
17	38(1)	48(2.5)	48(2.5)
18	48(2)	56(3)	44(1)
秩次合计	$R_1=24$	$R_2=47$	$R_3=37$

注：小括号内数字为秩次。

解 $H_0: \tau_i = \tau_1, i=2,3$

$H_1: \tau_i \neq \tau_1$ 至少一对对比组不相等

$\alpha = 0.05$

对比组的组合数为：$k-1=3-1=2$。

对比组秩和之差为：$R_2 - R_1 = 47-24=23$；$R_3 - R_1 = 37-24=13$。

根据：$k=3, n=18$，查“Nemenyi-Wilcoxon-Wilcox-Miller 单侧多个处理组与 1 个对照组多

重比较界值表”，表中 $k=3$，$n=18$ 对应栏中没有 α 值为 0.05，取最相近的 $\alpha=0.0492$，得到近似值 $\alpha=0.0492$ 的界值，$r_{\alpha}^{*}=r_{0.0492}^{*}=12$。

$R_2-R_1=23>12$，则 $P<0.05$，拒绝 H_0。即 $\tau_2>\tau_1$。

$R_3-R_1=13>12$，则 $P<0.05$，拒绝 H_0。即 $\tau_3>\tau_1$。

结论：2 个对比组口吃适应率计分值的差异均有统计学意义。说明电击疗法对提高口吃适应率有一定疗效。

参考文献

徐天和，景学安，程琮.中华医学统计百科全书：非参数统计分册[M].北京：中国统计出版社，2013.

（刘琳，徐天和）

P＝0.5 时符号检验或二项检验 C 界值表

n	a									n	a								
	0.50	0.20	0.10	0.05	0.02	0.01	0.005	0.002	0.001		0.50	0.20	0.10	0.05	0.02	0.01	0.005	0.002	0.001
	0.25	0.10	0.05	0.025	0.01	0.005	0.0025	0.001	0.0005		0.25	0.10	0.05	0.025	0.01	0.005	0.0025	0.001	0.0005
2	—	—	—	—	—	—	—	—	—	52	23	20	19	18	17	16	15	14	13
3	0	—	—	—	—	—	—	—	—	53	23	21	20	18	17	16	15	14	14
4	0	0	—	—	—	—	—	—	—	54	24	21	20	19	18	17	16	15	14
5	1	0	0	—	—	—	—	—	—	55	24	22	20	19	18	17	16	15	14
6	1	0	0	0	—	—	—	—	—	56	24	22	21	20	18	17	17	16	15
7	2	1	0	0	0	—	—	—	—	57	25	23	21	20	19	18	17	16	15
8	2	1	1	0	0	0	—	—	—	58	25	23	22	21	19	18	17	16	16
9	2	2	1	1	0	0	0	—	—	59	26	24	22	21	20	19	18	17	16
10	3	2	1	1	0	0	0	0	—	60	26	24	23	21	20	19	18	17	16
11	3	2	2	1	1	0	0	0	0	61	27	24	23	22	20	20	19	18	17
12	4	3	2	2	1	1	0	0	0	62	27	25	24	22	21	20	19	18	17
13	4	3	3	2	1	1	1	0	0	63	28	25	24	23	21	20	19	18	18
14	5	4	3	2	2	1	1	1	0	64	28	26	24	23	22	21	20	19	18
15	5	4	3	3	2	2	1	1	1	65	29	26	25	24	22	21	20	19	18
16	6	4	4	3	2	2	2	1	1	66	29	27	25	24	23	22	21	20	19
17	6	5	4	4	3	2	2	1	1	67	30	27	26	25	23	22	21	20	19
18	7	5	5	4	3	3	2	2	1	68	30	28	26	25	23	22	22	20	20
19	7	6	5	4	4	3	3	2	2	69	31	28	27	25	24	23	22	21	20
20	7	6	5	5	4	3	3	2	2	70	31	29	27	26	24	23	22	21	20
21	8	7	6	5	4	4	3	3	2	71	32	29	28	26	25	24	23	22	21
22	8	7	6	5	5	4	4	3	3	72	32	30	28	27	25	24	23	22	21
23	9	7	7	6	5	4	4	3	3	73	33	30	28	27	26	25	24	22	22
24	9	8	7	6	5	5	4	4	3	74	33	30	29	28	26	25	24	23	22
25	10	8	7	7	6	5	5	4	4	75	34	31	29	28	26	25	24	23	22
26	10	9	8	7	6	6	5	4	4	76	34	31	30	28	27	26	25	24	23
27	11	9	8	7	7	6	5	5	4	77	35	32	30	29	27	26	25	24	23
28	11	10	9	8	7	6	6	5	5	78	35	32	31	29	28	27	26	24	24
29	12	10	9	8	7	7	6	5	5	79	36	33	31	30	28	27	26	25	24
30	12	10	10	9	8	7	6	6	5	80	36	33	32	30	29	28	27	25	24
31	13	11	10	9	8	7	7	6	6	81	36	34	32	31	29	28	27	26	25
32	13	11	10	9	8	8	7	6	6	82	37	34	33	31	30	28	27	26	25
33	14	12	11	10	9	8	8	7	6	83	37	35	33	32	30	29	28	27	26
34	14	12	11	10	9	9	8	7	7	84	38	35	33	32	30	29	28	27	26
35	15	13	12	11	10	9	8	8	7	85	38	36	34	32	31	30	29	27	26
36	15	13	12	11	10	9	9	8	7	86	39	36	34	33	31	30	29	28	27
37	15	14	13	12	10	10	9	8	8	87	39	37	35	33	32	31	29	28	27
38	16	14	13	12	11	10	9	9	8	88	40	37	35	34	32	31	30	29	28
39	16	15	13	12	11	11	10	9	8	89	40	37	36	34	33	31	30	29	28
40	17	15	14	13	12	11	10	9	9	90	41	38	36	35	33	32	31	29	29
41	17	15	14	13	12	11	11	10	9	91	41	38	37	35	33	32	31	30	29
42	18	16	15	14	13	12	11	10	10	92	42	39	37	36	34	33	32	30	29
43	18	16	15	14	13	12	11	11	10	93	42	39	38	36	34	33	32	31	30
44	19	17	16	15	13	13	12	11	10	94	43	40	38	37	35	34	32	31	30
45	19	17	16	15	14	13	12	11	11	95	43	40	38	37	35	34	33	3232	31
46	20	18	16	15	14	13	13	12	11	96	44	41	39	37	36	34	33	32	31
47	20	18	17	16	15	14	13	12	11	97	44	41	39	38	36	35	34	32	31
48	21	19	17	16	15	14	13	12	12	98	45	42	40	38	37	35	34	33	32
49	21	19	18	17	15	15	14	13	12	99	45	42	40	39	37	36	35	33	32
50	22	19	18	17	16	15	14	13	13	100	46	43	41	39	37	36	35	34	33
51	22	20	19	18	16	15	15	14	13										

P＝0.5 时符号检验或二项检验 C 界值表(续完)

n	a									n	a								
	0.50	0.20	0.10	0.05	0.02	0.01	0.005	0.002	0.001		0.50	0.20	0.10	0.05	0.02	0.01	0.005	0.002	0.001
	0.25	0.10	0.05	0.025	0.01	0.005	0.0025	0.001	0.0005		0.25	0.10	0.05	0.025	0.01	0.005	0.0025	0.001	0.0005
102	47	44	42	40	38	37	36	35	34	205	97	92	90	87	85	83	81	79	78
104	48	44	43	41	39	38	37	35	34	210	99	95	92	90	87	85	84	82	80
106	49	45	44	42	40	39	38	36	35	215	102	97	94	92	89	88	86	84	82
108	49	46	44	43	41	40	38	37	36	220	104	99	97	94	92	90	88	86	85
110	50	47	45	44	42	41	39	38	37	225	106	102	99	97	94	92	91	88	87
112	51	48	46	45	43	41	40	39	38	230	109	104	102	99	96	95	93	91	89
114	52	49	47	46	44	42	41	40	39	235	111	107	104	101	99	97	95	93	91
116	53	50	48	46	45	43	42	40	39	240	114	109	106	104	101	99	97	95	94
118	54	51	49	47	45	44	43	41	40	245	116	111	109	106	103	101	100	97	96
120	55	52	50	48	46	45	44	42	41	250	119	114	111	109	106	104	102	100	98
122	56	53	51	49	47	46	45	43	42	255	121	116	113	111	108	106	104	102	100
124	57	54	52	50	48	47	45	44	43	260	124	119	116	113	110	108	106	104	103
126	58	55	53	51	49	48	46	45	44	265	126	121	118	116	113	111	109	106	105
128	59	56	54	52	50	48	47	46	45	270	128	123	120	118	115	113	111	109	107
130	60	57	55	53	51	49	48	46	45	275	131	126	123	120	117	115	113	111	109
132	61	58	56	54	52	50	49	47	46	280	133	128	125	123	120	117	116	113	112
134	62	59	56	55	53	51	50	48	47	285	136	131	128	125	122	120	118	115	114
136	63	60	57	56	53	52	51	49	48	290	138	133	130	127	124	122	120	118	116
138	64	60	58	57	54	53	52	50	49	295	141	135	132	130	127	124	122	120	118
140	65	61	59	57	55	54	52	51	50	300	143	138	135	132	129	127	125	122	121
142	66	62	60	58	56	55	53	52	51	310	148	143	140	137	134	131	129	127	125
144	67	63	61	59	57	56	54	53	51	320	153	148	144	141	138	136	134	131	130
146	68	64	62	60	58	56	55	53	52	330	158	152	149	146	143	141	139	136	134
148	69	65	63	61	59	57	56	54	53	340	163	157	154	151	148	145	143	141	139
150	70	66	64	62	60	58	57	55	54	350	168	162	159	156	152	150	148	145	143
152	71	67	65	63	61	59	58	56	55	360	173	167	163	160	157	155	152	150	148
154	72	68	66	64	62	60	59	57	56	370	178	172	168	165	162	159	157	154	152
156	73	69	67	65	63	61	60	58	57	380	182	177	173	170	166	164	162	155	157
158	74	70	68	66	63	62	60	59	57	390	187	181	178	175	171	169	166	164	162
160	75	71	69	67	64	63	61	60	58	400	192	186	183	179	176	173	171	168	166
162	76	72	70	68	65	64	62	60	59	410	197	191	187	184	180	178	176	173	171
164	77	73	70	68	66	65	63	61	60	420	202	196	192	189	185	183	180	177	175
166	78	74	71	69	67	65	64	62	61	430	207	201	197	194	190	187	185	182	180
168	79	75	72	70	68	66	65	63	62	440	212	206	202	198	195	192	190	187	185
170	80	76	73	71	69	67	66	64	63	450	217	210	207	203	199	197	194	191	189
172	81	77	74	72	70	68	67	65	64	460	222	215	211	208	204	201	199	196	194
174	82	78	75	73	71	69	68	66	64	470	227	220	216	213	209	206	204	201	198
176	83	79	76	74	72	70	68	67	65	480	232	225	221	218	214	211	208	205	203
178	83	79	77	75	73	71	69	67	66	490	237	230	226	222	218	216	213	210	208
180	84	80	78	76	73	72	70	68	67	500	241	235	231	227	223	220	218	214	212
182	85	81	79	77	74	73	71	69	68	550	266	259	255	251	247	244	241	238	235
184	86	82	80	78	75	74	72	70	69	600	291	283	279	275	271	267	265	261	259
186	87	83	81	79	76	74	73	71	70	650	315	308	303	299	294	291	288	285	282
188	88	84	82	80	77	75	74	72	71	700	340	332	327	323	318	315	312	308	306
190	89	85	83	81	78	76	75	73	71	750	365	356	351	347	342	339	336	332	329
192	90	86	84	81	79	77	76	74	72	800	389	381	376	371	366	363	359	355	353
194	91	87	85	82	80	78	77	75	73	850	414	405	400	395	390	386	383	379	376
196	92	88	85	83	81	79	77	75	74	900	439	430	424	420	414	410	407	403	400
198	93	89	86	84	82	80	78	76	75	950	464	454	449	444	438	434	431	426	423
200	94	90	87	85	83	81	79	77	76	1000	488	479	473	468	462	458	455	450	447

【用法说明】 该表用于检验样本所在总体是否服从二项分布，或用于正差值与负差值的个数大致各占一半时的符号检验。纵标目为检验水准 α 的取值，上行表示双侧检验，下行表示单侧检验，左侧第 1 列为样本量 n 的取值，其余数字为 C 的界值。

例 调查了由 24 个圆形数据(度)组成的 1 个样本，并绘制圆形散点图(见图 1)，数据如下：

10 15 25 30 30 30 35 45 50 60 75 80 100 110

255 270 280 280 300 320 330 350 350 355

试进行圆形均匀性检验。

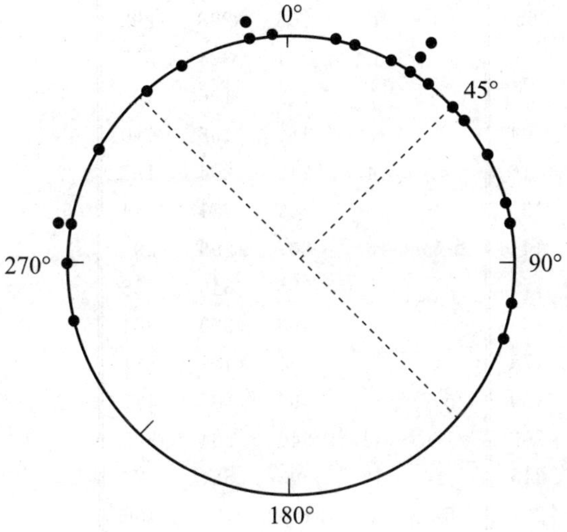

图 1 圆形分布数据散点图

解 H_0:总体为圆形均匀分布

H_1:总体为圆形非均匀分布

$\alpha=0.05$

$n=24$，$P=0.5$，$m'=19$(能被直径分到一边的较多数据个数)，$C=n-m'=5$，应用二项分布检验，查"$P=0.5$ 时符号检验或二项检验 C 界值表"，根据假设应查双侧界值。在表中找到 $n=24$ 行及 $\alpha=0.05$ 列，该行与该列交会处数字为 6，即 $C_{0.05(2),(24)}=6$。由于计算得 $C=n-m'=5$，小于查表所得界值 $C_{0.05(2),(24)}=6$，所以 $P<0.05$，按 $\alpha=0.05$ 检验水准，拒绝 H_0，可以认为此圆形数据为非均匀分布。

参考文献

[1]郭祖超.医用数理统计方法[M].北京：人民卫生出版社，1965.

[2]徐天和.中国医学统计百科全书[M].北京：人民卫生出版社，2004.

[3] Machin D, Campbell MJ. Statistical tables for the design of clinical trials[M]. Blackwell Scientific Oxford，1987.

[4]Lindley DV.New Cambridge statistical tables[M].Cambridge :Cambridge University Press，1995.

[5]徐天和，田考聪.中华医学统计百科全书：描述性统计分册[M].北京：中国统计出版社，2012.

(孔杨，石德文)

Page 顺序效应检验 L 界值表

k	b	α			k	b	α			k	b	α		
		0.001	0.01	0.05			0.001	0.01	0.05			0.001	0.01	0.05
3	2			28	4	8	225	220	214	6	11	888	869	852
	3		42	41		9	252	246	240		12	965	946	928
	4	56	55	54		10	278	272	266	7	2	269	261	252
	5	70	68	66		11	305	298	292		3	394	382	370
	6	83	81	79		12	331	324	317		4	516	501	487
	7	96	93	91	5	2	109	106	103		5	637	620	603
	8	109	106	104		3	160	155	150		6	757	737	719
	9	121	119	116		4	210	204	197	7	7	876	855	835
	10	134	131	128		5	259	251	244		8	994	972	950
	11	147	144	141		6	307	299	291		9	1113	1088	1065
	12	160	156	153		7	355	346	338		10	1230	1205	1180
	13	172	169	165		8	403	393	384		11	1348	1321	1295
	14	185	181	178		9	451	441	431		12	1485	1437	1410
	15	197	194	190	5	10	499	487	477	8	2	388	376	362
	16	210	206	202		11	546	534	523		3	567	549	532
	17	223	218	215		12	593	581	570		4	743	722	701
	18	235	231	227	6	2	178	173	166		5	917	893	869
	19	248	243	239		3	260	252	244		6	1090	1063	1037
	20	260	256	251		4	341	331	321		7	1262	1232	1204
4	2		60	58		5	420	409	397		8	1433	1401	1371
	3	89	87	84		6	499	486	474		9	1603	1569	1537
	4	117	114	111		7	577	583	550		10	1773	1736	1703
	5	145	141	137		8	655	640	625		11	1943	1905	1868
	6	172	167	163		9	733	717	701		12	2112	2072	2035
	7	198	193	189		10	811	793	777					

【用法说明】 α 是检验水准，k 是处理组数，b 是区组数。该表常用于检验各处理组的效应是否不同。应用条件是一般以行为区组，列为处理组。区组与处理组之间无交互作用，区组的样本相互独立，变量是连续型的。分别按照每一区组内的观察值由小到大编排秩次。检验统计量为 L，计算公式如下。

$$L=\sum_{j=1}^{k} jR_j = R_1+2R_2+\cdots+kR_k$$

判断原则：根据处理组数 k，区组数 b 和 α，查"Page 顺序效应检验 L 界值表"得 L 的界值。如果计算的 L 值大于或等于界值，则在 α 检验水准上拒绝 H_0，可以认为各处理组的效应为顺序效应。

大样本近似法：对于 k 和 b，如果超出" Page 顺序效应检验 L 界值表"的范围，则可用大样本近似法，计算公式如下。

$$z=\frac{L-[bk\,(k+1)^2/4]}{\sqrt{b\,(k^3-k)^2/144(k-1)}}$$

按照标准正态分布，取适当界值 z_α。由上式计算的 z 值按所取界值作出判断。

例 研究人员用 5 只狗进行肺动脉栓塞的诱导实验。在栓塞前后的不同时间，测量狗血清肌酸磷酸激酶(CPK)的活性。栓塞前的时间为对照期，栓塞后的不同时间为实验期。CPK 活性的数据见表 1 所示。据此资料，能否认为栓塞后随时间延长对 CPK 活性的影响是顺序效应?

表 1　肺动脉栓塞前后的 CPK 活性数据

狗(区组)	栓塞前	栓塞后时间(min)		
		15	60	120
A	28	97	126	158
B	23	45	48	48
C	26	22	87	97
D	24	32	33	52
E	25	68	60	80

解　$H_0: \tau_1 = \tau_2 = \tau_3 = \tau_4$，即栓塞前后不同时间的 CPK 活性相同

$H_1: \tau_1 \leqslant \tau_2 \leqslant \tau_3 \leqslant \tau_4$，不同时间的处理效应是顺序效应

$\alpha = 0.05$

列表 2，对每一区组内数据由小到大编排秩次并求出 R_j。遇到相同数据时，求相应的平均秩次。本例 k = 处理组个数 = 4，b = 区组个数 = 5。

表 2　对表 1 中原始数据编排秩次

狗(区组)	栓塞前	栓塞后时间(min)		
		15	60	120
A	1	2	3	4
B	1	2	3.5	3.5
C	2	1	3	4
D	1	2	3	4
E	1	3	2	4
	$R_1 = 6$	$R_2 = 10$	$R_3 = 14.5$	$R_4 = 19.5$

由表 2 数据，计算检验统计量 L 值。

$$L = \sum_{j=1}^{k} jR_j = R_1 + 2R_2 + 3R_3 + 4R_4 = 147.5$$

根据 $k=4, b=5, \alpha=0.05$，查“Page 顺序效应检验 L 界值表”得界值为 137。本例计算的 $L=147.5$，大于界值 137，则 $P<0.05$。在 $\alpha=0.05$ 检验水准上拒绝 H_0。

结论：可以认为栓塞后的不同时间对 CPK 活性的影响为顺序效应，也就是说，随栓塞后时间的延长，CPK 的活性顺序增强。

参考文献

徐天和，景学安，程琮. 中华医学统计百科全书：非参数统计分册[M]. 北京：中国统计出版社，2013.

(刘守鹏，徐天和)

Poisson 分布表

r	λ							
	0.1	0.2	0.3	0.4	0.5	0.6	0.7	0.8
0	0.904837	0.818731	0.740818	0.670320	0.606531	0.548812	0.496585	0.449329
1	0.090484	0.163746	0.222245	0.268128	0.303265	0.329287	0.347610	0.359463
2	0.004524	0.016375	0.033337	0.053626	0.075816	0.098786	0.121663	0.143785
3	0.000151	0.001092	0.003334	0.007150	0.012636	0.019757	0.028388	0.038343
4	0.000004	0.000055	0.000250	0.000715	0.001580	0.002964	0.004968	0.007669
5	—	0.000002	0.000015	0.000057	0.000158	0.000356	0.000696	0.001227
6	—	—	0.000001	0.000004	0.000013	0.000036	0.000081	0.000164
7	—	—	—	—	0.000001	0.000003	0.000008	0.000019
8	—	—	—	—	—	—	0.000001	0.000002

r	λ							
	0.9	1.0	1.5	2.0	2.5	3.0	3.5	4.0
0	0.406570	0.367879	0.223130	0.135335	0.082085	0.049787	0.030197	0.018316
1	0.365991	0.367879	0.334695	0.270671	0.205212	0.149361	0.105691	0.073263
2	0.164661	0.189340	0.251021	0.270671	0.256516	0.224042	0.184959	0.146525
3	0.049398	0.061313	0.125510	0.180447	0.213763	0.224042	0.215785	0.195367
4	0.011115	0.015328	0.047067	0.090224	0.133602	0.168031	0.188812	0.195367
5	0.002001	0.003066	0.014120	0.036089	0.066801	0.100819	0.132169	0.156293
6	0.000300	0.000511	0.003530	0.012030	0.027834	0.050409	0.077098	0.104196
7	0.000039	0.000073	0.000756	0.003437	0.009941	0.021604	0.038549	0.059540
8	0.000004	0.000009	0.000142	0.000859	0.003106	0.008102	0.016865	0.029770
9	—	0.000001	0.000024	0.000191	0.000863	0.002701	0.006559	0.013231
10	—	—	0.000004	0.000038	0.000216	0.000810	0.002296	0.005292
11	—	—	—	0.000007	0.000049	0.000221	0.000730	0.001925
12	—	—	—	0.000001	0.000010	0.000055	0.000213	0.000642
13	—	—	—	—	0.000002	0.000013	0.000057	0.000197
14	—	—	—	—	—	0.000003	0.000014	0.000056
15	—	—	—	—	—	0.000001	0.000003	0.000015
16	—	—	—	—	—	—	0.000001	0.000004
17	—	—	—	—	—	—	—	0.000001

r	λ						
	4.5	5.0	6.0	7.0	8.0	9.0	10.0
0	0.011109	0.006738	0.002479	0.000912	0.000335	0.000123	0.000045
1	0.049990	0.033690	0.014873	0.006383	0.002684	0.001111	0.000454
2	0.112479	0.084224	0.044618	0.022341	0.010735	0.004998	0.002270
3	0.168718	0.140374	0.089235	0.052129	0.028626	0.014994	0.007567
4	0.189808	0.175467	0.133853	0.091226	0.057252	0.033737	0.018917
5	0.170827	0.175467	0.160623	0.127717	0.091604	0.060727	0.037833
6	0.128120	0.146223	0.160623	0.149003	0.122138	0.091090	0.063055
7	0.082363	0.104445	0.137677	0.149003	0.139587	0.117116	0.090079
8	0.046329	0.065278	0.103258	0.130377	0.139587	0.131756	0.112599
9	0.023165	0.036266	0.068838	0.101405	0.124077	0.131756	0.125110
10	0.010424	0.018133	0.041303	0.070983	0.099262	0.118580	0.125110
11	0.004264	0.008242	0.022529	0.045171	0.072190	0.097020	0.113736
12	0.001599	0.003434	0.011264	0.026350	0.048127	0.072765	0.094780
13	0.000554	0.001321	0.005199	0.014188	0.029616	0.050376	0.072908
14	0.000178	0.000472	0.002288	0.007094	0.016924	0.032384	0.052077
15	0.000053	0.000157	0.000891	0.003311	0.009026	0.019431	0.034718
16	0.000015	0.000049	0.000334	0.001448	0.004513	0.010930	0.021699
17	0.000004	0.000014	0.000118	0.000596	0.002124	0.005786	0.012764
18	0.000001	0.000004	0.000039	0.000232	0.000944	0.002893	0.007091
19	—	0.000001	0.000012	0.000085	0.000397	0.001370	0.003732
20	—	—	0.000004	0.000030	0.000159	0.000617	0.001866
21	—	—	0.000001	0.000010	0.000061	0.000264	0.000889
22	—	—	—	0.000003	0.000022	0.000108	0.000404

注：$P\{\xi = r\} = \dfrac{\lambda^r}{r!}e^{-\lambda}$。

【用法说明】 该表用于求 Poisson 分布随机变量 ξ 取值为 r 时的概率值，也可用于求 Poisson 分布的累积概率 $P(\xi \leqslant r)$ 。r 表示随机变量 ξ 的取值，λ 为 Poisson 分布的参数。查 $\xi = r$ 的概率时，只需在表中找到 r 所在行与 λ 所在列交汇处的数值即可；查累积概率时，需将 r 所在行与 λ 所在列交汇处的数值及其上方所有数值相加。

例 1 根据以往的统计资料，某地新生儿染色体异常率为 2%，从中随机地抽取 100 名新生儿，求新生儿中染色体异常的人数 ξ 的概率分布。

解 显然 ξ 服从参数 $n=100, p=0.02$ 的二项分布，即 $\xi \sim B(100, 0.02)$，$np=100\times 0.02=2$，由于 n 很大时二项分布逼近于 Poisson 分布，所以可转化为 Poisson 分布计算，近似地有 ξ 服从参数 $\lambda = np = 2$ 的 Poisson 分布，即 $\xi \sim P(2)$ ，则

$$P(\xi = r) \approx \frac{2^r}{r!}e^{-2}, r = 0,1,2,\cdots,100$$

查"Poisson 分布表"，其中 $\lambda=2, r=0,1,2,\cdots,100$，在表中找到 $\lambda=2$ 所对应的列，即为 r 依次取 $0,1,2,\cdots,100$ 时所对应概率，因 $r \geqslant 13$ 时概率值很小，故表中未列出，查得结果(表 1)即所求分布律。

表 1 新生儿中染色体异常人数 ξ 的概率分布

	$\xi = r$							
	0	1	2	3	4	5	6	7	…
$P(2)$	0.1353335	0.270671	0.270671	0.180447	0.090224	0.036189	0.012030	0.003437	…

例 2 运送某针剂药品，运送途中药品损坏件数服从 $\lambda=1$ 的 Poisson 分布，求运输途中药品损坏不超过 4 件的概率.

解 设运送途中药品损坏件数为 ξ，则 $\xi \sim P(1)$ ，本题即求 $P(\xi \leqslant 4)$ ，查 Poisson 分布表，在表中找到 $\lambda=1$ 所对应列与 $r=4$ 对应行交汇处数值为 0.015328，将该数值及其上方 4 个数值 0.061313，0.183940，0.367879，0.367879 相加便得所求概率，即

$$P(\xi \leqslant 4) = 0.015328 + 0.061313 + 0.183940 + 0.367879 + 0.367879 = 0.996339$$

参考文献

[1]郭祖超.医用数理统计方法[M].北京：人民卫生出版社，1965.

[2]徐天和.中国医学统计百科全书[M].北京：人民卫生出版社，2004.

[3] Machin D, Campbell MJ.Statistical tables for the design of clinical trials[M].Blackwell Scientific Oxford，1987.

[4] Lindley DV.New Cambridge statistical tables[M].Cambridge ：Cambridge University Press，1995.

[5]徐天和，田考聪.中华医学统计百科全书：描述性统计分册[M].北京：中国统计出版社，2012.

（孔杨，高永）

Poisson 分布参数 λ 的置信区间

c	$1-\alpha$							
	0.99		0.98		0.95		0.90	
0	0.0000	5.30	0.0000	4.61	0.0000	3.69	0.0000	3.00
1	0.0050	7.42	0.101	6.64	0.0253	5.57	0.0513	4.74
2	0.103	9.27	0.149	8.41	0.242	7.22	0.355	6.30
3	0.338	10.98	0.436	10.05	0.619	8.77	0.818	7.74
4	0.627	12.59	0.823	11.60	1.09	10.24	1.37	9.15
5	1.08	14.15	1.28	13.11	1.62	11.67	1.97	10.51
6	1.54	15.66	1.79	14.57	2.20	13.06	2.61	11.84
7	2.04	17.13	2.33	16.00	2.81	14.42	3.29	13.15
8	2.57	18.58	2.91	17.40	3.45	15.76	3.98	14.43
9	3.13	20.00	3.51	18.78	4.12	17.08	4.70	15.71
10	3.27	21.40	4.13	20.14	4.80	18.39	5.43	16.96
11	4.32	22.78	4.77	21.49	5.49	19.68	6.17	18.21
12	4.94	24.14	5.43	22.82	6.20	20.96	6.92	19.44
13	5.58	25.50	6.10	24.14	6.92	22.23	7.69	20.67
14	6.23	26.84	6.78	25.45	7.65	23.49	8.46	21.89
15	6.89	28.16	7.48	26.74	8.40	24.74	9.25	23.10
16	7.57	29.48	8.18	28.03	9.15	25.98	10.04	24.30
17	8.25	30.79	8.89	29.31	9.90	27.22	10.83	25.50
18	8.94	32.09	9.62	30.58	10.67	28.45	11.63	26.69
19	9.64	33.38	10.35	31.85	11.44	29.67	12.44	27.88
20	10.35	34.67	11.08	33.10	12.22	30.89	13.25	29.06
21	11.07	35.95	11.82	34.36	13.00	32.10	14.07	30.24
22	11.79	37.22	12.57	35.60	13.79	33.31	14.89	31.42
23	12.52	38.48	13.33	36.84	14.58	34.51	15.72	32.59
24	13.25	39.74	14.09	38.08	15.38	35.71	16.55	33.75
25	14.00	41.00	14.85	39.31	16.18	36.90	17.38	34.92
26	14.74	42.25	15.62	40.53	16.98	38.10	18.22	36.08
27	15.49	43.50	16.40	41.76	17.79	39.28	19.06	37.23
28	16.24	44.74	17.17	42.98	18.61	40.47	19.90	38.39
29	17.00	45.98	17.96	44.19	19.42	41.65	20.75	39.54
30	17.77	47.21	18.74	45.40	20.24	42.83	21.59	40.69
35	21.64	53.32	22.72	51.41	24.38	48.68	25.87	46.40
40	25.59	59.36	26.77	57.35	28.58	54.47	30.20	52.07
45	29.62	65.34	30.88	63.23	32.82	60.21	34.56	57.69
50	33.66	71.27	35.03	69.07	37.11	65.92	38.96	63.29

【用法说明】 该表用于 Poisson 分布参数 λ 的区间估计。$1-\alpha$ 为置信度，c 为 Poisson 分布中阳性事件发生的次数。Poisson 分布的分布律为 $P\{X=k\}=\dfrac{\lambda^k e^{-\lambda}}{k!}$，求参数 λ 的置信度为 1

$-\alpha$ 置信区间可查该表。表的第1行为置信度 $1-\alpha$ 的取值0.99,0.98,0.95,0.90,置信度数值下方的两列数值为置信区间端点值,左侧1列为左端点值,右侧1列为右端点值。

例 用1种培养基培养某种细菌,经过一段时间后出现菌落22个,试估计相同条件下该菌落数的95%与99%的置信区间。

解 本例服从Poisson分布 $P(c,\lambda)$,其中 λ 为未知参数,观察值 $c=22$。查"Poisson分布参数λ的置信区间"表,在 $1-\alpha=0.95$ 列中找到 $c=22$ 所对应的左右排列的一组数据13.79,33.31,即得该菌落数的95%的置信区间为(13.79,33.31);在 $1-\alpha=0.99$ 列中找到 $c=22$ 所对应的左右排列的一组数据11.76,37.22,即得该菌落数的99%的置信区间为(11.76,37.22)。

参考文献

[1]郭祖超.医用数理统计方法[M].北京:人民卫生出版社,1965.

[2]徐天和.中国医学统计百科全书[M].北京:人民卫生出版社,2004.

[3] Machin D, Campbell MJ.Statistical tables for the design of clinical trials[M].Blackwell Scientific Oxford,1987.

[4] Lindley DV.New Cambridge statistical tables[M].Cambridge :Cambridge University Press,1995.

[5]徐天和,田考聪.中华医学统计百科全书:描述性统计分册[M].北京:中国统计出版社,2012.

(孔杨,高永)

Rayleigh Z 界值表

n	α								
	0.50	0.20	0.10	0.05	0.02	0.01	0.005	0.002	0.001
6	0.734	1.639	2.274	2.865	3.576	4.058	4.491	4.985	5.297
7	0.727	1.634	2.278	2.885	3.627	4.143	4.617	5.181	5.556
8	0.723	1.631	2.281	2.899	3.665	4.205	4.710	5.322	5.743
9	0.719	1.628	2.283	2.910	3.694	4.252	4.780	5.430	5.885
10	0.717	1.626	2.285	2.919	3.716	4.289	4.835	5.514	5.996
11	0.715	1.625	2.287	2.926	3.735	4.319	4.879	5.582	6.085
12	0.713	1.623	2.288	2.932	3.750	4.344	4.916	5.638	6.158
13	0.711	1.622	2.289	2.937	3.763	4.365	4.947	5.685	6.219
14	0.710	1.621	2.290	2.941	3.774	4.383	4.973	5.725	6.271
15	0.709	1.620	2.291	2.945	3.784	4.398	4.996	5.759	6.316
16	0.708	1.620	2.292	2.948	3.792	4.412	5.015	5.789	6.354
17	0.707	1.619	2.292	2.951	3.799	4.423	5.033	5.815	6.388
18	0.706	1.619	2.293	2.954	3.806	4.434	5.048	5.838	6.418
19	0.705	1.618	2.293	2.956	3.811	4.443	5.061	5.858	6.445
20	0.705	1.618	2.294	2.958	3.816	4.451	5.074	5.877	6.469
21	0.704	1.617	2.294	2.960	3.821	4.459	5.085	5.893	6.491
22	0.704	1.617	2.295	2.961	3.825	4.466	5.095	5.908	6.510
23	0.703	1.616	2.295	2.963	3.829	4.472	5.104	5.922	6.528
24	0.703	1.616	2.295	2.964	3.833	4.478	5.112	5.935	6.544
25	0.702	1.616	2.296	2.966	3.836	4.483	5.120	5.946	6.559
26	0.702	1.616	2.296	2.967	3.839	4.488	5.127	5.957	6.573
27	0.702	1.615	2.296	2.968	3.842	4.492	5.133	5.966	6.586
28	0.701	1.615	2.296	2.969	3.844	4.496	5.139	5.975	6.598
29	0.701	1.615	2.297	2.970	3.847	4.500	5.145	5.984	6.609
30	0.701	1.615	2.297	2.971	3.849	4.504	5.150	5.992	6.619
32	0.700	1.614	2.297	2.972	3.853	4.510	5.159	6.006	6.637
34	0.700	1.614	2.297	2.974	3.856	4.516	5.168	6.018	8.654
36	0.700	1.614	2.298	2.975	3.859	4.521	5.175	6.030	6.668
38	0.699	1.614	2.298	2.976	3.862	4.525	5.182	6.039	6.681
40	0.699	1.613	2.298	2.977	3.865	4.529	5.188	6.048	6.692
42	0.699	1.613	2.298	2.978	3.867	4.533	5.193	6.056	6.703
44	0.698	1.613	2.299	2.979	3.869	4.536	5.198	6.064	6.712
46	0.698	1.613	2.299	2.979	3.871	4.539	5.202	6.070	6.721
48	0.698	1.613	2.299	2.980	3.873	4.542	5.206	6.076	6.729
50	0.698	1.613	2.299	2.981	3.874	4.545	5.210	6.082	6.736
55	0.697	1.612	2.299	2.982	3.878	4.550	5.218	6.094	6.752
60	0.697	1.612	2.300	2.983	3.881	4.555	5.225	6.104	6.765
65	0.697	1.612	2.300	2.984	3.883	4.559	5.231	6.113	6.776
70	0.696	1.612	2.300	2.985	3.885	4.562	5.235	6.120	6.786
75	0.696	1.612	2.300	2.986	3.887	4.565	5.240	6.127	6.794
80	0.696	1.611	2.300	2.986	3.889	4.567	5.243	6.132	6.801
90	0.696	1.611	2.301	2.987	3.891	4.572	5.249	6.141	6.813
100	0.695	1.611	2.301	2.988	3.893	4.575	5.254	6.149	6.822
120	0.695	1.611	2.301	2.990	3.896	4.580	5.262	6.160	6.837
140	0.695	1.611	2.301	2.990	3.899	4.584	5.267	6.168	6.847
160	0.695	1.610	2.301	2.991	3.900	4.586	5.271	6.174	6.855
180	0.694	1.610	2.302	2.992	3.902	4.588	5.274	6.178	6.861
200	0.694	1.610	2.302	2.992	3.903	4.590	5.276	6.182	6.865
300	0.694	1.610	2.302	2.993	3.906	4.595	5.284	6.193	6.879
500	0.694	1.610	2.302	2.994	3.908	4.599	5.290	6.201	6.891
∞	0.6931	1.6094	2.3026	2.9957	3.9120	4.6052	5.2983	6.2146	6.9078

【用法说明】 该表用于 Rayleigh Z 假设检验时界值的确定。α 为检验水准，n 为样本量，表内数字为检验水准 α 所对应的变量 Z 的取值。判断方法：根据公式

$$r=\sqrt{\bar{X}^2+\bar{Y}^2}, Z=nr^2$$

计算 Z 的取值，在"Rayleigh Z 界值表"中找到与计算出的 Z 的值最接近的值，并查出与之对应 P 的取值，将 P 的取值与检验水准 α 比较，如果 $P<\alpha$ 则拒绝原假设 H_0。

例 用 Rayleigh Z 检验法做出 15 名婴儿出生时间是否存在总体角均数的假设检验。

表 1 15 名婴儿的出生时间

出生时间	α(度)	$\sin\alpha$	$\cos\alpha$
4:15	63.75	0.8969	0.4423
4:35	68.75	0.9320	0.3624
1:45	26.25	0.4423	0.8969
2:30	37.5	0.6088	0.7934
3:20	50	0.7660	0.6428
2:40	40	0.6428	0.7660
4:50	72.5	0.9537	0.3007
6:45	101.25	0.9808	−0.1951
1:20	20	0.3420	0.9397
1:50	27.5	0.4617	0.8870
2:10	32.5	0.5373	0.8434
3:30	52.5	0.7934	0.6088
3:35	53.75	0.8064	0.5913
5:05	76.25	0.9713	0.2377
21:08	317	−0.6820	0.7314
合计	—	9.4535	8.8486

解 $H_0:\rho=0$，不存在总体角均数

$H_1:\rho\neq 0$，存在总体角均数

$\alpha=0.05$

将时间转化为角度，1h 相当于 15°，1 分钟相当于 0.25°。

$$\bar{Y}=\sum_{i=1}^{n}\sin\alpha_i/n=9.4535/15=0.6302$$

$$\bar{X}=\sum_{i=1}^{n}\cos\alpha_i/n=8.8486/15=0.5899$$

$$r=\sqrt{\bar{X}^2+\bar{Y}^2}=\sqrt{0.6302^2+0.5899^2}=0.8632$$

$$Z=nr^2=15\times 0.8632^2=11.1767$$

$n=15$，查"Rayleigh Z 界值表"，查找 $n=15$ 行与 $\alpha=0.05$ 列交汇处的数值为 2.945，即 $Z_{0.05}=2.945$，由于计算所得 $Z=11.1767>Z_{0.05,15}=2.945$，所以 $P<0.05$，按 $\alpha=0.05$ 检验水准，拒绝 H_0。可认为婴儿出生时间有一平均时间，其转化时间为 3:07。

参考文献

[1]郭祖超.医用数理统计方法[M].北京：人民卫生出版社，1965.

[2]徐天和.中国医学统计百科全书[M].北京:人民卫生出版社,2004.

[3] Machin D, Campbell MJ. Statistical tables for the design of clinical trials [M]. Blackwell Scientific Oxford,1987.

[4]Lindley DV.New Cambridge statistical tables[M].Cambridge :Cambridge University Press,1995.

[5]徐天和,田考聪.中华医学统计百科全书:描述性统计分册[M].北京:中国统计出版社,2012.

(孔杨,石德文)

r 与 R 的 5%和 1%显著性表(标准化线性回归分析用)

自由度 ν	α	变量个数 M				自由度 ν	α	变量个数 M			
		2	3	4	5			2	3	4	5
1	0.05	0.997	0.999	0.999	0.999	24	0.05	0.388	0.470	0.523	0.562
	0.01	1.000	1.000	1.000	1.000		0.01	0.496	0.565	0.609	0.642
2	0.05	0.950	0.975	0.983	0.987	25	0.05	0.381	0.462	0.514	0.553
	0.01	0.990	0.995	0.997	0.998		0.01	0.487	0.555	0.600	0.633
3	0.05	0.878	0.930	0.950	0.961	26	0.05	0.374	0.454	0.506	0.545
	0.01	0.959	0.976	0.983	0.987		0.01	0.478	0.546	0.590	0.624
4	0.05	0.811	0.881	0.912	0.930	27	0.05	0.367	0.446	0.498	0.536
	0.01	0.917	0.949	0.962	0.970		0.01	0.470	0.538	0.582	0.615
5	0.05	0.754	0.863	0.874	0.898	28	0.05	0.361	0.439	0.490	0.529
	0.01	0.874	0.917	0.937	0.949		0.01	0.463	0.530	0.573	0.606
6	0.05	0.707	0.795	0.839	0.867	29	0.05	0.355	0.432	0.482	0.521
	0.01	0.834	0.886	0.911	0.927		0.01	0.456	0.522	0.565	0.598
7	0.05	0.666	0.758	0.807	0.838	30	0.05	0.349	0.426	0.476	0.514
	0.01	0.798	0.855	0.885	0.904		0.01	0.449	0.514	0.558	0.591
8	0.05	0.632	0.726	0.777	0.811	35	0.05	0.325	0.397	0.445	0.482
	0.01	0.765	0.827	0.860	0.882		0.01	0.418	0.481	0.523	0.556
9	0.05	0.602	0.697	0.750	0.786	40	0.05	0.304	0.373	0.419	0.455
	0.01	0.735	0.800	0.836	0.861		0.01	0.393	0.454	0.494	0.526
10	0.05	0.576	0.671	0.726	0.763	45	0.05	0.288	0.353	0.397	0.432
	0.01	0.708	0.776	0.814	0.840		0.01	0.372	0.430	0.470	0.501
11	0.05	0.553	0.648	0.703	0.741	50	0.05	0.273	0.336	0.379	0.412
	0.01	0.684	0.753	0.793	0.821		0.01	0.354	0.410	0.449	0.479
12	0.05	0.532	0.627	0.683	0.722	60	0.05	0.250	0.308	0.348	0.380
	0.01	0.661	0.732	0.773	0.802		0.01	0.325	0.377	0.414	0.442
13	0.05	0.514	0.608	0.664	0.703	70	0.05	0.232	0.286	0.324	0.354
	0.01	0.641	0.712	0.755	0.785		0.01	0.302	0.351	0.386	0.413
14	0.05	0.497	0.590	0.646	0.686	80	0.05	0.217	0.269	0.304	0.332
	0.01	0.623	0.694	0.737	0.768		0.01	0.283	0.330	0.362	0.389
15	0.05	0.482	0.574	0.630	0.670	90	0.05	0.205	0.254	0.288	0.315
	0.01	0.606	0.677	0.721	0.752		0.01	0.267	0.312	0.343	0.368
16	0.05	0.468	0.559	0.615	0.655	100	0.05	0.195	0.241	0.274	0.300
	0.01	0.590	0.662	0.706	0.738		0.01	0.254	0.297	0.327	0.351
17	0.05	0.456	0.545	0.601	0.641	125	0.05	0.174	0.216	0.246	0.269
	0.01	0.575	0.647	0.691	0.724		0.01	0.228	0.266	0.294	0.316
18	0.05	0.444	0.532	0.587	0.628	150	0.05	0.159	0.198	0.225	0.247
	0.01	0.561	0.633	0.678	0.710		0.01	0.208	0.244	0.270	0.290
19	0.05	0.433	0.520	0.575	0.615	200	0.05	0.138	0.172	0.196	0.215
	0.01	0.549	0.620	0.665	0.698		0.01	0.181	0.212	0.234	0.253
20	0.05	0.423	0.509	0.563	0.604	300	0.05	0.113	0.141	0.160	0.176
	0.01	0.537	0.608	0.652	0.685		0.01	0.148	0.174	0.192	0.208
21	0.05	0.413	0.498	0.522	0.592	400	0.05	0.098	0.122	0.139	0.153
	0.01	0.526	0.596	0.641	0.674		0.01	0.128	0.151	0.167	0.180
22	0.05	0.404	0.488	0.542	0.582	500	0.05	0.088	0.109	0.124	0.137
	0.01	0.515	0.585	0.630	0.663		0.01	0.115	0.135	0.150	0.162
23	0.05	0.396	0.479	0.532	0.572	1000	0.05	0.062	0.077	0.088	0.097
	0.01	0.505	0.574	0.619	0.652		0.01	0.081	0.096	0.106	0.115

【用法说明】 该表用于 1 个因变量 Y 与多个自变量 $x_1, x_2, \cdots, x_p$ 之间的线性回归分析。$\nu = n-p-1$ 为自由度，$M=p+1$ 为变量的个数。使用时计算自变量与各因变量的复相关系数 R，根据自由度和变量个数查得界值后，比较界值 R_α 与计算所得 R 值，若 $R > R_\alpha$ 则在检验水准 α 下有统计学意义，拒绝原假设。同时决定系数 R^2 表示 $x_1, x_2, \cdots, x_p$ 共同决定了 Y 的变异的百分比。R 的计算公式如下，

$$R^2 = \frac{U}{l_{yy}}$$

其中，$l_{yy} = \sum_{i=1}^{n} Y_i^2 - n\bar{Y}, U = \sum_{j=1}^{p} b_j l_{jy}, l_{jy} = l_{yj} = \sum_{i=1}^{n} x_{ij} Y_i - n\bar{x}_j \bar{Y}$ 。

例 在某生物量生产率研究中，为了解两项影响因素 x_1, x_2 与生物量 Y 的关系，在同一试验区进行了 20 次试验，观察值如表 1 所示，试做相关系数显著性检验。

表 1 两影响因素试验观察值

n	x_1	x_2	Y
1	54	29	50
2	61	39	51
3	52	26	52
4	70	48	54
5	63	42	53
6	79	64	60
7	68	45	59
8	65	30	65
9	79	51	67
10	76	44	70
11	71	36	70
12	82	50	73
13	75	39	74
14	92	60	78
15	96	62	82
16	92	61	80
17	91	50	87
18	85	47	84
19	106	72	88
20	90	52	92
合计	1547	947	1389

解 $H_0: \rho_{y.1,2,\cdots,p} = 0$

$H_1: \rho_{y.1,2,\cdots,p} \neq 0$

$\alpha = 0.01$

根据表 1 数值计算得

$$\sum x_1 x_2 = 76264, \sum x_1 Y = 110803, \sum x_2 Y = 67669, \sum {x_1}^2 = 123693,$$

$$\sum x_2^2 = 47743, \sum Y^2 = 99971, \bar{x}_1 = 77.35, \bar{x}_2 = 47.35, \bar{y} = 69.45$$

表 1 数值及上述数据计算得

$$l_{11}=123693-20\times 77.35^2=4032.55$$

$$l_{22}=47743-20\times 47.35^2=2902.55$$

$$l_{12}=l_{21}=76264-20\times 77.35\times 47.35=3013.55$$

$$l_{1y}=110803-20\times 77.35\times 69.45=3363.85$$

$$l_{2y}=67669-20\times 47.35\times 69.45=1899.85$$

$$l_{yy}=99971-20\times 69.45^2=3504.95$$

根据公式 $L_{xx}b=L_{xy}$ 得正则方程组为

$$\begin{pmatrix}4032.55 & 3031.55\\3031.55 & 2902.55\end{pmatrix}\begin{bmatrix}b_1\\b_2\end{bmatrix}=\begin{pmatrix}3363.85\\1899.85\end{pmatrix}$$

则

$$\begin{bmatrix}b_1\\b_2\end{bmatrix}=\begin{pmatrix}4032.55 & 3031.55\\3031.55 & 2902.55\end{pmatrix}^{-1}\begin{pmatrix}3363.85\\1899.85\end{pmatrix}=\begin{bmatrix}1.539516\\-0.943845\end{bmatrix}$$

所以

$$U=\sum_{j=1}^{p}b_j l_{jy}=b_1 l_{1y}+b_2 l_{2y}=1.539516\times 3363.85-0.943845\times 1899.85=3385.53697$$

$$R=\sqrt{\frac{U}{l_{yy}}}=\sqrt{\frac{3385.53697}{3504.95}}=0.9828, R^2=0.9659$$

由自由度 $\nu=n-p-1=20-2-1=17$,变量个数 $M=p+1=2+1=3$,查“r 与 R 的 5%和 1%显著性表(标准化线性回归分析用)”得 $R_{0.01}=0.647, R_{0.05}=0.545, R>R_{0.01}, P<0.01$,按 $\alpha=0.01$ 检验水准拒绝 H_0,且 x_1, x_2 共同决定了 Y 的变异的 96.59%。

参考文献

[1]袁志发，宋世德.多元统计分析[M].2 版.北京：科学出版社，2009.

[2]徐天和,田考聪.中华医学统计百科全书:描述性统计分册[M].北京:中国统计出版社,2012.

（孔杨,刘琳）

r 值转换为角离差 s 值表

r	0.000	0.001	0.002	0.003	0.004	0.005	0.006	0.007	0.008	0.009
0.00	81.0285	80.9879	80.9474	80.9068	80.8662	80.8256	80.7850	80.7444	80.7037	80.6630
0.01	80.6223	80.5816	80.5408	80.5000	80.4593	80.4185	80.3776	80.3368	80.2959	80.2550
0.02	80.2141	80.1731	80.1322	80.0912	80.0502	80.0092	79.9682	79.9271	79.8860	79.8449
0.03	79.8038	79.7626	79.7215	79.6803	79.6391	79.5978	79.5566	79.5153	79.4740	79.4327
0.04	79.3914	79.3500	79.3086	79.2672	79.2258	79.1843	79.1429	79.1014	79.0599	79.0183
0.05	78.9768	78.9352	78.8936	78.8520	78.8103	78.7687	78.7270	78.6853	78.6435	78.6018
0.06	78.5600	78.5182	78.4764	78.4345	78.3927	78.3508	78.3089	78.2670	78.2250	78.1830
0.07	78.1410	78.0990	78.0569	78.0149	77.9728	77.9307	77.8885	77.8464	77.8042	77.7620
0.08	77.7198	77.6775	77.6353	77.5930	77.5506	77.5083	77.4659	77.4235	77.3811	77.3387
0.09	72.2962	77.2537	77.2112	77.1687	77.1262	77.0836	77.0410	76.9984	76.9557	76.9130
0.10	76.8703	76.8276	76.7849	76.7421	76.6993	76.6565	76.6137	76.5708	76.5279	76.4850
0.11	76.4421	76.3991	76.3562	76.3132	76.2701	76.2271	76.1840	76.1409	76.0978	76.0546
0.12	76.0114	75.9582	75.9250	75.8818	75.8385	75.7952	75.7519	75.7085	75.6651	75.6217
0.13	75.5783	75.5349	75.4914	75.4479	75.4044	75.3608	75.3172	75.2737	75.2300	75.1864
0.14	75.1427	75.0990	75.0553	75.0115	74.9678	74..9240	74.8801	74.8363	74.7924	74.7485
0.15	74.7045	74.6606	74.6166	74.5726	74.5286	74.4845	74.4404	74.3963	74.3522	74.3080
0.16	74.2638	74.2196	74.1754	74.1311	74.0868	74.0425	73.9981	73.9537	73.9093	73.8649
0.17	73.8204	73.7760	73.7314	73.6869	73.6423	73.5978	73.5531	73.5085	73.4638	73.4191
0.18	73.3744	73.3296	73.2849	73.2401	73.1952	73.1503	73.1055	73.0605	73.0156	72.9706
0.19	72.9256	72.8805	72.8355	72.7904	72.7453	72.7002	72.6550	72.6098	72.5646	72.5193
0.20	72.4741	72.4287	72.3834	72.3380	72.2926	72.2472	72.2018	72.1563	72.1108	72.0652
0.21	72.0197	71.9741	71.9285	71.8828	71.8371	71.7914	71.7457	71.6999	71.6541	71.6083
0.22	71.5624	71.5165	71.4706	71.4247	71.3787	71.3327	71.2866	71.2406	71.1945	71.1483
0.23	71.1022	71.0560	71.0098	70.9635	70.9173	70.8710	70.8246	70.7783	70.7319	70.6854
0.24	70.6390	70.5925	70.5460	70.4994	70.4528	70.4062	70.3596	70.3129	70.2662	70.2195
0.25	70.1727	70.1259	70.0791	70.0322	69.9853	69.9384	69.8914	69.8445	69.7975	69.7504
0.26	69.7033	69.6562	69.6091	69.5619	69.5147	69.4674	69.4202	69.3729	69.3255	69.2782
0.27	69.2307	69.1833	69.1358	69.0883	69.0408	68.9933	68.9456	68.8980	68.8504	68.8027
0.28	68.7549	68.7072	68.6594	68.6115	68.5637	68.5158	68.4678	68.4199	68.3719	68.3239
0.29	68.2758	68.2277	68.1796	68.1314	68.0832	68.0350	67.9867	67.9384	67.8901	67.8417
0.30	67.7933	67.7448	67.6964	67.6478	67.5993	67.5507	67.5021	67.4535	67.4048	67.3560
0.31	67.3073	67.2585	67.2097	67.1608	67.1119	67.0630	67.0140	66.9650	66.9160	66.8669
0.32	66.8178	66.7686	66.7195	66.6702	66.6210	66.5717	66.5223	66.4730	66.4236	66.3741
0.33	66.3246	66.2751	66.2256	66.1760	66.1264	66.0767	66.0270	65.9773	65.9257	65.8777
0.34	65.8278	65.7779	65.7280	65.6781	65.6281	65.5780	65.5279	65.4778	65.4277	65.3775
0.35	65.3272	65.2770	65.2267	65.1763	65.1259	65.0755	65.0250	64.9745	64.9240	64.8734
0.36	64.8228	64.7721	64.7214	64.6707	64.6199	64.5691	64.5182	64.4673	64.4146	64.3654
0.37	64.3143	64.2533	64.2122	64.1610	64.1098	64.0586	64.0074	63.9561	63.9074	63.8533
0.38	63.8019	63..7504	63.6989	63..6473	63.5957	63.5441	63.4924	63.4407	63.3889	63.3371
0.39	63.2852	63.2334	63.1814	63.1294	63.0774	63.0253	62.9732	62.9211	62.8689	62.8167
0.40	62.7644	62.7121	62.6597	62.6073	62.5548	62.5023	62.4498	62.3972	62.3445	62.2919
0.41	62.2391	62.1864	62.1336	62.0807	62.0278	61.9749	61.9219	61.8688	61.8158	64.7626
0.42	61.7094	61.6562	61.6030	61.5496	61.4963	61.4429	61.3894	61.3359	61.2824	61.2288
0.43	61.1751	61.1215	61.0677	61.0139	60.9601	60.9063	60.8523	60.7984	60.7443	60.6903
0.44	60.6361	60.5820	60.5278	60.4735	60.4192	60.3648	60.3104	60.2560	60.2015	60.1469
0.45	60.0923	60.0377	59.9830	59.9282	59.8734	59.8185	59.7636	59.7087	59.6537	59.5986
0.46	59.5435	59.4884	59.4332	59.3779	59.3226	59.2672	59.2118	59.1563	59.1008	59.0452
0.47	58.9896	58.9339	58.8782	58.8224	58.7666	58.7107	58.6548	58.5988	58.5427	58.4866
0.48	58.4305	58.3743	58.3180	58.2617	58.2053	58.1489	58.0924	58.0358	57.9792	57.9226
0.49	57.8659	57.8091	57.7523	57.6954	57.6385	57.5815	57.5245	57.4674	57.4102	57.3530

r 值转换为角离差 *s* 值表(续完)

r	0.000	0.001	0.002	0.003	0.004	0.005	0.006	0.007	0.008	0.009
0.50	57.2958	57.2384	57.1811	57.1236	57.0661	57.0086	56.9510	56.8933	56.8356	56.7778
0.51	56.7199	56.6620	56.6040	56.5460	56.4879	56.4298	56.3716	56.3133	56.2550	56.1966
0.52	56.1382	56.0797	56.0211	55.9625	55.9038	55.8450	55.7862	55.7273	55.6684	55.6094
0.53	55.5503	55.4912	55.4320	55.3727	55.3134	55.2540	55.1946	55.1351	55.0755	55.0159
0.54	54.9562	54.8964	54.8366	54.7767	54.7167	54.6567	54.5966	54.5364	54.4762	54.4159
0.55	54.3555	54.2951	54.2346	54.1741	54.1134	54.0527	53.9920	53.9311	53.8702	53.8092
0.56	53.7482	53.6817	53.6259	53.5647	53.5033	53.4419	53.3805	53.3189	53.2573	53.1957
0.57	53.1339	53.0721	53.0102	52.9482	52.8862	52.8241	52.7619	52.6997	52.6373	52.5749
0.58	52.5124	52.4499	52.3873	52.3246	52.2618	52.1989	52.1360	52.0730	52.0099	51.9468
0.59	51.8835	51.8202	51.7568	51.6934	51.6298	51.5662	51.5025	51.4387	51.3749	51.3109
0.60	51.2469	51.1828	51.1186	51.0544	50.9900	50.9256	50.8611	50.7965	50.7318	50.6671
0.61	50.6023	50.5373	50.4723	50.4073	50.3421	50.2768	50.2115	50.1461	50.0806	50.0150
0.62	49.9493	49.8835	49.8177	49.7517	49.6857	49.6196	49.5534	49.4871	49.4207	49.3542
0.63	49.2877	49.2210	49.1543	49.0875	49.0205	48.9535	48.8864	48.8192	48.7519	48.6846
0.64	48.6171	48.5495	48.4818	48.4141	48.3462	48.2783	48.2102	48.1421	48.0739	48.0055
0.65	47.9371	47.8685	47.7999	47.7312	47.6624	47.5934	47.5244	47.4553	47.3861	47.3167
0.66	47.2473	47.1778	47.1081	47.0384	46.9686	46.8986	46.8286	46.7584	46.6882	46.6178
0.67	46.5473	46.4767	46.4060	46.3353	46.2643	46.1933	46.1222	46.0510	45.9796	45.9082
0.68	45.8366	45.7649	45.6932	45.6213	45.5492	45.4771	45.4049	45.3325	45.2600	45.1875
0.69	45.1147	45.0419	44.9690	44.8959	44.8227	44.7494	44.6760	44.6025	44.5288	44.4550
0.70	44.3811	44.3071	44.2329	44.1586	44.0842	44.0097	43.9351	43.8603	43.7854	43.7103
0.71	43.6352	43.5599	43.48444	43.4089	43.3332	43.2574	43.1814	43.1053	43.0291	42.9527
0.72	42.8762	42.7996	42.7228	42.6459	42.5689	42.4917	42.4144	42.3369	42.2593	42.1815
0.73	42.1036	42.0256	41.9474	41.8691	41.7906	41.7120	41.6332	41.5543	41.4752	41.3960
0.74	41.3166	41.2370	41.1573	41.0775	40.9975	40.9174	40.8371	40.7566	40.6760	40.5952
0.75	40.5142	40.4331	40.3519	40.2704	40.1888	40.1070	40.0251	39.9430	39.8607	39.7783
0.76	39.6957	39.6129	39.5299	39.4468	39.3635	39.2800	39.1963	39.1125	39.0285	38.9443
0.77	38.8599	38.7753	38.6906	38.6056	38.5205	38.4352	38.3497	38.2640	38.1781	38.0920
0.78	38.0057	37.9192	37.8326	37.7457	37.6586	37.5714	37.4839	37.3962	37.3083	37.2202
0.79	37.1319	37.0434	36.9547	36.8657	36.7766	36.6872	36.5976	36.5078	36.4178	36.3275
0.80	36.2370	36.1463	36.0554	35.9462	35.8728	35.7812	35.6893	35.5972	35.5049	35.4123
0.81	35.3195	35.2264	35.1331	35.0396	34.9457	34.8517	34.7573	34.6628	34.5679	34.4728
0.82	34.3775	34.2818	34.1859	34.0898	33.9933	33.8966	33.7997	33.7024	33.6048	33.5070
0.83	33.4089	33.3105	33.2118	33.1128	33.0135	32.9139	32.8140	32.7138	32.6133	32.5125
0.84	32.4114	32.3099	32.2082	32.1061	32.0037	31.9009	31.7979	31.6945	31.5907	31.4866
0.85	31.3822	31.2774	31.1723	31.0668	30.9609	30.8547	30.7481	30.6412	30.5339	30.4262
0.86	30.3181	30.2096	30.1007	29.9915	29.8818	29.7718	29.6613	29.5504	29.4391	29.3274
0.87	29.2152	29.1026	28.9896	28.8762	28.7623	28.6479	28.5331	28.4178	28.3020	28.1858
0.88	28.0691	27.9519	27.8342	27.7160	27.5973	27.4781	27.3584	27.2381	27.1173	26.9960
0.89	26.8741	26.7517	26.6287	26.5051	26.3810	26.2562	26.1309	26.0050	25.8784	25.7513
0.90	25.6234	25.4950	25.3659	25.2362	25.1058	24.9746	24.8428	24.7104	24.5771	24.4432
0.91	24.3085	24.1731	24.0369	23.9000	23.7622	23.6237	23.4843	23.3441	23.2030	23.0611
0.92	22.9183	22.7746	22.6300	22.4845	22.3380	22.1906	22.0421	21.8927	21.7422	21.5907
0.93	21.4381	21.2844	21.1296	20.9737	20.8166	20.6583	20.4988	20.3380	20.1759	20.0126
0.94	19.8478	19.6817	19.5142	19.3453	19.1748	19.0029	18.8293	18.6542	18.4773	18.2988
0.95	18.1185	17.9364	17.7524	17.5666	17.3787	17.1887	16.9967	16.8024	16.6059	16.4070
0.96	16.2057	16.0018	15.7954	15.5861	15.3741	15.1590	14.9409	14.7196	14.4948	14.2666
0.97	14.0345	13.7987	13.5587	13.3144	13.0655	12.8117	12.5529	12.2886	12.0185	11.7422
0.98	11.4592	11.1690	10.8711	10.5648	10.2494	9.9239	9.5874	9.2387	8.8763	8.4984
0.99	8.1029	7.6871	7.2474	6.7794	6.2765	5.7296	5.1247	4.4382	3.6238	2.5625
1.00	0.0000									

【用法说明】 在圆形分布中，r 为平均向量的长度，s 为角离差。角离差的计算公式为 $s=\frac{180°}{\pi}\sqrt{2(1-r)}$，单位为“度”，变化范围为：0～81.03°。也可在表中直接查得。表内数字为根据 r 得到的 s 的值，其中行对应着 r 值小数点后的第 1、2 位数字，列对应着 r 值小数点后的第 3 位数字。

例 计算 15 名婴儿出生时间的角离差。

表 1 15 名婴儿的出生时间

出生时间	α（度）	$\sin\alpha$	$\cos\alpha$
4∶15	63.75	0.8969	0.4423
4∶35	68.75	0.9320	0.3624
1∶45	26.25	0.4423	0.8969
2∶30	37.5	0.6088	0.7934
3∶20	50	0.7660	0.6428
2∶40	40	0.6428	0.7660
4∶50	72.5	0.9537	0.3007
6∶45	101.25	0.9808	−0.1951
1∶20	20	0.3420	0.9397
1∶50	27.5	0.4617	0.8870
2∶10	32.5	0.5373	0.8434
3∶30	52.5	0.7934	0.6088
3∶35	53.75	0.8064	0.5913
5∶05	76.25	0.9713	0.2377
21∶08	317	−0.6820	0.7314
合计	—	9.4535	8.8486

解 首先将时间转化为角度，1h 相当于 15°，1min 相当于 0.25°。本例 $n=15$，可知：

$$\bar{Y}=9.4535/15=0.6302,\bar{X}=8.8486/15=0.5899$$

再由平均向量长度计算公式可得：

$$r=\sqrt{\bar{X}^2+\bar{Y}^2}=\sqrt{0.6302^2+0.5899^2}=0.863$$

由角离差的计算公式，代入 r 值可得：

$$s=\frac{180°}{\pi}\sqrt{2(1-r)}=\frac{180°}{\pi}\sqrt{2(1-0.863)}=29.99°$$

也可以查“r 值转换为角离差 s 值表”，直接得到角离差的值。据 $r=0.863$，首先在表中找到小数点后第 1、2 位数字即 $r=0.86$ 这一行，再找小数点后第 3 位数字（即第 5 列），也就是 $r=0.863$ 对应的角离差为 $s=29.9915°$。

参考文献

徐天和，田考聪. 中华医学统计百科全书：描述性统计分册[M]. 北京：中国统计出版社，2012.

（刘芳，徐天和）

r 值转换为圆形标准差 s_0 值表

r	0.000	0.001	0.002	0.003	0.004	0.005	0.006	0.007	0.008	0.009
0.00	∞	212.9639	201.9968	195.2961	190.3990	186.5119	183.2748	180.4925	178.0473	175.8622
0.01	173.8843	172.0755	170.4075	168.8585	167.4115	166.0531	164.7723	163.5600	162.4087	161.3121
0.02	160.2649	159.2623	158.3005	157.3760	156.4857	155.6270	154.7974	153.9950	153.2178	152.4640
0.03	151.7323	151.0212	150.3295	149.6560	148.9998	148.3597	147.7351	147.1250	146.5287	145.9456
0.04	145.3750	144.8163	144.2690	143.7326	143.2066	142.6905	142.1839	141.6865	141.1979	140.7177
0.05	140.2456	139.7813	139.3245	138.8749	138.4324	137.9966	137.5672	137.1442	136.7273	136.3162
0.06	135.9190	135.5110	135.1165	134.7272	134.3430	133.9636	133.5889	133.2189	132.8533	132.4920
0.07	132.1350	131.7822	131.4333	131.0883	130.7472	130.4097	130.0759	129.7455	129.4186	129.0951
0.08	128.7748	128.4578	128.1438	127.8329	127.5250	127.2200	126.9178	126.6184	126.3218	126.0278
0.09	125.7364	125.4476	125.1612	124.8774	124.5959	124.3167	124.0399	123.7654	123.4930	123.2228
0.10	122.9548	122.6888	122.4249	122.1630	121.9031	121.6452	121.3891	121.1349	120.8825	120.6320
0.11	120.3832	120.1361	119.8908	119.6472	119.4052	119.1648	118.9261	118.6889	118.4533	118.2192
0.12	117.9866	117.7554	117.5258	117.2975	117.0707	116.8452	116.6211	116.3984	116.1770	115.9569
0.13	115.7381	115.5205	115.3042	115.0891	114.8753	114.6626	114.4511	114.2408	114.0316	113.8236
0.14	113.6166	113.4108	113.2060	113.0023	112.7997	112.5981	112.3976	112.1980	111.9995	111.8019
0.15	111.6054	111.4097	111.2151	111.0213	110.8285	110.6367	110.4457	110.2556	110.0664	109.8780
0.16	109.6906	109.5039	109.3182	109.1332	108.9491	108.7657	108.5832	108.4015	108.2205	108.0404
0.17	107.8609	107.6823	107.5044	107.3272	107.1508	106.9751	106.8000	106.6258	106.4522	106.2793
0.18	106.1070	105.9355	105.7646	105.5944	105.4248	105.2559	105.0877	104.9200	104.7530	104.5866
0.19	104.4209	104.2557	104.0911	103.9272	103.7638	103.6010	103.4388	103.2772	103.1161	102.9556
0.20	102.7957	102.6362	102.4774	102.3191	102.1613	102.0040	101.8473	101.6911	101.5354	101.3802
0.21	101.2255	101.0714	100.9177	100.7645	100.6118	100.4595	100.3078	100.1565	100.0057	99.8553
0.22	99.7054	99.5560	99.4070	99.2585	99.1104	98.9628	98.8155	98.6688	98.5224	98.3765
0.23	98.2310	98.0859	97.9412	97.7969	97.6531	97.5096	97.3665	97.2239	97.0816	96.9397
0.24	96.7982	96.6571	96.5164	96.3760	96.2360	96.0964	95.9571	95.8182	95.6797	95.5415
0.25	95.4037	95.2663	95.1292	94.9924	94.8560	94.7199	94.5841	94.4487	94.3136	94.1789
0.26	94.0445	93.9104	93.7766	93.6432	93.5100	93.3772	93.2447	93.1125	92.9806	92.8490
0.27	92.7177	92.5867	92.4560	92.3257	92.1956	92.0657	91.9362	91.8070	91.6781	91.5494
0.28	91.4210	91.2929	91.1651	91.0375	90.9102	90.7832	90.6565	90.5300	90.4038	90.2778
0.29	90.1521	90.0267	89.9015	89.7766	89.6519	89.5275	89.4033	89.2794	89.1557	89.0322
0.30	88.9090	88.7861	88.6634	88.5409	88.4186	88.2966	88.1748	88.0533	87.9320	87.8109
0.31	87.6900	87.5693	87.4489	87.3287	87.2087	87.0889	86.9694	86.8500	86.7309	86.6120
0.32	86.4933	86.3748	86.2565	86.1384	86.0205	85.9028	85.7853	85.6680	85.5509	85.4340
0.33	85.3173	85.2008	85.0845	84.9684	84.8525	84.7367	84.6212	84.5058	84.3906	84.2757
0.34	84.1608	84.0462	83.9317	83.8175	83.7034	83.5895	83.4757	83.3621	83.2487	83.1355
0.35	83.0224	82.9095	82.7968	82.6843	82.5719	82.4597	82.3476	82.2357	82.1240	82.0124
0.36	81.9010	81.7897	81.6786	81.5676	81.4568	81.3462	81.2357	81.1254	81.0152	80.9052
0.37	80.7953	80.6855	80.5759	80.4665	80.3572	80.2480	80.1390	80.0301	79.9214	79.8128
0.38	79.7043	79.5960	79.4878	79.3798	79.2719	79.1641	79.0565	78.9490	78.8416	78.7343
0.39	78.6272	78.5202	78.4133	78.3066	78.2000	78.0935	77.9872	77.8809	77.7748	77.6688
0.40	77.5629	77.4572	77.3516	77.2460	77.1407	77.0354	76.9302	76.8252	76.7202	76.6154
0.41	76.5107	76.4061	76.3016	76.1973	76.0930	75.9888	75.8848	75.7809	75.6770	75.5733
0.42	75.4697	75.3662	75.2628	75.1594	75.0562	74.9531	74.8501	74.7472	74.6444	74.5417
0.43	74.4391	74.3366	74.2342	74.1319	74.0296	73.9275	73.8255	73.7235	73.6217	73.5199
0.44	73.4183	73.3167	73.2152	73.1138	73.0125	72.9113	72.8101	72.7091	72.6081	72.5072
0.45	72.4064	72.3057	72.2051	72.1046	72.0041	71.9037	71.8034	71.7032	71.6030	71.5030
0.46	71.4030	71.3031	71.2033	71.1035	71.0038	70.9042	70.8047	70.7052	70.6058	70.5065
0.47	70.4073	70.3081	70.2090	70.1100	70.0110	69.9121	69.8133	69.7146	69.6159	69.5173
0.48	69.4187	69.3202	69.2218	69.1234	69.0251	68.9269	68.8287	68.7306	68.6326	68.5346
0.49	68.4367	68.3388	68.2410	68.1433	68.0456	67.9479	67.8504	67.7528	67.6554	67.5580

r 值转换为圆形标准差 s_0 值表(续完)

r	0.000	0.001	0.002	0.003	0.004	0.005	0.006	0.007	0.008	0.009
0.50	67.4606	67.3633	67.2661	67.1689	67.0718	66.9747	66.8776	66..7806	66.6837	66.5868
0.51	66.4900	66.3932	66.2965	66.1998	66.1031	66.0065	65.9100	65.8135	65.7170	65.6206
0.52	65.5243	65.4279	65.3316	65.2354	65.1392	65.0431	64.9469	64.8509	64.7548	64.6588
0.53	64.5629	64.4670	64.3711	64.2752	64.1794	64.0837	63.9879	63.8922	63.7966	63.7009
0.54	63.6053	63.5098	63.4143	63.3188	63.2233	63.1279	63.0325	62.9371	62.8417	62.7464
0.55	62.6511	62.5559	62.4607	62.3655	62.2703	62.1751	62.0800	61.9849	61.8899	61.7948
0.56	61.6998	61.6048	61.5098	61.4149	61.3199	61.2250	61.1301	61.0353	60.9404	60.8456
0.57	60.7508	60.6560	60.5612	60.4664	60.3717	60.2770	60.1823	60.0876	59.9929	59.8982
0.58	59.8036	59.7089	59.6143	59.5197	59.4251	59.3305	59.2359	59.1414	59.0468	58.9523
0.59	58.8577	58.7632	58.6687	58.5742	58.4797	58.3852	58.2907	58.1962	58.1017	58.0072
0.60	57.9127	57.8182	57.7238	57.6293	57.5348	57.4404	57.3459	57.2514	57.1570	57.0625
0.61	56.9680	56.8736	56.7791	56.6846	56.5902	56.4957	56.4012	56.3067	56.2122	56.1177
0.62	56.0232	55.9287	55.8342	55.7396	55.6451	55.5505	55.4560	55.3614	55.2668	55.1722
0.63	55.0776	54.9830	54.8884	54.7938	54.6991	54.6044	54.5097	54.4150	54.3203	54.2256
0.64	54.1308	54.0361	53.9413	53.8465	53.7517	53.6568	53.5619	53.4671	53.3722	53.2772
0.65	53.1823	53.0873	52.9923	52.8973	52.8022	52.7071	52.6120	52.5169	52.4217	52.3266
0.66	52.2313	52.1361	52.0408	51.9455	51.8502	51.7548	51.6594	51.5640	51.4685	51.3730
0.67	51.2775	51.1819	51.0863	50.9907	50.8950	50.7993	50.7035	50.6077	50.5119	50.4160
0.68	50.3201	50.2241	50.1281	50.0321	49.9360	49.8398	49.7437	49.6474	49.5512	49.4549
0.69	49.3585	49.2621	49.1656	49.0691	48.9725	48.8759	48.7792	48.6825	48.5858	48.4889
0.70	48.3920	48.2951	48.1981	48.1011	48.0039	47.9068	47.8095	47.7123	47.6149	47.5175
0.71	47.4200	47.3225	47.2249	47.1272	47.0295	46.9317	46.8338	46.7359	46.6379	46.5398
0.72	46.4417	46.3435	46.2452	46.1468	46.0484	45.9499	45.8513	45.7527	45.6539	45.5551
0.73	45.4562	45.3573	45.2582	45.1591	45.0599	44.9606	44.8612	44.7617	44.6622	44.5625
0.74	44.4628	44.3630	44.2631	44.1631	44.0630	43.9628	43.8625	43.7621	43.6617	43.5611
0.75	43.4604	43.3597	43.2588	43.1578	43.0568	42.9556	42.8543	42.7529	42.6515	42.5499
0.76	42.4482	42.3463	42.2444	42.1424	42.0402	41.9380	41.8356	41.7331	41.6305	41.5277
0.77	41.4249	41.3219	41.2188	41.1156	41.0122	40.9087	40.8051	40.7014	40.5975	40.4935
0.78	40.3894	40.2851	40.1807	40.0761	39.9715	39.8666	39.7617	39.6565	39.5513	39.4459
0.79	39.3403	39.2346	39.1288	39.0228	38.9166	38.8103	38.7038	38.5972	38.4904	38.3834
0.80	38.2763	38.1690	38.0615	37.9539	37.8461	37.7381	37.6300	37.5217	37.4132	37.3045
0.81	37.1956	37.0865	36.9773	36.8679	36.7583	36.6484	36.5384	36.4282	36.3178	36.2072
0.82	36.0964	35.9854	35.8742	35.7628	35.6511	35.5393	35.4272	35.3149	35.2024	35.0896
0.83	34.9767	34.8635	34.7501	34.6364	34.5225	34.4084	34.2940	34.1793	34.0645	33.9493
0.84	33.8340	33.7183	33.6024	33.4863	33.3698	33.2531	33.1362	33.0189	32.9014	32.7836
0.85	32.6655	32.5471	32.4285	32.3095	32.1902	32.0707	31.9508	31.8306	31.7101	31.5893
0.86	31.4682	31.3467	31.2249	31.1028	30.9803	30.8575	30.7343	30.6108	30.4869	30.3627
0.87	30.2381	30.1131	29.9877	29.8620	29.7359	29.6094	29.4825	29.3552	29.2274	29.0993
0.88	28.9708	28.8418	28.7124	28.5825	28.4522	28.3215	28.1903	28.0586	27.9265	27.7938
0.89	27.6607	27.5271	27.3930	27.2584	27.1233	26.9877	26.8515	26.7148	26.5775	26.4397
0.90	26.3013	26.1623	26.0227	25.8826	25.7418	25.6004	25.4584	25.3158	25.1725	25.0285
0.91	24.8839	24.7386	24.5925	24.4458	24.2984	24.1502	24.0012	23.8515	23.7011	23.5498
0.92	23.3977	23.2448	23.0910	22.9364	22.7808	22.6244	22.4671	22.3088	22.1496	21.9894
0.93	21.8282	21.6660	21.5027	21.3384	21.1729	21.0062	20.8386	20.6697	20.4996	20.3283
0.94	20.1556	19.9817	19.8064	19.6298	19.4517	19.2722	19.0912	18.9087	18.7246	18.5388
0.95	18.3513	18.1622	17.9712	17.7784	17.5837	17.3870	17.1882	16.9874	16.7843	16.5790
0.96	16.3714	16.1612	15.9486	15.7333	15.5152	15.2943	15.0703	14.8432	14.6128	14.3790
0.97	14.1415	13.9003	13.6550	13.4055	13.1516	12.8929	12.6292	12.3601	12.0854	11.8045
0.98	11.5171	11.2226	10.9205	10.6101	10.2907	9.9614	9.6212	9.2689	8.9030	8.5218
0.99	8.1232	7.7044	7.2620	6.7912	6.2859	5.7368	5.1298	4.4414	3.6255	2.5630
1.00	0.0000									

【用法说明】 在圆形分布中，r 为平均向量长度，s_0 为圆形标准差。圆形标准差的计算公式为 $s_0=\frac{180^\circ}{\pi}\sqrt{-2\ln r}$，单位为“度”，变化范围为：0～∞°。也可在表中直接查得。表内数字为根据 r 得到的 s_0 的值，其中行对应着 r 值小数点后的第 1、2 位数字，列对应着 r 值小数点后的第 3 位数字。

例 计算 15 名婴儿出生时间的圆形标准差。

表 1 15 名婴儿的出生时间

出生时间	α（度）	$\sin\alpha$	$\cos\alpha$
4∶15	63.75	0.8969	0.4423
4∶35	68.75	0.9320	0.3624
1∶45	26.25	0.4423	0.8969
2∶30	37.5	0.6088	0.7934
3∶20	50	0.7660	0.6428
2∶40	40	0.6428	0.7660
4∶50	72.5	0.9537	0.3007
6∶45	101.25	0.9808	−0.1951
1∶20	20	0.3420	0.9397
1∶50	27.5	0.4617	0.8870
2∶10	32.5	0.5373	0.8434
3∶30	52.5	0.7934	0.6088
3∶35	53.75	0.8064	0.5913
5∶05	76.25	0.9713	0.2377
21∶08	317	−0.6820	0.7314
合计	—	9.4535	8.8486

解 首先将时间转化为角度，1h 相当于 15°，1min 相当于 0.25°。本例 $n=15$，可知

$$\bar{Y}=9.4535/15=0.6302,\bar{X}=8.8486/15=0.5899$$

再由平均向量长度计算公式可得：

$$r=\sqrt{\bar{X}^2+\bar{Y}^2}=\sqrt{0.6302^2+0.5899^2}=0.863$$

由圆形标准差的计算公式，代入 r 值可得：

$$s_0=\frac{180^\circ}{\pi}\sqrt{-2\ln r}=\frac{180^\circ}{\pi}\sqrt{-2\ln(0.863)}=31.1^\circ$$

也可以查“r 值转化为圆形标准差 s_0 值表”，直接得到圆形标准差的值。据 $r=0.863$，首先在表中找到小数点后第 1、2 位数字即 $r=0.86$ 这一行，再找小数点后第 3 位数字（即第 5 列），也就是 $r=0.863$ 对应的圆形标准差 $s_0=31.1028^\circ$。

参考文献

徐天和，田考聪. 中华医学统计百科全书：描述性统计分册[M]. 北京：中国统计出版社，2012.

（刘芳，徐天和）

Shapiro-Wilk 检验统计量分位数表

n	α								
	0.01	0.02	0.05	0.10	0.50	0.90	0.95	0.98	0.99
3	0.753	0.756	0.767	0.789	0.959	0.998	0.999	1.000	1.000
4	0.687	0.707	0.748	0.792	0.935	0.987	0.992	0.996	0.997
5	0.686	0.715	0.762	0.806	0.927	0.979	0.986	0.991	0.993
6	0.713	0.743	0.788	0.826	0.927	0.974	0.981	0.986	0.989
7	0.730	0.760	0.803	0.838	0.928	0.972	0.979	0.985	0.988
8	0.749	0.778	0.818	0.851	0.932	0.972	0.978	0.984	0.987
9	0.764	0.791	0.829	0.859	0.935	0.972	0.978	0.984	0.986
10	0.781	0.806	0.842	0.869	0.938	0.972	0.978	0.983	0.986
11	0.792	0.817	0.850	0.876	0.940	0.973	0.979	0.984	0.986
12	0.805	0.828	0.859	0.883	0.943	0.973	0.979	0.984	0.986
13	0.814	0.837	0.866	0.889	0.945	0.974	0.979	0.984	0.986
14	0.825	0.846	0.874	0.895	0.947	0.975	0.980	0.984	0.986
15	0.835	0.855	0.881	0.901	0.950	0.975	0.980	0.984	0.987
16	0.844	0.863	0.887	0.906	0.952	0.976	0.981	0.985	0.987
17	0.851	0.869	0.892	0.910	0.954	0.977	0.981	0.985	0.987
18	0.858	0.874	0.897	0.914	0.956	0.978	0.982	0.986	0.988
19	0.863	0.879	0.901	0.917	0.957	0.978	0.982	0.986	0.988
20	0.868	0.884	0.905	0.920	0.959	0.979	0.983	0.986	0.988
21	0.873	0.888	0.908	0.923	0.960	0.980	0.983	0.987	0.989
22	0.878	0.892	0.911	0.926	0.961	0.980	0.984	0.987	0.989
23	0.881	0.895	0.914	0.928	0.962	0.981	0.984	0.987	0.989
24	0.884	0.898	0.916	0.930	0.963	0.981	0.984	0.987	0.989
25	0.888	0.901	0.918	0.931	0.964	0.981	0.985	0.988	0.989
26	0.891	0.904	0.920	0.933	0.965	0.982	0.985	0.988	0.989
27	0.894	0.906	0.923	0.935	0.965	0.982	0.985	0.988	0.990
28	0.896	0.908	0.924	0.936	0.966	0.982	0.985	0.988	0.990
29	0.898	0.910	0.926	0.937	0.966	0.982	0.985	0.988	0.990
30	0.900	0.912	0.927	0.939	0.967	0.983	0.985	0.988	0.990
31	0.902	0.914	0.929	0.940	0.967	0.983	0.956	0.988	0.990
32	0.904	0.915	0.930	0.941	0.968	0.983	0.986	0.988	0.990
33	0.906	0.917	0.931	0.942	0.968	0.983	0.986	0.989	0.990
34	0.908	0.919	0.933	0.943	0.969	0.983	0.986	0.989	0.990
35	0.910	0.920	0.934	0.944	0.969	0.984	0.986	0.989	0.990
36	0.912	0.922	0.935	0.945	0.970	0.984	0.986	0.989	0.990
37	0.914	0.924	0.936	0.946	0.970	0.984	0.987	0.989	0.990
38	0.916	0.925	0.938	0.947	0.971	0.984	0.987	0.989	0.990
39	0.917	0.927	0.939	0.948	0.971	0.984	0.987	0.989	0.991
40	0.919	0.928	0.940	0.949	0.972	0.985	0.987	0.989	0.991
41	0.920	0.929	0.941	0.950	0.972	0.985	0.987	0.989	0.991
42	0.922	0.930	0.942	0.951	0.972	0.985	0.987	0.989	0.991
43	0.923	0.932	0.943	0.951	0.973	0.985	0.987	0.990	0.991
44	0.924	0.993	0.944	0.952	0.973	0.985	0.987	0.990	0.991
45	0.926	0.934	0.945	0.953	0.973	0.985	0.988	0.990	0.991
46	0.927	0.935	0.945	0.953	0.974	0.985	0.988	0.990	0.991
47	0.928	0.936	0.946	0.954	0.974	0.985	0.988	0.990	0.991
48	0.929	0.937	0.947	0.954	0.974	0.985	0.988	0.990	0.991
49	0.929	0.937	0.947	0.955	0.974	0.985	0.988	0.990	0.991
50	0.930	0.938	0.947	0.955	0.974	0.985	0.988	0.990	0.991

【用法说明】 该表用于样本含量 $n \leqslant 50$ 的 Shapiro-Wilk 正态性检验。$n(n \leqslant 50)$为样本含量，α 为检验水准。统计量计算公式为：

$$T = \left[\sum_{i=1}^{k} a_i (x_{(n-i+1)} - x_{(i)})\right]^2 \Big/ \sum_{i=1}^{n} (x_i - \bar{x})^2$$

其中，$\bar{x}$ 为样本均数，x_i 为样本取值，a_i 为查“Shapiro-Wilk 检验系数表”所得，详情请参阅其用法说明。

检验统计量 T 常指定为 W，此检验也常称为 W 检验。根据 n，P 的值查“Shapiro-Wilk 检验统计量分位数表”，得界值 $W_{p.}$。如果 $T < W_p$，则在 α 检验水准上拒绝 H_0，否则不拒绝 H_0。

例 从电话簿中随机抽取两位数字共 50 个：

23	23	24	27	29	31	32	33	33	35
36	37	40	42	43	43	44	45	48	48
54	54	56	57	57	58	58	58	58	59
61	61	62	63	64	65	66	68	68	70
73	73	74	75	77	81	87	89	93	97

试检验该样本是否服从正态分布。

解 H_0：样本的总体分布为正态分布

H_1：样本的总体分布为非正态分布

$\alpha = 0.05$

根据 $n = 50$，查“Shapiro-Wilk 检验系数表”，查得每个 i 所对应的 a_i 值，进而计算得 $T = 0.9771$。最后根据 $\alpha = 0.05$，查 “Shapiro-Wilk 检验统计量分位数表”，得界值 $W_{0.05} = 0.947 < 0.9771$，则 $P > 0.05$。按 $\alpha = 0.05$ 检验水准，不拒绝 H_0，可认为该样本的总体分布为正态分布。

参考文献

徐天和，景学安，程琮.中华医学统计百科全书：非参数统计分册[M].北京：中国统计出版社，2013.

（刘琳，徐天和）

Shapiro-Wilk 检验系数表

i	n = 2	3	4	5	6	7	8	9	10	11	12	13	14	15	16	17	18	19	20	21	22	23	24	25
1	0.7071	0.7071	0.6872	0.6646	0.6431	0.6233	0.6052	0.5888	0.5739	0.5601	0.5475	0.5359	0.5251	0.5150	0.5056	0.4968	0.4886	0.4808	0.4734	0.4643	0.4590	0.4542	0.4493	0.4450
2	—	0.0000	0.1667	0.2413	0.2806	0.3031	0.3164	0.3244	0.3291	0.3315	0.3325	0.3325	0.3318	0.3306	0.3290	0.3273	0.3253	0.3232	0.3211	0.3185	0.3156	0.3126	0.3098	0.3069
3	—	—	—	0.0000	0.0875	0.1401	0.1743	0.1976	0.2141	0.2260	0.2347	0.2412	0.2460	0.2495	0.2521	0.2540	0.2553	0.2561	0.2565	0.2578	0.2571	0.2563	0.2554	0.2543
4	—	—	—	—	—	0.0000	0.0561	0.0947	0.1224	0.1429	0.1586	0.1707	0.1802	0.1878	0.1939	0.1988	0.2027	0.2059	0.2085	0.2119	0.2131	0.2139	0.2145	0.2148
5	—	—	—	—	—	—	—	0.0000	0.0399	0.0695	0.0922	0.1099	0.1240	0.1353	0.1447	0.1524	0.1587	0.1641	0.1686	0.1736	0.1764	0.1787	0.1807	0.1822
6	—	—	—	—	—	—	—	—	0.0000	0.0000	0.0303	0.0539	0.0727	0.0880	0.1005	0.1109	0.1197	0.1271	0.1334	0.1399	0.1443	0.1480	0.1512	0.1539
7	—	—	—	—	—	—	—	—	—	—	—	0.0000	0.0240	0.0433	0.0593	0.0725	0.0837	0.0932	0.1013	0.1092	0.1150	0.1201	0.1245	0.1283
8	—	—	—	—	—	—	—	—	—	—	—	—	—	0.0000	0.0196	0.0359	0.0496	0.0612	0.0711	0.0804	0.0878	0.0941	0.0997	0.1046
9	—	—	—	—	—	—	—	—	—	—	—	—	—	—	—	0.0000	0.0163	0.0303	0.0422	0.0530	0.0618	0.0696	0.0764	0.0823
10	—	—	—	—	—	—	—	—	—	—	—	—	—	—	—	—	—	0.0000	0.0140	0.0263	0.0368	0.0459	0.0539	0.0610
11	—	—	—	—	—	—	—	—	—	—	—	—	—	—	—	—	—	—	—	0.0000	0.0122	0.0228	0.0321	0.0403
12	—	—	—	—	—	—	—	—	—	—	—	—	—	—	—	—	—	—	—	—	—	0.0000	0.0107	0.0200
13	—	—	—	—	—	—	—	—	—	—	—	—	—	—	—	—	—	—	—	—	—	—	—	0.0000
14	—	—	—	—	—	—	—	—	—	—	—	—	—	—	—	—	—	—	—	—	—	—	—	—
15	—	—	—	—	—	—	—	—	—	—	—	—	—	—	—	—	—	—	—	—	—	—	—	—

Shapiro-Wilk 检验系数表(续完)

i	n=26	27	28	29	30	31	32	33	34	35	36	37	38	39	40	41	42	43	44	45	46	47	48	49	50
1	0.4407	0.4366	0.4328	0.4291	0.4254	0.4220	0.4188	0.4150	0.4127	0.4096	0.4068	0.4040	0.4015	0.3989	0.3964	0.3940	0.3917	0.3894	0.3872	0.3850	0.3830	0.3808	0.3789	0.3770	0.3751
2	0.3043	0.3018	0.2992	0.2968	0.2944	0.2921	0.2898	0.2870	0.2854	0.2834	0.2813	0.2794	0.2774	0.2755	0.2737	0.2718	0.2701	0.2684	0.2667	0.2651	0.2635	0.2620	0.2604	0.2589	0.2574
3	0.2533	0.2522	0.2510	0.2499	0.2487	0.2475	0.2462	0.2451	0.2439	0.2427	0.2415	0.2403	0.2391	0.2380	0.2368	0.2357	0.2345	0.2334	0.2323	0.2313	0.2302	0.2291	0.2281	0.2271	0.2260
4	0.2151	0.2152	0.2151	0.2150	0.2148	0.2145	0.2141	0.2137	0.2132	0.2127	0.2121	0.2116	0.2110	0.2104	0.2098	0.2091	0.2085	0.2078	0.2072	0.2065	0.2058	0.2052	0.2045	0.2038	0.2032
5	0.1836	0.1848	0.1857	0.1864	0.1870	0.1874	0.1878	0.1880	0.1882	0.1883	0.1883	0.1883	0.1881	0.1880	0.1878	0.1876	0.1847	0.1871	0.1868	0.1865	0.1862	0.1859	0.1855	0.1851	0.1847
6	0.1563	0.1584	0.1601	0.1616	0.1630	0.1641	0.1651	0.1660	0.1667	0.1673	0.1678	0.1683	0.1686	0.1689	0.1691	0.1693	0.1694	0.1695	0.1695	0.1695	0.1695	0.1695	0.1693	0.1692	0.1691
7	0.1316	0.1346	0.1372	0.1395	0.1415	0.1433	0.1449	0.1463	0.1475	0.1487	0.1496	0.1505	0.1513	0.1520	0.1526	0.1531	0.1535	0.1539	0.1542	0.1545	0.1548	0.1550	0.1551	0.1553	0.1554
8	0.1089	0.1128	0.1162	0.1192	0.1219	0.1243	0.1265	0.1284	0.1301	0.1317	0.1331	0.1344	0.1356	0.1366	0.1376	0.1384	0.1392	0.1398	0.1405	0.1410	0.1415	0.1420	0.1423	0.1427	0.1430
9	0.0876	0.0923	0.0965	0.1002	0.1036	0.1066	0.1093	0.1118	0.1140	0.1160	0.1179	0.1196	0.1211	0.1225	0.1237	0.1249	0.1259	0.1269	0.1278	0.1286	0.1293	0.1300	0.1306	0.1342	0.1317
10	0.0672	0.0728	0.0778	0.0822	0.0862	0.0899	0.0931	0.0961	0.0986	0.1013	0.1036	0.1056	0.1075	0.1092	0.1108	0.1123	0.1136	0.1149	0.1160	0.1170	0.1180	0.1189	0.1197	0.1205	0.1212
11	0.0476	0.0540	0.0598	0.0650	0.0697	0.0739	0.0777	0.0812	0.0844	0.0873	0.0900	0.0924	0.0947	0.0967	0.0986	0.1004	0.1020	0.1035	0.1049	0.1062	0.1073	0.1085	0.1095	0.1105	0.1113
12	0.0284	0.0358	0.0424	0.0483	0.0537	0.0585	0.0629	0.0669	0.0706	0.0739	0.0770	0.0798	0.0824	0.0848	0.0870	0.0891	0.0909	0.0927	0.0943	0.0959	0.0972	0.0986	0.0998	0.1010	0.1020
13	0.0094	0.0178	0.0253	0.0320	0.0381	0.0435	0.0485	0.0530	0.0572	0.0610	0.0645	0.0677	0.0706	0.0733	0.0759	0.0782	0.0804	0.0824	0.0842	0.0860	0.0876	0.0892	0.0906	0.0919	0.0932
14	—	0.0000	0.0084	0.0159	0.0227	0.0289	0.0344	0.0395	0.0441	0.0484	0.0523	0.0559	0.0592	0.0622	0.0651	0.0677	0.0701	0.0724	0.0745	0.0765	0.0783	0.0801	0.0817	0.0832	0.0846
15	—	—	—	0.0000	0.0076	0.0144	0.0206	0.0262	0.0314	0.0361	0.0404	0.0444	0.0481	0.0515	0.0546	0.0575	0.0602	0.0628	0.0651	0.0673	0.0694	0.0713	0.0731	0.0748	0.0764
16	—	—	—	—	—	0.0000	0.0068	0.0131	0.0187	0.0239	0.0287	0.0331	0.0372	0.0409	0.0444	0.0476	0.0506	0.0534	0.0560	0.0584	0.0607	0.0628	0.0648	0.0667	0.0685
17	—	—	—	—	—	—	—	0.0000	0.0062	0.0119	0.0172	0.0220	0.0264	0.0305	0.0343	0.0379	0.0411	0.0442	0.0471	0.0497	0.0522	0.0546	0.0568	0.0588	0.0608
18	—	—	—	—	—	—	—	—	—	0.0000	0.0057	0.0110	0.0158	0.0203	0.0244	0.0283	0.0318	0.0352	0.0383	0.0412	0.0439	0.0465	0.0489	0.0511	0.0532
19	—	—	—	—	—	—	—	—	—	—	—	0.0000	0.0053	0.0101	0.0146	0.0188	0.0227	0.0263	0.0296	0.0328	0.0357	0.0385	0.0411	0.0436	0.0459
20	—	—	—	—	—	—	—	—	—	—	—	—	—	0.0000	0.0049	0.0094	0.0136	0.0175	0.0211	0.0245	0.0277	0.0307	0.0335	0.0361	0.0386
21	—	—	—	—	—	—	—	—	—	—	—	—	—	—	—	0.0000	0.0045	0.0087	0.0126	0.0163	0.0197	0.0229	0.0259	0.0288	0.0314
22	—	—	—	—	—	—	—	—	—	—	—	—	—	—	—	—	—	0.0000	0.0042	0.0081	0.0118	0.0153	0.0185	0.0215	0.0244
23	—	—	—	—	—	—	—	—	—	—	—	—	—	—	—	—	—	—	—	0.0000	0.0039	0.0076	0.0111	0.0143	0.0174
24	—	—	—	—	—	—	—	—	—	—	—	—	—	—	—	—	—	—	—	—	—	0.0000	0.0037	0.0071	0.0104
25	—	—	—	—	—	—	—	—	—	—	—	—	—	—	—	—	—	—	—	—	—	—	—	0.0000	0.0035

【用法说明】 该表用于 Shapiro-Wilk 正态性检验。$n(n \leqslant 50)$为样本含量，i 为样本位次。统计量计算公式为：

$$T=\left[\sum_{i=1}^{k} a_i(x_{(n-i+1)}-x_{(i)})\right]^2 / \sum_{i=1}^{n}(x_i-\bar{x})^2$$

其中，$\bar{x}$ 为样本均数，x_i为样本取值。将样本值由小到大排列：$X_{(1)} \leqslant X_{(2)} \leqslant \cdots \leqslant X_{(n)}$。令$X_{(i)}$为第 i 位顺序统计量。根据 n 的值查“Shapiro-Wilk 检验系数表”，得系数 $a_1, a_2, \cdots, a_k$。其中 k 近似等于$n/2$。

检验统计量 T 常指定为 W，此检验也常称为 W 检验。根据 n，P 的值查“Shapiro-Wilk 检验统计量分位数表”，得界值 W_p。如果 $T < W_p$，则在 α 检验水准上拒绝 H_0，否则不拒绝 H_0。

例 从电话簿中随机抽取两位数字共 50 个。数据由小到大排列如表 1 所示。试计算其检验统计量 T 。

表 1 由电话簿中随机抽取的 50 个两位数

23	23	24	27	29	31	32	33	33	35
36	37	40	42	43	43	44	45	48	48
54	54	56	57	57	58	58	58	58	59
61	61	62	63	64	65	66	68	68	70
73	73	74	75	77	81	87	89	93	97

解 H_0：样本的总体分布为正态分布

H_1：样本的总体分布为非正态分布

$\alpha=0.05$

列表 2，计算有关指标及数据。根据 $n=50$，查“Shapiro-Wilk 检验系数表”，查得每个 i 所对应的a_i值，列于表 2 中。

表 2 有关指标及数据的计算

i	1	2	3	4	5	6	7	8	9
a_i	0.3751	0.2574	0.2260	0.2032	0.1847	0.1691	0.1554	0.1430	0.1317
i	10	11	12	13	14	15	16	17	18
a_i	0.1212	0.1113	0.1020	0.0932	0.0846	0.0764	0.0685	0.0608	0.0532
i	19	20	21	22	23	24	25		
a_i	0.0459	0.0386	0.0314	0.0244	0.0174	0.0104	0.0035		

$$T=\frac{1}{D}\left[\sum_{i=1}^{k} a_i(x^{(n-i+1)}-x^{(i)})\right]^2=\frac{1}{\sum_{i=1}^{n}(x_i-\overline{X})^2}\left[\sum_{i=1}^{k} a_i(x^{(n-i+1)}-x^{(i)})\right]^2=0.9771$$

参考文献

徐天和，景学安，程琮.中华医学统计百科全书：非参数统计分册[M].北京：中国统计出版社，2013.

（刘琳，徐天和）

Siegel-Tukey 变异度检验统计量表(双侧 α=0.05)

n_2-n_1	n_1						
	4	5	6	7	8	9	10
0	10~26	17~38	26~52	36~69	49~87	62~109	78~132
1	11~29	18~42	27~57	68~74	51~93	65~115	81~139
2	12~32	20~45	29~61	40~79	53~99	68~121	84~146
3	13~35	21~49	31~65	42~84	55~105	71~127	88~152
4	14~38	22~53	32~70	44~89	58~110	73~134	91~159
5	14~42	23~57	34~74	46~94	60~116	76~140	94~166

【用法说明】 该表用于检验总体变异度。表中参数 n_1 和 n_2 分别为两样本容量,表中数据为统计量两界值,即拒绝域的区间端点。该表的使用方式为:首先以样本容量为 n_1 组的秩和为统计量 T 值;其次根据已知的样本容量 n_1、n_2 和检验水准 α 查表得到两界值,最后根据两界值与统计量值的大小关系决定是否拒绝原假设:若统计量值不介于两界值之间就拒绝原假设;若统计量值介于两界值之间就不拒绝原假设。

该表由 Siegel 和 Tukey 在 1960 年提出,这是一种以 Wilcoxon 检验为基础的检验方法。应用条件要求 2 个随机样本相互独立,总体分布连续且对称。当两总体的位置参数如中位数或均数相等时,该检验对变异度的差异非常敏感,这是此检验方法的一个重要特点。检验假设 H_0 为 $\sigma_1=\sigma_2$,即两总体变异度相等;H_1 为 $\sigma_1\neq\sigma_2$,即两总体变异度不等。

例 研究某病患者与健康人的某种血液指标(数据见表 1)。问两人群该血液指标测量值的变异度有无差异。

表 1 样本数据

患者 X	10.1	7.3	12.6	2.4	6.1	8.5	8.8	9.4	10.1	9.8
健康人 Y	15.3	3.6	16.5	2.9	3.3	4.2	4.9	7.3	11.7	13.1

解 $H_0:\sigma_1=\sigma_2$,两总体变异度相等

$H_1:\sigma_1\neq\sigma_2$,两总体变异度不等

$\alpha=0.05$.

计算可得到统计量值

$$T=1+13+16+20+19+18+15+14+11+7=134$$

以 $n_1=10$,$n_2-n_1=0$,查"Siegel-Tukey 变异度检验统计量表",$T_{0.05}$ 的上下界值为 78 和 132,本例 $T=134$,在其范围之外,故 $P<0.05$。

按 $\alpha=0.05$ 检验水准拒绝 H_0,故患者与健康人的该血液指标变异度不等。

参考文献

徐天和,景学安,程琮.中华医学统计百科全书:非参数统计分册[M].北京:中国统计出版社,2013.

(高明海,徐天和)

Spearman 统计量界值表

n	α							
	0.10	0.05	0.025	0.01	0.005	0.0025	0.001	0.0005
4	1.000	1.000						
5	0.800	0.900	1.000	1.000				
6	0.657	0.829	0.886	0.943	1.000	1.000		
7	0.571	0.714	0.786	0.893	0.929	0.964	1.000	1.000
8	0.524	0.643	0.738	0.833	0.881	0.905	0.952	0.976
9	0.483	0.600	0.700	0.783	0.833	0.867	0.917	0.933
10	0.455	0.564	0.648	0.745	0.794	0.830	0.879	0.903
11	0.427	0.536	0.618	0.709	0.755	0.800	0.845	0.873
12	0.406	0.503	0.587	0.678	0.727	0.769	0.818	0.846
13	0.385	0.484	0.560	0.648	0.703	0.747	0.791	0.824
14	0.367	0.464	0.538	0.626	0.679	0.723	0.771	0.802
15	0.354	0.446	0.521	0.604	0.654	0.700	0.750	0.779
16	0.341	0.429	0.503	0.582	0.635	0.679	0.729	0.762
17	0.328	0.414	0.485	0.566	0.615	0.662	0.713	0.748
18	0.317	0.401	0.472	0.550	0.600	0.643	0.695	0.728
19	0.309	0.391	0.460	0.535	0.584	0.628	0.677	0.712
20	0.299	0.380	0.447	0.520	0.570	0.612	0.662	0.696
21	0.292	0.370	0.435	0.508	0.556	0.599	0.648	0.681
22	0.284	0.361	0.425	0.496	0.544	0.586	0.634	0.667
23	0.278	0.353	0.415	0.486	0.532	0.573	0.622	0.654
24	0.271	0.344	0.406	0.476	0.521	0.562	0.610	0.642
25	0.265	0.337	0.398	0.466	0.511	0.551	0.598	0.630
26	0.259	0.331	0.390	0.457	0.501	0.541	0.587	0.619
27	0.255	0.324	0.382	0.448	0.191	0.531	0.577	0.608
28	0.250	0.317	0.375	0.440	0.483	0.522	0.567	0.598
29	0.245	0.312	0.368	0.433	0.475	0.513	0.558	0.589
30	0.240	0.306	0.362	0.425	0.467	0.504	0.549	0.580
31	0.236	0.301	0.356	0.418	0.459	0.496	0.541	0.571
32	0.232	0.296	0.350	0.412	0.452	0.489	0.533	0.563
33	0.229	0.291	0.345	0.405	0.446	0.482	0.525	0.554
34	0.225	0.287	0.340	0.399	0.439	0.475	0.517	0.547
35	0.222	0.283	0.335	0.394	0.433	0.468	0.510	0.539
36	0.219	0.279	0.330	0.388	0.427	0.462	0.504	0.533
37	0.216	0.275	0.325	0.383	0.421	0.456	0.497	0.526
38	0.212	0.271	0.321	0.378	0.415	0.450	0.491	0.519
39	0.210	0.267	0.317	0.373	0.410	0.444	0.485	0.513
40	0.207	0.264	0.313	0.368	0.405	0.439	0.479	0.507
41	0.204	0.261	0.309	0.364	0.400	0.433	0.473	0.501
42	0.202	0.257	0.305	0.359	0.395	0.428	0.468	0.495
43	0.199	0.254	0.301	0.355	0.391	0.423	0.463	0.490
44	0.197	0.251	0.298	0.351	0.386	0.419	0.458	0.484
45	0.194	0.248	0.294	0.347	0.382	0.414	0.453	0.479
46	0.192	0.246	0.291	0.343	0.378	0.410	0.448	0.474
47	0.190	0.243	0.288	0.340	0.374	0.405	0.443	0.469
48	0.188	0.240	0.285	0.336	0.370	0.401	0.439	0.465
49	0.186	0.238	0.282	0.333	0.366	0.397	0.434	0.460
50	0.184	0.235	0.279	0.329	0.363	0.393	0.430	0.456

【用法说明】 该表用于 Spearman 独立性检验，检验 2 个变量 X 与 Y 之间是否相关或是否独立。n 为样本容量，α 为检验水准。Spearman 统计量的计算公式为

$$r_s=\frac{12\sum_{i=1}^{n}\left[\left(R_i-\frac{n+1}{2}\right)\left(S_i-\frac{n+1}{2}\right)\right]}{n(n^2-1)}$$

可简化为

$$r_s=1-\frac{6\sum_{i=1}^{n}D_i^2}{n(n^2-1)}$$

其中，R_i 表示变量 X 中第 i 个观察值 X_i 的秩次，S_i 表示变量 Y 中第 i 个观察值 Y_i 的秩次，$D_i=S_i-R_i$，$i=1,\cdots,n$。

判断原则：根据 n，α 的值查"Spearman 统计量界值表"，得到界值 $r_{s,\alpha}$。若 $|r_s|\geqslant r_{s,\alpha}$，则 $P\leqslant\alpha$，拒绝 H_0，否则不拒绝 H_0。

例 调查肝硬化患者肝组织中的胶原含量 X(mg/g 肝重)与脯氨酸含量 Y(μmol/g 肝重)之间的相关性(数据见表 1)。试进行两指标相关分析。

表 1 样本数据

样本号	1	2	3	4	5	6	7
X	7.1	7.1	7.2	8.3	9.4	10.5	11.4
Y	2.8	2.9	2.8	2.6	3.5	4.6	5.0

解 $H_0:\rho_s=0$，X 与 Y 之间不相关

$H_1:\rho_s\neq 0$，X 与 Y 之间相关

$\alpha=0.05$

计算检验统计量 $r_s=0.705$，根据 $n=7$ 查"Spearman 统计量界值表"，得界值 $r_{s(0.05/2,7)}=0.786>0.705$，则 $P>0.05$，即不拒绝 H_0。可以认为两变量之间不相关。

参考文献

徐天和，景学安，程琮.中华医学统计百科全书：非参数统计分册[M].北京：中国统计出版社，2013.

（刘琳，祁爱琴）

Steel-Dwass-Critchlow-Fligner 双侧所有处理组多重比较界值表

n_1	n_2	n_3	w_α^*	α	n_1	n_2	n_3	w_α^*	α	n_1	n_2	n_3	w_α^*	α
2	2	5	2.739	0.1720	2	5	7	2.898	0.0818	3	4	5	3.162	0.0490
2	2	6	2.828	0.1317				3.101	0.0303				3.464	0.0159
2	2	7	2.898	0.1040				3.330	0.0177	3	4	6	3.000	0.1015
2	3	3	2.778	0.1000				3.560	0.0101				3.015	0.0589
2	3	4	2.619	0.1730				3.790	0.0051				3.286	0.0410
			3.000	0.0571				4.019	0.0025				3.317	0.0190
2	3	5	2.739	0.1524	2	6	6	2.828	0.1488				3.618	0.0095
			2.741	0.0714				2.944	0.0411	3	4	7	2.940	0.1117
			3.162	0.0357				3.170	0.0260				3.000	0.0975
2	3	6	2.828	0.1113	2	6	6	3.397	0.0152				3.062	0.0550
			2.921	0.0476				3.623	0.0087				3.207	0.0394
			3.286	0.0238				3.850	0.0043				3.385	0.0278
2	3	7	2.740	0.1149				4.076	0.0022				3.474	0.0121
			2.898	0.0843	2	6	7	2.828	0.1454				3.742	0.0061
			3.062	0.0333				2.898	0.0859	3	5	5	2.807	0.1083
			3.385	0.0167				3.031	0.0350				3.102	0.0881
2	4	4	2.858	0.0571				0.233	0.0221				3.162	0.0753
			3.266	0.0286				3.435	0.0140				3.397	0.0159
2	4	5	2.139	0.1457				3.637	0.0082				3.693	0.0079
			2.771	0.0635				3.839	0.0047	3	5	6	2.840	0.1145
			3.118	0.0317				4.041	0.0023				2.921	0.0967
			3.464	0.0159				4.243	0.0012				3.098	0.0778
2	4	6	2.828	0.1030	2	7	7	2.898	0.1227				3.162	0.0669
			3.015	0.0381				2.982	0.0379				3.286	0.0393
			3.317	0.0190				3.162	0.0262				3.357	0.0173
			3.618	0.0095				3.343	0.0175				3.615	0.0087
2	4	7	2.673	0.1207				3.524	0.0111				3.873	0.0043
			2.898	0.0928				3.704	0.0070	3	5	7	2.871	0.1001
			2.940	0.0424				3.885	0.0041				3.062	0.0852
			3.207	0.0242				4.066	0.0023				3.101	0.0723
			3.474	0.0121				4.247	0.0012				3.162	0.0616
			3.742	0.0061				4.427	0.0006				3.330	0.0331
2	5	5	2.739	0.1936	3	3	4	3.000	0.1043				3.385	0.0259
			2.807	0.0556	3	3	5	2.778	0.1429				3.560	0.0101
			3.102	0.0317				3.162	0.0669				3.790	0.0051
			3.397	0.0159	3	3	6	2.778	0.1593				4.019	0.0025
			3.693	0.0079				2.921	0.0892	3	6	6	2.921	0.1139
2	5	6	2.828	0.1152				3.286	0.0453				2.944	0.0779
			2.840	0.0519	3	3	7	2.778	0.1399				3.170	0.0645
			3.098	0.0303				3.062	0.0634				3.286	0.0551
			3.357	0.0173				3.385	0.0321				3.397	0.0152
			3.615	0.0087	3	4	4	3.000	0.1186				3.623	0.0087
			3.873	0.0043				3.266	0.0286				3.850	0.0043
2	5	7	2.739	0.1608	3	4	5	3.000	0.1050				4.076	0.0022
			2.871	0.0978				3.118	0.0633	3	6	7	2.828	0.1117

Steel-Dwass-Critchlow-Fligner 双侧所有处理组多重比较界值表(续)

n_1	n_2	n_3	w_α^*	α	n_1	n_2	n_3	w_α^*	α	n_1	n_2	n_3	w_α^*	α
3	6	7	2.921	0.0981	4	5	5	3.693	0.0079	4	6	7	3.839	0.0047
			3.031	0.0801	4	5	6	2.840	0.1039				4.041	0.0023
			3.062	0.0691				3.015	0.0859				4.243	0.0012
			3.233	0.0554				3.098	0.0708	4	7	7	2.940	0.1032
			3.286	0.0483				3.118	0.0599				2.982	0.0754
			3.385	0.0296				3.317	0.0466				3.162	0.0652
			3.435	0.0140				3.357	0.0386				3.207	0.0578
			3.637	0.0082				3.464	0.0309				3.343	0.0378
			3.839	0.0047				3.615	0.0176				3.474	0.0320
			4.041	0.0023				3.618	0.0135				3.524	0.0216
			4.243	0.0012				3.873	0.0043				3.704	0.0178
3	7	7	2.801	0.1025	4	5	7	2.871	0.1039				3.742	0.0151
			2.982	0.0895				2.940	0.0894				3.885	0.0041
			3.062	0.0796				3.101	0.0747				4.066	0.0023
			3.162	0.0533				3.118	0.0643				4.247	0.0012
			3.343	0.0453				3.207	0.0515				4.427	0.0006
			3.385	0.0396				3.330	0.0411	5	5	5	2.807	0.1372
			3.524	0.0111				3.464	0.0344				3.102	0.0819
			3.704	0.0070				3.474	0.0215				3.397	0.0425
			3.885	0.0041				3.560	0.0157				3.693	0.0218
			4.066	0.0023				3.742	0.0108	5	5	6	3.840	0.1146
			4.247	0.0012				3.790	0.0051				3.098	0.0796
			4.427	0.0006				4.019	0.0025				3.102	0.0586
4	4	4	2.858	0.1403	4	6	6	2.718	0.1194				3.357	0.0451
			3.266	0.0736				2.944	0.0995				3.397	0.0302
4	4	5	2.858	0.1023				3.015	0.0873				3.615	0.0232
			3.118	0.0794				3.170	0.0567				3.693	0.0154
			3.266	0.0532				3.317	0.0473				3.873	0.0084
			3.464	0.0302				3.397	0.0313	5	5	7	2.871	0.1082
4	4	6	2.858	0.1119				3.618	0.0253				3.101	0.0795
			3.015	0.0901				3.623	0.0087				3.102	0.0591
			3.266	0.0586				3.850	0.0043				3.330	0.0457
			3.317	0.0363				4.076	0.0022				3.397	0.0327
			3.618	0.0184	4	6	7	2.828	0.1110				3.560	0.0258
4	4	7	2.858	0.1181				2.940	0.0978				3.693	0.0168
			2.940	0.0973				3.015	0.0838				3.790	0.0098
			3.207	0.0672				3.031	0.0689				4.019	0.0049
			3.266	0.0472				3.207	0.0577	5	6	6	2.840	0.1208
			3.474	0.0234				3.233	0.0478				2.944	0.0874
			3.742	0.0118				3.317	0.0405				3.098	0.0749
4	5	5	2.807	0.1019				3.435	0.0325				0.170	0.0538
			3.102	0.0819				3.474	0.0272				3.357	0.0444
			3.118	0.0692				3.618	0.0219				3.397	0.0297
			3.397	0.0425				3.637	0.0138				3.615	0.0238
			3.464	0.0357				3.742	0.0105				3.623	0.0162

Steel-Dwass-Critchlow-Fligner 双侧所有处理组多重比较界值表(续完)

n_1	n_2	n_3	w_α^*	α	n_1	n_2	n_3	w_α^*	α	n_1	n_2	n_3	w_α^*	α
5	6	6	3.850	0.0122	5	7	7	3.560	0.0249	6	7	7	2.828	0.1171
			3.873	0.0102				3.704	0.0160				2.982	0.0918
			4.076	0.0022				3.790	0.0133				3.031	0.0825
5	6	7	2.840	0.1129				3.885	0.0087				3.162	0.0618
			2.871	0.0966				4.019	0.0070				3.233	0.0545
			3.031	0.0822				4.066	0.0023				3.343	0.0408
			3.098	0.0718				4.247	0.0012				3.435	0.0352
			3.101	0.0615				4.427	0.0006				3.524	0.0251
			3.233	0.0508	6	6	6	2.944	0.1041	6	7	7	3.637	0.0215
			3.330	0.0437				3.170	0.0679				3.704	0.0152
			3.357	0.0374				3.397	0.0408				3.839	0.0126
			3.435	0.0299				3.623	0.0238				3.885	0.0083
			3.560	0.0247				3.850	0.0122				4.041	0.0067
			3.615	0.0202				4.076	0.0062				4.066	0.0045
			3.637	0.0164	6	6	7	2.828	0.1199				4.243	0.0034
			3.790	0.0132				2.944	0.0943				4.247	0.0012
			3.839	0.0109				3.031	0.0826				4.427	0.0006
			3.873	0.0087				3.170	0.0616	7	7	7	2.801	0.1311
			4.019	0.0048				3.233	0.0528				2.982	0.0963
			4.041	0.0023				3.397	0.0388				3.162	0.0684
			4.243	0.0012				3.435	0.0333				3.343	0.0467
5	7	7	2.871	0.1118				3.623	0.0230				3.524	0.0302
			2.982	0.0846				3.637	0.0192				3.704	0.0194
			3.101	0.0749				3.839	0.0128				3.885	0.0115
			3.162	0.0546				3.850	0.0085				4.066	0.0067
			3.330	0.0470				4.041	0.0065				4.247	0.0034
			3.343	0.0343				4.076	0.0043				4.427	0.0017
			3.524	0.0285				4.243	0.0023					

【用法说明】 对于不服从正态分布的数据,采用 Kruskal-Wallis 检验后,通常在各个组之间进行 Steel-Dwass-Critchlow-Fligner 多重比较。该多重比较所用的公式为计算统计量 W_{ij} ,计算公式为:

$$W_{ij}=\frac{S_{ij}-n_i(n_i+n_j+1)/2}{\sqrt{n_in_j\left[n_i+n_j+1-\dfrac{\sum_{b=1}^{g}(t_b-1)t_b(t_b+1)}{(n_i+n_j)(n_i+n_j+1)}\right]\Big/24}},1\leqslant i\leqslant j\leqslant 3$$

如果 $W_{ij}>w_\alpha^*$,则拒绝 H_0,差别有统计学意义。其中,n_i是第 i 组的样本量,n_j是第 j 组的样本量,t_b是相同数据组中相同数据的次数。

例 某医院用 3 种不同方法治疗 15 例肝癌患者,每种方法各治疗 5 例。治疗后生存月数见表 1 第(1)(3)(5)栏,问这 3 种方法对肝癌患者的疗效有无差别?

表 1　3 种方法治疗肝癌患者的生存月数比较

A 法		B 法		C 法	
生存月数 (1)	秩次 (2)	生存月数 (1)	秩次 (2)	生存月数 (1)	秩次 (2)
3	4	9	13	1	1
7	10	12	15	2	2.5
7	10	11	14	6	7.5
6	7.5	8	12	4	5
2	2.5	5	6	7	10
R_i	34		60		26
n_i	5		5		5

由于本例题中的数据不服从正态分布，需要采用非参数的 Kruskal-Wallis 法进行检验，公式为：

$$H=\frac{12}{N(N+1)}\left(\sum\frac{R_i^2}{n_i}\right)-3(N+1)$$

经过检验得知 $H=6.3884$，$P=0.0410$，差异有统计学意义，需要进一步采用 Steel-Dwass-Chritchlow-Fligner 进行多重比较，步骤如下：

第一步：编秩，对两两比较的 2 组混合编秩，结果如表 2～4：

表 2　A 法和 B 法混合编秩后的结果

A 法		B 法	
生存月数(1)	秩次(2)	生存月数(3)	秩次(4)
3	2	9	8
7	5.5	12	10
7	5.5	11	9
6	4	8	7
2	1	5	3
R_i	18		37
n_i	5		5

表 3　B 法和 C 法混合编秩后的结果

B 法		C 法	
生存月数(1)	秩次(2)	生存月数(3)	秩次(4)
9	8	1	1
12	10	2	2
11	9	6	5
8	7	4	3
5	4	7	6
	38		17
	5		5

表 4 A 法和 C 法混合编秩后的结果

A 法		C 法	
生存月数(1)	秩次(2)	生存月数(3)	秩次(4)
3	4	1	1
7	9	2	2.5
7	9	6	6.5
6	6.5	4	5
2	2.5	7	9
R_i	31		24
n_i	5		5

第二步，将编秩后的秩次以及相应的参数代入公式 2 中计算统计量 W 值，得到下表 5。

表 5 两两比较结果表

比较组	统计量	界值	P 值
A 和 B	−2.815	2.807	<0.05
A 和 C	1.053	2.807	>0.05
B 和 C	3.102	2.807	<0.05

根据 $\alpha=0.05, n_1=n_2=n_3=5$ 查"Dwass-Steel-Chritchlow-Fligner 多重比较界值表"，界值如表 5 第 3 列所示，由表 5 可知，A 治疗方法和 C 治疗方法相比较，生存月数无统计学意义，而 A 治疗方法和 B 治疗方法比较、B 治疗方法和 C 治疗方法相比较，生存月数均有统计学意义。根据实际数据，B 疗法生存月数较长，疗效较好。

参考文献

[1] Spurrier DJ. Additional Tables for Steel-Dwass-Critchlow-Fligner Distribution-Free Multiple Comparisons of Three Treatments[J]. Communications in Statistics-Simulation and Computation, 2006, 35: 441−446.

[2] Critchlow DE, Fligner MA. On distribution-free multiple comparisons in the one-way analysis of variance [J]. Commun Statist Theor Meth, 1991, 20: 127−139.

[3] Spurrier JD. Generalizations of Steel's many-one rank sum test[J]. J Nonparametric Statist, 1992, 1: 287−299.

[4] Steel RGD. A rank sum test for comparing all pairs of treatments [J]. Technometrics, 1960, 2: 197−207.

[5] Steel RGD. Some rank sum multiple comparison tests[J]. Biometrics, 1961, 17: 539−552.

[6] 徐天和，景学安，程琮. 中华医学统计百科全书：非参数统计分册[M]. 北京：中国统计出版社，2013.

[7] 徐勇勇. 医学统计学[M]. 2 版. 北京：高等教育出版社，2004.

[8] 方积乾. 卫生统计学[M]. 5 版. 北京：高等教育出版社，2006.

（王素珍，刘守鹏）

t 分布界值表

自由度 ν	α										
	单侧	0.25	0.20	0.10	0.05	0.025	0.010	0.005	0.0025	0.001	0.0005
	双侧	0.50	0.40	0.20	0.10	0.050	0.020	0.010	0.0050	0.002	0.0010
1		1.00000	1.37638	3.07768	6.31375	12.70620	31.82052	63.65674	127.32134	318.30884	636.61925
2		0.81650	1.06066	1.88562	2.91999	4.30265	6.96456	9.92484	14.08905	22.32712	31.59905
3		0.76489	0.97847	1.63774	2.35336	3.18245	4.54070	5.84091	7.45332	10.21453	12.92398
4		0.74070	0.94096	1.53321	2.13185	2.77645	3.74695	4.60409	5.59757	7.17318	8.61030
5		0.72669	0.91954	1.47588	2.01505	2.57058	3.36493	4.03214	4.77334	5.89343	6.86883
6		0.71756	0.90570	1.43976	1.94318	2.44691	3.14267	3.70743	4.31683	5.20763	5.95882
7		0.71114	0.89603	1.41492	1.89458	2.36462	2.99795	3.49948	4.02934	4.78529	5.40788
8		0.70639	0.88889	1.39682	1.85955	2.30600	2.89646	3.35539	3.83252	4.50079	5.04131
9		0.70272	0.88340	1.38303	1.83311	2.26216	2.82144	3.24984	3.68966	4.29681	4.78091
10		0.69981	0.87906	1.37218	1.81246	2.22814	2.76377	3.16927	3.58141	4.14370	4.58689
11		0.69745	0.87553	1.36343	1.79588	2.20099	2.71808	3.10581	3.49661	4.02470	4.43698
12		0.69548	0.87261	1.35622	1.78229	2.17881	2.68100	3.05454	3.42844	3.92963	4.31779
13		0.69383	0.87015	1.35017	1.77093	2.16037	2.65031	3.01228	3.37247	3.85198	4.22083
14		0.69242	0.86805	1.34503	1.76131	2.14479	2.62449	2.97684	3.32570	3.78739	4.14045
15		0.69120	0.86624	1.34061	1.75305	2.13145	2.60248	2.94671	3.28604	3.73283	4.07277
16		0.69013	0.86467	1.33676	1.74588	2.11991	2.58349	2.92078	3.25199	3.68615	4.01500
17		0.68920	0.86328	1.33338	1.73961	2.10982	2.56693	2.89823	3.22245	3.64577	3.96513
18		0.68836	0.86205	1.33039	1.73406	2.10092	2.55238	2.87844	3.19657	3.61048	3.92165
19		0.68762	0.86095	1.32773	1.72913	2.09302	2.53948	2.86093	3.17372	3.57940	3.88341
20		0.68695	0.85996	1.32534	1.72472	2.08596	2.52798	2.84534	3.15340	3.55181	3.84952
21		0.68635	0.85907	1.32319	1.72074	2.07961	2.51765	2.83136	3.13521	3.52715	3.81928
22		0.68581	0.85827	1.32124	1.71714	2.07387	2.50832	2.81876	3.11882	3.50499	3.79213
23		0.68531	0.85753	1.31946	1.71387	2.06866	2.49987	2.80734	3.10400	3.48496	3.76763
24		0.68485	0.85686	1.31784	1.71088	2.06390	2.49216	2.79694	3.09051	3.46678	3.74540
25		0.68443	0.85624	1.31635	1.70814	2.05954	2.48511	2.78744	3.07820	3.45019	3.72514
26		0.68404	0.85567	1.31497	1.70562	2.05553	2.47863	2.77871	3.06691	3.43500	3.70661
27		0.68368	0.85514	1.31370	1.70329	2.05183	2.47266	2.77068	3.05652	3.42103	3.68959
28		0.68335	0.85465	1.31253	1.70113	2.04841	2.46714	2.76326	3.04693	3.40816	3.67391
29		0.68304	0.85419	1.31143	1.69913	2.04523	2.46202	2.75639	3.03805	3.39624	3.65941
30		0.68276	0.85377	1.31042	1.69726	2.04227	2.45726	2.75000	3.02980	3.38518	3.64596
31		0.68249	0.85337	1.30946	1.69552	2.03951	2.45282	2.74404	3.02212	3.37490	3.63346
32		0.68223	0.85300	1.30857	1.69389	2.03693	2.44868	2.73848	3.01495	3.36531	3.62180
33		0.68200	0.85265	1.30774	1.69236	2.03452	2.44479	2.73328	3.00824	3.35634	3.61091
34		0.68177	0.85232	1.30695	1.69092	2.03224	2.44115	2.72839	3.00195	3.34793	3.60072

t 分布界值表(续完)

自由度 ν	α									
单侧	0.25	0.20	0.10	0.05	0.025	0.010	0.005	0.0025	0.001	0.0005
双侧	0.50	0.40	0.20	0.10	0.050	0.020	0.010	0.0050	0.002	0.0010
35	0.68156	0.85201	1.30621	1.68957	2.03011	2.43772	2.72381	2.99605	3.34005	3.59115
36	0.68137	0.85172	1.30551	1.68830	2.02809	2.43449	2.71948	2.99049	3.33262	3.58215
37	0.68118	0.85144	1.30485	1.68709	2.02619	2.43145	2.71541	2.98524	3.32563	3.57367
38	0.68100	0.85118	1.30423	1.68595	2.02439	2.42857	2.71156	2.98029	3.31903	3.56568
39	0.68083	0.85094	1.30364	1.68488	2.02269	2.42584	2.70791	2.97561	3.31279	3.55812
40	0.68067	0.85070	1.30308	1.68385	2.02108	2.42326	2.70446	2.97117	3.30688	3.55097
41	0.68052	0.85048	1.30254	1.68288	2.01954	2.42080	2.70118	2.96696	3.30127	3.54418
42	0.68038	0.85026	1.30204	1.68195	2.01808	2.41847	2.69807	2.96296	3.29595	3.53775
43	0.68024	0.85006	1.30155	1.68107	2.01669	2.41625	2.69510	2.95916	3.29089	3.53163
44	0.68011	0.84987	1.30109	1.68023	2.01537	2.41413	2.69228	2.95553	3.28607	3.52580
45	0.67998	0.84968	1.30065	1.67943	2.01410	2.41212	2.68959	2.95208	3.28148	3.52025
46	0.67986	0.84951	1.30023	1.67866	2.01290	2.41019	2.68701	2.94878	3.27710	3.51496
47	0.67975	0.84934	1.29982	1.67793	2.01174	2.40835	2.68456	2.94563	3.27291	3.50990
48	0.67964	0.84917	1.29944	1.67722	2.01063	2.40658	2.68220	2.94262	3.26891	3.50507
49	0.67953	0.84902	1.29907	1.67655	2.00958	2.40489	2.67995	2.93973	3.26508	3.50044
50	0.67943	0.84887	1.29871	1.67591	2.00856	2.40327	2.67779	2.93696	3.26141	3.49601
60	0.67860	0.84765	1.29582	1.67065	2.00030	2.39012	2.66028	2.91455	3.23171	3.46020
70	0.67801	0.84679	1.29376	1.66691	1.99444	2.38081	2.64790	2.89873	3.21079	3.43501
80	0.67757	0.84614	1.29222	1.66412	1.99006	2.37387	2.63869	2.88697	3.19526	3.41634
90	0.67723	0.84563	1.29103	1.66196	1.98667	2.36850	2.63157	2.87788	3.18327	3.40194
100	0.67695	0.84523	1.29007	1.66023	1.98397	2.36422	2.62589	2.87065	3.17374	3.39049
120	0.67654	0.84463	1.28865	1.65765	1.97993	2.35782	2.61742	2.85986	3.15954	3.37345
140	0.67625	0.84420	1.28763	1.65581	1.97705	2.35328	2.61140	2.85221	3.14947	3.36138
160	0.67603	0.84387	1.28687	1.65443	1.97490	2.34988	2.60691	2.84649	3.14195	3.35237
180	0.67586	0.84362	1.28627	1.65336	1.97323	2.34724	2.60342	2.84205	3.13612	3.34540
200	0.67572	0.84342	1.28580	1.65251	1.97190	2.34514	2.60063	2.83851	3.13148	3.33984
220	0.67561	0.84326	1.28541	1.65181	1.97081	2.34342	2.59836	2.83562	3.12769	3.33530
240	0.67551	0.84312	1.28509	1.65123	1.96990	2.34199	2.59647	2.83322	3.12454	3.33152
260	0.67543	0.84301	1.28482	1.65074	1.96913	2.34078	2.59487	2.83119	3.12187	3.32834
280	0.67537	0.84291	1.28458	1.65031	1.96847	2.33974	2.59350	2.82945	3.11959	3.32561
300	0.67531	0.84282	1.28438	1.64995	1.96790	2.33884	2.59232	2.82795	3.11762	3.32325
500	0.67498	0.84234	1.28325	1.64791	1.96472	2.33383	2.58570	2.81955	3.10661	3.31009
1000	0.67474	0.84198	1.28240	1.64638	1.96234	2.33008	2.58075	2.81328	3.09840	3.30028
∞	0.67449	0.84163	1.28157	1.64488	1.96001	2.32642	2.57593	2.80716	3.09040	3.29072

【用法说明】 t 分布(t-distribution)是一种常用的连续型分布,是三大抽样分布之一。我们知道,若随机变量 X 服从正态分布 $N(\mu,\sigma^2)$,则 X 的样本均数 $\overline{X}$ 服从正态分布 $N(\mu,\sigma^2/n)$,n 为样本含量。进一步地,统计量 $Z=\dfrac{\overline{X}-\mu}{\sigma/\sqrt{n}}$ 服从标准正态分布 $N(0,1)$。当 σ 未知时,若用样本标准差 S 代替,显然 $\dfrac{\overline{X}-\mu}{S/\sqrt{n}}$ 就不再服从正态分布了。W. S. Gosset 研究了它的分布规律,于 1908 年以 Student 的笔名发表了著名的 t 分布,开创了小样本研究的新纪元。因此 t 分布亦称"学生氏 t 分布"(Student′s t distribution)。

设随机变量 X 服从标准正态分布 $N(0,1)$,Y 服从 χ^2 分布 $\chi^2(\nu)$,且 X 与 Y 相互独立,则随机变量 $t=\dfrac{X}{\sqrt{Y/\nu}}$ 服从自由度为 ν 的 t 分布,记为 $t\sim t(\nu)$。

不同自由度对应的 t 分布的概率密度曲线是不同的,t 分布关于纵轴 $t=0$ 对称。当自由度 $\nu\to\infty$ 时,t 分布近似于标准正态分布 $N(0,1)$,但对于较小的 ν,t 分布与标准正态分布 $N(0,1)$ 相差较大,并且在 t 分布尾部比在标准正态分布的尾部有着更大的概率。

$t_\alpha(\nu)$ 的意义为自由度 ν 的 t 分布(常记作 $t_\alpha(\nu)$)概率密度曲线下右侧尾部的面积为指定值 α 时,横轴上相应的 t 值(常称为单侧界值)或称为 $t_\alpha(\nu)$ 的上 α 分位点;而 $t_{\alpha/2}(\nu)$ 为双侧 α 分位点(双侧界值),其意义为 t 分布概率密度曲线下双侧尾部的面积之和为指定值 α 时,横轴上相应的 t 值。均可通过"t 分布界值表"查得。表内数字为不同自由度 t 分布曲线下,当给定检验水准为 α 时单侧检验的 t 界值 $t_{\alpha(\nu)}$ 或双侧检验的 t 界值 $t_{\alpha/2(\nu)}$。

t 分布在假设检验及总体均数的区间估计中有较广泛应用,主要有:(1) 样本均数与总体均数的比较;(2) 两样本均数的比较;(3) 总体均数的区间估计。

注意:在实际应用中,t 分布的适用条件是:当样本含量较小时,要求样本取自正态总体;作两样本均数比较时,还要求两总体方差齐同。

例 1 《中国居民膳食指南》推荐居民每日食盐的摄取量为 6g。某研究者对当地随机抽取的 35 名居民进行了膳食调查,发现其食盐的平均摄入量为 11.8g,标准差为 4.1g。问此地居民食盐的摄入量是否超过推荐标准。

解 $H_0:\mu=\mu_0$

$H_1:\mu>\mu_0$

$\alpha=0.05$

$\overline{X}=11.8$,$\mu_0=6$,$S=4.1$,$n=35$,代入 t 检验公式得:

$$t=\frac{\overline{X}-\mu_0}{S/\sqrt{n}}=\frac{11.8-6}{4.1/\sqrt{35}}=8.37$$

据自由度 $\nu=34$,查"t 分布界值表",首先在该表的第 1 列找到自由度 $\nu=34$ 这行,再找单侧检验水准 $\alpha=0.05$ 所对应的列,该列往下看,自由度 $\nu=34$ 这行往右看,行列交叉数字即为单侧 $\alpha=0.05$ 所对应的 t 界值 $t_{0.05(34)}=1.69092$,而本例计算的 t 统计量的值为 8.37,不仅满足 $t>t_{0.05(34)}=1.69092$,而且满足 $t>t_{0.01(34)}=3.348$,得单侧概率 $P<0.001$。故按单侧 $\alpha=0.05$ 水准,拒绝 H_0,认为当地居民膳食中食盐的摄入量超过了推荐标准。

例 2 为探讨射线工作者的血象变化情况,某研究者分别检查 30 名放射线医师(射线组)和 34 名近 1 年内未接受射线的医院工作者(对照组)的血常规,其中白细胞(WBC)的计数结果如下。试比较两组人群的 WBC 计数有无差别。

射线组　$n_1=30,\bar{X}_1=5.93\times10^9/L,S_1=2.31\times10^9/L$

对照组　$n_2=34,\bar{X}_2=7.63\times10^9/L,S_2=2.46\times10^9/L$

解　本例经检验方差齐性，可用两独立样本均数的 t 检验对两样本均数进行比较。

$H_0:\mu_1=\mu_2$

$H_1:\mu_1\neq\mu_2$

$\alpha=0.05$

$$t=\frac{5.93-7.63}{\sqrt{\frac{(30-1)\times2.31^2+(34-1)\times2.46^2}{30+34-2}(\frac{1}{30}+\frac{1}{34})}}=-2.84,\nu=30+34-2=62$$

查"t 分布界值表"，在该表中第 1 列找到自由度 $\nu=62$ 所对应的行(注意"t 分布界值表"未给出自由度为 62 的 t 分布界值，但根据 t 分布规律，该值接近于自由度为 60 的 t 分布界值)，再在表中找到双侧检验水准α=0.05 所对应的列，该列往下看，自由度为 60 的对应行往右看交叉数字分别为 $t_{0.05/2(60)}=2.0003$，$t_{0.05/2(70)}=1.9944$，而本例计算的 t 统计量的绝对值 $|t|=2.84$ 满足 $|t|>t_{0.05/2(60)}=2.0003$，更进一步地满足 $|t|>t_{0.01/2(60)}=2.66028$，$|t|<t_{0.005/2(60)}=2.91455$，因此推出双侧概率 $0.005<P<0.01$，按α=0.05 检验水准，拒绝 H_0，差别有统计学意义，可以认为两组人群的 WBC 计数有差别。结合本例，射线组人群的 WBC 计数较低。

参考文献

[1]徐天和，颜虹.中华医学统计百科全书：单变量推断统计分册[M].北京：中国统计出版社，2012.

[2]方积乾.生物医学研究的统计方法[M].北京：高等教育出版社，2007.

[3]方积乾.卫生统计学[M].5 版.北京：高等教育出版社，2006.

（祁爱琴，徐天和）

Watson's U^2 界值表

n_1	n_2	α								
		0.50	0.20	0.10	0.05	0.02	0.01	0.005	0.002	0.001
4	4	0.1172	0.1875	—	—	—	—	—	—	—
4	5	0.0815	0.2037	0.2037	—	—	—	—	—	—
4	6	0.0875	0.1333	0.2167	0.2167	—	—	—	—	—
4	7	0.0844	0.1299	0.1688	0.2273	—	—	—	—	—
4	8	0.0903	0.1319	0.1632	0.2361	—	—	—	—	—
4	9	0.0855	0.1282	0.1752	0.2436	0.2436	—	—	—	—
4	10	0.0804	0.1232	0.1571	0.2018	0.2500	—	—	—	—
4	11	0.0828	0.1253	0.1556	0.1949	0.2556	—	—	—	—
4	12	0.0781	0.1302	0.1563	0.2031	0.2604	0.2604	—	—	—
4	13	0.0792	0.1244	0.1538	0.1855	0.2647	0.2647	—	—	—
4	14	0.0780	0.1227	0.1534	0.1931	0.2298	0.2685	—	—	—
4	15	0.0789	0.1228	0.1561	0.1807	0.2228	0.2719	0.2719	—	—
4	16	0.0781	0.1250	0.1531	0.1836	0.2281	0.2750	0.2750	—	—
4	17	0.0775	0.1223	0.1531	0.1839	0.2330	0.2778	0.2778	—	—
4	18	0.0764	0.1212	0.1490	0.1818	0.2197	0.2481	0.2803	—	—
4	19	0.0755	0.1213	0.1533	0.1796	0.2220	0.2517	0.2826	—	—
4	20	0.0764	0.1201	0.1535	0.1842	0.2264	0.2451	0.2847	—	—
4	21	0.0752	0.1200	0.1514	0.1819	0.2143	0.2486	0.2867	0.2867	—
4	22	0.0756	0.1211	0.1508	0.1832	0.2185	0.2517	0.2885	0.2885	—
4	23	0.0751	0.1194	0.1508	0.1814	0.2177	0.2394	0.2636	0.2901	—
4	24	0.0755	0.1202	0.1499	0.1797	0.2184	0.2411	0.2660	0.2917	—
4	25	0.0752	0.1200	0.1497	0.1814	0.2152	0.2441	0.2600	0.2931	—
4	26	0.0752	0.1191	0.1486	0.1816	0.2175	0.2396	0.2624	0.2944	—
4	27	0.0753	0.1189	0.1505	0.1786	0.2151	0.2360	0.2646	0.2957	0.2957
4	28	0.0748	0.1203	0.1496	0.1775	0.2165	0.2388	0.2667	0.2969	0.2969
4	29	0.0749	0.1198	0.1491	0.1794	0.2165	0.2369	0.2557	0.2980	0.2980
4	30	0.0745	0.1196	0.1493	0.1797	0.2140	0.2395	0.2578	0.2990	0.2990
5	5	0.0890	0.1610	0.2250	0.2250	—	—	—	—	—
5	6	0.0848	0.1333	0.1818	0.2424	—	—	—	—	—
5	7	0.0855	0.1284	0.1712	0.1998	0.2569	—	—	—	—
5	8	0.0846	0.1308	0.1654	0.2154	0.2692	—	—	—	—
5	9	0.0798	0.1242	0.1591	0.1909	0.2798	0.2798	—	—	—
5	10	0.0836	0.1236	0.1609	0.1956	0.2409	0.2889	0.2889	—	—
5	11	0.0810	0.1241	0.1560	0.1901	0.2287	0.2969	0.2969	—	—
5	12	0.0784	0.1235	0.1549	0.1863	0.2255	0.2608	0.3039	—	—
5	13	0.0777	0.1256	0.1563	0.1837	0.2298	0.2692	0.3102	—	—
5	14	0.0782	0.1218	0.1534	0.1820	0.2211	0.2571	0.2767	0.3158	—
5	15	0.0782	0.1235	0.1515	0.1835	0.2248	0.2515	0.2835	0.3208	—
5	16	0.0766	0.1206	0.1552	0.1825	0.2230	0.2552	0.2897	0.3254	—
5	17	0.0761	0.1199	0.1520	0.1820	0.2205	0.2472	0.2782	0.3295	0.3295
5	18	0.0763	0.1208	0.1536	0.1797	0.2164	0.2464	0.2715	0.3333	0.3333
5	19	0.0754	0.1201	0.1517	0.1824	0.2193	0.2526	0.2745	0.3052	0.3368
5	20	0.0760	0.1216	0.1520	0.1824	0.2200	0.2416	0.2664	0.3096	0.3400
5	21	0.0755	0.1195	0.1510	0.1810	0.2206	0.2448	0.2712	0.2990	0.3429

Watson's U^2 界值表(续)

n_1	n_2	α								
		0.50	0.20	0.10	0.05	0.02	0.01	0.005	0.002	0.001
5	22	0.0756	0.1201	0.1524	0.1820	0.2191	0.2426	0.2689	0.3033	0.3457
5	23	0.0755	0.1196	0.1513	0.1811	0.2178	0.2451	0.2737	0.2960	0.3209
5	24	0.0747	0.1195	0.1511	0.1810	0.2190	0.2437	0.2736	0.2983	0.3241
5	25	0.0754	0.1197	0.1517	0.1810	0.2168	0.2461	0.2674	0.3021	0.3272
5	26	0.0749	0.1186	0.1514	0.1806	0.2189	0.2447	0.2675	0.2943	0.3176
5	27	0.0748	0.1193	0.1508	0.1804	0.2165	0.2443	0.2674	0.2975	0.3207
5	28	0.0746	0.1188	0.1512	0.1802	0.2170	0.2417	0.2694	0.2937	0.3136
5	29	0.0743	0.1189	0.1510	0.1802	0.2171	0.2443	0.2666	0.2970	0.3153
5	30	0.0743	0.1189	0.1512	0.1802	0.2160	0.2419	0.2678	0.2979	0.3181
6	6	0.0880	0.1319	0.1713	0.2060	0.2639	—	—	—	—
6	7	0.0806	0.1209	0.1538	0.1941	0.2821	0.2821	—	—	—
6	8	0.0833	0.1265	0.1607	0.1964	0.2455	0.2976	0.2976	—	—
6	9	0.0815	0.1259	0.1556	0.1926	0.2321	0.2617	0.3111	—	—
6	10	0.0771	0.1260	0.1563	0.1896	0.2313	0.2479	0.3229	0.3229	—
6	11	0.0784	0.1212	0.1569	0.1872	0.2246	0.2620	0.2888	0.3333	—
6	12	0.0802	0.1242	0.1551	0.1829	0.2261	0.2593	0.2747	0.3426	0.3426
6	13	0.0769	0.1215	0.1538	0.1849	0.2213	0.2497	0.2780	0.3509	0.3509
6	14	0.0768	0.1220	0.1536	0.1839	0.2250	0.2506	0.2821	0.3196	0.3583
6	15	0.0762	0.1217	0.1524	0.1852	0.2201	0.2487	0.2730	0.3058	0.3651
6	16	0.0758	0.1212	0.1534	0.1823	0.2235	0.2500	0.2789	0.3073	0.3357
6	17	0.0750	0.1211	0.1526	0.1833	0.2199	0.2472	0.2745	0.3129	0.3427
6	18	0.0760	0.1211	0.1535	0.1840	0.2199	0.2461	0.2739	0.2998	0.3295
6	19	0.0751	0.1200	0.1523	0.1832	0.2204	0.2498	0.2744	0.3060	0.3298
6	20	0.0747	0.1196	0.1526	0.1824	0.2196	0.2490	0.2734	0.3077	0.3333
6	21	0.0758	0.1205	0.1523	0.1834	0.2205	0.2475	0.2734	0.3057	0.3369
6	22	0.0749	0.1204	0.1518	0.1824	0.2202	0.2473	0.2752	0.3036	0.3260
6	23	0.0745	0.1194	0.1514	0.1824	0.2194	0.2469	0.2729	0.3073	0.3273
6	24	0.0743	0.1194	0.1519	0.1826	0.2206	0.2484	0.2715	0.3056	0.3289
6	25	0.0744	0.1191	0.1514	0.1819	0.2202	0.2473	0.2731	0.3015	0.3277
6	26	0.0739	0.1188	0.1510	0.1815	0.2198	0.2464	0.2710	0.3047	0.3265
6	27	0.0741	0.1193	0.1515	0.1822	0.2200	0.2469	0.2731	0.3053	0.3281
6	28	0.0737	0.1190	0.1507	0.1821	0.2201	0.2467	0.2731	0.3039	0.3270
6	29	0.0736	0.1189	0.1511	0.1816	0.2200	0.2473	0.2719	0.3038	0.3258
6	30	0.0736	0.1193	0.1509	0.1823	0.2194	0.2471	0.2725	0.3045	0.3262
7	7	0.0791	0.1345	0.1578	0.1986	0.2511	0.3036	0.3036	—	—
7	8	0.0794	0.1198	0.1556	0.1817	0.2246	0.2722	0.3222	—	—
7	9	0.0786	0.1223	0.1560	0.1818	0.2215	0.2552	0.2909	0.3385	—
7	10	0.0773	0.1227	0.1546	0.1866	0.2269	0.2622	0.2773	0.3529	0.3529
7	11	0.0771	0.1219	0.1551	0.1839	0.2214	0.2532	0.2806	0.3225	0.3657
7	12	0.0764	0.1216	0.1541	0.1855	0.2256	0.2519	0.2757	0.3083	0.3772
7	13	0.0765	0.1216	0.1545	0.1842	0.2227	0.2523	0.2776	0.3150	0.3479
7	14	0.0761	0.1228	0.1568	0.1840	0.2248	0.2530	0.2744	0.3210	0.3337
7	15	0.0754	0.1213	0.1525	0.1845	0.2235	0.2503	0.2780	0.3118	0.3378
7	16	0.0753	0.1203	0.1530	0.1848	0.2236	0.2508	0.2772	0.3113	0.3432
7	17	0.0749	0.1204	0.1526	0.1827	0.2227	0.2500	0.2752	0.3109	0.3340

Watson′s U^2 界值表(续完)

n_1	n_2	α								
		0.50	0.20	0.10	0.05	0.02	0.01	0.005	0.002	0.001
7	18	0.0749	0.1200	0.1524	0.1841	0.2235	0.2502	0.2768	0.3117	0.3346
7	20	0.0743	0.1198	0.1526	0.1832	0.2219	0.2499	0.2780	0.3081	0.3330
7	21	0.0751	0.1203	0.1534	0.1840	0.2224	0.2496	0.2782	0.3123	0.3336
7	22	0.0743	0.1196	0.1518	0.1832	0.2221	0.2512	0.2763	0.3090	0.3341
7	23	0.0739	0.1194	0.1522	0.1832	0.2226	0.2499	0.2780	0.3103	0.3327
8	8	0.0781	0.1250	0.1563	0.1836	0.2256	0.2500	0.2959	0.3428	—
8	9	0.0784	0.1225	0.1552	0.1863	0.2255	0.2582	0.2827	0.3627	0.3627
8	10	0.0775	0.1220	0.1546	0.1852	0.2220	0.2491	0.2796	0.3359	0.3796
8	11	0.0766	0.1220	0.1543	0.1842	0.2249	0.2524	0.2799	0.3194	0.3529
8	12	0.0766	0.1208	0.1557	0.1854	0.2229	0.2521	0.2807	0.3167	0.3396
8	13	0.0754	0.1212	0.1532	0.1853	0.2237	0.2531	0.2778	0.3135	0.3446
8	14	0.0751	0.1205	0.1530	0.1855	0.2224	0.2516	0.2796	0.3137	0.3381
8	15	0.0746	0.1210	0.1536	0.1855	0.2232	0.2507	0.2783	0.3130	0.3341
8	16	0.0761	0.1220	0.1542	0.1854	0.2222	0.2531	0.2795	0.3156	0.3417
8	17	0.0747	0.1200	0.1529	0.1841	0.2241	0.2524	0.2782	0.3124	0.3388
8	18	0.0748	0.1199	0.1528	0.1840	0.2244	0.2513	0.2813	0.3152	0.3397
8	19	0.0742	0.1196	0.1527	0.1839	0.2243	0.2526	0.2799	0.3145	0.3384
8	20	0.0741	0.1196	0.1527	0.1839	0.2239	0.2527	0.2795	0.3134	0.3393
9	9	0.0770	0.1250	0.1552	0.1867	0.2251	0.2663	0.2855	0.3404	0.3843
9	10	0.0760	0.1216	0.1544	0.1860	0.2257	0.2538	0.2865	0.3205	0.3614
9	11	0.0764	0.1208	0.1542	0.1845	0.2249	0.2552	0.2814	0.3168	0.3410
9	12	0.0767	0.1217	0.1543	0.1852	0.2257	0.2540	0.2804	0.3157	0.3395
9	13	0.0755	0.1205	0.1532	0.1850	0.2247	0.2526	0.2798	0.3187	0.3389
9	14	0.0752	0.1201	0.1532	0.1843	0.2243	0.2526	0.2809	0.3168	0.3409
9	15	0.0757	0.1201	0.1535	0.1850	0.2245	0.2541	0.2831	0.3152	0.3393
9	16	0.0744	0.1200	0.1533	0.1850	0.2244	0.2539	0.2822	0.3172	0.3439
10	10	0.0750	0.1225	0.1545	0.1850	0.2250	0.2545	0.2825	0.3170	0.3450
10	11	0.0756	0.1215	0.1544	0.1856	0.2237	0.2548	0.2791	0.3172	0.3405
10	12	0.0758	0.1212	0.1534	0.1848	0.2246	0.2545	0.2818	0.3155	0.3409
10	13	0.0749	0.1204	0.1532	0.1853	0.2254	0.2542	0.2816	0.3184	0.3452
10	14	0.0749	0.1201	0.1535	0.1847	0.2252	0.2550	0.2823	0.3181	0.3439
10	15	0.0747	0.1211	0.1536	0.1856	0.2256	0.2549	0.2837	0.3189	0.3440
11	11	0.0760	0.1211	0.1541	0.1857	0.2262	0.2540	0.2826	0.3194	0.3442
11	12	0.0751	0.1206	0.1535	0.1851	0.2253	0.2543	0.2839	0.3182	0.3439
11	13	0.0746	0.1206	0.1532	0.1853	0.2255	0.2546	0.2838	0.3193	0.3461
12	12	0.0752	0.1215	0.1528	0.1863	0.2266	0.2558	0.2844	0.3192	0.3438
14	14	0.070	0.117	0.151	0.183	0.226	0.258	0.289	0.330	0.361
16	16	0.070	0.117	0.151	0.184	0.227	0.259	0.291	0.332	0.364
18	18	0.070	0.117	0.151	0.184	0.228	0.260	0.292	0.334	0.366
20	20	0.069	0.117	0.151	0.185	0.228	0.261	0.293	0.335	0.367
25	25	0.069	0.117	0.152	0.185	0.229	0.262	0.295	0.338	0.370
30	30	0.069	0.117	0.152	0.186	0.230	0.263	0.296	0.339	0.372
35	35	0.069	0.117	0.152	0.186	0.231	0.264	0.297	0.340	0.373
40	40	0.069	0.117	0.152	0.186	0.231	0.264	0.298	0.341	0.374
50	50	0.069	0.117	0.152	0.187	0.231	0.265	0.299	0.343	0.376
60	60	0.069	0.117	0.152	0.187	0.232	0.266	0.299	0.343	0.377
80	80	0.069	0.117	0.152	0.187	0.232	0.266	0.300	0.344	0.378
100	100	0.069	0.117	0.152	0.187	0.233	0.267	0.300	0.345	0.378
∞	∞	0.0710	0.1167	0.1518	0.1869	0.2333	0.2684	0.3035	0.3500	0.3851

【用法说明】 该表用于 Watson's U^2假设检验时界值的确定,用于检验两样本来自角方向相同的2个总体。n_1 和 n_2 分别为两样本含量,其余数值为检验水准 α 所对应的变量 U 的取值。判断方法:先将两组数据统一按大小排列,分组编秩,令 i 和 j 分别为样本1与样本2各角的秩号,a_{1i} 为样本1的第 i 个角,a_{2j} 为样本2的第 j 个角,分别求两样本的累计频数,样本1的累计频数为 $\frac{i}{n_1}$,样本2的累计频数为 $\frac{j}{n_2}$;然后再求两累计频数之差 d,计算检验统计量

$$U^2=\frac{n_1 n_2}{(n_1+n_2)^2}\left[\sum d^2-\frac{\left(\sum d\right)^2}{n_1+n_2}\right]$$

的值,求得 U^2 值后,查"Watson's U^2检验用界值表"得 U_α^2。如果 $U^2>U_\alpha^2$,则 $P<\alpha$,拒绝原假设 H_0,反之,则不拒绝原假设 H_0。

例1 某医院某天接诊的6个男性患者的发病时间为:

23∶50　0∶30　1∶40　2∶00　2∶30　2∶40

6个女性患者某病的发病时间为:

23∶30　0∶10　0∶40　1∶30　1∶50　2∶20

问男性患者和女性患者的发病时间有无差别?

解 先把时间转化为角度,把两组数据混和后按从小到大的顺序排列分别求累计频数,根据公式计算如表1所示:

表1　6个男性患者和6个女性患者累计频数的计算

男性患者		女性患者		d	d^2
角度(1)	累计频数(2)	角度(3)	累计频数(4)	(5)=(2)−(4)	(6)=(5)*(5)
	0	2.5	0.1667	−0.1667	0.027789
7.5	0.1667		0.1667	0	0
	0.1667	10	0.3333	−0.1666	0.027756
	0.1667	22.5	0.5000	−0.3333	0.111089
25	0.3333		0.5000	−0.1667	0.027789
	0.3333	27.5	0.6667	−0.3334	0.111156
30	0.5000		0.6667	−0.1667	0.027789
	0.5000	35	0.8333	−0.3333	0.111089
37.5	0.6667		0.8333	−0.1666	0.027756
40	0.8333		0.8333	0	0
	0.8333	35.25	1.0000	−0.1667	0.027789
357.5	1		1	0	0

H_0:两组患者的发病时间相同(两样本来自角方向相同的2个总体)

H_1:两组患者的发病时间不相同(两样本来自角方向不相同的2个总体)

$\alpha=0.05$

$$U^2=\frac{n_1 n_2}{(n_1+n_2)^2}\left[\sum d^2-\frac{\left(\sum d\right)^2}{n_1+n_2}\right]=\frac{6\times 6}{12}\left[0.5-\frac{(-2)^2}{12}\right]=0.5001$$

查"Watson's U^2 检验界值表",找到 $n_1=6$ 且 $n_2=6$ 行与 $\alpha=0.05$ 列交汇处数值0.2060,即

$U^2_{0.05}=0.2060$，计算得 $U^2=0.5001>U^2_{0.05}=0.2060$，$P<0.05$，按 $\alpha=0.05$ 检验水准，拒绝 H_0。认为两组患者的发病时间不相同。

例 2 比较表 2 中两组儿童心电轴的角方向。

表 2 两组儿童心电轴的角方向

样本 1			样本 2			$d=i/n_1-j/n_2$	d^2
(1)	(2)	(3)	(4)	(5)	(6)	(7)=(3)−(6)	(8)
—	—	0	1	−22	0.0909		
1	−5	0.1111	—	—	0.0909	0.0202	0.0004
—	—	0.1111	2	6	0.1818	−0.07071	0.005
2	26	0.2222	—	—	0.1818	0.0404	0.0016
3	38	0.3333	3	38	0.2727	0.0606	0.0037
—	—	0.3333	4	44	0.3636	−0.03031	0.0009
4	48	0.4444	5	48	0.4546	−0.01011	0.0001
5	56	0.5556	—	—	0.4546	0.10101	0.0102
—	—	0.5556	6	58	0.5455	0.01011	0.0001
6	59	0.6667	—	—	0.5455	0.12122	0.0147
7	70	0.7778	7	70	0.6364	0.14142	0.0200
8	74	0.8889	—	—	0.6364	0.25253	0.0638
—	—	0.8889	8	77	0.7273	0.16162	0.0261
—	—	0.8889	9	79	0.8182	0.07071	0.005
—	—	0.8889	10	82	0.9091	−0.0202	0.0004
—	—	0.8889	11	86	1	−0.11111	0.0124
9	99	1	—	—	1	0	0
						$\sum d=0.64647$	$\sum d^2=0.1726$

解 H_0：两总体的角方向相同

H_1：两总体的角方向不相同

$\alpha=0.05$

$$U^2=\frac{n_1n_2}{(n_1+n_2)^2}\left[\sum d^2-\frac{\left(\sum d\right)^2}{n_1+n_2}\right]=\frac{11\times 9}{20^2}\left[0.17263-\frac{(0.64607)^2}{20}\right]=0.03755$$

查"Watson's U^2 检验界值表"，找到 $n_1=10$ 且 $n_2=11$ 行与 $\alpha=0.05$ 列交会处数值 0.1856，即 $U^2_{0.05}=0.1856$，计算得 $U^2=0.1458<U^2_{0.05}=0.1856$，$P>0.05$，按 $\alpha=0.05$ 检验水准，不拒绝 H_0。可认为两组方向相同。

例 3 调查得到两样本圆形分布数据，见表 3。试对样本数据进行平均角检验。

解 H_0：两样本来自相同的总体或来自具有相同方向的 2 个总体

H_1：两样本并不来自相同的总体或并不来自具有相同方向的 2 个总体

$\alpha=0.05$

表 3　两样本圆形分析数据

i	1	2	3	4	5	6			7		8
α_{1i}	35	45	50	55	60	70			85		95
j						1	2		3		
α_{2j}						75	80		90		
i	9		10								
α_{1i}	105		120								
j	4		5		6	7	8	9	10	11	
α_{2j}	100		110		130	135	140	150	155	165	

$$U^2=\frac{n_1 n_2}{(n_1+n_2)^2}\left[\sum d^2-\frac{(\sum d)^2}{n_1+n_2}\right]=0.1458$$

查"Watson's U^2 检验界值表",找到 $n_1=10$ 且 $n_2=11$ 行与 $\alpha=0.05$ 列交汇处数值 0.1856,即 $U^2_{0.05}=0.1856$,计算得 $U^2=0.1458<U^2_{0.05}=0.1856$,$P>0.05$,按 $\alpha=0.05$ 检验水准,不拒绝 H_0。可认为两样本圆形分布数据平均角的差异无统计学意义。

参考文献

[1]郭祖超.医用数理统计方法[M].北京:人民卫生出版社,1965.

[2]徐天和.中国医学统计百科全书[M].北京:人民卫生出版社,2004.

[3]Machin D,Campbell MJ.Statistical tables for the design of clinical trials[M].Blackwell Scientific Oxford,1987.

[4]Lindley DV.New Cambridge statistical tables[M].Cambridge:Cambridge University Press,1995.

[5]徐天和,田考聪.中华医学统计百科全书:描述性统计分册[M].北京:中国统计出版社,2012.

[6]徐天和,景学安,程琮.中华医学统计百科全书:非参数统计分册[M].北京:中国统计出版社,2013.

(刘琳,孔杨,石德文)

Watson-Williams 检验用校正因子 *K* 值表

r	k	r	k	r	k	r	k
0.00	∞	0.25	1.7261	0.50	1.3235	0.75	1.1583
0.01	19.7500	0.26	1.6962	0.51	1.3148	0.76	1.1528
0.02	10.3727	0.27	1.6685	0.52	1.3065	0.77	1.1472
0.03	7.2469	0.28	1.6427	0.53	1.2984	0.78	1.1417
0.04	5.6840	0.29	1.6186	0.54	1.2905	0.79	1.1362
0.05	4.7451	0.30	1.5960	0.55	1.2829	0.80	1.1306
0.06	4.1193	0.31	1.5748	0.56	1.2754	0.81	1.1250
0.07	3.6721	0.32	1.5548	0.57	1.2682	0.82	1.1193
0.08	3.3363	0.33	1.5360	0.58	1.2611	0.83	1.1136
0.09	3.0749	0.34	1.5183	0.59	1.2542	0.84	1.1078
0.10	2.8656	0.35	1.5015	0.60	1.2474	0.85	1.1019
0.11	2.6942	0.36	1.4855	0.61	1.2408	0.86	1.0959
0.12	2.5512	0.37	1.4703	0.62	1.2343	0.87	1.0898
0.13	2.4300	0.38	1.4559	0.63	1.2280	0.88	1.0835
0.14	2.3261	0.39	1.4422	0.64	1.2217	0.89	1.0772
0.15	2.2358	0.40	1.4290	0.65	1.2156	0.90	1.0707
0.16	2.1567	0.41	1.4165	0.66	1.2096	0.91	1.0641
0.17	2.0869	0.42	1.4044	0.67	1.2036	0.92	1.0573
0.18	2.0246	0.43	1.3929	0.68	1.1977	0.93	1.0505
0.19	1.9688	0.44	1.3818	0.69	1.1920	0.94	1.0436
0.20	1.9185	0.45	1.3712	0.70	1.1862	0.95	1.0365
0.21	1.8729	0.46	1.3610	0.71	1.1806	0.96	1.0294
0.22	1.8313	0.47	1.3511	0.72	1.1749	0.97	1.0222
0.23	1.7933	0.48	1.3416	0.73	1.1694	0.98	1.0149
0.24	1.7583	0.49	1.3324	0.74	1.1638	0.99	1.0075
						1.00	1.0000

【用法说明】 该表用于多样本角均数的比较(又称 Watson-Williams 检验)中计算出 r 值后求 K 值。表中奇数列为 r 值,其相邻右侧列为 r 对应的 K 值。根据以下公式计算检验统计量:

$$F = K\frac{(N-k)(\sum R_j - R)}{(k-1)(N-\sum R_j)}, \nu_1 = k-1, \nu_2 = N-k$$

其中,N 为两样本量n_1及n_2之和;$R_1 = n_1 r_1$,$R_2 = n_2 r_2$,R 为两样本合并后求出的R值;K 为计算 F 值的校正因子,查"Watson-Williams 检验用校正因子 K 值表"得到。

当 $r > 0.70$ 时该式较适用,求得 F 值后,查"F 界值表"得 P 值,按所取检验水准作出推断结论。当 $\nu_1 = 1$ 时,$t = \sqrt{F}$,而 t 值的自由度同 $\nu_2 = N-2$,查"t 界值表",得 P 值。

例 1 比较表 1 中两组儿童心电轴(频数分别为 f_1 与 f_2)的角均数。

表 1 两组儿童心电轴

心电轴(°) θ	7～9 岁组			10～13 岁组		
	f_1	$f_1\sin\theta_i$	$f_1\cos\theta_i$	f_2	$f_2\sin\theta_i$	$f_2\cos\theta_i$
−55	1	−0.8192	0.57358	1	−0.8192	0.57358
−10	1	−0.1736	0.98481	3	−0.5209	2.95442
10	2	0.3473	1.96962	9	1.56283	8.86327
30	13	6.5	11.2583	29	14.5	25.1147
50	31	23.7474	19.9264	55	42.1324	35.3533
70	53	49.8037	18.1271	99	93.0296	33.86
90	24	24	0	43	43	0
110	4	3.75877	−1.3681			
130				2	1.53209	−1.2856
225				1	−0.7071	−0.7071
合 计	129(n_1)	107.164	51.4717	242(n_2)	193.71	104.727

解 $H_0:\mu_1=\mu_2$，两样本角均数相同

$H_1:\mu_1\neq\mu_2$，两样本角均数相不同

$\alpha=0.05$

检验统计量计算：

7～9 岁组

$$X_1=\frac{1}{n_1}\sum_{i=1}^{n1}\cos\theta_i=\frac{51.471733}{129}=0.399006$$

$$Y_1=\frac{1}{n_1}\sum_{i=1}^{n1}\sin\theta_i=\frac{107.164}{129}=0.830729$$

$$r_1=\sqrt{X_1^2+Y_1^2}=\sqrt{0.399006^2+0.830729^2}=0.921585$$

$$\cos\bar{\theta}_1=\frac{X_1}{r_1}=\frac{0.399006}{0.921585}=0.432956$$

$$\sin\bar{\theta}_1=\frac{Y_1}{r_1}=\frac{0.830731}{0.921585}=0.901415$$

$$R_1=n_1r_1=129\times0.921585=118.8845$$

同理，10～13 岁组

$$X_2=0.432755,\quad Y_2=0.800453,\quad r_2=0.909946$$

$$\sin\bar{\theta}_2=0.879671,\quad \cos\bar{\theta}_2=0.475583,\quad R_2=220.2069$$

两组合并

$$\sum_{i=1}^{2}\sin\bar{\theta}_i=107.164353+193.709732=300.874085$$

$$\sum_{i=1}^{2}\cos\bar{\theta}_i=51.471733+104.726637=156.198370$$

$$N=n_1+n_2=129+242=371$$

$$X=\frac{1}{n_1+n_2}\left(\sum_{i=1}^{n1}\cos\theta_i+\sum_{i=1}^{n2}\cos\theta_i\right)=\frac{51.4717+104.727}{129+242}=0.42102$$

同理

$$Y=0.810981$$

$$r=\sqrt{X^2+Y^2}=0.9138,\quad R=nr=339.0031$$

查“Watson-Williams 检验用校正因子 K 值表”，本例 $r=0.9138$，经内插法 $K=1.0615$，则检验统计量

$$F=K\frac{(N-2)(R_1+R_2-R)}{N-R_1-R_2}$$

$$=1.0615\frac{(371-2)(118.8848+220.2069-339.0031)}{371-118.8848-220.2069}=1.08$$

$\nu_1=1$，$\nu_2=371-2=369$，查“F 界值表”得 $P>\alpha$，故不拒绝 H_0，认为两样本的角均数都估计同一个总体角均数.

例 2 某地区幼儿园 2010 年和 2011 年各月的痢疾发病人次如表 2 第(6)、(7)列所示，问两年痢疾的发病高峰季节是否相同?

表 2 某地区幼儿园 2010 年和 2011 年发生痢疾平均角的计算表

月份	月中位累计天数	角度	$\sin\alpha_i$	$\cos\alpha_i$	痢疾发病人次 f_i		$f_i\sin\alpha_i$		$f_i\cos\alpha_i$	
					2010	2011	2010	2011	2010	2011
(1)	(2)	(3)	(4)	(5)	(6)	(7)	(8)	(9)	(10)	(11)
1	15.50	15.29	0.26	0.96	4.00	7.00	1.05	1.85	3.86	6.75
2	45.00	44.38	0.70	0.71	5.00	8.00	3.50	5.60	3.57	5.72
3	74.50	73.48	0.96	0.28	6.00	9.00	5.75	8.63	1.71	2.56
4	105.00	103.56	0.97	−0.23	7.00	11.00	6.80	10.69	−1.64	−2.58
5	135.50	133.64	0.72	−0.69	10.00	10.00	7.24	7.24	−6.90	−6.90
6	166.00	163.73	0.28	−0.96	16.00	15.00	4.48	4.20	−15.36	−14.40
7	196.50	193.81	−0.24	−0.97	120.00	150.00	−28.64	−35.80	−116.50	−145.67
8	227.50	224.38	−0.70	−0.71	210.00	190.00	−146.88	−132.90	−150.10	−135.79
9	258.00	254.47	−0.96	−0.27	180.00	120.00	−173.42	−115.62	−48.21	−32.14
10	288.50	284.55	−0.97	0.25	17.00	50.00	−16.45	−48.40	4.27	12.56
11	319.00	314.63	−0.71	0.70	8.00	10.00	−5.69	−7.12	5.62	7.03
12	349.50	344.71	−0.26	0.96	6.00	8.00	−1.58	−2.11	5.79	7.72
合计	—	—	—	—	589	588	−343.85	−303.73	−313.9	−295.14

解 分别求两年的平均角，先列出计算表，如表 2 所示。

再分别求两年的平均角。

2010 年：

$$\bar{X}_1=\frac{\sum_{i=1}^{n}f_i\cos\alpha_i}{\sum_{i=1}^{n}f_i}=-313.91/589=-0.5330,\bar{Y}_1=\frac{\sum_{i=1}^{n}f_i\sin\alpha_i}{\sum_{i=1}^{n}f_i}=-343.85/589=-0.5838$$

$$r_1=\sqrt{\bar{X}_1^2+\bar{Y}_1^2}=\sqrt{(-0.5330)^2+(-0.5838)^2}=0.7905$$

$\bar{\alpha}_1=227.61°$，转化为时间是 8 月 16 日。

2011 年：

$$\bar{X}_2=-295.14/588=-0.5019,\quad \bar{Y}_2=-303.73/588=-0.5165$$

$$r_2=\sqrt{(-0.5019)^2+(-0.5165)^2}=0.7203$$

$\bar{\alpha}_2=225.82^0$，转化为时间是 8 月 14 日。

分别对两年的平均角做均匀性检验：

$H_0:\rho_i=0$

$H_1:\rho_i\neq 0,i=1,2$

$\alpha=0.05$

$n_1=589,r_1=0.7904$，查“圆形分布 r 界值表”，近似 n 为 500 的界值 $r_{0.001(500)}=0.1174$，得到 $P<0.001$，按 $\alpha=0.05$ 的检验水准，拒绝 H_0，说明 2010 年学生痢疾发病存在高峰季节，估计值为 8 月 16 日。

$n_1=588,r_1=0.7203$，查“圆形分布 r 界值表”，近似 n 为 500 的界值 $r_{0.001(500)}=0.1174$，得到 $P<0.001$，按 $\alpha=0.05$ 的检验水准，拒绝 H_0，说明 2011 年学生痢疾发病存在高峰季节，估计值为 8 月 14 日。

2 个样本角均数间的比较：

$H_0:\rho_1=\rho_2=\rho$

$H_1:\rho_1\neq\rho_2$

$\alpha=0.05$

为了计算 Watson-Williams 检验 t 值，首先有：

$$N=n_1+n_2=589+588=1177$$

$$\bar{X}=(\sum f_1\cos\alpha+\sum f_2\cos\alpha)/N=[(-313.91)+(-294.14)]/1177=-0.5175$$

$$\bar{Y}=(\sum f_1\sin\alpha+\sum f_2\sin\alpha)/N=[(-343.85)+(-303.73)]/1177=-0.5502$$

$$r=\sqrt{(-0.5175)^2+(-0.5502)^2}=0.7553$$

$$R=N_r=1177\times 0.7553=888.9893$$

$$R_1=n_1r_1=589\times 0.7905=465.5880$$

$$R_2=n_2r_2=588\times 0.7203=423.5088$$

查“Watson-Williams 检验用校正因子 K 值表”得到 K 值，本例 $r=0.76$，在表的第 7 列中找到 0.76，其右侧相邻数值(表的第 8 列中)为 1.1528，得到 K 值为 $K=1.1528$。

$$t=\sqrt{\frac{1.1528(1177-2)(465.588+423.5088-888.9893)}{1177-465.588-423.5088}}=0.7112$$

自由度为 $N-2=1177-2=1175$，查“t 分布界值表”得到 $P>0.4$，不拒绝 H_0，认为两总体的平均角相等，即 2010 年和 2011 年学生痢疾的发病高峰季节相同。

参考文献

[1]郭祖超.医用数理统计方法[M].北京:人民卫生出版社,1965.

[2]徐天和.中国医学统计百科全书[M].北京:人民卫生出版社,2004.

[3]Machin D,Campbell MJ.Statistical tables for the design of clinical trials[M].Blackwell Scientific Oxford,1987.

[4]Lindley DV.New Cambridge statistical tables[M].Cambridge:Cambridge University Press,1995.

[5]徐天和,田考聪.中华医学统计百科全书:描述性统计分册[M].北京:中国统计出版社,2012.

（孔杨,祁爱琴,高永）

Wilcoxon-Nemenyi-Mcdonald-Thompson 双侧所有处理组多重比较界值表

k	n	r_a	α	k	n	r_a	α	k	n	r_a	α
3	3	6*	0.028	4	8	14*	0.034	5	11	21	0.038
	4	7	0.042			15	0.019			22	0.025
		8*	0.005			16*	0.009			24	0.010
	5	8*	0.039		9	15	0.032		12	22	0.038
		9*	0.008			17*	0.010			23	0.025
	6	9*	0.029		10	15	0.046			25	0.011
		10*	0.009			16	0.029		13	23	0.035
	7	9*	0.051			18*	0.010			24	0.024
		10	0.023		11	16	0.041			26	0.011
		11*	0.008			17	0.026		14	24	0.034
	8	10*	0.039			19	0.009			25	0.024
		11	0.018		12	17	0.038			27	0.011
		12*	0.007			18	0.023		15	24	0.045
	9	10*	0.048			20	0.008			26	0.022
		11	0.026		13	18	0.032			28	0.010
		12*	0.013			19	0.021	6	2	10	0.033
	10	11	0.037			21	0.008		3	13	0.030
		12	0.019		14	18	0.042			14	0.008
		13*	0.010			19	0.028		4	15	0.047
	11	11*	0.049			21	0.011			16	0.018
		12	0.028		15	19	0.037			17	0.006
		14*	0.008			20	0.024		5	17	0.047
	12	12*	0.038			22	0.010			18	0.022
		13	0.022	5	2	8	0.050			19	0.010
		14*	0.012		3	10	0.067		6	19	0.040
	13	12*	0.049			11	0.018			20	0.021
		13	0.030			12	0.002			21	0.010
		15*	0.009		4	12	0.054		7	20	0.049
	14	13*	0.038			13	0.020			21	0.032
		14	0.023			14*	0.006			23	0.010
		16*	0.007		5	14	0.040		8	22	0.039
	15	13*	0.047			16	0.006			23	0.026
		14	0.028		6	15	0.049			25	0.008
		16*	0.010			16	0.028		9	23	0.043
4	2	6*	0.083			17	0.013			24	0.030
	3	8*	0.049		7	16	0.052			26	0.012
		9*	0.007			17	0.033		10	24	0.047
	4	10*	0.026			19	0.009			26	0.023
		11*	0.005		8	18	0.036			28	0.009
	5	11	0.037			19	0.022		11	26	0.036
		12*	0.013			20	0.012			27	0.026
	6	12*	0.037		9	19	0.037			29	0.012
		13	0.018			20	0.024		12	27	0.039
		14*	0.006			22	0.008			28	0.028
	7	13*	0.037		10	20	0.038			31	0.009
		14	0.020			21	0.025		13	28	0.039
		15*	0.008			23	0.009			29	0.028

Wilcoxon-Nemenyi-Mcdonald-Thompson 双侧所有处理组多重比较界值表(续)

k	n	r_a	α	k	n	r_a	α	k	n	r_a	α
6	13	32	0.010	8	3	18	0.027	9	6	29	0.058
	14	29	0.040			19	0.009			30	0.038
		30	0.030		4	21	0.036			33	0.008
		33	0.011			23	0.007		7	32	0.046
	15	30	0.040		5	23	0.057			33	0.032
		32	0.023			24	0.034			36	0.008
		34	0.012			26	0.009		8	34	0.049
7	2	12	0.024		6	26	0.045			36	0.026
	3	15	0.048			27	0.027			38	0.012
		16	0.016			29	0.009		9	36	0.050
	4	18	0.040		7	28	0.048			38	0.030
		20	0.007			29	0.032			41	0.010
	5	20	0.052			31	0.012		10	38	0.050
		21	0.028		8	30	0.046			40	0.031
		22	0.014			31	0.033			43	0.011
	6	22	0.050			34	0.009		11	40	0.048
		23	0.032		9	32	0.043			42	0.030
		25	0.009			33	0.032			46	0.009
	7	24	0.047			36	0.010		12	42	0.046
		25	0.032		10	34	0.040			44	0.029
		27	0.011			35	0.031			48	0.009
	8	26	0.041			38	0.010		13	44	0.042
		27	0.030		11	35	0.048			46	0.027
		29	0.011			37	0.028			50	0.009
	9	27	0.050			40	0.010		14	46	0.041
		29	0.026		12	37	0.042			48	0.026
		31	0.011			39	0.026			52	0.009
	10	29	0.042			42	0.010		15	47	0.046
		30	0.031		13	39	0.039			50	0.025
		33	0.010			40	0.030			54	0.009
	11	30	0.049			44	0.009	10	2	17	0.056
		32	0.027		14	40	0.042			18	0.011
		35	0.009			42	0.027		3	22	0.057
	12	32	0.040			45	0.012			23	0.026
		33	0.030		15	42	0.037			24	0.010
		36	0.011			43	0.030		4	26	0.060
	13	33	0.043			47	0.011			27	0.033
		35	0.025	9	2	15	0.069			29	0.009
		38	0.009			16	0.014		5	30	0.047
	14	34	0.047		3	20	0.041			31	0.029
		36	0.028			22	0.005			33	0.010
		39	0.011		4	23	0.064		6	33	0.051
	15	36	0.038			24	0.034			34	0.033
		37	0.030			26	0.008			37	0.008
		41	0.009		5	27	0.040		7	36	0.047
8	2	14	0.018			28	0.023			37	0.033
	3	17	0.067			29	0.013			40	0.010

Wilcoxon-Nemenyi-Mcdonald-Thompson 双侧所有处理组多重比较界值表(续)

k	n	r_a	α	k	n	r_a	α	k	n	r_a	α
10	8	38	0.052	11	10	50	0.031	12	12	61	0.027
		40	0.031			54	0.009			65	0.011
		43	0.010		11	51	0.040		13	61	0.043
	9	41	0.046			53	0.027			63	0.030
		43	0.027			57	0.009			68	0.010
		46	0.009		12	53	0.043		14	63	0.046
	10	43	0.047			55	0.029			66	0.027
		45	0.030			59	0.011			71	0.009
		49	0.009		13	55	0.046		15	66	0.040
	11	45	0.049			57	0.031			68	0.028
		47	0.032			62	0.010			73	0.011
		51	0.010		14	57	0.045	13	2	23	0.032
	12	48	0.040			60	0.026			24	0.006
		50	0.027			64	0.011		3	30	0.038
		54	0.009		15	59	0.046			32	0.009
	13	50	0.039			62	0.027		4	35	0.054
		52	0.026			67	0.009			36	0.033
		56	0.009	12	2	21	0.038			38	0.012
	14	52	0.039			22	0.008		5	40	0.049
		54	0.026		3	27	0.053			41	0.033
		58	0.010			28	0.027			44	0.009
	15	53	0.045			29	0.012		6	44	0.054
		56	0.026		4	32	0.055			46	0.027
		60	0.010			33	0.033			49	0.009
11	2	19	0.045			35	0.011		7	48	0.051
		20	0.009		5	37	0.042			50	0.028
	3	25	0.038			38	0.027			53	0.010
		27	0.007			40	0.011		8	52	0.046
	4	29	0.057		6	40	0.059			53	0.035
		30	0.033			42	0.028			57	0.010
		32	0.010			45	0.008		9	55	0.048
	5	33	0.055		7	44	0.050			57	0.030
		34	0.035			46	0.026			61	0.010
		37	0.008			49	0.009		10	58	0.047
	6	37	0.045		8	47	0.050			60	0.032
		38	0.030			49	0.030			65	0.009
		41	0.008			52	0.011		11	61	0.046
	7	40	0.049		9	50	0.048			63	0.032
		41	0.035			52	0.032			68	0.010
		44	0.011			56	0.010		12	64	0.045
	8	43	0.046		10	53	0.047			66	0.032
		44	0.035			55	0.032			71	0.010
		48	0.009			59	0.010		13	67	0.041
	9	46	0.043		11	56	0.043			69	0.030
		47	0.034			58	0.029			74	0.011
		51	0.009			62	0.011		14	69	0.046
	10	48	0.047		12	58	0.048			72	0.028

Wilcoxon-Nemenyi-Mcdonald-Thompson 双侧所有处理组多重比较界值表(续完)

k	n	r_a	α	k	n	r_a	α	k	n	r_a	α
13	14	77	0.010	14	10	70	0.010	15	6	57	0.009
	15	72	0.040	14	11	66	0.049	15		56	0.055
		74	0.030			69	0.029			58	0.032
		80	0.010			74	0.009			62	0.010
14	2	25	0.027		12	69	0.048		8	60	0.056
		26	0.005			72	0.030			63	0.027
	3	32	0.052			77	0.010			67	0.009
		33	0.028		13	72	0.047		9	64	0.052
		35	0.006			75	0.030			67	0.028
	4	38	0.053			80	0.011			71	0.011
		39	0.034		14	75	0.045		10	68	0.049
		41	0.013			78	0.028			71	0.028
	5	43	0.057			84	0.009			75	0.011
		45	0.027		15	78	0.043		11	72	0.043
		47	0.012			81	0.028			74	0.032
	6	48	0.050			87	0.010			79	0.011
		50	0.026	15	2	26	0.071		12	75	0.045
		53	0.009			27	0.024			78	0.028
	7	52	0.053			28	0.005			83	0.010
		54	0.030		3	35	0.039		13	78	0.046
		57	0.012			37	0.010			81	0.030
	8	56	0.051		4	41	0.053			87	0.009
		58	0.031			42	0.035		14	81	0.046
		62	0.010			45	0.008			84	0.030
	9	60	0.047		5	47	0.046			90	0.010
		62	0.029			48	0.033		15	84	0.043
		66	0.010			51	0.010			87	0.029
14	10	63	0.048		6	52	0.047			94	0.009
		65	0.033			53	0.035				

【用法说明】 该表用于随机区组设计双侧所有处理组多重比较的 Wilcoxon-Nemenyi-Mcdonald-Thompson 检验,也称为 W-N-M-T 检验。k 为研究对象的组数,n 为每个组的样本含量,r_a 为对比组秩和的绝对差值的界值,α 为检验水准。统计量为:

$$R_j = \sum_{i=1}^{n} r_{ij}$$

其中,R_j 为每个处理组秩次之和,n 为区组的个数,也就是每个处理组的样本含量。计算 $k(k-1)/2$ 个对比组秩和的绝对差值 $|R_u - R_v|$, $1 \leqslant u < v \leqslant k$ 。

例 研究人员研究 10 个人以 3 种不同方法到达某地花费的时间(min),并分析 3 种不同方法所花费时间的差异性。数据见表 1。已先对此数据进行 Friedman 检验,$P<0.05$,拒绝 H_0。试进行样本间的多重比较。

表 1　10 个人到达某地的时间　　单位:min

区组(人)	方法 1	方法 2	方法 3
1	15(3)	16(2)	12(1)
2	16(3)	14(2)	10(1)
3	17(3)	13(1)	14(2)
4	14(2)	15(3)	13(1)
5	19(3)	11(1)	12(2)
6	14(2)	16(3)	10(1)
7	15(3)	12(1)	13(2)
8	18(3)	11(2)	10(1)
9	12(2)	14(3)	11(1)
10	16(3)	13(1)	15(2)
秩次合计	$R_1=27$	$R_2=19$	$R_3=14$

注:小括号内数字为秩次。

解　$H_0:\tau_1=\tau_2=\tau_3$,各处理组效应相同

H_1:各对比组效应不全相同

$\alpha=0.05$

$|R_1-R_2|=27-19=8$;$|R_1-R_3|=27-14=13$;$|R_2-R_3|=19-14=5$。根据 $k=3$,$n=10$,查“Wilcoxon-Nemenyi-Mcdonald-Thompson 双侧所有处理组多重比较界值表”,查表时,α 值没有 0.05,此时取最为接近的 $\alpha=0.037$,双侧界值 $r_\alpha=r_{0.037}=11$。

3 个对比组中,只有 $|R_1-R_3|=13$,大于界值 11。则 $P<0.037$。在 $\alpha=0.05$ 检验水准上,拒绝 H_0。其他 2 个对比组比较差异均无统计学意义。

结论:方法 1 与方法 3 到达时间上的差异有统计学意义。其他对比组差异均无统计学意义。

参考文献

徐天和,景学安,程琮.中华医学统计百科全书:非参数统计分册[M].北京:中国统计出版社,2013.

(刘琳,徐天和)

λ 值表(多个样本率比较时所需样本例数估计用)(α＝0.05)

ν	β								
	0.9	0.8	0.7	0.6	0.5	0.4	0.3	0.2	0.1
1	0.43	1.24	2.06	2.91	3.84	4.90	6.17	7.85	10.51
2	0.62	1.73	2.78	3.83	4.96	6.21	7.70	9.63	12.65
3	0.78	2.10	3.30	4.50	5.76	7.15	8.79	10.90	14.17
4	0.91	2.40	3.74	5.05	6.42	7.92	9.68	11.94	15.41
5	1.03	2.67	4.12	5.53	6.99	8.59	10.45	12.83	16.47
6	1.13	2.91	4.46	5.96	7.50	9.19	11.14	13.62	17.42
7	1.23	3.13	4.77	6.35	7.97	9.73	11.77	14.35	18.28
8	1.32	3.33	5.06	6.71	8.40	10.24	12.35	15.02	19.08
9	1.40	3.53	5.33	7.05	8.81	10.71	12.89	15.65	19.83
10	1.49	3.71	5.59	7.37	9.19	11.15	13.40	16.24	20.53
11	1.56	3.88	5.83	7.68	9.56	11.57	13.89	16.80	21.20
12	1.64	4.05	6.06	7.97	9.90	11.98	14.35	17.34	21.83
13	1.71	4.20	6.29	8.25	10.23	12.36	14.80	17.85	22.44
14	1.77	4.36	6.50	8.52	10.55	12.73	15.22	18.34	23.02
15	1.84	4.50	6.71	8.78	10.86	13.09	15.63	18.81	23.58
16	1.90	4.65	6.91	9.03	11.16	13.43	16.03	19.27	24.13
17	1.97	4.78	7.10	9.27	11.45	13.77	16.41	19.71	24.65
18	2.03	4.92	7.29	9.50	11.73	14.09	16.78	20.14	25.16
19	2.08	5.05	7.47	9.73	12.00	14.41	17.14	20.56	25.65
20	2.14	5.18	7.65	9.96	12.26	14.71	17.50	20.96	26.13
21	2.20	5.30	7.83	10.17	12.52	15.01	17.84	21.36	26.60
22	2.25	5.42	8.00	10.38	12.77	15.30	18.17	21.74	27.06
23	2.30	5.54	8.16	10.59	13.02	15.59	18.50	22.12	27.50
24	2.36	5.66	8.33	10.79	13.26	15.87	18.82	22.49	27.94
25	2.41	5.77	8.48	10.99	13.49	16.14	19.13	22.85	28.37
26	2.46	5.88	8.64	11.19	13.72	16.41	19.44	23.20	28.78
27	2.51	5.99	8.79	11.38	13.95	16.67	19.74	23.55	29.19
28	2.56	6.10	8.94	11.57	14.17	16.93	20.04	23.89	29.60
29	2.60	6.20	9.09	11.75	14.39	17.18	20.33	24.22	29.99
30	2.65	6.31	9.24	11.93	14.60	17.43	20.61	24.55	30.38
31	2.69	6.41	9.38	12.11	14.82	17.67	20.89	24.87	30.76
32	2.74	6.51	9.52	12.28	15.02	17.91	21.17	25.19	31.13
33	2.78	6.61	9.66	12.45	15.23	18.15	21.44	25.50	31.50
34	2.83	6.70	9.79	12.62	15.43	18.38	21.70	25.80	31.87
35	2.87	6.80	9.93	12.79	15.63	18.61	21.97	26.11	32.23
36	2.91	6.89	10.06	12.96	15.82	18.84	22.23	26.41	32.58
37	2.96	6.99	10.19	13.12	16.01	19.06	22.48	26.70	32.93
38	3.00	7.08	10.32	13.28	16.20	19.28	22.73	26.99	33.27
39	3.04	7.17	10.45	13.44	16.39	19.50	22.98	27.27	33.61
40	3.08	7.26	10.57	13.59	16.58	19.71	23.23	27.56	33.94
50	3.46	8.10	11.75	15.06	18.31	21.72	25.53	30.20	37.07
60	3.80	8.86	12.81	16.38	19.88	23.53	27.61	32.59	39.89
70	4.12	9.56	13.79	17.60	21.32	25.20	29.52	34.79	42.48
80	4.41	10.21	14.70	18.74	22.67	26.75	31.29	36.83	44.89
90	4.69	10.83	15.56	19.80	23.93	28.21	32.96	38.74	47.16
100	4.95	11.41	16.37	20.81	25.12	29.59	34.54	40.56	49.29
110	5.20	11.96	17.14	21.77	26.25	30.90	36.04	42.28	51.33
120	5.44	12.49	17.88	22.68	27.34	32.15	37.47	43.92	53.27

【用法说明】 该表为研究设计中多个样本率比较时估计样本例数所需的 λ 值用表。适用条件是 $\alpha=0.05$，α 为Ⅰ类错误概率。表中 ν 为自由度，$\nu=k-1$，k 为样本(组)个数，β 为Ⅱ类错误概率。表内其他数字为多个样本率比较时估计样本例数时所需的 λ 值，根据 α、β、ν 查得 λ 值，将 λ 值代入相应公式计算，得到估计的样本含量。

例 为研究某镇痛药的不同剂量镇痛效果是否有差别，研究人员将条件相似的产妇随机分成 3 组，分别按低、中、高 3 种不同剂量服用该药，初试结果低、中、高剂量组镇痛有效率分别为 20.0%、55.0%和 66.7%。若 $\alpha=0.05$，$\beta=0.10$，试估计各组所需样本例数。

解 本例为 3 个样本率比较时样本含量估计。按下式计算样本含量

$$n=2\lambda/\left(2\arcsin\sqrt{p_{\max}}-2\arcsin\sqrt{p_{\min}}\right)^2$$

式中 n 为每个样本所需观察例数，$p_{\max}$ 和 $p_{\min}$ 分别为最大率和最小率，当仅知最大率和最小率的差值 p_d 时，则取 $p_{\max}=0.5+p_d/2$，$p_{\min}=0.5-p_d/2$。λ 可根据 α、β、ν，查"λ 值表"得到，k 为样本(组)个数。在计算过程中，反正弦函数取弧度。

本例 $p_{\max}=0.667$，$p_{\min}=0.200$，以 $\alpha=0.05$、$\beta=0.10$、$\nu=k-1=3-1=2$ 查"λ 值表"得 $\lambda_{0.05,0.1,2}=12.65$，将数据代入上式得

$$n=2\times 12.65/\left(2\arcsin\sqrt{0.667}-2\arcsin\sqrt{0.200}\right)^2=26.13\approx 27$$

故可认为各组需观察 27 例。

参考文献

[1]徐天和，徐勇勇，高永.中华医学统计百科全书：医学研究与临床统计设计分册[M].北京：中国统计出版社，2013：229，344.

[2]徐勇勇.中国医学统计百科全书：医学研究统计设计分册[M].北京：人民卫生出版社，2004.

[3]方积乾.卫生统计学[M].5 版.北京：人民卫生出版社，2004.

(罗文海)

χ^2 分布界值表

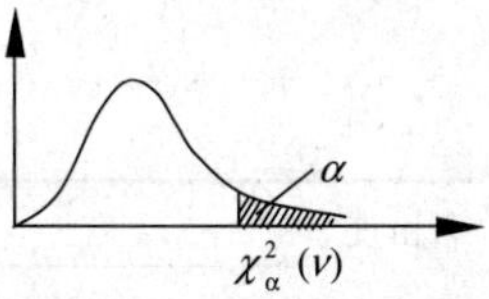

自由度	α												
ν	0.995	0.990	0.975	0.950	0.900	0.750	0.500	0.250	0.100	0.050	0.025	0.010	0.005
1	0.000	0.000	0.001	0.004	0.016	0.102	0.455	1.323	2.706	3.841	5.024	6.635	7.879
2	0.010	0.020	0.051	0.103	0.211	0.575	1.386	2.773	4.605	5.991	7.378	9.210	10.597
3	0.072	0.115	0.216	0.352	0.584	1.213	2.366	4.108	6.251	7.815	9.348	11.345	12.838
4	0.207	0.297	0.484	0.711	1.064	1.923	3.357	5.385	7.779	9.488	11.143	13.277	14.860
5	0.412	0.554	0.831	1.145	1.610	2.675	4.351	6.626	9.236	11.070	12.833	15.086	16.750
6	0.676	0.872	1.237	1.635	2.204	3.455	5.348	7.841	10.645	12.592	14.449	16.812	18.548
7	0.989	1.239	1.690	2.167	2.833	4.255	6.346	9.037	12.017	14.067	16.013	18.475	20.278
8	1.344	1.646	2.180	2.733	3.490	5.071	7.344	10.219	13.362	15.507	17.535	20.090	21.955
9	1.735	2.088	2.700	3.325	4.168	5.899	8.343	11.389	14.684	16.919	19.023	21.666	23.589
10	2.156	2.558	3.247	3.940	4.865	6.737	9.342	12.549	15.987	18.307	20.483	23.209	25.188
11	2.603	3.053	3.816	4.575	5.578	7.584	10.341	13.701	17.275	19.675	21.920	24.725	26.757
12	3.074	3.571	4.404	5.226	6.304	8.438	11.340	14.845	18.549	21.026	23.337	26.217	28.300
13	3.565	4.107	5.009	5.892	7.042	9.299	12.340	15.984	19.812	22.362	24.736	27.688	29.819
14	4.075	4.660	5.629	6.571	7.790	10.165	13.339	17.117	21.064	23.685	26.119	29.141	31.319
15	4.601	5.229	6.262	7.261	8.547	11.037	14.339	18.245	22.307	24.996	27.488	30.578	32.801
16	5.142	5.812	6.908	7.962	9.312	11.912	15.338	19.369	23.542	26.296	28.845	32.000	34.267
17	5.697	6.408	7.564	8.672	10.085	12.792	16.338	20.489	24.769	27.587	30.191	33.409	35.718
18	6.265	7.015	8.231	9.390	10.865	13.675	17.338	21.605	25.989	28.869	31.526	34.805	37.156
19	6.844	7.633	8.907	10.117	11.651	14.562	18.338	22.718	27.204	30.144	32.852	36.191	38.582
20	7.434	8.260	9.591	10.851	12.443	15.452	19.337	23.828	28.412	31.410	34.170	37.566	39.997
21	8.034	8.897	10.283	11.591	13.240	16.344	20.337	24.935	29.615	32.671	35.479	38.932	41.401
22	8.643	9.542	10.982	12.338	14.041	17.240	21.337	26.039	30.813	33.924	36.781	40.289	42.796
23	9.260	10.196	11.689	13.091	14.848	18.137	22.337	27.141	32.007	35.172	38.076	41.638	44.181
24	9.886	10.856	12.401	13.848	15.659	19.037	23.337	28.241	33.196	36.415	39.364	42.980	45.559
25	10.520	11.524	13.120	14.611	16.473	19.939	24.337	29.339	34.382	37.652	40.646	44.314	46.928
26	11.160	12.198	13.844	15.379	17.292	20.843	25.336	30.435	35.563	38.885	41.923	45.642	48.290
27	11.808	12.879	14.573	16.151	18.114	21.749	26.336	31.528	36.741	40.113	43.195	46.963	49.645
28	12.461	13.565	15.308	16.928	18.939	22.657	27.336	32.620	37.916	41.337	44.461	48.278	50.993
29	13.121	14.256	16.047	17.708	19.768	23.567	28.336	33.711	39.087	42.557	45.722	49.588	52.336
30	13.787	14.953	16.791	18.493	20.599	24.478	29.336	34.800	40.256	43.773	46.979	50.892	53.672
31	14.458	15.655	17.539	19.281	21.434	25.390	30.336	35.887	41.422	44.985	48.232	52.191	55.003
32	15.134	16.362	18.291	20.072	22.271	26.304	31.336	36.973	42.585	46.194	49.480	53.486	56.328
33	15.815	17.074	19.047	20.867	23.110	27.219	32.336	38.058	43.745	47.400	50.725	54.776	57.648
34	16.501	17.789	19.806	21.664	23.952	28.136	33.336	39.141	44.903	48.602	51.966	56.061	58.964
35	17.192	18.509	20.569	22.465	24.797	29.054	34.336	40.223	46.059	49.802	53.203	57.342	60.275
36	17.887	19.233	21.336	23.269	25.643	29.973	35.336	41.304	47.212	50.998	54.437	58.619	61.581
37	18.586	19.960	22.106	24.075	26.492	30.893	36.336	42.383	48.363	52.192	55.668	59.893	62.883

χ^2 分布界值表(续)

自由度	α												
ν	0.995	0.990	0.975	0.950	0.900	0.750	0.500	0.250	0.100	0.050	0.025	0.010	0.005
38	19.289	20.691	22.878	24.884	27.343	31.815	37.335	43.462	49.513	53.384	56.896	61.162	64.181
39	19.996	21.426	23.654	25.695	28.196	32.737	38.335	44.539	50.660	54.572	58.120	62.428	65.476
40	20.707	22.164	24.433	26.509	29.051	33.660	39.335	45.616	51.805	55.758	59.342	63.691	66.766
41	21.421	22.906	25.215	27.326	29.907	34.585	40.335	46.692	52.949	56.942	60.561	64.950	68.053
42	22.138	23.650	25.999	28.144	30.765	35.510	41.335	47.766	54.090	58.124	61.777	66.206	69.336
43	22.859	24.398	26.785	28.965	31.625	36.436	42.335	48.840	55.230	59.304	62.990	67.459	70.616
44	23.584	25.148	27.575	29.787	32.487	37.363	43.335	49.913	56.369	60.481	64.201	68.710	71.893
45	24.311	25.901	28.366	30.612	33.350	38.291	44.335	50.985	57.505	61.656	65.410	69.957	73.166
46	25.041	26.657	29.160	31.439	34.215	39.220	45.335	52.056	58.641	62.830	66.617	71.201	74.437
47	25.775	27.416	29.956	32.268	35.081	40.149	46.335	53.127	59.774	64.001	67.821	72.443	75.704
48	26.511	28.177	30.755	33.098	35.949	41.079	47.335	54.196	60.907	65.171	69.023	73.683	76.969
49	27.249	28.941	31.555	33.930	36.818	42.010	48.335	55.265	62.038	66.339	70.222	74.919	78.231
50	27.991	29.707	32.357	34.764	37.689	42.942	49.335	56.334	63.167	67.505	71.420	76.154	79.490
51	28.735	30.475	33.162	35.600	38.560	43.874	50.335	57.401	64.295	68.669	72.616	77.386	80.747
52	29.481	31.246	33.968	36.437	39.433	44.808	51.335	58.468	65.422	69.832	73.810	78.616	82.001
53	30.230	32.018	34.776	37.276	40.308	45.741	52.335	59.534	66.548	70.993	75.002	79.843	83.253
54	30.981	32.793	35.586	38.116	41.183	46.676	53.335	60.600	67.673	72.153	76.192	81.069	84.502
55	31.735	33.570	36.398	38.958	42.060	47.610	54.335	61.665	68.796	73.311	77.380	82.292	85.749
56	32.490	34.350	37.212	39.801	42.937	48.546	55.335	62.729	69.919	74.468	78.567	83.513	86.994
57	33.248	35.131	38.027	40.646	43.816	49.482	56.335	63.793	71.040	75.624	79.752	84.733	88.236
58	34.008	35.913	38.844	41.492	44.696	50.419	57.335	64.857	72.160	76.778	80.936	85.950	89.477
59	34.770	36.698	39.662	42.339	45.577	51.356	58.335	65.919	73.279	77.931	82.117	87.166	90.715
60	35.534	37.485	40.482	43.188	46.459	52.294	59.335	66.981	74.397	79.082	83.298	88.379	91.952
61	36.301	38.273	41.303	44.038	47.342	53.232	60.335	68.043	75.514	80.232	84.476	89.591	93.186
62	37.068	39.063	42.126	44.889	48.226	54.171	61.335	69.104	76.630	81.381	85.654	90.802	94.419
63	37.838	39.855	42.950	45.741	49.111	55.110	62.335	70.165	77.745	82.529	86.830	92.010	95.649
64	38.610	40.649	43.776	46.595	49.996	56.050	63.335	71.225	78.860	83.675	88.004	93.217	96.878
65	39.383	41.444	44.603	47.450	50.883	56.990	64.335	72.285	79.973	84.821	89.177	94.422	98.105
66	40.158	42.240	45.431	48.305	51.770	57.931	65.335	73.344	81.085	85.965	90.349	95.626	99.330
67	40.935	43.038	46.261	49.162	52.659	58.872	66.335	74.403	82.197	87.108	91.519	96.828	100.554
68	41.713	43.838	47.092	50.020	53.548	59.814	67.335	75.461	83.308	88.250	92.689	98.028	101.776
69	42.494	44.639	47.924	50.879	54.438	60.756	68.334	76.519	84.418	89.391	93.856	99.228	102.996
70	43.275	45.442	48.758	51.739	55.329	61.698	69.334	77.577	85.527	90.531	95.023	100.425	104.215
71	44.058	46.246	49.592	52.600	56.221	62.641	70.334	78.634	86.635	91.670	96.189	101.621	105.432
72	44.843	47.051	50.428	53.462	57.113	63.585	71.334	79.690	87.743	92.808	97.353	102.816	106.648
73	45.629	47.858	51.265	54.325	58.006	64.528	72.334	80.747	88.850	93.945	98.516	104.010	107.862
74	46.417	48.666	52.103	55.189	58.900	65.472	73.334	81.803	89.956	95.081	99.678	105.202	109.074

χ^2 分布界值表(续完)

自由度	α												
ν	0.995	0.990	0.975	0.950	0.900	0.750	0.500	0.250	0.100	0.050	0.025	0.010	0.005
75	47.206	49.475	52.942	56.054	59.795	66.417	74.334	82.858	91.061	96.217	100.839	106.393	110.286
76	47.997	50.286	53.782	56.920	60.690	67.362	75.334	83.913	92.166	97.351	101.999	107.583	111.495
77	48.788	51.097	54.623	57.786	61.586	68.307	76.334	84.968	93.270	98.484	103.158	108.771	112.704
78	49.582	51.910	55.466	58.654	62.483	69.252	77.334	86.022	94.374	99.617	104.316	109.958	113.911
79	50.376	52.725	56.309	59.522	63.380	70.198	78.334	87.077	95.476	100.749	105.473	111.144	115.117
80	51.172	53.540	57.153	60.391	64.278	71.145	79.334	88.130	96.578	101.879	106.629	112.329	116.321
81	51.969	54.357	57.998	61.261	65.176	72.091	80.334	89.184	97.680	103.010	107.783	113.512	117.524
82	52.767	55.174	58.845	62.132	66.076	73.038	81.334	90.237	98.780	104.139	108.937	114.695	118.726
83	53.567	55.993	59.692	63.004	66.976	73.985	82.334	91.289	99.880	105.267	110.090	115.876	119.927
84	54.368	56.813	60.540	63.876	67.876	74.933	83.334	92.342	100.980	106.395	111.242	117.057	121.126
85	55.170	57.634	61.389	64.749	68.777	75.881	84.334	93.394	102.079	107.522	112.393	118.236	122.325
86	55.973	58.456	62.239	65.623	69.679	76.829	85.334	94.446	103.177	108.648	113.544	119.414	123.522
87	56.777	59.279	63.089	66.498	70.581	77.777	86.334	95.497	104.275	109.773	114.693	120.591	124.718
88	57.582	60.103	63.941	67.373	71.484	78.726	87.334	96.548	105.372	110.898	115.841	121.767	125.913
89	58.389	60.928	64.793	68.249	72.387	79.675	88.334	97.599	106.469	112.022	116.989	122.942	127.106
90	59.196	61.754	65.647	69.126	73.291	80.625	89.334	98.650	107.565	113.145	118.136	124.116	128.299
91	60.005	62.581	66.501	70.003	74.196	81.574	90.334	99.700	108.661	114.268	119.282	125.289	129.491
92	60.815	63.409	67.356	70.882	75.100	82.524	91.334	100.750	109.756	115.390	120.427	126.462	130.681
93	61.625	64.238	68.211	71.760	76.006	83.474	92.334	101.800	110.850	116.511	121.571	127.633	131.871
94	62.437	65.068	69.068	72.640	76.912	84.425	93.334	102.850	111.944	117.632	122.715	128.803	133.059
95	63.250	65.898	69.925	73.520	77.818	85.376	94.334	103.899	113.038	118.752	123.858	129.973	134.247
96	64.063	66.730	70.783	74.401	78.725	86.327	95.334	104.948	114.131	119.871	125.000	131.141	135.433
97	64.878	67.562	71.642	75.282	79.633	87.278	96.334	105.997	115.223	120.990	126.141	132.309	136.619
98	65.694	68.396	72.501	76.164	80.541	88.229	97.334	107.045	116.315	122.108	127.282	133.476	137.803
99	66.510	69.230	73.361	77.046	81.449	89.181	98.334	108.093	117.407	123.225	128.422	134.642	138.987
100	67.328	70.065	74.222	77.929	82.358	90.133	99.334	109.141	118.498	124.342	129.561	135.807	140.169

【用法说明】 χ^2 分布(Chi-square distribution)是一种常用的连续型分布,是三大抽样分布之一,它可用于检验资料的实际频数与理论频数是否相符等问题。

$U_1,U_2,\cdots,U_\nu$ 是相互独立的标准正态随机变量,则称它们的平方和 $\chi^2=\sum_{i=1}^{\nu}U_i^2$ 为 χ^2 变量,它服从自由度为 ν 的 χ^2 分布,记为 $\chi^2\sim\chi^2(\nu)$。不同自由度 ν 对应的 χ^2 分布的概率密度曲线是不同的。$\chi^2_\alpha(\nu)$ 表示自由度为 ν 的 χ^2 分布的上 α 分位点(上侧界值),可通过“χ^2 分布界值表”查得。表中第一列为 χ^2 分布的自由度;表内数字为自由度为 ν、χ^2 分布曲线下的右侧尾部面积为 α 时所对应的 χ^2 界值,即 $\chi^2_\alpha(\nu)$。例如,对于 $\nu=10$,$\alpha=0.1$ 所对应的 χ^2 界值为 $\chi^2_{0.1}(10)=15.987$,表示 χ^2 分布图中以该值为界,右侧尾部面积是 0.1。

例 某医生欲比较万拉法新与氟西汀治疗老年期抑郁症的疗效,将病情相近的 60 名患者随机分成两组,分别用2种药物进行治疗,结果见表1。

表1　万拉法新与氟西汀治疗老年期抑郁症的疗效比较

分组	疗效〔例数(构成比)〕		合计
	痊愈	未愈	
万拉法新组	19(63.33)	11(36.67)	30
氟西汀组	15(50.00)	15(50.00)	30
合　计	34(56.67)	26(43.33)	60

解　本例涉及1个定性变量,即治疗效果,取值为痊愈和未愈。由样本看,万拉法新组痊愈率是63.33%,氟西汀组痊愈率是50.00%,我们现在要解决的问题是2种药物治疗所代表的总体的痊愈率是否相同,本类问题通常选用 χ^2 检验来解决,以下是 Pearson χ^2 检验过程:

1)建立检验假设,确定检验水准

$H_0:\pi_1=\pi_2$,即两药的总体痊愈率相同

$H_1:\pi_1\neq\pi_2$,即两药的总体痊愈率不相同

$\alpha=0.05$

2)计算检验统计量

$$\chi^2=\frac{(19-17)^2}{17}+\frac{(11-13)^2}{13}+\frac{(15-17)^2}{17}+\frac{(15-13)^2}{13}=1.086,\ 自由度\ \nu=1$$

3)确定 P 值,做出推断结论

查"χ^2 分布界值表",在该表中第1列找到自由度1所对应的行,再找检验水准 $\alpha=0.05$ 所对应的列,该列与自由度1所对应的行交叉数字即为界值 $\chi^2_{0.05}(1)=3.841$。本例 $\chi^2=1.086<\chi^2_{0.05}(1)$,因此,$P>0.05$。

故在 $\alpha=0.05$ 检验水准下,不能拒绝 H_0,差别无统计学意义。因此,尚不能认为万拉法新与氟西汀治疗老年期抑郁症的痊愈率不同。

参考文献

[1]徐天和,颜虹.中华医学统计百科全书:单变量推断统计分册[M].北京:中国统计出版社,2012.

[2]方积乾.生物医学研究的统计方法[M].北京:高等教育出版社,2007.

(祁爱琴)

Ψ 值表(多个样本均数比较时所需样本例数估计用)

$\alpha=0.05, \beta=0.10$

ν_2	ν_1																
	1	2	3	4	5	6	7	8	9	10	15	20	30	40	50	60	∞
2	6.80	6.71	6.68	6.67	6.66	6.65	6.65	6.65	6.64	6.64	6.64	6.63	6.63	6.63	6.63	6.63	6.62
3	5.01	4.63	4.47	4.39	4.34	4.30	4.27	4.25	4.23	4.22	4.18	4.16	4.14	4.13	4.12	4.11	4.09
4	4.40	3.90	3.69	3.58	3.50	3.45	3.41	3.38	3.36	3.34	3.28	3.25	3.22	3.20	3.19	3.17	3.15
5	4.09	3.54	3.30	3.17	3.08	3.02	2.97	2.94	2.91	2.89	2.81	2.78	2.74	2.72	2.70	2.68	2.66
6	3.91	3.32	3.07	2.92	2.83	2.76	2.71	2.67	2.64	2.61	2.53	2.49	2.44	2.42	2.40	2.37	2.35
7	3.80	3.18	2.91	2.76	2.66	2.58	2.53	2.49	2.45	2.42	2.33	2.29	2.24	2.21	2.19	2.16	2.13
8	3.71	3.08	2.81	2.64	2.54	2.46	2.40	2.35	2.32	2.29	2.19	2.14	2.09	2.06	2.03	2.00	1.97
9	3.65	3.01	2.72	2.56	2.44	2.36	2.30	2.26	2.22	2.19	2.09	2.03	1.97	1.94	1.91	1.88	1.85
10	3.60	2.95	2.66	2.49	2.37	2.29	2.23	2.18	2.14	2.11	2.00	1.94	1.88	1.85	1.82	1.78	1.75
11	3.57	2.91	2.61	2.44	2.32	2.23	2.17	2.12	2.08	2.04	1.93	1.87	1.81	1.78	1.74	1.70	1.67
12	3.54	2.87	2.57	2.39	2.27	2.19	2.12	2.07	2.02	1.99	1.88	1.81	1.75	1.71	1.68	1.64	1.60
13	3.51	2.84	2.54	2.36	2.23	2.15	2.08	2.02	1.98	1.95	1.83	1.76	1.69	1.66	1.62	1.58	1.54
14	3.49	2.81	2.51	2.33	2.20	2.11	2.04	1.99	1.94	1.91	1.79	1.72	1.65	1.61	1.57	1.53	1.49
15	3.47	2.79	2.48	2.30	2.17	2.08	2.01	1.96	1.91	1.87	1.75	1.68	1.61	1.57	1.53	1.49	1.44
16	3.46	2.77	2.46	2.28	2.15	2.06	1.99	1.93	1.88	1.85	1.72	1.65	1.58	1.54	1.49	1.45	1.40
17	3.44	2.76	2.44	2.26	2.13	2.04	1.96	1.91	1.86	1.82	1.69	1.62	1.55	1.50	1.46	1.41	1.36
18	3.43	2.74	2.43	2.24	2.11	2.02	1.94	1.89	1.84	1.80	1.67	1.60	1.52	1.48	1.43	1.38	1.33
19	3.42	2.73	2.41	2.22	2.09	2.00	1.93	1.87	1.82	1.78	1.65	1.58	1.49	1.45	1.40	1.35	1.30
20	3.41	2.72	2.40	2.21	2.08	1.98	1.91	1.85	1.80	1.76	1.63	1.55	1.47	1.43	1.38	1.33	1.27
21	3.40	2.71	2.39	2.20	2.07	1.97	1.90	1.84	1.79	1.75	1.61	1.54	1.45	1.41	1.36	1.30	1.25
22	3.39	2.70	2.38	2.19	2.05	1.96	1.88	1.82	1.77	1.73	1.60	1.52	1.43	1.39	1.34	1.28	1.22
23	3.39	2.69	2.37	2,18	2.04	1.95	1.87	1.81	1.76	1.72	1.58	1.50	1.42	1.37	1.32	1.26	1.20
24	3.38	2.68	2.36	2.17	2.03	1.94	1.86	1.80	1.75	1.71	1.57	1.49	1.40	1.35	1.30	1.24	1.18
25	3.37	2.68	2.35	2.16	2.02	1.93	1.85	1.79	1.74	1.70	1.56	1.48	1.39	1.34	1.28	1.23	1.16
26	3.37	2.67	2.35	2.15	2.02	1.92	1.84	1.78	1.73	1.69	1.54	1.46	1.37	1.32	1.27	1.21	1.15
27	3.36	2.66	2.34	2.14	2.01	1.91	1.83	1.77	1.72	1.68	1.53	1.45	1.36	1.31	1.26	1.20	1.13
28	3.36	2.66	2.33	2.14	2.00	1.90	1.82	1.76	1.71	1.67	1.52	1.44	1.35	1.30	1.24	1.18	1.11
29	3.36	2.65	2.33	2.13	1.99	1.89	1.82	1.75	1.70	1.66	1.51	1.43	1.34	1.29	1.23	1.17	1.10
30	3.35	2.65	2.32	2.12	1.99	1.89	1.81	1.75	1.70	1.65	1.51	1.42	1.33	1.28	1.22	1.16	1.08

Ψ 值表(多个样本均数比较时所需样本例数估计用)(续完)

ν_2	ν_1																
	1	2	3	4	5	6	7	8	9	10	15	20	30	40	50	60	∞
31	3.35	2.64	2.32	2.12	1.98	1.88	1.80	1.74	1.69	1.64	1.50	1.41	1.32	1.27	1.21	1.14	1.07
32	3.34	2.64	2.31	2.11	1.98	1.88	1.80	1.73	1.68	1.64	1.49	1.41	1.31	1.26	1.20	1.13	1.06
33	3.34	2.63	2.31	2.11	1.97	1.87	1.79	1.73	1.68	1.63	1.48	1.40	1.30	1.25	1.19	1.12	1.05
34	3.34	2.63	2.30	2.10	1.97	1.87	1.79	1.72	1.67	1.63	1.48	1.39	1.29	1.24	1.18	1.11	1.04
35	3.34	2.63	2.30	2.10	1.96	1.86	1.78	1.72	1.66	1.62	1.47	1.38	1.29	1.23	1.17	1.10	1.02
36	3.33	2.62	2.30	2.10	1.96	1.86	1.78	1.71	1.66	1.62	1.47	1.38	1.28	1.22	1.16	1.09	1.01
37	3.33	2.62	2.29	2.09	1.95	1.85	1.77	1.71	1.65	1.61	1.46	1.37	1.27	1.22	1.15	1.08	1.00
38	3.33	2.62	2.29	2.09	1.95	1.85	1.77	1.70	1.65	1.61	1.45	1.37	1.27	1.21	1.15	1.08	0.99
39	3.33	2.62	2.29	2.09	1.95	1.84	1.76	1.70	1.65	1.60	1.45	1.36	1.26	1.20	1.14	1.07	0.99
40	3.32	2.61	2.28	2.08	1.94	1.84	1.76	1.70	1.64	1.60	1.44	1.36	1.25	1.20	1.13	1.06	0.98
41	3.32	2.61	2.28	2.08	1.94	1.84	1.76	1.69	1.64	1.59	1.44	1.35	1.25	1.19	1.13	1.05	0.97
42	3.32	2.61	2.28	2.08	1.94	1.83	1.75	1.69	1.63	1.59	1.44	1.35	1.24	1.18	1.12	1.05	0.96
43	3.32	2.61	2.28	2.07	1.93	1.83	1.75	1.69	1.63	1.59	1.43	1.34	1.24	1.18	1.11	1.04	0.95
44	3.32	2.60	2.27	2.07	1.93	1.83	1.75	1.68	1.63	1.58	1.43	1.34	1.23	1.17	1.11	1.03	0.94
45	3.31	2.60	2.27	2.07	1.93	1.83	1.74	1.68	1.62	1.58	1.42	1.33	1.23	1.17	1.10	1.03	0.94
46	3.31	2.60	2.27	2.07	1.93	1.82	1.74	1.68	1.62	1.58	1.42	1.33	1.22	1.16	1.10	1.02	0.93
47	3.31	2.60	2.27	2.06	1.92	1.82	1.74	1.67	1.62	1.57	1.42	1.33	1.22	1.16	1.09	1.02	0.92
48	3.31	2.60	2.26	2.06	1.92	1.82	1.74	1.67	1.62	1.57	1.41	1.32	1.22	1.15	1.09	1.01	0.92
49	3.31	2.59	2.26	2.06	1.92	1.82	1.73	1.67	1.61	1.57	1.41	1.32	1.21	1.15	1.08	1.00	0.91
50	3.31	2.59	2.26	2.06	1.92	1.81	1.73	1.67	1.61	1.56	1.41	1.31	1.21	1.15	1.08	1.00	0.90
60	3.30	2.58	2.25	2.04	1.90	1.79	1.71	1.64	1.59	1.54	1.38	1.29	1.18	1.11	1.04	0.95	0.85
80	3.28	2.56	2.23	2.02	1.88	1.77	1.69	1.62	1.56	1.51	1.35	1.25	1.14	1.07	0.99	0.90	0.77
120	3.27	2.55	2.21	2.00	1.86	1.75	1.66	1.59	1.54	1.49	1.32	1.22	1.09	1.02	0.94	0.83	0.68
240	3.26	2.53	2.19	1.98	1.84	1.73	1.64	1.57	1.51	1.46	1.29	1.18	1.05	0.97	0.88	0.76	0.56
∞	3.24	2.52	2.17	1.96	1.81	1.70	1.62	1.54	1.48	1.43	1.25	1.14	1.01	0.92	0.82	0.65	0.00

【用法说明】 该表为研究设计中样本含量估计用表。适用条件是 $\alpha=0.05$,$\beta=0.10$,α 为Ⅰ类错误概率,β 为Ⅱ类错误概率。表中 ν_1、ν_2 为自由度,$\nu_1=k-1$,k 为样本(组)个数,$\nu_2=k(n_{(i)}-1)$,$n_{(i)}$为估计样本含量,其值按相应公式计算。表内其他数字为多个样本均数比较时所需样本例数估计用的 Ψ 值表。使用该表时,先根据 α、β、ν_1、ν_2 的数值查得 Ψ 值,然后将 Ψ 值代入相应公式计算求得样本含量。

例 欲探讨天然牛磺酸对高铅动物模型铅含量的影响,将实验大白鼠模型随机分到牛磺酸高剂量组、牛磺酸低剂量组和空白对照组,预试验测得 3 组动物血铅含量的均值分别为 2.40、2.54、3.45μg /L,标准差均为 0.60μg /L,若要求 $\alpha=0.05$,$\beta=0.10$,问各组需观察多少例?

解 本例为完全随机设计 3 个样本均数比较时样本例数估计。每组所需例数按下式计算:

$$n=\Psi^2(\sum_{i=1}^{k}s_i^2/k)/[\sum_{i=1}^{k}(\bar{x}_i-\bar{x})^2/(k-1)]$$

式中,n 为各样本(组)所需例数,$\bar{x}_i$ 和 s_i 分别为第 i 样本的均数、标准差的估计值,$\bar{X}=\sum_{i=1}^{k}\bar{X}_i/k$,$k$ 为组数。Ψ 值由"Ψ 值表"查得。先以 α、β、$\nu_1=k-1$、$\nu_2=\infty$,查得 Ψ 值,将 Ψ 值代入上式中求得 $n_{(1)}$,第二次由 $\nu_1=k-1$、$\nu_2=k(n_{(1)}-1)$ 查 Ψ 值表,代入式中求 $n_{(2)}$,仿此进行,直至前后 2 次求得结果趋于稳定为止,即得所求样本例数。

本例:

$$\bar{x}_1=2.40,\bar{x}_2=2.54,\ \bar{x}_3=3.45;\ S_1=0.60,\ S_2=0.60,S_3=0.60;\ \alpha=0.05;\beta=0.10$$

$$\bar{x}=(2.40+2.54+3.45)/3=2.80$$

$$\sum_{i=1}^{k}(\bar{x}_i-\bar{x})^2=(2.40-2.80)^2+(2.54-2.80)^2+(3.45-2.80)^2=0.6501$$

$$\sum_{i=1}^{k}s_i^2=0.60^2+0.60^2+0.60^2=1.08$$

以 $\alpha=0.05$,$\beta=0.10$,$\nu_1=k-1=3-1=2$,$\nu_2=\infty$,查"Ψ 值表",得 $\Psi_{0.05,0.1,2,\infty}=2.52$,代入上式得:

$n_{(1)}=2.52^2(1.08/3)/[0.6501/(3-1)]=7.03\approx 8$

以 $\nu_1=2$,$\nu_2=3\times(8-1)=21$ 查"Ψ 值表",得 $\Psi_{0.05,0.1,2,21}=2.71$,代入上式得,

$n_{(2)}=2.71^2(1.08/3)/[0.6501/(3-1)]=8.13\approx 9$

再以 $\nu_1=2$,$\nu_2=3\times(9-1)=24$ 查"Ψ 值表",得 $\Psi_{0.05,0.1,2,24}=2.68$,代入上式得,

$n_{(3)}=2.68^2(1.08/3)/[0.6501/(3-1)]=7.95\approx 8$

2 次结果相近,故可认为每组需要观察 9 例。

参考文献

[1]徐天和,徐勇勇,高永.中华医学统计百科全书:医学研究与临床统计设计分册[M].北京:中国统计出版社,2013:340-341.

[2]方积乾.卫生统计学[M].7 版.北京:人民卫生出版社,2012.

(罗文海)

百分率的置信区间

n	x=0	1	2	3	4	5	6	7	8	9	10	11	12	13
1	0～98													
	0～100													
2	0～84	1～99												
	0～93	0～100												
3	0～71	1～91	9～99											
	0～83	0～96	4～100											
4	0～60	1～81	7～93											
	0～73	0～89	3～97											
5	0～52	1～72	5～82	15～95										
	0～65	0～81	2～92	8～98										
6	0～46	0～64	4～78	12～88										
	0～59	0～75	2～86	7～93										
7	0～41	0～58	4～71	10～82	18～90									
	0～53	0～68	2～80	6～88	12～94									
8	0～37	0～53	3～65	9～76	16～84									
	0～48	0～63	1～74	5～83	10～90									
9	0～34	0～48	3～60	7～70	14～79	21～86								
	0～45	0～59	1～69	4～78	9～85	15～91								
10	0～31	0～45	3～56	7～65	12～74	19～81								
	0～41	0～54	1～65	4～74	8～81	13～87								
11	0～28	0～41	2～52	6～61	11～69	17～77	23～83							
	0～38	0～51	1～61	3～69	7～77	11～83	17～89							
12	0～26	0～38	2～48	5～57	10～65	15～72	21～79							
	0～36	0～48	1～57	3～66	6～73	10～79	15～85							
13	0～25	0～36	2～45	5～54	9～61	14～68	19～75	25～81						
	0～34	0～45	1～54	3～62	6～69	9～76	14～81	19～86						
14	0～23	0～34	2～43	5～51	8～58	13～65	18～71	23～77						
	0～32	0～42	1～51	3～59	5～66	9～72	13～78	17～83						
15	0～22	0～32	2～41	4～48	8～55	12～62	16～68	21～73	27～79					
	0～30	0～40	1～49	2～56	5～63	8～69	12～74	16～79	21～84					
16	0～21	0～30	2～38	4～46	7～52	11～59	15～65	20～70	25～75					
	0～28	0～38	1～46	2～53	5～60	8～66	11～71	15～76	19～81					
17	0～20	0～29	2～36	4～43	7～50	10～56	14～62	18～67	23～72	28～77				
	0～27	0～36	1～44	2～51	4～57	7～63	10～69	14～74	18～78	22～82				
18	0～19	0～27	1～35	4～41	6～48	10～54	13～59	17～64	22～69	26～74				
	0～26	0～35	1～42	2～49	4～55	7～61	10～66	13～71	17～75	21～79				
19	0～18	0～26	1～33	3～40	6～46	9～51	13～57	16～62	20～67	24～71	29～76			
	0～24	0～33	1～40	2～47	4～53	6～58	9～63	12～68	16～73	19～77	23～81			
20	0～17	0～25	1～32	3～38	6～44	9～49	12～54	15～59	19～64	23～69	27～73			
	0～23	0～32	1～39	2～45	4～51	6～56	9～61	11～66	15～70	18～74	22～78			
21	0～16	0～24	1～30	3～36	5～42	8～47	11～52	15～57	18～62	22～66	26～70	30～74		
	0～22	0～30	1～37	2～43	3～49	6～54	8～59	11～63	14～68	17～71	21～76	24～80		
22	0～15	0～23	1～29	3～35	5～40	8～45	11～50	14～55	17～59	21～64	24～68	28～72		
	0～21	0～29	1～36	2～42	3～47	5～52	8～57	10～61	13～66	16～70	20～73	23～77		
23	0～15	0～22	1～28	3～34	5～39	8～44	10～48	13～53	16～57	20～62	23～66	27～69	31～73	
	0～21	0～28	1～35	2～40	3～45	5～50	7～55	10～59	13～63	15～67	19～71	22～75	25～78	
24	0～14	0～21	1～27	3～32	5～37	7～42	10～47	13～51	16～55	19～59	22～63	26～67	29～71	
	0～20	0～27	0～33	2～39	3～44	5～49	7～53	9～57	12～61	15～65	18～69	21～73	24～76	
25	0～14	0～20	1～26	3～31	5～36	7～41	9～45	12～49	15～54	18～58	21～61	24～65	28～69	31～72
	0～19	0～26	0～32	1～37	3～42	5～47	7～51	9～56	11～60	14～63	17～67	20～71	23～74	26～77

百分率的置信区间(续)

n	x													
	0	1	2	3	4	5	6	7	8	9	10	11	12	13
26	0～13	0～20	1～25	2～30	4～35	7～39	9～44	12～48	14～52	17～56	20～60	23～63	27～67	30～70
	0～18	0～25	0～31	1～36	3～41	4～46	6～50	9～54	11～58	13～62	16～65	19～69	22～72	25～75
27	0～13	0～19	1～24	2～29	4～34	6～38	9～42	11～46	14～50	17～54	19～58	22～61	26～65	29～68
	0～18	0～25	0～30	1～35	3～40	4～44	6～48	8～52	10～56	13～60	15～63	18～67	21～70	24～73
28	0～12	0～18	1～24	2～28	4～33	6～37	8～41	11～45	13～49	16～52	19～56	22～59	25～63	28～66
	0～17	0～24	0～29	1～34	3～39	4～43	6～47	8～51	10～55	12～58	15～62	17～65	20～68	23～71
29	0～12	0～18	1～23	2～27	4～32	6～36	8～40	10～44	13～47	15～51	18～54	21～58	24～61	26～64
	0～17	0～23	0～28	1～33	2～37	4～42	6～46	8～49	10～53	12～57	14～60	17～63	19～66	22～70
30	0～12	0～17	1～22	2～27	4～31	6～35	8～39	10～42	12～46	15～49	17～53	20～56	23～59	26～63
	0～16	0～22	0～27	1～32	2～36	4～40	5～44	7～48	9～52	11～55	14～58	16～62	19～65	21～68
31	0～11	0～17	1～22	2～26	4～30	6～34	8～38	10～41	12～45	14～48	17～51	19～55	22～58	25～61
	0～16	0～22	0～27	1～31	2～35	4～39	5～43	7～47	9～50	11～54	13～57	16～60	18～63	20～66
32	0～11	0～16	1～21	2～25	4～29	5～33	7～36	9～40	12～43	14～47	16～50	19～53	21～56	24～59
	0～15	0～21	0～26	1～30	2～34	4～38	5～42	7～46	9～49	11～52	13～56	15～59	17～62	20～65
33	0～11	0～15	1～20	2～24	3～28	5～32	7～36	9～39	11～42	13～46	16～49	18～52	20～55	23～58
	0～15	0～20	0～25	1～30	2～34	3～37	5～41	7～44	8～48	10～51	12～54	14～57	17～60	19～63
34	0～10	0～15	1～19	2～23	3～28	5～31	7～35	9～38	11～41	13～44	15～48	17～51	20～54	22～56
	0～14	0～20	0～25	1～29	2～33	3～36	5～40	6～43	8～47	10～50	12～53	14～56	16～59	18～62
35	0～10	0～15	1～19	2～23	3～27	5～30	7～34	8～37	10～40	13～43	15～46	17～49	19～52	22～55
	0～14	0～20	0～24	1～28	2～32	3～35	5～39	6～42	8～45	10～49	12～52	14～55	16～57	18～60
36	0～10	0～15	1～18	2～22	3～26	5～29	6～33	8～36	10～39	12～42	14～45	16～48	19～51	21～54
	0～14	0～19	0～23	1～27	2～31	3～35	5～38	6～41	8～44	9～47	11～50	13～53	15～56	17～59
37	0～10	0～14	1～18	2～22	3～25	5～28	6～32	8～35	10～38	12～41	14～44	16～47	18～50	20～53
	0～13	0～18	0～23	1～27	2～30	3～34	4～37	6～40	7～43	9～46	11～49	13～52	15～55	17～58
38	0～10	0～14	1～18	2～21	3～25	5～28	6～32	8～34	10～37	11～40	13～43	15～46	18～49	20～51
	0～13	0～18	0～22	1～26	2～30	3～33	4～36	6～39	7～42	9～45	11～48	12～51	14～54	16～56
39	0～9	0～14	1～17	2～21	3～24	4～27	6～31	8～33	9～36	11～39	13～42	15～45	17～48	19～50
	0～13	0～18	0～21	1～25	2～29	3～32	4～35	6～38	7～41	9～44	10～47	12～50	14～53	16～55
40	0～9	0～13	1～17	2～21	3～24	4～27	6～30	8～33	9～35	11～38	13～41	15～44	17～47	19～49
	0～12	0～17	0～21	1～25	2～28	3～32	4～35	5～38	7～40	9～43	10～46	12～49	13～52	15～54
41	0～9	0～13	1～17	2～20	3～23	4～26	6～29	7～32	9～35	11～37	12～40	14～43	16～46	18～48
	0～12	0～17	0～21	1～24	2～28	3～31	4～34	5～37	7～40	8～42	10～45	11～48	13～50	15～53
42	0～9	0～13	1～16	2～20	3～23	4～26	6～28	7～31	9～35	10～37	12～39	14～42	16～45	18～47
	0～12	0～17	0～20	1～24	2～27	3～30	4～33	5～36	7～39	8～42	9～44	11～47	13～49	15～52
43	0～9	0～12	1～16	2～19	3～23	4～25	5～28	7～31	8～33	10～36	12～39	14～41	15～44	17～45
	0～12	0～16	0～20	1～23	2～26	3～30	4～33	5～35	6～38	8～41	9～43	11～46	13～49	14～51
44	0～9	0～12	1～15	2～19	3～22	4～25	5～28	7～30	8～33	10～35	11～38	13～40	15～43	17～45
	0～11	0～16	0～19	1～23	2～26	3～29	4～32	5～35	6～37	8～40	9～42	11～45	12～47	14～50
45	0～8	0～12	1～15	2～18	3～21	4～24	5～27	7～30	8～32	9～34	11～37	13～39	15～42	16～44
	0～11	0～15	0～19	1～22	2～25	3～28	4～31	5～34	6～37	8～39	9～42	10～44	12～47	14～49
46	0～8	0～12	1～15	2～18	3～21	4～24	5～26	7～29	8～31	9～34	11～36	13～39	14～41	16～43
	0～11	0～15	0～19	1～22	2～25	3～28	4～31	5～33	6～36	7～39	9～41	10～43	12～46	13～48
47	0～8	0～12	1～15	2～17	3～20	4～23	6～26	6～28	8～31	9～34	11～36	12～38	14～40	16～43
	0～11	0～15	0～18	1～21	2～24	2～27	3～30	5～33	6～35	7～38	9～40	10～42	11～45	13～47
48	0～8	0～11	1～14	2～17	3～20	4～22	5～25	6～28	8～30	9～33	11～35	12～37	14～39	15～42
	0～10	0～14	0～18	1～21	2～24	2～27	3～29	5～32	6～35	7～37	8～40	10～42	11～44	13～47
49	0～8	0～11	1～14	2～17	2～20	4～22	5～25	6～27	7～30	9～32	10～35	12～37	13～39	15～41
	0～10	0～14	0～17	1～20	1～24	2～26	3～29	4～32	6～34	7～36	8～39	9～41	11～44	12～16
50	0～7	0～11	1～14	2～17	2～19	3～22	5～24	6～26	7～29	9～31	10～34	11～36	13～38	15～41
	0～10	0～14	0～17	1～20	1～23	2～26	3～28	4～31	5～33	7～36	8～38	9～40	11～43	12～45

百分率的置信区间(续)

n	x: 14	15	16	17	18	19	20	21	22	23	24	25
26												
27	32～71 27～76											
28	31～69 26～74											
29	30～68 25～72	33～71 28～75										
30	28～66 24～71	31～69 27～74										
31	27～64 23～69	30～67 26～72	33～70 28～75									
32	26～62 22～67	29～65 25～70	32～68 27～73									
33	26～61 21～66	28～64 24～69	31～67 26～71	34～69 29～74								
34	25～59 21～64	27～62 23～67	30～65 25～70	32～68 28～72								
35	24～58 20～63	26～61 22～66	29～63 24～68	31～66 27～71	34～69 29～73							
36	23～57 19～62	26～59 22～64	28～62 23～67	30～65 26～69	33～67 28～72							
37	23～55 19～60	25～58 21～63	27～61 23～65	30～63 25～68	32～66 28～70	34～68 30～73						
38	22～54 18～59	24～57 20～61	26～59 22～64	29～62 25～66	31～64 27～69	33～67 29～71						
39	21～53 18～58	23～55 20～60	26～58 22～63	28～60 24～65	30～63 26～68	32～65 28～70	35～68 30～72					
41	21～52 17～57	23～54 19～59	25～57 21～61	27～59 23～64	29～62 25～66	32～64 27～68	34～66 30～71					
42	20～51 17～55	22～53 19～58	24～56 21～60	26～58 23～63	29～60 25～65	31～63 27～67	33～65 29～69	35～67 31～71				
42	20～50 16～54	22～52 18～57	24～54 20～59	26～57 22～61	28～59 24～64	30～61 26～66	32～64 28～67	34～66 30～70				
43	19～49 16～53	21～51 18～56	23～53 19～58	25～56 21～60	27～58 23～62	29～60 25～65	31～62 27～66	33～65 29～69	36～67 31～71			
44	19～48 15～52	21～50 17～55	22～52 19～57	24～55 21～59	26～57 23～61	28～59 25～63	30～61 26～65	33～63 28～68	35～65 30～70			
45	18～47 15～51	20～49 17～54	22～51 19～56	24～54 20～58	26～56 22～60	28～58 24～62	30～60 26～64	32～62 28～66	34～64 30～68	36～66 32～70		
46	18～46 15～50	20～48 16～53	21～50 18～55	23～53 20～57	25～55 22～59	27～57 23～61	29～59 25～63	31～61 27～65	33～63 29～67	35～65 31～69		
47	18～45 14～19	19～47 16～52	21～49 18～54	23～52 19～56	25～54 21～58	26～56 23～60	28～58 25～62	30～60 26～64	32～62 28～66	34～64 30～68	36～66 32～70	
48	17～44 14～49	19～46 16～51	21～48 17～53	22～51 19～55	24～53 21～27	26～53 22～59	28～57 24～61	30～59 26～63	31～61 28～65	33～63 29～67	35～65 31～69	
49	17～43 14～48	18～45 15～50	20～47 17～52	22～50 19～54	24～52 20～56	25～54 22～58	27～56 23～60	29～58 25～62	31～60 27～64	33～62 29～66	34～64 31～68	36～66 32～70
50	16～43 14～47	18～45 15～49	20～47 17～51	21～49 18～53	23～51 20～55	25～53 21～57	26～55 23～59	28～57 25～61	30～59 26～63	32～61 28～65	34～63 30～67	36～65 32～68

百分率的置信区间(续完)

x	n=50	60	70	80	90	100
1	0～11	0～9	0～8	0～7	0～6	0～5
	0～14	0～12	0～10	0～9	0～8	0～7
2	0～14	1～11	0～10	1～9	0～8	0～7
	0～17	0～14	0～13	0～11	0～10	0～9
3	1～17	1～14	1～12	1～11	1～10	1～8
	1～20	1～17	1～15	1～13	0～12	0～10
4	2～19	2～16	2～14	2～13	1～11	1～10
	1～23	1～20	1～17	1～15	1～14	1～12
5	3～22	3～18	3～16	2～14	2～13	2～11
	2～26	2～22	2～19	1～17	1～15	1～13
6	5～24	4～20	3～18	3～16	3～14	2～12
	3～29	3～24	2～21	2～19	2～17	2～14
7	6～27	5～23	4～20	4～17	3～15	3～14
	4～31	4～26	3～23	3～21	2～18	2～16
8	7～29	6～25	5～21	5～19	4～17	4～15
	6～33	4～29	4～25	3～22	3～20	3～17
9	9～31	7～26	6～23	5～20	5～18	4～16
	7～36	5～30	5～27	4～24	4～21	3～18
10	10～34	8～29	7～25	6～22	6～20	5～18
	8～38	7～32	6～28	5～25	4～22	4～19
11	12～36	10～30	8～26	7～23	6～21	5～19
	10～40	8～34	7～30	6～21	5～24	4～20
12	13～38	11～32	9～28	8～25	7～22	6～20
	11～43	9～36	7～32	6～28	6～25	5～21
13	15～41	12～34	10～30	9～26	8～23	7～21
	12～45	10～38	8～33	7～30	6～27	6～23
14	16～43	13～36	11～31	10～27	9～25	8～22
	14～47	11～40	9～35	8～31	7～28	6～24
15	18～44	15～38	13～33	11～29	10～26	9～24
	15～49	12～42	10～37	9～33	8～30	7～26
16	20～46	16～40	14～34	12～30	11～27	9～25
	17～51	14～44	11～38	10～34	9～31	8～27
17	21～48	18～41	15～36	13～32	12～28	10～26
	18～53	15～46	12～40	11～35	10～32	9～29
18	23～50	19～43	16～37	14～33	12～30	11～27
	20～55	16～47	14～41	12～37	10～33	9～30
19	25～53	20～45	17～38	15～34	13～31	12～28
	21～57	17～49	15～43	13～38	11～35	10～31
20	27～55	22～47	18～40	16～36	14～32	13～29
	23～59	19～51	16～44	14～39	12～36	11～32
21	28～57	23～49	20～41	17～37	15～33	14～30
	24～61	20～52	17～46	15～41	13～37	12～33
22	30～59	25～50	21～43	18～39	16～35	14～31
	26～63	22～54	18～47	16～48	14～38	12～34
23	32～61	26～52	22～46	19～40	17～36	15～32
	28～65	23～56	19～49	17～44	15～39	13～35
24	34～63	28～53	23～46	20～41	18～37	16～33
	29～67	24～58	21～50	18～45	16～41	14～36
25	36～64	29～55	25～48	21～43	19～38	17～35
	31～69	26～59	22～52	19～46	17～42	15～38

x	n=60	70	80	90	100
26	31～57	26～49	22～44	20～39	18～36
	27～61	23～53	20～48	17～43	16～39
27	32～58	27～51	24～45	21～40	19～37
	29～62	24～55	21～49	18～44	16～40
28	34～60	29～52	25～46	22～42	20～38
	30～64	25～56	22～50	19～45	17～41
29	35～62	30～54	26～48	23～43	20～39
	32～65	27～57	23～51	20～46	18～42
30	37～63	31～55	27～49	24～44	21～40
	33～67	28～59	24～53	21～47	19～43
31		33～57	28～50	25～45	22～41
		29～60	25～45	22～49	20～44
32		34～58	29～51	26～46	23～42
		30～62	26～55	23～50	21～45
33		35～59	31～53	27～47	24～43
		32～63	27～56	24～51	21～46
34		36～61	32～54	28～48	25～44
		33～64	28～58	25～52	22～47
35		38～62	33～55	29～50	26～45
		34～66	30～59	26～53	23～48
36			34～56	30～51	27～46
			31～60	27～54	24～49
37			35～58	31～52	28～47
			32～61	28～55	25～50
38			36～59	32～53	29～48
			33～62	29～56	26～51
39			37～60	33～54	29～49
			34～64	30～57	27～52
40			39～61	34～55	30～50
			35～65	31～59	28～53
41				35～56	31～51
				32～60	29～54
42				36～57	32～52
				33～61	30～55
43				37～59	33～53
				34～62	30～56
44				38～60	34～54
				35～63	31～57
45				39～61	35～55
				36～64	32～58
46					36～56
					33～59
47					37～57
					34～60
48					38～58
					35～61
49					39～59
					36～62
50					40～60
					37～63

注：上行：95%置信区间；下行：99%置信区间。

【用法说明】 该表根据二项分布的原理编制。表中 n 为样本含量，X 为阳性例数。当样本率 p 的抽样分布不近似正态分布时，特别是样本例数较小（如行≤50），样本率 p 很接近 0 或 1 时，直接用样本含量 n 及阳性数 x 由表“百分率的置信区间”查出总体率的 95%或 99%置信区间。实际应用时可能会遇到如下 3 种情况：

1）n 及 x 均可在表中直接查到时，如 $n=20$，$x=6$，在表中找到 $n=20$ 的行和 $x=6$ 列两者相交处 95%置信区间为 12%～54%，99%置信区间为 9%～61%。

2）n 可查到，但 x 查不到时，可用反推法。如 $n=18$，$x=12$，可先查得 $n=18$ 及 $x=18-12=6$ 的 95%置信区间 13%～59%，再从 100%中减去此数，可得到所求 95%置信区间为 41%～87%。

3）n 查不到或 n 与 x 均查不到时，可用邻近值通过线性插值的方法求得置信区间的近似值，或查更详细的置信区间表。

例 1 在某单位随机抽取职工 40 人，查得 HBsAg 阳性人数为 2 例。试计算该单位职工 HBsAg 阳性率的 95%及 99%置信区间。

解 我们查表求置信区间。因为样本例数 $n=40$，阳性数 $x=2$，在表“百分率的置信区间”中找到 $n=40$ 的行，再找到阳性数 $x=2$ 所对应的列，行列交叉上行的数字即为总体率的 95%置信区间 1%～17%，下行数字即为总体率的 99%置信区间 0%～21%。

例 2 2003 年 4～6 月某医院重症监护病房收治重症 SARS 患者 38 人，其中死亡 20 人，求 SARS 病死概率的置信区间。

解 查表“百分率的置信区间”，样本例数 $n=38$，阳性数 $x=20$，表中查不到，改为查 $n-x=38-20=18$，在表“百分率的置信区间”中找到 $n=38$ 的行，再找到阳性数 18 所对应的列，行列交叉上行的数字 31%～64%，得到总体率的 95%置信区间 36%～69%，下行数字为 27%～69%，得到总体率的 99%置信区间 31%～73%。

参考文献

[1]徐天和，颜虹.中华医学统计百科全书：单变量推断统计分册[M].北京：中国统计出版社，2012.

[2]方积乾.生物医学研究的统计方法[M].北京：高等教育出版社，2007.

（祁爱琴）

百分数与概率单位对照

%	0.0	0.1	0.2	0.3	0.4	0.5	0.6	0.7	0.8	0.9
0	—	1.9098	2.1218	2.2522	2.3479	2.4242	2.4879	2.5427	2.5911	2.6344
1	2.6737	2.7096	2.7429	2.7738	2.8027	2.8299	2.8556	2.8799	2.9031	2.9251
2	2.9463	2.9665	2.9859	3.0046	3.0226	3.0400	3.0569	3.0732	3.0890	3.1043
3	3.1192	3.1337	3.1478	3.1616	3.1750	3.1881	3.2009	3.2134	3.2256	3.2376
4	3.2493	3.2608	3.2721	3.2831	3.2940	3.3046	3.3151	3.3253	3.3354	3.3454
5	3.3551	3.3648	3.3742	3.3836	3.3928	3.4018	3.4107	3.4195	3.4282	3.4368
6	3.4452	3.4536	3.4618	3.4699	3.4780	3.4859	3.4937	3.5015	3.5091	3.5167
7	3.5242	3.5316	3.5389	3.5462	3.5534	3.5605	3.5675	3.5745	3.5813	3.5882
8	3.5949	3.6016	3.6083	3.6148	3.6213	3.6278	3.6342	3.6405	3.6468	3.6531
9	3.6592	3.6654	3.6715	3.6775	3.6835	3.6894	3.6953	3.7012	3.7070	3.7127
10	3.7184	3.7241	3.7298	3.7354	3.7409	3.7464	3.7519	3.7574	3.7628	3.7681
11	3.7735	3.7788	3.7840	3.7893	3.7945	3.7996	3.8048	3.8099	3.8150	3.8200
12	3.8250	3.8300	3.8350	3.8399	3.8448	3.8497	3.8545	3.8593	3.8641	3.8689
13	3.8736	3.8783	3.8830	3.8877	3.8923	3.8969	3.9015	3.9061	3.9107	3.9152
14	3.9197	3.9242	3.9286	3.9331	3.9375	3.9419	3.9463	3.9506	3.9550	3.9593
15	3.9636	3.9678	3.9721	3.9763	3.9806	3.9848	3.9890	3.9931	3.9973	4.0014
16	4.0055	4.0096	4.0137	4.0178	4.0218	4.0259	4.0299	4.0339	4.0379	4.0419
17	4.0458	4.0498	4.0537	4.0576	4.0615	4.0654	4.0693	4.0731	4.0770	4.0808
18	4.0846	4.0884	4.0922	4.0960	4.0998	4.1035	4.1073	4.1110	4.1147	4.1184
19	4.1221	4.1258	4.1295	4.1331	4.1367	4.1404	4.1440	4.1476	4.1512	4.1548
20	4.1584	4.1619	4.1655	4.1690	4.1726	4.1761	4.1796	4.1831	4.1866	4.1901
21	4.1936	4.1970	4.2005	4.2039	4.2074	4.2108	4.2142	4.2176	4.2210	4.2244
22	4.2278	4.2312	4.2345	4.2379	4.2412	4.2446	4.2479	4.2512	4.2546	4.2579
23	4.2612	4.2644	4.2677	4.2710	4.2743	4.2775	4.2808	4.2840	4.2872	4.2905
24	4.2937	4.2969	4.3001	4.3033	4.3065	4.3097	4.3129	4.3160	4.3192	4.3224
25	4.3255	4.3287	4.3318	4.3349	4.3380	4.3412	4.3443	4.3474	4.3505	4.3536
26	4.3567	4.3597	4.3628	4.3659	4.3689	4.3720	4.3750	4.3781	4.3811	4.3842
27	4.3872	4.3902	4.3932	4.3962	4.3992	4.4022	4.4052	4.4082	4.4112	4.4142
28	4.4172	4.4201	4.4231	4.4260	4.4290	4.4319	4.4349	4.4378	4.4408	4.4437
29	4.4466	4.4495	4.4524	4.4554	4.4583	4.4612	4.4641	4.4670	4.4698	4.4727
30	4.4756	4.4785	4.4813	4.4842	4.4871	4.4899	4.4928	4.4956	4.4985	4.5013
31	4.5041	4.5070	4.5098	4.5126	4.5155	4.5183	4.5211	4.5239	4.5267	4.5295
32	4.5323	4.5351	4.5379	4.5407	4.5435	4.5462	4.5490	4.5518	4.5546	4.5573
33	4.5601	4.5628	4.5656	4.5684	4.5711	4.5739	4.5766	4.5793	4.5821	4.5848
34	4.5875	4.5903	4.5930	4.5957	4.5984	4.6011	4.6039	4.6066	4.6093	4.6120
35	4.6147	4.6174	4.6201	4.6228	4.6255	4.6281	4.6308	4.6335	4.6362	4.6389
36	4.6415	4.6442	4.6469	4.6495	4.6522	4.6549	4.6575	4.6602	4.6628	4.6655
37	4.6681	4.6708	4.6734	4.6761	4.6787	4.6814	4.6840	4.6866	4.6893	4.6919
38	4.6945	4.6971	4.6998	4.7024	4.7050	4.7076	4.7102	4.7129	4.7155	4.7181
39	4.7207	4.7233	4.7259	4.7285	4.7311	4.7337	4.7363	4.7389	4.7415	4.7441
40	4.7467	4.7492	4.7518	4.7544	4.7570	4.7596	4.7622	4.7647	4.7673	4.7699
41	4.7725	4.7750	4.7776	4.7802	4.7827	4.7853	4.7879	4.7904	4.7930	4.7955
42	4.7981	4.8007	4.8032	4.8058	4.8083	4.8109	4.8134	4.8160	4.8185	4.8211
43	4.8236	4.8262	4.8287	4.8313	4.8338	4.8363	4.8389	4.8414	4.8440	4.8465
44	4.8490	4.8516	4.8541	4.8566	4.8592	4.8617	4.8642	4.8668	4.8693	4.8718
45	4.8743	4.8769	4.8794	4.8819	4.8844	4.8870	4.8895	4.8920	4.8945	4.8970
46	4.8996	4.9021	4.9046	4.9071	4.9096	4.9122	4.9147	4.9172	4.9197	4.9222
47	4.9247	4.9272	4.9298	4.9323	4.9348	4.9373	4.9398	4.9423	4.9448	4.9473
48	4.9498	4.9524	4.9549	4.9574	4.9599	4.9624	4.9649	4.9674	4.9699	4.9724

百分数与概率单位对照(续)

%	0.0	0.1	0.2	0.3	0.4	0.5	0.6	0.7	0.8	0.9
49	4.9749	4.9774	4.9799	4.9825	4.9850	4.9875	4.9900	4.9925	4.9950	4.9975
50	5.0000	5.0025	5.0050	5.0075	5.0100	5.0125	5.0150	5.0175	5.0201	5.0226
51	5.0251	5.0276	5.0301	5.0326	5.0351	5.0376	5.0401	5.0426	5.0451	5.0476
52	5.0502	5.0527	5.0552	5.0577	5.0602	5.0627	5.0652	5.0677	5.0702	5.0728
53	5.0753	5.0778	5.0803	5.0828	5.0853	5.0878	5.0904	5.0929	5.0954	5.0979
54	5.1004	5.1030	5.1055	5.1080	5.1105	5.1130	5.1156	5.1181	5.1206	5.1231
55	5.1257	5.1282	5.1307	5.1332	5.1358	5.1383	5.1408	5.1434	5.1459	5.1484
56	5.1510	5.1535	5.1560	5.1586	5.1611	5.1637	5.1662	5.1687	5.1713	5.1738
57	5.1764	5.1789	5.1815	5.1840	5.1866	5.1891	5.1917	5.1942	5.1968	5.1993
58	5.2019	5.2045	5.2070	5.2096	5.2121	5.2147	5.2173	5.2198	5.2224	5.2250
59	5.2275	5.2301	5.2327	5.2353	5.2378	5.2404	5.2430	5.2456	5.2482	5.2508
60	5.2533	5.2559	5.2585	5.2611	5.2637	5.2663	5.2689	5.2715	5.2741	5.2767
61	5.2793	5.2819	5.2845	5.2871	5.2898	5.2924	5.2950	5.2976	5.3002	5.3029
62	5.3055	5.3081	5.3107	5.3134	5.3160	5.3186	5.3213	5.3239	5.3266	5.3292
63	5.3319	5.3345	5.3372	5.3398	5.3425	5.3451	5.3478	5.3505	5.3531	5.3558
64	5.3585	5.3611	5.3638	5.3665	5.3692	5.3719	5.3745	5.3772	5.3799	5.3826
65	5.3853	5.3880	5.3907	5.3934	5.3961	5.3989	5.4016	5.4043	5.4070	5.4097
66	5.4125	5.4152	5.4179	5.4207	5.4234	5.4261	5.4289	5.4316	5.4344	5.4372
67	5.4399	5.4427	5.4454	5.4482	5.4510	5.4538	5.4565	5.4593	5.4621	5.4649
68	5.4677	5.4705	5.4733	5.4761	5.4789	5.4817	5.4845	5.4874	5.4902	5.4930
69	5.4959	5.4987	5.5015	5.5044	5.5072	5.5101	5.5129	5.5158	5.5187	5.5215
70	5.5244	5.5273	5.5302	5.5330	5.5359	5.5388	5.5417	5.5446	5.5476	5.5505
71	5.5534	5.5563	5.5592	5.5622	5.5651	5.5681	5.5710	5.5740	5.5769	5.5799
72	5.5828	5.5858	5.5888	5.5918	5.5948	5.5978	5.6008	5.6038	5.6068	5.6098
73	5.6128	5.6158	5.6189	5.6219	5.6250	5.6280	5.6311	5.6341	5.6372	5.6403
74	5.6433	5.6464	5.6495	5.6526	5.6557	5.6588	5.6620	5.6651	5.6682	5.6713
75	5.6745	5.6776	5.6808	5.6840	5.6871	5.6903	5.6935	5.6967	5.6999	5.7031
76	5.7063	5.7095	5.7128	5.7160	5.7192	5.7225	5.7257	5.7290	5.7323	5.7356
77	5.7388	5.7421	5.7454	5.7488	5.7521	5.7554	5.7588	5.7621	5.7655	5.7688
78	5.7722	5.7756	5.7790	5.7824	5.7858	5.7892	5.7926	5.7961	5.7995	5.8030
79	5.8064	5.8099	5.8134	5.8169	5.8204	5.8239	5.8274	5.8310	5.8345	5.8381
80	5.8416	5.8452	5.8488	5.8524	5.8560	5.8596	5.8633	5.8669	5.8705	5.8742
81	5.8779	5.8816	5.8853	5.8890	5.8927	5.8965	5.9002	5.9040	5.9078	5.9116
82	5.9154	5.9192	5.9230	5.9269	5.9307	5.9346	5.9385	5.9424	5.9463	5.9502
83	5.9542	5.9581	5.9621	5.9661	5.9701	5.9741	5.9782	5.9822	5.9863	5.9904
84	5.9945	5.9986	6.0027	6.0069	6.0110	6.0152	6.0194	6.0237	6.0279	6.0322
85	6.0364	6.0407	6.0450	6.0494	6.0537	6.0581	6.0625	6.0669	6.0714	6.0758
86	6.0803	6.0848	6.0893	6.0939	6.0985	6.1031	6.1077	6.1123	6.1170	6.1217
87	6.1264	6.1311	6.1359	6.1407	6.1455	6.1503	6.1552	6.1601	6.1650	6.1700
88	6.1750	6.1800	6.1850	6.1901	6.1952	6.2004	6.2055	6.2107	6.2160	6.2212
89	6.2265	6.2319	6.2372	6.2426	6.2481	6.2536	6.2591	6.2646	6.2702	6.2759
90	6.2816	6.2873	6.2930	6.2988	6.3047	6.3106	6.3165	6.3225	6.3285	6.3346
91	6.3408	6.3469	6.3532	6.3595	6.3658	6.3722	6.3787	6.3852	6.3917	6.3984
92	6.4051	6.4118	6.4187	6.4255	6.4325	6.4395	6.4466	6.4538	6.4611	6.4684
93	6.4758	6.4833	6.4909	6.4985	6.5063	6.5141	6.5220	6.5301	6.5382	6.5464
94	6.5548	6.5632	6.5718	6.5805	6.5893	6.5982	6.6072	6.6164	6.6258	6.6352
95	6.6449	6.6546	6.6646	6.6747	6.6849	6.6954	6.7060	6.7169	6.7279	6.7392
96	6.7507	6.7624	6.7744	6.7866	6.7991	6.8119	6.8250	6.8384	6.8522	6.8663

百分数与概率单位对照(续完)

%	0.0	0.1	0.2	0.3	0.4	0.5	0.6	0.7	0.8	0.9
97	6.8808	6.8957	6.9110	6.9268	6.9431	6.9600	6.9774	6.9954	7.0141	7.0335
98.0	7.0537	7.0558	7.0579	7.0600	7.0621	7.0642	7.0663	7.0684	7.0706	7.0727
98.1	7.0749	7.0770	7.0792	7.0814	7.0836	7.0858	7.0880	7.0902	7.0924	7.0947
98.2	7.0969	7.0992	7.1015	7.1038	7.1061	7.1084	7.1107	7.1130	7.1154	7.1177
98.3	7.1201	7.1224	7.1248	7.1272	7.1297	7.1321	7.1345	7.1370	7.1394	7.1419
98.4	7.1444	7.1469	7.1494	7.1520	7.1545	7.1571	7.1596	7.1622	7.1648	7.1675
98.5	7.1701	7.1727	7.1754	7.1781	7.1808	7.1835	7.1862	7.1890	7.1917	7.1945
98.6	7.1973	7.2001	7.2029	7.2058	7.2086	7.2115	7.2144	7.2173	7.2203	7.2232
98.7	7.2262	7.2292	7.2322	7.2353	7.2383	7.2414	7.2445	7.2476	7.2508	7.2539
98.8	7.2571	7.2603	7.2636	7.2668	7.2701	7.2734	7.2768	7.2801	7.2835	7.2869
98.9	7.2904	7.2938	7.2973	7.3009	7.3044	7.3080	7.3116	7.3152	7.3189	7.3226
99.0	7.3263	7.3301	7.3339	7.3378	7.3416	7.3455	7.3495	7.3535	7.3575	7.3615
99.1	7.3656	7.3698	7.3739	7.3781	7.3824	7.3867	7.3911	7.3954	7.3999	7.4044
99.2	7.4089	7.4135	7.4181	7.4228	7.4276	7.4324	7.4372	7.4422	7.4471	7.4522
99.3	7.4573	7.4624	7.4677	7.4730	7.4783	7.4838	7.4893	7.4949	7.5006	7.5063
99.4	7.5121	7.5181	7.5241	7.5302	7.5364	7.5427	7.5491	7.5556	7.5622	7.5690
99.5	7.5758	7.5828	7.5899	7.5972	7.6045	7.6121	7.6197	7.6276	7.6356	7.6437
99.6	7.6521	7.6606	7.6693	7.6783	7.6874	7.6968	7.7065	7.7164	7.7266	7.7370
99.7	7.7478	7.7589	7.7703	7.7822	7.7944	7.8070	7.8202	7.8338	7.8480	7.8627
99.8	7.8782	7.8943	7.9112	7.9290	7.9478	7.9677	7.9889	8.0115	8.0357	8.0618
99.9	8.0902	8.1214	8.1559	8.1947	8.2389	8.2905	8.3528	8.4316	8.5401	8.7190

【用法说明】 该表用于百分数和概率单位之间的对照转换，表的第 1 行和左侧第 1 列之和为百分数，其余数字为概率单位值。

例 1 标准正态曲线下某 u 值左侧的面积为 98.13%，求其概率单位值。

解 在“百分数与概率单位对照”表中左侧第 1 列找到 98.1，第 1 行中找到 0.03，98.1 所在行与 0.03 所在列交汇处数值 7.0814 即为 98.13%所对应概率单位值。

例 2 其概率单位值 3.2831 所对应百分数。

解 在“百分数与概率单位对照”表中找到 3.2831(第 6 行第 5 列)，所对应的左侧第 1 列中数值 4，与第 1 行中数值 0.3，两者之和 4＋0.3＝4.3，即为 3.2831 所对应百分数。

参考文献

[1]郭祖超.医用数理统计方法[M].北京：人民卫生出版社，1965.

[2]徐天和.中国医学统计百科全书[M].北京：人民卫生出版社，2004.

[3]Machin D，Campbell MJ.Statistical tables for the design of clinical trials[M].Blackwell Scientific Oxford，1987.

[4]Lindley DV.New Cambridge statistical tables[M].Cambridge：Cambridge University Press，1995.

[5]徐天和，颜虹.中华医学统计百科全书：单变量推断统计分册[M].北京：中国统计出版社，2012.

(孔杨，徐天和)

标准正态分布表

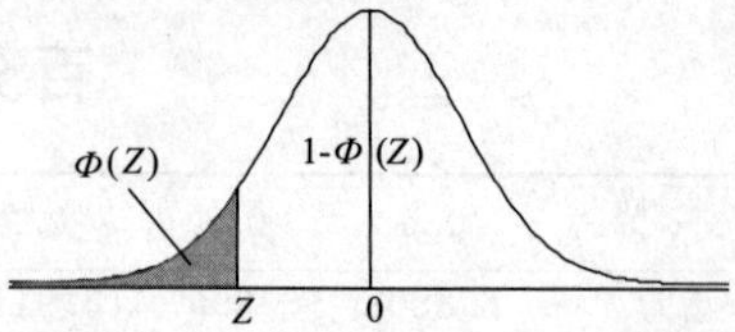

z	0.00	0.01	0.02	0.03	0.04	0.05	0.06	0.07	0.08	0.09
−3.0	0.0013	0.0013	0.0013	0.0012	0.0011	0.0011	0.0011	0.0011	0.0010	0.0010
−2.9	0.0019	0.0018	0.0018	0.0017	0.0016	0.0016	0.0015	0.0015	0.0014	0.0014
−2.8	0.0026	0.0025	0.0024	0.0023	0.0023	0.0022	0.0021	0.0021	0.0020	0.0019
−2.7	0.0035	0.0034	0.0033	0.0032	0.0031	0.0030	0.0029	0.0028	0.0027	0.0026
−2.6	0.0047	0.0045	0.0044	0.0043	0.0041	0.0040	0.0039	0.0038	0.0037	0.0036
−2.5	0.0062	0.0060	0.0059	0.0057	0.0055	0.0054	0.0052	0.0051	0.0049	0.0048
−2.4	0.0082	0.0080	0.0078	0.0075	0.0073	0.0071	0.0069	0.0068	0.0066	0.0064
−2.3	0.0107	0.0104	0.0102	0.0099	0.0096	0.0094	0.0091	0.0089	0.0087	0.0084
−2.2	0.0139	0.0136	0.0132	0.0129	0.0125	0.0122	0.0119	0.0116	0.0113	0.0110
−2.1	0.0179	0.0174	0.0170	0.0166	0.0162	0.0158	0.0154	0.0150	0.0146	0.0143
−2.0	0.0228	0.0222	0.0217	0.0212	0.0207	0.0202	0.0197	0.0192	0.0188	0.0183
−1.9	0.0287	0.0281	0.0274	0.0268	0.0262	0.0256	0.0250	0.0244	0.0239	0.0233
−1.8	0.0359	0.0351	0.0344	0.0336	0.0329	0.0322	0.0314	0.0307	0.0301	0.0294
−1.7	0.0446	0.0436	0.04272	0.0418	0.0409	0.0401	0.0392	0.0384	0.0375	0.0367
−1.6	0.0548	0.0537	0.0526	0.0516	0.0505	0.0495	0.0485	0.0475	0.0465	0.0455
−1.5	0.0668	0.0655	0.0643	0.0630	0.0618	0.0606	0.0594	0.0582	0.0571	0.0559
−1.4	0.0808	0.0793	0.0778	0.0764	0.0749	0.0735	0.0721	0.0708	0.0694	0.0681
−1.3	0.0968	0.0951	0.0934	0.0918	0.0901	0.0885	0.0869	0.0853	0.0838	0.0823
−1.2	0.1151	0.1131	0.1112	0.1093	0.1075	0.1056	0.1038	0.1020	0.1003	0.0985
−1.1	0.1357	0.1335	0.1314	0.1292	0.1271	0.1251	0.1230	0.1210	0.1190	0.1170
−1.0	0.1587	0.1562	0.1539	0.1515	0.1492	0.1469	0.1446	0.1423	0.1401	0.1379
−0.9	0.1841	0.1814	0.1788	0.1762	0.1736	0.1711	0.1685	0.1660	0.1635	0.1611
−0.8	0.2119	0.2090	0.2061	0.2033	0.2005	0.1977	0.1949	0.1922	0.1894	0.1867
−0.7	0.2420	0.2389	0.2358	0.2327	0.2296	0.2266	0.2236	0.2206	0.2177	0.2148
−0.6	0.2743	0.2709	0.2676	0.2643	0.2611	0.2578	0.2546	0.2514	0.2483	0.2451
−0.5	0.3085	0.3050	0.3015	0.2981	0.2946	0.2912	0.2877	0.2843	0.281 0	0.2776
−0.4	0.3446	0.3409	0.3372	0.33360	0.330 0	0.3264	0.3228	0.3192	0.3156	0.3121
−0.3	0.3821	0.3783	0.3745	0.3707	0.3669	0.3632	0.3594	0.3557	0.352 0	0.3483
−0.2	0.4207	0.4168	0.4129	0.4090	0.4052	0.4013	0.3974	0.3936	0.3897	0.3859
−0.1	0.4602	0.4562	0.4522	0.4483	0.4443	0.4404	0.4364	0.4325	0.4286	0.4247
0.0	0.5000	0.4960	0.4920	0.4880	0.4840	0.4801	0.4761	0.47210	0.4681	0.4641
0.1	0.5398	0.5438	0.5478	0.5517	0.5557	0.5596	0.5636	0.5675	0.5714	0.5753
0.2	0.5793	0.5832	0.5871	0.5910	0.5948	0.5987	0.6026	0.6064	0.6103	0.6141
0.3	0.6179	0.6217	0.6255	0.6293	0.6331	0.6368	0.6404	0.6443	0.6480	0.6517
0.4	0.6554	0.6591	0.6628	0.6664	0.6700	0.6736	0.6772	0.6808	0.6844	0.6879
0.5	0.6915	0.6950	0.6985	0.7019	0.7054	0.7088	0.7123	0.7157	0.7190	0.7224
0.6	0.7257	0.7291	0.7324	0.7357	0.7389	0.7422	0.7454	0.7486	0.7517	0.7549
0.7	0.7580	0.7611	0.7642	0.7673	0.7703	0.7734	0.7764	0.7794	0.7823	0.7852

标准正态分布表(续完)

z	0.00	0.01	0.02	0.03	0.04	0.05	0.06	0.07	0.08	0.09
0.8	0.7881	0.7910	0.7939	0.7967	0.7995	0.8023	0.8051	0.8078	0.8106	0.8133
0.9	0.8159	0.8186	0.8212	0.8238	0.8264	0.8289	0.8315	0.8340	0.8365	0.8389
1.0	0.8413	0.8438	0.8461	0.8485	0.8508	0.8531	0.8554	0.8577	0.8599	0.8621
1.1	0.8643	0.8665	0.8686	0.8708	0.8729	0.8749	0.8770	0.8790	0.8810	0.8830
1.2	0.8849	0.8869	0.8888	0.8907	0.8925	0.8944	0.8962	0.8980	0.8997	0.9015
1.3	0.9032	0.9049	0.9066	0.9082	0.9099	0.9149	0.9131	0.9147	0.9162	0.9177
1.4	0.9192	0.9207	0.9222	0.9236	0.9251	0.9265	0.9278	0.9292	0.9306	0.9319
1.5	0.9332	0.9345	0.9357	0.9370	0.9382	0.9394	0.9406	0.9418	0.9430	0.9441
1.6	0.9452	0.9463	0.9474	0.9484	0.9495	0.9505	0.9515	0.9525	0.9535	0.9545
1.7	0.9554	0.9564	0.9573	0.9582	0.9591	0.9599	0.9608	0.9616	0.9625	0.9633
1.8	0.9641	0.9648	0.9656	0.9664	0.9671	0.9678	0.9686	0.9693	0.9700	0.9706
1.9	0.9713	0.9719	0.9726	0.9732	0.9738	0.9744	0.9750	0.9756	0.9762	0.9767
2.0	0.9772	0.9778	0.9783	0.9788	0.9793	0.9798	0.9803	0.9808	0.9812	0.9817
2.0	0.9772	0.9778	0.9783	0.9788	0.9793	0.9798	0.9803	0.9808	0.9812	0.9817
2.1	0.9821	0.9826	0.9830	0.9834	0.9838	0.9842	0.9846	0.9850	0.9854	0.9857
2.2	0.9861	0.9864	0.9868	0.9871	0.9874	0.9878	0.9881	0.9884	0.9887	0.9890
2.3	0.9893	0.9896	0.9898	0.9901	0.9904	0.9906	0.9909	0.9911	0.9913	0.9916
2.4	0.9918	0.9920	0.9922	0.9925	0.9927	0.9929	0.9931	0.9932	0.9934	0.9936
2.5	0.9938	0.9940	0.9941	0.9943	0.9945	0.9946	0.9948	0.9949	0.9951	0.9952
2.6	0.9953	0.9955	0.9956	0.9957	0.9959	0.9960	0.9961	0.9962	0.9963	0.9964
2.7	0.9965	0.9966	0.9967	0.9968	0.9969	0.9970	0.9971	0.9972	0.9973	0.9974
2.8	0.9974	0.9975	0.9976	0.9977	0.9977	0.9978	0.9979	0.9979	0.9980	0.9981
2.9	0.9981	0.9982	0.9982	0.9983	0.9984	0.9984	0.9985	0.9985	0.9986	0.9986
3.0	0.9987	0.9990	0.9993	0.9995	0.9997	0.9998	0.9998	0.9999	0.9999	1.0000

【用法说明】 正态分布是自然界中最常见的一种分布，许多生物医学现象都服从或近似服从正态分布，正态分布是许多统计方法的理论基础。正态分布用 $N(\mu,\sigma^2)$ 表示，其中 2 个参数的意义分别为：μ 为均数，反映了分布的集中位置；σ 为标准差，表示数据的离散程度。任一服从参数为 μ 、σ 的正态分布 $N(\mu,\sigma^2)$ 的随机变量 X 都可通过变换 $\frac{X-\mu}{\sigma}$ 将其转化为标准正态分布 $N(0,1)$（又称 Z-分布），这个过程常称为对随机变量 X 作标准化变换或 Z 变换。该表为标准正态分布表，表中第 1 列为 z 值的整数及小数点后第 1 位的数值，表中第 1 行为 z 值小数点后第 2 位数值。表中除第 1 行第 1 列外的数字表示标准正态分布曲线下 z 值左侧(阴影部分)的面积，该面积值为 $\Phi(z)=\frac{1}{\sqrt{2\pi}}\int_{-\infty}^{z}\mathrm{e}^{-\frac{x^2}{2}}\mathrm{d}x$，即标准正态随机变量取值落在区间 $(-\infty,z)$ 上的概率，常直接说为 z 值所对应的概率值 P 。

例 已知某地正常成年女子的血清总蛋白服从正态分布，调查了该地 110 名正常成年女子，得样本血清总蛋白均数为 72.8g/L、标准差为 3.8g/L，试估计该地正常成年女子血清总蛋白介于 66.0～75.0g/L 之间的比例，并计算介于该区间的人数。

解　本例由于是大样本，可用样本均数和样本标准差作为总体 μ、σ 的估计值，即将该地正常成年女子的血清总蛋白（记作 X）近似看作服从 $N(72.8, 3.8^2)$ 的正态分布。作如下标准化变换：

$$z_1=\frac{66.0-72.8}{3.8}=-1.79, z_2=\frac{75.0-72.8}{3.8}=0.58$$

查"标准正态分布表"得：$\Phi(z_1)=\Phi(-1.79)=0.0367$（在"标准正态分布表"第1列中找到 z 值下方所对应的数字 -1.7，在"标准正态分布表"第1行中找到 z 值所对应的数字 0.09，该列往下与 -1.7 所对应的行交叉的数字为 0.0367 就是 $\Phi(-1.79)$ 的值）。同理可查得 $\Phi(z_2)=\Phi(0.58)=0.7190$，于是

$$P(66.0<X<75.0)=\Phi(z_2)-\Phi(z_1)=0.719-0.0367=68.23\%$$

故估计该地区正常成年女子血清总蛋白介于 66.0～75.0 (g/L)之间的比例为 68.23%。介于该区间的人数为 $110 \times 68.23\% \approx 75$ 人。

例 2　某病的患病率为 0.005，现对 10000 人进行检查，试求查出患病人数在[45,55]内的概率。

解　设患病人数为 X，则患病人数服从二项分布，即 $X \sim B(10000, 0.005)$。

$$np=10000 \times 0.005=50, npq=50 \times 0.995=49.75$$

由于 n 很大时，二项分布逼近正态分布，所以可以转化为正态分布来计算，故所求概率为

$$P(45 \leqslant X \leqslant 55) \approx \Phi\left(\frac{55-50}{\sqrt{49.75}}\right)-\Phi\left(\frac{45-50}{\sqrt{49.75}}\right)=\Phi(0.78)-\Phi(-0.78)$$

$$=0.7823-0.2177=0.5646$$

其中，$\Phi(0.78)$ 即为 $z=0.78$ 所对应的概率值，可以查"标准正态分布表"获得：在表的第1列找到 0.7 这一行，在表第1行中找到对应于 $z=0.08$ 的相应列，该列往下看，第1列中 $z=0.7$ 往右看，行列交叉的数字 0.7823 就是 $\Phi(0.78)$ 的值。同理可由该表查得 $\Phi(-0.78)=0.2177$。

例 3　为研究某孕妇奶粉对胎儿体格发育的影响，将募集到的 116 名孕妇随机分为试验组和对照组，试验组在孕期添加孕妇奶粉，对照组在孕期添加普通奶粉，观察两组孕妇所生新生儿出生体质量有无不同。两组的例数、均数、标准差分别为：试验组 $n_1=58$，$\overline{X}_1=3428\text{g}$，$S_1=448\text{g}$；对照组 $n_2=58$，$\overline{X}_2=3462\text{g}$，$S_2=434\text{g}$。问孕妇奶粉对新生儿出生体质量有无影响？

解　$H_0: \mu_1=\mu_2$

$H_1: \mu_1 \neq \mu_2$

$\alpha=0.05$

$$z=\frac{\overline{X}_1-\overline{X}_2}{\sqrt{S_1^2/n_1+S_2^2/n_2}}=\frac{3428-3462}{\sqrt{448^2/58+434^2/58}}=-0.415$$

查"标准正态分布表"知 $\Phi(-0.41)=0.3409$，$\Phi(-0.42)=0.3372$，故对应于 -0.415 的概率值 P 在范围：$0.3372<P<0.3409$，按 $\alpha=0.05$ 检验水准，不拒绝 H_0，两组间差别没有统计学意义，根据本试验结果尚不能认为孕妇奶粉对新生儿出生体质量有影响。

例 4　经以往大量调查得知某地足月单胎新生儿的平均出生体质量为 3.2kg。今在该地随机抽取了部分孕妇进行了孕期的营养干预，干预后的 168 名足月单胎新生儿的平均出生体质量为 3.34kg，标准差为 0.5kg。问孕期营养干预对新生儿的出生体质量有无影响？

解　$H_0: \mu=\mu_0$

$H_1: \mu \neq \mu_0$

$\alpha=0.05$

$\overline{X}=3.34, \mu_0=3.2, S=0.5, n=168$，代入 Z 检验公式得：

$$z=\frac{\overline{X}-\mu_0}{S/\sqrt{n}}=\frac{3.34-3.2}{0.5/\sqrt{168}}=3.63$$

查"标准正态分布表"，双侧尾部面积为 0.05，其中一侧的面积为 $\frac{0.05}{2}=0.025$，因此左侧面积即概率值为 $1-0.025=0.975$。在"标准正态分布表"中找到概率值 0.975 所对应的行及列得到界值为 $z_{0.05/2}=1.96$，本例计算的统计量由 $z=3.63>z_{0.05/2}=1.96$，而且进一步地 $z>z_{0.001}=3.01$（其中 $z_{0.001}=3.01$ 可以类似查表获得：左侧面积即概率值为 $1-0.001=0.999$，在"标准正态分布表"中找到概率值 0.999 所对应的行及列得到界值为 $z_{0.001}=3.01$），故推出双侧概率 $P<0.001$。因此按双侧 $\alpha=0.05$ 检验水准，拒绝 H_0，认为孕期营养干预对新生儿的出生体质量有影响，可以提高新生儿的出生体质量。

参考文献

[1]盛骤.概率论与数理统计[M].4 版.北京：高等教育出版社，2008.

[2]徐天和，颜虹.中华医学统计百科全书：单变量推断统计分册[M].北京：中国统计出版社，2012.

[3]方积乾.生物医学研究的统计方法[M].北京：高等教育出版社，2007.

（祁爱琴）

成组序贯的名义水准、显著性界值以及参数Δ值表

N	$\alpha=0.05$		$\alpha=\beta=0.01$		$1-\beta$($\alpha=0.05$的Δ值)			$1-\beta$($\alpha=0.01$时的Δ值)		
	名义水准α'	界值Z	名义水准α'	界值Z	0.9	0.95	0.99	0.9	0.95	0.99
1					3.242	3.605	4.286	3.858	4.221	4.920
2	0.0294	2.178	0.0056	2.772	2.404	2.664	3.152	2.839	3.099	3.584
3	0.0221	2.289	0.0041	2.873	2.007	2.221	2.622	2.362	2.575	2.973
4	0.0182	2.361	0.0033	2.939	1.763	1.949	2.297	2.070	2.255	2.600
5	0.0158	2.413	0.0028	2.986	1.592	1.759	2.071	1.866	2.032	2.341
6	0.0142	2.453	0.0025	3.023	1.464	1.617	1.903	1.714	1.866	2.149
7	0.013	2.485	0.0023	3.053	1.364	1.506	1.770	1.595	1.735	1.998
8	0.012	2.512	0.0021	3.078	1.282	1.415	1.662	1.498	1.630	1.875
9	0.0112	2.535	0.0019	3.099	1.214	1.339	1.573	1.417	1.541	1.773
10	0.0106	2.555	0.0018	3.117	1.156	1.275	1.497	1.348	1.466	1.686
11	0.0101	2.572	0.0017	3.133	1.105	1.219	1.431	1.289	1.401	1.611
12	0.0097	2.585	0.0016	3.147	1.061	1.170	1.373	1.237	1.344	1.502
15	0.0086	2.626	0.0015	3.182	0.956	1.053	1.235	1.112	1.209	1.389
20	0.0075	2.672	0.0013	3.224	0.835	0.919	1.077	0.970	1.053	1.209

注：$\Delta=\sqrt{n}\delta\ /\sqrt{2}\sigma$。

【用法说明】 成组序贯试验中，Ⅰ、Ⅱ类错误的概率分别为α,β，公共方差为σ^2。在试验前将受试者按进入试验的时间划分为N个大组(时间段)，每大组有$2n$个受试者。按常规随机化分组的方法，将每大组的受试者随机等分为两组，每组n例，分别接受A,B 2种处理。为了使重复检验的Ⅰ类错误概率仍为α，须对μ_i的检验水准进行校正。校正后的检验水准叫做名义检验水准(nominal significant level)，记作α'。对于一个具体问题，给定δ,α,β和N，可以由公式$\Delta=\sqrt{n}\delta/\sqrt{2}\sigma$估计$n$，进行成组序贯的设计。

例 在某成组序贯试验中，$\delta=0.5\sigma$，$\alpha=0.05$，$1-\beta=0.90$，$N=5$，请计算名义水准、显著性界值并估计每阶段的样本量。

解 给定$\delta=0.5\sigma$，$\alpha=0.05$，$1-\beta=0.90$，$N=5$，查"成组序贯的名义水准、显著性界值以及参数Δ值表"。得名义水准$\alpha'=0.0158$，显著性界值$Z=2.413$，$\Delta=1.592$。可算得$n=2\times\left(\frac{1.592}{0.5}\right)^2\approx21$。即每个时间段需要$2\times21=42$个受试者。

（张中文，高永）

大样本 Hayter-Stone 顺序效应单侧所有处理组多重比较近似界值表

k	α		
	0.01	0.05	0.10
3	3.809	2.943	2.491
4	4.112	3.295	2.873
5	4.325	3.539	3.136
6	4.489	3.725	3.335
7	4.621	3.875	3.495
8	4.732	4.000	3.628
9	4.827	4.107	3.742

【用法说明】 Hayter-stone 单侧所有处理组顺序效应的多重比较(Hayter-stone one-sided alltreatments multiple comparisons-ordered treatment effects),用于判断成对处理组顺序效应之间差异有无统计学意义。适用于单因素设计资料的顺序效应检验。当顺序效应检验结果为 $P<0.05$ 时,则拒绝 H_0。如要进一步比较哪 2 个组有差异,则需进行此检验。该检验成对处理组的组合个数为:$C_\alpha^*=k(k-1)/2$。由于是顺序效应的多重比较,应使用单侧检验。

方法:对于每对处理效应 (i,j),$1\leqslant i<j\leqslant k$,统计量 W_{ij} 的计算公式为:

$$W_{ij}=\sum_{b=1}^{n_j}R_{ib},\quad 1\leqslant i<j\leqslant k$$

式中,W_{ij} 是 2 个比较组中第 j 个处理组样本的秩和。计算标准化量 W_{ij}^* 有:

$$W_{ij}^*=\sqrt{2}\left[\frac{w_{ij}-E_0(W_{ij})}{\sqrt{Var_0(W_{ij})}}\right]=\frac{w_{ij}-\dfrac{n_j(n_i+n_j+1)}{2}}{\sqrt{n_in_j(n_i+n_j+1)/24}},1\leqslant i<j\leqslant k \tag{1}$$

每对处理效应[(τ_u,τ_v),$1\leqslant u<v\leqslant k$]结果的判断如下:如果 $W_{uv}^*\geqslant C_\alpha^*$,则 $\tau_u>\tau_v$,否则,$\tau_u=\tau_v$ 。式中:C_α^* 可查“顺序效应 Hayter-Stone 单侧所有处理组多重比较精确界值表”获得。对于大样本的情况下,可采用大样本近似法。

大样本近似法:大样本时,$k(k-1)/2$ 个组分向量 $(w_{12}^*,w_{13}^*,\cdots,w_{k-1,k}^*)$ 趋向于近似多变量正态分布。C_α^* 则与 d_α 近似。d_α 是多变量正态分布的上侧第 α 位百分位数。

大样本近似方法的判断为:如果 $W_{uv}^*\geqslant d_\alpha$,则 $\tau_u>\tau_v$,否则,$\tau_u=\tau_v$ 。式中:d_α 可查“大样本顺序效应 Hayter-Stone 单侧所有处理组多重比较近似界值表”获得。该表适用于等样本含量:$n_1=\cdots=n_k=n$,并且组数 $k=3,\cdots,9$。注意,对于各处理组 n 不相等的样本,目前尚没有可用的统计用表。

出现相持时的处理方法:如果出现相同数据,可以计算平均秩次。用下式取代公式(1) W_{ij}^* 中分母中根下的 $Var_0(W_{ij})$ 。计算公式如下:

$$\frac{Var_0(W_{ij})}{2}=\frac{n_in_j}{24}\left[n_i+n_j+1-\frac{\sum_{b=1}^{g_{ij}}(t_b-1)t_b(t_b+1)}{(n_i+n_j)(n_i+n_j-1)}\right] \tag{2}$$

例 研究人员研究寄生虫感染某宿主后 72 小时,不同反应的宿主所出现的浆细胞比例的状况。宿主对寄生虫感染出现的 3 种反应即成功的反应、未成功的反应和没有可见的反应。测量数据如表1所示。研究人员想要知道，不同反应的宿主其浆细胞的比例是否为顺序增加？

表1　寄生虫感染宿主后的浆细胞比例

成功反应的宿主 A	未成功反应的宿主 B	没有可见反应的宿主 C
54.0	79.8	98.6
67.0	82.0	99.5
47.2	88.8	95.8
71.1	79.6	93.3
62.7	85.7	98.9
44.8	81.7	91.1
67.4	88.5	94.5
80.2	83.7	95.9

经过 Jonckheere-terpstra 检验可知，检验统计量为 $J=190.0$，由于样本量较大，需计算 Z 值，计算得到的 Z 值为 4.973，单侧 $P<0.0001$，在 $\alpha=0.05$ 检验水准上拒绝 H_0，接受 H_1。可以认为寄生虫感染宿主后，不同反应的宿主出现的浆细胞比例顺序增加。如果进一步确定每两组之间的顺序效应是否有统计学意义，需要进一步做 Hayter-stone 单侧所有处理组顺序效应的多重比较。

检验步骤如下：

1）建立建设假设 $H_0:\tau_i=\tau_1, i=2,\cdots,k; H_1:\tau_i\neq\tau_j$，任意两对比组不相等，取单侧 $\alpha=0.05$。

2）计算检验统计量对表1数据进行顺序效应检验，得 $P<0.05$。则拒绝 H_0，接受 H_1。可以认为至少有两组数据不相等。

根据对比组的组合数：3×2/2=3。见表2，并对每个对比组的2个组统一编排秩次。计算每个对比组中第2个组的 W_{ij} 值。

表2　两两对比组的编秩

编号	对比组		对比组		对比组	
	1	2	1	3	2	3
1	54.0(3)	79.8(9)	54.0(3)	98.6(14)	79.8(2)	98.6(14)
2	67.0(5)	80.2(11)	67.0 (5)	99.5(16)	82.0(3.5)	99.5(16)
3	47.2(2)	90.1(16)	47.2(2)	95.8(12)	90.1(8.5)	95.8(12)
4	71.1 (7)	79.6(8)	71.1(7)	93.3(10)	79.6(1)	93.3 (10)
5	62.7(4)	85.7(14)	62.7(4)	98.9(15)	85.7(6)	98.9(15)
6	44.8 (1)	81.7 (13)	44.8(1)	90.1(9)	81.7(5)	90.1 (8.5)
7	67.4(6)	88.5(15)	67.4(6)	94.5(11)	88.5(7)	94.5(11)
8	80.2(11)	80.2(11)	80.2(8)	95.9(13)	80.2(3.5)	95.9(13)
合计	$W_{12}=98$		$W_{13}=100$		$W_{23}=95$	

W_{12} 的计算方法为：$W_{12}=9+11+16+8+14+13+15+11=97$，余类推。由于数据有相同秩次，相持数为3，因此，根据公式(2)，得到：

$$\frac{\mathrm{Var}_0(W_{ij})}{2}=\frac{n_i n_j}{24}\left[n_i+n_j+1-\frac{\sum_{b=1}^{g_{ij}}(t_b-1)t_b(t_b+1)}{(n_i+n_j)(n_i+n_j-1)}\right]$$

$$=\frac{8\times 8}{24}\left[8+8+1-\frac{(3-1)\times 3\times(3+1)}{(8+8)(8+8-1)}\right]=45.07$$

代入公式(1)计算有：

$$W_{12}^*=\sqrt{2}\left[\frac{W_{ij}-E_0(W_{ij})}{\sqrt{\mathrm{Var}_0(W_{ij})}}\right]=\frac{W_{ij}-\dfrac{n_j(n_i+n_j+1)}{2}}{\sqrt{\mathrm{Var}_0(W_{ij})/2}}=\frac{\left[97-\dfrac{8\times(8+8+1)}{2}\right]}{\sqrt{45.07/2}}=6.11$$

其他 W_{ij}^* 的计算有：

$W_{13}=100$ 由于数据中没有出现相同秩次，直接应用公式(1)计算有：

$$W_{13}^*=\sqrt{2}\left[\frac{W_{ij}-E_0(W_{ij})}{\sqrt{\mathrm{Var}_0(W_{ij})}}\right]=\frac{W_{ij}-\dfrac{n_j(n_i+n_j+1)}{2}}{\sqrt{n_i n_j(n_i+n_j+1)/24}}=\frac{100-\dfrac{8\times(8+8+1)}{2}}{\sqrt{\dfrac{8\times(8+8+1)}{24}}}=13.44$$

$W_{23}=95$。数据中相同秩次为 3.5，有 2 个，则 $t_1=2$；相同秩次为 8.5，有 2 个，$t_2=2$。应用公式(2)计算有：

$$\frac{\mathrm{Var}_0(W_{ij})}{2}=\frac{n_i n_j}{24}\left[n_i+n_j+1-\frac{\sum_{b=1}^{g_{ij}}(t_b-1)t_b(t_b+1)}{(n_i+n_j)(n_i+n_j-1)}\right]$$

$$=\frac{8\times 8}{24}\left[8+8+1-\frac{(2-1)\times 2\times(2+1)\times 2}{(8+8)(8+8-1)}\right]=45.20$$

代入公式(1)计算有：

$$W_{23}^*=\sqrt{2}\left[\frac{W_{ij}-E_0(W_{ij})}{\sqrt{\mathrm{Var}_0(W_{ij})}}\right]=\frac{W_{ij}-\dfrac{n_j(n_i+n_j+1)}{2}}{\sqrt{\mathrm{Var}_0(W_{ij})}}=\frac{95-\dfrac{8\times(8+8+1)}{2}}{\sqrt{\dfrac{45.20}{2}}}=5.68$$

3)确定 P 值判断结论根据组数 $k=3$，$n_1=n_2=n_3=8$，可查“大样本顺序效应 Hayter-Stone 单侧所有处理组多重比较近似界值表”，结果如表 3。

表 3　计算结果及判断结论

编号	对比值	W_{ij}^* 绝对值	D 界值	P 值	结果
1	1 与 2	6.11	2.943	<0.05	$\tau_1\neq\tau_2$
2	1 与 3	13.44	2.943	<0.05	$\tau_1\neq\tau_3$
3	2 与 3	5.68	2.943	>0.05	$\tau_2\neq\tau_3$

结论：由表 3 结果知，只有对照组 1 与对照组 3 的差异有统计学意义。其他 2 个对比组的差异无统计学意义。

参考文献

[1] Spurrier DJ. Additional Tables for Steel-Dwass-Critchlow-Fligner Distribution-Free Multiple Comparisons of Three Treatments[J]. Communications in Statistics-Simulation and

Computation,2006,35:441－446.

[2]Critchlow DE Fligner MA.On distribution-free multiple comparisons in the one-way analysis of variance [J].Commun Statist Theor Meth,1991,20:127－139.

[3]Spurrier JD.Generalizations of Steel's many-one rank sum test[J].J Nonparametric Statist,1992,1:287－299.

[4]Steel RGD.A rank sum test for comparing all pairs of treatments [J].Technometrics,1960,2:197－207.

[5]Steel RGD.Some rank sum multiple comparison tests[J].Biometrics,1961,17:539－552.

[6]徐天和,景学安,程琮.中华医学百科全书:非参数统计分册[M].北京:中国统计出版社,2013.

[7]徐勇勇.医学统计学[M].2 版.北京:高等教育出版社,2004.

[8]方积乾.卫生统计学[M].5 版.北京:高等教育出版社,2006.

（王素珍,刘守鹏）

单侧 K 个样本 Smirnov 统计量分位数表

k	n	$1-\alpha$ 0.90	0.95	0.975	0.99	0.995
2	3	2	2			
2	4	3	3	3		
2	5	3	3	4	4	4
2	6	3	4	4	5	5
2	7	4	4	5	5	5
2	8	4	4	5	5	6
2	9	4	5	5	6	6
2	10	4	5	6	6	7
2	12	5	5	6	7	7
2	14	5	6	7	7	8
2	16	6	6	7	8	9
2	18	6	7	8	9	9
2	20	6	7	8	9	10
2	25	7	8	9	10	11
2	30	8	9	10	11	12
2	35	8	10	11	12	13
2	40	9	10	12	13	14
2	45	10	11	12	14	15
2	50	10	12	13	15	16
当 $n>50$ 时的近似值		$\frac{1.52}{\sqrt{n}}$	$\frac{1.73}{\sqrt{n}}$	$\frac{1.92}{\sqrt{n}}$	$\frac{2.15}{\sqrt{n}}$	$\frac{2.30}{\sqrt{n}}$

k	n	$1-\alpha$ 0.90	0.95	0.975	0.99	0.995
3	3	2				
3	4	3	3			
3	5	3	4	4	4	
3	6	4	4	5	5	5
3	7	4	5	5	5	6
3	8	4	5	5	6	6
3	9	5	5	6	6	7
3	10	5	6	6	7	7
3	12	5	6	7	7	8
3	14	6	7	7	8	8
3	16	6	7	8	9	9
3	18	7	8	8	9	10
3	20	7	8	9	10	10
3	25	8	9	10	11	12
3	30	9	10	11	12	13
3	35	10	11	12	13	14
3	40	10	12	13	14	15
3	45	11	12	14	15	16
3	50	12	13	14	16	17
当 $n>50$ 时的近似值		$\frac{1.73}{\sqrt{n}}$	$\frac{1.92}{\sqrt{n}}$	$\frac{2.09}{\sqrt{n}}$	$\frac{2.30}{\sqrt{n}}$	$\frac{2.45}{\sqrt{n}}$

k	n	$1-\alpha$ 0.90	0.95	0.975	0.99	0.995
4	3					
4	4	3	3			
4	5	4	4	4		
4	6	4	4	5	5	5
4	7	4	5	5	6	6
4	8	5	5	6	6	6
4	9	5	6	6	6	7
4	10	5	6	6	7	7
4	12	6	6	7	8	8
4	14	6	7	8	8	9
4	16	7	8	8	9	9
4	18	7	8	9	9	10
4	20	8	8	9	10	11
4	25	9	9	10	11	12
4	30	10	10	11	12	13
4	35	10	10	12	14	14
4	40	11	11	13	15	15
4	45	12	12	14	15	16
4	50	13	13	15	16	17
当 $n>50$ 时的近似值		$\frac{1.85}{\sqrt{n}}$	$\frac{2.02}{\sqrt{n}}$	$\frac{2.19}{\sqrt{n}}$	$\frac{2.39}{\sqrt{n}}$	$\frac{2.53}{\sqrt{n}}$

k	n	$1-\alpha$ 0.90	0.95	0.975	0.99	0.995
5	3					
5	4	3				
5	5	4	4	4		
5	6	4	5	5	5	5
5	7	5	5	5	6	6
5	8	5	5	6	6	6
5	9	5	6	6	7	7
5	10	6	6	6	7	7
5	12	6	7	7	8	8
5	14	7	7	8	8	9
5	16	7	8	8	9	10
5	18	8	8	9	10	10
5	20	8	9	9	10	11
5	25	9	10	11	12	12
5	30	10	11	12	13	14
5	35	11	12	13	14	15
5	40	12	13	14	15	16
5	45	12	13	15	16	17
5	50	13	14	15	17	18
当 $n>50$ 时的近似值		$\frac{1.92}{\sqrt{n}}$	$\frac{2.09}{\sqrt{n}}$	$\frac{2.25}{\sqrt{n}}$	$\frac{2.45}{\sqrt{n}}$	$\frac{2.59}{\sqrt{n}}$

单侧 K 个样本 Smirnov 统计量分位数表(续完)

k	n	1−α: 0.90	0.95	0.975	0.99	0.995
6	4	3				
6	5	4	4	4		
6	6	4	5	5	5	
6	7	5	5	5	6	6
6	8	5	5	6	6	7
6	9	5	6	6	7	7
6	10	6	6	7	7	8
6	12	6	7	7	8	8
6	14	7	7	8	9	9
6	16	7	8	9	9	10
6	18	8	9	9	10	10
6	20	8	9	10	10	11
6	25	9	10	11	12	12
6	30	10	11	12	13	14
6	35	11	12	13	14	15
6	40	12	13	14	15	16
6	45	13	14	15	16	17
6	50	13	15	16	17	18
当 $n>$ 50 时的近似值		$\frac{1.97}{\sqrt{n}}$	$\frac{2.14}{\sqrt{n}}$	$\frac{2.30}{\sqrt{n}}$	$\frac{2.49}{\sqrt{n}}$	$\frac{2.63}{\sqrt{n}}$

k	n	1−α: 0.90	0.95	0.975	0.99	0.995
7	4	3				
7	5	4	4	4		
7	6	4	5	5	5	
7	7	5	5	5	6	6
7	8	5	6	6	6	7
7	9	5	6	6	7	7
7	10	6	6	7	7	8
7	12	6	7	7	8	8
7	14	7	8	8	9	9
7	16	8	8	9	9	10
7	18	8	9	9	10	11
7	20	8	9	10	11	11
7	25	10	10	11	12	13
7	30	11	11	12	13	14
7	35	11	12	13	14	15
7	40	12	13	14	15	16
7	45	13	14	15	16	17
7	50	14	15	16	17	18
当 $n>$ 50 时的近似值		$\frac{2.02}{\sqrt{n}}$	$\frac{2.18}{\sqrt{n}}$	$\frac{2.34}{\sqrt{n}}$	$\frac{2.53}{\sqrt{n}}$	$\frac{2.66}{\sqrt{n}}$

k	n	1−α: 0.90	0.95	0.975	0.99	0.995
8	4	3				
8	5	4	4			
8	6	4	5	5	5	
8	7	5	5	6	6	6
8	8	5	6	6	6	7
8	9	6	6	6	7	7
8	10	6	6	7	7	8
8	12	7	7	8	8	9
8	14	7	8	8	9	9
8	16	8	8	9	10	10
8	18	8	9	9	10	11
8	20	9	9	10	11	11
8	25	10	11	11	12	13
8	30	11	12	12	13	14
8	35	12	13	13	15	15
8	40	12	13	14	16	16
8	45	13	14	15	17	17
8	50	14	15	16	17	18
当 $n>$ 50 时的近似值		$\frac{2.05}{\sqrt{n}}$	$\frac{2.22}{\sqrt{n}}$	$\frac{2.37}{\sqrt{n}}$	$\frac{2.55}{\sqrt{n}}$	$\frac{2.69}{\sqrt{n}}$

k	n	1−α: 0.90	0.95	0.975	0.99	0.995
9	4					
9	5	4	4			
9	6	5	5	5	5	
9	7	5	5	6	6	6
9	8	5	6	6	6	7
9	9	6	6	6	7	7
9	10	6	6	7	7	8
9	12	7	7	8	8	9
9	14	7	8	8	9	9
9	16	8	8	9	10	10
9	18	8	9	10	10	11
9	20	9	9	10	11	11
9	25	10	11	11	12	13
9	30	11	12	13	14	14
9	35	12	13	14	15	15
9	40	13	14	15	16	17
9	45	13	15	16	17	18
9	50	14	15	16	18	19
当 $n>$ 50 时的近似值		$\frac{2.09}{\sqrt{n}}$	$\frac{2.25}{\sqrt{n}}$	$\frac{2.40}{\sqrt{n}}$	$\frac{2.58}{\sqrt{n}}$	$\frac{2.72}{\sqrt{n}}$

k	n	1−α: 0.90	0.95	0.975	0.99	0.995
10	4					
10	5	4	4			
10	6	5	5	5	5	
10	7	5	5	6	6	6
10	8	5	6	6	7	7
10	9	6	6	7	7	7
10	10	6	7	7	7	8
10	12	7	7	8	8	9
10	14	7	8	8	9	9
10	16	8	8	9	10	10
10	18	8	9	10	10	11
10	20	9	10	10	11	12
10	25	10	11	12	12	13
10	30	11	12	13	14	14
10	35	12	13	14	15	16
10	40	13	14	15	16	17
10	45	14	15	16	17	18
10	50	14	16	17	18	19
当 $n>$ 50 时的近似值		$\frac{2.11}{\sqrt{n}}$	$\frac{2.27}{\sqrt{n}}$	$\frac{2.42}{\sqrt{n}}$	$\frac{2.61}{\sqrt{n}}$	$\frac{2.74}{\sqrt{n}}$

【用法说明】 n 为样本含量,K 为样本个数,$P=1-\alpha$,α 为检验水准。该检验的应用条件与 3 个样本 Smirnov 检验基本相同,只是由 3 个样本换成 K 个样本,样本的经验分布函数为 $S_1(x),S_2(x),\cdots,S_k(x)$,且相应的未知的总体分布函数为 $F_1(x),F_2(x),\cdots,F_k(x)$。各样本含量 n 相等。检验假设 $H_0:F_1(x)\leqslant F_2(x)\leqslant\cdots\leqslant F_k(x)$,即所有样本来自相同总体。$H_1$:$F_i(x)>F_j(x)$,意义为分布函数倾向于依次减小,而分布中的观察值却倾向于依次增大。因此,H_1 指出这种单侧检验具有指定的方向性。检验统计量为 T,定义为 $S_i(x)$ 大于或等于 $S_{i+1}(x)$ 的最大垂直距离。计算公式为:

$$T=\max_{i=1,\cdots,k-1}\{\max_x\left|S_i(x)-S_{i+1}(x)\right|\}$$

判断原则:根据相等的样本含量 $n,k,P=1-\alpha$,查"单侧 K 个样本 Smirnov 统计量分位数表",所得数值再除以 n 即得界值 W_p。当 $n>50$ 时,由表中查出的数值再除以 $\sqrt{n}$,即得到界值。如果计算的 T 大于表中的界值,则在 α 水准上拒绝 H_0。

例 人们年龄到 40 岁以后,眼睛的聚焦能力减弱。调查 40 岁以下的 4 个年龄组的 4 组人群,测量用右眼观察印刷符仍然清晰时的最近距离。数据已由小到大排列如表 1 所示。据此资料能否认为,随年龄增大,观察印刷符仍然清晰的最近距离也增大?

表 1 聚焦距离测量数据

15 岁(1)	20 岁(2)	25 岁(3)	30 岁(4)
4.6	4.7	5.6	6.0
4.9	5.0	5.9	6.8
5.0	5.1	6.6	8.1
5.7	5.8	6.7	8.4
6.3	6.4	5.6	8.6
6.8	6.6	7.4	8.9
7.4	7.1	8.3	9.8
7.9	8.3	9.6	11.5

解 $H_0:F_1(x)=F_2(x)=F_3(x)=F_4(x)$,所有样本来自相同总体,即聚焦能力随年龄增加而不改变

$H_1:F_i(x)>F_j(x)$,聚焦能力随年龄增加而减弱,即观察印刷符的清晰距离增大

$\alpha=0.05$

列表 2 计算各相邻样本之间的最大差值。表 2 中数据的计算如下。

表 2 相邻样本之间最大差值的计算

编号	$S_1(x)-S_2(x)$	$S_2(x)-S_3(x)$	$S_3(x)-S_4(x)$
1	1/8−0=1/8	1/8−0=1/8	1/8−0=1/8
2	2/8−1/8=1/8	2/8−0=2/8	2/8−0=2/8
3	3/8−2/8=1/8	3/8−0=3/8	3/8−0=3/8
4	4/8−3/8=1/8	4/8−1/8=3/8	4/8−1/8=3/8
5	5/8−4/8=1/8	5/8−2/8=3/8	5/8−2/8=3/8
6	6/8−5/8=1/8	6/8−3/8=3/8	6/8−3/8=3/8
7	7/8−6/8=1/8	7/8−5/8=2/8	7/8−3/8=4/8
8	8/8−7/8=1/8	8/8−7/8=1/8	8/8−7/8=1/8

以 n 作为 1 个距离单位，样本中每个数据的距离为 $1/n$，累积距离 $=\dfrac{\text{数据的位次}}{n}$，如第 5 个数据为 $5/n$。

表中分数值的计算：样本 $S_i(x)$ 中每个数据的分数值是从 $1/n$ 累积到 n/n 顺序递增。如第 1 个数据为 1/8，第 8 个数据为 8/8。样本 1 中第 1 个数据 4.6 小于样本 2 中所有数据（见表 1），记为 0，则表 2 中的第 1 栏第 1 行为 $1/8-0=1/8$。样本 1 中的第 3 个数据 5.0 大于或等于样本 2 中的 2 个数据 4.7 和 5.0 则记为 2/8，第 1 栏第 3 行为 $3/8-2/8$。样本 1 中最后 1 个数大于样本 2 中的前 7 个数据，记为 7/8，则第 1 栏第 8 行记为 $8/8-7/8=1/8$。其他各栏的分数计算均以此类推。表 4 中最后一栏有最大差值，即为 4/8，则 $T_2=4/8$。

根据 $n=8$，$\alpha=0.05$，$P=1-0.05=0.95$，$k=4$，查"单侧 K 个样本 Smirnov 统计量分位数表"，得 $W_{0.95}=5/n=5/8$。本例计算的 $T_2=4/8$ 小于 $W_{0.95}=5/8$，则 $P>0.05$。在 $\alpha=0.05$ 检验水准上，不能拒绝 H_0，可以认为 4 个样本来自相同总体。

结论：在 40 岁以前，人们眼睛的聚焦能力并不随年龄增长而减弱。

参考文献

徐天和，景学安，程琮.中华医学统计百科全书：非参数统计分册[M].北京：中国统计出版社，2013.

（刘守鹏，徐天和）

单组临床试验目标值法样本含量精确估计（$\alpha=0.05, 1-\beta=0.80$）

单侧	双侧	0.76	0.77	0.78	0.79	0.80	0.81	0.82	0.83	0.84	0.85	0.86	0.87	0.88	0.89	0.90	0.91	0.92	0.93	0.94	0.95	0.96	0.97	0.98	0.99	1.00	p_1/p_0
0.99	299	14563	3601	1580	882	553	384	278	211	160	132	104	89	75	59	54	49	38	33	33	27	20	20	20	13	13	0.75
0.98	149	969	14158	3495	1538	853	536	368	271	201	158	123	103	83	67	62	51	46	40	34	28	28	21	21	14	14	0.76
0.97	99	303	1542	13730	3393	1492	826	527	356	259	195	155	124	98	82	65	59	48	42	36	29	29	22	22	15	15	0.77
0.96	74	192	452	2128	13281	3276	1442	801	502	342	251	188	146	113	91	80	62	56	44	37	37	31	23	23	15	15	0.78
0.95	59	124	234	601	2698	12822	3168	1386	769	485	327	236	181	136	107	90	72	59	53	46	39	32	25	25	16	16	0.79
0.94	49	78	150	300	749	3242	12362	3048	1329	738	466	316	225	173	131	107	88	69	55	48	41	34	26	26	17	17	0.80
0.93	42	66	109	185	360	882	3787	11879	2920	1272	709	445	304	219	164	126	100	79	66	51	44	36	27	27	18	18	0.81
0.92	36	58	95	129	224	432	1019	4333	11381	2795	1220	671	421	289	206	153	119	91	77	62	46	38	38	29	19	19	0.82
0.91	32	51	68	100	158	266	485	1159	4845	10871	2660	1161	640	400	273	198	148	112	89	74	58	49	40	31	20	20	0.83
0.90	29	46	61	76	116	179	286	549	1290	5354	10320	2527	1100	606	376	254	180	135	103	78	61	52	43	33	22	22	0.84
0.89	26	42	56	69	93	128	195	323	599	1415	5842	9769	2397	1031	566	356	240	169	127	93	75	56	46	35	35	23	0.85
0.88	24	38	38	51	74	107	149	218	353	659	1536	6332	9218	2246	975	527	333	224	155	118	90	70	49	38	38	25	0.86
0.87	22	22	35	47	68	89	118	165	237	386	708	1644	6808	8626	2095	908	491	305	205	147	108	76	65	41	41	22	0.87
0.86	20	20	32	43	53	73	91	127	178	261	414	765	1767	7257	8044	1944	839	456	282	181	128	94	71	58	45	29	0.88
0.85	19	19	30	40	50	59	76	102	134	190	281	445	814	1886	7699	7437	1792	765	415	254	163	116	90	64	49	32	0.89
0.84	18	18	28	38	38	55	63	79	111	148	199	299	479	863	1989	8136	6807	1629	697	375	231	154	100	70	54	36	0.90
0.83	17	17	26	26	35	44	59	67	89	111	153	214	314	501	912	2098	8550	6169	1474	624	338	201	127	95	60	40	0.91
0.82	16	16	25	25	33	41	49	56	70	91	118	164	227	333	527	961	2194	8962	5521	1304	544	289	177	107	68	45	0.92
0.81	15	15	24	24	31	39	46	53	66	80	99	130	173	239	350	556	1010	2296	9362	4857	1127	471	240	144	78	51	0.93
0.80	14	14	22	22	30	30	37	44	57	69	82	106	135	181	249	365	581	1043	2398	9747	4169	958	387	192	118	60	0.94
0.79	13	13	21	21	28	28	35	41	48	60	72	83	106	145	189	258	378	604	1088	2500	10113	3421	780	312	145	72	0.95
0.78	13	13	20	20	20	27	33	33	39	51	63	74	90	117	149	195	271	395	630	1138	2577	10464	2701	583	217	91	0.96
0.77	12	12	19	19	19	26	32	32	38	43	54	65	76	97	117	152	201	278	415	648	1170	2675	10819	2000	432	122	0.97
0.76	11	11	11	18	18	24	24	30	36	41	47	57	68	83	97	126	160	211	289	429	669	1203	2751	11144	1233	183	0.98
0.75	11	11	11	18	18	23	23	29	29	34	45	50	60	70	84	103	130	167	220	299	437	697	1242	2829	11475	368	0.99
p_0/p_1	1.00	0.99	0.98	0.97	0.96	0.95	0.94	0.93	0.92	0.91	0.90	0.89	0.88	0.87	0.86	0.85	0.84	0.83	0.82	0.81	0.80	0.79	0.78	0.77	0.76	单侧	双侧

【用法说明】 该表是无同期对照的单组临床试验目标值法样本含量精确估计用表。横标目 p_0 为该试验选定的目标值,纵标目 p_1 为预期结局事件发生率,对应数字区域数字即为所需样本含量的估计值。表左下三角区域为单侧估计时用,右上三角区域为双侧估计时用。

例 1 在超声设备体表探头临床试验中,可以按自身对照设计使同一受试者接受申报设备与对照设备 2 次检查,并进行申报设备图像优良率与对照设备的非劣效评价。根据临床经验,被试探头与对照探头图像一致率应至少达到 85%,如果探头预期图像一致率为 95%,设定 α 为 0.05(双侧)、把握度 $1-\beta$ 为 80%,试估计进行临床实验所需样本含量。

解 按所给条件知该试验应为双侧估计,查表右上三角区域。$p_0=85\%$,$p_1=95\%$,对应数字区域值为 75,即如果预期的图像一致率为 95%,进行 75 例的临床试验,则有 80%的把握度在 $\alpha=0.05$ 的水准上得到两超声设备图像一致率高于 85%目标值的结论。

例 2 已知某病采用常规治疗的治愈率为 85%,某医生提出一种新的治疗方法,认为好于既往的疗效,预计采用新疗法治愈率可达到 92%,为考察新疗法疗效是否优于常规疗法,取 $\alpha=0.05$(单侧),$1-\beta=0.80$,试估计所需的样本含量。

解 按题意知该试验应为单侧估计,查表左下三角区域。$p_0=85\%$,$p_1=92\%$,对应数字区域值为 134,即该试验所需的样本含量为 134。

参考文献

成琪,刘玉秀,陈林,等.单组临床试验目标值法的精确样本含量估计及统计推断[J].中国临床药理学与治疗学,2011,16(5):517-521.

(胡乃宝)

等级相关系数 r_k 界值表

n	α		n	α	
	0.05	0.01		0.05	0.01
4	1.000	1.000	23	0.257	0.352
5	0.800	1.000	24	0.246	0.341
6	0.733	0.867	25	0.240	0.333
7	0.619	0.810	26	0.237	0.329
8	0.571	0.714	27	0.231	0.322
9	0.500	0.667	28	0.228	0.312
10	0.467	0.600	29	0.222	0.310
11	0.418	0.564	30	0.218	0.301
12	0.394	0.545	31	0.213	0.295
13	0.359	0.513	32	0.210	0.290
14	0.363	0.473	33	0.205	0.288
15	0.333	0.467	34	0.201	0.280
16	0.317	0.433	35	0.197	0.277
17	0.309	0.426	36	0.194	0.273
18	0.294	0.412	37	0.192	0.267
19	0.287	0.392	38	0.189	0.263
20	0.274	0.379	39	0.188	0.260
21	0.267	0.371	40	0.185	0.256
22	0.264	0.359			

【用法说明】 该表用于相同秩次较多时分析两变量的等级间是否相关。该表分左右两部分，右半部分为左半部分的续表。每部分左侧第 1 列为样本量 n 值，表头给出检验水准 α 值，表内其余数字为等级相关系数 r_k 值。将 2 个变量分别从小到大排列并给以秩次，并计算出累积秩次个数总和 S，利用相关系数公式 $r_k=\frac{2S}{n(n-1)/2}-1$ 计算出等级相关系数 r_k，根据 n 和 α 的取值查“等级相关系数 r_k 界值表”，如果计算得到的 r_k 值大于查到的表中的 r_k 值，则 $P<\alpha$，拒绝 H_0，可认为两变量等级相关。

例 在肝病研究中，某地调查了 10 个乡镇的肝癌病死率(1/10 万)与某种食物中黄曲霉素相对含量(以最高含量为 10)如表 1 第(2)、(4)列所示。试分析黄曲霉素与肝癌病死率是否相关。

解 $H_0:\rho_k=0$，黄曲霉素与肝癌病死率不相关

$H_1:\rho_k\neq 0$，黄曲霉素与肝癌病死率相关

$\alpha=0.05$

表 1 黄曲霉素相对含量与肝癌病死率

乡镇编号 (1)	黄曲霉素相对含量 X (2)	秩次 (3)	肝癌病死率/(1/10 万) Y (4)	秩次 (5)	累计秩次个数 (6)
1	0.7	4	21.5	3	7
2	1.0	2	18.9	2	7
3	1.7	3	14.4	1	7
4	3.7	1	46.5	7	3
5	4.0	5	27.3	4	4
6	5.1	6	64.6	9	1
7	5.5	7	46.3	6	2
8	5.7	8	34.2	5	2
9	5.9	9	77.6	10	0
10	10.0	10	55.1	8	0
					$S=34$

按 Kendall 等级相关分析法，将 X 从小到大排列并给以秩次，见表 1 第(2)、(3)两列；将 Y 排在相应的位置上并给以秩次，见表 1 第(4)、(5)两列。秩次 Y 的第 1 个等级为 3，其后的数中有 7 个大于它，故其累计秩次个数为 7；…；秩次 Y 的第 6 个等级为 9，其后的 4 个数中有 1 个大于它，故其累计秩次个数为 1，其余类推，并计算累计秩次个数总和 S，得表 1 第(6)列。按 Kendall 相关系数公式

$$r_k=\frac{2S}{n(n-1)/2}-1$$

计算得 $r_k=0.511$。

查“等级相关系数 r_k 界值表”，找到 $n=10$ 行与 $\alpha=0.05$ 列交汇处的界值为 $r_{k(0.05)}=0.467<r_k=0.511$，得 $P<0.05$，按 $\alpha=0.05$ 检验水准，拒绝 H_0，故认为黄曲霉素与肝癌病死率间存在相关性。

参考文献

[1]郭祖超.医用数理统计方法[M].北京：人民卫生出版社，1965.

[2]徐天和.中国医学统计百科全书[M].北京：人民卫生出版社，2004.

[3]Machin D，Campbell MJ.Statistical tables for the design of clinical trials[M].Blackwell Scientific Oxford，1987.

[4]Lindley DV.New Cambridge statistical tables[M].Cambridge：Cambridge University Press，1995.

[5]徐天和，田考聪.中华医学统计百科全书：描述性统计分册[M].北京：中国统计出版社，2012.

（孔杨）

等级相关系数 r_s 界值表

n	α			
	0.10	0.05	0.02	0.01
4	1.000			
5	0.900	1.000	1.000	
6	0.829	0.886	0.943	1.000
7	0.714	0.786	0.893	0.929
8	0.643	0.738	0.833	0.881
9	0.600	0.700	0.783	0.833
10	0.564	0.648	0.745	0.794
11	0.536	0.618	0.709	0.755
12	0.503	0.587	0.678	0.727
13	0.484	0.560	0.648	0.703
14	0.464	0.538	0.626	0.679
15	0.446	0.521	0.604	0.654
16	0.429	0.503	0.582	0.635
17	0.414	0.485	0.566	0.615
18	0.401	0.472	0.550	0.600
19	0.391	0.460	0.535	0.584
20	0.380	0.447	0.520	0.570
25	0.337	0.398	0.466	0.511
30	0.306	0.362	0.425	0.467
35	0.283	0.335	0.394	0.433
40	0.264	0.313	0.368	0.405
45	0.248	0.294	0.347	0.382
50	0.235	0.279	0.329	0.363
60	0.214	0.255	0.300	0.331
70	0.198	0.235	0.278	0.307
80	0.185	0.200	0.260	0.287
90	0.174	0.207	0.245	0.271
100	0.165	0.197	0.233	0.257

【用法说明】 该表用于相同秩次较少时分析两变量的等级间是否相关。表中左侧第 1 列为样本量 n 值，表头给出检验水准 α 值，表内其余数字为等级相关系数 r_s 值。使用方法：将 2 个变量取值从小到大编秩，计算秩次差 d 、d^2 及 $\sum d^2$。按 Spearman 相关系数公式

$$r_s = 1 - \frac{6\sum d^2}{n(n^2-1)}$$

计算得 r_s 值，根据 n 和 α 的值查“等级相关系数 r_s 界值表”，找到 r_s 的界值。如果 r_s 的界值小于 r_s 的取值，则 $P < \alpha$，拒绝 H_0，认为两变量的等级间相关。

例 在肝病研究中，某地调查了 10 个乡镇的肝癌病死率(1/10 万)与某种食物中黄曲霉素相对含量(以最高含量为 10)如表 1 第(2)、(4)列所示。试分析黄曲霉素与肝癌病死率间有无

相关。

表 1 Spearman 等级相关系数计算表

（黄曲霉素相对含量与肝癌病死率）

乡镇编号 (1)	黄曲霉素相对含量 X (2)	秩次 (3)	肝癌病死率/(1/10万) Y (4)	秩次 (3)	d (6)	d^2 (7)
1	3.7	4	46.6	7	−3	9
2	1.0	2	18.9	2	0	0
3	1.7	3	14.4	1	2	4
4	0.7	1	21.5	3	−2	4
5	4.0	5	27.3	4	1	1
6	5.1	6	64.6	9	−3	9
7	5.5	7	46.3	6	1	1
8	5.7	8	34.2	5	3	9
9	5.9	9	77.6	10	−1	1
10	10.0	10	55.1	8	2	4
						$\sum d^2 = 42$

解 $H_0:\rho_s=0$，黄曲霉素与肝癌病死率间不存在相关性

$H_1:\rho_s\neq 0$，黄曲霉素与肝癌病死率间存在相关性

$\alpha=0.05$

按 Spearman 等级相关分析法，将变量 X、Y 即表 1 第(2)、(4)两列从小到大编秩如表 1 第(3)、(5)列，计算秩次差 d、d^2 及 $\sum d^2$ 见第(6)、(7)列。按 Spearman 相关系数公式

$$r_s=1-\frac{6\sum d^2}{n(n^2-1)}$$

计算得 $r_s=0.745$。

查“等级相关系数 r_s 界值表”，找到 $n=10$ 行与 $\alpha=0.05$ 列交汇处的界值为 $r_{s0.05}=0.648<r_s=0.745$，得 $P<0.05$，按检验水准 $\alpha=0.05$，拒绝 H_0，故认为黄曲霉素与肝癌病死率间存在相关性。

参考文献

[1]郭祖超.医用数理统计方法[M].北京：人民卫生出版社，1965.

[2]徐天和.中国医学统计百科全书[M].北京：人民卫生出版社，2004.

[3]Machin D，Campbell MJ.Statistical tables for the design of clinical trials[M].Blackwell Scientific Oxford，1987.

[4]Lindley DV.New Cambridge statistical tables[M].Cambridge：Cambridge University Press，1995.

[5]徐天和，田考聪.中华医学统计百科全书：描述性统计分册[M].北京：中国统计出版社，2012.

（孔杨，徐天和）

多重比较的 Dunnett-t 法检验用界值表(单侧)

误差自由度	处理数(不包括对照组)T								
ν	1	2	3	4	5	6	7	8	9
5	2.57	3.03	3.39	3.66	3.88	4.06	4.22	4.36	4.49
	4.03	4.63	5.09	5.44	5.73	5.97	6.18	6.36	6.53
6	2.45	2.86	3.18	3.41	3.60	3.75	3.88	4.00	4.11
	3.71	4.22	4.60	4.88	5.11	5.30	5.47	5.61	5.74
7	2.36	2.75	3.04	3.24	3.41	3.54	3.66	3.76	3.86
	3.50	3.95	4.28	4.52	4.71	4.87	5.01	5.13	5.24
8	2.31	2.67	2.94	3.13	3.28	3.40	3.51	3.60	3.68
	3.36	3.77	4.06	4.27	4.44	4.58	4.70	4.81	4.90
9	2.26	2.61	2.86	3.04	3.18	3.29	3.39	3.48	3.55
	3.25	3.63	3.90	4.09	4.24	4.37	4.48	4.57	4.65
10	2.23	2.57	2.81	2.97	3.11	3.21	3.31	3.39	3.46
	3.17	3.53	3.78	3.95	4.10	4.21	4.31	4.40	4.47
11	2.20	2.53	2.76	2.92	3.05	3.15	3.24	3.31	3.38
	3.11	3.45	3.68	3.85	3.98	4.09	4.18	4.26	4.33
12	2.18	2.50	2.72	2.88	3.00	3.10	3.18	3.25	3.32
	3.05	3.39	3.61	3.76	3.89	3.99	4.08	4.15	4.22
13	2.16	2.48	2.69	2.84	2.96	3.06	3.14	3.21	3.27
	3.01	3.33	3.54	3.69	3.81	3.91	3.99	4.06	4.13
14	2.14	2.46	2.67	2.81	2.93	3.02	3.10	3.17	3.23
	2.98	3.29	3.49	3.64	3.75	3.84	3.92	3.99	4.05
15	2.13	2.44	2.64	2.79	2.90	2.99	3.07	3.13	3.19
	2.95	3.25	3.45	3.59	3.70	3.79	3.86	3.93	3.99
16	2.12	2.42	2.63	2.77	2.88	2.96	3.04	3.10	3.16
	2.92	3.22	3.41	3.55	3.65	3.74	3.82	3.88	3.93
17	2.11	2.41	2.61	2.75	2.85	2.94	3.01	3.08	3.13
	2.90	3.19	3.38	3.51	3.62	3.70	3.77	3.83	3.89
18	2.10	2.40	2.59	2.73	2.84	2.92	2.99	3.05	3.11
	2.88	3.17	3.35	3.48	3.58	3.67	3.74	3.80	3.85
19	2.09	2.39	2.58	2.72	2.82	2.90	2.97	3.04	3.09
	2.86	3.15	3.33	3.46	3.55	3.64	3.70	3.76	3.81
20	2.09	2.38	2.57	2.70	2.81	2.89	2.96	3.20	3.07
	2.85	3.13	3.31	3.43	3.53	3.61	3.67	3.73	3.78
24	2.06	2.35	2.53	2.66	2.76	2.84	2.91	2.96	3.01
	2.80	3.07	3.24	3.36	3.45	3.52	3.58	3.64	3.69
30	2.04	2.32	2.50	2.62	2.72	2.79	2.86	2.91	2.96
	2.75	3.01	3.17	3.28	3.37	3.44	3.50	3.55	3.59
40	2.02	2.29	2.47	2.58	2.67	2.75	2.81	2.86	2.90
	2.70	2.95	3.10	3.21	3.29	3.36	3.41	3.46	3.50
60	2.00	2.27	2.43	2.55	2.63	2.70	2.76	2.81	2.85
	2.66	2.90	3.04	3.14	3.22	3.28	3.33	3.38	3.42
120	1.98	2.24	2.40	2.51	2.59	2.66	2.71	2.76	2.80
	2.62	2.84	2.98	3.08	3.15	3.21	3.25	3.30	3.33
∞	1.96	2.21	2.37	2.47	2.55	2.62	2.67	2.71	2.75
	2.58	2.79	2.92	3.01	3.08	3.14	3.18	3.22	3.25

注:上行 $\alpha=0.05$,下行 $\alpha=0.01$。

【用法说明】 Dunnett-t 检验方法用于多个实验组均数逐一与对照组均数进行比较,此法可控制全部比较和部分比较所犯Ⅰ类错误的概率不超过事先设定的检验水准 α 。

Dunnett-t(新复极差法)检验,是由加拿大统计学家 Charles Dunnett 于 1955 年在 Newman 及 Keuls 的复极差法(multiple range 方法)基础上提出,该方法与 Turkey 法相类似。适用于 $n-1$ 个试验组与 1 个对照组均数差别的多重比较,多用于证实性研究。Dunnett-t 统计量的计算公式与 LSD$-t$ 检验完全相同。

一般认为,比较组数 $k\geqslant3$ 时,任何 2 个样本的平均数比较会牵连到其他平均数的对比关系,而使比较数再也不是 2 个相互独立样本均数的比较,这是 LSD-t 无法克服的缺点。Dunnett-t 检验正是针对这一问题提出的,其计算公式为:

$$t_D=\frac{\overline{X}_T-\overline{X}_C}{S_{\overline{X}_T-\overline{X}_C}}=\frac{\overline{X}_T-\overline{X}_C}{\sqrt{MS_{\text{error}}(\frac{1}{n_T}+\frac{1}{n_C})}},\nu=\nu_{\text{error}} \tag{1}$$

Dunnett 法有单侧检验和双侧检验之分,可根据实际情况来选择。该表为单侧检验表,表中第 1 列为方差分析时所计算的误差自由度;表中第 1 行为实验组数(注意:不含对照组),例如 1 组与 2 组比较,这时组数为 1。对于给定的误差自由度所在的行及组数所在的列,其交叉数字中,上行数字表示以此值为界的右侧尾部面积为 0.05,下行数字表示以此值为界的右侧尾部面积为 0.01。

例 探索丹参对肢体缺血再灌注损伤的影响,将 30 只纯种新西兰实验用大白兔,按窝别相同、体质量相近划分为 10 个区组。每个区组 3 只大白兔随机采用 3 种处理方案,即分别给予丹参 2ml/kg、丹参 1ml/kg、生理盐水 2ml/kg,处理后分别测定血中白蛋白含量(g/L),算出白蛋白减少量见表 1 所示,问 3 种处理效果是否不同?

表 1 3 种方案处理后大白兔血中白蛋白减少量

区组	A 方案 丹参 2ml/kg	B 方案 丹参 1ml/kg	C 方案 生理盐水 2ml/kg
1	2.21	2.91	4.25
2	2.32	2.64	4.56
3	3.15	3.67	4.33
4	1.86	3.29	3.89
5	2.56	2.45	3.78
6	1.98	2.74	4.62
7	2.37	3.15	4.71
8	2.88	3.44	3.56
9	3.05	2.61	3.77
10	3.42	2.86	4.23

本例为随机化区组设计,采用两因素方差分析,得到处理组间 F 值为 32.639,故 $P<0.01$,按 $\alpha=0.05$ 水准,拒绝 H_0,差异有统计学意义。可以认为 3 种方案的处理效果不全相同,即 3 个总体均数中至少有 2 个不同。

区组间 $F=0.825$,$P>0.05$,差异无统计学意义,不能认为 10 个区组间的处理效果不同。

为了进一步比较 2 个不同浓度的丹参组与生理盐水组的区别,采用 Dunnett-t 检验法进行多个均数间的两两比较,按照公式(1)计算各个对比组件的差值以及差值的标准误,得到表 2。

表 2 本例 Dunnett-t 检验计算表

对比组 T 与 C (1)	两均数之差 (2)	t_D (3)=(2)/0.2049	界值(4)		P (5)
			0.05	0.01	
A 与 C	−1.5900	−7.760	2.40	3.17	<0.01
B 与 C	−1.1940	−5.827	2.40	3.17	<0.01

其中,标准误的计算为:$\sqrt{MS_{\text{error}}(\frac{1}{n_T}+\frac{1}{n_C})}=0.2049$。

将表中第(3)栏 t_D 取绝对值,并以 $\nu_{误差}=18$ 和实验组数 $a=k-1=2$ 查 Dunnett-t 界值表得 $t_{0.05(2,18)}=2.40$,$t_{0.01(2,18)}=3.17$,两组的 t 值均大于 3.17,故 $P<0.01$,按 $\alpha=0.05$ 水准,认为丹参 2ml 组与生理盐水组、丹参 1ml 组与生理盐水组的差异均有统计学意义。可以认为大白兔血中白蛋白的减少量不同,即丹参每 kg 无论用 2ml 还是 1ml 均具有使白蛋白减少作用。

参考文献

[1] Spurrier DJ. Additional Tables for Steel-Dwass-Critchlow-Fligner Distribution-Free Multiple Comparisons of Three Treatments[J]. Communications in Statistics-Simulation and Computation, 2006, 35: 441−446.

[2] Critchlow DE Fligner MA. On distribution-free multiple comparisons in the one-way analysis of variance [J]. Commun Statist Theor Meth, 1991, 20: 127−139.

[3] Spurrier JD. Generalizations of Steel's many−one rank sum test[J]. J Nonparametric Statist, 1992, 1: 287−299.

[4] Steel RGD. A rank sum test for comparing all pairs of treatments [J]. Technometrics, 1960, 2: 197−207.

[5] Steel RGD. Some rank sum multiple comparison tests[J]. Biometrics. 1961, 17: 539−552.

[6] 徐天和,景学安,程琮.中华医学统计百科全书:非参数统计分册[M].北京:中国统计出版社,2013.

(王素珍,祁爱琴)

多重比较的 Dunnett-t 法检验用界值表(双侧)

自由度 ν	比较的两组之间包括的组数(含比较组)a								
	2	3	4	5	6	7	8	9	10
5	2.57	3.03	3.39	3.66	3.88	4.06	4.22	4.36	4.49
	4.03	4.63	5.09	5.44	5.73	5.97	6.18	6.36	6.53
6	2.45	2.86	3.18	3.41	3.60	3.75	3.88	4.00	4.11
	3.71	4.22	4.60	4.88	5.11	5.30	5.47	5.61	5.74
7	2.36	2.75	3.04	3.24	3.41	3.54	3.66	3.76	3.86
	3.50	3.95	4.28	4.52	4.71	4.87	5.01	5.13	5.24
8	2.31	2.67	2.94	3.13	3.28	3.40	3.51	3.60	3.68
	3.36	3.77	4.06	4.27	4.44	4.58	4.70	4.81	4.90
9	2.26	2.61	2.86	3.04	3.18	3.29	3.39	3.48	3.55
	3.25	3.63	3.90	4.09	4.24	4.37	4.48	4.57	4.65
10	2.23	2.57	2.81	2.97	3.11	3.21	3.31	3.39	3.46
	3.17	3.53	3.78	3.95	4.10	4.21	4.31	4.40	4.47
11	2.20	2.53	2.76	2.92	3.05	3.15	3.24	3.31	3.38
	3.11	3.45	3.68	3.85	3.98	4.09	4.18	4.26	4.33
12	2.18	2.50	2.72	2.88	3.00	3.10	3.18	3.25	3.32
	3.05	3.39	3.61	3.76	3.89	3.99	4.08	4.15	4.22
13	2.16	2.48	2.69	2.84	2.96	3.06	3.14	3.21	3.27
	3.01	3.33	3.54	3.69	3.81	3.91	3.99	4.06	4.13
14	2.14	2.46	2.67	2.81	2.93	3.02	3.10	3.17	3.23
	2.98	3.29	3.49	3.64	3.75	3.84	3.92	3.99	4.05
15	2.13	2.44	2.64	2.79	2.90	2.99	3.07	3.13	3.19
	2.95	3.25	3.45	3.59	3.70	3.79	3.86	3.93	3.99
16	2.12	2.42	2.63	2.77	2.88	2.96	3.04	3.10	3.16
	2.92	3.22	3.41	3.55	3.65	3.74	3.82	3.88	3.93
17	2.11	2.41	2.61	2.75	2.85	2.94	3.01	3.08	3.13
	2.90	3.19	3.38	3.51	3.62	3.70	3.77	3.83	3.89
18	2.10	2.40	2.59	2.73	2.84	2.92	2.99	3.05	3.11
	2.88	3.17	3.35	3.48	3.58	3.67	3.74	3.80	3.85
19	2.09	2.39	2.58	2.72	2.82	2.90	2.97	3.04	3.69
	2.86	3.15	3.33	3.46	3.55	3.64	3.70	3.76	3.81
20	2.09	2.38	2.57	2.70	2.81	2.89	2.96	3.02	3.07
	2.85	3.13	3.31	3.43	3.53	3.61	3.67	3.73	3.78
24	2.06	2.35	2.53	2.66	2.76	2.84	2.91	2.96	3.01
	2.80	3.07	3.24	3.36	3.45	3.52	3.58	3.64	3.69
30	2.04	2.32	2.50	2.62	2.72	2.79	2.86	2.91	2.96
	2.75	3.01	3.17	3.28	3.37	3.44	3.50	3.55	3.59
40	2.02	2.29	2.47	2.58	2.67	2.75	2.81	2.86	2.90
	2.70	2.95	3.10	3.21	3.29	3.36	3.41	3.46	3.50
60	2.00	2.27	2.43	2.55	2.63	2.70	2.76	2.81	2.85
	2.66	2.90	3.04	3.14	3.22	3.28	3.33	3.38	3.42
120	1.98	2.24	2.40	2.51	2.59	2.66	2.71	2.76	2.80
	2.62	2.84	2.98	3.08	3.15	3.21	3.25	3.30	3.33
∞	1.96	2.21	2.37	2.47	2.55	2.62	2.67	2.71	2.75
	2.58	2.79	2.92	3.01	3.08	3.14	3.18	3.22	3.25

注:上行 $\alpha/2 = 0.05/2$,下行 $\alpha/2 = 0.01/2$。

【用法说明】 Dunnett-t 检验方法用于多个实验组均数逐一与对照组均数进行比较，此法可控制全部比较和部分比较所犯Ⅰ类错误的概率不超过事先给定的检验水准 α 。Dunnett-t 法有单侧检验和双侧检验之分，可根据实际情况来选择。该表为双侧检验表，表中第1列为方差分析时所计算的误差自由度；表中第1行为比较的两组之间包括的组数(注意：含比较组或称对照组)，例如1组与2组比较，这时组数为2。对于给定的误差自由度所在的行及组数所在的列，其交叉数字中，上行数字表示以此值为界的右侧尾部面积为 0.05/2，下行数字表示以此值为界的右侧尾部面积为 0.01/2。

例 为研究蘑菇多糖对急性缺氧小鼠存活时间的影响，将42只同种属小鼠随机分为A、B、C三组，每组14只，雌雄各半，每日分别以低、中、高3种不同浓度相同剂量的蘑菇多糖饮料灌胃，40天后对小白鼠进行耐缺氧存活试验，结果如表1所示。试比较不同浓度的蘑菇多糖饮料组小白鼠的存活时间是否有差别。

表1 不同浓度蘑菇多糖饮料处理后急性缺氧小鼠的存活时间 单位：min

编号	A组	B组	C组
1	32.2	43.5	63.2
2	34.0	47.7	68.0
3	34.1	48.3	69.6
4	34.5	49.7	70.1
5	36.3	50.5	71.1
6	40.5	51.8	72.4
7	41.5	53.6	73.7
8	41.6	55.4	75.5
9	43.2	56.7	78.3
10	44.2	56.9	78.5
11	45.2	57.2	79.1
12	47.7	57.5	80.3
13	49.2	59.1	82.9
14	50.1	61.2	84.4

解 首先对数据进行正态性检验和方差齐性检验。经检验各组满足正态性和方差齐性，据题意，可以用完全随机设计的方差分析方法进行分析。

$H_0: \mu_1 = \mu_2 = \mu_3$

$H_1: \mu_1, \mu_2, \mu_3$ 不全相等

$\alpha = 0.05$

计算得方差分析表(见表2)。

表2 表1数据的方差分析表

变异来源	SS	ν	MS	F	P
组间	8164.3	2	4082.1	124.1	<0.01
组内	1283.2	39	32.9		
总变异	9447.5	41			

以分子自由度 $\nu_{组间}=2$ 和分母自由度 $\nu_{组内}=39$ 查"F 分布界值表(方差分析用)"得：$F_{0.05}(2,39)=3.2381$，$F_{0.01}(2,39)=5.1944$。本例 $F=124.1>F_{0.01}(2,39)=5.1944$，得 $P<$

0.01,故按 $\alpha=0.05$ 水准拒绝 H_0,差别有统计学意义,可认为不同浓度蘑菇多糖饮料处理后小白鼠的存活时间有差别。

进一步地,用 Dunnett-t 法做均数间的两两比较,设 A 组为对照组,B 组和 C 组为实验组。

$H_0:\mu_T=\mu_C$

$H_1:\mu_T\neq\mu_C$

$\alpha=0.05$

$n_T=n_C=14, MS_{误差}=32.9, \nu=\nu_{误差}=39$

计算是先将 3 个样本均数按从小到大的顺序依次排列,并编上组次,得:

组次	1	2	3
组别	A 组	B 组	C 组
均数	41.0	53.5	74.8

因各组样本含量相等,故计算公式中的分母相同,均为

$$\sqrt{MS_{误差}\left(\frac{1}{n_A}+\frac{1}{n_B}\right)}=\sqrt{32.9\left(\frac{1}{14}+\frac{1}{14}\right)}=2.17$$

均数两两比较的计算结果,见表 3。

表 3　3 个样本均数之间的两两比较

比较组	两均数之差	t 值	组数	t 检验界值		P 值
	$\lvert\bar{X}_A-\bar{X}_B\rvert$	$\lvert\bar{X}_A-\bar{X}_B\rvert/2.17$	a	$\alpha=0.05$	$\alpha=0.01$	
1 与 2	12.5	5.8	2	2.02	2.70	<0.01
1 与 3	33.8	15.6	3	2.29	2.95	<0.01

表 3 中列出的 Dunnett-t 检验界值可以如此得到:对于 1 组与 2 组比较,找到"多重比较的 Dunnett-t 法检验用界值表(双侧)"中 $a=2$ 所对应的列,再从该表的第 1 列找到自由度 $\nu=40$(本例自由度为 39,因该表未列出,近似按自由度 $\nu=40$ 查)所对应的行,该行往右与 $a=2$ 所对应的列往下交叉数字中,上行数字为检验水准 $\alpha=0.05$ 所对应的界值 $t_{0.05/2(2,40)}=2.02$,下行数字为检验水准 $\alpha=0.01$ 所对应的界值 $t_{0.01/2(2,40)}=2.70$。而 1 与 2 比较组计算的统计量 $t=5.8>2.70=t_{0.01/2(2,40)}$,故 $P<0.01$。1 组与 3 组的比较类似讨论。

故按 $\alpha=0.05$ 水准,各比较组间的差别都有统计学意义,拒绝 H_0,可认为不同浓度蘑菇多糖饮料处理后小白鼠的存活时间有差别。浓度越高,存活时间越长。

参考文献

[1]徐天和,颜虹.中华医学统计百科全书:单变量推断统计分册[M].北京:中国统计出版社,2012.

[2]方积乾.卫生统计学[M].5 版.北京:高等教育出版社,2006.

(祁爱琴)

多重比较的 q' 界值表(Ducan 法用)

自由度 ν	比较的两组之间包括的组数(含比较组)a								
	2	3	4	5	6	7	8	9	10
5	3.64	3.74	3.79	3.83	3.83	3.83	3.83	3.83	3.83
	5.70	5.96	6.11	6.18	6.26	6.33	6.40	6.44	6.50
6	3.46	3.58	3.64	3.68	3.68	3.68	3.68	3.68	3.68
	5.24	5.51	5.65	5.73	5.81	5.88	5.95	6.00	6.00
7	3.35	3.47	3.54	3.58	3.60	3.61	3.61	3.61	3.61
	4.95	5.22	5.37	5.45	5.53	5.61	5.69	5.73	5.80
8	3.26	3.39	3.47	3.52	3.55	3.56	3.56	3.56	3.56
	4.74	5.00	5.14	5.23	5.32	5.40	5.47	5.51	5.50
9	3.20	3.34	3.41	3.47	3.50	3.52	3.52	3.52	3.52
	4.60	4.86	4.99	5.08	5.17	5.25	5.32	5.36	5.40
10	3.15	3.30	3.37	3.43	3.46	3047	3.47	3.47	3.47
	4.48	4.73	4.88	4.96	5.06	5.13	5.20	5.24	5.28
12	3.08	3.23	3.33	3.36	3.40	3.42	3.44	3.44	3.46
	4.32	4.55	4.68	4.76	4.84	4.92	4.96	5.02	5.07
14	3.03	3.18	3.27	3.33	3.37	3.39	3.41	3.42	3.44
	4.21	4.42	4.55	4.63	4.70	4.78	4.83	4.48	4.91
16	3.00	3.15	3.23	3.30	3.34	3.37	3.39	3.41	3.43
	4.13	4.34	4.45	4.54	4.60	4.67	4.72	4.76	4.79
18	2.97	3.12	3.21	3.27	3.32	3.35	3.37	3.39	3.41
	4.07	4.27	4.38	4.46	4.53	4.59	4.64	4.68	4.71
20	2.95	3.10	3.18	3.25	3.30	3.34	3.36	3.38	3.40
	4.02	4.22	4.33	4.40	4.47	4.53	4.58	4.61	4.65
24	2.92	3.07	3.15	3.22	3.28	3.31	3.34	3.37	3.38
	3.96	4.14	4.24	4.33	4.39	4.44	4.49	4.53	4.57
30	2.89	3.04	3.12	3.20	3.25	2.29	3.32	3.35	3.37
	3.89	4.06	4.16	4.22	4.32	4.36	4.41	4.45	4.48
40	2.86	3.01	3.10	3.17	3.22	3.27	3.30	3.33	3.35
	3.82	3.99	4.10	4.17	4.24	4.30	4.34	4.37	4.41
60	2.83	2.98	3.08	3.14	3.20	3.24	3.28	3.31	3.33
	3.76	3.92	4.03	4.12	4.17	4.23	4.27	4.31	4.34
100	2.80	2.95	3.05	3.12	3.18	3.22	3.26	3.29	3.32
	3.71	3.86	3.98	4.06	4.11	4.17	4.21	4.25	4.29

注:上行 $\alpha=0.05$,下行 $\alpha=0.01$。

【用法说明】 Ducan 法,用于方差分析后多组均数间的两两比较。根据设定的检验水准 $\alpha=0.05$ 或 $\alpha=0.01$ 查表,若算得的统计量 $q'>$ 界值 $q'_{\alpha(a,\nu)}$,则拒绝原假设 H_0。表中界值 $q'_{\alpha(a,\nu)}$ 包含 1 个方差分析时的误差自由度 ν 和 1 个反映均数跨度的信息 a(即比较的两组之间包括的组数,含比较组在内)。

例 用 Duncan 法对“多重比较的 Dunnett-t 法检验用界值表(双侧)”中的例作均数间的两两比较。

解 $H_0:\mu_A=\mu_B$

$H_1: \mu_A \neq \mu_B$

$\alpha = 0.05$

$n=14, MS_{误差}=32.9, \nu=\nu_{误差}=39$。

先将 3 个样本均数按从小到大的顺序依次排列，并编上组次，得：

组次	1	2	3
组别	A 组	B 组	C 组
均数	41.0	53.5	74.8

因各组样本含量相等，故计算公式中的分母相同，均为

$$\sqrt{\frac{MS_{误差}}{2}\left(\frac{1}{n_A}+\frac{1}{n_B}\right)}=\sqrt{\frac{32.9}{2}\left(\frac{1}{14}+\frac{1}{14}\right)}=1.53$$

均数两两比较的计算结果，见表 1。

表 1　3 个样本均数之间的两两比较

比较组	两均数之差	q' 值	组数	q' 检验界值		P 值
	$\|\bar{X}_A-\bar{X}_B\|$	$\|\bar{X}_A-\bar{X}_B\|/2.17$	a	$\alpha=0.05$	$\alpha=0.01$	
1 与 2	12.5	8.2	2	2.86	3.82	<0.01
1 与 3	33.8	22.1	3	3.01	3.99	<0.01
2 与 3	21.3	13.9	2	2.86	3.82	<0.01

表 1 中列出的 q' 检验界值可以如此得到：对于 1 与 2 两比较组，找到“多重比较的 q' 界值表(Ducan 法用)”中 $a=2$ 所对应的列，再从该表第 1 列找到自由度 $\nu=40$(本例自由度为 39，因表中未列出，近似按自由度 $\nu=40$ 查)所对应的行，该行往右与 $a=2$ 所对应的列往下交叉数字中，上行数字为检验水准 $\alpha=0.05$ 所对应的界值 $q'_{0.05(2,40)}=2.86$，下行数字为检验水准 $\alpha=0.01$ 所对应的界值 $q'_{0.01(2,40)}=3.82$. 而 1 与 2 比较组计算的统计量 $q'=8.2>3.82=q'_{0.01(2,40)}$，故 $P<0.01$。其他两组类似讨论。

结论：按 $\alpha=0.05$ 水准，各比较组间的差别都有统计学意义，拒绝 H_0，可认为不同浓度蘑菇多糖饮料处理后小白鼠的存活时间有差别，浓度越高，存活时间越长。

参考文献

[1]徐天和，颜虹.中华医学统计百科全书：单变量推断统计分册[M].北京：中国统计出版社，2012.

[2]方积乾.生物医学研究的统计方法[M].北京：高等教育出版社，2007.

(祁爱琴)

多重比较的 q 界值表(Student-Newman-Keuls 法用)

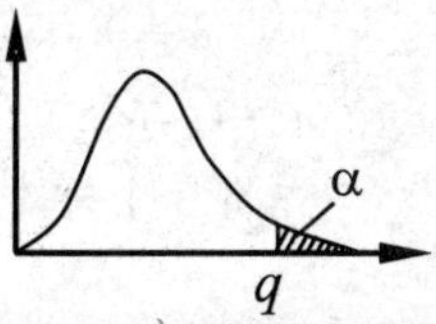

自由度 ν	比较的两组之间包括的组数(含比较组)a								
	2	3	4	5	6	7	8	9	10
5	3.64	4.60	5.22	5.67	6.03	6.33	6.58	6.80	6.99
	5.70	6.98	7.80	8.42	8.91	9.32	9.67	9.97	10.24
6	3.46	4.34	4.90	5.30	5.63	5.90	6.12	6.32	6.49
	5.24	6.33	7.03	7.56	7.97	8.32	8.61	8.87	9.10
7	3.34	4.16	4.68	5.06	5.36	5.61	5.82	6.00	6.16
	4.95	5.92	6.54	7.01	7.37	7.68	7.94	8.17	8.37
8	3.26	4.04	4.53	4.89	5.17	5.40	5.60	5.77	5.92
	4.75	5.64	6.20	6.62	6.96	7.24	7.47	7.68	7.86
9	3.20	3.95	4.41	4.76	5.02	5.24	5.43	5.59	5.74
	4.60	5.43	5.96	6.35	6.66	6.91	7.13	7.33	7.49
10	3.15	3.88	4.33	4.65	4.91	5.12	5.30	5.46	5.60
	4.48	5.27	5.77	6.14	6.43	6.67	6.87	7.05	7.21
12	3.08	3.77	4.20	4.51	4.75	4.95	5.12	5.27	5.39
	4.32	5.05	5.50	5.84	6.10	6.32	6.51	6.67	6.81
14	3.03	3.70	4.11	4.41	4.64	4.83	4.99	5.13	5.25
	4.21	4.89	5.32	5.63	5.88	6.08	6.26	6.41	6.54
16	3.00	3.65	4.05	4.33	4.56	4.74	4.90	5.03	5.15
	4.13	4.79	5.19	5.49	5.72	5.92	6.08	6.22	6.35
18	2.97	3.61	4.00	4.28	4.49	4.67	4.82	4.96	5.07
	4.07	4.70	5.09	5.38	5.60	5.79	5.94	6.08	6.20
20	2.95	3.58	3.96	4.23	4.45	4.62	4.77	4.90	5.01
	4.02	4.64	5.02	5.29	5.51	5.69	5.84	5.97	6.09
24	2.92	3.53	3.90	4.17	4.37	4.54	4.68	4.81	4.92
	3.96	4.54	4.91	5.17	5.37	5.54	5.69	5.81	5.92
30	2.89	3.49	3.85	4.10	4.30	4.46	4.60	4.72	4.82
	3.89	4.45	4.80	5.05	5.24	5.40	5.54	5.65	5.76
40	2.86	3.44	3.79	4.04	4.23	4.39	4.52	4.63	4.73
	3.82	4.37	4.70	4.93	5.11	5.26	5.39	5.50	5.60
60	2.83	3.40	3.74	3.98	4.16	4.31	4.44	4.55	4.65
	3.76	4.28	4.59	4.82	4.99	5.13	5.25	5.36	5.45
100	2.80	3.36	3.68	3.92	4.10	4.24	4.36	4.47	4.56
	3.70	4.20	4.50	4.71	4.87	5.01	5.12	5.21	5.30
∞	2.77	3.31	3.63	3.86	4.03	4.17	4.29	4.39	4.47
	3.64	4.12	4.40	4.60	4.76	4.88	4.99	5.08	5.16

【用法说明】 Student-Newman-Keuls 法,用于方差分析后多组均数间的两两比较。根据设定的检验水准 $\alpha=0.05$ 或 $\alpha=0.01$ 查表,若算得的统计量 $q>$ 界值 $q_{\alpha(a,\nu)}$,则拒绝原假设 H_0。表中界值 $q_{\alpha(a,\nu)}$ 包含 1 个方差分析时的误差自由度 ν 和 1 个反映均数跨度的信息 a(即比较的两组之间包括的组数,含比较组在内)。

例 用 SNK 法对"多重比较的 Dunnet- t 法检验用界值表(双侧)"中的例做均数间的两两比较。

解 $H_0:\mu_A=\mu_B$

$H_1:\mu_A\neq\mu_B$

$\alpha=0.05$

$n=14, MS_{误差}=32.9, \nu=\nu_{误差}=39$

先将 3 个样本均数按从小到大的顺序依次排列，并编上组次，得：

组次	1	2	3
组别	A 组	B 组	C 组
均数	41.0	53.5	74.8

因各组样本含量相等，故统计量 q 计算公式中的分母相同，均为

$$\sqrt{\frac{MS_{误差}}{2}\left(\frac{1}{n_A}+\frac{1}{n_B}\right)}=\sqrt{\frac{32.9}{2}\left(\frac{1}{14}+\frac{1}{14}\right)}=1.53$$

均数两两比较的计算结果，见表 1。

表 1　3 个样本均数之间的两两比较

比较组	两均数之差	q 值	组数	q 检验界值		P 值
	$\lvert\overline{X}_A-\overline{X}_B\rvert$	$\lvert\overline{X}_A-\overline{X}_B\rvert/1.53$	a	$\alpha=0.05$	$\alpha=0.01$	
1 与 2	12.5	8.2	2	2.86	3.82	<0.01
1 与 3	33.8	22.1	3	3.44	4.37	<0.01
2 与 3	21.3	13.9	2	2.86	3.82	<0.01

表 1 中列出的 q 检验界值可以如此得到：对于 1 与 2 两比较组，找到“多重比较的 q 界值表(Student-Newman-Keuls 法用)”中 $a=2$ 所对应的列，再从该表第 1 列找到自由度 $\nu=40$(本例自由度为 39，因表中未列出，近似按自由度 $\nu=40$ 查)所对应的行，该行往右与 $a=2$ 所对应的列往下交叉数字中，上行数字为检验水准 $\alpha=0.05$ 所对应的界值 $q_{0.05(2,40)}=2.86$，下行数字为检验水准 $\alpha=0.01$ 所对应的界值 $q_{0.01(2,40)}=3.82$。而 1 与 2 比较组计算的统计量 $q=8.2>3.82=q_{0.01(2,40)}$，故 $P<0.01$。其他两组类似讨论。

结论：按 $\alpha=0.05$ 水准，各比较组间的差别都有统计学意义，拒绝 H_0，可认为不同浓度蘑菇多糖饮料处理后小白鼠的存活时间有差别。浓度越高，存活时间越长。

参考文献

[1]徐天和，颜虹.中华医学统计百科全书：单变量推断统计分册[M].北京：中国统计出版社，2012.

[2]方积乾.生物医学研究的统计方法[M].北京：高等教育出版社，2007.

(祁爱琴)

多个处理组与 1 个对照组的秩和 W 统计量上尾概率表(Wilcoxon 秩和 W 统计量上尾概率表)

n	x	m								
		3	4	5	6	7	8	9	10	11
1	3	0.500	0.600							
	4	0.250	0.400	0.500	0.571					
	5		0.200	0.333	0.429	0.500	0.556			
	6			0.167	0.286	0.375	0.444	0.500	0.545	
	7				0.143	0.250	0.333	0.400	0.455	0.500
	8					0.125	0.222	0.300	0.364	0.417
	9						0.111	0.200	0.273	0.333
	10							0.100	0.182	0.250
	11								0.091	0.167
	12									0.083

n	x	m								
		12	13	14	15	16	17	18	19	20
1	7	0.538								
	8	0.462	0.500	0.533						
	9	0.385	0.429	0.467	0.500	0.529				
	10	0.308	0.357	0.400	0.438	0.471	0.500	0.526		
	11	0.231	0.286	0.333	0.375	0.412	0.444	0.474	0.500	0.524
	12	0.154	0.214	0.267	0.312	0.353	0.389	0.421	0.450	0.476
	13	0.077	0.143	0.200	0.250	0.294	0.333	0.368	0.400	0.429
	14		0.071	0.133	0.188	0.235	0.278	0.316	0.350	0.381
	15			0.067	0.125	0.176	0.222	0.263	0.300	0.333
	16				0.062	0.118	0.167	0.211	0.250	0.286
	17					0.059	0.111	0.158	0.200	0.238
	18						0.056	0.105	0.150	0.190
	19							0.053	0.100	0.143
	20								0.050	0.095
	21									0.048

n	x	m								
		3	4	5	6	7	8	9	10	11
2	6	0.600								
	7	0.400	0.600							
	8	0.200	0.400	0.571						
	9	0.100	0.267	0.429	0.571					
	10		0.133	0.286	0.429	0.556				
	11		0.067	0.190	0.321	0.444	0.556			
	12			0.095	0.214	0.333	0.444	0.545		
	13			0.048	0.143	0.250	0.356	0.455	0.545	
	14				0.071	0.167	0.267	0.364	0.455	0.538
	15				0.036	0.111	0.200	0.291	0.379	0.462
	16					0.056	0.133	0.218	0.303	0.385
	17					0.028	0.089	0.164	0.242	0.321
	18						0.044	0.109	0.182	0.256
	19						0.022	0.073	0.136	0.205
	20							0.036	0.091	0.154
	21							0.018	0.061	0.115
	22								0.030	0.077
	23								0.015	0.051
	24									0.026
	25									0.013

多个处理组与 1 个对照组的秩和 W 统计量上尾概率表（Wilcoxon 秩和 W 统计量上尾概率表）（续）

n	x	m								
		12	13	14	15	16	17	18	19	20
2	15	0.538								
	16	0.462	0.533							
	17	0.396	0.467	0.533						
	18	0.330	0.400	0.467	0.529					
	19	0.275	0.343	0.408	0.471	0.529				
	20	0.220	0.286	0.350	0.412	0.471	0.526			
	21	0.176	0.238	0.300	0.360	0.418	0.474	0.526		
	22	0.132	0.190	0.250	0.309	0.366	0.421	0.474	0.524	
	23	0.099	0.152	0.208	0.265	0.320	0.374	0.426	0.476	0.524
	24	0.066	0.114	0.167	0.221	0.275	0.327	0.379	0.429	0.476
	25	0.044	0.086	0.133	0.184	0.235	0.287	0.337	0.386	0.433
	26	0.022	0.057	0.100	0.147	0.196	0.246	0.295	0.343	0.390
	27	0.011	0.038	0.075	0.118	0.163	0.211	0.258	0.305	0.351
	28		0.019	0.050	0.088	0.131	0.175	0.221	0.267	0.312
	29		0.010	0.033	0.066	0.105	0.146	0.189	0.233	0.277
	30			0.017	0.044	0.078	0.117	0.158	0.200	0.242
	31			0.008	0.029	0.059	0.094	0.132	0.171	0.212
	32				0.015	0.039	0.070	0.105	0.143	0.182
	33				0.007	0.026	0.053	0.084	0.119	0.156
	34					0.013	0.035	0.063	0.095	0.130
	35					0.007	0.023	0.047	0.076	0.108
	36						0.012	0.032	0.057	0.087
	37						0.006	0.021	0.043	0.069
	38							0.011	0.029	0.052
	39							0.005	0.019	0.039
	40								0.010	0.026
	41								0.005	0.017
	42									0.009
	43									0.004

n	x	m								
		3	4	5	6	7	8	9	10	11
3	11	0.500								
	12	0.350	0.571							
	13	0.200	0.429							
	14	0.100	0.314	0.500						
	15	0.050	0.200	0.393	0.548					
	16		0.114	0.286	0.452					
	17		0.057	0.196	0.357	0.500				
	18		0.029	0.125	0.274	0.417	0.539			
	19			0.071	0.190	0.333	0.461			
	20			0.036	0.131	0.258	0.388	0.500		
	21			0.018	0.083	0.192	0.315	0.432	0.531	
	22				0.048	0.133	0.248	0.364	0.469	
	23				0.024	0.092	0.188	0.300	0.406	0.500
	24				0.012	0.058	0.139	0.241	0.346	0.442
	25					0.033	0.097	0.186	0.287	0.385
	26					0.017	0.067	0.141	0.234	0.330
	27					0.008	0.042	0.105	0.185	0.277
	28						0.024	0.073	0.143	0.228
	29						0.012	0.050	0.108	0.184
	30						0.006	0.032	0.080	0.146
	31							0.018	0.056	0.113

多个处理组与 1 个对照组的秩和 W 统计量上尾概率表(Wilcoxon 秩和 W 统计量上尾概率表)(续)

n	x	m								
		3	4	5	6	7	8	9	10	11
3	32							0.009	0.038	0.085
	33							0.005	0.024	0.063
	34								0.014	0.044
	35								0.007	0.030
	36								0.003	0.019
	37									0.011
	38									0.005
	39									0.003

n	x	m								
		12	13	14	15	16	17	18	19	20
3	24	0.527								
	25	0.473								
	26	0.420	0.500							
	27	0.367	0.450	0.524						
	28	0.316	0.400	0.476						
	29	0.268	0.352	0.429	0.500					
	30	0.224	0.305	0.384	0.456	0.521				
	31	0.182	0.261	0.338	0.412	0.479				
	32	0.147	0.220	0.296	0.369	0.438	0.500			
	33	0.116	0.182	0.254	0.327	0.396	0.461	0.519		
	34	0.090	0.148	0.216	0.287	0.356	0.421	0.481		
	35	0.068	0.120	0.181	0.249	0.317	0.382	0.444	0.500	
	36	0.051	0.095	0.150	0.213	0.280	0.345	0.407	0.464	0.517
	37	0.035	0.073	0.122	0.180	0.244	0.308	0.370	0.429	0.483
	38	0.024	0.055	0.099	0.151	0.211	0.273	0.335	0.394	0.449
	39	0.015	0.041	0.078	0.125	0.180	0.239	0.300	0.359	0.415
	40	0.009	0.029	0.060	0.102	0.152	0.208	0.267	0.325	0.382
	41	0.004	0.020	0.046	0.082	0.127	0.179	0.235	0.293	0.349
	42	0.002	0.012	0.034	0.065	0.105	0.153	0.206	0.262	0.317
	43		0.007	0.024	0.050	0.086	0.129	0.178	0.232	0.286
	44		0.004	0.016	0.038	0.069	0.108	0.153	0.204	0.257
	45		0.002	0.010	0.028	0.055	0.089	0.131	0.178	0.229
	46			0.006	0.020	0.042	0.073	0.111	0.154	0.202
	47			0.003	0.013	0.032	0.059	0.092	0.132	0.177
	48			0.001	0.009	0.024	0.046	0.077	0.113	0.155
	49				0.005	0.017	0.036	0.062	0.095	0.134
	50				0.002	0.011	0.027	0.050	0.080	0.115
	51				0.001	0.007	0.020	0.040	0.066	0.098
	52					0.004	0.014	0.031	0.054	0.083
	53					0.002	0.010	0.023	0.044	0.069
	54					0.001	0.006	0.017	0.034	0.058
	55						0.004	0.012	0.027	0.047
	56						0.002	0.008	0.020	0.038
	57						0.001	0.005	0.015	0.030
	58							0.003	0.010	0.023
	59							0.002	0.007	0.018
	60							0.001	0.005	0.013
	61								0.003	0.009
	62								0.001	0.006
	63								0.001	0.004
	64									0.002
	65									0.001
	66									0.001

多个处理组与 1 个对照组的秩和 W 统计量上尾概率表 (Wilcoxon 秩和 W 统计量上尾概率表)(续)

n	x	m							
		4	5	6	7	8	9	10	11
4	18	0.557							
	19	0.443							
	20	0.343	0.548						
	21	0.243	0.452						
	22	0.171	0.365	0.543					
	23	0.100	0.278	0.457					
	24	0.057	0.206	0.381	0.536				
	25	0.029	0.143	0.305	0.464				
	26	0.014	0.095	0.238	0.394	0.533			
	27		0.056	0.176	0.324	0.467			
	28		0.032	0.129	0.264	0.404	0.530		
	29		0.016	0.086	0.206	0.341	0.470		
	30		0.008	0.057	0.158	0.285	0.413	0.527	
	31			0.033	0.115	0.230	0.355	0.473	
	32			0.019	0.082	0.184	0.302	0.420	0.525
	33			0.010	0.055	0.141	0.252	0.367	0.475
	34			0.005	0.036	0.107	0.207	0.318	0.426
	35				0.021	0.077	0.165	0.270	0.377
	36				0.012	0.055	0.130	0.227	0.330
	37				0.006	0.036	0.099	0.187	0.286
	38				0.003	0.024	0.074	0.152	0.245
	39					0.014	0.053	0.120	0.206
	40					0.008	0.038	0.094	0.171
	41					0.004	0.025	0.071	0.140
	42						0.002	0.017	0.053
	43						0.010	0.038	0.089
	44						0.006	0.027	0.069
	45						0.003	0.018	0.052
	46						0.001	0.012	0.039
	47							0.007	0.028
	48							0.004	0.020
	49							0.002	0.013
	50							0.001	0.009
	51								0.005
	52								0.003
	53								0.001
	54								0.001

n	x	m								
		12	13	14	15	16	17	18	19	20
4	34	0.524								
	35	0.476								
	36	0.431	0.522							
	37	0.385	0.478							
	38	0.342	0.435	0.521						
	39	0.299	0.392	0.479						
	40	0.260	0.352	0.439	0.519					
	41	0.223	0.312	0.399	0.481					
	42	0.190	0.274	0.360	0.443	0.518				
	43	0.158	0.239	0.323	0.405	0.482				
	44	0.131	0.206	0.287	0.368	0.446	0.517			
	45	0.106	0.175	0.253	0.332	0.410	0.483			
	46	0.085	0.148	0.221	0.298	0.375	0.449	0.516		

多个处理组与 1 个对照组的秩和 W 统计量上尾概率表(Wilcoxon 秩和 W 统计量上尾概率表)(续)

n	x	m=12	13	14	15	16	17	18	19	20
4	47	0.066	0.123	0.191	0.265	0.341	0.415	0.484		
	48	0.052	0.101	0.164	0.235	0.308	0.381	0.451	0.516	
	49	0.039	0.082	0.139	0.205	0.277	0.349	0.419	0.484	
	50	0.029	0.065	0.116	0.179	0.247	0.318	0.387	0.453	0.515
	51	0.021	0.051	0.096	0.154	0.219	0.287	0.356	0.422	0.485
	52	0.015	0.039	0.079	0.131	0.192	0.258	0.326	0.392	0.455
	53	0.010	0.030	0.063	0.110	0.168	0.231	0.297	0.363	0.426
	54	0.007	0.022	0.051	0.092	0.145	0.205	0.269	0.334	0.397
	55	0.004	0.016	0.040	0.076	0.124	0.181	0.242	0.306	0.368
	56	0.002	0.011	0.031	0.062	0.106	0.158	0.217	0.279	0.341
	57	0.001	0.008	0.023	0.050	0.089	0.138	0.193	0.253	0.314
	58	0.001	0.005	0.017	0.040	0.074	0.119	0.171	0.228	0.288
	59		0.003	0.012	0.031	0.061	0.101	0.150	0.205	0.262
	60		0.002	0.009	0.024	0.050	0.086	0.131	0.183	0.239
	61		0.001	0.006	0.018	0.040	0.072	0.113	0.162	0.216
	62		0.000	0.004	0.014	0.032	0.060	0.098	0.143	0.194
	63			0.002	0.010	0.025	0.049	0.083	0.125	0.174
	64			0.001	0.007	0.019	0.040	0.70	0.109	0.155
	65			0.001	0.005	0.015	0.032	0.059	0.094	0.137
	66			0.000	0.003	0.011	0.026	0.049	0.081	0.120
	67				0.002	0.008	0.020	0.040	0.069	0.105
	68				0.001	0.006	0.016	0.033	0.058	0.091
	69				0.001	0.004	0.012	0.027	0.049	0.079
	70				0.000	0.002	0.009	0.021	0.041	0.067
	71					0.001	0.006	0.017	0.033	0.057
	72					0.001	0.005	0.013	0.027	0.048
	73					0.000	0.003	0.010	0.022	0.041
	74					0.000	0.002	0.007	0.018	0.034
	75						0.001	0.005	0.014	0.028
	76						0.000	0.004	0.011	0.023
	77						0.000	0.002	0.008	0.018
	78							0.002	0.006	0.015
	79							0.001	0.004	0.011
	80							0.001	0.003	0.009
	81							0.000	0.002	0.007
	82							0.000	0.001	0.005
	83								0.001	0.004
	84								0.000	0.003
	85								0.000	0.002
	86								0.000	0.001
	87									0.001
	88									0.000
	89									0.000
	90									0.000

n	x	m=5	6	7	8	9	10
5	28	0.500					
	29	0.421					
	30	0.345	0.535				
	31	0.274	0.465				
	32	0.210	0.396				
	33	0.155	0.331	0.500			
	34	0.111	0.268	0.438			
	35	0.075	0.214	0.378	0.528		
	36	0.048	0.165	0.319	0.472		
	37	0.028	0.123	0.265	0.416		
	38	0.016	0.089	0.216	0.362	0.500	
	39	0.008	0.063	0.172	0.311	0.449	
	40	0.004	0.041	0.134	0.262	0.399	0.523
	41		0.026	0.101	0.218	0.350	0.477
	42		0.015	0.074	0.177	0.303	0.430
	43		0.009	0.053	0.142	0.259	0.384
	44		0.004	0.037	0.111	0.219	0.339
	45		0.002	0.024	0.085	0.182	0.297

多个处理组与1个对照组的秩和 W 统计量上尾概率表(Wilcoxon 秩和 W 统计量上尾概率表)(续)

n	x	m=5	6	7	8	9	10
5	46			0.015	0.064	0.149	0.257
	47			0.009	0.047	0.120	0.220
	48			0.005	0.033	0.095	0.185
	49			0.003	0.023	0.073	0.155
	50			0.001	0.015	0.056	0.127
	51				0.009	0.041	0.103
	52				0.005	0.030	0.082
	53				0.003	0.021	0.065
	54				0.002	0.014	0.050
	55				0.001	0.009	0.038
	56					0.006	0.028
	57					0.003	0.020
	58					0.002	0.014
	59					0.001	0.010
	60					0.000	0.006
	61						0.004
	62						0.002
	63						0.001
	64						0.001
	65						0.000

n	x	m=6	7	8	9	10
6	39	0.531				
	40	0.469				
	41	0.409				
	42	0.350	0.527			
	43	0.294	0.473			
	44	0.242	0.418			
	45	0.197	0.365	0.525		
	46	0.155	0.314	0.475		
	47	0.120	0.267	0.426		
	48	0.090	0.223	0.377	0.523	
	49	0.066	0.183	0.331	0.477	
	50	0.047	0.147	0.286	0.432	
	51	0.032	0.117	0.245	0.388	0.521
	52	0.021	0.090	0.207	0.344	0.479
	53	0.013	0.069	0.172	0.303	0.437
	54	0.008	0.051	0.141	0.264	0.396
	55	0.004	0.037	0.114	0.228	0.356
	56	0.002	0.026	0.091	0.194	0.318
	57	0.001	0.017	0.071	0.164	0.281
	58		0.011	0.054	0.136	0.246
	59		0.007	0.041	0.112	0.214
	60		0.004	0.030	0.091	0.184
	61		0.002	0.021	0.072	0.157
	62		0.001	0.015	0.057	0.132
	63		0.001	0.010	0.044	0.110
	64			0.006	0.033	0.090
	65			0.004	0.025	0.074
	66			0.002	0.018	0.059
	67			0.001	0.013	0.047
	68			0.001	0.009	0.036
	69			0.000	0.006	0.028
	70				0.004	0.021
	71				0.002	0.016
	72				0.001	0.011
	73				0.001	0.008
	74				0.000	0.005
	75				0.000	0.004
	76					0.002
	77					0.001
	78					0.001
	79					0.000
	80					0.000
	81					0.000

多个处理组与 1 个对照组的秩和 W 统计量上尾概率表(Wilcoxon 秩和 W 统计量上尾概率表)(续)

n	x	m			
		7	8	9	10
7	53	0.500			
	54	0.451			
	55	0.402			
	56	0.355	0.522		
	57	0.310	0.478		
	58	0.267	0.433		
	59	0.228	0.389		
	60	0.191	0.347	0.500	
	61	0.159	0.306	0.459	
	62	0.130	0.268	0.419	
	63	0.104	0.232	0.379	0.519
	64	0.082	0.198	0.340	0.481
	65	0.064	0.168	0.303	0.443
	66	0.049	0.140	0.268	0.406
	67	0.036	0.116	0.235	0.370
	68	0.027	0.095	0.204	0.335
	69	0.019	0.076	0.176	0.300
	70	0.013	0.060	0.150	0.268
	71	0.009	0.047	0.126	0.237
	72	0.006	0.036	0.105	0.209
	73	0.003	0.027	0.087	0.182
	74	0.002	0.020	0.071	0.157
	75	0.001	0.014	0.057	0.135
	76	0.001	0.010	0.045	0.115
	77	0.000	0.007	0.036	0.097
	78		0.005	0.027	0.081
	79		0.003	0.021	0.067
	80		0.002	0.016	0.054
	81		0.001	0.011	0.044
	82		0.001	0.008	0.035
	83		0.000	0.006	0.028
	84		0.000	0.004	0.022
	85			0.003	0.017
	86			0.002	0.012
	87			0.001	0.009
	88			0.001	0.007
	89			0.000	0.005
	90			0.000	0.003
	91			0.000	0.002
	92				0.002
	93				0.001
	94				0.001
	95				0.000
	96				0.000
	97				0.000
	98				0.000

n	x	m		
		8	9	10
8	68	0.520		
	69	0.480		
	70	0.439		
	71	0.399		
	72	0.360	0.519	
	73	0.323	0.481	
	74	0.287	0.444	
	75	0.253	0.407	
	76	0.221	0.371	0.517
	77	0.191	0.336	0.483
	78	0.164	0.303	0.448
	79	0.139	0.271	0.414
	80	0.117	0.240	0.381
	81	0.097	0.212	0.348
	82	0.080	0.185	0.317
	83	0.065	0.161	0.286
	84	0.052	0.138	0.257
	85	0.041	0.118	0.230
	86	0.032	0.100	0.204
	87	0.025	0.084	0.180
	88	0.019	0.069	0.158
	89	0.014	0.057	0.137
	90	0.010	0.046	0.118
	91	0.007	0.037	0.102
	92	0.005	0.030	0.086
	93	0.003	0.023	0.073
	94	0.002	0.018	0.061
	95	0.001	0.014	0.051
	96	0.001	0.010	0.042
	97	0.001	0.008	0.034
	98	0.000	0.006	0.027
	99	0.000	0.004	0.022
	100	0.000	0.003	0.017
	101		0.002	0.013
	102		0.001	0.010
	103		0.001	0.008
	104		0.000	0.006
	105		0.000	0.004
	106		0.000	0.003
	107		0.000	0.002
	108		0.000	0.002
	109			0.001
	110			0.001
	111			0.000
	112			0.000
	113			0.000
	114			0.000
	115			0.000
	116			0.000

多个处理组与 1 个对照组的秩和 W 统计量上尾概率表(Wilcoxon 秩和 W 统计量上尾概率表)(续完)

n	x	m		n	x	m
		9	10			10
9	86	0.500		10	105	0.515
	87	0.466			106	0.485
	88	0.432			107	0.456
	89	0.398			108	0.427
	90	0.365	0.516		109	0.398
	91	0.333	0.484		110	0.370
	92	0.302	0.452		111	0.342
	93	0.273	0.421		112	0.315
	94	0.245	0.390		113	0.289
	95	0.218	0.360		114	0.264
	96	0.193	0.330		115	0.241
	97	0.170	0.302		116	0.218
	98	0.149	0.274		117	0.197
	99	0.129	0.248		118	0.176
	100	0.111	0.223		119	0.157
	101	0.095	0.200		120	0.140
	102	0.081	0.178		121	0.124
	103	0.068	0.158		122	0.109
	104	0.057	0.139		123	0.095
	105	0.047	0.121		124	0.083
	106	0.039	0.106		125	0.072
	107	0.031	0.091		126	0.062
	108	0.025	0.078		127	0.053
	109	0.020	0.067		128	0.045
	110	0.016	0.056		129	0.038
	111	0.012	0.047		130	0.032
	112	0.009	0.039		131	0.026
	113	0.007	0.033		132	0.022
	114	0.005	0.027		133	0.018
	115	0.004	0.022		134	0.014
	116	0.003	0.017		135	0.012
	117	0.002	0.014		136	0.009
	118	0.001	0.011		137	0.007
	119	0.001	0.009		138	0.006
	120	0.001	0.007		139	0.004
	121	0.000	0.005		140	0.003
	122	0.000	0.004		141	0.003
	123	0.000	0.003		142	0.002
	124	0.000	0.002		143	0.001
	125	0.000	0.001		144	0.001
	126	0.000	0.001		145	0.001
	127		0.001		146	0.001
	128		0.000		147	0.000
	129		0.000		148	0.000
	130		0.000		149	0.000
	131		0.000		150	0.000
	132		0.000		151	0.000
	133		0.000		152	0.000
	134		0.000		153	0.000
	135		0.000		154	0.000
					155	0.000

【用法说明】 该表用于多个处理组与 1 个对照组进行两两比较的检验是否存在统计学差异时界值的确定。n 为处理组样本含量，$n=n_1$ 为对照组样本含量，m 是处理组样本含量，其中 $m=N^*=\sum_{j=2}^{k}n_j$ 。为计算 FW，首先把所有 k 个样本的全部观察值由小到大排序，并编排秩次。令 r_{ij} 为所有观察值 X_{ij} 的秩次，则 $FW=\sum_{j=2}^{k}\sum_{i=1}^{n_j}r_{ij}$ 。

1)单侧上侧检验

检验假设：$H_0:\tau_i=\tau_1, i=2,\cdots,k$ ；$H_1:\tau_i\geqslant\tau_1, i=2,\cdots,k$，至少有 2 组不相等。

根据 α 检验水准：如果 $FW\geqslant f_\alpha$，则拒绝 H_0，否则不拒绝 H_0。

设：$m=n_1$ 为对照组样本含量，也称为 X 样本。其余的 $n_2,\cdots,n_k$ 为 $n=N^*$，是处理组样本含量，也称为 Y 样本。公式有：

$$N^*=\sum_{j=2}^{k}n_j$$

如果 $N^*\leqslant n_1$，则界值 f_α 是上侧第 α 位百分位数 w_α。条件是：Wilcoxon 秩和统计量，具有样本含量 $m=n_1$ 和 $n=N^*$。在 $N^*\leqslant n_1$ 的情形下，$f_\alpha=W_\alpha$ 界值可以直接查“多个处理组与 1 个对照组的秩和 W 统计量上尾概率表”得到。在 $N^*>n_1$ 情形下，f_α 与 Wilcoxon 秩和统计量 W 界值的关系为：

$$f_\alpha=W_\alpha+[(N-2n_1)(N+1)/2]$$

式中：W_α 是 Wilcoxon 秩和统计量的第 α 位百分位数，其中，样本含量为：$m=N^*$，$n=n_1$。另外，W'_α 能够直接由“多个处理组与 1 个对照组的秩和 W 统计量上尾概率表”得到。

2)单侧下侧检验

检验假设：$H_0:\tau_i=\tau_1, i=2,\cdots,k, H_1:\tau_i\leqslant\tau_1, i=2,\cdots,k$，至少有 2 组不相等。

判断：根据 α 检验水准，如果 $FW\leqslant N^*(N+1)-f_\alpha$，则拒绝 H_0，否则不拒绝 H_0。

另外，W_α 能够直接由“多个处理组与 1 个对照组的秩和 W 统计量上尾概率表”得到。

例 研究人员将 15 人随机分为 3 组。第 1 组不给予任何操作指导，第 2 组给予粗略的操作指导，第 3 组给予精细的操作指导。要求 3 组人群加工按设计要求有一定形状和大小的金属零件。在给定时间内，计数加式零件的个数作为评价能力和熟练程度的标准。试分析：第 2 组和第 3 组的加工能力是否高于第 1 组。

表 1 3 组人群加工零件个数

编号	对照组 1	处理组 2	处理组 3
1	32(1)	38(3.5)	42(7.5)
2	35(2)	40(5)	46(12)
3	38(3.5)	42(7.5)	47(13)
4	41(6)	44(10)	48(14)
5	43(9)	45(11)	49(15)

【分析】 本例有 3 组人群，其中第 1 组为对照组，没有给予任何操作指导。第 2 组和第 3 组为处理组，分别接受了不同程度的操作指导。此例，是属于多个处理组与 1 个对照组的比较。可使用多个处理组与 1 个对照组比较的 Fligner-Wolfe 检验。

解 $H_0:\tau_i=\tau_1, i=2,\cdots,k$

$H_1:\tau_i \geqslant \tau_1, i=2,\cdots,k$,至少有 2 组不相等

$\alpha=0.05$

将 3 组数据统一由小到大编排秩次。计算处理组 2 及处理组 3 的秩和:$FW=98.5$。

根据 $n=n_1=5$, $m=N^*=n_2+n_3=10$,查“多个处理组与 1 个对照组的秩和 W 统计量上尾概率表”,得界值 $W_{0.05}=54$。

由于:$N^*>n_1$,则界值计算如下:

$$f_{0.05}=W_{0.05}=54+[(N-2n_1)(N+1)/2]=94$$

本例:计算的 FW 值为 98.5,大于 FW 界值 94,则 $P<0.05$。按 $\alpha=0.05$ 水准,拒绝 H_0。

结论:可以认为,处理组 2 和处理组 3 的加工能力高于对照组 1。即接受操作指导的人群比没有接受操作指导的人群,其操作能力及熟练程度更高。

参考文献

[1] 徐天和,景学安,程琮.中华医学统计百科全书:非参数统计分册[M].北京:中国统计出版社,2013.

[2]Hollande M,Wolfe DA.Nonparametric Statistical Methods[M].2nd ed.Wiley & Sons Inc.1999:234-240.

[3] Fligner MA,Wolfe DA.Distribution-free tests for comparing several treatment with a control[J].Stat Neerl,1982,36:119-127.

(刘守鹏,高永)

多元统计检验 $T^2(p,n)$表($\alpha=0.05$)

n	p=1	2	3	4	5	6	7	8	9	10
1	161.448									
2	18.513	798.000								
3	10.128	57.000	1941.366							
4	7.709	25.472	114.986	3593.332						
5	6.608	17.361	46.383	192.468	5754.047					
6	5.987	13.887	29.661	72.937	289.446	8423.496				
7	5.591	12.001	22.720	44.718	105.157	405.920	11601.652			
8	5.318	10.828	19.028	33.230	62.561	143.050	541.890	15288.492		
9	5.117	10.033	16.766	27.202	45.453	83.202	186.622	697.356	19484.004	
10	4.965	9.459	15.248	23.545	36.561	59.403	106.649	235.873	872.317	24188.175
11	4.844	9.026	14.163	21.108	31.205	47.123	75.088	132.903	290.806	1066.774
12	4.747	8.689	13.350	19.376	27.656	39.764	58.893	92.512	161.967	351.421
13	4.667	8.418	12.719	18.086	25.145	34.911	49.232	71.878	111.676	193.842
14	4.600	8.197	12.216	17.089	23.281	31.488	42.881	59.612	86.079	132.582
15	4.543	8.012	11.806	16.296	21.845	28.955	38.415	51.572	70.907	101.499
16	4.494	7.856	11.465	15.651	20.706	27.008	35.117	45.932	60.986	83.121
17	4.451	7.722	11.177	15.117	19.782	25.467	32.588	41.775	54.041	71.127
18	4.414	7.606	10.931	14.667	19.017	24.219	30.590	38.592	48.930	62.746
19	4.381	7.504	10.719	14.283	18.375	23.189	28.975	36.082	45.023	56.587
20	4.351	7.415	10.533	13.952	17.828	22.324	27.642	34.054	41.946	51.884
21	4.325	7.335	10.370	13.663	17.356	21.588	26.525	32.384	39.463	48.184
22	4.301	7.264	10.225	13.409	16.945	20.954	25.576	30.985	37.419	45.202
23	4.279	7.200	10.095	13.184	16.585	20.403	24.759	29.798	35.709	42.750
24	4.260	7.142	9.979	12.983	16.265	19.920	24.049	28.777	34.258	40.699
25	4.242	7.089	9.874	12.803	15.981	19.492	23.427	27.891	33.013	38.961
26	4.225	7.041	9.779	12.641	15.726	19.112	22.878	27.114	31.932	37.469
27	4.210	6.997	9.692	12.493	15.496	18.770	22.388	26.428	30.985	36.176
28	4.196	6.957	9.612	12.359	15.287	18.463	21.950	25.818	30.149	35.043
29	4.183	6.919	9.539	12.236	15.097	18.184	21.555	25.272	29.407	34.044
30	4.171	6.885	9.471	12.123	14.924	17.931	21.198	24.781	28.742	33.156
31	4.160	6.853	9.409	12.019	14.765	17.699	20.873	24.336	28.144	32.363
32	4.149	6.823	9.351	11.923	14.618	17.487	20.576	23.931	27.603	31.648
33	4.139	6.795	9.297	11.834	14.482	17.291	20.304	23.562	27.111	31.003
34	4.130	6.769	9.247	11.752	14.357	17.111	20.054	23.224	26.663	30.416
35	4.121	6.744	9.200	11.674	14.240	16.944	19.823	22.913	26.252	29.881
36	4.113	6.722	9.157	11.602	14.131	16.788	19.608	22.625	25.874	29.391
37	4.105	6.700	9.115	11.535	14.030	16.644	19.410	22.359	25.525	28.940
38	4.098	6.680	9.077	11.472	13.935	16.509	19.225	22.113	25.202	28.524
39	4.091	6.660	9.040	11.412	13.846	16.382	19.052	21.883	24.902	28.140
40	4.085	6.642	9.005	11.356	13.762	16.264	18.890	21.668	24.624	27.783
41	4.079	6.625	8.973	11.303	13.683	16.152	18.739	21.468	24.364	27.451
42	4.073	6.609	8.942	11.253	13.609	16.047	18.597	21.280	24.120	27.141
43	4.067	6.593	8.913	11.206	13.539	15.949	18.463	21.104	23.893	26.851
44	4.062	6.578	8.885	11.161	13.472	15.855	18.337	20.938	23.679	26.580
45	4.057	6.564	8.859	11.118	13.409	15.767	18.217	20.781	23.477	26.326

多元统计检验 $T^2(p,n)$表($\alpha=0.05$)(续)

n	p									
	1	2	3	4	5	6	7	8	9	10
46	4.052	6.551	8.833	11.078	13.349	15.683	18.105	20.633	23.288	26.086
47	4.047	6.538	8.810	11.039	13.292	15.604	17.998	20.494	23.109	25.861
48	4.043	6.526	8.787	11.003	13.238	15.529	17.897	20.361	22.940	25.648
49	4.038	6.514	8.765	10.968	13.187	15.457	17.800	20.236	22.779	25.446
50	4.034	6.503	8.744	10.934	13.138	15.388	17.709	20.117	22.627	25.256
51	4.030	6.493	8.724	10.902	13.091	15.323	17.622	20.003	22.483	25.075
52	4.027	6.482	8.705	10.872	13.046	15.261	17.539	19.895	22.346	24.903
53	4.023	6.472	8.686	10.842	13.003	15.202	17.459	19.792	22.215	24.740
54	4.020	6.463	8.669	10.814	12.962	15.145	17.384	19.694	22.090	24.585
55	4.016	6.454	8.652	10.787	12.923	15.090	17.311	19.600	21.972	24.437
56	4.013	6.445	8.636	10.762	12.885	15.038	17.242	19.511	21.858	24.296
57	4.010	6.437	8.620	10.737	12.849	14.988	17.175	19.425	21.750	24.161
58	4.007	6.429	8.605	10.713	12.814	14.940	17.112	19.343	21.646	24.032
59	4.004	6.421	8.591	10.690	12.781	14.894	17.050	19.264	21.546	23.908
60	4.001	6.413	8.577	10.668	12.748	14.850	16.992	19.188	21.451	23.790
61	3.998	6.406	8.563	10.646	12.717	14.807	16.935	19.115	21.359	23.677
62	3.996	6.399	8.550	10.626	12.687	14.766	16.881	19.045	21.271	23.568
63	3.993	6.392	8.537	10.606	12.659	14.726	16.828	18.978	21.187	23.464
64	3.991	6.385	8.525	10.587	12.631	14.688	16.778	18.913	21.106	23.363
65	3.989	6.379	8.514	10.568	12.604	14.651	16.729	18.851	21.027	23.267
66	3.986	6.373	8.502	10.550	12.578	14.616	16.682	18.791	20.952	23.174
67	3.984	6.367	8.491	10.533	12.553	14.581	16.637	18.733	20.879	23.084
68	3.982	6.361	8.481	10.516	12.529	14.548	16.593	18.677	20.809	22.998
69	3.980	6.355	8.470	10.500	12.505	14.516	16.551	18.623	20.741	22.915
70	3.978	6.350	8.460	10.484	12.482	14.485	16.510	18.571	20.676	22.834
71	3.976	6.345	8.451	10.469	12.460	14.455	16.471	18.520	20.613	22.757
72	3.974	6.340	8.441	10.454	12.439	14.426	16.432	18.471	20.552	22.682
73	3.972	6.335	8.432	10.440	12.418	14.397	16.395	18.424	20.493	22.609
74	3.970	6.330	8.423	10.426	12.398	14.370	16.359	18.378	20.435	22.539
75	3.968	6.325	8.414	10.412	12.379	14.343	16.324	18.333	20.380	22.471
76	3.967	6.320	8.406	10.399	12.360	14.318	16.290	18.290	20.326	22.406
77	3.965	6.316	8.398	10.386	12.341	14.293	16.258	18.248	20.274	22.342
78	3.963	6.312	8.390	10.374	12.323	14.268	16.226	18.208	20.224	22.280
79	3.962	6.307	8.382	10.362	12.306	14.245	16.195	18.169	20.175	22.220
80	3.960	6.303	8.375	10.350	12.289	14.222	16.165	18.130	20.127	22.162
81	3.959	6.299	8.367	10.338	12.273	14.199	16.135	18.093	20.081	22.106
82	3.957	6.295	8.360	10.327	12.257	14.177	16.107	18.057	20.036	22.051
83	3.956	6.292	8.353	10.316	12.241	14.156	16.079	18.022	19.992	21.998
84	3.955	6.288	8.347	10.306	12.226	14.136	16.052	17.988	19.950	21.946
85	3.953	6.284	8.340	10.296	12.211	14.115	16.026	17.954	19.909	21.895
86	3.952	6.281	8.333	10.285	12.197	14.096	16.001	17.922	19.868	21.847
87	3.951	6.277	8.327	10.276	12.182	14.077	15.976	17.890	19.829	21.799
88	3.949	6.274	8.321	10.266	12.169	14.058	15.951	17.860	19.791	21.752
89	3.948	6.271	8.315	10.257	12.155	14.040	15.928	17.830	19.754	21.707
90	3.947	6.267	8.309	10.248	12.142	14.022	15.905	17.801	19.718	21.663

多元统计检验 $T^2(p,n)$表(α=0.05)(续)

n	p 1	2	3	4	5	6	7	8	9	10
91	3.946	6.264	8.303	10.239	12.130	14.005	15.882	17.772	19.683	21.620
92	3.945	6.261	8.298	10.230	12.117	13.988	15.860	17.744	19.648	21.579
93	3.943	6.258	8.292	10.221	12.105	13.972	15.839	17.717	19.615	21.538
94	3.942	6.255	8.287	10.213	12.093	13.956	15.818	17.691	19.582	21.498
95	3.941	6.252	8.282	10.205	12.081	13.940	15.798	17.665	19.550	21.459
96	3.940	6.250	8.277	10.197	12.070	13.925	15.778	17.640	19.519	21.422
97	3.939	6.247	8.272	10.189	12.059	13.910	15.758	17.615	19.489	21.385
98	3.938	6.244	8.267	10.182	12.048	13.895	15.739	17.591	19.459	21.348
99	3.937	6.241	8.262	10.174	12.037	13.881	15.720	17.567	19.430	21.313
100	3.936	6.239	8.257	10.167	12.027	13.867	15.702	17.544	19.401	21.279
102	3.934	6.234	8.248	10.153	12.007	13.839	15.667	17.500	19.346	21.212
104	3.932	6.229	8.240	10.139	11.988	13.813	15.633	17.457	19.294	21.149
106	3.931	6.224	8.231	10.126	11.969	13.788	15.601	17.417	19.244	21.088
108	3.929	6.220	8.223	10.114	11.951	13.764	15.570	17.377	19.195	21.029
110	3.927	6.216	8.215	10.102	11.934	13.741	15.540	17.340	19.149	20.973
112	3.926	6.212	8.208	10.090	11.918	13.719	15.511	17.304	19.105	20.920
114	3.924	6.208	8.201	10.079	11.902	13.698	15.483	17.269	19.062	20.868
116	3.923	6.204	8.194	10.068	11.887	13.677	15.457	17.236	19.021	20.818
118	3.921	6.200	8.187	10.058	11.872	13.658	15.431	17.203	18.981	20.771
120	3.920	6.196	8.181	10.048	11.858	13.639	15.407	17.172	18.943	20.725
122	3.919	6.193	8.175	10.038	11.844	13.620	15.383	17.143	18.907	20.680
124	3.918	6.190	8.168	10.029	11.831	13.602	15.360	17.114	18.871	20.638
126	3.916	6.186	8.163	10.020	11.818	13.585	15.338	17.086	18.837	20.597
128	3.915	6.183	8.157	10.011	11.806	13.569	15.316	17.059	18.804	20.557
130	3.914	6.180	8.152	10.003	11.794	13.553	15.296	17.033	18.772	20.518
135	3.911	6.173	8.139	9.983	11.766	13.515	15.247	16.972	18.697	20.428
140	3.909	6.167	8.127	9.965	11.739	13.480	15.202	16.915	18.628	20.345
145	3.906	6.160	8.116	9.947	11.715	13.447	15.160	16.863	18.564	20.268
150	3.904	6.155	8.105	9.931	11.693	13.417	15.121	16.814	18.504	20.196
155	3.902	6.149	8.096	9.917	11.672	13.389	15.085	16.769	18.449	20.130
160	3.900	6.144	8.087	9.903	11.652	13.363	15.051	16.727	18.397	20.068
165	3.898	6.139	8.078	9.890	11.634	13.338	15.019	16.687	18.349	20.010
170	3.897	6.135	8.070	9.877	11.616	13.315	14.990	16.650	18.304	19.956
175	3.895	6.131	8.063	9.866	11.600	13.293	14.962	16.616	18.262	19.905
180	3.894	6.127	8.056	9.855	11.585	13.273	14.936	16.583	18.222	19.857
185	3.892	6.123	8.049	9.845	11.570	13.254	14.911	16.552	18.184	19.812
190	3.891	6.120	8.043	9.835	11.557	13.235	14.888	16.523	18.149	19.770
195	3.890	6.116	8.037	9.826	11.544	13.218	14.865	16.496	18.115	19.730
200	3.888	6.113	8.031	9.817	11.531	13.202	14.845	16.469	18.083	19.692
250	3.879	6.088	7.987	9.750	11.437	13.076	14.683	16.269	17.839	19.400
300	3.873	6.072	7.958	9.705	11.374	12.993	14.577	16.137	17.680	19.209
350	3.868	6.061	7.937	9.674	11.330	12.934	14.502	16.044	17.567	19.076
400	3.865	6.052	7.922	9.650	11.297	12.890	14.447	15.975	17.484	18.976
450	3.862	6.045	7.910	9.632	11.271	12.857	14.403	15.922	17.419	18.900
500	3.860	6.040	7.900	9.617	11.251	12.830	14.369	15.880	17.368	18.839

多元统计检验 $T^2(p,n)$表(α=0.05)(续)

n	p 1	2	3	4	5	6	7	8	9	10
600	3.857	6.032	7.886	9.595	11.221	12.789	14.318	15.817	17.292	18.748
700	3.855	6.026	7.875	9.580	11.199	12.761	14.282	15.772	17.238	18.684
800	3.853	6.022	7.868	9.568	11.183	12.739	14.255	15.738	17.197	18.636
900	3.852	6.018	7.862	9.559	11.170	12.723	14.234	15.712	17.166	18.599
1000	3.851	6.015	7.857	9.552	11.160	12.710	14.217	15.692	17.141	18.570
	3.841	5.991	7.815	9.488	11.071	12.592	14.067	15.507	16.919	18.307

n	p 11	12	13	14	15	16	17	18	19	20
11	29400.998									
12	1280.727	35122.470								
13	417.719	1514.176	41352.584							
14	228.529	489.700	1767.120	48091.340						
15	155.231	266.028	567.364	2039.560	55338.733					
16	118.138	179.624	306.339	650.712	2331.496	63094.764				
17	96.253	135.998	205.761	349.464	739.744	2642.928	71359.430			
18	81.996	110.304	155.078	233.643	395.402	834.459	2973.855	80132.731		
19	72.047	93.592	125.276	175.380	263.269	444.153	934.859	3324.278	89414.665	
20	64.745	81.945	105.918	141.169	196.903	294.641	495.717	1040.942	3694.197	99205.233
21	59.177	73.407	92.442	118.974	157.983	219.648	327.758	550.095	1152.710	4083.611
22	54.800	66.902	82.573	103.538	132.759	175.719	243.615	362.620	607.287	1270.161
23	51.274	61.793	75.060	92.244	115.234	147.275	194.376	268.804	399.228	667.292
24	48.378	57.681	69.165	83.653	102.421	127.529	162.522	213.955	295.215	437.581
25	45.958	54.305	64.423	76.916	92.681	113.103	140.425	178.499	234.456	322.849
26	43.908	51.487	60.533	71.501	85.048	102.144	124.291	153.920	195.207	255.879
27	42.149	49.099	57.286	67.061	78.916	93.560	112.042	135.985	168.016	212.647
28	40.624	47.053	54.538	63.357	73.890	86.668	102.453	122.376	148.186	182.713
29	39.291	45.280	52.183	60.223	69.700	81.021	94.757	111.727	133.146	160.893
30	38.115	43.730	50.143	57.539	66.156	76.316	88.455	103.184	121.382	144.352
31	37.070	42.363	48.361	55.215	63.122	72.338	83.205	96.191	111.949	131.419
32	36.136	41.149	46.790	53.185	60.497	68.933	78.769	90.368	104.230	121.053
33	35.297	40.065	45.396	51.396	58.203	65.988	74.972	85.448	97.804	112.572
34	34.537	39.090	44.150	49.809	56.183	63.416	71.690	81.240	92.377	105.515
35	33.848	38.209	43.030	48.392	54.392	61.152	68.824	77.602	87.737	99.556
36	33.219	37.409	42.019	47.118	52.792	59.143	66.301	74.427	83.725	94.462
37	32.644	36.680	41.101	45.968	51.355	57.350	64.064	71.632	80.225	90.060
38	32.114	36.012	40.264	44.924	50.057	55.740	62.068	69.155	77.146	86.220
39	31.626	35.399	39.498	43.973	48.880	54.287	60.276	66.945	74.417	82.842
40	31.175	34.833	38.794	43.102	47.807	52.969	58.658	64.961	71.982	79.849
41	30.756	34.310	38.146	42.303	46.826	51.767	57.191	63.171	69.797	77.179
42	30.367	33.825	37.546	41.566	45.924	50.669	55.854	61.547	67.825	74.783
43	30.003	33.373	36.990	40.884	45.093	49.660	54.632	60.068	66.038	72.622
44	29.664	32.953	36.472	40.252	44.326	48.730	53.510	58.716	64.410	70.663
45	29.346	32.559	35.990	39.665	43.614	47.871	52.476	57.475	62.921	68.879
46	29.047	32.191	35.540	39.118	42.952	47.075	51.521	56.332	61.555	67.248
47	28.767	31.846	35.118	38.606	42.336	46.335	50.635	55.275	60.297	65.752

多元统计检验 $T^2(p,n)$表($\alpha=0.05$)(续)

n	p									
	11	12	13	14	15	16	17	18	19	20
48	28.502	31.521	34.722	38.128	41.760	45.645	49.813	54.296	59.135	64.374
49	28.253	31.215	34.350	37.678	41.221	45.001	49.046	53.387	58.058	63.101
50	28.017	30.926	34.000	37.256	40.715	44.398	48.330	52.540	57.058	61.921
51	27.793	28.410	33.669	36.858	40.239	43.832	47.660	51.748	56.126	60.826
52	27.582	28.257	33.356	36.483	39.792	43.301	47.032	51.008	55.256	59.805
53	27.381	28.110	33.061	36.129	39.369	42.800	46.441	50.313	54.441	58.853
54	27.190	27.969	32.780	35.793	38.970	42.328	45.885	49.661	53.678	57.961
55	27.008	27.833	32.514	35.475	38.593	41.882	45.361	49.047	52.961	57.126
56	26.834	27.703	32.261	35.173	38.235	41.461	44.866	48.468	52.285	56.340
57	26.669	27.577	32.021	34.887	37.895	41.061	44.397	47.920	51.649	55.601
58	26.511	27.456	31.791	34.614	37.573	40.681	43.953	47.403	51.047	54.904
59	26.360	27.339	31.573	34.354	37.266	40.321	43.532	46.912	50.478	54.246
60	26.216	27.227	31.364	34.106	36.973	39.978	43.131	46.447	49.939	53.624
61	26.078	27.118	31.164	33.869	36.695	39.651	42.751	46.005	49.428	53.034
62	25.945	27.014	30.973	33.643	36.428	39.340	42.388	45.585	48.942	52.475
63	25.818	26.912	30.791	33.426	36.174	39.043	42.042	45.184	48.480	51.943
64	25.696	26.814	30.615	33.219	35.931	38.758	41.712	44.803	48.040	51.438
65	25.578	26.720	30.447	33.021	35.698	38.487	41.397	44.438	47.621	50.957
66	25.465	26.628	30.286	32.830	35.474	38.226	41.095	44.090	47.221	50.498
67	25.356	26.539	30.130	32.647	35.260	37.977	40.806	43.757	46.838	50.060
68	25.252	26.453	29.981	32.471	35.054	37.738	40.529	43.438	46.472	49.642
69	25.151	26.370	29.838	32.302	34.857	37.508	40.264	43.133	46.122	49.242
70	25.053	26.289	29.699	32.139	34.666	37.287	40.009	42.840	45.787	48.859
71	24.959	26.211	29.566	31.983	34.484	37.075	39.764	42.558	45.465	48.492
72	24.869	26.135	29.437	31.832	34.307	36.871	39.529	42.288	45.156	48.140
73	24.781	26.061	29.313	31.686	34.138	36.674	39.302	42.028	44.859	47.802
74	24.696	25.989	29.194	31.546	33.974	36.485	39.084	41.778	44.574	47.478
75	24.614	25.919	29.078	31.410	33.816	36.302	38.874	41.538	44.299	47.166
76	24.535	25.851	28.966	31.279	33.664	36.126	38.671	41.306	44.035	46.866
77	24.458	25.785	28.858	31.152	33.516	35.956	38.476	41.082	43.780	46.577
78	24.383	25.721	28.753	31.030	33.374	35.791	38.287	40.866	43.535	46.299
79	24.311	25.658	28.652	30.911	33.236	35.633	38.105	40.658	43.298	46.030
80	24.241	25.597	28.553	30.796	33.103	35.479	37.929	40.457	43.069	45.771
81	24.173	25.538	28.458	30.685	32.974	35.330	37.758	40.263	42.849	45.521
82	24.107	25.480	28.366	30.577	32.849	35.186	37.593	40.074	42.635	45.280
83	24.043	25.424	28.276	30.472	32.728	35.047	37.433	39.893	42.429	45.047
84	23.981	25.369	28.189	30.371	32.610	34.911	37.279	39.716	42.229	44.821
85	23.921	25.315	28.105	30.272	32.496	34.780	37.129	39.546	42.036	44.603
86	23.862	25.263	28.023	30.177	32.386	34.653	36.983	39.380	41.848	44.392
87	23.805	25.212	27.943	30.084	32.278	34.530	36.842	39.220	41.667	44.187
88	23.749	25.162	27.865	29.994	32.174	34.410	36.706	39.065	41.491	43.989
89	23.695	25.114	27.790	29.906	32.072	34.294	36.573	38.914	41.320	43.796
90	23.642	25.066	27.716	29.820	31.974	34.180	36.444	38.767	41.155	43.610
91	23.590	25.020	27.645	29.737	31.878	34.070	36.318	38.625	40.994	43.429
92	23.540	24.974	27.575	29.657	31.785	33.963	36.196	38.486	40.838	43.253

多元统计检验 $T^2(p,n)$表(α=0.05)(续)

n	p									
	11	12	13	14	15	16	17	18	19	20
93	23.492	24.930	27.508	29.578	31.694	33.859	36.078	38.352	40.686	43.082
94	23.444	24.887	27.442	29.501	31.606	33.758	35.962	38.221	40.538	42.917
95	23.398	24.844	27.377	29.426	31.519	33.660	35.850	38.094	40.395	42.755
96	23.352	24.803	27.315	29.354	31.436	33.564	35.741	37.970	40.255	42.599
97	23.308	24.762	27.253	29.283	31.354	33.470	35.634	37.850	40.119	42.446
98	23.265	24.722	27.194	29.213	31.274	33.379	35.531	37.732	39.987	42.298
99	23.223	24.683	27.136	29.146	31.196	33.290	35.429	37.618	39.858	42.153
100	23.182	24.645	27.079	29.080	31.120	33.203	35.331	37.507	39.733	42.013
102	23.102	24.572	26.969	28.953	30.974	33.036	35.141	37.292	39.491	41.742
104	23.026	24.501	26.864	28.831	30.835	32.877	34.960	37.088	39.262	41.485
106	22.953	24.433	26.764	28.716	30.702	32.725	34.788	36.893	39.043	41.240
108	22.884	24.367	26.668	28.605	30.574	32.580	34.623	36.708	38.835	41.007
110	22.817	24.304	26.577	28.499	30.453	32.441	34.466	36.530	38.636	40.784
112	22.753	24.243	26.489	28.397	30.336	32.309	34.316	36.361	38.446	40.572
114	22.691	24.185	26.404	28.300	30.225	32.181	34.172	36.199	38.264	40.369
116	22.632	24.128	26.323	28.206	30.118	32.060	34.034	36.044	38.090	40.175
118	22.575	24.074	26.246	28.117	30.015	31.943	33.902	35.895	37.923	39.989
120	22.521	24.021	26.171	28.030	29.916	31.830	33.775	35.752	37.764	39.811
122	22.468	23.971	26.099	27.948	29.821	31.723	33.653	35.615	37.610	39.640
124	22.417	23.922	26.030	27.868	29.730	31.619	33.536	35.483	37.463	39.476
126	22.368	23.874	25.963	27.791	29.642	31.519	33.423	35.357	37.321	39.318
128	22.321	23.828	25.899	27.717	29.557	31.423	33.315	35.235	37.185	39.166
130	22.276	23.784	25.836	27.645	29.476	31.330	33.210	35.117	37.054	39.020
135	22.168	23.678	25.690	27.477	29.284	31.112	32.965	34.842	36.746	38.678
140	22.069	23.581	25.556	27.323	29.108	30.913	32.739	34.590	36.465	38.366
145	21.978	23.490	25.432	27.180	28.945	30.729	32.533	34.358	36.206	38.079
150	21.894	23.406	25.317	27.049	28.795	30.559	32.342	34.144	35.968	37.815
155	21.815	23.327	25.211	26.926	28.656	30.402	32.165	33.946	35.748	37.571
160	21.742	23.253	25.112	26.813	28.527	30.256	32.001	33.763	35.544	37.344
165	21.673	23.184	25.020	26.707	28.407	30.120	31.848	33.592	35.354	37.134
170	21.609	23.119	24.933	26.608	28.294	29.993	31.705	33.433	35.177	36.938
175	21.549	23.058	24.852	26.515	28.189	29.874	31.572	33.284	35.012	36.756
180	21.493	23.000	24.776	26.428	28.090	29.762	31.447	33.145	34.857	36.585
185	21.440	22.946	24.705	26.347	27.997	29.658	31.330	33.014	34.712	36.424
190	21.390	22.894	24.637	26.270	27.910	29.559	31.219	32.891	34.575	36.273
195	21.342	22.845	24.574	26.197	27.827	29.466	31.115	32.775	34.446	36.131
200	21.297	22.799	24.514	26.128	27.749	29.378	31.017	32.665	34.325	35.997
250	20.954	22.438	24.053	25.603	27.155	28.710	30.269	31.834	33.405	34.983
300	20.730	22.200	23.755	25.264	26.771	28.279	29.789	31.301	32.817	34.336
350	20.573	22.030	23.547	25.026	26.504	27.979	29.455	30.931	32.408	33.887
400	20.457	21.903	23.392	24.851	26.306	27.758	29.209	30.658	32.108	33.558
450	20.367	21.805	23.274	24.716	26.154	27.588	29.020	30.449	31.878	33.306
500	20.296	21.726	23.179	24.610	26.034	27.454	28.870	30.284	31.696	33.107
600	20.190	21.609	23.039	24.451	25.855	27.254	28.649	30.039	31.427	32.812
700	20.115	21.525	22.940	24.339	25.729	27.114	28.493	29.867	31.237	32.605

多元统计检验 $T^2(p,n)$表($\alpha=0.05$)(续)

n	p									
	11	12	13	14	15	16	17	18	19	20
800	20.059	21.462	22.867	24.255	25.635	27.009	28.376	29.739	31.097	32.451
900	20.016	21.414	22.809	24.190	25.563	26.928	28.287	29.640	30.988	32.332
1000	19.981	21.375	22.764	24.139	25.505	26.863	28.215	29.561	30.902	32.238
∞	19.675	21.026	22.362	23.685	24.996	26.296	27.587	28.869	30.144	31.410

n	p									
	21	22	23	24	25	26	27	28	29	30
21	109504.433									
22	4492.522	120312.264								
23	1393.297	4920.928	131628.728							
24	730.111	1522.116	5368.829	143453.822						
25	477.679	795.744	1656.620	5836.227	155787.548					
26	351.705	519.524	864.191	1796.808	6323.120	168629.904				
27	278.224	381.784	563.114	935.451	1942.680	6829.509	181980.891			
28	230.817	301.492	413.085	608.449	1009.525	2094.237	7355.393	195840.508		
29	198.010	249.719	325.682	445.609	655.531	1086.413	2251.477	7900.774	210208.756	
30	174.107	213.908	269.353	350.794	479.356	704.358	1166.115	2414.402	8465.650	225085.633
31	155.994	187.828	230.407	289.717	376.828	514.325	754.931	1248.631	2583.011	9050.021
32	141.837	168.072	202.055	247.507	310.813	403.785	550.517	807.250	1333.961	2757.304
33	130.494	152.637	180.587	216.790	265.208	332.641	431.665	587.931	861.315	1422.105
34	121.217	140.274	163.820	193.538	232.032	283.510	355.200	460.467	626.569	917.125
35	113.500	130.166	150.393	175.384	206.926	247.780	302.413	378.491	490.192	666.429
36	106.985	121.759	139.418	160.850	187.330	220.751	264.036	321.917	402.514	520.839
37	101.417	114.663	130.292	148.973	171.646	199.658	235.012	280.800	342.023	427.268
38	96.606	108.601	122.592	139.100	158.832	182.781	212.369	249.710	298.070	362.729
39	92.411	103.364	116.014	130.771	148.182	168.995	194.254	225.461	264.845	315.847
40	88.721	98.797	110.333	123.657	139.201	157.540	179.462	206.067	238.936	280.417
41	85.452	94.782	105.381	117.515	131.530	147.880	167.172	190.232	218.219	252.794
42	82.536	91.226	101.027	112.161	124.909	139.633	156.811	177.079	201.307	230.709
43	79.921	88.054	97.171	107.455	119.137	132.514	147.966	165.992	187.261	212.685
44	77.562	85.209	93.733	103.287	114.066	126.311	140.332	156.528	175.423	197.717
45	75.423	82.644	90.649	99.572	109.575	120.860	133.681	148.362	165.321	185.105
46	73.476	80.318	87.869	96.240	105.572	116.034	127.838	141.248	156.605	174.343
47	71.697	78.202	85.349	93.237	101.983	111.734	122.665	134.999	149.013	165.060
48	70.064	76.267	83.056	90.515	98.748	107.878	118.056	129.468	142.344	156.974
49	68.561	74.493	80.960	88.038	95.817	104.403	113.925	124.540	136.443	149.873
50	67.172	72.859	79.038	85.775	93.150	101.254	110.201	120.123	131.185	143.589
51	65.886	71.350	77.268	83.699	90.713	98.390	106.828	116.142	126.473	137.992
52	64.691	69.952	75.634	81.788	88.478	95.773	103.759	112.537	122.227	132.976
53	63.578	68.654	74.120	80.024	86.420	93.373	100.956	109.257	118.382	128.456
54	62.539	67.445	72.714	78.390	84.521	91.164	98.385	106.261	114.884	124.363
55	61.568	66.316	71.405	76.873	82.762	89.125	96.020	103.514	111.690	120.641
56	60.656	65.261	70.184	75.460	81.129	87.237	93.836	100.987	108.761	117.241
57	59.801	64.271	69.041	74.142	79.609	85.484	91.814	98.654	106.066	114.125
58	58.995	63.342	67.970	72.908	78.190	83.852	89.937	96.494	103.579	111.258

多元统计检验 $T^2(p,n)$表($\alpha=0.05$)(续)

n	p 21	22	23	24	25	26	27	28	29	30
59	58.235	62.467	66.964	71.752	76.863	82.330	88.190	94.489	101.277	108.611
60	57.518	61.642	66.017	70.667	75.619	80.905	86.560	92.623	99.139	106.162
61	56.840	60.863	65.124	69.645	74.451	79.571	85.035	90.881	97.150	103.888
62	56.197	60.127	64.281	68.682	73.352	78.317	83.607	89.253	95.294	101.772
63	55.588	59.429	63.484	67.773	72.316	77.138	82.265	87.727	93.559	99.798
64	55.009	58.767	62.729	66.913	71.338	76.027	81.003	86.295	91.933	97.952
65	54.458	58.139	62.014	66.099	70.414	74.977	79.813	84.947	90.406	96.223
66	53.934	57.541	61.334	65.327	69.538	73.985	78.690	83.677	88.970	94.599
67	53.434	56.972	60.687	64.593	68.707	73.046	77.629	82.478	87.616	93.072
68	52.957	56.430	60.071	63.896	67.918	72.155	76.623	81.344	86.339	91.633
69	52.502	55.912	59.485	63.232	67.168	71.309	75.670	80.271	85.131	90.274
70	52.066	55.417	58.925	62.599	66.455	70.504	74.765	79.253	83.988	88.990
71	51.649	54.945	58.390	61.996	65.774	69.739	73.904	78.286	82.903	87.774
72	51.249	54.492	57.878	61.419	65.125	69.009	73.085	77.368	81.874	86.622
73	50.866	54.058	57.389	60.867	64.505	68.313	72.304	76.493	80.895	85.527
74	50.498	53.642	56.920	60.339	63.912	67.648	71.559	75.660	79.964	84.487
75	50.145	53.243	56.470	59.834	63.344	67.012	70.848	74.865	79.076	83.496
76	49.805	52.860	56.038	59.349	62.801	66.403	70.168	74.105	78.229	82.553
77	49.478	52.491	55.624	58.884	62.279	65.820	69.517	73.379	77.420	81.653
78	49.164	52.137	55.225	58.437	61.779	65.261	68.893	72.685	76.647	80.793
79	48.861	51.796	54.842	58.007	61.299	64.725	68.295	72.019	75.907	79.971
80	48.569	51.467	54.473	57.594	60.837	64.210	67.722	71.381	75.199	79.185
81	48.287	51.150	54.118	57.196	60.393	63.715	67.171	70.769	74.519	78.432
82	48.015	50.844	53.775	56.813	59.965	63.239	66.642	70.181	73.868	77.710
83	47.752	50.549	53.445	56.444	59.554	62.781	66.132	69.617	73.242	77.017
84	47.498	50.264	53.125	56.088	59.157	62.339	65.642	69.073	72.640	76.352
85	47.252	49.989	52.817	55.744	58.774	61.914	65.170	68.550	72.062	75.713
86	47.015	49.722	52.520	55.412	58.404	61.503	64.715	68.046	71.505	75.098
87	46.785	49.465	52.232	55.091	58.047	61.107	64.276	67.561	70.968	74.506
88	46.562	49.215	51.953	54.780	57.702	60.725	63.853	67.093	70.451	73.936
89	46.346	48.974	51.683	54.480	57.369	60.355	63.444	66.641	69.953	73.387
90	46.137	48.739	51.422	54.190	57.046	59.997	63.048	66.204	69.472	72.857
91	45.934	48.512	51.169	53.908	56.734	59.652	62.666	65.783	69.007	72.346
92	45.737	48.292	50.924	53.636	56.432	59.317	62.296	65.375	68.558	71.852
93	45.545	48.079	50.686	53.371	56.139	58.993	61.939	64.981	68.124	71.375
94	45.360	47.871	50.455	53.115	55.855	58.679	61.592	64.599	67.704	70.914
95	45.179	47.670	50.231	52.866	55.579	58.375	61.256	64.229	67.298	70.468
96	45.004	47.474	50.013	52.625	55.312	58.079	60.931	63.871	66.905	70.036
97	44.833	47.284	49.802	52.390	55.053	57.793	60.615	63.524	66.523	69.618
98	44.667	47.099	49.596	52.162	54.801	57.515	60.309	63.187	66.154	69.213
99	44.506	46.919	49.396	51.941	54.556	57.245	60.012	62.861	65.796	68.821
100	44.349	46.744	49.202	51.725	54.318	56.983	59.723	62.544	65.448	68.440
102	44.046	46.408	48.829	51.312	53.861	56.480	59.170	61.937	64.783	67.712
104	43.759	46.088	48.475	50.921	53.429	56.004	58.648	61.364	64.155	67.026

多元统计检验 $T^2(p,n)$表(α=0.05)(续)

n	p 21	22	23	24	25	26	27	28	29	30
106	43.486	45.785	48.138	50.549	53.020	55.553	58.153	60.821	63.562	66.378
108	43.227	45.496	47.819	50.196	52.631	55.126	57.684	60.307	63.000	65.765
110	42.979	45.221	47.514	49.860	52.261	54.719	57.238	59.820	62.468	65.184
112	42.743	44.959	47.224	49.540	51.909	54.333	56.814	59.357	61.962	64.633
114	42.517	44.709	46.948	49.235	51.573	53.964	56.411	58.916	61.481	64.110
116	42.301	44.470	46.683	48.944	51.253	53.613	56.027	58.497	61.024	63.612
118	42.094	44.241	46.430	48.665	50.947	53.278	55.661	58.096	60.588	63.138
120	41.896	44.022	46.188	48.399	50.655	52.958	55.311	57.715	60.172	62.685
122	41.707	43.812	45.957	48.144	50.375	52.652	54.976	57.350	59.775	62.254
124	41.524	43.610	45.734	47.900	50.107	52.358	54.656	57.001	59.395	61.842
126	41.349	43.417	45.521	47.665	49.850	52.077	54.349	56.666	59.032	61.447
128	41.181	43.231	45.316	47.440	49.603	51.807	54.055	56.346	58.684	61.070
130	41.019	43.052	45.119	47.224	49.366	51.549	53.772	56.039	58.350	60.708
135	40.640	42.633	44.659	46.718	48.813	50.945	53.114	55.323	57.573	59.866
140	40.294	42.252	44.239	46.258	48.310	50.395	52.516	54.674	56.869	59.104
145	39.977	41.902	43.855	45.837	47.850	49.894	51.971	54.082	56.228	58.410
150	39.685	41.581	43.502	45.451	47.428	49.435	51.472	53.540	55.642	57.777
155	39.416	41.284	43.177	45.095	47.040	49.012	51.012	53.043	55.104	57.196
160	39.166	41.009	42.876	44.766	46.681	48.622	50.589	52.584	54.608	56.661
165	38.934	40.755	42.596	44.461	46.348	48.260	50.197	52.160	54.150	56.167
170	38.718	40.517	42.337	44.177	46.040	47.925	49.833	51.767	53.725	55.710
175	38.517	40.296	42.095	43.913	45.752	47.612	49.495	51.401	53.331	55.285
180	38.328	40.089	41.868	43.666	45.483	47.321	49.180	51.060	52.963	54.889
185	38.152	39.895	41.656	43.435	45.232	47.048	48.884	50.741	52.620	54.520
190	37.986	39.713	41.457	43.218	44.996	46.793	48.608	50.443	52.298	54.174
195	37.829	39.542	41.270	43.014	44.775	46.553	48.348	50.163	51.996	53.850
200	37.682	39.381	41.094	42.822	44.566	46.327	48.104	49.899	51.713	53.545
250	36.568	38.162	39.765	41.378	43.000	44.633	46.276	47.931	49.598	51.276
300	35.860	37.389	38.924	40.465	42.012	43.567	45.129	46.698	48.276	49.862
350	35.369	36.854	38.343	39.835	41.332	42.834	44.341	45.854	47.372	48.896
400	35.009	36.462	37.917	39.375	40.836	42.300	43.767	45.239	46.715	48.195
450	34.734	36.163	37.593	39.024	40.457	41.893	43.331	44.772	46.215	47.663
500	34.517	35.927	37.337	38.747	40.159	41.572	42.987	44.404	45.823	47.244
600	34.196	35.578	36.959	38.339	39.720	41.101	42.482	43.863	45.246	46.630
700	33.970	35.332	36.693	38.053	39.412	40.770	42.127	43.485	44.843	46.201
800	33.802	35.150	36.496	37.841	39.183	40.525	41.865	43.205	44.544	45.883
900	33.673	35.010	36.345	37.677	39.007	40.336	41.663	42.990	44.315	45.639
1000	33.570	34.899	36.224	37.547	38.868	40.186	41.503	42.819	44.133	45.446
∞	32.671	33.924	35.172	36.415	37.653	38.885	40.113	41.337	42.557	43.773

n	p 31	32	33	34	35	36	37	38	39	40
31	240471.141									
32	9653.889	256365.278								
33	2937.282	10277.252	272768.046							

多元统计检验 $T^2(p,n)$表(α=0.05)(续)

n	p									
	31	32	33	34	35	36	37	38	39	40
34	1513.062	3122.943	10920.111	289679.443						
35	974.682	1606.834	3314.289	11582.466	307099.469					
36	707.512	1033.984	1703.419	3511.320	12264.316	325028.125				
37	552.409	749.817	1095.032	1802.819	3714.034	12965.662	343465.411			
38	452.753	584.901	793.346	1157.826	1905.032	3922.433	13686.504	362411.326		
39	384.037	478.971	618.316	838.097	1222.366	2010.060	4136.516	14426.842	381865.871	
40	334.132	405.946	505.920	652.654	884.072	1288.652	2117.901	4356.283	15186.675	401829.045
41	296.426	352.925	428.457	533.601	687.914	931.269	1356.684	2228.557	4581.735	15966.004
42	267.033	312.871	372.224	451.568	562.013	724.097	979.689	1426.462	2342.026	4812.870
43	243.539	281.655	329.753	392.031	475.281	591.158	761.203	1029.332	1497.986	2458.309
44	224.367	256.708	296.660	347.073	412.345	499.595	621.034	799.231	1080.197	1571.255
45	208.449	236.353	270.216	312.047	364.829	433.167	524.511	651.642	838.182	1132.286
46	195.038	219.456	248.643	284.063	327.816	383.022	454.496	550.028	682.981	878.056
47	183.596	205.222	230.738	261.238	298.249	343.968	401.652	476.332	576.146	715.053
48	173.727	193.079	215.656	242.295	274.136	312.775	360.502	420.719	498.676	602.866
49	165.133	182.607	202.792	226.342	254.127	287.339	327.639	377.419	440.223	521.528
50	157.585	173.488	191.699	212.736	237.278	266.235	300.845	342.843	394.718	460.165
51	150.908	165.481	182.041	201.004	222.909	248.465	278.617	314.656	358.386	412.400
52	144.960	158.398	173.561	190.791	210.521	233.313	259.903	291.275	328.771	374.269
53	139.630	152.089	166.060	181.825	199.738	220.252	243.948	271.592	304.208	343.190
54	134.828	146.437	159.380	173.895	190.273	208.883	230.194	254.812	283.532	317.416
55	130.481	141.345	153.396	166.833	181.901	198.904	218.225	240.350	265.907	295.723
56	126.527	136.734	148.005	160.507	174.447	190.080	207.720	227.764	250.718	277.233
57	122.916	132.542	143.124	154.809	167.770	182.223	198.431	216.720	237.501	261.299
58	119.606	128.714	138.687	149.651	161.756	175.186	190.161	206.953	225.903	247.435
59	116.561	125.204	134.634	144.961	156.313	168.848	182.754	198.260	215.649	235.271
60	113.751	121.977	130.920	140.679	151.364	163.112	176.084	190.474	206.521	224.516
61	111.150	118.998	127.504	136.754	146.846	157.897	170.047	183.464	198.347	214.944
62	108.736	116.241	124.352	133.145	142.705	153.136	164.560	177.119	190.987	206.372
63	106.489	113.682	121.435	129.814	138.897	148.774	159.550	171.352	184.328	198.655
64	104.394	111.301	118.728	126.732	135.384	144.762	154.960	166.088	178.274	191.672
65	102.434	109.080	116.208	123.872	132.132	141.061	150.739	161.264	172.748	185.325
66	100.598	107.004	113.859	121.211	129.115	137.636	146.845	156.829	167.686	179.533
67	98.875	105.058	111.662	118.728	126.308	134.457	143.242	152.737	163.031	174.225
68	97.253	103.232	109.604	116.408	123.690	131.501	139.899	148.952	158.737	169.346
69	95.726	101.514	107.672	114.234	121.243	128.743	136.788	145.439	154.764	164.845
70	94.284	99.896	105.855	112.194	118.950	126.166	133.888	142.172	151.079	160.681
71	92.921	98.369	104.143	110.275	116.798	123.751	131.177	139.124	147.650	156.817
72	91.631	96.925	102.528	108.467	114.775	121.485	128.637	136.277	144.453	153.224
73	90.408	95.558	101.000	106.761	112.868	119.354	126.254	133.609	141.465	149.873
74	89.246	94.262	99.555	105.148	111.069	117.346	124.013	131.106	138.666	146.742
75	88.142	93.032	98.184	103.622	109.369	115.452	121.902	128.752	136.040	143.809
76	87.092	91.862	96.883	102.175	107.759	113.661	119.909	126.534	133.570	141.056
77	86.090	90.749	95.647	100.801	106.233	111.967	118.027	124.442	131.244	138.468
78	85.135	89.689	94.470	99.495	104.785	110.360	116.245	122.464	129.049	136.031

多元统计检验 $T^2(p,n)$表($\alpha=0.05$)(续)

n	p									
	31	32	33	34	35	36	37	38	39	40
79	84.223	88.677	93.348	98.253	103.408	108.835	114.555	120.593	126.975	133.731
80	83.351	87.711	92.279	97.069	102.098	107.386	112.952	118.819	125.012	131.558
81	82.517	86.788	91.257	95.940	100.850	106.007	111.428	117.135	123.151	129.501
82	81.718	85.905	90.281	94.861	99.660	104.693	109.978	115.535	121.385	127.551
83	80.952	85.058	89.347	93.831	98.523	103.440	108.597	114.012	119.706	125.701
84	80.217	84.247	88.452	92.845	97.437	102.243	107.279	112.562	118.109	123.943
85	79.512	83.469	87.595	91.900	96.397	101.100	106.021	111.178	116.588	122.270
86	78.834	82.722	86.772	90.995	95.402	100.005	104.819	109.858	115.137	120.676
87	78.182	82.004	85.982	90.127	94.448	98.958	103.669	108.595	113.752	119.156
88	77.554	81.314	85.223	89.293	93.533	97.953	102.567	107.388	112.428	117.705
89	76.950	80.649	84.493	88.492	92.654	96.990	101.512	106.231	111.162	116.318
90	76.367	80.009	83.791	87.721	91.809	96.065	100.499	105.123	109.949	114.992
91	75.805	79.392	83.114	86.980	90.997	95.176	99.527	104.060	108.787	113.721
92	75.263	78.797	82.462	86.266	90.216	94.322	98.593	103.039	107.672	112.504
93	74.739	78.223	81.834	85.578	89.464	93.499	97.694	102.058	106.602	111.336
94	74.234	77.669	81.227	84.914	88.738	92.707	96.830	101.115	105.574	110.215
95	73.745	77.133	80.641	84.274	88.039	91.944	95.998	100.208	104.585	109.138
96	73.272	76.616	80.075	83.656	87.364	91.208	95.196	99.334	103.633	108.103
97	72.814	76.115	79.528	83.058	86.713	90.498	94.422	98.492	102.717	107.106
98	72.370	75.630	78.999	82.481	86.083	89.813	93.676	97.680	101.834	106.147
99	71.941	75.161	78.486	81.922	85.475	89.150	92.955	96.897	100.983	105.222
100	71.525	74.707	77.990	81.382	84.886	88.510	92.259	96.141	100.162	104.330
102	70.730	73.839	77.044	80.352	83.765	87.291	90.935	94.704	98.603	102.640
104	69.980	73.022	76.155	79.384	82.714	86.149	89.696	93.360	97.146	101.062
106	69.273	72.252	75.317	78.473	81.725	85.076	88.533	92.100	95.782	99.587
108	68.605	71.524	74.526	77.614	80.793	84.067	87.439	90.916	94.503	98.204
110	67.973	70.837	73.779	76.804	79.914	83.115	86.410	89.803	93.300	96.905
112	67.373	70.185	73.071	76.037	79.083	82.216	85.438	88.753	92.167	95.683
114	66.804	69.567	72.401	75.310	78.297	81.366	84.520	87.762	91.098	94.531
116	66.263	68.979	71.764	74.621	77.552	80.561	83.650	86.825	90.088	93.443
118	65.748	68.421	71.159	73.966	76.844	79.797	82.827	85.937	89.132	92.414
120	65.257	67.889	70.583	73.344	76.172	79.071	82.045	85.095	88.226	91.440
122	64.789	67.382	70.035	72.751	75.532	78.381	81.302	84.295	87.366	90.516
124	64.342	66.897	69.511	72.186	74.922	77.725	80.594	83.535	86.549	89.639
126	63.914	66.435	69.012	71.646	74.341	77.098	79.921	82.811	85.771	88.804
128	63.505	65.993	68.534	71.131	73.786	76.501	79.278	82.120	85.030	88.010
130	63.114	65.569	68.077	70.638	73.255	75.930	78.664	81.462	84.323	87.252
135	62.203	64.586	67.016	69.495	72.025	74.608	77.245	79.939	82.692	85.505
140	61.379	63.697	66.058	68.464	70.917	73.419	75.970	78.573	81.230	83.941
145	60.631	62.890	65.189	67.530	69.915	72.343	74.818	77.340	79.911	82.533
150	59.947	62.154	64.398	66.680	69.003	71.366	73.772	76.222	78.717	81.259
155	59.321	61.480	63.673	65.903	68.170	70.474	72.818	75.203	77.630	80.100
160	58.745	60.860	63.008	65.190	67.406	69.657	71.945	74.271	76.636	79.041
165	58.213	60.289	62.395	64.533	66.703	68.906	71.143	73.416	75.725	78.071

多元统计检验 $T^2(p,n)$ 表(α=0.05)(续)

n	p 31	32	33	34	35	36	37	38	39	40
170	57.721	59.761	61.829	63.926	66.054	68.212	70.403	72.627	74.885	77.178
175	57.265	59.270	61.303	63.363	65.452	67.571	69.719	71.899	74.110	76.354
180	56.839	58.814	60.814	62.841	64.894	66.975	69.084	71.223	73.391	75.590
185	56.443	58.389	60.359	62.354	64.374	66.421	68.494	70.595	72.724	74.882
190	56.071	57.991	59.933	61.899	63.889	65.903	67.943	70.009	72.102	74.222
195	55.724	57.618	59.535	61.473	63.435	65.420	67.428	69.462	71.521	73.606
200	55.397	57.268	59.161	61.074	63.009	64.966	66.946	68.950	70.977	73.029
250	52.968	54.672	56.389	58.120	59.865	61.624	63.398	65.188	66.992	68.812
300	51.457	53.061	54.674	56.297	57.930	59.572	61.225	62.889	64.564	66.249
350	50.427	51.965	53.509	55.060	56.618	58.184	59.758	61.340	62.929	64.527
400	49.680	51.170	52.665	54.165	55.671	57.183	58.701	60.224	61.754	63.291
450	49.113	50.568	52.026	53.488	54.955	56.427	57.903	59.383	60.869	62.360
500	48.668	50.095	51.525	52.958	54.395	55.835	57.279	58.726	60.178	61.634
600	48.016	49.402	50.791	52.182	53.574	54.969	56.367	57.766	59.169	60.574
700	47.559	48.919	50.279	51.640	53.003	54.367	55.732	57.099	58.468	59.838
800	47.222	48.562	49.901	51.241	52.581	53.923	55.265	56.608	57.952	59.297
900	46.963	48.287	49.611	50.934	52.258	53.582	54.907	56.231	57.557	58.883
1000	46.758	48.070	49.381	50.692	52.002	53.313	54.623	55.934	57.245	58.556
∞	44.985	46.194	47.400	48.602	49.802	50.998	52.192	53.384	54.572	55.758

n	p 41	42	43	44	45	46	47	48	49	50
41	422300.848									
42	16764.829	443281.281								
43	5049.690	17583.149	464770.343							
44	2577.407	5292.195	18420.965	486768.034						
45	1646.271	2699.318	5540.383	19278.277	509274.355					
46	1185.597	1723.032	2824.043	5794.256	20155.085	532289.305				
47	918.852	1240.132	1801.540	2951.583	6053.813	21051.388	21051.388			
48	747.856	960.571	1295.889	1881.793	3081.936	6319.055	21967.187	555812.884		
49	630.187	781.391	1003.213	1352.869	1963.793	3215.104	6589.981	22902.482	604385.929	
50	544.886	658.109	815.658	1046.778	1411.072	2047.538	3351.085	6866.591	23857.273	629435.396
51	480.543	568.753	686.633	850.657	1091.265	1470.498	2133.029	3489.880	7148.885	24831.559
52	430.464	501.358	593.126	715.758	886.387	1136.675	1531.147	2220.267	3631.490	7436.863
53	390.491	448.911	522.610	618.007	745.484	922.849	1183.008	1593.019	2309.250	3775.913
54	357.914	407.052	467.740	544.300	643.396	775.812	960.043	1230.263	1656.113	2399.979
55	330.899	372.941	423.952	486.952	566.426	669.292	806.742	997.969	1278.441	1720.431
56	308.165	344.658	388.273	441.191	506.547	588.990	695.696	838.272	1036.627	1327.542
57	288.788	320.857	358.692	403.909	458.770	526.524	611.990	722.607	870.405	1076.017
58	272.092	300.575	333.801	373.001	419.849	476.689	546.884	635.428	750.025	903.138
59	257.567	283.099	312.591	346.996	387.585	436.094	494.946	567.626	659.303	777.952
60	244.822	267.896	294.318	324.838	360.442	402.445	452.642	513.543	588.751	683.615
61	233.556	254.558	278.422	305.750	337.316	374.139	417.580	469.495	532.479	610.259
62	223.529	242.768	264.478	289.146	317.394	350.024	388.087	432.990	486.652	551.755
63	214.550	232.275	252.152	274.581	300.068	329.252	362.962	402.286	448.676	504.114

多元统计检验 $T^2(p,n)$表(α=0.05)(续)

n	p									
	41	42	43	44	45	46	47	48	49	50
64	206.467	222.881	241.183	261.708	284.869	311.187	341.322	376.131	416.736	464.637
65	199.154	214.423	231.363	250.253	271.437	295.341	322.503	353.605	389.531	431.437
66	192.507	206.772	222.523	239.999	259.485	281.338	305.998	334.017	366.101	403.161
67	186.440	199.818	214.526	230.768	248.786	268.879	291.412	316.838	345.728	378.810
68	180.882	193.471	207.258	222.417	239.156	257.727	278.435	301.657	327.862	357.637
69	175.773	187.657	200.626	214.829	230.445	247.689	266.820	288.153	312.076	339.071
70	171.060	182.313	194.550	207.904	222.529	238.609	256.366	276.065	298.032	322.666
71	166.700	177.383	188.965	201.561	215.305	230.359	246.910	265.187	285.463	308.074
72	162.655	172.823	183.814	195.730	208.689	222.831	238.318	255.347	274.152	295.014
73	158.893	168.592	179.049	190.352	202.607	215.935	230.479	246.408	263.922	283.261
74	155.385	164.658	174.629	185.378	196.999	209.598	223.299	238.251	254.627	272.632
75	152.107	160.989	170.518	180.764	191.811	203.753	216.700	230.782	246.147	262.976
76	149.037	157.561	166.685	176.473	186.999	198.348	210.615	223.916	238.381	254.167
77	146.155	154.350	163.103	172.473	182.524	193.334	204.987	217.585	231.244	246.099
78	143.447	151.337	159.749	168.734	178.352	188.671	199.767	211.730	224.663	238.685
79	140.895	148.505	156.602	165.233	174.454	184.324	194.913	206.300	218.577	231.849
80	138.488	145.837	153.643	161.949	170.803	180.262	190.387	201.250	212.932	225.527
81	136.213	143.320	150.856	158.860	167.378	176.459	186.159	196.543	207.683	219.664
82	134.060	140.941	148.227	155.952	164.158	172.891	182.200	192.145	202.791	214.212
83	132.020	138.691	145.742	153.208	161.126	169.536	178.486	188.027	198.220	209.130
84	130.084	136.557	143.391	150.616	158.265	166.377	174.994	184.164	193.940	204.383
85	128.243	134.533	141.163	148.163	155.562	163.397	171.706	180.532	189.924	199.938
86	126.493	132.609	139.049	145.838	153.005	160.581	168.604	177.112	186.150	195.768
87	124.825	130.779	137.040	143.631	150.581	157.917	165.673	173.886	182.596	191.848
88	123.234	129.035	135.128	141.535	148.281	155.392	162.900	170.838	179.243	188.157
89	121.716	127.373	133.307	139.540	146.095	152.996	160.273	167.954	176.076	184.675
90	120.265	125.785	131.571	137.640	144.016	150.720	157.779	165.222	173.079	181.386
91	118.877	124.268	129.913	135.829	142.035	148.554	155.410	162.628	170.239	178.274
92	117.548	122.818	128.329	134.099	140.147	146.491	153.156	160.165	167.545	175.325
93	116.274	121.428	126.814	132.447	138.344	144.524	151.009	157.821	164.984	172.527
94	115.052	120.097	125.363	130.866	136.621	142.647	148.962	155.589	162.549	169.869
95	113.879	118.820	123.973	129.352	134.973	140.853	147.008	153.460	160.230	167.340
96	112.752	117.594	122.639	127.902	133.396	139.137	145.141	151.429	158.018	164.932
97	111.669	116.416	121.359	126.511	131.884	137.494	143.356	149.487	155.907	162.636
98	110.626	115.284	120.129	125.175	130.434	135.919	141.646	147.630	153.890	160.444
99	109.622	114.194	118.947	123.893	129.042	134.409	140.008	145.853	151.961	158.350
100	108.655	113.145	117.809	122.659	127.705	132.960	138.437	144.150	150.114	156.347
102	106.823	111.159	115.658	120.330	125.183	130.229	135.480	140.948	146.647	152.593
104	105.115	109.311	113.659	118.167	122.844	127.701	132.747	137.993	143.453	149.139
106	103.519	107.586	111.796	116.154	120.671	125.354	130.213	135.259	140.501	145.953
108	102.025	105.973	110.055	114.276	118.645	123.170	127.859	132.720	137.765	143.004
110	100.624	104.462	108.425	112.520	116.753	121.132	125.664	130.358	135.222	140.267
112	99.306	103.042	106.896	110.874	114.982	119.227	123.615	128.154	132.853	137.719
114	98.065	101.706	105.459	109.328	113.320	117.441	121.696	126.094	130.640	135.343

多元统计检验 $T^2(p,n)$ 表($\alpha=0.05$)(续完)

n	p									
	41	42	43	44	45	46	47	48	49	50
116	96.895	100.447	104.106	107.874	111.758	115.764	119.897	124.162	128.568	133.121
118	95.789	99.259	102.829	106.504	110.288	114.186	118.205	122.349	126.625	131.039
120	94.742	98.135	101.623	105.210	108.900	112.700	116.612	120.643	124.799	129.084
122	93.750	97.070	100.481	103.986	107.590	111.296	115.110	119.036	123.079	127.245
124	92.808	96.061	99.399	102.827	106.349	109.969	113.690	117.518	121.457	125.513
126	91.913	95.102	98.372	101.728	105.174	108.712	112.347	116.084	119.925	123.877
128	91.062	94.190	97.397	100.685	104.058	107.520	111.075	114.725	118.475	122.330
130	90.251	93.322	96.468	99.693	102.998	106.389	109.867	113.436	117.101	120.866
135	88.382	91.324	94.333	97.413	100.566	103.794	107.101	110.489	113.962	117.524
140	86.711	89.539	92.429	95.383	98.402	101.490	104.648	107.880	111.188	114.574
145	85.208	87.936	90.721	93.564	96.466	99.430	102.459	105.553	108.717	111.951
150	83.849	86.489	89.180	91.924	94.723	97.578	100.492	103.467	106.503	109.604
155	82.614	85.175	87.782	90.439	93.146	95.904	98.717	101.584	104.509	107.492
160	81.488	83.977	86.509	89.087	91.711	94.384	97.105	99.877	102.702	105.581
165	80.456	82.880	85.345	87.852	90.402	92.996	95.636	98.323	101.058	103.843
170	79.507	81.873	84.276	86.719	89.201	91.725	94.292	96.902	99.556	102.257
175	78.631	80.944	83.291	85.675	88.097	90.557	93.057	95.597	98.179	100.803
180	77.821	80.085	82.381	84.712	87.078	89.479	91.918	94.395	96.910	99.466
185	77.069	79.288	81.537	83.819	86.134	88.482	90.865	93.284	95.739	98.231
190	76.370	78.546	80.753	82.990	85.257	87.557	89.889	92.254	94.654	97.089
195	75.717	77.855	80.022	82.217	84.441	86.696	88.981	91.297	93.646	96.028
200	75.106	77.209	79.339	81.495	83.680	85.892	88.134	90.405	92.707	95.040
250	70.648	72.501	74.370	76.257	78.161	80.082	82.022	83.981	85.958	87.954
300	67.946	69.655	71.375	73.107	74.852	76.609	78.379	80.161	81.957	83.767
350	66.134	67.749	69.373	71.006	72.648	74.299	75.960	77.631	79.311	81.002
400	64.834	66.383	67.940	69.504	71.074	72.652	74.238	75.831	77.432	79.040
450	63.856	65.357	66.864	68.377	69.895	71.419	72.949	74.485	76.027	77.576
500	63.094	64.558	66.027	67.500	68.978	70.461	71.948	73.441	74.939	76.442
600	61.982	63.393	64.807	66.224	67.645	69.068	70.496	71.926	73.361	74.799
700	61.211	62.585	63.962	65.341	66.722	68.106	69.492	70.881	72.272	73.666
800	60.644	61.992	63.342	64.693	66.046	67.400	68.757	70.115	71.475	72.837
900	60.210	61.538	62.867	64.198	65.529	66.861	68.195	69.531	70.867	72.206
1000	59.868	61.180	62.493	63.806	65.121	66.436	67.752	69.070	70.388	71.707
∞	56.942	58.124	59.304	60.481	61.656	62.830	64.001	65.171	66.339	67.505

【用法说明】 该表为多元正态统计量界值表,用于单样本均值检验,或协方差相等时的两样本均值检验。单样本检验时,参数 n 为样本容量与 p 之差;两样本均值比较时,参数 n 为两样本容量之和减去 p 再减 1。p 为自由度,一般表现为统计量函数的维数(即多元统计量的元数),α 为检验水准。该表的使用方式为:首先根据已知的样本参数 n、p 和检验水准 α 查表得到界值,其次利用统计量公式求出统计量值,最后根据界值与统计量值的大小关系决定是否拒绝原假设:若统计量值大于表中界值就拒绝原假设;若统计量值小于表中界值就不拒绝原假设。

方差未知(已知时用卡方检验)时,单样本检验统计量

$$T^2=(n-1)n(\overline{X}-\mu_0)'S^{-1}(\overline{X}-\mu_0)$$

其中,矩阵 S、向量 $\overline{X}$ 和 $X_{i\cdot}$ 分别为

$$S=\sum_{i=1}^{n}(X_{i\cdot}-\overline{X})(X_{i\cdot}-\overline{X})',\overline{X}=\frac{1}{n}\sum_{i=1}^{n}X_{i\cdot},X_{i\cdot}=(X_{i1},X_{i2},\cdots,X_{ip})'$$

其中,右上角符号"′"表示矩阵的转置,即相应的行与列位置相互交换。

例 抽取 20 个人测量 3 项指标:出汗多少 $X_{1\cdot}$、体内钠含量 $X_{2\cdot}$、钾含量 $X_{3\cdot}$,样本数据见表 1。假设样本数据($i=1,2,3$)来自正态总体 $N_3(\mu,\Sigma)$的随机抽样,根据以往调查数据,已知 3 项指标数据均值 $\mu_0=(4,50,10)'$。试检验,与以往比较总体均值差异有无统计学意义。

表 1 样本指标数据

样本编号 i	X_{i1}	X_{i2}	X_{i3}
1	3.7	48.5	9.3
2	4.7	65.5	8.0
3	3.8	47.2	10.9
4	3.2	53.2	12.0
5	3.1	55.5	9.7
6	4.6	36.1	7.9
7	2.4	24.8	14.0
8	7.2	33.1	7.6
9	6.7	47.4	8.5
10	5.4	54.1	11.3
11	3.9	36.9	12.7
12	4.5	58.8	12.3
13	3.5	27.8	9.8
14	4.5	40.2	8.4
15	1.5	13.5	10.1
16	8.5	56.6	7.1
17	4.5	71.6	8.2
18	6.5	52.8	10.9
19	4.1	44.1	11.2
20	5.5	40.9	9.4

解 $H_0:\mu=\mu_0$

$H_1:\mu\neq\mu_0$

$\alpha=0.05$

由表 1 中样本数据,以及 $n=20-3=17$、$p=3$,根据统计量公式,计算得

$$T^2=(n-1)n(\overline{X}-\mu_0)'S^{-1}(\overline{X}-\mu_0)=9.7388$$

在 $\alpha=0.05$ 时,查"多元统计检验 $T^2(p,n)$ 表"得界值 $T^2(3,17)=11.177$,因为 $T^2<T^2(3,17)$,所以在 $\alpha=0.05$ 检验水准时不拒绝原假设 H_0。即与以往相比,在 $\alpha=0.05$ 检验水准总体均值差异没有统计学意义。

参考文献

[1]徐天和,景学安,程琮.中华医学统计百科全书:非参数统计分册[M].北京:中国统计出版社,2013.

[2]任雪松,于秀林.多元统计分析[M].北京:中国统计出版社,2011.

[3]张尧庭,方开泰.多元统计分析引论[M].北京:科学出版社,1982.

(高明海,石德文,徐天和)

多总体比较多元统计检验 $\Lambda_{\alpha}(p,m_1,m_2)$表($\alpha$=0.05)

m_1	$m_2(p=1)$											
	1	2	3	4	5	6	7	8	9	10	11	12
1	0.006157	0.002501	0.001543	0.001112	0.000868	0.000712	0.000603	0.000523	0.000462	0.000413	0.000374	0.000341
2	0.097504	0.50003	0.033615	0.025322	0.020309	0.016953	0.014549	0.012741	0.011333	0.010208	0.009281	0.008512
3	0.228516	0.135712	0.097321	0.076019	0.062408	0.052963	0.046005	0.040672	0.036446	0.033020	0.030182	0.027794
4	0.341614	0.223602	0.168243	0.135345	0.113373	0.097610	0.085724	0.076447	0.068985	0.062851	0.057724	0.053375
5	0.430725	0.301697	0.235535	0.194031	0.165283	0.144073	0.127777	0.114482	0.104279	0.095505	0.088120	0.061787
6	0.500549	0.368408	0.295990	0.748596	0.214783	0.189255	0.169266	0.153168	0.139893	0.128754	0.119278	0.111115
7	0.555908	0.424896	0.349304	0.298096	0.260620	0.231812	0.208893	0.190186	0.174606	0.161423	0.150116	0.140289
8	0.600708	0.472870	0.396057	0.342590	0.302612	0.271332	0.246124	0.225311	0.207825	0.192902	0.180008	0.168747
9	0.637512	0.513916	0.437164	0.382446	0.340790	0.307770	0.280823	0.258362	0.029288	0.222931	0.208679	0.196182
10	0.668243	0.549286	0.473389	0.418213	0.375519	0.341248	0.313019	0.289246	0.268936	0.251373	0.235992	0.222443
11	0.694275	0.580017	0.505463	0.450317	0.407104	0.372040	0.342834	0.318045	0.296768	0.278229	0.261932	0.247467
12	0.716553	0.606964	0.534027	0.479309	0.435913	0.400299	0.370453	0.344940	0.322876	0.303528	0.286469	0.271240
13	0.735840	0.630737	0.559570	0.505524	0.462189	0.426361	0.396057	0.369995	0.347321	0.327362	0.309662	0.293823
14	0.752686	0.651825	0.582581	0.529327	0.486267	0.450348	0.419800	0.393372	0.370239	0.349823	0.331589	0.315247
15	0.767548	0.670715	0.603333	0.551025	0.508362	0.472534	0.441864	0.415222	0.391754	0.370941	0.352325	0.335541
16	0.780701	0.687653	0.622162	0.570862	0.528717	0.493103	0.642433	0.435638	0.411957	0.390869	0.371918	0.354797
17	0.792480	0.702972	0.639343	0.589081	0.547516	0.512177	0.481598	0.454742	0.430939	0.409637	0.390472	0.373077
18	0.803070	0.716858	0.655029	0.605835	0.564911	0.529907	0.499481	0.472687	0.448807	0.427368	0.408020	0.390411
19	0.812622	0.729553	0.669434	0.621307	0.581024	0.546448	0.516235	0.489502	0.465637	0.444138	0.424652	0.406891
20	0.821320	0.741135	0.682709	0.635651	0.596039	0.561890	0.531952	0.505341	0.481506	0.458881	0.440430	0.422546
21	0.829224	0.751770	0.694977	0.648941	0.610046	0.576355	0.546692	0.520264	0.496521	0.475006	0.455414	0.437469
22	0.836472	0.761597	0.706329	0.661316	0.623108	0.589905	0.560562	0.534332	0.510712	0.489258	0.469635	0.451660

多总体比较多元统计检验 $\Lambda_\alpha(p,m_1,m_2)$ 表(续)

m_1	$m_2(p=1)$											
	1	2	3	4	5	6	7	8	9	10	11	12
23	0.843140	0.770660	0.716858	0.672867	0.635361	0.602631	0.573639	0.547638	0.524139	0.502762	0.483185	0.465179
24	0.849274	0.779083	0.726685	0.683655	0.646851	0.614609	0.585968	0.560211	0.536896	0.515594	0.496078	0.478088
25	0.854950	0.786896	0.735870	0.693771	0.657539	0.625900	0.597626	0.572128	0.548981	0.527817	0.508362	0.490402
26	0.860199	0.794189	0.744446	0.703278	0.667786	0.636566	0.608643	0.583435	0.560486	0.539459	0.520081	0.502167
27	0.865112	0.800995	0.752487	0.712189	0.677383	0.646637	0.609080	0.594147	0.571411	0.550537	0.531281	0.513428
28	0.869675	0.807373	0.760040	0.720612	0.686432	0.656174	0.628998	0.604370	0.581833	0.561127	0.541962	0.524200
29	0.873947	0.813339	0.767151	0.728546	0.694992	0.665222	0.638482	0.614075	0.591766	0.571228	0.552200	0.534515
30	0.877945	0.818970	0.773865	0.736053	0.703110	0.673798	0.647385	0.623322	0.601242	0.580872	0.561996	0.544418
40	0.907349	0.860886	0.824463	0.793274	0.765594	0.740540	0.717575	0.696365	0.676636	0.658188	0.640884	0.624603
60	0.937485	0.904968	0.878807	0.855911	0.835175	0.816055	0.798233	0.781494	0.765686	0.750702	0.736420	0.722809
80	0.952827	0.927841	0.907471	0.889450	0.872940	0.857590	0.843124	0.829437	0.816391	0.803925	0.791962	0.780464
100	0.962128	0.941845	0.925179	0.910324	0.896637	0.883835	0.871696	0.860153	0.849083	0.838455	0.828201	0.818314
120	0.968363	0.951297	0.937200	0.924578	0.912894	0.901916	0.891475	0.881501	0.871901	0.862660	0.853706	0.845045
140	0.972836	0.958107	0.945890	0.934921	0.924731	0.915131	0.905971	0.897200	0.888734	0.880563	0.872625	0.864929
170	0.977588	0.965370	0.955195	0.946025	0.937476	0.929401	0.921669	0.914245	0.907057	0.900101	0.893324	0.886738
200	0.980926	0.970487	0.961768	0.953893	0.946532	0.939564	0.932877	0.926443	0.920200	0.914149	0.908239	0.902486
240	0.984086	0.975345	0.968024	0.961396	0.955187	0.949296	0.943631	0.938171	0.932861	0.927705	0.922660	0.917740
320	0.988046	0.981451	0.975907	0.970876	0.966145	0.961649	0.957311	0.953121	0.949035	0.945058	0.941155	0.937344
440	0.991295	0.986475	0.982411	0.978715	0.975232	0.971914	0.968704	0.975599	0.962561	0.959605	0.956692	0.953946
600	0.993610	0.990064	0.987067	0.984337	0.981759	0.979301	0.976917	0.974611	0.972349	0.970144	0.967969	0.965842
800	0.995204	0.992539	0.990282	0.988225	0.986279	0.984422	0.982619	0.980873	0.979158	0.977487	0.975834	0.974218
1000	0.996161	0.994026	0.992216	0.990566	0.989003	0.987512	0.986062	0.984658	0.983276	0.981931	0.980598	0.979296
∞	1.000000	1.000000	1.000000	1.000000	1.000000	1.000000	1.000000	1.000000	1.000000	1.000000	1.000000	1.000000

多总体比较多元统计检验 $\Lambda_\alpha(p,m_1,m_2)$表(续)

m_1	$m_2(p=2)$											
	1	2	3	4	5	6	7	8	9	10	11	12
1	0.000000	0.000000	0.000000	0.000000	0.000000	0.000000	0.000000	0.000000	0.000000	0.000000	0.000000	0.000000
2	0.002500	0.000641	0.000287	0.000142	0.000104	0.000072	0.000053	0.000041	0.000032	0.000026	0.000022	0.000018
3	0.049998	0.018318	0.009528	0.005844	0.003950	0.002849	0.002152	0.001683	0.001352	0.001110	0.000928	0.000787
4	0.135725	0.061800	0.035817	0.023460	0.016578	0.012346	0.009555	0.007615	0.006212	0.005165	0.004362	0.003734
5	0.223606	0.117368	0.073621	0.050765	0.037211	0.028476	0.022507	0.018244	0.015092	0.012695	0.010826	0.009343
6	0.301715	0.174902	0.116450	0.083633	0.063188	0.049481	0.039834	0.032772	0.027440	0.023320	0.020068	0.017453
7	0.368405	0.229737	0.160239	0.118984	0.092129	0.073571	0.060172	0.050155	0.042465	0.036426	0.031600	0.027678
8	0.424876	0.280187	0.202813	0.154741	0.122376	0.099380	0.082397	0.069475	0.059404	0.051386	0.044908	0.039579
9	0.472866	0.325883	0.241510	0.189781	0.152779	0.125881	0.105643	0.089993	0.077615	0.067661	0.059515	0.052772
10	0.513885	0.367036	0.280802	0.223433	0.182644	0.152421	0.129282	0.111138	0.096610	0.084797	0.075044	0.066901
11	0.549281	0.404052	0.315720	0.255369	0.211592	0.178545	0.152898	0.132506	0.116013	0.102453	0.091178	0.081680
12	0.580029	0.437339	0.347988	0.285511	0.239373	0.203997	0.176155	0.153782	0.135511	0.120356	0.107656	0.096885
13	0.606971	0.467384	0.377744	0.313837	0.265838	0.228568	0.198874	0.174774	0.154909	0.138311	0.124284	0.112321
14	0.630737	0.494599	0.405216	0.340396	0.291016	0.252171	0.220930	0.195325	0.174061	0.156149	0.140923	0.127849
15	0.651851	0.519281	0.430564	0.365263	0.314863	0.274786	0.242249	0.215357	0.192837	0.173755	0.157442	0.143350
16	0.670711	0.541775	0.454003	0.388530	0.337412	0.296391	0.262763	0.234782	0.211185	0.191059	0.173755	0.158740
17	0.687662	0.562317	0.475724	0.410322	0.358763	0.316990	0.282502	0.253583	0.229036	0.208000	0.189807	0.173946
18	0.702982	0.581146	0.495888	0.430784	0.378964	0.336632	0.301430	0.271723	0.246366	0.224530	0.205530	0.188918
19	0.716866	0.588489	0.514629	0.449961	0.398041	0.355335	0.319573	0.289225	0.263169	0.240614	0.220915	0.203611
20	0.729531	0.614483	0.532092	0.467968	0.416109	0.373163	0.336951	0.306072	0.279429	0.256249	0.235937	0.218013
21	0.741124	0.629283	0.548399	0.484925	0.433211	0.390129	0.353609	0.322287	0.295147	0.271437	0.250565	0.232083
22	0.751776	0.643011	0.563622	0.500886	0.449429	0.406286	0.369555	0.337873	0.310325	0.286147	0.264800	0.245821

多总体比较多元统计检验 $\Lambda_\alpha(p, m_1, m_2)$ 表(续)

m_1	$m_2(p=2)$											
	1	2	3	4	5	6	7	8	9	10	11	12
23	0.761598	0.655775	0.577893	0.515922	0.464800	0.421699	0.384810	0.352883	0.324978	0.300409	0.278639	0.259224
24	0.770680	0.667666	0.591286	0.530135	0.479373	0.436391	0.399429	0.367295	0.339116	0.314213	0.292087	0.272280
25	0.779088	0.678783	0.603884	0.543551	0.493227	0.450412	0.413436	0.381165	0.352775	0.327593	0.305127	0.285006
26	0.786893	0.689182	0.615752	0.556269	0.506409	0.463802	0.426867	0.394506	0.365946	0.340539	0.317798	0.297372
27	0.794192	0.698945	0.626937	0.568306	0.518951	0.476588	0.439744	0.407337	0.378645	0.353047	0.330095	0.309407
28	0.800992	0.708108	0.637517	0.579727	0.530891	0.488822	0.452093	0.419700	0.390911	0.365171	0.342019	0.321110
29	0.807354	0.716737	0.647494	0.590582	0.542291	0.500519	0.463948	0.431586	0.402753	0.376900	0.353591	0.332484
30	0.813343	0.724899	0.656962	0.600899	0.553155	0.511722	0.475325	0.443028	0.414182	0.388244	0.364802	0.343537
40	0.857594	0.786433	0.729818	0.681627	0.639419	0.601870	0.568076	0.537426	0.509467	0.483873	0.460296	0.438550
60	0.903437	0.852599	0.810662	0.773804	0.740586	0.710190	0.682157	0.656096	0.631804	0.609029	0.587643	0.567501
80	0.926967	0.887496	0.854347	0.824736	0.797636	0.772490	0.748974	0.724849	0.705927	0.686107	0.667279	0.649328
100	0.941273	0.909051	0.881684	0.856993	0.834186	0.812834	0.792697	0.773596	0.755405	0.738034	0.721395	0.705440
120	0.950898	0.923673	0.900382	0.879233	0.859569	0.841056	0.823491	0.806739	0.790700	0.775302	0.760485	0.746201
140	0.957812	0.934247	0.913983	0.895493	0.878224	0.861896	0.846339	0.831442	0.817125	0.803326	0.789999	0.777105
170	0.965169	0.945562	0.928606	0.913057	0.898465	0.884603	0.871338	0.858581	0.846267	0.834352	0.822797	0.811574
200	0.970341	0.953554	0.938982	0.925569	0.912940	0.900904	0.889349	0.878202	0.867412	0.856939	0.846755	0.836834
240	0.975243	0.961158	0.948887	0.937554	0.926848	0.916613	0.906758	0.897224	0.887968	0.878959	0.870174	0.861593
320	0.981393	0.970741	0.961415	0.952766	0.944563	0.936691	0.929082	0.921692	0.914493	0.907461	0.900579	0.893835
440	0.986445	0.978644	0.971788	0.965408	0.959337	0.953491	0.947824	0.942303	0.936908	0.931623	0.926435	0.921337
600	0.990047	0.984298	0.979233	0.974507	0.969998	0.965648	0.961420	0.957293	0.953251	0.949283	0.945380	0.941537
800	0.992529	0.988203	0.984384	0.980814	0.977404	0.974108	0.970900	0.967763	0.964687	0.961662	0.958683	0.955744
1000	0.994021	0.990552	0.987487	0.984620	0.981877	0.979224	0.976640	0.974110	0.971627	0.969184	0.966775	0.964397
∞	1.000000	1.000000	1.000000	1.000000	1.000000	1.000000	1.000000	1.000000	1.000000	1.000000	1.000000	1.000000

多总体比较多元统计检验 $\Lambda_{\alpha}(p,m_1,m_2)$表(续)

m_1	$m_2(p=3)$											
	1	2	3	4	5	6	7	8	9	10	11	12
1	0.000000	0.000000	0.000000	0.000000	0.000000	0.000000	0.000000	0.000000	0.000000	0.000000	0.000000	0.000000
2	0.000000	0.00000	0.000000	0.000000	0.000000	0.000001	0.000002	0.000004	0.000005	0.000008	0.000010	0.000013
3	0.001698	0.000354	0.000179	0.000127	0.000105	0.000095	0.000091	0.000090	0.000091	0.000092	0.000095	0.000098
4	0.033740	0.009612	0.004205	0.002314	0.001479	0.001052	0.000809	0.000659	0.000562	0.000496	0.000449	0.000416
5	0.097355	0.035855	0.017521	0.010010	0.006357	0.004369	0.003195	0.002458	0.001971	0.001636	0.001397	0.001222
6	0.168271	0.173634	0.039672	0.024047	0.015792	0.011018	0.008067	0.006148	0.004849	0.003939	0.003281	0.002793
7	0.235525	0.116476	0.067711	0.043226	0.029433	0.021043	0.015642	0.012012	0.009485	0.007674	0.006345	0.005347
8	0.295976	0.160244	0.098932	0.065947	0.046378	0.033966	0.025706	0.019990	0.015911	0.012927	0.010697	0.008997
9	0.349277	0.202814	0.131378	0.090794	0.065660	0.049161	0.037855	0.029838	0.023995	0.019637	0.016323	0.013763
10	0.396084	0.243139	0.163846	0.116701	0.086448	0.066012	0.051643	0.041238	0.033514	0.027654	0.023135	0.019593
11	0.437147	0.280808	0.195556	0.142927	0.108110	0.083979	0.066659	0.053876	0.044225	0.036801	0.030993	0.026391
12	0.473377	0.315719	0.226090	0.168939	0.130131	0.102644	0.082534	0.067443	0.055894	0.046882	0.039757	0.034049
13	0.505452	0.347981	0.255220	0.194414	0.152160	0.121656	0.098973	0.081704	0.028698	0.057724	0.049278	0.042437
14	0.534018	0.377735	0.282849	0.219113	0.173959	0.140775	0.115736	0.096413	0.081246	0.069166	0.059407	0.051442
15	0.559570	0.405221	0.308951	0.242944	0.195322	0.159796	0.132619	0.111416	0.094593	0.081025	0.070029	0.060954
16	0.582577	0.430566	0.333588	0.265812	0.216138	0.178574	0.1494936	0.126564	0.108178	0.093264	0.081026	0.070875
17	0.603338	0.454006	0.356777	0.287689	0.236338	0.197017	0.166236	0.141728	0.121917	0.105704	0.092299	0.081109
18	0.622168	0.475728	0.378631	0.308599	0.255858	0.215044	0.182762	0.156827	0.135694	0.118273	0.103768	0.091588
19	0.639337	0.495908	0.399223	0.328552	0.274710	0.232604	0.199009	0.171789	0.149446	0.130904	0.115361	0.102241
20	0.655028	0.514622	0.418629	0.347546	0.292843	0.249666	0.214918	0.186544	0.163097	0.143521	0.127018	0.113012
21	0.669437	0.532101	0.436898	0.365676	0.310304	0.266216	0.230467	0.201077	0.176620	0.156088	0.138689	0.123835
22	0.682712	0.548393	0.454182	0.382934	0.327083	0.382253	0.245626	0.215325	0.189969	0.168561	0.150321	0.134680

多总体比较多元统计检验 $\Lambda_\alpha(p,m_1,m_2)$表(续)

m_1	$m_2(p=3)$											
	1	2	3	4	5	6	7	8	9	10	11	12
23	0.694960	0.563637	0.470473	0.399402	0.343191	0.297740	0.260397	0.229291	0.203123	0.180907	0.161896	0.145521
24	0.706310	0.577895	0.485889	0.415077	0.358665	0.312738	0.274743	0.242939	0.216044	0.193091	0.173370	0.156313
25	0.716875	0.591311	0.500491	0.430041	0.373523	0.327222	0.288709	0.256276	0.228718	0.205103	0.184720	0.167023
26	0.726681	0.603899	0.514336	0.444332	0.387790	0.341199	0.302238	0.269280	0.241137	0.216929	0.195944	0.177651
27	0.735837	0.615757	0.527453	0.457946	0.401488	0.354711	0.315386	0.281968	0.253300	0.228235	0.206998	0.188160
28	0.744404	0.626944	0.539914	0.470981	0.414658	0.367742	0.328131	0.294313	0.265188	0.239935	0.217899	0.198546
29	0.752437	0.637514	0.551741	0.483431	0.427307	0.380334	0.340477	0.306326	0.2768052	0.251110	0.228615	0.208809
30	0.759984	0.647501	0.563023	0.495347	0.439475	0.392490	0.352461	0.318033	0.288158	0.262026	0.239155	0.218912
40	0.816139	0.723938	0.651356	0.590773	0.538846	0.493686	0.453976	0.418785	0.387401	0.359271	0.333940	0.311045
60	0.874843	0.807778	0.752424	0.704238	0.661334	0.622640	0.587440	0.555224	0.525598	0.498272	0.472957	0.449477
80	0.905160	0.852653	0.808266	0.768805	0.732964	0.700027	0.669520	0.641124	0.614572	0.589678	0.566281	0.544236
100	0.923660	0.880557	0.843610	0.810333	0.779746	0.751296	0.774666	0.699589	0.275935	0.653520	0.632235	0.611999
120	0.936178	0.899588	0.867973	0.839253	0.812632	0.787686	0.764150	0.741841	0.720623	0.700389	0.681054	0.662546
140	0.945137	0.913391	0.885776	0.860534	0.836998	0.814820	0.793780	0.773732	0.754565	0.736197	0.718557	0.701592
170	0.954680	0.928199	0.904999	0.883652	0.863624	0.844636	0.876518	0.809156	0.792465	0.776383	0.760857	0.745847
200	0.961395	0.938685	0.918687	0.900202	0.882782	0.866197	0.850307	0.835018	0.820262	0.805990	0.792160	0.778739
240	0.967765	0.948679	0.931793	0.916116	0.901281	0.887100	0.873459	0.860284	0.847521	0.835131	0.823081	0.811346
320	0.975762	0.961296	0.948422	0.936405	0.924972	0.913987	0.903369	0.893064	0.883033	0.873250	0.863692	0.854341
440	0.982336	0.971725	0.962235	0.953337	0.944835	0.936632	0.928671	0.920913	0.913333	0.905910	0.898630	0.891482
600	0.987028	0.979198	0.972173	0.965563	0.959229	0.953099	0.947133	0.941302	0.935589	0.929978	0.924461	0.919029
800	0.990261	0.984364	0.979060	0.947060	0.969257	0.964600	0.960057	0.955610	0.951243	0.946947	0.942713	0.938538
1000	0.992204	0.987475	0.983215	0.979193	0.975326	0.971571	0.967905	0.964310	0.960776	0.957296	0.953863	0.950473
∞	1.000000	1.000000	1.000000	1.000000	1.000000	1.000000	1.000000	1.000000	1.000000	1.000000	1.000000	1.000000

多总体比较多元统计检验 $\boldsymbol{\Lambda_\alpha(p,m_1,m_2)}$表(续)

m_1	$m_2(p=4)$											
	1	2	3	4	5	6	7	8	9	10	11	12
1	0.000000	0.000000	0.000000	0.000000	0.000000	0.000000	0.000000	0.000000	0.000000	0.000000	0.000000	0.000000
2	0.000000	0.000000	0.000000	0.000000	0.000000	0.000000	0.000000	0.000000	0.000000	0.000000	0.000000	0.000000
3	0.000000	0.000000	0.000000	0.000000	0.000000	0.000001	0.000001	0.000001	0.000002	0.000002	0.000002	0.000003
4	0.001378	0.000292	0.000127	0.000075	0.000052	0.000040	0.000033	0.000029	0.000026	0.000025	0.000023	0.000022
5	0.255290	0.006091	0.002314	0.001128	0.000647	0.000416	0.000292	0.000218	0.000172	0.000141	0.000120	0.000105
6	0.076071	0.023604	0.010010	0.005073	0.002903	0.001818	0.001223	0.000872	0.000652	0.000508	0.000409	0.000338
7	0.135374	0.050839	0.024047	0.013014	0.007737	0.004938	0.003338	0.002365	0.001745	0.001333	0.001050	0.000848
8	0.194043	0.083695	0.043226	0.024857	0.015415	0.010129	0.006975	0.004994	0.003698	0.002819	0.002206	0.001766
9	0.248619	0.118995	0.065947	0.039919	0.257290	0.017408	0.012249	0.008907	0.006664	0.005112	0.004009	0.003208
10	0.298130	0.154758	0.090794	0.057378	0.038260	0.026586	0.019107	0.014130	0.010706	0.008288	0.006542	0.005254
11	0.342593	0.189778	0.116701	0.076502	0.052524	0.037385	0.027402	0.025890	0.015806	0.012365	0.009839	0.007948
12	0.382448	0.223411	0.142927	0.096664	0.068077	0.049495	0.036933	0.028170	0.021899	0.017314	0.013895	0.011302
13	0.418181	0.255376	0.168939	0.117377	0.084546	0.062632	0.047493	0.036731	0.028895	0.023075	0.018675	0.015303
14	0.450335	0.285511	0.194414	0.138286	0.101585	0.076537	0.058886	0.046115	0.036676	0.029572	0.024133	0.019917
15	0.479286	0.313829	0.219113	0.159131	0.118954	0.090983	0.070925	0.056188	0.045140	0.036722	0.030208	0.025101
16	0.505512	0.340400	0.242944	0.179688	0.136434	0.105779	0.083443	0.066806	0.054181	0.044440	0.036830	0.030804
17	0.529312	0.365253	0.265812	0.199832	0.153891	0.120780	0.096316	0.077856	0.063688	0.052645	0.043936	0.036980
18	0.551035	0.388530	0.287689	0.219490	0.171171	0.135856	0.109411	0.089236	0.073577	0.061263	0.051456	0.043568
19	0.570858	0.410325	0.308599	0.238570	0.188209	0.150905	0.122643	0.100843	0.083764	0.070213	0.059338	0.050514
20	0.589077	0.430766	0.328552	0.257052	0.204926	0.165853	0.132926	0.112607	0.094180	0.079441	0.067513	0.057782
21	0.605832	0.449947	0.347546	0.274909	0.221288	0.180626	0.149180	0.124462	0.104757	0.088877	0.075938	0.065315
22	0.621318	0.467988	0.365676	0.292142	0.237242	0.195197	0.162364	0.136342	0.115440	0.098474	0.084565	0.073068

多总体比较多元统计检验 $\Lambda_\alpha(p,m_1,m_2)$ 表(续)

m_1	$m_2(p=4)$											
	1	2	3	4	5	6	7	8	9	10	11	12
23	0.635634	0.484922	0.382834	0.308765	0.252783	0.209511	0.175434	0.148204	0.126185	0.108191	0.093352	0.081008
24	0.648934	0.500883	0.399402	0.324767	0.267896	0.223535	0.188341	0.160009	0.136950	0.117977	0.102254	0.089100
25	0.661320	0.515918	0.415077	0.340175	0.282568	0.237277	0.201067	0.171726	0.147695	0.127818	0.111240	0.097305
26	0.672864	0.530124	0.430041	0.355004	0.296810	0.250710	0.213597	0.183333	0.158399	0.137656	0.120274	0.105608
27	0.683663	0.543561	0.444332	0.369254	0.310608	0.263809	0.225900	0.194794	0.169017	0.147483	0.129346	0.113968
28	0.693637	0.556262	0.457946	0.382979	0.323980	0.276602	0.237971	0.206105	0.179569	0.157274	0.138418	0.122368
29	0.703259	0.568303	0.470981	0.369197	0.336947	0.289051	0.249798	0.217241	0.189991	0.167006	0.147478	0.130785
30	0.712188	0.579734	0.486431	0.408914	0.349488	0.301188	0.261373	0.228198	0.200311	0.176673	0.156516	0.139205
40	0.778877	0.668158	0.582817	0.513297	0.455181	0.405867	0.363565	0.326959	0.295085	0.267163	0.242600	0.220888
60	0.849044	0.767047	0.700066	0.642556	0.592126	0.547349	0.507256	0.471148	0.438462	0.408771	0.381699	0.356960
80	0.885442	0.820705	0.766251	0.718260	0.675124	0.635912	0.600023	0.566986	0.536460	0.508176	0.481887	0.457414
100	0.907714	0.854312	0.808614	0.767700	0.730354	0.695928	0.663968	0.634166	0.606280	0.580112	0.555487	0.532298
120	0.922736	0.877325	0.838018	0.802443	0.769650	0.739118	0.710513	0.683595	0.658183	0.634132	0.611324	0.589657
140	0.933554	0.894066	0.859605	0.828176	0.798994	0.771635	0.715829	0.721386	0.698162	0.676045	0.654943	0.634778
170	0.945088	0.912072	0.883006	0.856283	0.831279	0.807662	0.758224	0.763821	0.743347	0.723717	0.704865	0.686733
200	0.953211	0.924848	0.899727	0.876499	0.854647	0.833900	0.814187	0.795095	0.776838	0.759251	0.712281	0.725885
240	0.960919	0.937047	0.915781	0.896012	0.877319	0.859482	0.842366	0.825881	0.809961	0.794554	0.779622	0.765130
320	0.970605	0.952477	0.936212	0.920990	0.906503	0.892593	0.879164	0.866153	0.853513	0.841212	0.829220	0.817217
440	0.978271	0.965253	0.953233	0.941922	0.931100	0.920655	0.910522	0.900654	0.891022	0.881602	0.872376	0.863331
600	0.984259	0.974422	0.965507	0.957084	0.948995	0.941160	0.933530	0.926075	0.918772	0.911606	0.904563	0.897634
800	0.988181	0.980767	0.974028	0.967644	0.961498	0.955529	0.949702	0.943994	0.938390	0.932877	0.927446	0.922092
1000	0.990538	0.984589	0.979173	0.974034	0.969078	0.961257	0.959545	0.954922	0.950376	0.945898	0.941481	0.937120
∞	1.000000	1.000000	1.000000	1.000000	1.000000	1.000000	1.000000	1.000000	1.000000	1.000000	1.000000	1.000000

多总体比较多元统计检验 $\Lambda_{\alpha}(p,m_1,m_2)$表(续)

m_1	$m_2(p=5)$											
	1	2	3	4	5	6	7	8	9	10	11	12
1	0.000000	0.000000	0.000000	0.000000	0.000000	0.000000	0.000000	0.000000	0.000000	0.000000	0.000000	0.000000
2	0.000000	0.000000	0.000000	0.000000	0.000000	0.000000	0.000000	0.000000	0.000000	0.000000	0.000000	0.000000
3	0.000000	0.000000	0.000000	0.000000	0.000000	0.000000	0.000000	0.000000	0.000000	0.000000	0.000000	0.000000
4	0.000000	0.000000	0.000000	0.000000	0.000001	0.000001	0.000001	0.000001	0.000001	0.000001	0.000001	0.000001
5	0.001598	0.000291	0.000105	0.000052	0.000031	0.000021	0.000015	0.000012	0.000010	0.000008	0.000007	0.000007
6	0.021145	0.004391	0.001479	0.000647	0.000335	0.000197	0.000126	0.000087	0.000064	0.000049	0.000039	0.000032
7	0.062771	0.016898	0.006357	0.002903	0.001514	0.000872	0.000544	0.000361	0.000253	0.000185	0.000141	0.000110
8	0.113526	0.037390	0.015792	0.007737	0.004208	0.002479	0.001557	0.001032	0.000716	0.000516	0.000385	0.000296
9	0.165351	0.063279	0.029433	0.015415	0.008787	0.005348	0.003433	0.002304	0.001607	0.001159	0.000861	0.000657
10	0.214794	0.092191	0.046378	0.025729	0.015321	0.009639	0.006343	0.004335	0.003062	0.002225	0.001660	0.001267
11	0.260635	0.122403	0.065660	0.038260	0.023674	0.153600	0.010358	0.007216	0.005173	0.003802	0.002858	0.002192
12	0.302608	0.152793	0.086448	0.052524	0.033618	0.022418	0.015467	0.010980	0.007991	0.005946	0.004512	0.003486
13	0.340813	0.182662	0.108110	0.068077	0.044878	0.030680	0.021607	0.015611	0.011530	0.008685	0.006590	0.005187
14	0.375528	0.211602	0.130131	0.084546	0.057198	0.039965	0.028683	0.021061	0.015774	0.012024	0.009313	0.007317
15	0.407128	0.239373	0.152160	0.101586	0.703240	0.050117	0.036584	0.027266	0.020687	0.015949	0.012475	0.009885
16	0.435899	0.265851	0.173959	0.118954	0.084048	0.060965	0.045199	0.034145	0.026219	0.020428	0.016129	0.012885
17	0.462173	0.291015	0.195322	0.136434	0.108187	0.072367	0.054409	0.041618	0.032312	0.025427	0.020252	0.016307
18	0.486266	0.314859	0.216138	0.153891	0.112582	0.084178	0.164111	0.049602	0.038909	0.030904	0.024819	0.020133
19	0.508362	0.337418	0.236338	0.171171	0.127108	0.096308	0.074209	0.058024	0.045951	0.036810	0.029790	0.024339
20	0.528714	0.358776	0.255858	0.188209	0.141662	0.108634	0.084619	0.066805	0.053373	0.043100	0.035137	0.028896
21	0.547516	0.378956	0.274710	0.204926	0.156176	0.121083	0.095254	0.075885	0.061122	0.049724	0.040817	0.033782
22	0.564905	0.398038	0.292843	0.221288	0.170563	0.133590	0.106063	0.085203	0.069149	0.056652	0.046803	0.038962

多总体比较多元统计检验 $\Lambda_{\alpha}(p,m_1,m_2)$ 表(续)

m_1	$m_2(p=5)$											
	1	2	3	4	5	6	7	8	9	10	11	12
23	0.581036	0.416105	0.310304	0.237242	0.184782	0.146095	0.116973	0.094699	0.077408	0.063832	0.053052	0.044411
24	0.596032	0.433216	0.327083	0.252783	0.198795	0.158544	0.127948	0.104337	0.085849	0.071231	0.059537	0.050103
25	0.610030	0.449429	0.343191	0.267896	0.212568	0.170898	0.138945	0.114058	0.094444	0.078809	0.066222	0.056005
26	0.623126	0.464800	0.358665	0.282568	0.226071	0.183129	0.149909	0.123843	0.103144	0.086536	0.073084	0.062103
27	0.635368	0.479382	0.373523	0.296810	0.239294	0.195207	0.160826	0.133657	0.111931	0.094385	0.080093	0.068358
28	0.646832	0.493247	0.387790	0.310608	0.252224	0.207116	0.171667	0.143454	0.120766	0.102328	0.087220	0.074761
29	0.657645	0.506421	0.401488	0.323980	0.264873	0.218828	0.182408	0.153240	0.129630	0.110336	0.094455	0.081283
30	0.667803	0.518945	0.414658	0.336947	0.277200	0.230347	0.193043	0.162971	0.138499	0.118393	0.101767	0.087901
40	0.744010	0.617178	0.521747	0.446045	0.384424	0.333492	0.290896	0.254963	0.224433	0.198322	0.175874	0.156480
60	0.824764	0.729155	0.652037	0.586878	0.560670	0.481578	0.438367	0.400085	0.365997	0.335520	0.308193	0.283593
80	0.866847	0.790730	0.727186	0.671775	0.622536	0.578316	0.538319	0.501966	0.468774	0.438392	0.410497	0.384827
100	0.892643	0.829563	0.775817	0.728040	0.684827	0.645343	0.609037	0.575509	0.544420	0.515540	0.488629	0.463515
120	0.910071	0.856268	0.809790	0.767957	0.729656	0.694256	0.661341	0.630608	0.601822	0.574793	0.549362	0.525395
140	0.922634	0.875748	0.834850	0.797750	0.763400	0.731431	0.701466	0.673268	0.646653	0.621477	0.597616	0.574968
170	0.936039	0.896748	0.862122	0.830370	0.800777	0.772953	0.746649	0.721687	0.697934	0.675284	0.653648	0.632953
200	0.945486	0.911680	0.881674	0.853973	0.827989	0.803406	0.780024	0.757705	0.736343	0.715856	0.696171	0.677251
240	0.954455	0.925960	0.900496	0.876838	0.854512	0.833264	0.812938	0.793426	0.774647	0.756540	0.739054	0.722148
320	0.965732	0.944055	0.924519	0.906224	0.888827	0.872146	0.856074	0.840535	0.825476	0.810855	0.796641	0.782805
440	0.975031	0.959064	0.944590	0.930949	0.917894	0.905302	0.893096	0.881226	0.869655	0.858357	0.847311	0.836500
600	0.981642	0.969850	0.959096	0.948913	0.939124	0.929642	0.920411	0.911396	0.902572	0.893921	0.885429	0.877084
800	0.986214	0.977320	0.969181	0.961450	0.953996	0.946753	0.939682	0.932756	0.925957	0.919273	0.912693	0.906209
1000	0.988963	0.981823	0.975277	0.969047	0.963029	0.957171	0.951441	0.945820	0.940292	0.934848	0.929480	0.924182
∞	1.000000	1.000000	1.000000	1.000000	1.000000	1.000000	1.000000	1.000000	1.000000	1.000000	1.000000	1.000000

多总体比较多元统计检验 $\Lambda_\alpha(p,m_1,m_2)$表(续)

m_1	$m_2(p=6)$											
	1	2	3	4	5	6	7	8	9	10	11	12
1	0.000000	0.000000	0.000000	0.000000	0.000000	0.000000	0.000000	0.000000	0.000000	0.000000	0.000000	0.000000
2	0.000000	0.000000	0.000000	0.000000	0.000000	0.000000	0.000000	0.000000	0.000000	0.000000	0.000000	0.000000
3	0.000000	0.000000	0.000000	0.000000	0.000000	0.000000	0.000000	0.000000	0.000000	0.000000	0.000000	0.000000
4	0.000000	0.000000	0.000000	0.000000	0.000000	0.000000	0.000000	0.000000	0.000000	0.000000	0.000000	0.000000
5	0.000007	0.000002	0.000001	0.000001	0.000001	0.000000	0.000000	0.000000	0.000000	0.000000	0.000000	0.000000
6	0.002045	0.000315	0.000095	0.000040	0.000021	0.000012	0.000008	0.000006	0.000004	0.000003	0.000003	0.000002
7	0.018804	0.003479	0.001052	0.000416	0.000197	0.000106	0.000063	0.000040	0.000027	0.000020	0.000015	0.000011
8	0.053911	0.012883	0.004369	0.001818	0.000872	0.000465	0.000270	0.000168	0.000111	0.000076	0.000055	0.000041
9	0.098038	0.028824	0.011018	0.004938	0.002479	0.001358	0.000798	0.000497	0.000325	0.000222	0.000157	0.000115
10	0.144274	0.049685	0.021043	0.010129	0.005348	0.003035	0.001826	0.001155	0.000762	0.000521	0.000369	0.000269
11	0.189355	0.073697	0.033966	0.017408	0.009639	0.005672	0.003507	0.002263	0.001514	0.001046	0.000744	0.000543
12	0.231866	0.099450	0.049161	0.026586	0.015360	0.009348	0.005940	0.003915	0.002664	0.001865	0.001338	0.000983
13	0.271356	0.125933	0.066012	0.037385	0.022418	0.014071	0.009172	0.006173	0.004273	0.003033	0.002200	0.001630
14	0.307797	0.152453	0.083979	0.049495	0.030680	0.019795	0.013205	0.009066	0.006381	0.004592	0.003370	0.002520
15	0.341285	0.178581	0.102644	0.062632	0.039965	0.026433	0.018012	0.012593	0.009005	0.006568	0.004877	0.003682
16	0.372033	0.204010	0.120656	0.076537	0.050117	0.033893	0.023544	0.016741	0.012147	0.008974	0.006740	0.005137
17	0.400304	0.228568	0.140775	0.090983	0.060965	0.042061	0.029737	0.021472	0.015794	0.011811	0.008966	0.006898
18	0.426364	0.252176	0.159796	0.105779	0.072367	0.050834	0.036522	0.026746	0.019924	0.015070	0.011554	0.008971
19	0.450349	0.274785	0.178574	0.120780	0.084178	0.060119	0.043825	0.032520	0.024510	0.018734	0.014503	0.011356
20	0.472562	0.296396	0.197017	0.135856	0.096308	0.069818	0.051576	0.038739	0.029518	0.022785	0.017796	0.014049
21	0.493091	0.316990	0.215044	0.150905	0.108634	0.079840	0.059715	0.045350	0.034906	0.027193	0.021418	0.017040
22	0.512182	0.336628	0.232604	0.165853	0.121083	0.091220	0.068178	0.052311	0.040646	0.031936	0.025354	0.020137

多总体比较多元统计检验 $\Lambda_{\alpha}(p,m_1,m_2)$表(续)

m_1	$m_2(p=6)$											
	1	2	3	4	5	6	7	8	9	10	11	12
23	0.529913	0.355328	0.249666	0.180626	0.133590	0.100596	0.076899	0.059574	0.046695	0.036988	0.029582	0.023864
24	0.546452	0.373143	0.266216	0.195197	0.146095	0.111189	0.085836	0.067090	0.053016	0.042316	0.034078	0.027670
25	0.561889	0.390109	0.282253	0.209511	0.158544	0.121873	0.094944	0.074824	0.059586	0.047895	0.038825	0.031716
26	0.576348	0.406285	0.297740	0.223535	0.170898	0.132587	0.104168	0.082735	0.066362	0.053696	0.043795	0.035986
27	0.589899	0.421688	0.312738	0.237277	0.183129	0.143309	0.113485	0.090793	0.073318	0.059697	0.048977	0.040460
28	0.602633	0.436379	0.327222	0.250710	0.195207	0.153998	0.122849	0.098970	0.080420	0.065867	0.054339	0.045123
29	0.614602	0.450416	0.341199	0.263809	0.207116	0.164629	0.132250	0.107224	0.087654	0.072196	0.059866	0.049957
30	0.625896	0.463794	0.354711	0.276602	0.218828	0.175171	0.141648	0.115539	0.094994	0.078649	0.065542	0.054951
40	0.710937	0.569976	0.466792	0.387183	0.324162	0.273470	0.232192	0.198251	0.170132	0.146678	0.126985	0.110367
60	0.810104	0.693451	0.607528	0.536153	0.475641	0.423707	0.378774	0.339636	0.305361	0.275238	0.248638	0.225098
80	0.849063	0.762264	0.690479	0.628610	0.574313	0.526153	0.483144	0.444543	0.409736	0.378269	0.348725	0.327787
100	0.878218	0.805945	0.744748	0.690824	0.642495	0.598763	0.558956	0.522538	0.489125	0.458377	0.430004	0.403784
120	0.897944	0.836112	0.782919	0.735354	0.692128	0.652489	0.615927	0.582063	0.550602	0.521300	0.493955	0.468392
140	0.912172	0.858176	0.811198	0.768751	0.729786	0.693709	0.660119	0.628724	0.599296	0.571649	0.545628	0.521100
170	0.927365	0.882016	0.842092	0.805615	0.771776	0.740119	0.710350	0.682254	0.655657	0.630455	0.606507	0.583730
200	0.938078	0.899001	0.864314	0.832375	0.802523	0.774395	0.747758	0.722444	0.698328	0.675308	0.653300	0.632233
240	0.948255	0.915270	0.885761	0.858391	0.832628	0.808187	0.784886	0.762599	0.741229	0.720701	0.700853	0.681935
320	0.961056	0.935919	0.913212	0.891956	0.871772	0.852459	0.833892	0.815985	0.798676	0.781916	0.765666	0.749894
440	0.971597	0.953076	0.936212	0.920308	0.905097	0.890438	0.876249	0.862471	0.849063	0.835995	0.823242	0.810784
600	0.979129	0.965422	0.952870	0.940969	0.929529	0.918448	0.907669	0.897152	0.886868	0.876798	0.866924	0.857233
800	0.984325	0.973979	0.964469	0.955420	0.946689	0.938203	0.929921	0.921812	0.913858	0.906042	0.898354	0.890785
1000	0.987450	0.979142	0.971487	0.964187	0.957129	0.950256	0.943532	0.936937	0.930455	0.924073	0.917783	0.911578
∞	1.000000	1.000000	1.000000	1.000000	1.000000	1.000000	1.000000	1.000000	1.000000	1.000000	1.000000	1.000000

多总体比较多元统计检验 $\Lambda_{\alpha}(p,m_1,m_2)$表(续)

m_1	$m_2(p=7)$											
	1	2	3	4	5	6	7	8	9	10	11	12
1	0.000000	0.000000	0.000000	0.000000	0.000000	0.000000	0.000000	0.000000	0.000000	0.000000	0.000000	0.000000
2	0.000000	0.00000	0.000000	0.000000	0.000000	0.000000	0.000000	0.000000	0.000000	0.000000	0.000000	0.000000
3	0.000000	0.00000	0.000000	0.000000	0.000000	0.000000	0.000000	0.000000	0.000000	0.000000	0.000000	0.000000
4	0.000000	0.000000	0.000000	0.000000	0.000000	0.000000	0.000000	0.000000	0.000000	0.000000	0.000000	0.000000
5	0.000000	0.000000	0.000000	0.000000	0.000000	0.000000	0.000000	0.000000	0.000000	0.000000	0.000000	0.000000
6	0.000043	0.000006	0.000002	0.000001	0.000001	0.000000	0.000000	0.000000	0.000000	0.000000	0.000000	0.000000
7	0.002625	0.000350	0.000091	0.000033	0.000015	0.000008	0.000005	0.000003	0.000002	0.000002	0.000001	0.000001
8	0.017612	0.002953	0.000809	0.000293	0.000126	0.000063	0.000034	0.000020	0.000013	0.000009	0.000006	0.000005
9	0.047835	0.101329	0.003195	0.001223	0.000543	0.000270	0.000147	0.000086	0.000053	0.000350	0.000024	0.000017
10	0.086645	0.023060	0.008067	0.003338	0.001558	0.000798	0.000440	0.000259	0.000160	0.000104	0.000070	0.000049
11	0.128234	0.040186	0.156420	0.006974	0.003433	0.001826	0.001035	0.000619	0.000387	0.000252	0.000170	0.000119
12	0.169506	0.060396	0.257070	0.012249	0.006343	0.003508	0.002048	0.001252	0.000796	0.000525	0.000357	0.000249
13	0.209026	0.082538	0.037857	0.019109	0.010357	0.005940	0.003571	0.002234	0.001448	0.000967	0.000665	0.000468
14	0.246203	0.105734	0.051646	0.027402	0.015466	0.009172	0.005668	0.003628	0.002395	0.001625	0.001131	0.000804
15	0.280861	0.129346	0.066590	0.036933	0.021607	0.013206	0.008371	0.005476	0.003682	0.002537	0.001787	0.001285
16	0.313032	0.152929	0.082533	0.047494	0.028684	0.018013	0.011688	0.007801	0.005337	0.003733	0.002664	0.001936
17	0.342842	0.176179	0.098971	0.058884	0.036586	0.023544	0.015606	0.010611	0.007379	0.005235	0.003782	0.002778
18	0.370455	0.198894	0.115731	0.070921	0.045199	0.029736	0.020096	0.013900	0.009814	0.007057	0.005159	0.003829
19	0.396050	0.220944	0.132623	0.083445	0.054409	0.036520	0.025122	0.017653	0.012640	0.009204	0.006805	0.005102
20	0.419802	0.242252	0.149498	0.096315	0.064111	0.043824	0.030640	0.021845	0.015847	0.011676	0.008725	0.006605
21	0.441876	0.262777	0.166240	0.109415	0.074209	0.051579	0.036603	0.026450	0.019422	0.014469	0.010921	0.008342
22	0.462425	0.282503	0.182765	0.122645	0.884616	0.059717	0.042965	0.031435	0.023345	0.017571	0.013387	0.010314

多总体比较多元统计检验 $\Lambda_\alpha(p,m_1,m_2)$表(续)

m_1	$m_2(p=7)$											
	1	2	3	4	5	6	7	8	9	10	11	12
23	0.481587	0.301432	0.199007	0.135923	0.095257	0.068177	0.049678	0.036769	0.027595	0.020971	0.016120	0.012521
24	0.499486	0.319577	0.214919	0.149181	0.106063	0.076901	0.056697	0.042416	0.032148	0.024653	0.019108	0.014956
25	0.516238	0.336959	0.230467	0.162364	0.116978	0.085838	0.063980	0.048346	0.036980	0.028599	0.022341	0.017614
26	0.531942	0.353606	0.245631	0.175429	0.127951	0.094941	0.071488	0.054525	0.042067	0.032794	0.025807	0.020487
27	0.546689	0.369546	0.260395	0.188340	0.138940	0.104168	0.079183	0.060924	0.043850	0.037217	0.029493	0.023565
28	0.560561	0.384810	0.274752	0.201068	0.149909	0.133482	0.087032	0.067514	0.052911	0.041851	0.033384	0.026838
29	0.573629	0.399430	0.288701	0.213591	0.160826	0.122851	0.095005	0.074268	0.058622	0.046678	0.037467	0.030296
30	0.585961	0.413438	0.302243	0.225894	0.171667	0.132247	0.103073	0.081161	0.064496	0.051680	0.041727	0.033928
40	0.679228	0.525996	0.417050	0.335433	0.272668	0.223571	0.184671	0.153533	0.128393	0.107941	0.091182	0.077392
60	0.779306	0.659576	0.566032	0.489695	0.426135	0.372561	0.327012	0.288026	0.254476	0.225471	0.200293	0.178361
80	0.831906	0.735024	0.655779	0.588321	0.529875	0.478709	0.433602	0.393626	0.358051	0.326284	0.297833	0.272287
100	0.864288	0.783251	0.715144	0.655689	0.602930	0.555673	0.513081	0.474521	0.439488	0.407570	0.378421	0.351744
120	0.886219	0.816680	0.757179	0.704361	0.656738	0.613420	0.573796	0.537400	0.503866	0.472893	0.444226	0.417647
140	0.902052	0.841199	0.788462	0.741086	0.697881	0.658148	0.621410	0.587314	0.555578	0.525974	0.498306	0.472408
170	0.918970	0.867751	0.822764	0.781839	0.744063	0.708913	0.676042	0.645194	0.616167	0.588800	0.562955	0.538514
200	0.930906	0.886705	0.847518	0.811553	0.778074	0.746666	0.717058	0.689053	0.662499	0.637274	0.613274	0.590412
240	0.942249	0.904887	0.871471	0.840546	0.811527	0.784091	0.758031	0.733198	0.709478	0.686784	0.665038	0.644178
320	0.956525	0.928004	0.902213	0.878098	0.855239	0.833417	0.812491	0.792362	0.772959	0.754224	0.736112	0.718583
440	0.968286	0.947243	0.928043	0.909937	0.892635	0.875985	0.859892	0.844294	0.829142	0.814403	0.800046	0.786051
600	0.976693	0.961103	0.946788	0.933208	0.920155	0.907522	0.895244	0.883276	0.871588	0.860157	0.848964	0.837994
800	0.982494	0.970720	0.959861	0.949517	0.939535	0.929836	0.920373	0.911114	0.902038	0.893128	0.884371	0.875758
1000	0.985983	0.976524	0.967778	0.959426	0.951346	0.943478	0.935782	0.928236	0.920822	0.913527	0.906342	0.899259
∞	1.000000	1.000000	1.000000	1.000000	1.000000	1.000000	1.000000	1.000000	1.000000	1.000000	1.000000	1.000000

多总体比较多元统计检验 $\Lambda_\alpha(p, m_1, m_2)$ 表(续)

m_1	$m_2(p=8)$											
	1	2	3	4	5	6	7	8	9	10	11	12
1	0.000000	0.000000	0.000000	0.000000	0.000000	0.000000	0.000000	0.000000	0.000000	0.000000	0.000000	0.000000
2	0.000000	0.000000	0.000000	0.000000	0.000000	0.000000	0.000000	0.000000	0.000000	0.000000	0.000000	0.000000
3	0.000000	0.000000	0.000000	0.000000	0.000000	0.000000	0.000000	0.000000	0.000000	0.000000	0.000000	0.000000
4	0.000000	0.000000	0.000000	0.000000	0.000000	0.000000	0.000000	0.000000	0.000000	0.000000	0.000000	0.000000
5	0.000000	0.000000	0.000000	0.000000	0.000000	0.000000	0.000000	0.000000	0.000000	0.000000	0.000000	0.000000
6	0.000000	0.000000	0.000000	0.000000	0.000000	0.000000	0.000000	0.000000	0.000000	0.000000	0.000000	0.000000
7	0.000138	0.000015	0.000004	0.000001	0.000000	0.000000	0.000000	0.000000	0.000000	0.000000	0.000000	0.000000
8	0.003295	0.000393	0.000090	0.000029	0.000012	0.000006	0.000003	0.000002	0.000001	0.000001	0.000001	0.000000
9	0.017079	0.002632	0.000659	0.000218	0.000087	0.000040	0.000020	0.000011	0.000007	0.000004	0.000003	0.000002
10	0.043574	0.008626	0.002458	0.000872	0.000361	0.000168	0.000086	0.000047	0.000028	0.000017	0.000011	0.000008
11	0.078039	0.019031	0.006148	0.002365	0.001032	0.000497	0.000259	0.000144	0.000085	0.000052	0.000034	0.000023
12	0.115676	0.033314	0.012011	0.004993	0.002304	0.001155	0.000619	0.000351	0.000209	0.000130	0.000084	0.000056
13	0.153630	0.050518	0.019990	0.008908	0.004335	0.002263	0.001252	0.000727	0.000441	0.000278	0.000181	0.000122
14	0.190453	0.065716	0.029839	0.014129	0.007216	0.003915	0.002234	0.001331	0.000824	0.000527	0.000347	0.000235
15	0.225477	0.090151	0.041241	0.020590	0.010980	0.006173	0.003628	0.002215	0.001399	0.000910	0.000608	0.000416
16	0.258443	0.111245	0.053875	0.028171	0.015610	0.009065	0.005476	0.003422	0.002203	0.001457	0.000987	0.000683
17	0.289300	0.132575	0.067447	0.036729	0.021061	0.012594	0.007801	0.004982	0.003269	0.002197	0.001509	0.001057
18	0.318105	0.153836	0.081699	0.046115	0.027265	0.016740	0.010611	0.006915	0.004617	0.003151	0.002194	0.001555
19	0.344966	0.174814	0.096415	0.056185	0.034144	0.021472	0.013900	0.009228	0.006265	0.004339	0.003060	0.002194
20	0.370015	0.195359	0.111416	0.066805	0.041616	0.026747	0.017653	0.011923	0.008219	0.005771	0.004120	0.002987
21	0.393387	0.215374	0.126559	0.077857	0.049601	0.032519	0.021845	0.014991	0.010483	0.007456	0.005386	0.003946
22	0.415217	0.234796	0.141726	0.089233	0.058021	0.038737	0.026450	0.018419	0.013053	0.009397	0.006863	0.005078
23	0.435632	0.253588	0.156826	0.100843	0.066804	0.045350	0.031435	0.022192	0.015923	0.011593	0.008555	0.006390
24	0.454749	0.271732	0.171785	0.112606	0.075884	0.052311	0.036769	0.026287	0.019081	0.014041	0.010467	0.007885
25	0.472677	0.289225	0.186549	0.124457	0.085199	0.059573	0.042416	0.030685	0.022515	0.016733	0.012583	0.009565

多总体比较多元统计检验 $\Lambda_\alpha(p,m_1,m_2)$ 表(续完)

m_1	$m_2(p=8)$											
	1	2	3	4	5	6	7	8	9	10	11	12
26	0.489514	0.306072	0.201075	0.136338	0.094698	0.067091	0.048346	0.035361	0.026210	0.019663	0.014914	0.011428
27	0.505352	0.322285	0.215331	0.148203	0.104332	0.074826	0.054525	0.040293	0.030150	0.022818	0.017449	0.013472
28	0.520271	0.337880	0.229293	0.160010	0.114060	0.082739	0.060924	0.045457	0.034319	0.026189	0.020182	0.015694
29	0.534345	0.352879	0.242945	0.171728	0.123844	0.090796	0.067514	0.050831	0.038700	0.029764	0.023104	0.018089
30	0.547639	0.367302	0.256277	0.183330	0.133653	0.098967	0.074268	0.056394	0.043276	0.033529	0.026207	0.020651
40	0.648630	0.484826	0.371902	0.289857	0.228618	0.182082	0.146235	0.118316	0.096365	0.078964	0.065068	0.053897
60	0.757690	0.627279	0.527185	0.447009	0.381482	0.327255	0.281978	0.243910	0.211718	0.184362	0.161015	0.141011
80	0.815243	0.708843	0.622840	0.550577	0.488795	0.435425	0.388992	0.348380	0.312704	0.281253	0.253441	0.228779
100	0.850742	0.761330	0.686819	0.622411	0.565838	0.505687	0.470954	0.430871	0.394827	0.363220	0.332935	0.306310
120	0.874811	0.797857	0.732425	0.674910	0.623251	0.576764	0.534599	0.496197	0.461114	0.428982	0.399491	0.372376
140	0.892201	0.824719	0.766516	0.714559	0.667497	0.624521	0.585067	0.548712	0.515117	0.484002	0.455129	0.428296
170	0.910793	0.823874	0.804039	0.758920	0.717494	0.679163	0.643522	0.610267	0.579158	0.549999	0.522621	0.496881
200	0.923918	0.874725	0.831204	0.791410	0.754525	0.720081	0.687764	0.657345	0.628642	0.601508	0.575820	0.551470
240	0.936396	0.894758	0.857556	0.823223	0.791114	0.760867	0.732246	0.705079	0.679234	0.654605	0.631100	0.608645
320	0.952100	0.920269	0.891472	0.864586	0.839159	0.814944	0.791784	0.769670	0.748216	0.727659	0.707843	0.688723
440	0.965057	0.941534	0.920045	0.899793	0.880463	0.861889	0.843968	0.826629	0.809821	0.793502	0.777641	0.762209
600	0.974316	0.956873	0.940825	0.925599	0.910972	0.896826	0.883093	0.869724	0.856684	0.843948	0.831494	0.819306
800	0.980707	0.967524	0.955338	0.943721	0.932512	0.921624	0.911008	0.900630	0.890464	0.880494	0.870704	0.861085
1000	0.984551	0.973956	0.964134	0.954746	0.945661	0.936815	0.928167	0.919691	0.911367	0.903183	0.895128	0.887192
∞	1.000000	1.000000	1.000000	1.000000	1.000000	1.000000	1.000000	1.000000	1.000000	1.000000	1.000000	1.000000

注：$\alpha=0.01$ 和 $m_2>12$ 的表，可在参考文献[1]中查；当 $p>8$ 时，利用关系式 $A=(p,m_1,m_2)=A(m_2,p,m_1+m_2-p)$ 查得，如 $A=(10,20,3)=A(3,10,13)=0.016783$。

【用法说明】 该表用于多正态总体均值向量的检验(即多元方差分析)。表中参数 m_1 和 m_2 为自由度,在来自 k 个总体样本均值检验时,m_1 等于 k 个样本容量之和减 k,$m_2=k-1$;p 为统计量维数,α 为检验水准。该表的使用方式为:首先利用统计量公式求出统计量值,其次根据已知的样本参数 m_1、m_2、p 和检验水准 α 查表得到界值,最后根据界值与统计量值的大小关系决定是否拒绝原假设,若统计量值大于表中界值就拒绝原假设;若统计量值小于表中界值就不拒绝原假设。

多总体具有相同方差时,多个总体均值比较统计量

$$\Lambda=\frac{\left|\sum_{m=1}^{k}\sum_{i=1}^{n_m}(\overline{X}_{i\cdot}^{(m)}-\overline{X}^{(m)})'(\overline{X}_{i\cdot}^{(m)}-\overline{X}^{(m)})\right|}{\left|\sum_{m=1}^{k}\sum_{i=1}^{n_m}(\overline{X}_{i\cdot}^{(m)}-\overline{X})'(\overline{X}_{i\cdot}^{(m)}-\overline{X})\right|}$$

其中

$$X_{i\cdot}^{(m)}=(X_{i1}^{(m)}\quad X_{i2}^{(m)}\quad\cdots\quad X_{ip}^{(m)}),\quad i=1,2,\cdots,n_m$$

$$\overline{X}=\frac{1}{n}\sum_{m=1}^{k}\sum_{i=1}^{n_m}X_{i\cdot}^{(m)}=(\overline{X}_{\cdot1}\quad\overline{X}_{\cdot2}\quad\cdots\quad\overline{X}_{\cdot p})$$

$$\overline{X}^{(m)}=\frac{1}{n_m}\sum_{i=1}^{n_m}X_{i\cdot}^{(m)}=(\overline{X}_{\cdot1}^{(m)}\quad\overline{X}_{\cdot2}^{(m)}\quad\cdots\quad\overline{X}_{\cdot p}^{(m)}),\quad m=1,2,\cdots,k$$

$$\overline{X}_{\cdot j}^{(m)}=\frac{1}{n_m}\sum_{i=1}^{n_m}X_{ij}^{(m)},\quad j=1,2,\cdots,p$$

例 研究A、B两国在华投资企业对经营环境的评价是否存在差异。从两国所有在华企业中各抽取10家,让他们对中国的政治、经济、法律、文化等环境指标打分,样本数据详见表1,其中前10个样本为A国企业的样本代号、后10个为B国企业的样本代号。

表1 样本指标数据(百分制)

样本编号	A国企业				样本编号	B国企业			
i	政治 X_{i1}	经济 X_{i2}	法律 X_{i3}	文化 X_{i4}	i	政治 Y_{i1}	经济 Y_{i2}	法律 Y_{i3}	文化 Y_{i3}
1	65	35	25	60	1	55	55	40	65
2	75	50	20	55	2	50	60	45	70
3	60	45	35	65	3	45	45	35	75
4	75	30	40	70	4	50	50	50	70
5	70	40	30	50	5	55	50	30	75
6	55	45	35	65	6	60	40	45	60
7	60	40	30	60	7	65	55	45	75
8	65	50	25	60	8	50	60	35	80
9	60	55	30	70	9	40	45	30	65
10	55	55	35	75	10	45	50	45	70

解 设两组样本均来自正态总体:

$$X^{(m)}\sim N_4(\mu_1,\sigma\Sigma),\qquad m=1,2,\cdots,10$$

$$Y^{(m)}\sim N_4(\mu_2,\Sigma),\qquad m=1,2,\cdots,10$$

$H_0:\mu_1=\mu_2$

$H_1:\mu_1\neq\mu_2$

$\alpha=0.05$

根据 $k=2,m_1=10+10-k=18,m_2=k-1=1,p=4$ 以及样本数据，计算得

$$\Lambda=\frac{\left|\sum_{m=1}^{k}\sum_{i=1}^{n_m}(\overline{X}_{i\cdot}^{(m)}-\overline{X}^{(m)})'(\overline{X}_{i\cdot}^{(m)}-\overline{X}^{(m)})\right|}{\left|\sum_{m=1}^{k}\sum_{i=1}^{n_m}(\overline{X}_{i\cdot}^{(m)}-\overline{X})'(\overline{X}_{i\cdot}^{(m)}-\overline{X})\right|}=0.37607746$$

在 $\alpha=0.05$ 时，查“多总体比较多元统计检验 $\Lambda_\alpha(p,m_1,m_2)$ 表”，得界值 $\Lambda_{0.05}(4,18,1)=0.551035$。

因为 $\Lambda<\Lambda_{0.05}(4,18,1)$，所以在 $\alpha=0.05$ 水平时不拒绝原假设 H_0。

参考文献

[1]张尧庭，方开泰.多元统计分析引论[M].北京：科学出版社，1982.

[2]徐天和，景学安，程琮.中华医学统计百科全书：非参数统计分册[M].北京：中国统计出版社，2013.

[3]任雪松，于秀林.多元统计分析[M].北京：中国统计出版社，2011.

（高明海，徐天和，祁爱琴）

多组样本均数比较时样本含量估计用表

多组样本均数比较时样本含量估计用表(α=0.05)

k	$1-\beta$	$f=\sigma_k/\sigma$											
		0.05	0.10	0.15	0.20	0.25	0.30	0.35	0.40	0.50	0.60	0.70	0.80
2	0.80	1571	393	175	99	64	45	33	26	17	12	9	7
	0.90	2102	526	234	132	85	59	44	34	22	16	12	9
	0.95	2600	651	290	163	105	73	54	42	27	19	14	11
3	0.80	1286	322	144	81	52	36	27	21	14	10	8	6
	0.90	1682	421	188	106	68	48	35	27	18	13	10	8
	0.95	2060	515	230	130	83	58	43	33	22	15	12	9
4	0.80	1096	274	123	69	45	31	23	18	12	9	7	5
	0.90	1415	354	158	89	58	40	30	23	15	11	8	7
	0.95	1718	430	192	108	70	49	36	28	18	13	10	8
5	0.80	956	240	107	61	39	27	20	16	10	8	6	5
	0.90	1231	309	138	78	50	35	26	20	13	10	7	6
	0.95	1486	372	166	94	60	42	31	24	16	11	9	7
6	0.80	856	215	96	54	35	25	18	14	9	7	5	4
	0.90	1098	275	123	69	45	31	23	18	12	9	7	5
	0.95	1320	331	148	83	54	38	28	22	14	10	8	6
7	0.80	780	195	87	50	32	22	17	13	9	6	5	4
	0.90	995	250	112	63	41	29	21	16	11	8	6	5
	0.95	1192	299	133	75	49	34	25	20	13	9	7	6
9	0.80	669	168	75	42	27	19	14	11	8	6	4	4
	0.90	884	213	95	54	35	24	18	14	9	7	5	4
	0.95	1012	254	113	64	41	29	22	17	11	8	6	5
11	0.80	591	148	66	38	24	17	13	10	7	5	4	3
	0.90	747	187	84	48	31	22	16	13	8	6	5	4
	0.95	888	223	99	56	36	26	19	15	10	7	5	4
13	0.80	534	134	60	34	22	16	12	9	6	5	4	3
	0.90	673	169	75	43	28	20	15	11	8	6	4	4
	0.95	796	200	89	51	33	23	17	13	9	6	5	4
16	0.80	471	118	53	30	20	14	10	8	6	4	3	3
	0.90	588	148	66	38	24	17	13	10	7	5	4	3
	0.95	697	175	78	44	29	20	15	12	8	6	4	4
25	0.80	363	91	41	23	15	11	8	6	4	3	3	2
	0.90	457	115	51	29	19	13	10	8	5	4	3	3
	0.95	525	132	59	34	22	15	11	9	6	4	4	3

多组样本均数比较时样本含量估计用表(α=0.01)

k	$1-\beta$	$f=\sigma_k/\sigma$											
		0.05	0.10	0.15	0.20	0.25	0.30	0.35	0.40	0.50	0.60	0.70	0.80
2	0.80	2452	578	250	147	94	66	49	38	25	18	14	11
	0.90	2978	746	332	188	120	84	62	48	31	22	17	13
	0.95	3564	892	398	224	144	101	74	57	37	26	20	16
3	0.80	1851	464	207	117	76	53	39	30	20	14	11	9
	0.90	2325	582	260	147	95	66	49	38	25	18	14	11
	0.95	2756	690	308	174	112	78	58	45	29	21	16	12
4	0.80	1548	388	175	98	63	44	33	25	17	12	9	8
	0.90	1927	483	215	122	78	55	41	31	21	15	11	9
	0.95	2270	568	253	143	92	64	48	37	24	17	13	10
5	0.80	1341	336	150	85	55	38	29	22	15	11	8	7
	0.90	1661	416	186	105	68	47	35	27	18	13	10	8
	0.95	1948	488	218	123	79	55	41	32	21	15	11	9
6	0.80	1193	299	134	76	49	34	26	20	13	10	7	6
	0.90	1469	368	164	93	60	42	31	24	16	12	9	7
	0.95	1719	431	192	109	70	49	36	28	18	13	10	8
7	0.80	1080	271	121	68	44	31	23	18	12	9	7	6
	0.90	1326	332	148	84	54	38	28	22	14	10	8	6
	0.95	1547	388	173	98	63	44	33	25	17	12	9	7
9	0.80	918	230	103	58	38	27	20	15	10	8	6	5
	0.90	112	281	126	71	46	32	24	19	12	9	7	6
	0.95	1303	327	146	83	53	37	28	22	14	10	8	6
11	0.80	810	230	91	51	33	23	18	14	9	7	5	4
	0.90	982	246	110	62	40	28	21	16	11	8	6	5
	0.95	1138	285	127	72	47	33	19	12	9	7	6	5
13	0.80	726	182	82	46	30	21	16	12	8	6	5	4
	0.90	881	221	99	56	36	25	19	15	10	7	6	5
	0.95	1017	255	114	65	42	29	22	17	11	8	6	5
16	0.80	632	159	71	41	26	19	14	11	7	5	4	4
	0.90	769	193	86	49	32	22	17	13	9	6	5	4
	0.95	885	222	99	56	36	26	19	15	10	7	6	4
25	0.80	485	121	55	31	20	15	11	8	6	4	3	3
	0.90	578	145	65	37	24	17	13	10	7	5	4	3
	0.95	662	166	74	42	27	19	14	11	8	6	4	4

【用法说明】 该表为研究设计中多个样本均数比较时样本含量估计用表。α 为 I 类错误概率。表中 k 为样本(组)个数,$(1-\beta)$为检验效能,β 为 II 类错误概率。$f=\sigma_k/\sigma$,σ_k 为 k 组均数的标准差,σ 为组内标准差。表内其他数字为多个样本均数比较时所需样本例数。使用该表时,根据 α、k、$1-\beta$、f 的数值查得样本含量。

例 为研究茶多酚保健饮料对急性缺氧的影响,将 45 只 Wistar 小白鼠随机分为高、低 2 个剂量组和 1 个对照组,每组 15 只小白鼠。对照组给予蒸馏水 0.25ml 灌胃,低、高剂量组分别给予 2.0g/kg、4.0g/kg 的饮料溶于 0.25ml 蒸馏水后灌胃。每天 1 次,40 天后,对小白鼠进行耐缺氧存活时间(min)实验,结果对照组、低剂量组、高剂量组的均数分别为:21.545、22.877、28.055,标准差分别为:3.427、3.556、4.381。若要求 $\alpha=0.05$,$\beta=0.10$,试估计每组所需样本含量。

解 本例为完全随机设计 3 个样本均数比较时样本例数估计。这时需先确定 f 值,$f=\sigma_k/\sigma$,其中,σ_k 为 k 组均数的标准差,公式为:

$$\sigma_k=\sqrt{\sum_{i=1}^{k}(\overline{X}_i-\overline{X})^2/k}$$

其中,$\bar{x}_i$ 表示第 i 组均数,$\bar{x}$ 表示总均数。σ 为组内标准差,当 σ 未知时,也可用 k 组的合并标准差来代替,公式为

$$s_{合并}=\sqrt{\sum_{i=1}^{k}(n_i-1)s_i^2/(\sum_{i=1}^{k}n_i-k)}$$

其中,S_i为第 i 组标准差,n_i为预试验时第 i 组例数。

本例 $\alpha=0.05$,$1-\beta=0.90$,$k=3$,$\bar{x}=24.159$。因 σ 未知,所以要用 3 组的合并标准差来代替,将数据代入上式计算得

$$\sigma_k=\sqrt{\sum_{i=1}^{k}(\bar{x}_i-\bar{x})^2/k}=2.808$$

$$S_{合并}=\sqrt{\sum_{i=1}^{k}(n_i-1)s_i^2/(\sum_{i=1}^{k}(n_i-k))}=3.812\ ,\ f=\sigma_k/\sigma=0.74$$

用 $\alpha=0.05$,$1-\beta=0.90$,$k=3$,$f=0.74$ 查"多组样本均数比较时样本含量估计用表($\alpha=0.05$)"得每组样本含量为 10 例。即每组取 10 例时有 90%的把握在 $\alpha=0.05$ 水准上发现各处理组间的差别。

参考文献

[1]徐天和,徐勇勇,高永.中华医学统计百科全书:医学研究与临床统计设计分册[M].北京:中国统计出版社,2013:342-343.

[2]方积乾.生物医学研究的统计方法[M].北京:高等教育出版社,2007.

(罗文海)

二项分布表

n	y	P=0.05	0.10	0.15	0.20	0.25	0.30	0.35	0.40	0.45	0.50	0.55	0.60	0.65	0.70	0.75	0.80	0.85	0.90	0.95
1	0	0.9500	0.9000	0.8500	0.8000	0.7500	0.7000	0.6500	0.6000	0.5500	0.5000	0.4500	0.4000	0.3500	0.3000	0.2500	0.2000	0.1500	0.1000	0.0500
	1	1.0000	1.0000	1.0000	1.0000	1.0000	1.0000	1.0000	1.0000	1.0000	1.0000	1.0000	1.0000	1.0000	1.0000	1.0000	1.0000	1.0000	1.0000	1.0000
2	0	0.9025	0.8100	0.7225	0.6400	0.5625	0.4900	0.4225	0.3600	0.3025	0.2500	0.2025	0.1600	0.1225	0.0900	0.0625	0.0400	0.0225	0.0100	0.0025
	1	0.9975	0.9900	0.9775	0.9600	0.9375	0.9100	0.8775	0.8400	0.7975	0.7500	0.6975	0.6400	0.5775	0.5100	0.4375	0.3600	0.2775	0.1900	0.0975
	2	1.0000	1.0000	1.0000	1.0000	1.0000	1.0000	1.0000	1.0000	1.0000	1.0000	1.0000	1.0000	1.0000	1.0000	1.0000	1.0000	1.0000	1.0000	1.0000
3	0	0.8574	0.7290	0.6141	0.5120	0.4219	0.3430	0.2746	0.2160	0.1664	0.1250	0.0911	0.0640	0.0429	0.0270	0.0156	0.0080	0.0034	0.0010	0.0001
	1	0.9928	0.9720	0.9392	0.8960	0.8438	0.7840	0.7182	0.6480	0.5748	0.5000	0.4252	0.3520	0.2818	0.2160	0.1562	0.1040	0.0608	0.0280	0.0072
	2	0.9999	0.9990	0.9966	0.9920	0.9844	0.9730	0.9571	0.9360	0.9089	0.8750	0.8336	0.7840	0.7254	0.6570	0.5781	0.4880	0.3859	0.2710	0.1426
	3	1.0000	1.0000	1.0000	1.0000	1.0000	1.0000	1.0000	1.0000	1.0000	1.0000	1.0000	1.0000	1.0000	1.0000	1.0000	1.0000	1.0000	1.0000	1.0000
4	0	0.8145	0.6561	0.5220	0.4096	0.3164	0.2401	0.1785	0.1296	0.0915	0.0625	0.0410	0.0256	0.0150	0.0081	0.0039	0.0016	0.0005	0.0001	0.0000
	1	0.9860	0.9477	0.8905	0.8192	0.7383	0.6517	0.5630	0.4752	0.3910	0.3125	0.2415	0.1792	0.1265	0.0837	0.0508	0.0272	0.0120	0.0037	0.0005
	2	0.9995	0.9963	0.9880	0.9728	0.9492	0.9163	0.8735	0.8208	0.7585	0.6875	0.6090	0.5248	0.4370	0.3483	0.2617	0.1808	0.1095	0.0523	0.0140
	3	1.0000	0.9999	0.9995	0.9984	0.9961	0.9919	0.9850	0.9744	0.9590	0.9375	0.9085	0.8704	0.8215	0.7599	0.6836	0.5904	0.4780	0.3439	0.1855
	4	1.0000	1.0000	1.0000	1.0000	1.0000	1.0000	1.0000	1.0000	1.0000	1.0000	1.0000	1.0000	1.0000	1.0000	1.0000	1.0000	1.0000	1.0000	1.0000
5	0	0.7738	0.5905	0.4437	0.3277	0.2373	0.1681	0.1160	0.0778	0.0503	0.0312	0.0185	0.0102	0.0053	0.0024	0.0010	0.0003	0.0001	0.0000	0.0000
	1	0.9774	0.9185	0.8352	0.7373	0.6328	0.5282	0.4284	0.3370	0.2562	0.1875	0.1312	0.0870	0.0540	0.0308	0.0156	0.0067	0.0022	0.0005	0.0000
	2	0.9988	0.9914	0.9734	0.9421	0.8965	0.8369	0.7648	0.6826	0.5931	0.5000	0.4069	0.3174	0.2352	0.1631	0.1035	0.0579	0.0266	0.0086	0.0012
	3	1.0000	0.9995	0.9978	0.9933	0.9844	0.9692	0.9460	0.9130	0.8688	0.8125	0.7438	0.6630	0.5716	0.4718	0.3672	0.2627	0.1648	0.0815	0.0226
	4	1.0000	1.0000	0.9999	0.9997	0.9990	0.9976	0.9947	0.9898	0.9815	0.9688	0.9497	0.9222	0.8840	0.8319	0.7627	0.6723	0.5563	0.4095	0.2262
	5	1.0000	1.0000	1.0000	1.0000	1.0000	1.0000	1.0000	1.0000	1.0000	1.0000	1.0000	1.0000	1.0000	1.0000	1.0000	1.0000	1.0000	1.0000	1.0000
6	0	0.7351	0.5314	0.3771	0.2621	0.1780	0.1176	0.0754	0.0467	0.0277	0.0156	0.0083	0.0041	0.0018	0.0007	0.0002	0.0001	0.0000	0.0000	0.0000
	1	0.9672	0.8857	0.7765	0.6554	0.5339	0.4202	0.3191	0.2333	0.1636	0.1094	0.0692	0.0410	0.0223	0.0109	0.0046	0.0016	0.0004	0.0001	0.0000
	2	0.9978	0.9842	0.9527	0.9011	0.8306	0.7443	0.6471	0.5443	0.4415	0.3438	0.2553	0.1792	0.1174	0.0705	0.0376	0.0170	0.0059	0.0013	0.0001
	3	0.9999	0.9987	0.9941	0.9830	0.9624	0.9295	0.8826	0.8208	0.7447	0.6562	0.5585	0.4557	0.3529	0.2557	0.1694	0.0989	0.0473	0.0158	0.0022
	4	1.0000	0.9999	0.9996	0.9984	0.9954	0.9891	0.9777	0.9590	0.9308	0.8906	0.8364	0.7667	0.6809	0.5798	0.4661	0.3446	0.2235	0.1143	0.0328
	5	1.0000	1.0000	1.0000	0.9999	0.9998	0.9993	0.9982	0.9959	0.9917	0.9844	0.9723	0.9533	0.9246	0.8824	0.8220	0.7379	0.6229	0.4686	0.2649
	6	1.0000	1.0000	1.0000	1.0000	1.0000	1.0000	1.0000	1.0000	1.0000	1.0000	1.0000	1.0000	1.0000	1.0000	1.0000	1.0000	1.0000	1.0000	1.0000
7	0	0.6983	0.4783	0.3206	0.2097	0.1335	0.0824	0.0490	0.0280	0.0152	0.0078	0.0037	0.0016	0.0006	0.0002	0.0001	0.0000	0.0000	0.0000	0.0000
	1	0.9556	0.8503	0.7166	0.5767	0.4449	0.3294	0.2338	0.1586	0.1024	0.0625	0.0357	0.0188	0.0090	0.0038	0.0013	0.0004	0.0001	0.0000	0.0000
	2	0.9962	0.9743	0.9262	0.8520	0.7564	0.6471	0.5323	0.4199	0.3164	0.2266	0.1529	0.0963	0.0556	0.0288	0.0129	0.0047	0.0012	0.0002	0.0000

二项分布表(续)

n	y	P=0.05	0.10	0.15	0.20	0.25	0.30	0.35	0.40	0.45	0.50	0.55	0.60	0.65	0.70	0.75	0.80	0.85	0.90	0.95
7	3	0.9998	0.9973	0.9879	0.9667	0.9294	0.8740	0.8002	0.7102	0.6083	0.5000	0.3917	0.2898	0.1998	0.1260	0.0706	0.0333	0.0121	0.0027	0.0002
	4	1.0000	0.9998	0.9988	0.9953	0.9871	0.9712	0.9444	0.9037	0.8471	0.7734	0.6836	0.5801	0.4677	0.3529	0.2436	0.1480	0.0738	0.0257	0.0038
	5	1.0000	1.0000	0.9999	0.9996	0.9987	0.9962	0.9910	0.9812	0.9643	0.9375	0.8976	0.8414	0.7662	0.6706	0.5551	0.4233	0.2834	0.1497	0.0444
	6	1.0000	1.0000	1.0000	1.0000	0.9999	0.9998	0.9994	0.9984	0.9963	0.9922	0.9848	0.9720	0.9510	0.9176	0.8665	0.7903	0.6794	0.5217	0.3017
	7	1.0000	1.0000	1.0000	1.0000	1.0000	1.0000	1.0000	1.0000	1.0000	1.0000	1.0000	1.0000	1.0000	1.0000	1.0000	1.0000	1.0000	1.0000	1.0000
8	0	0.6634	0.4305	0.2725	0.1678	0.1001	0.0576	0.0319	0.0168	0.0084	0.0039	0.0017	0.0007	0.0002	0.0001	0.0000	0.0000	0.0000	0.0000	0.0000
	1	0.9428	0.8131	0.6572	0.5033	0.3671	0.2553	0.1691	0.1064	0.0632	0.0352	0.0181	0.0085	0.0036	0.0013	0.0004	0.0001	0.0000	0.0000	0.0000
	2	0.9942	0.9619	0.8948	0.7969	0.6785	0.5518	0.4278	0.3154	0.2201	0.1445	0.0885	0.0498	0.0253	0.0113	0.0042	0.0012	0.0002	0.0000	0.0000
	3	0.9996	0.9950	0.9786	0.9437	0.8862	0.8059	0.7064	0.5941	0.4770	0.3633	0.2604	0.1737	0.1061	0.0580	0.0273	0.0104	0.0029	0.0004	0.0000
	4	1.0000	0.9996	0.9971	0.9896	0.9727	0.9420	0.8939	0.8263	0.7396	0.6367	0.5230	0.4059	0.2936	0.1941	0.1138	0.0563	0.0214	0.0050	0.0004
	5	1.0000	1.0000	0.9998	0.9988	0.9985	0.9887	0.9747	0.9502	0.9115	0.8555	0.7799	0.6846	0.5722	0.4482	0.3215	0.2031	0.1052	0.0381	0.0058
	6	1.0000	1.0000	1.0000	0.9999	0.9996	0.9987	0.9964	0.9915	0.9819	0.9648	0.9368	0.8936	0.8309	0.7447	0.6329	0.4967	0.3428	0.1869	0.0572
	7	1.0000	1.0000	1.0000	1.0000	1.0000	0.9999	0.9998	0.9993	0.9983	0.9961	0.9916	0.9832	0.9681	0.9424	0.8999	0.8322	0.7275	0.5695	0.3366
	8	1.0000	1.0000	1.0000	1.0000	1.0000	1.0000	1.0000	1.0000	1.0000	1.0000	1.0000	1.0000	1.0000	1.0000	1.0000	1.0000	1.0000	1.0000	1.0000
9	0	0.6302	0.3874	0.2316	0.1342	0.0751	0.0404	0.0207	0.0101	0.0046	0.0020	0.0008	0.0003	0.0001	0.0000	0.0000	0.0000	0.0000	0.0000	0.0000
	1	0.9288	0.7748	0.5995	0.4362	0.3003	0.1960	0.1211	0.0705	0.0385	0.0195	0.0091	0.0038	0.0014	0.0004	0.0001	0.0000	0.0000	0.0000	0.0000
	2	0.9916	0.9470	0.8591	0.7382	0.6007	0.4628	0.3373	0.2318	0.1495	0.0898	0.0498	0.0250	0.0112	0.0043	0.0013	0.0003	0.0000	0.0000	0.0000
	3	0.9994	0.9917	0.9661	0.9144	0.8343	0.7297	0.6089	0.4826	0.3614	0.2539	0.1653	0.0994	0.0536	0.0253	0.0100	0.0031	0.0006	0.0001	0.0000
	4	1.0000	0.9991	0.9944	0.9804	0.9511	0.9012	0.8283	0.7334	0.6214	0.5000	0.3786	0.2666	0.1717	0.0988	0.0489	0.0196	0.0056	0.0009	0.0000
	5	1.0000	0.9999	0.9944	0.9969	0.9900	0.9747	0.9464	0.9006	0.8342	0.7461	0.6386	0.5174	0.3911	0.2703	0.1657	0.0856	0.0339	0.0083	0.0006
	6	1.0000	1.0000	1.0000	0.9997	0.9987	0.9957	0.9888	0.9750	0.9502	0.9102	0.8505	0.7682	0.6627	0.5372	0.3993	0.2618	0.1409	0.0530	0.0084
	7	1.0000	1.0000	1.0000	1.0000	0.9999	0.9996	0.9986	0.9962	0.9909	0.9805	0.9615	0.9295	0.8789	0.8040	0.6997	0.5638	0.4005	0.2252	0.0712
	8	1.0000	1.0000	1.0000	1.0000	1.0000	1.0000	0.9999	0.9997	0.9992	0.9980	0.9954	0.9899	0.9793	0.9596	0.9249	0.8658	0.7684	0.6126	0.3698
	9	1.0000	1.0000	1.0000	1.0000	1.0000	1.0000	1.0000	1.0000	1.0000	1.0000	1.0000	1.0000	1.0000	1.0000	1.0000	1.0000	1.0000	1.0000	1.0000
10	0	0.5987	0.3487	0.1969	0.1074	0.0563	0.0282	0.0135	0.0060	0.0025	0.0010	0.0003	0.0001	0.0000	0.0000	0.0000	0.0000	0.0000	0.0000	0.0000
	1	0.9139	0.7361	0.5443	0.3758	0.2440	0.1493	0.0860	0.0464	0.0233	0.0107	0.0045	0.0017	0.0005	0.0001	0.0000	0.0000	0.0000	0.0000	0.0000
	2	0.9885	0.9298	0.8202	0.6778	0.5256	0.3828	0.2616	0.1673	0.0996	0.0547	0.0274	0.0123	0.0048	0.0016	0.0004	0.0001	0.0000	0.0000	0.0000
	3	0.9990	0.9872	0.9500	0.8791	0.7759	0.6496	0.5138	0.3823	0.2660	0.1719	0.1020	0.0548	0.0260	0.0106	0.0035	0.0009	0.0001	0.0000	0.0000
	4	0.9999	0.9984	0.9901	0.9672	0.9219	0.8497	0.7515	0.6331	0.5044	0.3770	0.2616	0.1662	0.0949	0.0473	0.0197	0.0064	0.0014	0.0001	0.0000
	5	1.0000	0.9999	0.9986	0.9936	0.9803	0.9527	0.8051	0.8338	0.7384	0.6230	0.4956	0.3669	0.2485	0.1503	0.0781	0.0328	0.0099	0.0016	0.0001
	6	1.0000	1.0000	0.9999	0.9991	0.9965	0.9894	0.9740	0.9452	0.8980	0.8281	0.7340	0.6177	0.4862	0.3504	0.2241	0.1209	0.0500	0.0128	0.0010
	7	1.0000	1.0000	1.0000	0.9999	0.9996	0.9984	0.9952	0.9877	0.9726	0.9453	0.9004	0.8327	0.7384	0.6172	0.4744	0.3222	0.1789	0.0702	0.0115
	8	1.0000	1.0000	1.0000	1.0000	1.0000	0.9999	0.9995	0.9983	0.9955	0.9893	0.9767	0.9536	0.9140	0.8507	0.7560	0.6242	0.4557	0.2639	0.0861

二项分布表(续)

n	y	P 0.05	0.10	0.15	0.20	0.25	0.30	0.35	0.40	0.45	0.50	0.55	0.60	0.65	0.70	0.75	0.80	0.85	0.90	0.95
10	9	1.0000	1.0000	1.0000	1.0000	1.0000	1.0000	1.0000	0.9999	0.9997	0.9990	0.9975	0.9940	0.9865	0.9718	0.9473	0.8926	0.8031	0.6513	0.4013
	10	1.0000	1.0000	1.0000	1.0000	1.0000	1.0000	1.0000	1.0000	1.0000	1.0000	1.0000	1.0000	1.0000	1.0000	1.0000	1.0000	1.0000	1.0000	1.0000
11	0	0.5688	0.3138	0.1673	0.0859	0.0422	0.0198	0.0088	0.0036	0.0014	0.0005	0.0002	0.0000	0.0000	0.0000	0.0000	0.0000	0.0000	0.0000	0.0000
	1	0.8981	0.6974	0.4922	0.3221	0.1971	0.1130	0.0606	0.0302	0.0139	0.0059	0.0022	0.0007	0.0002	0.0000	0.0000	0.0000	0.0000	0.0000	0.0000
	2	0.9848	0.9104	0.7788	0.6174	0.4552	0.3127	0.2001	0.1189	0.0652	0.0327	0.0148	0.0059	0.0020	0.0006	0.0001	0.0000	0.0000	0.0000	0.0000
	3	0.9984	0.9815	0.9306	0.8389	0.7133	0.5696	0.4256	0.2963	0.1911	0.1133	0.0610	0.0293	0.0122	0.0043	0.0012	0.0002	0.0000	0.0000	0.0000
	4	0.9999	0.9972	0.9841	0.9496	0.8854	0.7897	0.6683	0.5328	0.3971	0.2744	0.1738	0.0994	0.0501	0.0216	0.0076	0.0020	0.0003	0.0000	0.0000
	5	1.0000	0.9997	0.9973	0.9883	0.9657	0.9218	0.8513	0.7535	0.6331	0.5000	0.3669	0.2465	0.1487	0.0782	0.0343	0.0117	0.0027	0.0003	0.0000
	6	1.0000	1.0000	0.9997	0.9980	0.9924	0.9784	0.9499	0.9006	0.8262	0.7256	0.6029	0.4672	0.3317	0.2103	0.1146	0.0504	0.0159	0.0028	0.0001
	7	1.0000	1.0000	1.0000	0.9998	0.9988	0.9957	0.9878	0.9707	0.9390	0.8867	0.8089	0.7037	0.5744	0.4304	0.2867	0.1611	0.0694	0.0185	0.0016
	8	1.0000	1.0000	1.0000	1.0000	0.9999	0.9994	0.9980	0.9941	0.9852	0.9673	0.9348	0.8811	0.7999	0.6873	0.5448	0.3826	0.2212	0.0896	0.0152
	9	1.0000	1.0000	1.0000	1.0000	1.0000	1.0000	0.9998	0.9993	0.9978	0.9941	0.9861	0.9698	0.9394	0.8870	0.8029	0.6779	0.5078	0.3026	0.1019
	10	1.0000	1.0000	1.0000	1.0000	1.0000	1.0000	1.0000	1.0000	0.9998	0.9995	0.9986	0.9964	0.9912	0.9802	0.9578	0.9141	0.8327	0.6862	0.4312
	11	1.0000	1.0000	1.0000	1.0000	1.0000	1.0000	1.0000	1.0000	1.0000	1.0000	1.0000	1.0000	1.0000	1.0000	1.0000	1.0000	1.0000	1.0000	1.0000
12	0	0.5404	0.2824	0.1422	0.0687	0.0317	0.0138	0.0057	0.0022	0.0008	0.0002	0.0001	0.0000	0.0000	0.0000	0.0000	0.0000	0.0000	0.0000	0.0000
	1	0.8816	0.6590	0.4435	0.2749	0.1584	0.0850	0.0424	0.0196	0.0083	0.0032	0.0011	0.0003	0.0001	0.0000	0.0000	0.0000	0.0000	0.0000	0.0000
	2	0.9804	0.8891	0.7358	0.5583	0.3907	0.2828	0.1513	0.0834	0.0421	0.0193	0.0079	0.0028	0.0008	0.0002	0.0000	0.0000	0.0000	0.0000	0.0000
	3	0.9978	0.9744	0.9078	0.7946	0.6488	0.4925	0.3467	0.2253	0.1345	0.0730	0.0356	0.0153	0.0056	0.0017	0.0004	0.0001	0.0000	0.0000	0.0000
	4	0.9998	0.9957	0.9761	0.9274	0.8424	0.7237	0.5833	0.4382	0.3044	0.1938	0.1117	0.0573	0.0255	0.0095	0.0028	0.0006	0.0001	0.0000	0.0000
	5	1.0000	0.9995	0.9954	0.9806	0.9456	0.8822	0.7873	0.6652	0.5269	0.3872	0.2607	0.1582	0.0846	0.0386	0.0143	0.0039	0.0007	0.0001	0.0000
	6	1.0000	0.9999	0.9993	0.9961	0.9857	0.9614	0.9154	0.8418	0.7393	0.6128	0.4731	0.3348	0.2127	0.1178	0.0544	0.0194	0.0046	0.0005	0.0000
	7	1.0000	1.0000	0.9999	0.9994	0.9972	0.9905	0.9745	0.9427	0.8883	0.8062	0.6956	0.5618	0.4167	0.2763	0.1576	0.0726	0.0239	0.0043	0.0002
	8	1.0000	1.0000	1.0000	0.9999	0.9996	0.9983	0.9944	0.9847	0.9644	0.9270	0.8655	0.7747	0.6533	0.5075	0.3612	0.2054	0.0922	0.0256	0.0022
	9	1.0000	1.0000	1.0000	1.0000	1.0000	0.9998	0.9992	0.9972	0.9921	0.9807	0.9579	0.9166	0.8487	0.7472	0.6093	0.4417	0.2642	0.1109	0.0196
	10	1.0000	1.0000	1.0000	1.0000	1.0000	1.0000	0.9999	0.9997	0.9989	0.9968	0.9917	0.9804	0.9576	0.9150	0.8416	0.7251	0.5565	0.3410	0.1184
	11	1.0000	1.0000	1.0000	1.0000	1.0000	1.0000	1.0000	1.0000	0.9999	0.9998	0.9992	0.9978	0.9943	0.9862	0.9683	0.9313	0.8578	0.7176	0.4596
	12	1.0000	1.0000	1.0000	1.0000	1.0000	1.0000	1.0000	1.0000	1.0000	1.0000	1.0000	1.0000	1.0000	1.0000	1.0000	1.0000	1.0000	1.0000	1.0000
13	0	0.5133	0.2542	0.1209	0.0550	0.0236	0.0097	0.0037	0.0013	0.0004	0.0001	0.0000	0.0000	0.0000	0.0000	0.0000	0.0000	0.0000	0.0000	0.0000
	1	0.8646	0.6213	0.3983	0.2336	0.1267	0.0637	0.0296	0.0126	0.0049	0.0017	0.0005	0.0001	0.0000	0.0000	0.0000	0.0000	0.0000	0.0000	0.0000
	2	0.9755	0.8661	0.6920	0.5017	0.3326	0.2025	0.1132	0.0579	0.0269	0.0112	0.0041	0.0013	0.0003	0.0001	0.0000	0.0000	0.0000	0.0000	0.0000
	3	0.9969	0.9658	0.8820	0.7473	0.5843	0.4206	0.2783	0.1686	0.0929	0.0461	0.0203	0.0078	0.0025	0.0007	0.0001	0.0000	0.0000	0.0000	0.0000
	4	0.9997	0.9935	0.9658	0.9009	0.7940	0.6543	0.5005	0.3530	0.2279	0.1334	0.0698	0.0321	0.0126	0.0040	0.0010	0.0002	0.0000	0.0000	0.0000
	5	1.0000	0.9991	0.9925	0.9700	0.9198	0.8346	0.7159	0.5744	0.4268	0.2905	0.1788	0.0977	0.0462	0.0182	0.0056	0.0012	0.0002	0.0000	0.0000

二项分布表(续)

n	y	P=0.05	0.10	0.15	0.20	0.25	0.30	0.35	0.40	0.45	0.50	0.55	0.60	0.65	0.70	0.75	0.80	0.85	0.90	0.95
13	6	1.0000	0.9999	0.9987	0.9930	0.9757	0.9376	0.8705	0.7712	0.6437	0.5000	0.3563	0.2288	0.1295	0.0624	0.0243	0.0070	0.0013	0.0001	0.0000
	7	1.0000	1.0000	0.9998	0.9988	0.9944	0.9818	0.9538	0.9023	0.8212	0.7095	0.5732	0.4256	0.2841	0.1654	0.0802	0.0300	0.0075	0.0009	0.0000
	8	1.0000	1.0000	1.0000	0.9998	0.9990	0.9960	0.9874	0.9679	0.9302	0.8666	0.7721	0.6470	0.4995	0.3457	0.2060	0.0991	0.0342	0.0065	0.0003
	9	1.0000	1.0000	1.0000	1.0000	0.9990	0.9993	0.9975	0.9922	0.9797	0.9539	0.9071	0.8314	0.7217	0.5794	0.4157	0.2527	0.1180	0.0342	0.0031
	10	1.0000	1.0000	1.0000	1.0000	1.0000	0.9999	0.9997	0.9987	0.9959	0.9888	0.9731	0.9421	0.8868	0.7975	0.6674	0.4983	0.3080	0.1339	0.0245
	11	1.0000	1.0000	1.0000	1.0000	1.0000	1.0000	1.0000	0.9999	0.9995	0.9983	0.9951	0.9874	0.9704	0.9363	0.8733	0.7664	0.6017	0.3787	0.1354
	12	1.0000	1.0000	1.0000	1.0000	1.0000	1.0000	1.0000	1.0000	1.0000	0.9999	0.9996	0.9987	0.9963	0.9903	0.9762	0.9450	0.8791	0.7458	0.4867
	13	1.0000	1.0000	1.0000	1.0000	1.0000	1.0000	1.0000	1.0000	1.0000	1.0000	1.0000	1.0000	1.0000	1.0000	1.0000	1.0000	1.0000	1.0000	1.0000
14	0	0.4877	0.2288	0.1028	0.0440	0.0178	0.0068	0.0024	0.0008	0.0002	0.0001	0.0000	0.0000	0.0000	0.0000	0.0000	0.0000	0.0000	0.0000	0.0000
	1	0.8470	0.5846	0.3567	0.1979	0.1010	0.0475	0.0205	0.0081	0.0029	0.0009	0.0003	0.0001	0.0000	0.0000	0.0000	0.0000	0.0000	0.0000	0.0000
	2	0.9699	0.8416	0.6479	0.4481	0.2811	0.1608	0.0839	0.0398	0.0170	0.0065	0.0022	0.0006	0.0001	0.0000	0.0000	0.0000	0.0000	0.0000	0.0000
	3	0.9958	0.9559	0.8535	0.6982	0.5213	0.3552	0.2205	0.1243	0.0632	0.0287	0.0114	0.0039	0.0011	0.0002	0.0000	0.0000	0.0000	0.0000	0.0000
	4	0.9996	0.9908	0.9533	0.8702	0.7415	0.5842	0.4227	0.2793	0.1672	0.0898	0.0426	0.0175	0.0060	0.0017	0.0003	0.0000	0.0000	0.0000	0.0000
	5	1.0000	0.9985	0.9885	0.9561	0.8883	0.7805	0.6405	0.4859	0.3373	0.2120	0.1189	0.0583	0.0243	0.0083	0.0022	0.0004	0.0000	0.0000	0.0000
	6	1.0000	0.9998	0.9978	0.9884	0.9617	0.9067	0.8164	0.6925	0.5461	0.3953	0.2586	0.1501	0.0753	0.0315	0.0103	0.0024	0.0003	0.0000	0.0000
	7	1.0000	1.0000	0.9997	0.9976	0.9897	0.9685	0.9247	0.8499	0.7414	0.6047	0.4539	0.3075	0.1836	0.0933	0.0383	0.0116	0.0022	0.0002	0.0000
	8	1.0000	1.0000	1.0000	0.9996	0.9978	0.9917	0.9757	0.9417	0.8811	0.7880	0.6627	0.5141	0.3595	0.2195	0.1117	0.0439	0.0115	0.0015	0.0000
	9	1.0000	1.0000	1.0000	1.0000	0.9997	0.9983	0.9940	0.9825	0.9574	0.9102	0.8328	0.7207	0.5773	0.4158	0.2585	0.1298	0.0467	0.0092	0.0004
	10	1.0000	1.0000	1.0000	1.0000	1.0000	0.9998	0.9989	0.9961	0.9886	0.9713	0.9368	0.8757	0.7795	0.6448	0.4787	0.3018	0.1465	0.0441	0.0042
	11	1.0000	1.0000	1.0000	1.0000	1.0000	1.0000	0.9999	0.9994	0.9978	0.9935	0.9830	0.9602	0.9161	0.8392	0.7189	0.5519	0.3521	0.1584	0.0301
	12	1.0000	1.0000	1.0000	1.0000	1.0000	1.0000	1.0000	0.9999	0.9997	0.9991	0.9971	0.9919	0.9795	0.9525	0.8990	0.8021	0.6433	0.4154	0.1530
	13	1.0000	1.0000	1.0000	1.0000	1.0000	1.0000	1.0000	1.0000	1.0000	0.9999	0.9998	0.9992	0.9976	0.9932	0.9822	0.9560	0.8972	0.7712	0.5123
	14	1.0000	1.0000	1.0000	1.0000	1.0000	1.0000	1.0000	1.0000	1.0000	1.0000	1.0000	1.0000	1.0000	1.0000	1.0000	1.0000	1.0000	1.0000	1.0000
15	0	0.4633	0.2059	0.0874	0.0352	0.0134	0.0047	0.0016	0.0005	0.0001	0.0000	0.0000	0.0000	0.0000	0.0000	0.0000	0.0000	0.0000	0.0000	0.0000
	1	0.8290	0.5490	0.3186	0.1671	0.0802	0.0353	0.0142	0.0052	0.0017	0.0005	0.0001	0.0000	0.0000	0.0000	0.0000	0.0000	0.0000	0.0000	0.0000
	2	0.9638	0.8159	0.6042	0.3980	0.2361	0.1268	0.0617	0.0271	0.0107	0.0037	0.0011	0.0003	0.0001	0.0000	0.0000	0.0000	0.0000	0.0000	0.0000
	3	0.9945	0.9444	0.8227	0.6482	0.4613	0.2969	0.1727	0.0905	0.0424	0.0176	0.0063	0.0019	0.0005	0.0001	0.0000	0.0000	0.0000	0.0000	0.0000
	4	0.9994	0.9873	0.9383	0.8358	0.6865	0.5155	0.3519	0.2173	0.1204	0.0592	0.0255	0.0093	0.0028	0.0007	0.0001	0.0000	0.0000	0.0000	0.0000
	5	0.9999	0.9978	0.9832	0.9389	0.8516	0.7216	0.5643	0.4032	0.2608	0.1509	0.0769	0.0338	0.0124	0.0037	0.0008	0.0001	0.0000	0.0000	0.0000
	6	1.0000	0.9997	0.9964	0.9819	0.9434	0.8689	0.7548	0.6098	0.4522	0.3036	0.1818	0.0950	0.0422	0.0152	0.0042	0.0008	0.0001	0.0000	0.0000
	7	1.0000	1.0000	0.9994	0.9958	0.9827	0.9500	0.8868	0.7869	0.6535	0.5000	0.3465	0.2131	0.1132	0.0500	0.0173	0.0042	0.0006	0.0000	0.0000
	8	1.0000	1.0000	0.9999	0.9992	0.9958	0.9848	0.9578	0.9050	0.8182	0.6964	0.5478	0.3902	0.2452	0.1311	0.0566	0.0181	0.0036	0.0003	0.0000
	9	1.0000	1.0000	1.0000	0.9999	0.9992	0.9963	0.9878	0.9662	0.9231	0.8491	0.7392	0.5968	0.4357	0.2784	0.1484	0.0611	0.0168	0.0022	0.0001

二项分布表(续)

n	y	P 0.05	0.10	0.15	0.20	0.25	0.30	0.35	0.40	0.45	0.50	0.55	0.60	0.65	0.70	0.75	0.80	0.85	0.90	0.95
15	10	1.0000	1.0000	1.0000	1.0000	0.9999	0.9993	0.9972	0.9907	0.9745	0.9408	0.8796	0.7827	0.6481	0.4845	0.3135	0.1642	0.0617	0.0127	0.0006
	11	1.0000	1.0000	1.0000	1.0000	1.0000	0.9999	0.9995	0.9981	0.9937	0.9824	0.9576	0.9095	0.8273	0.7031	0.5387	0.3518	0.1773	0.0556	0.0055
	12	1.0000	1.0000	1.0000	1.0000	1.0000	1.0000	0.9999	0.9997	0.9989	0.9963	0.9893	0.9729	0.9383	0.8732	0.7639	0.6020	0.3958	0.1841	0.0362
	13	1.0000	1.0000	1.0000	1.0000	1.0000	1.0000	1.0000	1.0000	0.9999	0.9995	0.9983	0.9948	0.9858	0.9647	0.9198	0.8329	0.6814	0.4510	0.1710
	14	1.0000	1.0000	1.0000	1.0000	1.0000	1.0000	1.0000	1.0000	1.0000	1.0000	0.9999	0.9995	0.9984	0.9953	0.9866	0.9648	0.9126	0.7941	0.5367
	15	1.0000	1.0000	1.0000	1.0000	1.0000	1.0000	1.0000	1.0000	1.0000	1.0000	1.0000	1.0000	1.0000	1.0000	1.0000	1.0000	1.0000	1.0000	1.0000
16	0	0.4401	0.1853	0.0743	0.0281	0.0100	0.0033	0.0010	0.0003	0.0001	0.0000	0.0000	0.0000	0.0000	0.0000	0.0000	0.0000	0.0000	0.0000	0.0000
	1	0.8108	0.5147	0.2839	0.1407	0.0635	0.0261	0.0098	0.0033	0.0010	0.0003	0.0001	0.0000	0.0000	0.0000	0.0000	0.0000	0.0000	0.0000	0.0000
	2	0.9571	0.7892	0.5614	0.3518	0.1971	0.0994	0.0451	0.0183	0.0066	0.0021	0.0006	0.0001	0.0000	0.0000	0.0000	0.0000	0.0000	0.0000	0.0000
	3	0.9930	0.9316	0.7899	0.5981	0.4050	0.2459	0.1339	0.0651	0.0281	0.0106	0.0035	0.0009	0.0002	0.0000	0.0000	0.0000	0.0000	0.0000	0.0000
	4	0.9991	0.9830	0.9209	0.7982	0.6302	0.4499	0.2892	0.1666	0.0853	0.0384	0.0149	0.0049	0.0013	0.0003	0.0000	0.0000	0.0000	0.0000	0.0000
	5	0.9999	0.9967	0.9765	0.9183	0.8103	0.6598	0.4900	0.3288	0.1976	0.1051	0.0486	0.0191	0.0062	0.0016	0.0003	0.0000	0.0000	0.0000	0.0000
	6	1.0000	0.9995	0.9944	0.9733	0.9204	0.8247	0.6881	0.5272	0.3660	0.2272	0.1241	0.0583	0.0029	0.0071	0.0016	0.0002	0.0000	0.0000	0.0000
	7	1.0000	0.9999	0.9989	0.9930	0.9729	0.9256	0.8406	0.7161	0.5629	0.4018	0.2559	0.1423	0.0671	0.0257	0.0075	0.0015	0.0002	0.0000	0.0000
	8	1.0000	1.0000	0.9998	0.9985	0.9925	0.9743	0.9329	0.8577	0.7441	0.5982	0.4371	0.2839	0.1594	0.0744	0.0271	0.0070	0.0011	0.0001	0.0000
	9	1.0000	1.0000	1.0000	0.9998	0.9984	0.9929	0.9771	0.9417	0.8759	0.7728	0.6340	0.4728	0.3119	0.1753	0.0796	0.0267	0.0056	0.0005	0.0000
	10	1.0000	1.0000	1.0000	1.0000	0.9997	0.9984	0.9938	0.9809	0.9514	0.8949	0.8024	0.6712	0.5100	0.3402	0.1897	0.0817	0.0235	0.0033	0.0001
	11	1.0000	1.0000	1.0000	1.0000	1.0000	0.9997	0.9987	0.9951	0.9851	0.9616	0.9147	0.8334	0.7108	0.5501	0.3698	0.2018	0.0791	0.0170	0.0009
	12	1.0000	1.0000	1.0000	1.0000	1.0000	1.0000	0.9998	0.9991	0.9965	0.9894	0.9719	0.9349	0.8661	0.7541	0.5950	0.4019	0.2100	0.0684	0.0070
	13	1.0000	1.0000	1.0000	1.0000	1.0000	1.0000	1.0000	0.9999	0.9994	0.9979	0.9934	0.9817	0.9549	0.9006	0.8029	0.6482	0.4386	0.2108	0.0429
	14	1.0000	1.0000	1.0000	1.0000	1.0000	1.0000	1.0000	1.0000	0.9999	0.9997	0.9990	0.9967	0.9902	0.9739	0.9365	0.8593	0.7161	0.4853	0.1892
	15	1.0000	1.0000	1.0000	1.0000	1.0000	1.0000	1.0000	1.0000	1.0000	1.0000	0.9999	0.9997	0.9990	0.9967	0.9900	0.9719	0.9257	0.8147	0.5599
	16	1.0000	1.0000	1.0000	1.0000	1.0000	1.0000	1.0000	1.0000	1.0000	1.0000	1.0000	1.0000	1.0000	1.0000	1.0000	1.0000	1.0000	1.0000	1.0000
17	0	0.4181	0.1668	0.0631	0.0225	0.0075	0.0023	0.0007	0.0002	0.0000	0.0000	0.0000	0.0000	0.0000	0.0000	0.0000	0.0000	0.0000	0.0000	0.0000
	1	0.7922	0.4818	0.2525	0.1182	0.0501	0.0193	0.0067	0.0021	0.0006	0.0001	0.0000	0.0000	0.0000	0.0000	0.0000	0.0000	0.0000	0.0000	0.0000
	2	0.9497	0.7618	0.5198	0.3096	0.1637	0.0774	0.0327	0.0123	0.0041	0.0012	0.0003	0.0001	0.0000	0.0000	0.0000	0.0000	0.0000	0.0000	0.0000
	3	0.9912	0.9174	0.7556	0.5489	0.3530	0.2019	0.1028	0.0464	0.0184	0.0064	0.0019	0.0005	0.0001	0.0000	0.0000	0.0000	0.0000	0.0000	0.0000
	4	0.9988	0.9779	0.9013	0.7582	0.5739	0.3887	0.2348	0.1260	0.0596	0.0245	0.0086	0.0025	0.0006	0.0001	0.0000	0.0000	0.0000	0.0000	0.0000
	5	0.9999	0.9953	0.9681	0.8943	0.7653	0.5968	0.4197	0.2639	0.1471	0.0717	0.0301	0.0106	0.0030	0.0007	0.0001	0.0000	0.0000	0.0000	0.0000
	6	1.0000	0.9992	0.9917	0.9623	0.8929	0.7752	0.6188	0.4478	0.2902	0.1662	0.0826	0.0348	0.0120	0.0032	0.0006	0.0001	0.0000	0.0000	0.0000
	7	1.0000	0.9999	0.9983	0.9891	0.9598	0.8954	0.7872	0.6405	0.4743	0.3145	0.1834	0.0919	0.0383	0.0127	0.0031	0.0005	0.0000	0.0000	0.0000
	8	1.0000	1.0000	0.9997	0.9974	0.9876	0.9597	0.9006	0.8011	0.6626	0.5000	0.3374	0.1989	0.0994	0.0403	0.0124	0.0026	0.0003	0.0000	0.0000
	9	1.0000	1.0000	1.0000	0.9995	0.9969	0.9873	0.9617	0.9081	0.8166	0.6855	0.5257	0.3595	0.2128	0.1046	0.0402	0.0109	0.0017	0.0001	0.0000

二项分布表(续)

n	y	P 0.05	0.10	0.15	0.20	0.25	0.30	0.35	0.40	0.45	0.50	0.55	0.60	0.65	0.70	0.75	0.80	0.85	0.90	0.95
17	10	1.0000	1.0000	1.0000	0.9999	0.9994	0.9968	0.9880	0.9652	0.9174	0.8338	0.7098	0.5522	0.3812	0.2248	0.1071	0.0377	0.0083	0.0008	0.0000
	11	1.0000	1.0000	1.0000	1.0000	0.9999	0.9993	0.9970	0.9894	0.9699	0.9283	0.8529	0.7361	0.5803	0.4032	0.2347	0.1057	0.0319	0.0047	0.0001
	12	1.0000	1.0000	1.0000	1.0000	1.0000	0.9999	0.9994	0.9975	0.9914	0.9755	0.9404	0.8740	0.7652	0.6113	0.4261	0.2418	0.0987	0.0221	0.0012
	13	1.0000	1.0000	1.0000	1.0000	1.0000	1.0000	0.9999	0.9995	0.9981	0.9936	0.9816	0.9536	0.8972	0.7981	0.6470	0.4511	0.2444	0.0826	0.0088
	14	1.0000	1.0000	1.0000	1.0000	1.0000	1.0000	1.0000	0.9999	0.9997	0.9988	0.9959	0.9877	0.9673	0.9226	0.8363	0.6904	0.4802	0.2382	0.0503
	15	1.0000	1.0000	1.0000	1.0000	1.0000	1.0000	1.0000	0.0000	1.0000	0.9999	0.9994	0.9979	0.9933	0.9807	0.9499	0.8818	0.7475	0.5182	0.2073
	16	1.0000	1.0000	1.0000	1.0000	1.0000	1.0000	1.0000	0.0000	1.0000	1.0000	1.0000	0.9998	0.9993	0.9977	0.9925	0.9775	0.9369	0.8332	0.5819
	17	1.0000	1.0000	1.0000	1.0000	1.0000	1.0000	1.0000	0.0000	1.0000	1.0000	1.0000	1.0000	1.0000	1.0000	1.0000	1.0000	1.0000	0.0000	1.0000
18	0	0.3972	0.1501	0.0536	0.0180	0.0056	0.0016	0.0004	0.0001	0.0000	0.0000	0.0000	0.0000	0.0000	0.0000	0.0000	0.0000	0.0000	0.0000	0.0000
	1	0.7735	0.4503	0.2241	0.0991	0.0395	0.0142	0.0046	0.0013	0.0003	0.0001	0.0000	0.0000	0.0000	0.0000	0.0000	0.0000	0.0000	0.0000	0.0000
	2	0.9419	0.7338	0.4797	0.2713	0.1353	0.0600	0.0236	0.0082	0.0025	0.0007	0.0001	0.0000	0.0000	0.0000	0.0000	0.0000	0.0000	0.0000	0.0000
	3	0.9891	0.9018	0.7202	0.5010	0.3057	0.1646	0.0783	0.0328	0.0120	0.0038	0.0010	0.0002	0.0000	0.0000	0.0000	0.0000	0.0000	0.0000	0.0000
	4	0.9985	0.9718	0.8794	0.7164	0.5187	0.3327	0.1886	0.0942	0.0411	0.0154	0.0049	0.0013	0.0003	0.0000	0.0000	0.0000	0.0000	0.0000	0.0000
	5	0.9998	0.9936	0.9581	0.8671	0.7175	0.5344	0.3550	0.2088	0.1077	0.0481	0.0183	0.0058	0.0014	0.0003	0.0000	0.0000	0.0000	0.0000	0.0000
	6	1.0000	0.9988	0.9882	0.9487	0.8610	0.7217	0.5491	0.3743	0.2258	0.1189	0.0537	0.0203	0.0062	0.0014	0.0002	0.0000	0.0000	0.0000	0.0000
	7	1.0000	0.9998	0.9973	0.9837	0.9431	0.8593	0.7283	0.5634	0.3915	0.2403	0.1280	0.0576	0.0212	0.0061	0.0012	0.0002	0.0000	0.0000	0.0000
	8	1.0000	1.0000	0.9995	0.9957	0.9807	0.9404	0.8609	0.7368	0.5778	0.4073	0.2527	0.1347	0.0597	0.0210	0.0054	0.0009	0.0001	0.0000	0.0000
	9	1.0000	1.0000	0.9999	0.9991	0.9946	0.9790	0.9403	0.8653	0.7473	0.5927	0.4222	0.2632	0.1391	0.0596	0.0193	0.0043	0.0005	0.0000	0.0000
	10	1.0000	1.0000	1.0000	0.9998	0.9988	0.9939	0.9788	0.9424	0.8720	0.7597	0.6085	0.4366	0.2717	0.1407	0.0569	0.0163	0.0027	0.0002	0.0000
	11	1.0000	1.0000	1.0000	1.0000	0.9998	0.9986	0.9938	0.9797	0.9463	0.8811	0.7742	0.6257	0.4509	0.2783	0.1390	0.0513	0.0118	0.0012	0.0000
	12	1.0000	1.0000	1.0000	1.0000	1.0000	0.9997	0.9986	0.9942	0.9817	0.9519	0.8923	0.7912	0.6450	0.4656	0.2825	0.1329	0.0419	0.0064	0.0002
	13	1.0000	1.0000	1.0000	1.0000	1.0000	1.0000	0.9997	0.9987	0.9951	0.9846	0.9589	0.9058	0.8114	0.6673	0.4813	0.2836	0.1206	0.0282	0.0015
	14	1.0000	1.0000	1.0000	1.0000	1.0000	1.0000	1.0000	0.9998	0.9990	0.9962	0.9880	0.9672	0.9217	0.8354	0.6943	0.4990	0.2798	0.0982	0.0109
	15	1.0000	1.0000	1.0000	1.0000	1.0000	1.0000	1.0000	1.0000	0.9999	0.9993	0.9975	0.9918	0.9764	0.9400	0.8647	0.7287	0.5203	0.2662	0.0581
	16	1.0000	1.0000	1.0000	1.0000	1.0000	1.0000	1.0000	1.0000	1.0000	0.9999	0.9997	0.9987	0.9954	0.9858	0.9605	0.9009	0.7759	0.5497	0.2265
	17	1.0000	1.0000	1.0000	1.0000	1.0000	1.0000	1.0000	1.0000	1.0000	1.0000	1.0000	0.9999	0.9996	0.9984	0.9944	0.9820	0.9464	0.8499	0.6023
	18	1.0000	1.0000	1.0000	1.0000	1.0000	1.0000	1.0000	1.0000	1.0000	1.0000	1.0000	1.0000	1.0000	1.0000	1.0000	1.0000	1.0000	1.0000	1.0000
19	0	0.3774	0.1351	0.0456	0.0144	0.0042	0.0011	0.0005	0.0001	0.0000	0.0000	0.0000	0.0000	0.0000	0.0000	0.0000	0.0000	0.0000	0.0000	0.0000
	1	0.7547	0.4203	0.1985	0.0829	0.0310	0.0104	0.0031	0.0008	0.0002	0.0000	0.0000	0.0000	0.0000	0.0000	0.0000	0.0000	0.0000	0.0000	0.0000
	2	0.9335	0.7054	0.4413	0.2369	0.1113	0.0462	0.0170	0.0055	0.0015	0.0004	0.0001	0.0000	0.0000	0.0000	0.0000	0.0000	0.0000	0.0000	0.0000
	3	0.9869	0.8850	0.6841	0.4551	0.2631	0.1332	0.0591	0.0230	0.0077	0.0022	0.0005	0.0001	0.0000	0.0000	0.0000	0.0000	0.0000	0.0000	0.0000
	4	0.9980	0.9648	0.8556	0.6733	0.4654	0.2822	0.1500	0.0696	0.0280	0.0096	0.0028	0.0006	0.0001	0.0000	0.0000	0.0000	0.0000	0.0000	0.0000
	5	0.9998	0.9914	0.9463	0.8369	0.6678	0.4739	0.2968	0.1629	0.0777	0.0318	0.0109	0.0031	0.0007	0.0001	0.0000	0.0000	0.0000	0.0000	0.0000

二项分布表(续完)

n	y	P 0.05	0.10	0.15	0.20	0.25	0.30	0.35	0.40	0.45	0.50	0.55	0.60	0.65	0.70	0.75	0.80	0.85	0.90	0.95
19	6	1.0000	0.9983	0.9837	0.9324	0.8251	0.6655	0.4812	0.3081	0.1727	0.0835	0.0342	0.0116	0.0031	0.0006	0.0001	0.0000	0.0000	0.0000	0.0000
	7	1.0000	0.9997	0.9959	0.9767	0.9225	0.8180	0.6656	0.4878	0.3169	0.1796	0.0871	0.0352	0.0114	0.0028	0.0005	0.0000	0.0000	0.0000	0.0000
	8	1.0000	1.0000	0.9992	0.9933	0.9713	0.9161	0.8145	0.6675	0.4940	0.3238	0.1841	0.0885	0.0347	0.0105	0.0023	0.0003	0.0000	0.0000	0.0000
	9	1.0000	1.0000	0.9999	0.9984	0.9911	0.9674	0.9215	0.8139	0.6710	0.5000	0.3290	0.1861	0.0875	0.0326	0.0089	0.0016	0.0001	0.0000	0.0000
	10	1.0000	1.0000	1.0000	0.9997	0.9977	0.9895	0.9653	0.9115	0.8159	0.6762	0.5060	0.3325	0.1855	0.0839	0.0287	0.0067	0.0008	0.0000	0.0000
	11	1.0000	1.0000	1.0000	1.0000	0.9995	0.9972	0.9886	0.9648	0.9129	0.8204	0.6831	0.5122	0.3344	0.1820	0.0775	0.0233	0.0041	0.0003	0.0000
	12	1.0000	1.0000	1.0000	1.0000	0.9999	0.9994	0.9969	0.9884	0.9658	0.9165	0.8273	0.6919	0.5188	0.3345	0.1749	0.0676	0.0163	0.0017	0.0000
	13	1.0000	1.0000	1.0000	1.0000	1.0000	0.9999	0.9993	0.9969	0.9891	0.9682	0.9223	0.8371	0.7032	0.5261	0.3322	0.1631	0.0537	0.0086	0.0002
	14	1.0000	1.0000	1.0000	1.0000	1.0000	1.0000	0.9999	0.9994	0.9972	0.9904	0.9720	0.9304	0.8500	0.7178	0.5346	0.3267	0.1444	0.0352	0.0020
	15	1.0000	1.0000	1.0000	1.0000	1.0000	1.0000	1.0000	0.9999	0.9995	0.9978	0.9923	0.9770	0.9409	0.8668	0.7369	0.5449	0.3159	0.1150	0.0132
	16	1.0000	1.0000	1.0000	1.0000	1.0000	1.0000	1.0000	1.0000	0.9999	0.9996	0.9985	0.9945	0.9830	0.9538	0.8887	0.7631	0.5587	0.2946	0.0665
	17	1.0000	1.0000	1.0000	1.0000	1.0000	1.0000	1.0000	1.0000	1.0000	1.0000	0.9998	0.9992	0.9969	0.9896	0.9690	0.9171	0.8015	0.5797	0.2453
	18	1.0000	1.0000	1.0000	1.0000	1.0000	1.0000	1.0000	1.0000	1.0000	1.0000	1.0000	0.9999	0.9997	0.9989	0.9958	0.9856	0.9544	0.8649	0.6226
	19	1.0000	1.0000	1.0000	1.0000	1.000	1.0000	1.0000	1.0000	1.0000	1.0000	1.0000	1.0000	1.0000	1.0000	1.0000	1.0000	1.0000	1.0000	1.0000
20	0	0.3585	0.1216	0.0388	0.0115	0.0032	0.0008	0.0002	0.0000	0.0000	0.0000	0.0000	0.0000	0.0000	0.0000	0.0000	0.0000	0.0000	0.0000	0.0000
	1	0.7358	0.3917	0.1756	0.0692	0.0243	0.0076	0.0021	0.0005	0.0001	0.0000	0.0000	0.0000	0.0000	0.0000	0.0000	0.0000	0.0000	0.0000	0.0000
	2	0.9245	0.6769	0.4049	0.2061	0.0913	0.0355	0.0121	0.0036	0.0009	0.0002	0.0000	0.0000	0.0000	0.0000	0.0000	0.0000	0.0000	0.0000	0.0000
	3	0.9841	0.8670	0.6477	0.4114	0.2252	0.1071	0.0444	0.0160	0.0049	0.0013	0.0003	0.0000	0.0000	0.0000	0.0000	0.0000	0.0000	0.0000	0.0000
	4	0.9974	0.9568	0.8298	0.6296	0.4148	0.2375	0.1182	0.0510	0.0189	0.0059	0.0015	0.0003	0.0000	0.0000	0.0000	0.0000	0.0000	0.0000	0.0000
	5	0.9997	0.9887	0.9327	0.8042	0.6172	0.4164	0.2454	0.1256	0.0553	0.0207	0.0064	0.0016	0.0003	0.0000	0.0000	0.0000	0.0000	0.0000	0.0000
	6	1.0000	0.9976	0.9781	0.9133	0.7853	0.6080	0.4166	0.2500	0.1299	0.0577	0.0214	0.0065	0.0015	0.0003	0.0000	0.0000	0.0000	0.0000	0.0000
	7	1.0000	0.9996	0.9941	0.9679	0.8982	0.7723	0.6010	0.4159	0.2520	0.1316	0.0580	0.0210	0.0060	0.0013	0.0002	0.0000	0.0000	0.0000	0.0000
	8	1.0000	0.9999	0.9987	0.9900	0.9591	0.8867	0.7624	0.5956	0.4143	0.2517	0.1308	0.0565	0.0196	0.0051	0.0009	0.0001	0.0000	0.0000	0.0000
	9	1.0000	1.0000	0.9998	0.9974	0.9861	0.9520	0.8782	0.7553	0.5914	0.4119	0.2493	0.1275	0.0532	0.0171	0.0039	0.0006	0.0000	0.0000	0.0000
	10	1.0000	1.0000	1.0000	0.9994	0.9961	0.9829	0.9468	0.8725	0.7507	0.5881	0.4086	0.2447	0.1218	0.0480	0.0139	0.0026	0.0002	0.0000	0.0000
	11	1.0000	1.0000	1.0000	0.9999	0.9991	0.9949	0.9804	0.9435	0.8692	0.7483	0.5857	0.4044	0.2376	0.1133	0.0409	0.0100	0.0013	0.0001	0.0000
	12	1.0000	1.0000	1.0000	1.0000	0.9998	0.9987	0.9940	0.9790	0.9420	0.8684	0.7480	0.5841	0.3990	0.2277	0.1018	0.0321	0.0059	0.0004	0.0000
	13	1.0000	1.0000	1.0000	1.0000	1.0000	0.9997	0.9985	0.9935	0.9786	0.9423	0.8701	0.7500	0.5834	0.3920	0.2142	0.0867	0.0219	0.0024	0.0000
	14	1.0000	1.0000	1.0000	1.0000	1.0000	1.0000	0.9997	0.9984	0.9936	0.9793	0.9447	0.8744	0.7546	0.5836	0.3828	0.1958	0.0673	0.0113	0.0003
	15	1.0000	1.0000	1.0000	1.0000	1.0000	1.0000	1.0000	0.9997	0.9985	0.9941	0.9811	0.9490	0.8818	0.7625	0.5852	0.3704	0.1702	0.0432	0.0026
	16	1.0000	1.0000	1.0000	1.0000	1.0000	1.0000	1.0000	1.0000	0.9997	0.9987	0.9951	0.9840	0.9556	0.8929	0.7748	0.5886	0.3523	0.1330	0.0159
	17	1.0000	1.0000	1.0000	1.0000	1.0000	1.0000	1.0000	1.0000	1.0000	0.9998	0.9991	0.9964	0.9879	0.9645	0.9087	0.7939	0.5951	0.3231	0.0755
	18	1.0000	1.0000	1.0000	1.0000	1.0000	1.0000	1.0000	1.0000	1.0000	1.0000	0.9999	0.9995	0.9979	0.9924	0.9757	0.9308	0.8244	0.6083	0.2642
	19	1.0000	1.0000	1.0000	1.0000	1.0000	1.0000	1.0000	1.0000	1.0000	1.0000	1.0000	1.0000	0.9998	0.9992	0.9968	0.9885	0.9612	0.8784	0.6415
	20	1.0000	1.0000	1.0000	1.0000	1.0000	1.0000	1.0000	1.0000	1.0000	1.0000	1.0000	1.0000	1.0000	1.0000	1.0000	1.0000	1.0000	1.0000	1.0000

【用法说明】 该表用于查二项分布的概率值。二项分布的分布律为

$$P(Y=k)=C_n^k p^k (1-p)^{n-k}$$

n 为独立重复试验的次数，p 为每次试验事件发生的概率。表内数字为二项分布的累积概率值，即 $P(Y \leqslant y)$。查变量取某一数值的概率时需要用累计概率作差。

例 假设小白鼠接受一定剂量的毒物时，其死亡概率是20%。实验用了10只小白鼠，求

(1)至多有2只小白鼠死亡的概率，

(2)有2只小白鼠死亡的概率，

(3)至少有2只小白鼠死亡概率。

解 设 Y 表示“死亡的小白鼠的只数”，则 Y 服从参数为 $n=10,p=0.2$ 的二项分布，即 $Y\sim B(10,0.2)$，于是

(1)至多有2只小白鼠死亡概率，即 $P(Y \leqslant 2)$，查“二项分布表”，在 $n=10$ 部分中找到 $p=0.2$ 列，该列中查找 $y=2$ 所对应数值0.6778即为所求的概率值，即 $P(Y \leqslant 2)=0.6778$。

(2)有2只小白鼠死亡概率，即 $P(Y=2)=P(Y \leqslant 2)-P(Y \leqslant 1)$，查“二项分布表”，在 $n=10$ 部分中找到 $p=0.2$ 列，该列中查找 $y=2$ 所对应数值0.6778，再找 $y=1$ 所对应数值0.3758，两者之差0.6778－0.3758即为所求的概率值，即 $P(Y=2)=0.6778-0.3758=0.3020$。

(3)至少有2只小白鼠死亡概率，即 $P(Y \geqslant 2)=1-P(Y \leqslant 1)$，查“二项分布表”，在 $n=10$ 部分中找到 $p=0.2$ 列，该列中查找 $y=1$ 所对应数值0.3758为 $P(Y \leqslant 1)$ 的值，故 $P(Y \geqslant 2)=1-P(Y \leqslant 1)=1-0.3758=0.6242$。

参考文献

[1]郭祖超.医用数理统计方法[M].北京:人民卫生出版社,1965.

[2]徐天和.中国医学统计百科全书[M].北京:人民卫生出版社,2004.

[3]Machin D,Campbell MJ.Statistical tables for the design of clinical trials[M].Blackwell Scientific Oxford,1987.

[4]Lindley DV.New Cambridge statistical tables[M].Cambridge:Cambridge University Press,1995.

[5]徐天和,田考聪.中华医学统计百科全书:描述性统计分册[M].北京:中国统计出版社,2012.

[6]祁爱琴,潘庆忠,王培承,等.医用高等数学[M].北京:北京理工大学出版社,2008.

（孔杨，石德文，徐天和）

二项分布参数 p 的置信区间

二项分布参数 p 的置信区间($1-\alpha=0.95$)

m	$n-m$												
	1	2	3	4	5	6	7	8	9	10	12	14	16
0	0.975	0.842	0.708	0.602	0.522	0.459	0.410	0.369	0.336	0.308	0.265	0.232	0.206
	0.000	0.000	0.000	0.000	0.000	0.000	0.000	0.000	0.000	0.000	0.000	0.000	0.000
1	0.987	0.906	0.806	0.716	0.641	0.579	0.527	0.483	0.445	0.413	0.360	0.319	0.287
	0.013	0.008	0.006	0.005	0.004	0.004	0.003	0.003	0.003	0.002	0.002	0.002	0.001
2	0.992	0.932	0.853	0.777	0.710	0.651	0.600	0.556	0.518	0.484	0.428	0.383	0.347
	0.094	0.068	0.053	0.043	0.037	0.032	0.028	0.025	0.023	0.021	0.018	0.016	0.014
3	0.994	0.947	0.882	0.816	0.755	0.701	0.652	0.610	0.572	0.538	0.481	0.434	0.396
	0.194	0.147	0.118	0.099	0.085	0.075	0.067	0.060	0.055	0.050	0.043	0.038	0.034
4	0.995	0.957	0.901	0.843	0.788	0.738	0.692	0.651	0.614	0.581	0.524	0.476	0.437
	0.284	0.223	0.184	0.157	0.137	0.122	0.109	0.099	0.091	0.084	0.073	0.064	0.057
5	0.996	0.963	0.915	0.863	0.813	0.766	0.723	0.684	0.649	0.616	0.560	0.512	0.471
	0.359	0.290	0.245	0.212	0.187	0.167	0.151	0.139	0.128	0.118	0.103	0.091	0.082
6	0.996	0.968	0.925	0.878	0.833	0.789	0.749	0.711	0.677	0.646	0.590	0.543	0.502
	0.421	0.349	0.299	0.262	0.234	0.211	0.192	0.177	0.163	0.152	0.133	0.119	0.107
7	0.997	0.972	0.933	0.891	0.849	0.808	0.770	0.734	0.701	0.671	0.616	0.570	0.529
	0.473	0.400	0.348	0.308	0.277	0.251	0.230	0.213	0.198	0.184	0.163	0.146	0.132
8	0.997	0.975	0.940	0.901	0.861	0.823	0.787	0.753	0.722	0.692	0.639	0.593	0.553
	0.517	0.444	0.390	0.349	0.316	0.289	0.266	0.247	0.230	0.215	0.191	0.172	0.156
9	0.997	0.977	0.945	0.909	0.872	0.837	0.802	0.770	0.740	0.711	0.660	0.615	0.575
	0.555	0.482	0.428	0.386	0.351	0.323	0.299	0.278	0.260	0.244	0.218	0.197	0.180
10	0.998	0.982	0.957	0.927	0.897	0.867	0.837	0.809	0.782	0.756	0.709	0.666	0.628
	0.587	0.572	0.519	0.476	0.440	0.410	0.384	0.361	0.340	0.322	0.291	0.266	0.245
12	0.998	0.982	0.957	0.927	0.897	0.867	0.837	0.809	0.782	0.756	0.709	0.666	0.628
	0.640	0.572	0.519	0.476	0.440	0.410	0.384	0.361	0.340	0.322	0.291	0.266	0.245
14	0.998	0.984	0.962	0.936	0.909	0.881	0.854	0.828	0.803	0.779	0.734	0.694	0.657
	0.681	0.617	0.566	0.524	0.488	0.457	0.430	0.407	0.385	0.366	0.334	0.306	0.283
16	0.999	0.986	0.966	0.943	0.918	0.893	0.868	0.844	0.820	0.798	0.755	0.717	0.681
	0.713	0.653	0.604	0.563	0.529	0.498	0.471	0.447	0.425	0.405	0.372	0.343	0.319
18	0.999	0.988	0.970	0.948	0.925	0.902	0.879	0.857	0.835	0.814	0.773	0.736	0.702
	0.740	0.683	0.637	0.597	0.564	0.533	0.506	0.482	0.460	0.440	0.406	0.376	0.351
20	0.999	0.989	0.972	0.953	0.932	0.910	0.889	0.868	0.847	0.827	0.789	0.753	0.720
	0.762	0.708	0.664	0.626	0.593	0.564	0.537	0.513	0.492	0.472	0.437	0.407	0.381
22	0.999	0.990	0.975	0.956	0.937	0.917	0.897	0.877	0.858	0.839	0.803	0.768	0.737
	0.781	0.730	0.688	0.651	0.619	0.590	0.565	0.541	0.519	0.500	0.465	0.434	0.408
24	0.999	0.991	0.976	0.960	0.942	0.923	0.904	0.885	0.867	0.849	0.814	0.782	0.751
	0.797	0.749	0.708	0.673	0.642	0.614	0.589	0.566	0.545	0.525	0.490	0.460	0.433
26	0.999	0.991	0.978	0.962	0.945	0.928	0.910	0.893	0.875	0.858	0.825	0.794	0.764
	0.810	0.765	0.726	0.693	0.663	0.636	0.611	0.588	0.567	0.548	0.513	0.483	0.456
28	0.999	0.992	0.980	0.965	0.949	0.932	0.916	0.899	0.882	0.866	0.834	0.804	0.776
	0.822	0.779	0.743	0.710	0.681	0.655	0.631	0.609	0.588	0.569	0.535	0.504	0.478
30	0.999	0.992	0.981	0.967	0.952	0.936	0.920	0.904	0.889	0.873	0.843	0.814	0.786
	0.833	0.792	0.757	0.725	0.697	0.672	0.649	0.627	0.607	0.588	0.554	0.524	0.498
40	0.999	0.994	0.985	0.975	0.963	0.951	0.938	0.925	0.912	0.900	0.875	0.850	0.827
	0.871	0.838	0.809	0.783	0.759	0.737	0.717	0.698	0.679	0.662	0.631	0.602	0.578
60	1.000	0.996	0.990	0.983	0.975	0.966	0.957	0.948	0.939	0.929	0.911	0.893	0.874
	0.912	0.888	0.867	0.848	0.830	0.813	0.797	0.782	0.767	0.752	0.727	0.703	0.681
100	1.000	0.998	0.994	0.989	0.984	0.979	0.937	0.967	0.962	0.955	0.943	0.931	0.909
	0.946	0.931	0.917	0.904	0.892	0.811	0.870	0.859	0.849	0.838	0.820	0.802	0.786
200	1.000	0.998	0.997	0.995	0.992	0.989	0.986	0.983	0.980	0.977	0.970	0.964	0.957
	0.973	0.965	0.957	0.951	0.944	0.938	0.932	0.926	0.950	0.914	0.903	0.893	0.883
500	1.000	1.000	0.999	0.998	0.997	0.996	0.995	0.993	0.992	0.991	0.988	0.985	0.982
	0.989	0.986	0.983	0.980	0.977	0.974	0.972	0.969	0.967	0.964	0.960	0.955	0.950

二项分布参数 p 的置信区间($1-\alpha=0.95$)(续完)

m	$n-m$											
	18	20	22	24	26	28	30	40	60	100	200	500
0	0.185	0.168	0.154	0.142	0.132	0.123	0.116	0.088	0.060	0.036	0.018	0.007
	0.000	0.000	0.000	0.000	0.000	0.000	0.000	0.000	0.000	0.000	0.000	0.000
1	0.260	0.238	0.219	0.203	0.190	0.178	0.167	0.129	0.088	0.054	0.027	0.011
	0.001	0.001	0.001	0.001	0.001	0.001	0.001	0.001	0.000	0.000	0.000	0.000
2	0.317	0.292	0.270	0.251	0.235	0.221	0.208	0.162	0.112	0.069	0.035	0.014
	0.012	0.011	0.010	0.009	0.009	0.008	0.008	0.006	0.004	0.002	0.001	0.000
3	0.363	0.336	0.312	0.292	0.274	0.257	0.243	0.191	0.133	0.083	0.043	0.017
	0.030	0.028	0.025	0.024	0.022	0.020	0.019	0.015	0.010	0.006	0.003	0.001
4	0.403	0.374	0.349	0.327	0.307	0.290	0.275	0.217	0.152	0.096	0.049	0.020
	0.052	0.047	0.044	0.040	0.038	0.035	0.033	0.025	0.017	0.011	0.005	0.002
5	0.436	0.407	0.381	0.358	0.337	0.319	0.303	0.241	0.170	0.108	0.056	0.023
	0.075	0.068	0.063	0.058	0.055	0.051	0.048	0.037	0.025	0.016	0.008	0.003
6	0.467	0.436	0.410	0.386	0.364	0.345	0.328	0.263	0.187	0.119	0.062	0.026
	0.098	0.090	0.083	0.077	0.072	0.068	0.064	0.049	0.034	0.021	0.011	0.004
7	0.494	0.463	0.435	0.411	0.389	0.369	0.351	0.283	0.203	0.130	0.068	0.028
	0.121	0.111	0.103	0.096	0.090	0.084	0.080	0.062	0.043	0.027	0.014	0.005
8	0.518	0.487	0.459	0.434	0.412	0.391	0.373	0.302	0.218	0.141	0.074	0.031
	0.143	0.132	0.123	0.155	0.107	0.101	0.096	0.075	0.052	0.033	0.017	0.007
9	0.540	0.508	0.481	0.455	0.433	0.412	0.393	0.321	0.233	0.151	0.080	0.033
	0.165	0.153	0.142	0.133	0.125	0.118	0.111	0.088	0.061	0.038	0.020	0.008
10	0.560	0.528	0.500	0.475	0.452	0.431	0.412	0.338	0.248	0.162	0.086	0.036
	0.186	0.173	0.161	0.151	0.142	0.134	0.127	0.100	0.071	0.045	0.023	0.009
12	0.594	0.563	0.535	0.510	0.487	0.465	0.446	0.369	0.273	0.180	0.097	0.040
	0.227	0.211	0.197	0.186	0.175	0.166	0.157	0.125	0.089	0.057	0.030	0.012
14	0.624	0.593	0.566	0.540	0.517	0.496	0.476	0.398	0.297	0.198	0.107	0.045
	0.264	0.247	0.232	0.218	0.206	0.196	0.186	0.150	0.107	0.069	0.036	0.015
16	0.649	0.619	0.592	0.567	0.544	0.522	0.502	0.422	0.319	0.214	0.117	0.050
	0.298	0.280	0.263	0.249	0.236	0.224	0.214	0.173	0.126	0.081	0.043	0.018
18	0.671	0.642	0.615	0.590	0.568	0.547	0.527	0.445	0.340	0.230	0.127	0.054
	0.329	0.310	0.293	0.277	0.264	0.251	0.240	0.196	0.143	0.093	0.150	0.021
20	0.690	0.662	0.636	0.612	0.589	0.568	0.548	0.467	0.359	0.245	0.137	0.039
	0.358	0.338	0.320	0.304	0.289	0.276	0.264	0.217	0.160	0.105	0.057	0.024
22	0.707	0.680	0.654	0.631	0.608	0.588	0.568	0.487	0.378	0.260	0.146	0.063
	0.385	0.364	0.346	0.329	0.314	0.300	0.287	0.237	0.177	0.117	0.063	0.027
24	0.723	0.696	0.671	0.648	0.626	0.605	0.586	0.505	0.395	0.274	0.155	0.067
	0.410	0.388	0.369	0.352	0.337	0.322	0.309	0.257	0.193	0.128	0.070	0.030
26	0.736	0.711	0.686	0.663	0.642	0.622	0.603	0.522	0.411	0.287	0.164	0.072
	0.432	0.411	0.392	0.374	0.358	0.343	0.330	0.276	0.208	0.140	0.077	0.033
28	0.749	0.724	0.700	0.678	0.657	0.637	0.618	0.538	0.426	0.300	0.172	0.076
	0.453	0.432	0.412	0.395	0.378	0.363	0.349	0.294	0.223	0.153	0.083	0.036
30	0.760	0.736	0.713	0.691	0.670	0.651	0.632	0.552	0.441	0.313	0.181	0.080
	0.473	0.452	0.432	0.414	0.397	0.382	0.368	0.311	0.232	0.162	0.090	0.039
40	0.804	0.783	0.763	0.743	0.724	0.706	0.689	0.614	0.503	0.368	0.220	0.099
	0.555	0.533	0.513	0.495	0.478	0.462	0.448	0.386	0.303	0.213	0.122	0.053
60	0.857	0.840	0.823	0.807	0.792	0.777	0.763	0.697	0.593	0.455	0.287	0.136
	0.660	0.641	0.622	0.605	0.589	0.574	0.559	0.497	0.407	0.300	0.181	0.083
100	0.907	0.895	0.883	0.872	0.860	0.847	0.838	0.787	0.700	0.571	0.395	0.199
	0.770	0.755	0.740	0.726	0.713	0.700	0.687	0.632	0.545	0.429	0.280	0.138
200	0.950	0.943	0.937	0.930	0.923	0.917	0.910	0.878	0.819	0.720	0.550	0.319
	0.873	0.863	0.854	0.845	0.836	0.828	0.819	0.780	0.713	0.605	0.450	0.253
500	0.979	0.976	0.973	0.970	0.967	0.964	0.961	0.947	0.917	0.862	0.747	0.531
	0.946	0.941	0.937	0.933	0.928	0.924	0.920	0.901	0.864	0.801	0.681	0.469

二项分布参数 p 的置信区间($1-\alpha=0.99$)

m	$n-m$												
	1	2	3	4	5	6	7	8	9	10	12	14	16
0	0.995	0.929	0.829	0.734	0.653	0.586	0.531	0.484	0.445	0.411	0.357	0.315	0.282
	0.000	0.000	0.000	0.000	0.000	0.000	0.000	0.000	0.000	0.000	0.000	0.000	0.000
1	0.997	0.959	0.889	0.815	0.746	0.685	0.632	0.585	0.544	0.509	0.449	0.402	0.363
	0.003	0.002	0.001	0.001	0.001	0.001	0.001	0.001	0.001	0.000	0.000	0.000	0.000
2	0.998	0.971	0.917	0.856	0.797	0.742	0.693	0.648	0.608	0.573	0.512	0.463	0.422
	0.041	0.029	0.023	0.019	0.016	0.014	0.012	0.011	0.010	0.009	0.008	0.007	0.006
3	0.999	0.977	0.934	0.882	0.830	0.781	0.735	0.693	0.655	0.621	0.561	0.510	0.468
	0.111	0.083	0.066	0.055	0.047	0.042	0.037	0.033	0.030	0.028	0.024	0.021	0.019
4	0.999	0.981	0.945	0.900	0.854	0.809	0.767	0.728	0.691	0.658	0.599	0.549	0.507
	0.185	0.144	0.118	0.100	0.087	0.077	0.069	0.062	0.057	0.053	0.045	0.040	0.036
5	0.999	0.984	0.953	0.913	0..872	0.831	0.791	0.755	0.720	0.688	0.631	0.582	0.539
	0.254	0.203	0.170	0.146	0.128	0.114	0.103	0.094	0.087	0.080	0.070	0.062	0.055
6	0.999	0.986	0.958	0.923	0.886	0.848	0.811	0.777	0.744	0.714	0.658	0.610	0.567
	0.315	0.258	0.219	0.191	0.169	0.152	0.138	0.127	0.117	0.109	0.095	0.085	0.076
7	0.999	0.988	0.963	0.931	0.897	0.862	0.828	0.795	0.764	0.735	0.681	0.634	0.592
	0.368	0.307	0.265	0.233	0.209	0.189	0.172	0.159	0.147	0.137	0.121	0.108	0.097
8	0.999	0.989	0.967	0.938	0.906	0.873	0.841	0.811	0.781	0.753	0.701	0.655	0.614
	0.415	0.352	0.307	0.272	0.245	0.223	0.205	0.189	0.176	0.165	0.146	0.131	0.119
9	0.999	0.990	0.970	0.943	0.913	0.883	0.853	0.824	0.795	0.768	0.718	0.674	0.634
	0.456	0.392	0.345	0.309	0.280	0.256	0.236	0.219	0.205	0.192	0.171	0.154	0.140
10	1.000	0.991	0.972	0.947	0.920	0.891	0.863	0.835	0.808	0.782	0.734	0.690	0.651
	0.491	0.427	0.379	0.342	0.312	0.286	0.265	0.247	0.232	0.218	0.195	0.176	0.161
12	1.000	0.992	0.976	0.955	0.930	0.905	0.879	0.854	0.829	0.805	0.760	0.719	0.682
	0.551	0.488	0.439	0.401	0.369	0.342	0.319	0.299	0.282	0.266	0.240	0.218	0.200
14	1.000	0.993	0.979	0.960	0.938	0.915	0.892	0.869	0.846	0.824	0.782	0.743	0.707
	0.598	0.537	0.490	0.451	0.418	0.390	0.366	0.345	0.326	0.310	0.281	0.257	0.237
16	1.000	0.994	0.981	0.964	0.945	0.924	0.903	0.881	0.860	0.839	0.800	0.763	0.728
	0.637	0.578	0.532	0.493	0.461	0.433	0.408	0.386	0.366	0.349	0.318	0.293	0.272
18	1.000	0.995	0.983	0.968	0.950	0.931	0.911	0.891	0.872	0.852	0.815	0.780	0.747
	0.669	0.613	0.568	0.530	0.498	0.469	0.445	0.422	0.402	0.384	0.353	0.326	0.304
20	1.000	0.995	0.985	0.971	0.954	0.936	0.918	0.900	0.881	0.863	0.828	0.794	0.763
	0.696	0.642	0.599	0.562	0.530	0.502	0.478	0.455	0.435	0.417	0.384	0.357	0.334
22	1.000	0.996	0.986	0.973	0.958	0.941	0.924	0.907	0.890	0.873	0.839	0.807	0.777
	0.719	0.668	0.626	0.590	0.559	0.531	0.507	0.484	0.464	0.445	0.413	0.385	0.361
24	1.000	0.996	0.987	0.975	0.961	0.946	0.930	0.913	0.897	0.881	0.849	0.819	0.789
	0.738	0.690	0.649	0.615	0.584	0.557	0.533	0.511	0.490	0.471	0.439	0.410	0.386
26	0.000	0.996	0.988	0.977	0.963	0.949	0.934	0.919	0.903	0.888	0.858	0.829	0.800
	0.755	0.709	0.570	0.637	0.607	0.580	0.557	0.535	0.515	0.496	0.463	0.434	0.410
28	1.000	0.996	0.989	0.978	0.966	0.952	0.938	0.924	0.909	0.894	0.866	0.838	0.811
	0.770	0.726	0.689	0.656	0.627	0.602	0.578	0.557	0.537	0.518	0.485	0.457	0.432
30	1.000	0.997	0.989	0.980	0.968	0.955	0.942	0.928	0.914	0.900	0.873	0.846	0.820
	0.784	0.741	0.705	0.674	0.646	0.621	0.598	0.577	0.557	0.539	0.506	0.478	0.452
40	1.000	0.998	0.992	0.984	0.975	0.965	0.955	0.944	0.933	0.921	0.899	0.876	0.854
	0.832	0.797	0.767	0.740	0.716	0.694	0.673	0.654	0.636	0.619	0.588	0.560	0.536
60	1.000	0.998	0.995	0.989	0.983	0.976	0.969	0.961	0.953	0.954	0.928	0.912	0.895
	0.884	0.859	0.836	0.816	0.797	0.780	0.763	0.748	0.733	0.719	0.693	0.668	0.646
100	1.000	0.999	0.997	0.993	0.990	0.985	0.981	0.976	0.971	0.965	0.955	0.943	0.932
	0.929	0.912	0.897	0.884	0.871	0.858	0.847	0.836	0.825	0.815	0.795	0.777	0.761
200	1.000	0.999	0.998	0.997	0.995	0.992	0.990	0.988	0.985	0.982	0.976	0.970	0.964
	0.964	0.955	0.947	0.939	0.932	0.925	0.919	0.913	0.907	0.901	0.890	0.878	0.868
500	1.000	1.000	0.999	0.999	0.998	0.997	0.996	0.995	0.994	0.993	0.990	0.988	0.985
	0.985	0.982	0.978	0.975	0.972	0.969	0.967	0.964	0.961	0.959	0.953	0.949	0.944

二项分布参数 p 的置信区间($1-\alpha=0.99$)(续完)

m	$n-m$											
	18	20	22	24	26	28	30	40	60	100	200	500
0	0.255	0.233	0.214	0.198	0.184	0.172	0.162	0.124	0.085	0.052	0.026	0.011
	0.000	0.000	0.000	0.000	0.000	0.000	0.000	0.000	0.000	0.000	0.000	0.000
1	0.331	0.304	0.281	0.262	0.245	0.230	0.216	0.168	0.116	0.071	0.036	0.015
	0.000	0.000	0.000	0.000	0.000	0.000	0.000	0.000	0.000	0.000	0.000	0.000
2	0.387	0.358	0.332	0.310	0.291	0.274	0.259	0.203	0.141	0.088	0.045	0.018
	0.005	0.005	0.004	0.004	0.004	0.004	0.003	0.002	0.002	0.001	0.001	0.001
3	0.432	0.401	0.374	0.351	0.330	0.311	0.295	0.233	0.164	0.103	0.053	0.022
	0.017	0.015	0.014	0.013	0.012	0.011	0.011	0.008	0.005	0.003	0.002	0.001
4	0.470	0.438	0.410	0.385	0.363	0.344	0.326	0.260	0.184	0.116	0.061	0.025
	0.032	0.029	0.027	0.025	0.023	0.022	0.020	0.016	0.011	0.007	0.003	0.001
5	0.502	0.470	0.441	0.416	0.393	0.373	0.354	0.284	0.203	0.129	0.068	0.028
	0.050	0.046	0.042	0.039	0.037	0.034	0.032	0.025	0.017	0.010	0.005	0.002
6	0.531	0.498	0.469	0.443	0.420	0.398	0.379	0.306	0.220	0.142	0.075	0.031
	0.069	0.064	0.059	0.054	0.051	0.048	0.045	0.035	0.024	0.015	0.008	0.003
7	0.555	0.522	0.493	0.467	0.443	0.422	0.402	0.327	0.237	0.153	0.081	0.033
	0.089	0.082	0.076	0.070	0.066	0.062	0.058	0.045	0.031	0.019	0.010	0.004
8	0.578	0.545	0.516	0.489	0.465	0.443	0.423	0.346	0.252	0.164	0.087	0.036
	0.109	0.100	0.093	0.087	0.081	0.076	0.072	0.056	0.039	0.024	0.012	0.005
9	0.598	0.565	0.536	0.510	0.485	0.463	0.443	0.364	0.267	0.175	0.093	0.039
	0.128	0.119	0.110	0.103	0.097	0.091	0.086	0.067	0.047	0.029	0.015	0.006
10	0.616	0.583	0.555	0.529	0.504	0.482	0.461	0.381	0.281	0.185	0.099	0.041
	0.148	0.137	0.127	0.119	0.112	0.106	0.100	0.079	0.055	0.035	0.018	0.007
12	0.647	0.616	0.587	0.561	0.537	0.515	0.494	0.412	0.307	0.205	0.110	0.047
	0.185	0.172	0.161	0.151	0.142	0.134	0.127	0.101	0.072	0.045	0.024	0.010
14	0.674	0.643	0.615	0.590	0.566	0.543	0.522	0.440	0.332	0.223	0.122	0.051
	0.220	0.206	0.193	0.181	0.171	0.162	0.154	0.124	0.088	0.057	0.030	0.012
16	0.696	0.666	0.639	0.614	0.590	0.568	0.548	0.464	0.354	0.239	0.132	0.056
	0.253	0.237	0.223	0.211	0.200	0.189	0.180	0.146	0.105	0.068	0.036	0.015
18	0.716	0.687	0.661	0.363	0.612	0.591	0.570	0.486	0.374	0.255	0.142	0.061
	0.284	0.267	0.252	0.238	0.226	0.215	0.205	0.167	0.122	0.079	0.042	0.018
20	0.733	0.705	0.679	0.655	0.632	0.611	0.591	0.507	0.394	0.271	0.142	0.061
	0.313	0.295	0.279	0.264	0.251	0.239	0.229	0.187	0.137	0.090	0.042	0.018
22	0.748	0.721	0.696	0.673	0.650	0.629	0.609	0.526	0.411	0.286	0.162	0.070
	0.339	0.321	0.304	0.289	0.274	0.263	0.251	0.207	0.153	0.101	0.154	0.023
24	0.762	0.736	0.711	0.688	0.666	0.646	0.626	0.543	0.428	0.300	0.171	0.075
	0.364	0.345	0.327	0.312	0.298	0.285	0.273	0.226	0.168	0.112	0.061	0.026
26	0.774	0.749	0.726	0.702	0.681	0.661	0.642	0.560	0.444	0.313	0.180	0.079
	0.388	0.368	0.350	0.334	0.319	0.306	0.293	0.244	0.183	0.122	0.067	0.029
28	0.785	0.761	0.737	0.715	0.694	0.675	0.656	0.575	0.459	0.326	0.189	0.083
	0.409	0.389	0.371	0.354	0.339	0.325	0.312	0.262	0.198	0.133	0.073	0.031
30	0.795	0.771	0.749	0.727	0.707	0.688	0.669	0.589	0.473	0.339	0.197	0.088
	0.430	0.409	0.391	0.374	0.358	0.344	0.331	0.278	0.212	0.143	0.079	0.034
40	0.833	0.813	0.793	0.774	0.756	0.738	0.722	0.646	0.534	0.394	0.237	0.108
	0.514	0.493	0.474	0.457	0.440	0.425	0.411	0.354	0.276	0.193	0.110	0.048
60	0.878	0.863	0.847	0.832	0.817	0.802	0.788	0.724	0.620	0.479	0.305	0.145
	0.625	0.606	0.589	0.572	0.556	0.541	0.527	0.466	0.380	0.287	0.167	0.076
100	0.921	0.910	0.899	0.888	0.878	0.867	0.857	0.807	0.722	0.593	0.407	0.209
	0.745	0.729	0.714	0.700	0.687	0.674	0.661	0.606	0.521	0.407	0.265	0.129
200	0.958	0.952	0.946	0.939	0.933	0.927	0.921	0.890	0.833	0.735	0.565	0.332
	0.858	0.848	0.838	0.829	0.820	0.811	0.803	0.763	0.695	0.593	0.435	0.243
500	0.982	0.980	0.977	0.974	0.971	0.969	0.966	0.952	0.924	0.871	0.757	0.541
	0.939	0.934	0.930	0.925	0.921	0.917	0.912	0.892	0.855	0.791	0.668	0.459

【用法说明】 该表用于二项分布参数 p 的区间估计。表的左侧第 1 列 m 的取值为二项分布中事件发生的次数即阳性事件例数，n 为独立重复试验的次数即样本容量，表内数值为置信区间端点值。二项分布的分布律为 $P(X=k)=C_n^k p^k(1-p)^{n-k}$，求参数 p 的置信度为 $(1-\alpha)\times100\%$ 的置信区间可查该表。查表时在 $1-\alpha$ 取值页中找到 m 所对应行与 $n-m$ 所对应列交会处上下排列的一组数据，位于下方的数据为置信区间左端点，位于上方的数据为置信区间右端点。

例 用某种中医方法治疗青少年近视眼 30 例，有效例数 22 例，试求有效总体率 95% 与 99% 的置信区间。

解 本例服从二项分布 $B(n,p)$，其中 p 为未知参数。样本容量 $n=30,m=22$，故 $n-m=30-22=8$。查“二项分布参数 p 的置信区间表”，在 $1-\alpha=0.95$ 表中找到 $m=22$ 所对应行与 $n-m=8$ 所对应列交会处上下排列的一组数据 0.877，0.541，即得有效总体率的 95% 的置信区间为 (0.541，0.877)；同样方法，在 $1-\alpha=0.99$ 表中找到 $m=22$ 所对应行与 $n-m=8$ 所对应列交会处上下排列的一组数据 0.907，0.484，即得有效总体率的 99% 的置信区间为 (0.484，0.907)。

参考文献

[1]郭祖超.医用数理统计方法[M].北京：人民卫生出版社，1965.

[2]徐天和.中国医学统计百科全书[M].北京：人民卫生出版社，2004.

[3]Machin D, Campbell MJ. Statistical tables for the design of clinical trials[M]. Blackwell Scientific Oxford, 1987.

[4]Lindley DV. New Cambridge statistical tables[M]. Cambridge: Cambridge University Press, 1995.

[5]徐天和，田考聪.中华医学统计百科全书：描述性统计分册[M].北京：中国统计出版社，2012.

（孔杨，石德文）

非参数容许区间的 m 值

n	$P=0.90$			$P=0.95$			$P=0.99$		
	γ:0.50	0.90	0.95	0.50	0.90	0.95	0.50	0.90	0.95
50	5	2	2	2	1				
55	5	3	2	3	1				
60	6	3	2	3	1	1			
65	6	4	3	3	1	1			
70	7	4	3	3	1	1	1		
75	7	4	3	4	1	1	1		
80	8	5	4	4	2	1	1		
85	8	5	4	4	2	1	1		
90	9	5	5	4	2	1	1		
95	9	6	5	5	2	2	1		
100	10	6	5	5	2	2	1		
110	11	7	6	5	3	2	1		
120	12	8	7	6	3	2	1		
130	13	9	8	6	3	3	1		
140	14	10	8	7	4	3	1		
150	15	10	9	7	4	3	1		
170	17	12	11	8	5	4	2		
200	20	15	13	10	6	5	2		
300	30	23	22	15	10	9	3	1	1
400	40	32	30	20	15	13	4	2	1
500	50	41	39	25	19	17	5	2	2
600	60	51	48	30	28	21	6	3	2
700	70	60	57	35	28	26	7	4	3
800	80	69	66	40	32	30	8	5	4
900	90	79	75	45	37	35	9	5	4
1000	100	88	85	50	41	39	10	6	5

【用法说明】 容许区间(简写为 TI),即确定 1 个区间,下线为 L ,上限为 U,要求在 $L\sim U$ 的范围内(或大于 L,小于 U 的范围内)包含总体含量的百分数为 p,实现的概率为 γ 。非参数法对各种分布的资料均适用。表中数字为样本量确定时,对给定的 p 及 γ,满足式 $1-[\sum_{i=0}^{m-1}\frac{n!}{(n-i)!\ i!}(1-p)^i p^{n-i}]\geqslant\gamma$ 的最小 m 值。将含量为 n 的样本观察值 X_i 由小到大排列:$X_1,X_2,\cdots,X_r,\cdots,X_s,\cdots,X_n$,令 X_r 为 L ,X_s 为 U,求秩次 r 及 s 对于双侧容许区间,查得 $m\geqslant 3$ 有解,即能满足式 $1-p^n[\frac{n(1-p)}{p}+1]\geqslant\gamma$;对于单侧容许区间,查得 $m\geqslant 1$ 就有解。若求双侧正常值范围,则按式 $r=\frac{m-1}{2}$(若非整数则减 0.5),$s=n-\frac{m-1}{2}$(若非整数则加 0.5),区间的下限及上限分别为 X_r 及 X_s。若求单侧正常值范围的下限,则 $\gamma=m$,下限为 X_r;若取单侧正常值范围的上限,则 $s=n-m+1$,上限为 X_s 。

例 调查某市 200 例正常成人的血铅含量(μg/100g)如下：

3	4	4	4	4	4	5	5	5	5	5	5	5	5	5	5	6	6	6	6
6	6	6	7	7	7	7	7	7	7	7	7	7	7	7	7	8	8	8	8
8	8	8	8	8	8	8	9	9	9	9	9	9	9	10	10	10	10	10	10
10	10	10	11	11	11	11	11	12	12	12	12	12	12	12	13	13	13	13	13
13	13	13	13	13	13	13	14	14	14	14	14	14	14	14	14	14	15	15	15
15	15	15	15	16	16	16	16	16	16	17	17	17	17	17	17	17	17	17	17
17	17	18	18	18	18	18	19	19	19	19	19	19	20	20	20	20	20	20	20
20	21	21	21	21	21	22	22	22	22	22	22	23	23	23	24	24	24	24	24
24	25	25	26	26	26	26	26	27	27	28	28	29	29	30	30	31	31	31	31
32	32	32	32	32	32	33	33	36	38	38	39	40	41	41	43	47	50	53	60

试对该资料用非参数的容许区间法估计正常值范围单侧 95%上限(取 $\gamma=0.5$)。

解 已将 200 例成人血铅含量(μg/100g)由小到大排列。样本量 $n=200$，$p=0.95$，$\gamma=0.5$，代入计算公式

$$1-p^n\left[\frac{n(1-p)}{p}+1\right]\geqslant\gamma$$

即

$$1-(0.95)^{200}\left[\frac{200(1-0.95)}{0.95}+1\right]=0.9996\geqslant 0.5$$，有解。

按计算公式：

$$1-\left[\sum_{i=0}^{m-1}\frac{n!}{(n-i)!\ i!}(1-p)^i p^{n-i}\right]\geqslant\gamma$$

即

$$1-\left[\sum_{i=0}^{m-1}\frac{200!}{(200-i)!\ i!}(1-0.95)^i\ 0.95^{200-i}\right]\geqslant 0.5$$

查“非参数容许区间的 m 值”表，找到 $n=200$ 所在的行，$p=0.95$ 及 $\gamma=0.5$ 所在的列交叉数字即 m 值，为 10。取单侧上限，则 $s=200-10+1=191$，上限为 $X_{191}=38$(μg/100g)。

参考文献

[1]徐天和，颜虹.中华医学统计百科全书：单变量推断统计分册[M].北京：中国统计出版社，2012.

[2]郭祖超.医用数理统计方法[M].3 版.北京：人民卫生出版社，1988.

(祁爱琴)

符号检验用 K 界值表

n	$\alpha(1)$:0.10 $\alpha(2)$:0.20	0.05 0.10	0.025 0.05	0.01 0.02	0.005 0.01
4	0				
5	0	0			
6	0	0	0		
7	1	0	0	0	
8	1	1	0	0	0
9	2	1	1	0	0
10	2	1	1	0	0
11	2	2	1	1	0
12	3	2	2	1	1
13	3	3	2	1	1
14	4	3	2	2	1
15	4	3	3	2	2

【用法说明】 该表用于配对资料的符号检验、样本中位数与总体中位数比较的符号检验、升降趋势检验(Cox-Stuart)等方法。表内左侧第 1 列为 n 的取值，n 为配对资料中“+”“−”个数之和；其余各列数字为设定的不同检验水准(单侧检验或双侧检验)下统计量 K 的界值。

按配对资料的符号检验方法，将甲、乙两组配对资料中，甲组数据大于乙组数据者记为“+”，小于者记为”−”，等于者记为“ 0”，分别数出“+”“−”的个数，并以个数少者定为统计量 K，“+”“−”个数之和为 n 。在 n 所在行内，找到与 α 所对应的 K 界值为 K_α 。如果计算出 K 的取值小于或等于所查到的界值 K_α，则 $P<\alpha$，拒绝 H_0。

例 1 (配对资料的符号检验)同一批受试者在接种某药品标准制剂与改良制剂后检测其皮肤红润区的大小(cm^2)，数据见表 1 第(2)(3)列，比较 2 种制剂的反应有无差别。

表 1　接种某药品标准制剂与改良制剂后的红润区大小　　单位：cm^2

编号(1)	标准制剂 X_i (2)	改良制剂 Y_i (3)	$d=X_i-Y_i$ 的符号(4)
1	2×3	5×8	−
2	0	0	0
3	1×1	0	+
4	0	0	0
5	0	0	0
6	4×5	1×1	+
7	1×1	0	+
8	2×4	2×3	+
9	2×3	2×3	0
10	0	0	0
11	2×3	3×5	−
12	1×1	0	+
13	3×5	2×4	+
14	3×4	1×1	+
15	5×7	2×3	+
16	4×5	1×1	+
17	3×5	2×3	+

解　H_0:差值总体的中位数为 0

H_1:差值总体的中位数不为 0

$\alpha=0.05$

按配对资料的符号检验方法,将甲、乙两组配对资料中,甲组数据大于乙组数据者记为"+",小于者记为"-",等于者记为"0",分别数出"+""-"的个数,并以个数少者定为统计量 K,"+""-"个数之和为 n。由表 1 第(4)列可见,有 10 个"+",2 个"-",5 个"0",于是 $n=10+2=12,K=2$。

查"符号检验用 K 值表",在 $n=12$ 行内,与 $\alpha(2)=0.05$ 所对应的 K 界值为 $K_{0.05}=2$。本例中统计量 $K=2$ 未超过此界值 $K_{0.05}=2,P<0.05$,按 $\alpha=0.05$ 检验水准拒绝 H_0,故认为接种此 2 种制剂后的反应有差别,即改良剂的反应减轻了。

例 2　(样本中位数与总体中位数比较的符号检验计算)已知某地正常人尿氟含量的中位数为 0.86mg/L。现在该地某厂随机抽取 12 名工人,测得尿氟含量(mg/L)如下:

0.84,0.86,0.88,0.94,0.97,1.01,1.05,1.09,1.20,1.28,1.35,1.83

问该厂工人的尿氟含量是否高于当地正常人?

解　H_0:总体中位数等于 0.86mg/L

H_1:总体中位数大于 0.86mg/L

$\alpha=0.05$

求各观察值与 0.86 之差,得 10 个"+",1 个"-",1 个"0",于是 $n=10+1=11$,取"+""-"的个数少者为 K 值,$K=1$。查"符号检验用 K 值表",在 $n=11$ 行内,与 $\alpha(1)=0.05$ 所对应的 K 界值为 $K_{0.05}=2$。本例中统计量 $K=1<K_{0.05}=2,P<0.05$,按 $\alpha=0.05$ 检验水准,拒绝 H_0,故认为该厂工人的尿氟含量高于当地正常人。

例 3　[升降趋势检验(Cox-Stuart)]某地某病逐年病死率如表 2 第(1)~(4)列,问此 20 年间该病病死率是否有下降趋势?

表 2　1951－1970 年某病病死率

年份 (1)	病死率(%) X_i (2)	年份 (3)	病死率(%) X_{i+10} (4)	X_i-X_{i+10} 的符号 (5)=(2)-(4)
1951	40.9	1961	35.9	+
1952	45.1	1962	23.8	+
1953	23.6	1963	16.0	+
1954	39.4	1964	17.5	+
1955	46.5	1965	17.2	+
1956	31.5	1966	16.2	+
1957	25.4	1967	13.2	+
1958	22.6	1968	12.5	+
1959	30.5	1969	11.8	+
1960	24.5	1970	12.8	+

解　H_0:某病病死率无下降趋势

H_1:某病病死率有下降趋势

$\alpha=0.05$

观察值的个数记为 n'，将观察值按时间顺序分成两段，前段为 X_i，后段为 X_{i+C}（$C=\frac{n'}{2}$，$i=1,2,\cdots,C$），若 n' 为奇数，$C=\frac{n'}{2}$，并在分段时将 $X_{\frac{n'+1}{2}}$ 舍去。将 X_i 大于、小于、等于 X_{i+C} 者分别记为“＋、－、0”。

因 $n'=20$，$C=\frac{20}{2}=10$，分段如表 2 第(1)～(4)列，又因第 1 行 $40.9>35.9$，记“＋”于第(5)列，以此类推，得 10 个“＋”，0 个“－”，如表 2 第(2)(4)(5)列。于是 $n=10+1=11$，取“＋、－”的个数少者得 $K=0$。查“符号检验用 K 值表”，在 $n=10$ 行内，与 $\alpha(1)=0.05$ 所对应的 K 界值为 $K_{0.05}=1$。本例中统计量 $K=0<K_{0.05}=1$，$P<0.05$，按 $\alpha=0.05$ 检验水准，拒绝 H_0，故认为 1951—1970 年的 20 年间该病病死率有下降趋势。

参考文献

[1]郭祖超.医用数理统计方法[M].北京：人民卫生出版社，1965.

[2]徐天和.中国医学统计百科全书[M].北京：人民卫生出版社，2004.

[3]徐天和，田考聪.中华医学统计百科全书：描述性统计分册[M].北京：中国统计出版社，2012.

（孔杨，徐天和）

患病率 P、诊断符合率 e、灵敏度 S_e 及特异度 S_p 变化对信息量(1.4427 bit)的影响 P_0/P_1

P	e=0.9			e=0.8			e=0.7			e=0.6		
	S_e	S_p	I	S_e	S_p	I	S_e	S_p	I	S_e	S_p	I
0.0001	0.95	0.90	0.0002	0.95	0.80	0.0001	0.95	0.70	0.0001	0.95	0.60	0.0001
	0.90	0.90	0.0002	0.90	0.80	0.0001	0.90	0.70	0.0001	0.90	0.60	0.0001
	0.85	0.90	0.0002	0.85	0.80	0.0001	0.85	0.70	0.0001	0.85	0.60	0.0000
	0.80	0.90	0.0001	0.80	0.80	0.0001	0.80	0.70	0.0001	0.80	0.60	0.0000
	0.75	0.90	0.0001	0.75	0.80	0.0001	0.75	0.70	0.0000	0.75	0.60	0.0000
	0.70	0.90	0.0001	0.70	0.80	0.0001	0.70	0.70	0.0000	0.70	0.60	0.0000
	0.65	0.90	0.0001	0.65	0.80	0.0000	0.65	0.70	0.0000	0.65	0.60	0.0000
	0.60	0.90	0.0001	0.60	0.80	0.0000	0.60	0.70	0.0000	0.60	0.60	0.0000
0.0010	0.95	0.90	0.0020	0.95	0.80	0.0013	0.95	0.70	0.0010	0.95	0.60	0.0007
	0.90	0.90	0.0018	0.90	0.80	0.0011	0.90	0.70	0.0008	0.90	0.60	0.0005
	0.85	0.90	0.0015	0.85	0.80	0.0010	0.85	0.70	0.0007	0.85	0.60	0.0004
	0.80	0.90	0.0014	0.80	0.80	0.0008	0.80	0.70	0.0005	0.80	0.60	0.0003
	0.75	0.90	0.0012	0.75	0.80	0.0007	0.75	0.70	0.0004	0.75	0.60	0.0003
	0.70	0.90	0.0010	0.70	0.80	0.0006	0.70	0.70	0.0003	0.70	0.60	0.0002
	0.65	0.90	0.0009	0.65	0.80	0.0005	0.65	0.70	0.0003	0.65	0.60	0.0001
	0.60	0.90	0.0008	0.60	0.80	0.0004	0.60	0.70	0.0002	0.60	0.60	0.0001
	0.55	0.90	0.0006	0.55	0.80	0.0003	0.55	0.70	0.0001	0.55	0.60	0.0000
0.0100	0.95	0.90	0.0195	0.95	0.80	0.0132	0.95	0.70	0.0095	0.95	0.60	0.0068
	0.90	0.90	0.0172	0.90	0.80	0.0113	0.90	0.70	0.0078	0.90	0.60	0.0054
	0.85	0.90	0.0152	0.85	0.80	0.0096	0.85	0.70	0.0064	0.85	0.60	0.0042
	0.80	0.90	0.0134	0.80	0.80	0.0082	0.80	0.70	0.0053	0.80	0.60	0.0033
	0.75	0.90	0.0118	0.75	0.80	0.0069	0.75	0.70	0.0042	0.75	0.60	0.0025
	0.70	0.90	0.0103	0.70	0.80	0.0058	0.70	0.70	0.0034	0.70	0.60	0.0018
	0.65	0.90	0.0088	0.65	0.80	0.0047	0.65	0.70	0.0026	0.65	0.60	0.0013
	0.60	0.90	0.0075	0.60	0.80	0.0038	0.60	0.70	0.0019	0.60	0.60	0.0008
	0.55	0.90	0.0063	0.55	0.80	0.0030	0.55	0.70	0.0013	0.55	0.60	0.0005
0.1000	0.95	0.89	0.1630	0.95	0.78	0.1119	0.95	0.67	0.0796	0.95	0.56	0.0560
	0.90	0.90	0.1463	0.90	0.79	0.0966	0.90	0.68	0.0659	0.90	0.57	0.0440
	0.85	0.91	0.1322	0.85	0.79	0.0838	0.85	0.68	0.0548	0.85	0.57	0.0347
	0.80	0.91	0.1197	0.80	0.80	0.0727	0.80	0.69	0.0454	0.80	0.58	0.0270
	0.75	0.92	0.1083	0.75	0.81	0.0628	0.75	0.69	0.0373	0.75	0.58	0.0206
	0.70	0.92	0.0979	0.70	0.81	0.0538	0.70	0.70	0.0302	0.70	0.59	0.0153
	0.65	0.93	0.0882	0.65	0.82	0.0458	0.65	0.71	0.0240	0.65	0.59	0.0109
	0.60	0.93	0.0792	0.60	0.82	0.0384	0.60	0.71	0.0185	0.60	0.60	0.0073
	0.55	0.94	0.0707	0.55	0.83	0.0317	0.55	0.72	0.0138	0.55	0.61	0.0044
	0.90	0.90	0.2480	0.90	0.78	0.1619	0.90	0.65	0.1070	0.90	0.53	0.0674
	0.85	0.91	0.2292	0.85	0.79	0.1427	0.85	0.66	0.0899	0.85	0.54	0.0531

患病率 P、诊断符合率 e、灵敏度 S_e 及特异度 S_p 变化对信息量(1.4427 bit)的影响 P_0/P_1(续)

P	e =0.9			e =0.8			e =0.7			e =0.6		
	S_e	S_p	I	S_e	S_p	I	S_e	S_p	I	S_e	S_p	I
	0.80	0.93	0.2137	0.80	0.80	0.1265	0.80	0.67	0.0757	0.80	0.55	0.0418
	0.75	0.94	0.2009	0.75	0.81	0.1123	0.75	0.69	0.0637	0.75	0.56	0.0324
	0.70	0.95	0.1904	0.70	0.83	0.0998	0.70	0.70	0.0532	0.70	0.58	0.0247
	0.65	0.96	0.1822	0.65	0.84	0.0885	0.65	0.71	0.0440	0.65	0.59	0.0182
	0.60	0.97	0.1768	0.60	0.85	0.0783	0.60	0.72	0.0359	0.60	0.60	0.0129
	0.55	0.99	0.1755	0.55	0.86	0.0690	0.55	0.74	0.0287	0.55	0.61	0.0086
0.3000	0.95	0.88	0.3406	0.95	0.74	0.2275	0.95	0.59	0.1507	0.95	0.45	0.0929
	0.90	0.90	0.3160	0.90	0.76	0.2004	0.90	0.61	0.1257	0.90	0.47	0.0718
	0.85	0.92	0.2996	0.85	0.78	0.1799	0.85	0.64	0.1070	0.85	0.49	0.0568
	0.80	0.94	0.2895	0.80	0.80	0.1637	0.80	0.66	0.0922	0.80	0.51	0.0453
	0.75	0.96	0.2858	0.75	0.82	0.1503	0.75	0.68	0.0799	0.75	0.54	0.0360
	0.70	0.99	0.2912	0.70	0.84	0.1392	0.70	0.70	0.0694	0.70	0.56	0.0285
				0.65	0.86	0.1299	0.65	0.72	0.0604	0.65	0.58	0.0222
				0.60	0.89	0.1224	0.60	0.74	0.0525	0.60	0.60	0.0169
				0.55	0.91	0.1165	0.55	0.76	0.0455	0.55	0.62	0.0125
0.4000	0.95	0.87	0.3749	0.95	0.70	0.2400	0.95	0.53	0.1471	0.95	0.37	0.0774
	0.90	0.90	0.3552	0.90	0.73	0.2144	0.90	0.57	0.1235	0.90	0.40	0.0591
	0.85	0.93	0.3480	0.85	0.77	0.1973	0.85	0.60	0.1074	0.85	0.43	0.0472
	0.80	0.97	0.3532	0.80	0.80	0.1855	0.80	0.63	0.0955	0.80	0.47	0.0387
				0.75	0.83	0.1777	0.75	0.67	0.0863	0.75	0.50	0.0322
				0.70	0.87	0.1735	0.70	0.70	0.0791	0.70	0.53	0.0270
				0.65	0.90	0.1728	0.65	0.73	0.0734	0.65	0.57	0.0228
				0.60	0.93	0.1768	0.60	0.77	0.0689	0.60	0.60	0.0193
				0.55	0.97	0.1881	0.55	0.80	0.0655	0.55	0.63	0.0164
0.5000	0.95	0.85	0.3775	0.95	0.65	0.2245	0.95	0.45	0.1190	0.95	0.25	0.0423
	0.90	0.90	0.3681	0.90	0.70	0.2050	0.90	0.50	0.1017	0.90	0.30	0.0324
	0.85	0.95	0.3775	0.85	0.75	0.1956	0.85	0.55	0.0920	0.85	0.35	0.0273
				0.80	0.80	0.1927	0.80	0.60	0.0863	0.80	0.40	0.0242
				0.75	0.85	0.1956	0.75	0.65	0.0832	0.75	0.45	0.0222
				0.70	0.90	0.2050	0.70	0.70	0.0823	0.70	0.50	0.0210
				0.65	0.95	0.2245	0.65	0.75	0.0832	0.65	0.55	0.0203
							0.60	0.80	0.0863	0.60	0.60	0.0201
							0.55	0.85	0.0920	0.55	0.65	0.0203
	0.90	0.90	0.3552	0.90	0.65	0.1728	0.90	0.40	0.0627	0.90	0.15	0.0028
	0.85	0.98	0.3920	0.85	0.73	0.1752	0.85	0.48	0.0626	0.85	0.23	0.0045
				0.80	0.80	0.1855	0.80	0.55	0.0655	0.80	0.30	0.0065

患病率 P、诊断符合率 e、灵敏度 S_e 及特异度 S_p 变化对信息量(1.4427 bit)的影响 P_0/P_1(续完)

P	e =0.9			e =0.8			e =0.7			e =0.6		
	S_e	S_p	I	S_e	S_p	I	S_e	S_p	I	S_e	S_p	I
				0.75	0.88	0.2050	0.75	0.63	0.0710	0.75	0.38	0.0088
				0.70	0.95	0.2400	0.70	0.70	0.0791	0.70	0.45	0.0116
							0.65	0.78	0.0906	0.65	0.53	0.0151
							0.60	0.85	0.1074	0.60	0.60	0.0193
							0.55	0.93	0.1340	0.55	0.68	0.0248
0.7000	0.95	0.78	0.2875	0.95	0.45	0.1105	0.95	0.12	0.0066			
	0.90	0.90	0.3160	0.90	0.57	0.1183	0.90	0.23	0.0144			
				0.85	0.68	0.1359	0.85	0.35	0.0238	0.85	0.02	0.0252
				0.80	0.80	0.1637	0.80	0.47	0.0354	0.80	0.13	0.0033
				0.75	0.92	0.2085	0.75	0.58	0.0501	0.75	0.25	0.0000
							0.70	0.70	0.0694	0.70	0.37	0.0021
							0.65	0.82	0.0968	0.65	0.48	0.0078
							0.60	0.93	0.1413	0.60	0.60	0.0169
										0.55	0.72	0.0308
0.8000	0.95	0.70	0.1904	0.95	0.20	0.0199						
	0.90	0.90	0.2480	0.90	0.40	0.0450						
				0.85	0.60	0.0783	0.85	0.10	0.0018			
				0.80	0.80	0.1265	0.80	0.30	0.0044			
							0.75	0.50	0.0224	0.75	0.00	0.0505
							0.70	0.70	0.0532	0.70	0.20	0.0042
							0.65	0.90	0.1070	0.65	0.40	0.0009
										0.60	0.60	0.0129
										0.55	0.80	0.0418
0.9000	0.95	0.45	0.0551									
	0.90	0.90	0.1463									
				0.85	0.35	0.0107						
				0.80	0.80	0.0727						
							0.75	0.25	0.0000			
							0.70	0.70	0.0302			
										0.65	0.15	0.0090
										0.60	0.60	0.0073

【用法说明】 该表为诊断试验中先验概率指标灵敏度、特异度、患病率、诊断符合率与信息量之间关系用表。该表横标目为患病率 P，纵标目的总标目为诊断符合率 e，其下分别为灵敏度 S_e、特异度 S_p 以及四者所对应的信息量 I。

例 用间接荧光法诊断系统性红斑狼疮(SLE)，结果见表 1，试计算各项评价指标，并通过表 1 确定信息量。

表 1 间接荧光法的诊断结果

诊断结果	患病	未患病	合计
阳性	156	36	192
阴性	2	146	148
合 计	158	182	340

解 通过各个评价指标公式可计算:患病率=158/340=0.4647,取近似值为 0.5000 查表;诊断符合率=(156+146)/340=0.8882,取近似值为 0.9 查表;灵敏度=0.9873,取近似值为 0.95 查表;特异度=0.8022,取近似值为 0.85 查表。通过查表"患病率 P、诊断符合率 e、灵敏度 S_e 及特异度 S_p 变化对信息量(1.4427 bit)的影响 P_0/P_1"可得信息量 $I=0.3775$。

参考文献

徐天和,徐勇勇,高永.中华医学统计百科全书:医学研究与临床统计设计分册[M].北京:中国统计出版社,2013:202-208.

(胡乃宝,徐天和)

极差分析用 L 界值表

n	$\alpha(1)$	0.05	0.025	0.01	0.005
	$\alpha(2)$	0.10	0.05	0.02	0.01
2		3.175	6.353	15.910	31.828
3		0.885	1.304	2.111	3.008
4		0.529	0.717	1.023	1.316
5		0.388	0.507	0.685	0.843
6		0.312	0.399	0.523	0.628
7		0.263	0.333	0.429	0.507
8		0.230	0.288	0.366	0.429
9		0.205	0.255	0.322	0.374
10		0.186	0.230	0.288	0.333

【用法说明】 该表常用作单样本均值检验或配对检验。参数 n 为样本容量，$\alpha(1)$和 $\alpha(2)$分别代表单侧检验和双侧检验。表的使用方式为：首先利用统计量公式求出统计量值，其次根据已知的样本量 n 和检验水准 α 以及单尾或双尾情况查表得到界值，最后根据界值与统计量值的大小关系决定是否拒绝原假设：若统计量值大于表中界值就拒绝原假设；若统计量值小于表中界值就不拒绝原假设。

统计量计算公式

$$L=\frac{|\bar{X}-\mu|}{R}$$

其中，$\bar{X}$ 为样本均数，μ 为总体均数，R 为极差。

例 抽样调查某校 18 岁女生 8 人，身高（厘米）为：157，162，155，165，156，168，164，159。一般认为 18 岁女生平均身高为 159 厘米。问该 8 名女生的身高与一般的平均身高是否相同？

解 $H_0: \mu=159$

$H_1: \mu\neq159$

$\alpha=0.05$

应用公式得

$$L=\frac{|\bar{X}-\mu|}{R}=\frac{|160.75-159|}{13}=0.1346$$

此为双侧检验，根据 $n=8$，$\alpha(2)=0.05$，查“极差分析用 L 界值表”，得界值 $L_{0.05}=0.288$；因为 $L<L_{0.05}$，所以 $P>0.05$，故不拒绝 H_0。

可认为这 8 名女生的平均身高与一般的平均身高没有不同。

参考文献

徐天和，景学安，程琮．中华医学统计百科全书：非参数统计分册[M]．北京：中国统计出版社，2013.

（高明海，徐天和）

极差分析用 M 界值表

n_1	n_2	α				n_1	n_2	α			
		0.05	0.025	0.010	0.005			0.05	0.025	0.010	0.005
		0.10	0.050	0.020	0.010			0.10	0.050	0.020	0.010
4	4	0.322	0.407	0.526	0.620	8	8	0.153	0.187	0.231	0.262
	5	0.282	0.353	0.450	0.528		9	0.145	0.177	0.217	0.247
	6	0.256	0.319	0.403	0.469		10	0.139	0.169	0.207	0.235
	7	0.237	0.294	0.370	0.429		15	0.119	0.144	0.176	0.199
	8	0.224	0.276	0.346	0.399		20	0.109	0.132	0.160	0.180
	9	0.213	0.263	0.327	0.377	9	9	0.137	0.167	0.205	0.233
	10	0.204	0.252	0.313	0.359		10	0.131	0.160	0.195	0.221
	15	0.178	0.218	0.268	0.306		15	0.112	0.136	0.165	0.187
	20	0.164	0.200	0.246	0.279		20	0.102	0.124	0.150	0.169
5	5	0.247	0.307	0.387	0.450	10	10	0.125	0.152	0.186	0.210
	6	0.224	0.277	0.347	0.402		12	0.116	0.141	0.171	0.194
	7	0.208	0.256	0.319	0.368		14	0.109	0.133	0.161	0.182
	8	0.195	0.240	0.299	0.343		16	0.104	0.126	0.153	0.173
	9	0.186	0.228	0.282	0.323		18	0.100	0.121	0.147	0.165
	10	0.178	0.218	0.270	0.309		20	0.097	0.117	0.142	0.160
	15	0.155	0.189	0.232	0.263	12	12	0.107	0.130	0.158	0.178
	20	0.142	0.173	0.212	0.240		14	0.101	0.122	0.148	0.167
6	6	0.203	0.250	0.312	0.359		16	0.096	0.116	0.140	0.158
	7	0.188	0.240	0.287	0.329		18	0.092	0.111	0.134	0.151
	8	0.177	0.217	0.268	0.307		20	0.089	0.107	0.130	0.146
	9	0.168	0.206	0.254	0.289	14	14	0.094	0.114	0.138	0.156
	10	0.161	0.197	0.242	0.276		16	0.090	0.108	0.131	0.147
	15	0.139	0.169	0.207	0.235		18	0.086	0.104	0.125	0.141
	20	0.128	0.155	0.189	0.214		20	0.083	0.101	0.121	0.135
7	7	0.174	0.213	0.263	0.301	16	16	0.085	0.103	0.124	0.139
	8	0.163	0.200	0.246	0.281		18	0.081	0.098	0.118	0.133
	9	0.155	0.189	0.233	0.265		20	0.078	0.094	0.114	0.128
	10	0.148	0.181	0.222	0.252	18	18	0.077	0.093	0.113	0.126
	15	0.128	0.155	0.189	0.214		20	0.074	0.090	0.108	0.121
	20	0.117	0.142	0.172	0.195	20	20	0.071	0.086	0.104	0.116

注：α 上行为单侧检验，下行为双侧检验。

【用法说明】 该表常用于检验两样本均值的差异程度。参数 n_1 和 n_2 分别为两样本容量，α 上行和下行分别代表单侧检验和双侧检验。使用方式为：首先利用统计量公式求出统计量值，其次根据已知的样本参数 n_1、n_2 和检验水准 α 以及单尾还是双尾情况查表得到界值，最后根据界值与统计量值的大小关系决定是否拒绝原假设：若统计量值大于表中界值就拒绝原假设；若统计量值小于表中界值就不拒绝原假设。

统计量计算公式

$$M=\frac{|\overline{X}_1-\overline{X}_2|}{R_1+R_2}$$

其中，$\overline{X}_1$ 和 $\overline{X}_2$ 为样本均数，R_1 和 R_2 为极差。

例 抽样调查不同地区 20 岁女性人群的体质量状况。两区域样本数据分别为 $n_1=10$，$\overline{X}_1=41.5$kg，$R_1=3.5$kg；$n_2=12$，$\overline{X}_2=39.2$kg，$R_2=3.2$kg。问两群体的体质量是否不同？

解 $H_0:\mu_1=\mu_2$

$H_1:\mu_1\neq\mu_2$

$\alpha=0.05$

应用公式得

$$M=\frac{|\overline{X}_1-\overline{X}_2|}{R_1+R_2}=\frac{|41.5-39.2|}{3.5+3.2}=0.3433$$

此为双侧检验，根据 $n_1=10$，$n_2=12$，$\alpha(2)=0.05$，查“极差分析用 M 界值表”，得 $M_{0.05}=0.141$。因为 $M>M_{0.05}$，所以 $P<0.05$，故在该水准上拒绝 H_0。

可以认为 2 个女性人群的体质量不相同。

参考文献

徐天和，景学安，程琮.中华医学统计百科全书：非参数统计分册[M].北京：中国统计出版社，2013.

（高明海，徐天和）

极差分析用系数 A 值表

k	n								
	2	3	4	5	6	7	8	9	10
1	6.360	1.300	0.719	0.505	0.402	0.336	0.291	0.256	0.232
	31.900	3.000	1.360	0.865	0.673	0.514	0.430	0.379	0.338
2	0.879	0.316	0.206	0.154	0.125	0.106	0.093	0.084	0.076
	2.110	0.474	0.312	0.227	0.179	0.150	0.131	0.116	0.105
3	0.360	0.156	0.104	0.079	0.065	0.056	0.049	0.044	0.040
	0.660	0.273	0.150	0.112	0.091	0.077	0.068	0.060	0.054
4	0.210	0.096	0.065	0.050	0.042	0.036	0.032	0.028	0.026
	0.350	0.142	0.092	0.070	0.057	0.048	0.043	0.038	0.035
5	0.140	0.066	0.046	0.035	0.030	0.025	0.022	0.020	0.018
	0.226	0.095	0.063	0.049	0.040	0.034	0.030	0.027	0.025
6	0.102	0.050	0.034	0.027	0.022	0.019	0.017	0.015	0.014
	0.157	0.070	0.047	0.036	0.030	0.026	0.023	0.020	0.019
7	0.079	0.039	0.027	0.021	0.018	0.015	0.013	0.012	0.011
	0.117	0.055	0.037	0.029	0.024	0.020	0.018	0.016	0.015
8	0.063	0.032	0.022	0.017	0.014	0.012	0.011	0.010	0.009
	0.094	0.044	0.030	0.023	0.019	0.016	0.014	0.013	0.012
9	0.053	0.027	0.018	0.014	0.012	0.010	0.009	0.008	0.007
	0.076	0.036	0.025	0.019	0.016	0.014	0.012	0.011	0.010
10	0.044	0.023	0.016	0.012	0.010	0.009	0.008	0.007	0.006
	0.064	0.031	0.021	0.016	0.014	0.012	0.010	0.009	0.008

注：上行：$\alpha=0.05$，下行：$\alpha=0.01$。

【用法说明】 参数 k 为样本量较大时平均分组的组数，n 为每组样本量。该表主要用于参数估计，如计算参数置信区间。其使用方式为：首先利用统计量公式求出统计量值，其次根据已知的样本参数 k、n 和检验水准 α 查表得到系数值，最后利用查的系数值、统计量值和其他相关数据得到区间两端点。

统计量参见例 1 的解决过程。

例 20 只动物出生体质量如表 1 所示，试估计其总体均数的 95% 置信区间和 99% 置信区间。

表 1 样本数据

分组	观察值(g)					极差 R
1	30	26	30	29	36	10
2	25	32	28	38	34	13
3	30	32	23	31	30	9
4	34	24	27	31	30	10

解 在估计总体均数的$(1-\alpha)$%置信区间时，常用公式 $\overline{X}\pm A_{\alpha}\sum R$ 确定。其中，$\overline{X}$ 为样本均数，A_{α}需要查"极差分析用系数 A 值表"，$\sum R$ 为各组极差之和。

根据表 1，得到 $\overline{X}=30$，$\sum R=10+13+9+10=42$。则 $n=5$、$k=4$。查“极差分析用系数 A 值表”得 $A_{0.05}=0.050$，$A_{0.01}=0.070$。

利用式 $\overline{X}\pm A_{\alpha}\sum R$ 可得到 95%置信区间为[27.9，32.1]；99%置信区间为[27.6，32.94]。

参考文献

徐天和，景学安，程琮.中华医学统计百科全书：非参数统计分册[M].北京：中国统计出版社，2013.

（高明海，徐天和）

集中参数转换为平均矢径表

K	r	K	r	K	r
0.0	0.00000	2.0	0.69777	4.0	0.86352
0.1	0.04994	2.1	0.71353	4.1	0.86726
0.2	0.09950	2.2	0.72803	4.2	0.87079
0.3	0.14834	2.3	0.74138	4.3	0.87414
0.4	0.19610	2.4	0.75367	4.4	0.87732
0.5	0.24250	2.5	0.76500	4.5	0.88033
0.6	0.28726	2.6	0.77545	4.6	0.88320
0.7	0.33018	2.7	0.78511	4.7	0.88593
0.8	0.37108	2.8	0.79404	4.8	0.88853
0.9	0.40984	2.9	0.80231	4.9	0.89101
1.0	0.44639	3.0	0.80999	5.0	0.89338
1.1	0.48070	3.1	0.81711	5.1	0.89565
1.2	0.51278	3.2	0.82375	5.2	0.89782
1.3	0.54267	3.3	0.82993	5.3	0.89990
1.4	0.57042	3.4	0.83570	5.4	0.90190
1.5	0.59613	3.5	0.84110	5.5	0.90382
1.6	0.61990	3.6	0.84616	5.6	0.90566
1.7	0.64183	3.7	0.85091	5.7	0.90743
1.8	0.66204	3.8	0.85537	5.8	0.90913
1.9	0.68065	3.9	0.85956	5.9	0.91078

【用法说明】 在圆形分布中，r 表示总体中的平均向量的长，而 K 为圆形正态分布中的集中参数。参数 r 和 K 之间的关系是通过修正的第Ⅰ类 Bessel 函数计算的，公式为：

$$r=\frac{I_1(K)}{I_0(K)}$$

也可在表中直接查得 K 转换为 r 的数值。表内数字为集中参数 K 转换得到的平均矢径 r，其中第 1、3 列为 K 值，第 2、4 列为 K 值对应的 r 值。

例如 $K=0.4$ 时，如果查"Bessel 函数表"，可得，$I_0(0.4)=1.04040$、$I_1(0.4)=0.20403$，代入公式可得 $r=0.19610$。也可以查"集中参数转换为平均矢径表"，在表中找到 $K=0.4$ 所在的行（即第 1 列第 5 行），可得 $r=0.19610$（即第 2 列第 5 行）。

参考文献

郭祖超.医用数理统计方法[M].3 版.北京：人民卫生出版社，1988.

（刘芳）

均匀设计表

$U_7(7^4)$表

	1	2	3	4
1	1	2	3	6
2	2	4	6	5
3	3	6	2	4
4	4	1	5	3
5	5	3	1	2
6	6	5	4	1
7	7	7	7	7

$U_7(7^4)$使用表

s	列号				D
2	1	3			0.2398
3	1	2	3		0.3721
4	1	2	3	4	0.4760

$U_7^*(7^4)$表

	1	2	3	4
1	1	3	5	7
2	2	6	2	6
3	3	1	7	5
4	4	4	4	4
5	5	7	1	3
6	6	2	6	2
7	7	5	3	1

$U_7^*(7^4)$使用表

s	列号			D
2	1	3		0.1582
3	2	3	4	0.2132

$U_5(5^3)$表

	1	2	3
1	1	2	4
2	2	4	3
3	3	1	2
4	4	3	1
5	5	5	5

$U_5(5^3)$使用表

s	列号			D
2	1	2		0.3100
3	1	2	3	0.4570

$U_6^*(6^4)$表

	1	2	3	4
1	1	2	3	6
2	2	4	6	5
3	3	6	2	4
4	4	1	5	3
5	5	3	1	2
6	6	5	4	1

$U_6^*(6^4)$使用表

s	列号				D
2	1	3			0.1875
3	1	2	3		0.2656
4	1	2	3	4	0.2990

$U_7(7^6)$表

	1	2	3	4	5	6
2	2	4	6	1	3	5
3	3	6	2	5	1	4
4	4	1	5	2	6	3
5	5	3	1	6	4	2
6	6	5	4	3	2	1
7	7	7	7	7	7	7

$U_7(7^6)$使用表

s	列号				D
2	1	3			0.2398
3	1	2	3		0.3721
4	1	2	3	6	0.4760

$U_8^*(8^5)$表

	1	2	3	4	5
1	1	2	4	7	8
2	2	4	8	5	7
3	3	6	3	3	6
4	4	8	7	1	5
5	5	1	2	8	4
6	6	3	6	6	3
7	7	5	1	4	2
8	8	7	5	2	1

$U_8^*(8^5)$使用表

s	列号				D
2	1	3			0.1445
3	1	3	4		0.2000
4	1	2	3	5	0.2709

$U_9(9^5)$表

	1	2	3	4	5
1	1	2	4	7	8
2	2	4	8	5	7
3	3	6	3	3	6
4	4	8	7	1	5
5	5	1	2	8	4
6	6	3	6	6	3
7	7	5	1	4	2
8	8	7	5	2	1
9	9	9	9	9	9

$U_9(9^5)$使用表

s	列号				D
2	1	3			0.1944
3	1	3	4		0.3102
4	1	2	3	5	0.4066

$U_9^*(9^4)$表

	1	2	3	4
1	1	3	7	9
2	2	6	4	8
3	3	9	1	7
4	4	2	8	6
5	5	5	5	5
6	6	8	2	4
7	7	1	9	3
8	8	4	6	2
9	9	7	3	1

$U_9^*(9^4)$使用表

s	列号			D
2	1	2		0.1574
3	2	3	4	0.1980

$U_{10}^*(10^8)$表

	1	2	3	4	5	6	7	8
1	1	2	3	4	5	7	9	10
2	2	4	6	8	10	3	7	9
3	3	6	9	1	4	10	5	8
4	4	8	1	5	9	6	3	7
5	5	10	4	9	3	2	1	6
6	6	1	7	2	8	9	10	5
7	7	3	10	6	2	5	8	4
8	8	5	2	10	7	1	6	3
9	9	7	5	3	1	8	4	2
10	10	9	8	7	6	4	2	1

$U_{10}^*(10^8)$使用表

s	列号						D
2	1	6					0.1125
3	1	5	6				0.1681
4	1	3	4	5			0.2236
5	1	3	4	5	7		0.2414
6	1	2	3	5	6	8	0.2994

$U_{11}(11^6)$表

	1	2	3	4	5	6
1	1	2	3	5	7	10
2	2	4	6	10	3	9
3	3	6	9	4	10	8
4	4	8	1	9	6	7
5	5	10	4	3	2	6
6	6	1	7	8	9	5
7	7	3	10	2	5	4
8	8	5	2	7	1	3
9	9	7	5	1	8	2
10	10	9	8	6	4	1
11	11	11	11	11	11	11

$U_{11}(11^6)$使用表

s	列号						D
2	1	5					0.1632
3	1	4	5				0.2649
4	1	3	4	5			0.3528
5	1	2	3	4	5		0.4286
6	1	2	3	4	5	6	0.4942

$U_{11}^*(11^4)$表

	1	2	3	4
1	1	5	7	11
2	2	10	2	10
3	3	3	9	9
4	4	8	4	8
5	5	1	11	7
6	6	6	6	6
7	7	11	1	5
8	8	4	8	4
9	9	9	3	3
10	10	2	10	2
11	11	7	5	1

$U_{11}^*(11^4)$使用表

s	列号			D
2	1	2		0.1136
3	2	3	4	0.2307

$U_{12}^*(12^{10})$表

	1	2	3	4	5	6	7	8	9	10
1	1	2	3	4	5	6	8	9	10	12
2	2	4	6	8	10	12	3	5	7	11
3	3	6	9	12	2	5	11	1	4	10
4	4	8	12	3	7	11	6	10	1	9
5	5	10	2	7	12	4	1	6	11	8
6	6	12	5	11	4	10	9	2	8	7
7	7	1	8	2	9	3	4	11	5	6
8	8	3	11	6	1	9	12	7	2	5
9	9	5	1	10	6	2	7	3	12	4
10	10	7	4	1	11	8	2	12	9	3
11	11	9	7	5	3	1	10	8	6	2
12	12	11	10	9	8	7	5	4	3	1

$U_{12}^{*}(12^{10})$使用表

s	列号							D
2	1	5						0.1163
3	1	6	9					0.1838
4	1	6	7	9				0.2233
5	1	3	4	8	10			0.2272
6	1	2	6	7	8	9		0.2670
7	1	2	6	7	8	9	10	0.2768

$U_{13}(13^{8})$表

	1	2	3	4	5	6	7	8
1	1	2	5	6	8	9	10	12
2	2	4	10	12	3	5	7	11
3	3	6	2	5	11	1	4	10
4	4	8	7	11	6	10	1	9
5	5	10	12	4	1	6	11	8
6	6	12	4	10	9	2	8	7
7	7	1	9	3	4	11	5	6
8	8	3	1	9	12	7	2	5
9	9	5	6	2	7	3	12	4
10	10	7	11	8	2	12	9	3
11	11	9	3	1	10	8	6	2
12	12	11	8	7	5	4	3	1
13	13	13	13	13	13	13	13	13

$U_{13}(13^{8})$使用表

s	列号							D
2	1	3						0.1405
3	1	4	7					0.2308
4	1	4	5	7				0.3107
5	1	4	5	6	7			0.3814
6	1	2	4	5	6	7		0.4439
7	1	2	4	5	6	7	8	0.4992

$U_{13}^{*}(13^{4})$表

	1	2	3	4
1	1	5	9	11
2	2	10	4	8
3	3	1	13	5
4	4	6	8	2
5	5	11	3	13
6	6	2	12	10
7	7	7	7	7
8	8	12	2	4
9	9	3	11	1
10	10	8	6	12
11	11	13	1	9
12	12	4	10	6
13	13	9	5	3

$U_{13}^{*}(13^4)$使用表

s	列号				D
2	1	3			0.0962
3	1	3	4		0.1442
4	1	2	3	4	0.2076

$U_{14}{}^{*}(14^5)$表

	1	2	3	4	5
1	1	4	7	11	13
2	2	8	14	7	11
3	3	12	6	3	9
4	4	1	13	14	7
5	5	5	5	10	5
6	6	9	12	6	3
7	7	13	4	2	1
8	8	2	11	13	14
9	9	6	3	9	12
10	10	10	10	5	10
11	11	14	2	1	8
12	12	3	9	12	6
13	13	7	1	8	4
14	14	11	8	4	2

$U_{14}^{*}(14^5)$使用表

s	列号				D
2	1	4			0.0957
3	1	2	3		0.1455
4	1	2	3	5	0.2091

$U_{15}(15^5)$表

	1	2	3	4	5
1	1	4	7	11	13
2	2	8	14	7	11
3	3	12	6	3	9
4	4	1	13	14	7
5	5	5	5	10	5
6	6	9	12	6	3
7	7	13	4	2	1
8	8	2	11	13	14
9	9	6	3	9	12
10	10	10	10	5	10
11	11	14	2	1	8
12	12	3	9	12	6
13	13	7	1	8	4
14	14	11	8	4	2
15	15	15	15	15	15

$U_{15}(15^5)$使用表

s	列	号			D
2	1	4			0.1233
3	1	2	3		0.2043
4	1	2	3	5	0.2772

$U_{15}{}^*(15^7)$表

	1	2	3	4	5	6	7
1	1	5	7	9	11	13	15
2	2	10	14	2	6	10	14
3	3	15	5	11	1	7	13
4	4	4	12	4	12	4	12
5	5	9	3	13	7	1	11
6	6	14	10	6	2	14	10
7	7	3	1	15	13	11	9
8	8	8	8	8	8	8	8
9	9	13	15	1	3	5	7
10	10	2	6	10	14	2	6
11	11	7	13	3	9	15	5
12	12	12	4	12	4	12	4
13	13	1	11	5	15	9	3
14	14	6	2	14	10	6	2
15	15	11	9	7	5	3	1

$U_{15}^*(15^7)$使用表

s	列	号				D
2	1	3				0.0833
3	1	2	6			0.1361
4	1	2	4	6		0.1551
5	2	3	4	5	7	0.2272

$U_{16}^*(16^{12})$表

	1	2	3	4	5	6	7	8	9	10	11	12
1	1	2	4	5	6	8	9	10	13	14	15	16
2	2	4	8	10	12	16	1	3	9	11	13	15
3	3	6	12	15	1	7	10	13	5	8	11	14
4	4	8	16	3	7	15	2	6	1	5	9	13
5	5	10	3	8	13	6	11	16	14	2	7	12
6	6	12	7	13	2	14	3	9	10	16	5	11
7	7	14	11	1	8	5	12	2	6	13	3	10
8	8	16	15	6	14	13	4	12	2	10	1	9

$U_{16}^{*}(16^{12})$表(续)

	1	2	3	4	5	6	7	8	9	10	11	12
9	9	1	2	11	3	4	13	5	15	7	16	8
10	10	3	6	16	9	12	5	15	11	4	14	7
11	11	5	10	4	15	3	14	8	7	1	12	6
12	12	7	14	9	4	11	6	1	3	15	10	5
13	13	9	1	14	10	2	15	11	16	12	8	4
14	14	11	5	2	16	10	7	4	12	9	6	3
15	15	13	9	7	5	1	16	14	8	6	4	2
16	16	15	13	12	11	9	8	7	4	3	2	1

$U_{16}^{*}(16^{12})$使用表

s	列号							D
2	1	8						0.0908
3	1	4	6					0.1262
4	1	4	5	6				0.1705
5	1	4	5	6	9			0.2070
6	1	3	5	8	10	11		0.2518
7	1	2	3	6	9	11	12	0.2769

$U_{17}(17^{8})$表

	1	2	3	4	5	6	7	8
1	1	4	6	9	10	11	14	15
2	2	8	12	1	3	5	11	13
3	3	12	1	10	13	16	8	11
4	4	16	7	2	6	10	5	9
5	5	3	13	11	16	4	2	7
6	6	7	2	3	9	15	16	5
7	7	11	8	12	2	9	13	3
8	8	15	14	4	12	3	10	1
9	9	2	3	13	5	14	7	16
10	10	6	9	5	15	8	4	14
11	11	10	15	14	8	2	1	12
12	12	14	4	6	1	13	15	10
13	13	1	10	15	11	7	12	8
14	14	5	16	7	4	1	9	6
15	15	9	5	16	14	12	6	4
16	16	13	11	8	7	6	3	2
17	17	17	17	17	17	17	17	17

$U_{17}(17^8)$使用表

s	列号							D
2	1	6						0.1099
3	1	5	8					0.1832
4	1	5	7	8				0.2501
5	1	2	5	7	8			0.3111
6	1	2	3	5	7	8		0.3667
7	1	2	3	4	5	7	8	0.4174

$U_{17}^*(17^5)$表

	1	2	3	4	5
1	1	7	11	13	17
2	2	14	4	8	16
3	3	3	15	3	15
4	4	10	8	16	14
5	5	17	1	11	13
6	6	6	12	6	12
7	7	13	5	1	11
8	8	2	16	14	10
9	9	9	9	9	9
10	10	16	2	4	8
11	11	5	13	17	7
12	12	12	6	12	6
13	13	1	17	7	5
14	14	8	10	2	4
15	15	15	3	15	3
16	16	4	14	10	2
17	17	11	7	5	1

$U_{17}^*(17^5)$使用表

s	列号				D
2	1	2			0.0856
3	1	2	4		0.1331
4	2	3	4	5	0.1785

$U_{18}^*(18^{11})$表

	1	2	3	4	5	6	7	8	9	10	11
1	1	3	4	5	6	7	8	9	11	15	16
2	2	6	8	10	12	14	16	18	3	11	13
3	3	9	12	15	18	2	5	8	14	7	10
4	4	12	16	1	5	9	13	17	6	3	7
5	5	15	1	6	11	16	2	7	17	18	4
6	6	18	5	11	17	4	10	16	9	14	1

$U_{18}^{*}(18^{11})$表(续)

	1	2	3	4	5	6	7	8	9	10	11
7	7	2	9	16	4	11	18	6	1	10	17
8	8	5	13	2	10	18	7	15	12	6	14
9	9	8	17	7	16	6	15	5	4	2	11
10	10	11	2	12	3	13	4	14	15	17	8
11	11	14	6	17	9	1	12	4	7	13	5
12	12	17	10	3	15	8	1	13	18	9	2
13	13	1	14	8	2	15	9	3	10	5	18
14	14	4	18	13	8	3	17	12	2	1	15
15	15	7	3	18	14	10	6	2	13	16	12
16	16	10	7	4	1	17	14	11	5	12	9
17	17	13	11	9	7	5	3	1	16	8	6
18	18	16	15	14	13	12	11	10	8	4	3

$U_{18}^{*}(18^{11})$使用表

s	列号							D
2	1	7						0.0779
3	1	4	8					0.1394
4	1	4	6	8				0.1754
5	1	3	6	8	11			0.2047
6	1	2	4	7	8	10		0.2245
7	1	4	5	6	8	9	11	0.2247

$U_{19}(19^{7})$表

	1	2	3	4	5	6	7
1	1	6	7	8	10	14	17
2	2	12	14	16	1	9	15
3	3	18	2	5	11	4	13
4	4	5	9	13	2	18	11
5	5	11	16	2	12	13	9
6	6	17	4	10	3	8	7
7	7	4	11	18	13	3	5
8	8	10	18	7	4	17	3
9	9	16	6	15	14	12	1
10	10	3	13	4	5	7	18
11	11	9	1	12	15	2	16
12	12	15	8	1	6	16	14
13	13	2	15	9	16	11	12
14	14	8	3	17	7	6	10
15	15	14	10	6	17	1	8
16	16	1	17	14	8	15	6
17	17	7	5	3	18	10	4
18	18	13	12	11	9	5	2
19	19	19	19	19	19	19	19

$U_{19}(19^7)$使用表

s	列号							D
2	1	4						0.0990
3	1	3	4					0.1660
4	1	2	4	6				0.2277
5	1	2	4	6	7			0.2845
6	1	2	4	5	6	7		0.3386
7	1	2	3	4	5	6	7	0.3850

$U_{19}^*(19^7)$表

	1	2	3	4	5	6	7
1	1	3	7	9	11	13	19
2	2	6	14	18	2	6	18
3	3	9	1	7	13	19	17
4	4	12	8	16	4	12	16
5	5	15	15	5	15	5	15
6	6	18	2	14	6	18	14
7	7	1	9	3	17	11	13
8	8	4	16	12	8	4	12
9	9	7	3	1	19	17	11
10	10	10	10	10	10	10	10
11	11	13	17	19	1	3	9
12	12	16	4	8	12	16	8
13	13	19	11	17	3	9	7
14	14	2	18	6	14	2	6
15	15	5	5	15	5	15	5
16	16	8	12	4	16	8	4
17	17	11	19	13	7	1	3
18	18	14	6	2	18	14	2
19	19	17	13	11	9	7	1

$U_{19}^*(19^7)$使用表

s	列号					D
2	1	4				0.0755
3	1	5	6			0.1372
4	1	2	3	5		0.1807
5	3	4	5	6	7	0.1897

$U_{20}^*(20^7)$表

	1	2	3	4	5	6	7
1	1	4	5	10	13	16	19
2	2	8	10	20	5	11	17
3	3	12	15	9	18	6	15
4	4	16	20	19	10	1	13

$U_{20}^*(20^7)$表(续)

	1	2	3	4	5	6	7
5	5	20	4	8	2	17	11
6	6	3	9	18	15	12	9
7	7	7	14	7	7	7	7
8	8	11	19	17	20	2	5
9	9	15	3	6	12	18	3
10	10	19	8	16	4	13	1
11	11	2	13	5	17	8	20
12	12	6	18	15	9	3	18
13	13	10	2	4	1	19	16
14	14	14	7	14	14	14	14
15	15	18	12	3	6	9	12
16	16	1	17	13	19	4	10
17	17	5	1	2	11	20	8
18	18	9	6	12	3	15	6
19	19	13	11	1	16	10	4
20	20	17	16	11	8	5	2

$U_{20}^*(20^7)$使用表

s	列号						D
2	1	5					0.0744
3	1	2	3				0.1363
4	1	4	5	6			0.1915
5	1	2	4	5	6		0.2012
6	1	2	4	5	6	7	0.2010

【用法说明】 均匀设计用表是均匀设计安排试验的基本工具。均匀设计(uniform design)利用均匀设计表,使各试验因素及水平在试验范围内得到合理的安排,使试验点在整个试验范围内具有较好的均匀分散性,使每个因素的每个水平仅做1次试验,从而通过最少的试验获得最多的信息。结果分析时需应用回归分析。特别适用于变量取值范围大、水平多(一般不少于5)的场合。

均匀设计表的代号为$U_n(q^s)$,其中U表示均匀设计,"n"表示要做n次试验,q表示每个因素有q个水平,s表示该表有s列,可安排s个因素的试验。例如$U_7(7^4)$表示要做7次实验,每个因素有7个水平,该表有4列,可安排4个因素。每一种均匀设计表都附有一张使用表,它表明如何在均匀设计表中选用适当的列,以及由这些列所组成的试验方案的均匀度。$U_7(7^4)$的使用表说明若有2个因素应选用1,3两列来安排试验;若有3个因素,应选用1,2,3三列来安排试验。最后1列D表示刻划均匀度的偏差(discrepancy),偏差值越小,表示均匀度越好。

均匀设计有2种表:U与U^*,通常有"*"的均匀设计表有更好的均匀性,应优先选用,但试验数n确定后,通常U_n表比U_n^*表能安排更多的因素,故当因素数s较大且超过U_n^*的使用范围时,可使用U_n表。如有2个因素,若选用$U_7(7^4)$的1,3列,其偏差$D=0.2398$,选用$U_7^*(7^4)$的1、3列,相应的偏差$D=0.1582$,后者较小,应优先选用。

(王玖,石德文)

开放式定性资料单侧配对序贯试验的边界系数表

u_1	$\alpha=\beta=0.05$		$\alpha=\beta=0.01$	
	a	b	a	b
1.5	7.26	0.550	11.33	0.550
2.0	4.25	0.585	6.63	0.585
2.5	3.21	0.611	5.02	0.611
3.0	2.68	0.631	4.18	0.631
3.5	2.35	0.647	3.67	0.647
4.0	2.12	0.661	3.32	0.661
4.5	1.96	0.673	3.06	0.673
5.0	1.83	0.683	2.86	0.683
5.5	1.73	0.691	2.70	0.691
6.0	1.64	0.699	2.57	0.699
6.5	1.57	0.706	2.46	0.706
7.0	1.51	0.712	2.36	0.712
7.5	1.46	0.718	2.28	0.718
8.0	1.42	0.723	2.21	0.723
8.5	1.38	0.728	2.15	0.728
9.0	1.34	0.732	2.09	0.732
9.5	1.31	0.737	2.04	0.737
10.0	1.28	0.740	2.00	0.740
10.5	1.25	0.744	1.95	0.744
11.0	1.23	0.747	1.92	0.747
11.5	1.21	0.750	1.88	0.750
12.0	1.19	0.753	1.85	0.753
12.5	1.17	0.756	1.82	0.756
13.0	1.15	0.759	1.79	0.759
13.5	1.13	0.761	1.77	0.761
14.0	1.12	0.763	1.74	0.763
14.5	1.10	0.766	1.72	0.766
15.0	1.09	0.768	1.70	0.768
15.5	1.07	0.770	1.68	0.770
16.0	1.06	0.772	1.66	0.772
16.5	1.05	0.774	1.64	0.774
17.0	1.04	0.776	1.62	0.776
17.5	1.03	0.777	1.61	0.777
18.0	1.02	0.779	1.59	0.779
18.5	1.01	0.780	1.58	0.780
19.0	1.00	0.782	1.56	0.782
19.5	0.99	0.783	1.55	0.783
20.0	0.98	0.785	1.53	0.785

【用法说明】 该表用于开放式定性资料单侧配对序贯试验。记 SF 为 A 处理优于 B 处理的不同对。FS 为 B 处理优于 A 处理的不同对。在进行开放式定性资料单侧配对序贯试验时，规定如下试验标准：①r＝SF 数/FS 数($r>1$)时，结论是 A 优于 B；②若 SF 数与 FS 数相等，则结论为 A 与 B 无差别；③α，β 分别为第Ⅰ类错误和第Ⅱ类错误。根据试验标准所规定的 α，β，r，查"开放式定性资料单侧配对序贯试验的边界系数表"，查得 a，b 后，可得出序贯试验图的上下边界方程：

$$U: y = a + bn$$
$$L: y = -a + bn$$

其中，U 代表 A 优于 B 的接受界限，L 表示 A 与 B 无差别的界限或拒绝界限。

例 选取一组确认心绞痛最少 6 个月，心电图不正常，但没有心肌梗死症状的患者为研究对象，服用强双氧水马来酸盐，用以评价心绞痛和硝化甘油代谢。用药的具体计划是分别给患者 100mg 药物和安慰剂，顺序按随机数给出。完成 6 周的过程之后，记录患者的药物或者安慰剂的偏好。根据患者的日报告卡，数一下心绞痛的个数。如果服用药物并感受到心绞痛的患者个数少于服用安慰剂并感受到心绞痛的患者个数。记录偏好药物以及"SF"，对应的，如果服用安慰剂并感受到心绞痛的患者少，记录偏好安慰剂以及"FS"。序贯试验的评判准则如下：①如果非结点型配对"SF"与"FS"的期望比个数是 2，即 $u=u_1=2$，则认为药物比安慰剂是更有效的。②如果非结点型配对"SF"与"FS"的期望比个数是 1，即 $u=u_0=1$，则认为药物和安慰剂是等效的。③在药物和安慰剂是等效的的条件下，接受药物的概率不超过 0.05。④在药物比安慰剂更有效的条件下，拒绝药物的概率不超过 0.05。

解 $\alpha=\beta=0.05$，$u=u_1=2$ 查"开放式定性资料单侧配对序贯试验的边界系数表"，得本试验的边界，将本例数据带入，得序贯图，见图 1。

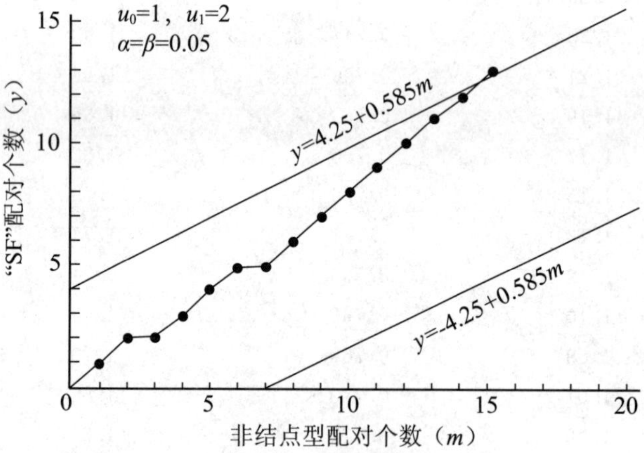

图 1　强双氧水马来酸盐有效性的序贯试验

（张中文，高永）

拉丁方,完全正交拉丁方组

4×4 拉丁方

A B C D
B A D C
C D B A
D C A B

1

A B C D
B C D A
C D A B
D A B C

2

A B C D
B D A C
C A D B
D C B A

3

A B C D
B A D C
C D A B
D C B A

4

5×5 拉丁方

A B C D E
B A E C D
C D A E B
D E B A C
E C D B A

1 2

A B C D E
B A D E C
C E B A D
D C E B A
E D A C B

3 4

A B C D E
B A E C D
C E D A B
D C B E A
E D A B C

5 6

A B C D E
B A D E C
C D E A B
D E B C A
E C A B D

7 8

A B C D E
B C D E A
C E B A D
D A E B C
E D A C B

9 10

A B C D E
B C D E A
C E A B D
D A E C B
E D B A C

11 12

A B C D E
B C E A D
C D B E A
D E A C B
E A D B C

13 14

A B C D E
B C E A D
C A D E B
D E B C A
E D A B C

15 16

A B C D E
B C D E A
C A E B D
D E A C B
E D B A C

17 18

A B C D E
B C A E D
C E D A B
D A E B C
E D B C A

19 20

A B C D E
B C A E D
C D E B A
D E B A C
E A D C B

21 22

A B C D E
B D E C A
C A B E D
D E A B C
E C D A B

23 24

A B C D E
B D A E C
C E D B A
D C E A B
E A B C D

25 26

A B C D E
B D E C A
C A D E B
D E A B C
E C B A D

27 28

A B C D E
B D A E C
C E D B A
D A E C B
E C B A D

29 30

A B C D E
B D E A C
C E D B A
D C A E B
E A B C D

31 32

A B C D E
B D A E C
C E B A D
D A E C B
E C D B A

33 34

A B C D E
B D E A C
C E A B D
D C B E A
E A D C B

35 36

A B C D E
B E D A C
C A B E D
D C E B A
E D A C B

37 38

A B C D E
B E D A C
C A E B D
D C A E B
E D B C A

39 40

A B C D E
B E A C D
C D E B A
D A B E C
E C D A B

41 42

A B C D E
B E D C A
C A E B D
D C A E B
E D B A C

43 44

A B C D E
B E D C A
C D E A B
D A B E C
E C A B D

45 46

A B C D E
B E A C D
C D B E A
D C E A B
E A D B C

47 48

A B C D E
B E D A C
C D A E B
D C E B A
E A B C D

49 50

5×5 拉丁方(续)

51

A	B	C	D	E
B	C	E	A	D
C	E	D	B	A
D	A	B	E	C
E	D	A	C	B

52

A	B	C	D	E
B	C	D	E	A
C	D	E	A	B
D	E	A	B	C
E	A	B	C	D

53

A	B	C	D	E
B	D	E	C	A
C	E	B	A	D
D	C	A	E	B
E	A	D	B	C

54

A	B	C	D	E
B	D	A	E	C
C	A	E	B	D
D	E	B	C	A
E	C	D	A	B

55

A	B	C	D	E
B	E	D	A	C
C	D	B	E	A
D	A	E	C	B
E	C	A	B	D

56

A	B	C	D	E
B	E	A	C	D
C	A	D	E	B
D	C	E	B	A
E	D	B	A	C

6×6 拉丁方

Ⅰ

A	B	C	D	E	F
B	C	F	A	D	E
C	F	B	E	A	D
D	E	A	B	F	C
E	A	D	F	C	B
F	D	E	C	B	A

Ⅱ

A	B	C	D	E	F
B	C	F	E	A	D
C	F	B	A	D	E
D	E	A	B	F	C
E	A	D	F	C	B
F	D	E	C	B	A

Ⅲ

A	B	C	D	E	F
B	A	F	E	C	D
C	F	B	A	D	E
D	C	E	B	F	A
E	D	A	F	B	C
F	E	D	C	A	B

Ⅳ

A	B	C	D	E	F
B	A	E	F	C	D
C	F	B	A	D	E
D	E	A	B	F	C
E	D	F	C	B	A
F	C	D	E	A	B

Ⅴ

A	B	C	D	E	F
B	A	E	C	F	D
C	F	B	A	D	E
D	E	F	B	C	A
E	D	A	F	B	C
F	C	D	E	A	B

Ⅵ

A	B	C	D	E	F
B	A	F	E	C	D
C	F	B	A	D	E
D	E	A	B	F	C
E	C	D	F	B	A
F	D	E	C	A	B

Ⅶ

A	B	C	D	E	F
B	C	D	E	F	A
C	E	A	F	B	D
D	F	B	A	C	E
E	D	F	B	A	C
F	A	E	C	D	B

Ⅷ

A	B	C	D	E	F
B	A	E	F	C	D
C	F	A	E	D	B
D	C	B	A	F	E
E	D	F	C	B	A
F	E	D	B	A	C

Ⅸ

A	B	C	D	E	F
B	A	E	F	C	D
C	F	A	B	D	E
D	E	B	A	F	C
E	D	F	C	B	A
F	C	D	E	A	B

Ⅹ

A	B	C	D	E	F
B	C	F	A	D	E
C	F	B	E	A	D
D	A	E	B	F	C
E	D	A	F	C	B
F	E	D	C	B	A

Ⅺ

A	B	C	D	E	F
B	C	A	F	D	E
C	A	B	E	F	D
D	F	E	B	A	C
E	D	F	C	B	A
F	E	D	A	C	B

Ⅻ

A	B	C	D	E	F
B	C	A	E	F	D
C	A	B	F	D	E
D	E	F	B	A	C
E	F	D	A	C	B
F	D	E	C	B	A

XⅢ

A	B	C	D	E	F
B	C	A	F	D	E
C	A	B	E	F	D
D	F	E	B	A	C
E	D	F	A	C	B
F	E	D	C	B	A

XⅣ

A	B	C	D	E	F
B	C	A	E	F	D
C	A	B	F	D	E
D	F	E	B	A	C
E	D	F	C	B	A
F	E	D	A	C	B

XⅤ

A	B	C	D	E	F
B	A	F	E	D	C
C	D	A	B	F	E
D	F	E	A	C	B
E	C	B	F	A	D
F	E	D	C	B	A

XⅥ

A	B	C	D	E	F
B	A	E	C	F	D
C	E	A	F	D	B
D	C	F	A	B	E
E	F	D	B	A	C
F	D	B	E	C	A

XⅦ

A	B	C	D	E	F
B	C	A	F	D	E
C	A	B	E	F	D
D	E	F	A	B	C
E	F	D	C	A	B
F	D	E	B	C	A

7×7 拉丁方举例

A	B	C	D	E	F	G
B	E	A	G	F	D	C
C	F	G	B	D	A	E
D	G	E	F	C	B	A
E	D	B	C	A	G	F
F	C	D	A	G	E	B
G	A	F	E	B	C	D

A	B	C	D	E	F	G
B	E	A	G	F	D	C
C	F	G	B	D	A	E
D	G	E	F	B	C	A
E	D	B	C	A	G	F
F	C	D	A	G	E	B
G	A	F	E	C	B	D

8×8 拉丁方至 12×12 拉丁方举例

A	B	C	D	E	F	G	H
B	C	A	E	F	D	H	G
C	A	D	G	H	E	F	B
D	F	G	C	A	H	B	E
E	H	B	F	G	C	A	D
F	D	H	A	B	G	E	C
G	E	F	H	C	B	D	A
H	G	E	B	D	A	C	F

8 × 8

A	B	C	D	E	F	G	H	I
B	C	E	G	D	I	F	A	H
C	D	F	A	H	G	I	E	B
D	H	A	B	F	E	C	I	G
E	G	B	I	C	H	D	F	A
F	I	H	E	B	D	A	G	C
G	F	I	C	A	B	H	D	E
H	E	G	F	I	A	B	C	D
I	A	D	H	G	C	E	B	F

9 × 9

A	B	C	D	E	F	G	H	I	J
B	G	A	E	H	C	F	I	J	D
C	H	J	G	F	B	E	A	D	I
D	A	G	I	J	E	C	B	F	H
E	F	H	J	I	G	A	D	B	C
F	E	B	C	D	I	J	G	H	A
G	I	F	B	A	D	H	J	C	E
H	C	I	F	G	J	D	E	A	B
I	J	D	A	C	H	B	F	E	G
J	D	E	H	B	A	I	C	G	F

10 × 10

A	B	C	D	E	F	G	H	I	J	K
B	A	J	I	D	C	F	K	H	G	E
C	K	H	A	B	I	J	F	D	E	G
D	C	G	J	I	K	E	B	F	A	H
E	J	B	G	K	H	D	C	A	I	F
F	E	I	C	G	A	K	J	B	H	D
G	F	D	B	H	J	A	I	E	K	C
H	I	K	F	A	D	B	E	G	C	J
I	D	E	H	J	B	C	G	K	F	A
J	G	A	K	F	E	H	D	C	B	I
K	H	F	E	C	G	I	A	J	D	B

11 × 11

A	B	C	D	E	F	G	H	I	J	K	L
B	L	G	C	D	J	K	E	H	A	F	I
C	K	A	B	F	L	I	D	G	H	J	E

8×8 拉丁方至 12×12 拉丁方举例(续)

D	F	I	A	L	E	C	G	J	B	H	K
E	D	F	G	J	K	A	L	C	I	B	H
F	H	K	E	G	C	D	B	A	L	I	J
G	I	D	F	K	H	J	A	L	C	E	B
H	E	L	J	C	A	B	I	K	D	G	F
I	J	B	L	H	G	F	K	D	E	A	C
J	C	E	K	A	I	H	F	B	G	L	D
K	G	J	H	I	B	L	C	E	F	D	A
L	A	H	I	B	D	E	J	F	K	C	G

12 × 12

完全正交拉丁方组

3 × 3

Ⅰ

1	2	3
2	3	1
3	1	2

Ⅱ

1	2	3
3	1	2
2	3	1

4 × 4

Ⅰ

1	2	3	4
2	1	4	3
3	4	1	2
4	3	2	1

Ⅱ

1	2	3	4
3	4	1	2
4	3	2	1
2	1	4	3

Ⅲ

1	2	3	4
4	3	2	1
2	1	4	3
3	4	1	2

5 × 5

Ⅰ

1	2	3	4	5
2	3	4	5	1
3	4	5	1	2
4	5	1	2	3
5	1	2	3	4

Ⅱ

1	2	3	4	5
3	4	5	1	2
5	1	2	3	4
2	3	4	5	1
4	5	1	2	3

Ⅲ

1	2	3	4	5
4	5	1	2	3
2	3	4	5	1
5	1	2	3	4
3	4	5	1	2

Ⅳ

1	2	3	4	5
5	1	2	3	4
4	5	1	2	3
3	4	5	1	2
2	3	4	5	1

7 × 7

Ⅰ

1	2	3	4	5	6	7
2	3	4	5	6	7	1
3	4	5	6	7	1	2
4	5	6	7	1	2	3
5	6	7	1	2	3	4
6	7	1	2	3	4	5
7	1	2	3	4	5	6

Ⅱ

1	2	3	4	5	6	7
3	4	5	6	7	1	2
5	6	7	1	2	3	4
7	1	2	3	4	5	6
2	3	4	5	6	7	1
4	5	6	7	1	2	3
6	7	1	2	3	4	5

Ⅲ

1	2	3	4	5	6	7
4	5	6	7	1	2	3
7	1	2	3	4	5	6
3	4	5	6	7	1	2
6	7	1	2	3	4	5
2	3	4	5	6	7	1
5	6	7	1	2	3	4

Ⅳ

1	2	3	4	5	6	7
5	6	7	1	2	3	4
2	3	4	5	6	7	1
6	7	1	2	3	4	5
3	4	5	6	7	1	2
7	1	2	3	4	5	6
4	5	6	7	1	2	3

Ⅴ

1	2	3	4	5	6	7
6	7	1	2	3	4	5
4	5	6	7	1	2	3
2	3	4	5	6	7	1
7	1	2	3	4	5	6
5	6	7	1	2	3	4
3	4	5	6	7	1	2

Ⅵ

1	2	3	4	5	6	7
7	1	2	3	4	5	6
6	7	1	2	3	4	5
5	6	7	1	2	3	4
4	5	6	7	1	2	3
3	4	5	6	7	1	2
2	3	4	5	6	7	1

完全正交拉丁方组(续)

8 × 8

Ⅰ

1	2	3	4	5	6	7	8
2	1	4	3	6	5	8	7
3	4	1	2	7	8	5	6
4	3	2	1	8	7	6	5
5	6	7	8	1	2	3	4
6	5	8	7	2	1	4	3
7	8	5	6	3	4	1	2
8	7	6	5	4	3	2	1

Ⅱ

1	2	3	4	5	6	7	8
5	6	7	8	1	2	3	4
2	1	4	3	6	5	8	7
6	5	8	7	2	1	4	3
7	8	5	6	3	4	1	2
3	4	1	2	7	8	5	6
8	7	6	5	4	3	2	1
4	3	2	1	8	7	6	5

Ⅲ

1	2	3	4	5	6	7	8
7	8	5	6	3	4	1	2
5	6	7	8	1	2	3	4
3	4	1	2	7	8	5	6
8	7	6	5	4	3	2	1
2	1	4	3	6	5	8	7
4	3	2	1	8	7	6	5
6	5	8	7	2	1	4	3

Ⅳ

1	2	3	4	5	6	7	8
8	7	6	5	4	3	2	1
7	8	5	6	3	4	1	2
2	1	4	3	6	5	8	7
4	3	2	1	8	7	6	5
5	6	7	8	1	2	3	4
6	5	8	7	2	1	4	3
3	4	1	2	7	8	5	6

Ⅴ

1	2	3	4	5	6	7	8
4	3	2	1	8	7	6	5
8	7	6	5	4	3	2	1
5	6	7	8	1	2	3	4
6	5	8	7	2	1	4	3
7	8	5	6	3	4	1	2
3	4	1	2	7	8	5	6
2	1	4	3	6	5	8	7

Ⅵ

1	2	3	4	5	6	7	8
6	5	8	7	2	1	4	3
4	3	2	1	8	7	6	5
7	8	5	6	3	4	1	2
3	4	1	2	7	8	5	6
8	7	6	5	4	3	2	1
2	1	4	3	6	5	8	7
5	6	7	8	1	2	3	4

Ⅶ

1	2	3	4	5	6	7	8
3	4	1	2	7	8	5	6
6	5	8	7	2	1	4	3
8	7	6	5	4	3	2	1
2	1	4	3	6	5	8	7
4	3	2	1	8	7	6	5
5	6	7	8	1	2	3	4
7	8	5	6	3	4	1	2

9 × 9

Ⅰ

1	2	3	4	5	6	7	8	9
2	3	1	5	6	4	8	9	7
3	1	2	6	4	5	9	7	8
4	5	6	7	8	9	1	2	3

Ⅱ

1	2	3	4	5	6	7	8	9
7	8	9	1	2	3	4	5	6
4	5	6	7	8	9	1	2	3
2	3	1	5	6	4	8	9	7

完全正交拉丁方组(续完)

5	6	4	8	9	7	2	3	1
6	4	5	9	7	8	3	1	2
7	8	9	1	2	3	4	5	6
8	9	7	2	3	1	5	6	4
9	7	8	3	1	2	6	4	5

8	9	7	2	3	1	5	6	4
5	6	4	8	9	7	2	3	1
3	1	2	6	4	5	9	7	8
9	7	8	3	1	2	6	4	5
6	4	5	9	7	8	3	1	2

Ⅲ

1	2	3	4	5	6	7	8	9
9	7	8	3	1	2	6	4	5
5	6	4	8	9	7	2	3	1
6	4	5	9	7	8	3	1	2
2	3	1	5	6	4	8	9	7
7	8	9	1	2	3	4	5	6
8	9	7	2	3	1	5	6	4
4	5	6	7	8	9	1	2	3
3	1	2	6	4	5	9	7	8

Ⅳ

1	2	3	4	5	6	7	8	9
8	9	7	2	3	1	5	6	4
6	4	5	9	7	8	3	1	2
9	7	8	3	1	2	6	4	5
4	5	6	7	8	9	1	2	3
2	3	1	5	6	4	8	9	7
5	6	4	8	9	7	2	3	1
3	1	2	6	4	5	9	7	8
7	8	9	1	2	3	4	5	6

Ⅴ

1	2	3	4	5	6	7	8	9
3	1	2	6	4	5	9	7	8
2	3	1	5	6	4	8	9	7
7	8	9	1	2	3	4	5	6
9	7	8	3	1	2	6	4	5
8	9	7	2	3	1	5	6	4
4	5	6	7	8	9	1	2	3
6	4	5	9	7	8	3	1	2
5	6	4	8	9	7	2	3	1

Ⅵ

1	2	3	4	5	6	7	8	9
4	5	6	7	8	9	1	2	3
7	8	9	1	2	3	4	5	6
3	1	2	6	4	5	9	7	8
6	4	5	9	7	8	3	1	2
9	7	8	3	1	2	6	4	5
2	3	1	5	6	4	8	9	7
5	6	4	8	9	7	2	3	1
8	9	7	2	3	1	5	6	4

Ⅶ

1	2	3	4	5	6	7	8	9
5	6	4	8	9	7	2	3	1
9	7	8	3	1	2	6	4	5
8	9	7	2	3	1	5	6	4
3	1	2	6	4	5	9	7	8
4	5	6	7	8	9	1	2	3
6	4	5	9	7	8	3	1	2
7	8	9	1	2	3	4	5	6
2	3	1	5	6	4	8	9	7

Ⅷ

1	2	3	4	5	6	7	8	9
6	4	5	9	7	8	3	1	2
8	9	7	2	3	1	5	6	4
5	6	4	8	9	7	2	3	1
7	8	9	1	2	3	4	5	6
3	1	2	6	4	5	9	7	8
9	7	8	3	1	2	6	4	5
2	3	1	5	6	4	8	9	7
4	5	6	7	8	9	1	2	3

【用法说明】 拉丁方设计(latin square design)是由 r 个拉丁字母排成 $r \times r$ 方阵,使每行每列中每个字母都只出现 1 次,这个方阵叫 r 阶拉丁方或 $r \times r$ 拉丁方。如 3×3 拉丁方,4×4 拉丁方,或 5×5 拉丁方。

拉丁方设计是按拉丁方的行、列和拉丁字母分别安排 3 个因素,每个因素具备相同的水平数,其中用拉丁字母安排处理因素,行和列上安排控制因素。它是随机区组设计的扩展,随机区组设计从 1 个方面(行,即区组)来控制非处理因素对试验结果的影响,而拉丁方设计则是双向区组化设计,从行和列 2 个方面来控制非处理因素对试验结果的影响。

拉丁方设计要求:①必须是三因素同水平的试验。设计时将拉丁字母安排处理因素,行和列安排控制因素,并使行数、列数与处理数都相等;②任两因素间均无交互作用;③各行、列、处理的方差齐。

根据因素水平数 g 来选定拉丁方大小,本条目列出了 3×3 到 12×12 拉丁方表及 3×3 到 9×9 的完全正交拉丁方组。

例 比较喂养 5 种不同食品对小鼠体质量增加影响的实验。

观察指标:体质量增量(g)

因素:小鼠种系　甲、乙、丙、丁、戊(每个种系各 5 只)

　　加工方法　Ⅰ、Ⅱ、Ⅲ、Ⅳ、Ⅴ

　　食品种类　A、B、C、D、E (处理)

假定任两因素间无交互作用,试进行拉丁方设计。

解 本研究有 3 个因素,每个因素 5 个水平,故选 5×5 拉丁方。基本步骤如下:

1)对基本型拉丁方加以随机化:随机化时必须整行(或列)进行交换,不能将行或列拆散。

从"10 个自然数的随机排列表"中随机指定 2 行,假如随机指定的是第 4 行和第 9 行,在每行中取大于 0 且小于 6 的 5 个随机数。第 4 行取的是 1,3,5,4,2(按此顺序作行随机化),第 9 行取的是 2,4,3,1,5(按此顺序作列随机化)。

A	B	C	D	E
B	C	D	E	A
C	D	E	A	B
D	E	A	B	C
E	A	B	C	D

行随机化→

A	B	C	D	E
C	D	E	A	B
E	A	B	C	D
D	E	A	B	C
B	C	D	E	A

列随机化→

B	D	C	A	E
D	A	E	C	B
A	C	B	E	D
E	B	A	D	C
C	E	D	B	A

2)随机决定各字母所代表的处理:见表 1,处理数应表示在 r^2 个"小区"中。

表 1 "5×5 拉丁方"拉丁字母代表的处理随机化

处理	1	2	3	4	5
随机数字	2	4	3	1	5
字母的选拔	B	E	D	A	C

随机数字由"随机排列表(n=10)"随机指定第 9 行查得。(第 1 个随机数字是 2,先在 A、B、C、D、E 这 5 个字母的顺序中,选第 2 个字母 B 代表处理 1);再根据随机数字 4,从剩下的 A、C、D、E 顺序中选 E 代表处理 2;余仿此。最后只剩下 1 个字母 C 代表处理 5。

3)按以上设计安排试验并进行试验观察,根据观察值进行统计分析。

种系	Ⅰ	Ⅱ	Ⅲ	Ⅳ	Ⅴ
甲	B	D	C	A	E
乙	D	A	E	C	B
丙	A	C	B	E	D
丁	E	B	A	D	C
戊	C	E	D	B	A

参考文献

[1]郭祖超.医用数理统计分析方法[M].3 版.北京：人民卫生出版社，1988.

[2]徐天和，徐勇勇，高永.中华医学统计百科全书：医学研究与临床统计设计分册[M].北京：中国统计出版社，2013.

[3]贺石林，李元建.医学科研方法学[M].北京：人民军医出版社，2003.

[4]孙振球.医学统计学[M].2 版.北京：人民卫生出版社，2005.

（王玖）

两变异度差别检验用 S 界值表

n_1	n_2																					
	4	5	6	7	8	9	10	11	12	13	14	15	16	17	18	19	20	25	30	35	40	50
4			6	7	8	9	10	11	11	12	13	14	15	15	16	17	18	22	26	30	34	42
5	4	5	6	7	7	8	9	10	10	11	12	13	13	14	15	16	16	20	23	27	31	38
6	4	5	6	6	7	8	8	9	10	10	11	12	12	13	14	14	15	18	21	25	28	34
7	4	5	5	6	6	7	8	8	9	9	10	11	11	12	12	13	14	17	19	22	25	31
8	4	4	5	5	6	7	7	8	8	9	9	10	10	11	12	12	13	15	18	21	23	29
9	4	4	5	5	6	6	7	7	8	8	9	9	10	10	11	11	12	14	17	19	22	26
10	3	4	4	5	5	6	6	7	7	8	8	9	9	10	10	11	11	13	16	18	20	25
11	3	4	4	5	5	6	6	6	7	7	8	8	9	9	10	10	10	12	15	17	19	23
12	3	4	4	4	5	5	6	6	7	7	7	8	8	9	9	9	10	12	14	16	18	22
13	3	3	4	4	5	5	5	6	6	7	7	7	8	8	9	9	9	11	13	15	17	20
14	3	3	4	4	5	5	5	6	6	6	7	7	7	8	8	9	9	11	12	14	16	19
15	3	3	4	4	4	5	5	5	6	6	6	7	7	7	8	8	8	10	11	13	15	18
16	3	3	3	4	4	5	5	5	6	6	6	7	7	7	8	8	8	10	11	13	14	17
17	3	3	3	4	4	4	5	5	5	6	6	6	7	7	7	8	8	9	10	12	14	17
18	3	3	3	4	4	4	5	5	5	5	6	6	6	7	7	7	8	9	10	12	13	16
19	2	3	3	4	4	4	4	5	5	5	6	6	6	6	7	7	7	9	10	11	13	15
20	2	3	3	3	4	4	4	5	5	5	5	6	6	6	7	7	7	8	8	11	12	15
25	1	2	3	3	3	4	4	4	4	5	5	5	5	5	6	6	6	7	7	9	10	12
30	1	1	2	3	3	3	3	4	4	4	4	4	5	5	5	5	5	6	7	8	9	11
35	1	1	1	3	3	3	3	3	4	4	4	4	4	4	5	5	5	6	6	7	8	10
40	1	1	1	1	3	3	3	3	3	3	4	4	4	4	4	4	5	5	5	7	7	9
50	1	1	1	1	1	2	3	3	3	3	3	3	3	4	4	4	4	5	5	6	6	7

【用法说明】 该表为非参数检验超越检验之两样本变异度比较(Kamat)检验界值用表。表内数字为相应的界值 S_α(单侧检验检验水准 0.025,双侧 0.05),若计算所得统计量 $S \geqslant S_\alpha$,则$P<\alpha$;若 $S<S_\alpha$,则 $P>\alpha$。表中 n_1,n_2 分别为两样本的含量,根据超过数是否为同一组而有不同的指定;若超过数为同属一样本,则以超过数所属样本的含量为 n_2,另 1 个样本含量为 n_1;若左、右超过数分属不同样本,以超过数较小的样本为 n_1,较大者为 n_2。

例 甲地 8 眼井和乙地 10 眼井的水质中氟化物含量(mg/L)测定结果如下,试问,就总体而言,两地井水氟化物含量有无差别?

甲地	0	0.001	0.002	0.002	0.008	0.008	0.009	0.01						
乙地			0.002	0.002	0.004	0.006			0.026	0.05	0.09	0.13	0.14	0.25

解 H_0:两地井的水质中氟化物含量相等

H_1:两地井的水质中氟化物含量不相等

$\alpha=0.05$

将两样本观察值混合由小到大排列,计算左、右侧超过数。本例左侧超过数为 2,右侧超过数为 6,分属于 2 个样本,故 $S=6-2=4$(若属同一样本 $S=$两侧超过数之和);超过数较小者

$n_1=8$，较大者 $n_2=10$，查表，双侧检验 $S_{0.05}=7>S$，故 $P>0.05$，按照 $\alpha=0.05$ 水准，不拒绝 H_0，尚不能认为两地井的水质中氟化物含量不相等。

参考文献

郭祖超.医用数理统计分析方法[M].3 版.北京：人民卫生出版社，1988:643－644,914.

（王玖）

两重叠符号秩统计量间相关上限 ρ 界值表

n	ρ_U^n	n	ρ_U^n	n	ρ_U^n	n	ρ_U^n	n	ρ_U^n
1	0.333	11	0.472	21	0.485	31	0.490	41	0.492
2	0.389	12	0.474	22	0.485	32	0.490	42	0.492
3	0.416	13	0.476	23	0.486	33	0.490	43	0.492
4	0.433	14	0.478	24	0.487	34	0.490	44	0.493
5	0.444	15	0.479	25	0.487	35	0.491	45	0.493
6	0.452	16	0.480	26	0.488	36	0.491	46	0.493
7	0.458	17	0.481	27	0.488	37	0.491	47	0.493
8	0.463	18	0.482	28	0.488	38	0.491	48	0.493
9	0.467	19	0.483	29	0.489	39	0.492	49	0.493
10	0.470	20	0.484	30	0.489	40	0.492	50	0.493

【用法说明】 该表用于 Hollander 顺序效应检验，n 为每组样本数，ρ_U^n 为秩统计量界值。

检验统计量为

$$Q=\frac{Y-E_0(Y)}{\sqrt{Var_U(Y)}}$$

其中，

$$Var_U(Y)=\frac{nk(n+1)(2n+1)(k-1)[3+2(k-2)\rho_U^n]}{144}$$

$$E_0(Y)=\frac{nk(k-1)(n+1)}{8}$$

$$Y=\sum_{u=1}^{k-1}\sum_{v=u+1}^{k}T_{uv}$$

$$T_{uv}=\sum_{i=1}^{n}R_{uv}^i\Psi_{uv}^i$$

$$\Psi_{uv}^i=\begin{cases}1, & X_{iu}<X_{iv}\\ 0, & X_{iu}\geqslant X_{iv}\end{cases}$$

R_{uv}^i 为 $Y_{uv}^i=|X_{iu}-X_{iv}|$ 从小到大排列相应的秩，$i=1,2,\cdots,n$。

例 研究人员观察重量对前臂振动频率的影响。调查 6 个观察对象(数据见表 1)，施加 5 种不同的重量于前臂。其中处理组 5 为没有给予负重。试进行顺序效应的分析。

表 1 样本数据 单位:Hz

编号	组 1(7.5 磅)	组 2(5 磅)	组 3(2.5 磅)	组 4(1.25 磅)	组 5(0 磅)
1	2.58	2.63	2.62	2.85	3.01
2	2.70	2.83	3.15	3.43	3.47
3	2.78	2.71	3.02	3.14	3.35
4	2.36	2.49	2.58	2.86	3.10
5	2.67	2.96	3.08	3.32	3.41
6	2.43	2.50	2.85	3.06	3.07
均值 $\bar{x}$	2.59	2.69	2.88	3.11	3.24

解 $H_0:\tau_1=\tau_2=\cdots=\tau_k$（各处理组效应相同）

$H_1:\tau_1\leqslant\tau_2\leqslant\cdots\leqslant\tau_k$（各处理组有顺序效应）

$\alpha=0.05$

按步骤计算检验统计量 Q 值：

首先，求得

$$Y=\sum_{u=1}^{k-1}\sum_{v=u+1}^{k}T_{uv}=206.5。$$

其次，根据 $n=6$，查“两重叠符号秩统计量之间相关上限 ρ 界值表”，得到 $\rho_U^6=0.452$。并计算

$$E_0(Y)=\frac{nk(k-1)(n+1)}{8}=105,$$

$$Var_U(Y)=\frac{nk(n+1)(2n+1)(k-1)[3+2(k-2)\rho_U^n]}{144}=433.16$$

最终得到

$$Q=\frac{Y-E_0(Y)}{\sqrt{Var_U(Y)}}=4.88$$

由于 $Q=4.88>z_{0.05}=1.64$，所以 $P<0.05$。因此在 $\alpha=0.05$ 检验水准上拒绝 H_0，即随着对前臂增加重量振动频率逐渐降低。

参考文献

徐天和，景学安，程琮.中华医学统计百科全书：非参数统计分册[M].北京：中国统计出版社，2013.

（刘琳，徐天和）

两样本比较的符号秩和检验分位数表

n	α								
	0.005	0.01	0.025	0.05	0.10	0.20	0.30	0.40	0.50
4	0	0	0	0	1	3	3	4	5
5	0	0	0	1	3	4	5	6	7.5
6	0	0	1	3	4	6	8	9	10.5
7	0	1	3	4	6	9	11	12	14
8	1	2	4	6	9	12	14	16	18
9	2	4	6	9	11	15	18	20	22.5
10	4	6	9	11	15	19	22	25	27.5
11	6	8	11	14	18	23	27	30	33
12	8	10	14	18	22	28	32	36	39
13	10	13	18	22	27	33	38	42	45.5
14	13	16	22	26	32	39	44	48	52.5
15	16	20	26	31	37	45	51	55	60
16	20	24	30	36	43	51	58	63	68
17	24	28	35	42	49	58	65	71	76.5
18	28	33	41	48	56	66	73	80	85.5
19	33	38	47	54	63	74	82	89	95
20	38	44	53	61	70	83	91	98	105
21	44	50	59	68	78	91	100	108	115.5
22	49	56	67	76	87	100	110	119	126.5
23	55	63	74	84	95	110	120	130	138
24	62	70	82	92	105	120	131	141	150
25	69	77	90	101	114	131	143	153	162.5
26	76	85	99	111	125	142	55	165	175.5
27	84	94	108	120	135	154	167	178	189
28	92	102	117	131	146	166	180	192	203
29	101	111	127	141	158	178	193	206	217.5
30	110	121	138	152	170	191	207	220	232.5
31	119	131	148	164	182	205	221	235	248
32	129	141	160	176	195	219	236	250	264
33	139	152	171	188	208	233	251	266	280.5
34	149	163	183	201	222	248	266	282	297.5
35	160	175	196	214	236	263	283	299	315
36	172	187	209	228	251	279	299	317	333
37	184	199	222	242	266	295	316	335	351.5
38	196	212	236	257	282	312	334	353	370.5
39	208	225	250	272	298	329	352	372	390
40	221	239	265	287	314	347	371	391	410
41	235	253	280	303	331	365	390	411	430.5
42	248	267	295	320	349	384	409	431	451.5
43	263	282	311	337	366	403	429	452	473
44	277	297	328	354	385	422	450	473	495
45	292	313	344	372	403	442	471	495	517.5
46	308	329	362	390	423	463	492	517	540.5
47	324	346	379	408	442	484	514	540	564
48	340	363	397	428	463	505	536	563	588
49	357	381	416	447	483	527	559	587	612.5
50	374	398	435	467	504	550	583	611	637.5

【用法说明】 该表常用于检验两总体之间差异。其中 n 为两样本容量和，W_α 为 α 水准分位数。首先利用统计量公式求出统计量值，其次根据已知的样本容量 n 和检验水准 α 查表得到界值，最后根据界值与统计量值的大小关系决定是否拒绝原假设：若统计量值大于界值就不拒绝原假设；若统计量值小于界值之间就拒绝原假设。

统计量为两转换样本（X' 和 Y'）较小秩和 T，其中 $X_i'=|X_i-M_X|$、$Y_i'=|Y_i-M_Y|$，M_X 和 M_Y 为样本（X 和 Y）的总体中位数或样本中位数，遇到相同秩次时，求出相应的平均秩次。

例 研究 9 名正常儿童（X 列）和 9 名抑郁儿童（Y 列）血小板对某物质的吸收，见表 1。据此资料，能否认为吸收值的变异度不同。

表 1　样本数据及其检验统计量

X	Y	$X'=\|X_i-433\|$	$Y'=\|Y_i-406\|$	X' 的秩次	Y' 的秩次
289	312	144	94	14	10
301	320	132	86	13	8.5
328	336	105	70	11	7
347	372	86	34	8.5	4
433	406	0	0	—	—
478	425	45	19	6	1
560	428	127	22	12	2
607	438	174	32	15	3
656	446	223	40	16	5
$m_x=433$	$m_y=406$			95.5	40.5

解 $H_0:\sigma_X=\sigma_Y$，两总体变异度相等

$H_1:\sigma_X\neq\sigma_Y$，两总体变异度不相等

$\alpha=0.05$

详细计算中间结果见表 1 第 4～6 列。本例 X' 和 Y' 共出现 2 个 0 值，将其删除，n 相应减小为 16，选小秩和为 $T=40.5$。

据 $n=16$，$\alpha/2=0.025$，查“两样本比较的符号秩和检验分位数表”，得界值 $W_{0.025}=30$。本例计算的 $T=40.5>W_{0.025}=30$，则 $P>0.05$，按 $\alpha=0.05$ 检验水准不拒绝 H_0，可认为两总体变异度相同。即据此资料不能认为抑郁儿童和正常儿童血小板对某物质的吸收值的变异度有差异。

参考文献

徐天和，景学安，程琮．中华医学统计百科全书：非参数统计分册[M]．北京：中国统计出版社，2013.

（高明海，徐天和）

两样本比较秩和检验用 T 界值表

n_1	n_2-n_1										
(较小者)	0	1	2	3	4	5	6	7	8	9	10
2				3～13	3～15	3～17	4～18	4～20	4～22	4～24	5～25
							3～19	8～21	3～23	3～25	4～26
3	6～15	6～18	7～20	8～22	8～25	9～27	10～29	10～32	11～34	11～37	12～39
			6～21	7～23	7～26	8～28	8～31	9～33	9～36	10～38	10～41
					6～27	6～30	7～32	7～35	7～38	8～40	8～42
							6～33	6～36	6～39	7～41	7～44
4	11～25	12～28	13～31	14～34	15～37	16～40	17～43	18～46	19～49	20～5	21～55
	10～26	11～29	12～32	13～35	14～38	14～42	15～45	16～46	17～51	18～54	19～57
		10～30	11～33	11～37	12～40	13～43	13～47	14～50	15～53	15～57	16～60
			10～34	10～38	11～41	11～45	12～48	12～52	13～55	13～59	14～62
5	19～36	20～40	21～44	23～47	24～51	26～54	27～58	28～62	30～65	31～69	33～72
	17～38	18～42	20～45	21～49	22～53	23～57	24～61	26～64	27～68	28～72	29～76
	16～39	17～43	18～47	19～51	20～55	21～59	22～63	23～67	24～71	25～75	26～79
	15～40	16～44	16～49	17～53	18～57	19～61	20～65	21～69	23～73	22～78	23～82
6	28～50	29～55	31～59	33～63	35～67	37～71	38～76	40～80	42～84	44～88	46～92
	26～52	27～57	29～61	31～65	32～70	34～74	35～79	37～83	38～88	40～92	42～96
	24～54	25～59	27～63	28～68	29～73	30～78	32～82	33～87	34～92	36～96	37～101
	23～55	24～60	25～65	26～70	27～75	28～80	30～84	31～89	32～94	33～99	34～104
7	39～66	41～71	43～76	45～81	47～86	49～91	52～95	54～100	56～105	58～110	61～114
	36～69	38～74	40～79	42～84	44～89	46～94	48～99	50～104	52～109	54～114	56～119
	34～71	35～77	37～82	39～87	40～93	42～98	41～103	45～109	47～114	49～119	51～124
	32～73	34～78	35～84	37～89	38～95	40～100	41～106	43～111	44～117	46～122	47～128
8	51～85	54～90	56～96	59～101	62～106	64～112	67～117	69～123	72～128	75～133	77～139
	49～87	51～93	53～99	55～105	58～110	60～116	62～122	65～127	67～133	70～138	72～144
	45～91	47～97	49～103	51～109	53～115	56～120	58～126	60～132	62～138	64～144	66～150
	43～93	45～99	47～105	49～111	51～117	53～123	54～130	56～136	58～142	60～148	62～165
9	66～105	69～111	72～117	75～123	78～129	81～135	84～141	87～147	90～153	93～159	96～165
	62～109	65～115	68～121	71～127	73～134	76～140	79～146	82～152	84～159	87～165	90～171
	59～112	61～119	63～126	66～132	68～139	71～145	73～152	76～158	78～165	81～171	83～178
	56～115	58～122	61～128	63～135	65～142	67～149	69～156	72～162	74～169	76～176	78～183
10	82～128	86～134	89～141	92～148	96～154	99～161	103～167	106～174	110～180	113～187	117～193
	78～132	81～139	84～146	88～152	91～159	94～166	97～173	100～180	103～187	107～193	110～200
	94～136	77～143	79～151	82～158	85～165	88～172	91～179	93～187	96～194	99～201	102～208
	71～139	73～147	76～154	79～161	81～169	84～176	86～184	89～191	92～198	94～206	97～213

注：表中数据 1～4 行，分别为单侧 $\alpha=0.05, 0.025, 0.01, 0.005$，或双侧 $\alpha=0.1, 0.05, 0.02, 0.01$ 的 T 界值。

【用法说明】 本检验用表(Wilcoxon 两组比较法)适用于完全随机设计两组计量资料和等级资料的比较,比较的目的是检验两样本分别代表的总体(其分布形式相同)的位置有无差别。表中参数 n_1 和 n_2 分别为两样本容量,表中数据为拒绝域的两端点。该表的使用方式为:首先利用统计量公式求出统计量值,其次根据已知的样本参数 n_1、n_2 和检验水准 α 以及单尾还是双尾情况查表得到两界值(构成区间),最后根据统计量值是否在区间内决定是否拒绝原假设:若统计量值不在区间内就拒绝原假设;否则就不拒绝原假设。

统计量为较小样本秩和 $T=\Sigma R_i$(秩次相等以平均秩计)。

例 测得铅作业与非铅作业工人的血铅值如表 1 第 1、3 两栏(已从小到大排列),问铅作业工人血铅值是否高于非铅作业工人?

表 1 样本数据及其秩次

非铅作业组(μg/100g)	秩次	铅作业组(μg/100g)	秩次
5	1	17	9
5	2	18	10.5
6	3	20	12
7	4	25	14
9	5	34	15
12	6	43	16
13	7	44	17
15	8		
18	10.5		
21	13		
$n_2=10$	$T_2=59.5$	$n_1=7$	$T_1=93.5$

解 H_0:两组工人血铅值的总体分布相同

H_1:铅作业工人的血铅值高于非铅作业工人

单侧 $\alpha=0.05$

统计量值为 $T=93.5$。

以 $n_1=7$,$n_2-n_1=3$,查"两样本比较秩和检验用 T 界值表",$T_{0.005}$ 的上下界值分别为 37 和 89,本例 $T=93.5$ 在其范围之外,故 $P<0.05$,按 $\alpha=0.05$ 水平拒绝 H_0。

故认为铅作业工人的血铅值高于非铅作业工人。

参考文献

徐天和,景学安,程琮.中华医学统计百科全书:非参数统计分册[M].北京:中国统计出版社,2013.

(高明海,徐天和)

两样本均数比较所需样本例数

δ	单侧:α=0.005 双侧:α=0.01					单侧:α=0.01 双侧:α=0.02				
	1−β=0.99	0.95	0.9	0.8	0.5	0.99	0.95	0.9	0.8	0.5
0.05										
0.10										
0.15										
0.20										
0.25										
0.30										123
0.35					110					90
0.40					85					70
0.45				118	68				101	55
0.50				96	55			106	82	45
0.55			101	79	46		106	88	68	38
0.60		101	85	67	39		90	74	58	32
0.65		87	73	57	34	104	77	64	49	27
0.70	100	75	63	50	29	90	66	55	43	24
0.75	88	66	55	44	26	79	58	48	38	21
0.80	77	58	49	39	23	70	51	43	33	19
0.85	69	51	43	35	21	62	46	38	30	17
0.90	62	46	39	31	19	55	41	34	27	15
0.95	55	42	35	28	17	50	37	31	24	14
1.00	50	38	32	26	15	45	33	28	22	13
1.1	42	32	27	22	13	38	28	23	19	11
1.2	36	27	23	18	11	32	24	20	16	9
1.3	31	23	20	16	10	28	21	17	14	8
1.4	27	20	17	14	9	24	18	15	12	8
1.5	24	18	15	13	8	21	16	14	11	7
1.6	21	16	14	11	7	19	14	12	10	6
1.7	19	15	13	10	7	17	13	11	9	6
1.8	17	13	11	10	6	15	12	10	8	5
1.9	16	12	11	9	6	14	11	9	8	5
2.0	14	11	10	8	6	13	10	9	7	5
2.1	13	10	9	8	5	12	9	8	7	5
2.2	12	10	8	7	5	11	9	7	6	4
2.3	11	9	8	7	5	10	8	7	6	4
2.4	11	9	8	6	5	10	8	7	6	4
2.5	10	8	7	6	4	9	7	6	5	4
3.0	8	6	6	5	4	7	6	5	4	3
3.5	6	5	5	4	3	6	5	4	4	
4.0	6	6	4	4		5	4	4	3	

两样本均数比较所需样本例数(续完)

δ/σ	单侧:α=0.005 双侧:α=0.01					单侧:α=0.01 双侧:α=0.02				
	1−β=0.99	0.95	0.9	0.8	0.5	0.99	0.95	0.9	0.8	0.5
0.05	—	—	—	—	—	—	—	—	—	—
0.10	—	—	—	—	—	—	—	—	—	—
0.15	—	—	—	—	—	—	—	—	—	—
0.20	—	—	—	—	—	—	—	—	—	137
0.25	—	—	—	—	124	—	—	—	—	88
0.30	—	—	—	—	87	—	—	—	—	61
0.35	—	—	—	—	64	—	—	—	102	45
0.40	—	—	—	100	50	—	—	108	78	35
0.45	—	—	105	79	39	—	108	86	62	28
0.50	—	106	86	64	32	—	88	70	51	23
0.55	—	87	71	53	27	112	73	58	42	19
0.60	104	74	60	45	23	89	61	49	36	16
0.65	88	63	51	39	20	76	52	42	30	14
0.70	76	55	44	34	17	66	45	36	26	12
0.75	67	48	39	29	15	57	40	32	23	11
0.80	59	42	34	26	14	50	35	28	21	10
0.85	52	37	31	23	12	45	31	25	18	9
0.90	47	34	27	21	11	40	28	22	16	8
0.95	42	30	25	19	10	36	25	20	15	7
1.00	38	27	23	17	9	33	23	18	14	7
1.1	32	23	19	14	8	27	19	15	12	6
1.2	27	20	16	12	7	23	16	13	10	5
1.3	23	17	14	11	6	20	14	11	9	5
1.4	20	15	12	10	6	17	12	10	8	4
1.5	18	13	11	9	5	15	11	9	7	4
1.6	16	12	10	8	5	14	10	8	6	4
1.7	14	11	9	7	4	12	9	7	6	3
1.8	13	10	8	6	4	11	8	7	5	—
1.9	12	9	7	6	4	10	7	6	5	—
2.0	11	8	7	6	4	9	7	6	4	—
2.1	10	8	6	5	3	8	6	5	4	—
2.2	9	7	6	5	—	8	6	5	4	—
2.3	9	7	6	5	—	7	5	5	4	—
2.4	8	6	5	4	—	7	5	4	4	—
2.5	8	6	5	4	—	6	5	4	3	—
3.0	6	5	4	4	—	5	4	3	—	—
3.5	5	4	4	3	—	4	3	—	—	—
4.0	4	4	3	—	—	4	—	—	—	—

【用法说明】 该表为两样本均数比较（两独立样本 t 检验）所需样本含量用表。表内纵标目第 1 行为检验水准 α 取值，第 2 行为检验功效 $1-\beta$ 取值，横标目为两均数之差值 δ 与标准差 σ 比值。横、纵标目所对应数字区域数值即为所需样本含量。

例 某医院内科欲观察比较新降压药 A 与标准降压药 B 的疗效。已知 B 药能使血压平均下降 2.7kPa，期望 A 药能平均下降 3.3kPa，若降压值的标准差为 0.8kPa，α 取 0.05，β 取 0.10，问需观察多少例患者？

解 可以通过两样本均数比较所需样本含量用公式进行计算。同样可以通过查表“两样本均数比较所需样本例数”确定样本含量。

本例用单侧检验，$\delta=3.3-2.7=0.6$kPa，$\sigma=0.8$kPa，$\delta/\sigma=0.6/0.8=0.75$，单侧 $\alpha=0.05$，$\beta=0.10$，$1-\beta=0.90$，查表“两样本均数比较所需样本例数”得 $n=32$。

参考文献

徐天和，徐勇勇，高永.中华医学统计百科全书：医学研究与临床统计设计分册[M].北京：中国统计出版社，2013：227－228.

（胡乃宝，徐天和）

两样本率比较所需样本例数

两样本率比较所需样本例数(单侧)

较小率(%)	两组率之差(%),δ													
	5	10	15	20	25	30	35	40	45	50	55	60	65	70
5	330	105	55	35	25	20	16	13	11	9	8	7	6	6
	460	145	76	48	34	26	21	17	15	13	11	9	8	7
	850	270	140	89	63	47	37	30	25	21	19	17	14	13
10	540	155	76	47	32	23	19	15	13	11	9	8	7	6
	740	210	105	64	44	33	25	21	17	14	12	11	9	8
	1370	390	195	120	81	60	46	37	30	25	21	19	16	14
15	710	200	94	56	38	27	21	17	14	12	10	8	7	6
	990	270	130	77	52	38	29	22	19	16	13	10	10	8
	1820	500	240	145	96	69	52	411	33	27	22	20	17	14
20	860	230	110	63	42	30	22	18	15	12	10	8	7	6
	1190	320	150	88	58	41	31	24	20	16	14	11	10	8
	2190	590	280	160	105	76	57	44	35	28	23	20	17	14
25	980	260	120	69	45	32	24	19	15	12	10	8	7	
	1360	360	165	96	63	44	33	25	21	16	14	11	9	
	2510	660	300	175	115	81	60	46	36	29	23	20	16	
30	1080	280	130	73	47	33	24	19	15	12	10	8		
	1500	390	175	100	65	46	33	25	21	16	13	11		
	2760	720	330	185	120	84	61	47	36	28	22	19		
35	1160	300	135	75	48	33	24	19	15	12	9			
	1600	410	185	105	67	46	33	25	20	16	12			
	2960	750	340	190	125	85	61	46	35	27	21			
40	1210	310	135	76	48	33	24	18	14	11				
	1670	420	190	105	67	46	33	24	19	14				
	3080	780	350	195	125	84	60	44	33	25				
45	1230	310	135	75	47	32	22	17	13					
	1710	430	190	105	65	44	31	22	17					
	3140	790	350	190	120	81	57	41	30					
50	1230	310	135	73	45	30	21	15						
	1710	420	185	100	63	41	29	21						
	3140	780	340	185	115	76	52	37						

两样本率比较所需样本例数(双侧)

较小率(%)	两组率之差(%),δ													
	5	10	15	20	25	30	35	40	45	50	55	60	65	70
5	420	130	69	44	31	24	20	16	14	12	10	9	9	7
	570	175	93	59	42	32	25	21	18	15	13	11	10	9
	960	300	155	100	71	54	42	34	28	24	21	19	16	14
10	680	195	96	59	41	30	23	19	16	13	11	10	9	7
	910	260	130	79	54	40	31	24	21	18	15	13	11	10
	1550	440	220	135	92	68	52	41	34	28	23	21	18	15
15	910	250	120	71	48	34	26	21	17	14	12	10	9	8
	1220	330	160	95	64	46	35	27	22	19	16	13	11	10
	2060	560	270	160	110	78	59	47	37	31	25	21	19	16
20	1090	290	135	80	53	38	28	22	18	15	13	10	9	7
	1460	390	185	105	71	51	38	29	23	20	16	14	11	10
	2470	660	310	180	120	86	64	50	40	32	26	21	19	15
25	1250	330	150	88	57	40	30	23	19	15	13	10	9	
	1680	440	200	115	77	54	40	31	24	20	16	13	11	
	2840	740	340	200	130	92	68	52	41	32	26	21	18	
30	1380	360	160	93	60	42	31	23	19	15	12	10		
	1840	480	220	125	80	56	41	31	24	20	16	13		
	3120	810	370	210	135	95	69	53	41	32	25	21		
35	1470	380	170	96	61	42	31	23	18	14	11			
	1970	500	225	130	82	57	41	31	23	19	15			
	3340	850	380	215	140	96	69	52	40	31	23			
40	1530	390	175	97	61	42	30	22	17	13				
	2050	520	230	130	82	56	40	29	22	18				
	3480	880	390	220	140	95	68	50	37	28				
45	1560	390	175	96	60	40	28	21	16					
	2100	520	230	130	80	54	38	27	21					
	3550	890	390	215	135	92	64	47	34					
50	1560	390	170	93	57	38	26	19						
	2100	520	225	125	77	51	35	24						
	3550	880	380	210	130	86	59	41						

注:上行:$\alpha=0.05$,$1-\beta=0.80$;中行:$\alpha=0.05$,$1-\beta=0.90$;下行:$\alpha=0.01$,$1-\beta=0.95$。

【用法说明】 该表为两样本率比较(两独立样本卡方检验)所需样本含量用表。表内横标目为两样本率中较小率,若较小率大于50%,则计算$q=1-p$,用q_1、q_2的较小者查表;纵标目为所比较两样本率之差;α为检验水准,$1-\beta$为检验功效;横、纵标目对应数字区域即为样本含量，第 1 行为 $\alpha=0.05$，$1-\beta=0.80$ 时所需样本量，第 2 行为 $\alpha=0.05$，$1-\beta=0.90$ 时所需样本量，第 3 行为 $\alpha=0.01$，$1-\beta=0.95$ 时所需样本量。

例 某药物研究所研究某种新药对某病的治疗效果，以某旧药为对照。初步试验得新药的有效率为 85%，旧药的有效率为 70%。现拟进一步做试验，设 $\alpha=0.05$，$\beta=0.10$，问每组至少需要多少病例？

解 本例用双侧检验，较小率大于 50%，则计算 $q=1-P$，用 q_1、q_2 的较小者查表。$P_1=0.85$，$P_2=0.70$，$\delta=P_1-P_2=0.15$，$q_1=1-85\%=15\%$，$\delta=P_1-P_2=85\%-70\%=15\%$，查表“两样本率比较所需样本例数（双侧）”，$\alpha=0.05$，$\beta=0.10$，$1-\beta=0.90$，得 $n=160$ 例。

参考文献

徐天和，徐勇勇，高永．中华医学统计百科全书：医学研究与临床统计设计分册[M]．北京：中国统计出版社，2013:228－229.

（胡乃宝，徐天和）

两样本一般位置差别检验的概率表

$n_1 = n_2 = 10$

d	S 0	1	2	3	4	5	6	7	8	9	10
1	0.0000	1.0000	0.9999	0.9996	0.9985	0.9946	0.9837	0.9567	0.8947	0.7632	0.5000
2	0.0001	0.0005	0.9995	0.9973	0.9901	0.9714	0.9296	0.8483	0.7090	0.5000	0.2368
3	0.0004	0.0027	0.0115	0.9885	0.9651	0.9151	0.8251	0.6858	0.5000	0.2910	0.1053
4	0.0015	0.0099	0.0349	0.0894	0.9106	0.8151	0.6750	0.5000	0.3142	0.1517	0.0433
5	0.0054	0.0286	0.0842	0.1849	0.3281	0.6719	0.5000	0.3250	0.1749	0.0704	0.0163
6	0.0163	0.0704	0.1749	0.3250	0.5000	0.6719	0.3281	0.1849	0.0849	0.0286	0.0054
7	0.0433	0.1517	0.3142	0.5000	0.6750	0.8151	0.9106	0.0894	0.0349	0.0099	0.0015
8	0.1053	0.2910	0.5000	0.6858	0.8251	0.9151	0.9651	0.9885	0.0115	0.0027	0.0004
9	0.2368	0.5000	0.7090	0.8483	0.9296	0.9714	0.9901	0.9973	0.9995	0.0005	0.0001
10	0.5000	0.7632	0.8947	0.9567	0.9837	0.9946	0.9985	0.9996	0.9999	1.0000	1.0000

【用法说明】 该表为非参数检验超越检验之两样本一般位置差别比较(Epstein)检验界值用表。可用于检验两总体的任一(一般)位置 d 有无差别,尤其适用于疾病的生存分析。

d 为将 2 个样本观察值分别从小到大排列后,其中一个样本的第 d 个观察值(需根据研究目的确定),统计量 S 值为一个样本大于另一个样本的第 d 个观察值的个数。表内数字为相比较时有无差异的概率 P。

例 两类胃癌各 10 例,术后生存月数如下,比较两组术后 3 年(36 个月)生存期(即生存时间从短到长排列后,高分化腺癌的第 4 个病例的生存期)的差别。

高分化腺癌	9	14	19	36	47	53	56	94	141	169
未分化癌	6	6	7	10	11	14	16	25	37	46

解 H_0:两类胃癌术后生存期的总体分布相等

H_1:两类胃癌术后生存期的总体分布不相等

$\alpha=0.05$(单侧)

未分化癌组超过高分化腺癌组第 4 个数“36”的个数有 2 个数据:37、46,故 $S=2$,$n_1=n_2=10$,查表,$d=4$,$S=2$,单侧检验,得 $P=0.0349$,按 $\alpha=0.05$ 检验水准拒绝 H_0,故认为高分化腺癌术后 3 年生存期长于未分化癌。

参考文献

郭祖超.医用数理统计分析方法[M].3 版.北京:人民卫生出版社,1988:644-645,914.

(王玖)

两中心位置差别检验用 S 界值表

$\alpha(1)$:0.025,$\alpha(2)$:0.05;$n_1 \leqslant n_2$

n_2	n_1																					
	4	5	6	7	8	9	10	11	12	13	14	15	16	17	18	19	20	25	30	35	40	50
4	8																					
5	7	7																				
6	7	7	7																			
7	7	7	7	7																		
8	8	7	7	7	7																	
9	8	8	7	7	7	7																
10	9	8	8	7	7	7	7															
11	9	8	8	8	7	7	7	7														
12	10	9	8	8	8	7	7	7	7													
13	10	9	9	8	8	8	7	7	7	7												
14	10	10	9	8	8	8	8	8	7	7	7											
15	11	10	9	9	8	8	8	8	8	7	7	7										
16	11	10	10	9	9	8	8	8	8	8	7	7	7									
17	12	11	10	9	9	8	8	8	8	8	8	7	7	7								
18	12	11	10	10	9	9	8	8	8	8	8	8	8	7	7							
19	13	12	11	10	9	9	8	8	8	8	8	8	8	8	8	8						
20	13	12	11	10	10	9	9	8	8	8	8	8	8	8	8	8	8					
25	16	14	13	12	11	10	10	9	9	9	8	8	8	8	8	8	8	8				
30	18	16	15	13	12	12	11	10	10	10	9	9	9	8	8	8	8	8	8			
35	21	18	17	15	14	13	12	11	11	10	10	10	9	9	9	9	9	8	8	8		
40	24	21	18	17	15	14	13	13	12	11	11	10	10	10	9	9	9	8	8	8	8	
50	29	25	22	20	18	17	16	15	14	13	13	12	12	11	11	10	10	9	8	8	8	8

【用法说明】 该表为非参数检验超越检验之两样本中心位置比较(Haga)检验界值用表。表中 n_1,n_2 分别为两样本的含量($n_1 \leqslant n_2$),表内数字为相应的界值 S_α(单侧检验水准 0.025,双侧 0.05),若计算所得统计量 $S \geqslant S_\alpha$,则 $P < \alpha$;若 $S < S_\alpha$,则 $P > \alpha$。

例 用 2 种药物杀灭钉螺,每批用 200～300 只活钉螺,用药后清点钉螺的死亡数,并计算死亡率(%),结果如下。问 2 种药物杀死钉螺的效果有无差别?

甲药($n_1=7$):32.5　35.5　40.5　40.5　49.0　49.5　51.5

乙药($n_2=7$):16.0　22.5　26.0　28.5　32.5　38.0　40.5

解 H_0:2 种药物杀灭钉螺死亡率的总体分布相等

H_1:2 种药物杀灭钉螺死亡率的总体分布不相等

$\alpha=0.05$

将两样本观察值混合由小到大排列,计算左、右侧超过数。本例左侧超过数为 4,右侧超过数为 3,分属于 2 个样本,故 $S=4+3=7$(若属同一样本 S＝两侧超过数之差的绝对值);$n_1=7$,$n_2=7$,查表,双侧检验 $S_{0.05}=7=S$,故 $P<0.05$,按照 $\alpha=0.05$ 水准,拒绝 H_0,可以认为 2 种药物杀灭钉螺的效果有差别,甲药杀灭钉螺死亡率高于乙药。

参考文献

郭祖超.医用数理统计分析方法[M].3 版.北京:人民卫生出版社,1988:643—644,913.

(王玖)

量反应单向序贯试验边界系数表

δ	0.00	0.01	0.02	0.03	0.04	0.05	0.06	0.07	0.08	0.09
0.2	14.72	14.02	13.38	12.80	12.27	11.78	11.32	10.09	10.51	10.15
	22.98	21.88	20.89	19.98	19.15	18.38	17.67	17.02	16.41	15.84
	0.100	0.105	0.110	0.115	0.120	0.125	0.130	0.135	0.140	0.145
0.3	9.81	9.50	9.20	8.92	8.66	8.41	8.18	7.96	7.75	7.55
	15.32	14.82	14.36	13.92	13.51	13.13	12.76	12.42	12.09	11.78
	0.150	0.155	0.160	0.165	0.170	0.175	0.180	0.185	0.190	0.195
0.4	7.36	7.18	7.01	6.85	6.69	6.54	6.40	6.26	6.13	6.01
	11.49	11.21	10.94	11.69	10.44	10.21	9.99	9.78	9.57	9.38
	0.200	0.205	0.210	0.215	0.220	0.225	0.230	0.235	0.240	0.245
0.5	5.89	5.77	5.66	5.55	5.45	5.35	5.26	5.16	5.08	4.99
	9.19	9.01	8.84	8.67	8.51	8.35	8.21	8.06	7.92	7.79
	0.250	0.255	0.260	0.265	0.270	0.275	0.280	0.285	0.290	0.295
0.6	4.91	4.83	4.75	4.67	4.60	4.53	4.46	4.39	4.33	4.27
	7.66	7.53	7.41	7.29	7.18	7.07	6.96	6.86	6.76	6.66
	0.300	0.305	0.310	0.315	0.320	0.325	0.330	0.335	0.340	0.345
0.7	4.21	4.15	4.09	4.03	3.98	3.93	3.87	3.82	3.77	3.70
	6.56	6.47	6.38	6.29	6.21	6.13	6.05	5.97	5.89	5.82
	0.350	0.355	0.360	0.365	0.370	0.375	0.380	0.385	0.390	0.395
0.8	3.68	3.63	3.59	3.55	3.50	3.46	3.42	3.38	3.35	3.31
	5.74	5.76	5.60	5.54	5.47	5.41	5.34	5.28	5.22	5.16
	0.400	0.405	0.410	0.415	0.420	0.425	0.430	0.435	0.440	0.445
0.9	3.27	3.24	3.20	3.17	3.13	3.10	3.07	3.04	3.00	2.97
	5.11	5.05	4.99	4.94	4.89	4.84	4.79	4.74	4.69	4.64
	0.450	0.455	0.460	0.465	0.470	0.475	0.480	0.485	0.490	0.495
1.0	2.94	2.91	2.89	2.86	2.83	2.80	2.78	2.75	2.73	2.70
	4.60	4.55	4.50	4.46	4.42	4.38	4.33	4.29	4.25	4.22
	0.500	0.505	0.510	0.515	0.520	0.525	0.530	0.535	0.540	0.545
1.1	2.68	2.65	2.63	2.61	2.58	2.56	2.54	2.52	2.49	2.47
	4.18	4.14	4.10	4.07	4.03	4.00	3.96	3.93	3.89	3.86
	0.550	0.555	0.560	0.565	0.570	0.575	0.580	0.585	0.590	0.595
1.2	2.45	2.43	2.41	2.39	2.37	2.36	2.34	2.32	2.30	2.28
	3.83	3.80	3.77	3.74	3.71	3.68	3.65	3.62	3.59	3.56
	0.600	0.605	0.610	0.615	0.620	0.625	0.630	0.635	0.640	0.645
1.3	2.26	2.25	2.23	2.21	2.20	2.18	2.16	2.15	2.13	2.12
	3.53	3.51	3.48	3.45	3.43	3.40	3.38	3.35	3.33	3.31
	0.650	0.655	0.660	0.665	0.670	0.675	0.680	0.685	0.690	0.695
1.4	2.10	2.09	2.07	2.06	2.04	2.03	2.02	2.00	1.99	1.98
	3.28	3.26	3.24	3.21	3.19	3.17	3.15	3.13	3.10	3.08
	0.70	0.705	0.710	0.715	0.720	0.725	0.730	0.735	0.740	0.745
1.5	1.96	1.95	1.94	1.92	1.91	1.90	1.89	1.88	1.86	1.85
	3.06	3.04	3.02	3.00	2.98	2.96	2.95	2.93	2.91	2.89
	0.750	0.755	0.760	0.765	0.770	0.775	0.780	0.785	0.790	0.795
1.6	1.84	1.83	1.82	1.81	1.80	1.78	1.77	1.76	1.75	1.74
	2.87	2.85	2.84	2.82	2.80	2.78	2.77	2.75	2.74	2.72
	0.800	0.805	0.81	0.815	0.82	0.825	0.83	0.835	0.84	0.845

量反应单向序贯试验边界系数表(续完)

δ	0.00	0.01	0.02	0.03	0.04	0.05	0.06	0.07	0.08	0.09
1.7	1.73	1.72	1.71	1.70	1.69	1.68	1.67	1.66	1.65	1.64
	2.70	2.69	2.67	2.66	2.64	2.63	2.61	2.60	2.58	2.57
	0.850	0.855	0.860	0.865	0.870	0.875	0.880	0.885	0.890	0.895
1.8	1.64	1.63	1.62	1.61	1.60	1.59	1.58	1.57	1.57	1.56
	2.55	2.54	2.52	2.51	2.50	2.48	2.47	2.46	2.44	2.43
	0.900	0.905	0.910	0.915	0.920	0.925	0.930	0.935	0.940	0.945
1.9	1.55	1.54	1.53	1.53	1.52	1.51	1.50	1.49	1.49	1.48
	2.42	2.41	2.39	2.38	2.37	2.36	2.34	2.33	2.32	2.31
	0.950	0.955	0.960	0.965	0.970	0.975	0.980	0.985	0.990	0.995
2.0	1.47	1.46	1.46	1.45	1.44	1.44	1.43	1.42	1.42	1.41
	2.30	2.29	2.27	2.26	2.25	2.24	2.23	2.22	2.21	2.20
	1.000	1.005	1.010	1.015	1.020	1.025	1.030	1.035	1.040	1.045

【用法说明】 该表用于量反应单向序贯试验,假定试验者要研究某处理对一个连续型指标是否有显著影响。试验者需先测定未进行该处理试验对象的标准差 σ_0,然后可参照同类处理的作用以及反应量改变的多少规定以下试验标准:1)若处理可使反应量至少增加 δ_0,结论为处理有意义;2)若处理对反应量无影响,结论为处理无意义;3)α,β 分别为第Ⅰ类错误和第Ⅱ类错误。将试验标准规定的 δ_0 折算成以 δ_0 的标准差 σ 为单位,令该量为 δ,计算公式为:$\sigma_0=\sqrt{2}\sigma_0$,$\delta=\dfrac{\delta_0}{\sigma}$,根据 δ 值可查量反应单向序贯试验边界系数表得 a,b 值。边界公式为:

$$U: y=a\cdot\sigma+b\cdot\sigma\cdot m$$

$$L: y=-a\cdot\sigma+b\cdot\sigma\cdot m$$

表内上行为 $\alpha=\beta=0.05$ 的 a 值,中行为 $\alpha=\beta=0.01$ 的 a 值,下行为 b 值。

例 某试验研究冠心苏合丸对麻醉狗心肌耗氧量的影响。试验者在进行该项实验时,先测定 17 条正常麻醉狗的心肌耗氧量,其平均值为 11.87V%,标准差 $s=3.38$V%。应用量反应序贯实验,并规定试验标准:①用药后能使心肌耗氧量至少减少 5V%,结论为试药合格;②用药后对心肌耗氧量无影响,结论为用药不合格;③$\alpha=\beta=0.01$,$\delta_0=5$。

表 1 冠心苏合丸对麻醉狗心肌耗氧量的影响

组别	犬号	用药后冠窦流量增加		用药后心肌耗氧量减少	
		观察值(ml/min)	量反应	观察值	量反应
急性心肌梗死组	1	10.8	有效	17.01	17.01
	2	−4.8	无效	1.02	18.03
	3	3.0	有效	1.02	19.05
	4	2.4	有效	11.11	30.16
	5	3.6	有效	3.04	33.20
	6	4.2	有效	3.10	36.30
	7			3.56	19.86
对照组	1	0.0	无效	3.35	3.35
	2	0.0	无效	7.57	10.92
	3	−0.6	无效	6.63	17.55

解 由 $\alpha=\beta=0.01$，$\sigma=\sqrt{2}\sigma_0=1.41\times3.38=4.77$，$\delta=\frac{\delta_0}{\sigma}=\frac{5}{4.77}=1.05$，边界公式为：

$$U: y=a\cdot\sigma+b\cdot\sigma\cdot m$$
$$L: y=-a\cdot\sigma+b\cdot\sigma\cdot m$$

查“量反应单向序贯试验边界系数表”，得 $a=4.38$，$b=0.525$，由边界公式知，

$$U: y=20.9+2.50m$$
$$L: y=-20.9+2.50m$$

由边界方程可汇出序贯试验图，见图1。由于急性心肌梗死组的实验线触及上界 U，因此结论为新药合格；对照组的动物数过少，实验线未触及界限，但从实验线的趋向，大致可预估；若试验继续下去，得出试验合格结论的可能性很大。

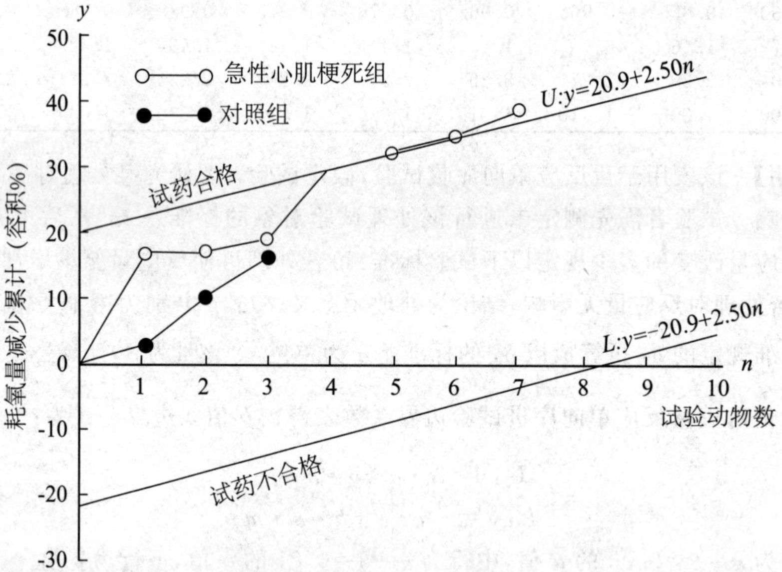

图1 中药冠心苏合丸对麻醉狗心肌耗氧量的影响的序贯试验图

（张中文，高永）

配对样本符号秩和检验用 T 界值表

n	α(1): α(2):	0.10 0.05	0.05 0.025	0.02 0.01	0.01 0.005	n	α(1): α(2):	0.10 0.05	0.05 0.025	0.02 0.01	0.01 0.005
5		0									
6		2	0			16		35	29	23	19
7		3	2	0		17		41	34	27	23
8		5	3	1	0	18		47	40	32	27
9		8	5	3	1	19		53	46	37	32
10		10	8	5	3	20		60	52	43	37
11		13	10	7	5	21		67	58	49	42
12		17	13	9	7	22		75	65	55	48
13		21	17	12	9	26		83	73	62	54
14		25	21	15	12	24		91	81	69	61
15		30	25	19	15	25		100	89	76	68

【用法说明】 该表用于配对资料的符号秩和检验(Wilcoxon 配对法)。n 为正负差值总个数,其余各列数字为设定的不同检验水准(单侧检验或双侧检验)下统计量 T 的界值。$\alpha(2)$为双侧检验的检验水准,$\alpha(1)$为单侧检验的检验水准。将两组数据按绝对值大小编秩,并标明正负;分别计算正负秩和,绝对值最小的秩的绝对值为 T 的取值;根据 n 的值查符号秩和检验用 T 值表,在 n 的值所在行内,找到与检验水准所对应的值为界值为 T_α。判断原则:T 值越小,P 值越小,如果 T 的取值小于界值 T_α,则 $P<\alpha$,拒绝 H_0。

例 用 2 种饲料喂 8 对大白鼠后,测定其肝脏中维生素 A 的含量。结果见表 1 第(2)(3)栏。问不同饲料的效果有误差别?

表 1 不同饲料组大白鼠肝脏中维生素 A 的含量 单位:μ/mg

大白鼠对号 (1)	正常饲料组 (2)	缺乏维生素 E 饲料组 (3)	差值 (4)=(2)-(3)	秩次 (5)
1	3.55	2.45	1.10	6
2	2.00	2.40	-0.40	-1
3	3.00	1.80	1.20	7
4	3.95	3.20	0.75	3
5	3.80	3.25	0.55	2
6	3.75	2.70	1.05	5
7	3.45	2.50	0.95	4
8	3.05	1.75	1.30	8
				-1,35

解 H_0:差值总体中位数为 0

H_1:差值总体中位数不为 0

$\alpha=0.05$

按 Wilcoxon 配对法,将表 1 第(4)栏按绝对值大小编秩,并标明正负,见第(5)栏。分别计算正负秩和,显然负秩和绝对值较小,故 $T=1$。

查"配对样本符号秩和检验用 T 界值表",在 $n=8$ 行内,找到与 $\alpha(2)=0.05$ 所对应的 T 界值为 $T_{0.05}=3$,由 $T=1<T_{0.05}=3$,得 $P<0.05$,按 $\alpha=0.05$ 的检验水准,拒绝 H_0,故认为不同饲料组大白鼠肝脏中维生素 A 的含量不同,缺乏维生素 E 饲料组低于正常饲料组。

参考文献

[1]郭祖超.医用数理统计方法[M].北京:人民卫生出版社,1965.

[2]徐天和.中国医学统计百科全书[M].北京:人民卫生出版社,2004.

[3]Machin David, Campbell Michael J.Statistical tables for the design of clinical trials [M].Blackwell Scientific Oxford, 1987.

[4]Lindley Dennis V.New Cambridge statistical tables[M].Cambridge University Press,1995.

[5]徐天和,田考聪.中华医学统计百科全书:描述性统计分册[M].北京:中国统计出版社,2012.

(孔杨,祁爱琴)

平方秩检验统计量分位数表

n	p	m=3	4	5	6	7	8	9	10
3	0.005	14	14	14	14	14	14	21	21
	0.01	14	14	14	14	21	21	26	26
	0.025	14	14	21	26	29	30	35	41
	0.05	21	21	26	30	38	42	49	54
	0.10	26	29	35	42	50	59	69	77
	0.90	65	90	117	149	182	221	260	305
	0.95	70	101	129	161	197	238	285	333
	0.975	77	110	138	170	213	257	308	362
	0.99	77	110	149	194	230	285	329	394
	0.995	77	110	149	194	245	302	346	413
4	0.005	30	30	30	39	39	46	50	54
	0.01	30	30	39	46	50	51	62	66
	0.025	30	39	50	54	63	71	78	90
	0.05	39	50	57	66	78	90	102	114
	0.10	50	62	71	85	99	114	130	149
	0.90	111	142	182	222	270	321	375	435
	0.95	119	154	197	246	294	350	413	476
	0.975	126	165	206	255	311	374	439	510
	0.99	126	174	219	270	334	401	470	545
	0.995	126	174	230	281	351	414	494	567
5	0.005	55	55	66	75	79	88	99	110
	0.01	55	66	75	82	90	103	115	127
	0.025	66	79	88	100	114	130	145	162
	0.05	75	88	103	120	135	155	175	195
	0.10	87	103	121	142	163	187	212	239
	0.90	169	214	264	319	379	445	514	591
	0.95	178	228	282	342	410	479	558	639
	0.975	183	235	297	363	433	508	592	680
	0.99	190	246	310	382	459	543	631	727
	0.995	190	255	319	391	478	559	654	754
6	0.005	91	104	115	124	136	152	167	182
	0.01	91	115	124	139	155	175	191	210
	0.025	115	130	143	164	184	208	231	255
	0.05	124	139	164	187	211	239	268	299
	0.10	136	163	187	215	247	280	315	352
	0.90	243	300	364	435	511	592	679	772
	0.95	255	319	386	463	545	634	730	831
	0.975	259	331	406	486	574	670	771	880
	0.99	271	339	424	511	607	706	817	935
	0.995	271	346	431	526	624	731	847	970

平方秩检验统计量分位数表(续完)

n	p	m=3	4	5	6	7	8	9	10
7	0.005	140	155	172	195	212	235	257	280
	0.01	155	172	191	212	236	260	287	315
	0.025	172	195	217	245	274	305	338	372
	0.05	188	212	240	274	308	344	384	425
	0.10	203	236	271	308	350	394	440	489
	0.90	335	407	487	572	665	764	871	984
	0.95	347	428	515	608	707	814	929	1051
	0.975	356	443	536	635	741	856	909	1108
	0.99	364	456	560	664	779	900	1032	1172
	0.995	371	467	571	683	803	929	1067	1212
8	0.005	204	236	260	284	311	340	368	401
	0.01	221	249	276	309	340	372	408	445
	0.025	249	276	311	345	384	425	468	513
	0.05	268	300	340	381	426	473	524	576
	0.10	285	329	374	423	476	531	590	652
	0.90	447	536	632	735	846	965	1091	1224
	0.95	464	560	664	776	896	1023	1159	1303
	0.975	476	579	689	807	935	1071	1215	1368
	0.99	485	599	716	840	980	1124	1277	1442
	0.995	492	604	731	863	1005	1156	1319	1489
9	0.005	304	325	361	393	429	466	508	549
	0.01	321	349	384	423	464	508	553	601
	0.025	342	380	423	469	517	570	624	682
	0.05	365	406	457	510	567	626	689	755
	0.10	390	444	501	561	625	694	766	843
	0.90	581	689	803	925	1056	1195	1343	1498
	0.95	601	717	840	972	1112	1261	1420	1587
	0.975	615	741	870	1009	1158	1317	1485	1662
	0.99	624	757	900	1049	1209	1377	1556	1745
	0.995	629	769	916	1073	1239	1417	1601	1798
10	0.005	406	448	486	526	573	620	672	725
	0.01	425	470	513	561	613	667	725	785
	0.025	457	505	560	616	677	741	808	879
	0.05	486	539	601	665	734	806	883	963
	0.10	514	580	649	724	801	885	972	1064
	0.90	742	866	1001	1144	1296	1457	1627	1806
	0.95	765	901	1045	1197	1360	1533	1715	1907
	0.975	778	925	1078	1241	1413	1596	1788	1991
	0.99	793	949	1113	1286	1470	1664	1869	2085
	0.995	798	961	1130	1314	1505	1708	1921	2145

【用法说明】 表中参数 m 和 n 为两样本容量，p 为分位概率且 $p=1-\alpha$，α 为检验水准。该表的使用方式为：首先利用统计量公式求出统计量值，其次根据已知的样本参数 p、m、n 和 α 查表得到界值，最后根据界值与统计量值的大小关系决定是否拒绝原假设：若统计量值大于表中界值就拒绝原假设；若统计量值小于表中界值就不拒绝原假设。

符合正态分布的计量资料，可以使用 F 检验来判断两样本所代表的总体方差是否齐性。对于非正态分布的资料或尚不能确定其分布类型的资料，可以使用本检验来判断两总体方差是否有差异。应用条件：两样本为独立的计量资料随机样本，其中样本 X 含量为 n：$X_1,X_2,\cdots,X_n$；样本 Y 含量为 m：$Y_1,Y_2,\cdots,Y_m$。检验假设：①双侧检验 H_0 为 X 和 Y 分布相同，但两分布的均数可以不同；H_1 为 2 个分布不相同，即两分布的方差不相等。②单侧检验 H_0 为两分布相同，H_1 为 X 总体方差小于 Y 总体方差。③单侧检验 H_0 为两分布相同，H_1 为 X 总体方差大于 Y 总体方差。

统计量计算公式为

$$T=\sum_{i=1}^{n}[R(X_i')]^2$$

其中，离差 $X_i'=|X_i-M_X|$，详细过程还需要计算 $Y_i'=|Y_i-M_Y|$。M_X 和 M_Y 为样本(X 和 Y)的总体中位数或样本中位数，若在同一样本出现相同数据时，求出相应的平均秩次。

例 对男女供血者的心率进行研究．测得的心率数据如表 1(第 1、2 列)所示。据此资料能否认为男性心率的变异度比女性的要大？

表 1 样本数据及其计算过程

原始数据		离差		秩次		平方秩	
男 X	女 Y	X'	Y'	$R(X')$	$R(Y')$	$[R(X')]^2$	$[R(Y')]^2$
58	66	16.25	5.11	17	13	289	169
65	67	9.25	4.11	15	10	225	100
74	68	0.25	3.11	1.5	8	2.25	64
74	69	0.25	2.11	1.5	6	2.25	36
76	72	1.75	0.89	4	3	16	9
79	73	4.75	1.89	11	5	121	25
82	74	7.75	2.89	14	7	196	49
86	75	11.75	3.89	16	9	256	81
	76		4.89		12		144
$M_X=74.25$	$M_Y=71.11$					11075	677

解 $H_0:\sigma_1=\sigma_2$，男女性心率变异度相同

$H_1:\sigma_1>\sigma_2$，男性心率变异度更大

单侧 $\alpha=0.05$

计算过程结果参见表 1，统计量为 $T=\sum_{i=1}^{n}[R(X_i)]^2=1107.5$，见表 1 平方秩一栏(第 7 列)。

根据参数 $n=8$，$m=9$，单侧 $\alpha=0.05$(即查表中的 $p=1-\alpha=0.95$)查“平方秩检验统计量分位数表”得界值 $W_{0.95}=1159$。

因为统计量值 $T=1107.5$ 小于界值 $W_{0.95}=1159$，即 $P>0.05$。故按 $\alpha=0.05$ 检验水准，

不拒绝 H_0。所以男性心率变异度与女性的差异无统计学意义。

参考文献

徐天和，景学安，程琮.中华医学统计百科全书：非参数统计分册[M].北京：中国统计出版社，2013.

（高明海，徐天和）

平衡不完全区组设计参数表 ($r \leqslant 10$)

设计	v	k	r	b	λ	E	[注]
1	4	2	3	6	1	0.67	(*)
2		3	3	4	2	0.89	(* *)
3	5	2	4	10	1	0.62	(*)
4		3	6	10	3	0.83	(*)
5		4	4	5	3	0.94	(* *)
6	6	2	5	15	1	0.60	(*)
7		3	5	10	2	0.80	
8		3	10	20	4	0.80	(*)
9		4	10	15	6	0.90	(*)
10		5	5	6	4	0.96	(* *)
11	7	2	6	21	1	0.58	(*)
12		3	3	7	1	0.78	
13		4	4	7	2	0.88	
14		6	6	7	5	0.97	(* *)
15	8	2	7	28	1	0.57	(*)
16		4	7	14	3	0.86	
17		7	7	8	6	0.98	(* *)
18	9	2	8	36	1	0.56	(*)
19		3	4	12	1	0.75	
20		4	8	18	3	0.84	
21		5	10	18	5	0.90	
22		6	8	12	5	0.94	
23		8	8	9	7	0.98	(* *)
24	10	2	9	45	1	0.56	(*)
25		3	9	30	2	0.74	
26		4	6	15	2	0.83	
27		5	9	18	4	0.89	
28		6	9	15	5	0.93	
29		9	9	10	8	0.99	(* *)
30	11	2	10	55	1	0.55	(*)
31		5	5	11	2	0.88	
32		6	6	11	3	0.92	
33		10	10	11	9	0.99	(* *)
34	13	3	6	26	1	0.72	
35		4	4	13	1	0.81	
36		9	9	13	6	0.96	
37	15	3	7	35	1	0.71	
38		7	7	15	3	0.92	
39		8	8	15	4	0.94	
40	16	4	5	20	1	0.80	
41		6	6	16	2	0.89	
42		6	9	24	3	0.89	

平衡不完全区组设计表

(阿拉伯数字表示处理,行表示区组,罗马数字不是重复)

设计 1　$v=4,k=2,r=3,b=6,\lambda=1$

Ⅰ	Ⅱ	Ⅲ
1 2	1 3	1 4
3 4	2 4	2 3

设计 3　$v=5,k=2,r=4,b=10,\lambda=1$

Ⅰ	Ⅱ	Ⅲ	Ⅳ
1	2	1	3
2	3	2	4
3	4	3	5
4	5	4	1
5	1	5	2

设计 4　$v=5,k=3,r=6,b=10,\lambda=3$

Ⅰ	Ⅱ	Ⅲ	Ⅳ	Ⅴ	Ⅵ
1	2	3	1	2	4
2	3	4	2	3	5
3	4	5	3	4	1
4	5	1	4	5	2
5	1	2	5	1	3

设计 6　$v=6,k=2,r=5,b=15,\lambda=1$

Ⅰ	Ⅱ	Ⅲ	Ⅳ	Ⅴ
1 2	1 3	1 4	1 5	1 6
3 4	2 4	2 6	2 4	2 3
5 6	4 6	3 5	3 6	4 5

设计 7　$v=6,k=3,r=5,b=10,\lambda=2$

1	2	5	2	3	4
1	2	6	2	3	5
1	3	4	2	4	6
1	4	5	4	5	6

设计 8　$v=6,k=3,r=10,b=20,\lambda=4$

Ⅰ	Ⅱ	Ⅲ	Ⅳ	Ⅴ
1 2 3	1 2 4	1 2 5	1 2 6	1 3 4
4 5 6	3 5 6	3 4 6	3 4 5	2 5 6

Ⅵ	Ⅶ	Ⅷ	Ⅸ	Ⅹ
1 3 5	1 3 6	1 4 5	1 4 6	1 5 6
2 4 6	2 4 5	2 3 6	2 3 5	2 3 4

设计 9　$v=6,k=4,r=10,b=15,\lambda=6$

Ⅰ,Ⅱ	Ⅲ,Ⅳ	Ⅴ,Ⅵ	Ⅶ,Ⅷ	Ⅸ,Ⅹ
1 2 3 4	1 2 3 5	1 2 3 6	1 2 4 5	1 2 5 6
1 4 5 6	1 2 4 6	1 3 4 5	1 3 5 6	1 3 4 6
2 3 5 6	3 4 5 6	2 4 5 6	2 3 4 6	2 3 4 5

设计 11　$v=7,k=2,r=6,b=21,\lambda=1$

Ⅰ	Ⅱ	Ⅲ	Ⅳ	Ⅴ	Ⅵ
1	2	1	3	1	4
2	3	2	4	2	5
3	4	3	5	3	6
4	5	4	6	4	7
5	6	5	7	5	1
6	7	6	1	6	2
7	1	7	2	7	3

设计 12　$v=7,k=3,r=3,b=7,\lambda=1$

1	2	4
2	3	5
3	4	6
4	5	7
5	6	1
6	7	2
7	1	3

设计 13　$v=7,k=4,r=4,b=7,\lambda=2$

1	2	3	6
2	3	4	7
3	4	5	1
4	5	6	2
5	6	7	3
6	7	1	4
7	1	2	5

设计 15　$v=8,k=2,r=7,b=28,\lambda=1$

Ⅰ	Ⅱ	Ⅲ	Ⅳ
1 2	1 3	1 4	1 5
3 4	2 8	2 7	2 3
5 6	4 5	3 6	4 7
7 8	6 7	5 8	6 8

Ⅴ	Ⅵ	Ⅶ
1 6	1 7	1 8
2 4	2 6	2 5
3 8	3 5	4 7
5 7	4 8	6 6

设计 16　$v=8,k=4,r=7,b=14,\lambda=3$

Ⅰ	Ⅱ	Ⅲ	Ⅳ
1 2 3 4	1 2 5 6	1 2 7 8	1 3 5 7
5 6 7 8	3 4 7 8	3 4 5 6	2 4 6 8

Ⅴ	Ⅵ	Ⅶ
1 3 6 8	1 4 5 8	1 4 6 7
2 4 5 7	2 3 6 7	2 3 5 8

平衡不完全区组设计表（续）

设计 18　$v=9, k=2, r=8, b=36, \lambda=1$

Ⅰ Ⅱ	Ⅲ Ⅳ	Ⅴ Ⅵ	Ⅶ Ⅷ
1 2	1 3	1 4	1 5
2 3	2 4	2 5	2 6
3 4	3 5	3 6	3 7
4 5	4 6	4 7	4 8
5 6	5 7	5 8	5 9
6 7	6 8	6 9	6 1
7 8	7 9	7 1	7 2
8 9	8 1	8 2	8 3
9 1	9 2	9 3	9 4

设计 19　$v=9, k=3, r=4, b=12, \lambda=1$

Ⅰ	Ⅱ	Ⅲ	Ⅳ
1 2 3	1 4 7	1 5 9	1 6 8
4 5 6	2 5 8	2 6 7	2 4 9
7 8 9	3 6 9	3 4 8	3 5 7

设计 20　$v=9, k=4, r=8, b=18, \lambda=3$

Ⅰ	Ⅱ	Ⅲ	Ⅳ	Ⅴ	Ⅵ	Ⅶ	Ⅷ
1	2	3	5	1	4	5	8
2	3	4	6	2	5	6	9
3	4	5	7	3	6	7	1
4	5	6	8	4	7	8	2
5	6	7	9	5	8	9	3
6	7	8	1	6	9	1	4
7	8	9	2	7	1	2	5
8	9	1	3	8	2	3	6
9	1	2	4	9	3	4	7

设计 21　$v=9, k=5, r=10, b=18, \lambda=5$

Ⅰ	Ⅱ	Ⅲ	Ⅳ	Ⅴ	Ⅵ	Ⅶ	Ⅷ	Ⅸ	Ⅹ
1	2	3	4	8	1	2	4	6	7
2	3	4	5	9	2	3	5	7	8
3	4	5	6	1	3	4	6	8	9
4	5	6	7	2	4	5	7	9	1
5	6	7	8	3	5	6	8	1	2
6	7	8	9	4	6	7	9	2	3
7	8	9	1	5	7	8	1	3	4
8	9	1	2	6	8	9	2	4	5
9	1	2	3	7	9	1	3	5	6

设计 22　$v=9, k=6, r=8, b=12, \lambda=5$

Ⅰ, Ⅱ	Ⅲ, Ⅳ	Ⅴ, Ⅵ	Ⅶ, Ⅷ
1 2 3 4 5 6	1 2 4 5 7 8	1 2 4 6 8 9	1 2 5 6 7 9
1 2 3 7 8 9	1 3 4 6 7 9	1 3 5 6 7 8	1 3 4 5 8 9
4 5 6 7 8 9	2 3 5 6 8 9	2 3 4 5 7 9	2 3 4 6 7 8

设计 24　$v=10, k=2, r=9, b=45, \lambda=1$

Ⅰ	Ⅱ	Ⅲ	Ⅳ	Ⅴ
1 2	1 3	1 4	1 5	1 6
3 4	2 7	2 10	2 8	2 9
5 6	4 8	3 7	3 10	3 8
7 8	5 9	5 8	4 9	4 10
9 10	6 10	6 9	6 7	5 7

Ⅵ	Ⅶ	Ⅷ	Ⅸ
1 7	1 8	1 9	1 10
2 6	2 3	2 4	2 5
3 9	4 6	3 5	3 6
4 5	5 10	6 8	4 7
8 10	7 9	7 10	8 9

设计 25　$v=10, k=3, r=9, b=30, \lambda=2$

Ⅰ, Ⅱ, Ⅲ	Ⅳ, Ⅴ, Ⅵ	Ⅶ, Ⅷ, Ⅸ
1 2 3	1 2 4	1 3 5
1 4 6	1 5 7	1 6 8
1 7 9	1 8 10	1 9 10
2 5 8	2 3 6	2 4 10
2 8 10	2 5 9	2 6 7
3 4 7	3 4 8	2 7 9
3 9 10	3 7 10	3 5 6
4 6 9	4 5 9	3 8 9
5 6 10	6 7 10	4 5 10
5 7 8	6 8 9	4 7 2

设计 26　$v=10, k=4, r=6, b=15, \lambda=2$

1 2 3 4	1 6 8 10	3 4 5 8
1 2 5 6	2 3 6 9	3 5 9 10
1 3 7 8	2 4 7 10	3 6 7 10
1 4 9 10	2 5 8 10	4 5 6 7
1 5 7 9	2 7 8 9	4 6 8 9

设计 27　$v=10, k=5, r=9, b=18, \lambda=4$

1 2 3 4 5	1 4 5 6 10	2 5 6 8 10
1 2 3 6 7	1 4 8 9 10	2 6 7 9 10
1 2 4 6 9	1 5 7 9 10	3 4 5 7 9
1 2 5 7 8	2 3 4 8 10	3 4 6 7 10
1 3 6 8 9	2 3 5 9 10	3 5 6 8 9
1 3 7 8 10	2 4 7 8 9	4 5 6 7 8

设计 28　$v=10, k=6, r=9, b=15, \lambda=5$

1 2 3 5 7 10	1 3 4 5 6 10	2 2 4 6 8 10
1 2 3 8 9 10	1 3 4 6 7 9	2 3 5 6 7 8
1 2 4 5 8 9	1 3 5 6 8 9	2 4 5 6 9 10
1 2 4 6 7 8	1 4 5 7 8 10	3 4 7 8 9 10
1 2 6 7 9 10	2 3 1 5 7 9	5 6 7 8 9 10

平衡不完全区组设计表（续）

设计 30 $v=11, k=2, r=10, b=55, \lambda=1$

Ⅰ	Ⅱ	Ⅲ	Ⅳ	Ⅴ	Ⅵ	Ⅶ	Ⅷ	Ⅸ	Ⅹ
1	2	1	3	1	4	1	5	1	6
2	3	2	4	2	5	2	6	2	7
3	4	3	5	3	6	3	7	3	8
4	5	4	6	4	7	4	8	4	9
5	6	5	7	5	8	5	9	5	10
6	7	6	8	6	9	6	10	6	11
7	8	7	9	7	10	7	11	7	1
8	9	8	10	8	11	8	1	8	2
9	10	9	11	9	1	9	2	9	3
10	11	10	1	10	2	10	3	10	4
11	1	11	2	11	3	11	4	11	5

设计 31 $v=11, k=5, r=5, b=11, \lambda=2$

1	2	3	8
2	3	4	9
3	4	5	10
4	5	6	11
5	6	7	1
6	7	8	2
7	8	9	3
8	9	10	4
9	10	11	5
10	11	1	6
11	1	2	7

设计 32 $v=11, k=6, r=6, b=11, \lambda=3$

1	2	3	7	9	10
2	3	4	8	10	11
3	4	5	9	11	1
4	5	6	10	1	2
5	6	7	11	2	3
6	7	8	1	3	4
7	8	9	2	4	5
8	9	10	3	5	6
9	10	11	4	6	7
10	11	1	5	7	8
11	1	2	6	8	9

设计 34 $v=13, k=3, r=6, b=26, \lambda=1$

Ⅰ	Ⅱ	Ⅲ	Ⅳ	Ⅴ	Ⅵ
1	2	11	1	3	9
2	3	12	2	4	10
3	4	13	3	5	11
4	5	1	4	6	12
5	6	2	5	7	13
6	7	3	6	8	1
7	8	4	7	9	2
8	9	5	8	10	3
9	10	6	9	11	4
10	11	7	10	12	5
11	12	8	11	13	6
12	13	9	12	1	7
13	1	10	13	2	8

设计 35 $v=13, k=4, r=4, b=13, \lambda=2$

1	2	4	10
2	3	5	11
3	4	6	12
4	5	7	13
5	6	8	1
6	7	9	2
7	8	10	3
8	9	11	4
9	10	12	5
10	11	13	6
11	12	1	7
12	13	2	8
13	1	3	9

设计 36 $v=13, k=9, r=9, b=13, \lambda=6$

1	2	3	4	5	7	8	9	12
2	3	4	5	6	8	9	10	13
3	4	5	6	7	9	10	11	1
4	5	6	7	8	10	11	12	2
5	6	7	8	9	11	12	13	3
6	7	8	9	10	12	13	1	4
7	8	9	10	11	13	1	2	5
8	9	10	11	12	1	2	3	6
9	10	11	12	13	2	3	4	7
10	11	12	13	1	3	4	5	8
11	12	13	1	2	4	5	6	9
12	13	1	2	3	5	6	7	10
13	1	2	3	4	6	7	8	11

设计 37 $v=15, k=3, r=7, b=35, \lambda=1$

Ⅰ			Ⅱ			Ⅲ			Ⅳ		
1	2	3	1	4	5	1	6	7	1	8	9
4	8	12	2	8	10	2	9	11	2	13	15
5	10	15	3	13	14	3	12	15	3	4	7
6	11	13	6	9	15	4	10	14	5	11	14
7	9	14	7	11	12	5	8	13	6	10	12

Ⅴ			Ⅵ			Ⅶ		
1	10	11	1	12	13	1	14	15
2	2	14	2	5	7	2	4	6
3	5	6	3	9	10	3	8	11
4	9	13	4	11	15	5	9	12
7	8	15	6	3	14	7	10	13

平衡不完全区组设计表（续完）

设计 38　$v=15,k=7,r=7,b=15,\lambda=3$

1	2	3	5	6	9	11
2	3	4	6	7	10	12
3	4	5	7	8	11	13
4	5	6	8	9	12	14
5	6	7	9	10	13	15
6	7	8	10	11	14	1
7	8	9	11	12	15	2
8	9	10	12	13	1	3
9	10	11	13	14	2	4
10	11	12	14	15	3	5
11	12	13	15	1	4	6
12	13	14	1	2	5	7
13	14	15	2	3	6	8
14	15	1	3	4	7	9
15	1	2	4	5	8	10

设计 39　$v=15,k=8,r=8,b=15,\lambda=4$

1	2	3	5	6	9	11
2	3	4	6	7	10	12
3	4	5	7	8	11	13
4	5	6	8	9	12	14
5	6	7	9	10	13	15
6	7	8	10	11	14	1
7	8	9	11	12	15	2
8	9	10	12	13	1	3
9	10	11	13	14	2	4
10	11	12	14	15	3	5
11	12	13	15	1	4	6
12	13	14	1	2	5	7
13	14	15	2	3	6	8
14	15	1	3	4	7	9
15	1	2	4	5	8	10

设计 40　$v=16,k=4,r=5,b=20,\lambda=1$

Ⅰ				Ⅱ				Ⅲ			
1	2	3	4	1	5	9	13	1	6	11	16
5	6	7	8	2	6	10	14	2	5	12	15
9	10	11	12	3	7	11	15	3	8	9	14
13	14	15	16	4	8	12	16	4	7	10	13

Ⅵ				Ⅴ			
1	7	12	14	1	8	10	15
2	8	11	13	2	7	9	16
3	5	10	16	3	6	12	13
4	6	9	15	4	5	11	14

设计 41　$v=16,k=6,r=6,b=16,\lambda=2$

1	2	3	4	5	6
2	7	3	9	10	1
3	1	13	7	11	12
4	3	1	11	14	15
5	12	14	1	16	9
6	10	15	13	1	16
7	14	2	16	15	3
8	16	12	2	4	13
9	15	11	5	13	2
10	11	6	12	2	14
11	4	16	3	9	10
12	3	10	15	8	5
13	6	9	14	3	8
14	13	5	10	7	4
15	9	4	6	12	7
16	5	7	8	6	11

设计 42　$v=16,k=6,r=9,b=24,\lambda=3$

Ⅰ		Ⅱ		Ⅲ		Ⅳ		Ⅴ		Ⅵ		Ⅶ		Ⅷ		Ⅸ	
1	2	5	6	11	12	1	3	5	7	10	12	1	4	5	8	10	11
1	2	7	8	13	14	1	3	6	8	13	15	1	4	6	7	13	16
1	2	9	10	15	16	1	3	9	11	14	6	1	4	9	12	14	15
3	4	5	6	15	6	2	4	5	7	14	16	2	3	5	8	14	15
3	4	7	8	9	10	2	4	6	8	9	11	2	3	6	7	9	12
3	4	11	12	13	14	2	4	10	12	3	15	2	3	10	11	13	16
5	6	9	10	13	14	5	7	9	11	3	15	5	8	9	12	13	16
7	8	11	12	15	16	6	8	10	12	14	16	6	7	10	11	14	15

【用法说明】 平衡不完全区组设计(balanced incomplete blocks design,简称为 BIB)又称平衡不完全配伍组设计。平衡不完全区组设计是为解决当实验的处理数大于每个区组中所能容纳的实验单位数时的一种设计方法。在完全随机设计的区组设计中,每个区组内能容纳的实验单位数与拟安排的处理数总是相等的,但有时需要比较的处理较多,而由于某些条件的限制,

以致每个区组不能把所有的处理都安排进去。

表中 v 为处理组数，k 为实验组数，r 为每种处理的重复数，b 为区组数，λ 为每 2 种处理同时出现的区组数。平衡不完全区组设计时，需要参数表结合平衡不完全区组设计表使用。具体为，设计时先按 v 和 k 查参数表确定另外几种参数 r,b,λ，再从设计表中查出适用的设计方案。其随机化步骤是先将设计方案中各区组随机分配给各个实验单位组，然后将设计方案中各区组内的处理组随机分配给实验单位组内的各个实验单位。

参数表中，E 为以随机区组设计的效率为 1 的 BIB 设计的相对效率，其值为 $v(k-1)/k(v-1)$，而 $k<v$，因此 BIB 设计的 E 总是低于随机区组设计的。如表中 $v=5,k=4,3,2$ 时的 BIB 设计，其相对效率 E 分别为 0.94，0.83，0.62。可见，BIB 设计的相对效率 E 随着 v 与 k 之间距离增大而缩小。

(* *)表示这些设计可由从 v 个处理中同时取 k 个所有可能组合构成。尽管如此，由于这些设计的区组均可分为若干组，使得每个处理在每组出现 1 次或多次（每出现 1 次称为 1 重复），甚至形成推广的尧敦方，故一一列出其具体方案。

(*)表示这些设计也可从所有可能组合构成，而且当从 $r\times r$ 拉丁方中去掉最后 1 列，得到它的尧敦方形状，因此这里不给其具体方案。

列出了平衡不完全区组设计处理组数从 4 到 16 的参数情形及设计表。

例　在某次营养学实验中，饲料有 A、B、C、D、E 5 种，但每窝白鼠中只能各选出性别相同、体质量相近的 3 只，即每个区组内最多只能安排 3 种不同饲料。试进行平衡不完全区组设计。

解　该营养实验研究 $v=5,k=3$，查参数表得 $r=6,b=10,\lambda=3$；以 $r=6,b=10,\lambda=3$ 从设计表中查出适用的设计方案 4。得到方案为：

区组号	Ⅰ	Ⅱ	Ⅲ	区组号	Ⅳ	Ⅴ	Ⅵ
1	1	2	3	6	1	2	4
2	2	3	4	7	2	3	5
3	3	4	5	8	3	4	1
4	4	5	1	9	4	5	2
5	5	1	2	10	5	1	3

于是在第 1 个区组内安排 A，B，C 3 种饲料，在第 2 个区组内安排 B，C，D 3 种饲料，…，在第 10 个区组内安排 E，A，C 3 种饲料。

参考文献

[1]郭祖超.医用数理统计分析方法[M].3 版.北京：人民卫生出版社，1988.

[2]徐天和，徐勇勇，高永.中华医学统计百科全书：医学研究与临床统计设计分册[M].北京：中国统计出版社，2013.

[3]贺石林，李元建.医学科研方法学[M].北京：人民军医出版社，2003.

（王玖，石德文）

平均角置信区间的δ(度)值表

r	n=8	10	12	14	16	18	20	30	40	50	100	200
0.10												90
0.15											65	41
												60
0.20										75	42	29
											67	40
0.25									61	49	32	21
										90	46	30
0.30								58	46	38	27	18
									74	58	38	24
0.35					90	67	60	43	37	31	32	15
								67	53	44	31	21
0.40				60	59	54	49	37	31	28	19	13
								56	44	39	27	18
0.45		78	61	54	48	44	41	32	27	24	17	12
					90	72	63	47	38	34	23	16
0.50	86	60	52	47	42	39	37	28	24	22	14	11
				74	64	59	53	40	34	30	21	14
0.55	63	51	45	40	37	34	33	26	22	20	13	10
			70	60	53	49	46	35	30	27	19	13
0.60	52	44	40	36	33	31	29	23	20	17	11	9
		72	58	52	47	43	40	31	27	24	17	12
0.65	46	39	35	31	28	27	26	20	17	16	10	8
	59	53	50	44	40	38	36	28	24	22	14	11
0.70	41	36	31	28	26	24	23	18	16	14	9	7
	62	51	44	39	36	33	31	24	21	19	13	9
0.75	36	31	27	24	22	21	20	16	13	12	8	6
	54	44	39	34	32	29	28	22	19	17	12	8
0.80	32	28	24	22	20	19	18	14	12	11	7	6
	48	39	34	30	28	26	24	19	17	14	10	7
0.85	29	24	21	18	17	16	14	12	10	9	5	4
	41	34	29	26	24	22	20	16	14	12	9	6
0.90	24	20	17	14	14	12	12	9	8	7	4	3
	36	29	24	21	20	18	17	13	11	10	8	5
0.95	16	13	11	9	8	8	7	7	6	4	2	2
	28	20	17	15	13	12	11	8	7	6	4	3

注：上行 $\alpha=0.05$，下行 $\alpha=0.01$。

【用法说明】 该表用于平均角的区间估计。表内数字为平均角置信区间的 δ 值。每个 r 值对应有两行 δ 值，其中上一行为 $p=0.05$ 时(95%置信区间)的 δ 值，下一行为 $p=0.01$ 时

(99%置信区间)的δ值。

计算方法:设某观察对象发生于时间范围$(0,T)$内,如1年,将此区间按某一规则划分成k个小区间,各小区间中点所对应的角度记为$t_1,t_2,\cdots,t_k$,r值可利用下列公式计算

$$r=\sqrt{S^2+C^2}$$

其中,$S=\sum_{i=1}^{k}n_i\sin t_i/n$,$C=\sum_{i=1}^{k}n_i\cos t_i/n$。查表方法:根据$n$的值查平均角置信区间的$\delta$(度)值表,在$r$值所对应的两行数值,根据置信水平选择上行或下行所对应的数值,得δ_α,则平均角的置信区间为估计值$\hat{\theta}\pm\delta_\alpha$。

例　假设由一组老年人死亡数据得到,$n=20$,$r=0.85$,$\overline{\alpha}=46.89°$,试求总体角均数的99%和95%置信区间。

解　先求99%置信区间。因$n=20$,$r=0.85$,用内插法,查"平均角置信区间的δ(度)值表",在$r=0.85$所对应的两行数值的下一行中,找到与$n=20$所对应的数值为20,得到$\delta_{0.01}=20$,故平均角的99%置信区间:46.89±20,即26.89°～66.89°,转化为时间是1点47分22秒～4点27分22秒。

再求95%置信区间。同理,查"平均角置信区间的δ(度)值表",在$r=0.85$所对应的两行数值的上一行中,找到与$n=20$所对应的数值为14,得到$\delta_{0.05}=14$,故平均角的95%置信区间:46.89±14,即32.89°～30.89°,转化为时间是2点16分34秒～4点3分34秒。

参考文献

[1]郭祖超.医用数理统计方法[M].北京:人民卫生出版社,1965.

[2]徐天和.中国医学统计百科全书[M].北京:人民卫生出版社,2004.

[3] Machin D, Campbell MJ. Statistical tables for the design of clinical trials [M]. Blackwell Scientific Oxford,1987.

[4]Lindley DV.New Cambridge statistical tables[M].Cambridge :Cambridge University Press,1995.

[5]徐天和,田考聪.中华医学统计百科全书:描述性统计分册[M].北京:中国统计出版社,2012.

(孔杨)

平均矢径转换为集中参数表

r	K	r	K	r	K
0.00	0.00000	0.34	0.72356	0.68	1.89637
0.01	0.02000	0.35	0.74783	0.69	1.95357
0.02	0.04001	0.36	0.77241	0.70	2.01363
0.03	0.06003	0.37	0.79730	0.71	2.07685
0.04	0.08006	0.38	0.82253	0.72	2.14359
0.05	0.10013	0.39	0.84812	0.73	2.21425
0.06	0.12022	0.40	0.87408	0.74	2.28930
0.07	0.14034	0.41	0.90043	0.75	2.36930
0.08	0.16051	0.42	0.92720	0.76	2.45490
0.09	0.18073	0.43	0.95440	0.77	2.54686
0.10	0.20101	0.44	0.98207	0.78	2.64613
0.11	0.22134	0.45	1.01022	0.79	2.75382
0.12	0.24175	0.46	1.03889	0.80	2.87129
0.13	0.26223	0.47	1.06810	0.81	3.00020
0.14	0.28279	0.48	1.09788	0.82	3.14262
0.15	0.30344	0.49	1.12828	0.83	3.30114
0.16	0.32419	0.50	1.15932	0.84	3.47901
0.17	0.34503	0.51	1.19105	0.85	3.68041
0.18	0.36599	0.52	1.22350	0.86	3.91072
0.19	0.38707	0.53	1.25672	0.87	4.17703
0.20	0.40828	0.54	1.29077	0.88	4.48876
0.21	0.42962	0.55	1.32570	0.89	4.85871
0.22	0.45110	0.56	1.36156	0.90	5.3047
0.23	0.47273	0.57	1.39842	0.91	5.8522
0.24	0.49453	0.58	1.43635	0.92	6.5394
0.25	0.51649	0.59	1.47543	0.93	7.4257
0.26	0.53863	0.60	1.51574	0.94	8.6104
0.27	0.56097	0.61	1.55738	0.95	10.2716
0.28	0.58350	0.62	1.60044	0.96	12.7661
0.29	0.60625	0.63	1.64506	0.97	16.9266
0.30	0.62922	0.64	1.69134	0.98	25.2522
0.31	0.65242	0.65	1.73945	0.99	50.2421
0.32	0.67587	0.66	1.78953	1.00	∞
0.33	0.69958	0.67	1.84177		

【用法说明】 在圆形分布中，r 表示总体中的平均向量的长，而 K 为圆形正态分布中的集中参数。参数 r 和 K 之间的关系是通过 Bessel 函数计算的：

$$r=\frac{I_1(K)}{I_0(K)}$$

可通过查“平均矢径转换为集中参数表”，得到 r 与 K 相互转换的数值。表内数字为平均矢径 r 转换得到的集中参数 K，其中第 1、3、5 列为 r 的值，第 2、4、6 列为 r 值对应的 K 值。例如 $r=0.19610$ 时，在表中找到 $r=0.20$ 对应的行(即第 1 列第 21 行)，可得 $K=0.4$(即第 2 列第 21 行)。

参考文献

郭祖超.医用数理统计方法[M].3 版.北京：人民卫生出版社，1988.

（刘芳）

平均数抽样调查时不同 s/δ 所需样本含量

s/δ	0.0	0.1	0.2	0.3	0.4	0.5	0.6	0.7	0.8	0.9
1	7	8	9	9	11	12	13	14	15	17
	11	12	14	15	17	19	21	23	26	28
2	18	20	22	23	25	27	29	31	33	35
	31	34	36	39	43	476	49	53	56	60
3	38	40	42	45	47	50	53	56	58	61
	64	68	72	77	81	86	90	95	100	105
4	64	68	71	74	77	81	84	88	91	95
	110	116	121	127	133	139	145	151	157	164
5	99	103	107	111	115	119	123	128	132	137
	170	177	184	191	198	205	213	220	228	235
6	141	146	151	156	160	165	170	176	181	186
	243	251	260	268	277	285	294	303	312	321
7	191	196	202	207	213	219	225	231	237	243
	331	340	350	360	370	380	390	400	411	421
8	249	255	261	268	274	281	288	294	301	308
	432	443	454	465	476	487	499	511	522	534
9	315	322	329	336	343	351	358	366	373	381
	546	559	571	583	596	609	622	635	648	661
10	389	396	404	412	420	428	437	445	453	462
	674	688	702	715	729	743	758	772	787	801
11	470	478	487	496	505	514	523	532	541	550
	816	831	846	861	876	892	907	923	939	955
12	559	569	578	588	597	607	617	626	636	646
	971	987	1004	1020	1037	1054	1070	1087	1105	1122
13	656	667	677	687	697	708	718	729	740	750
	1139	1157	1175	1193	1211	1229	1247	1265	1284	1303
14	761	772	783	794	805	816	828	839	851	862
	1321	1340	1359	1379	1398	1417	1437	1457	1477	1497
15	874	885	897	909	921	833	945	957	969	982
	1517	1537	1558	1578	1599	1620	1641	1662	1683	1704
16	994	1006	1019	1032	1044	1057	1070	1083	1096	1109
	1726	1747	1769	1791	1813	1835	1858	1880	1903	1925
17	1122	1135	1149	1162	1175	1189	1203	1216	1230	1244
	1948	1971	1994	2017	2041	2064	2088	2112	2136	2160
18	1258	1272	1286	1300	1314	1329	1343	1358	1372	1237
	2184	2208	2232	2257	2282	2307	2332	2357	2382	2408
19	1402	1416	1431	1446	1461	1476	1491	1507	1522	1537
	2433	2459	2485	2511	2537	2563	2589	2616	2643	2669
20	1553	1568	1583	1600	1616	1631	1647	1663	1680	1696
	2696	2723	2750	2778	2085	2833	2860	2888	2916	2943

注：上行 $\alpha=0.05$，下行 $\alpha=0.01$。

【用法说明】 该表用来估计总体均数进行抽样调查时的所需样本含量。需要知道标准差 s 和估计误差 δ 的信息，δ 为允许的总体均数的估计误差，可以根据实际情况来估计。这个表给定的是允许犯Ⅰ类错误概率为 $\alpha=0.05$ 和 $\alpha=0.01$。表左框与上框连起来的读值为 s/δ 比值，对应的表内值即为样本例数 n。

例 1 经初步调查，某市18周岁女性青年身高的标准差为5.92cm，现拟进一步了解该市18周岁女性青年身高的总体平均水平，若规定误差 δ 不超过0.5cm，取 $\alpha=0.05$，试用查表法估计需要调查多少人？

解 本例 $s=5.92$cm，$\delta=0.5$cm，则 $s/\delta=5.92/0.5\approx 11.8$。因 $\alpha=0.05$，故查上行，得 $n=541$(人)。

例 2 经初步调查，某市18周岁女性青年身高的标准差为5.92cm，现拟进一步了解该市18周岁女性青年身高的总体平均水平，若规定误差 δ 不超过0.5cm，取 $\alpha=0.01$，试分别用计算法与查表法估计需要调查多少人？

解 本例 $s=5.92$cm，$\delta=0.5$cm，则 $s/\delta=5.92/0.5\approx 11.8$。因 $\alpha=0.01$，故查下行，得 $n=939$(人)。

参考文献

徐天和，徐勇勇，高永.中华医学统计百科全书：医学研究与临床统计设计分册[M].北京：中国统计出版社，2013:326.

（孙红卫）

三组比较的秩和检验用 H 界值表(Kruskal-Wallis 法)

N	n_1	n_2	n_3	α				
				0.10	0.05	0.025	0.01	0.001
8	5	2	1	4.200	5.000			
	4	2	2	4.458	5.333	5.500		
	4	3	1	4.056	5.208	5.833		
	3	3	2	4.556	5.361	5.556		
9	7	1	1	4.267				
	6	2	1	4.200	4.822	5.600		
	5	2	2	4.373	5.160	6.000	6.533	
	5	3	1	4.018	4.960	6.044		
	4	3	2	4.511	5.444	6.000	6.444	
	4	4	1	4.167	4.967	6.167	6.667	
	3	3	3	4.622	5.600	5.956	7.200	
10	8	1	1	4.418				
	7	2	1	4.200	4.706	5.727		
	6	2	2	4.545	5.345	5.745	6.655	
	6	3	1	3.909	4.855	5.945	6.873	
	5	3	2	4.651	5.251	6.004	6.909	
	5	4	1	3.987	4.985	5.858	6.955	
	4	3	3	4.709	5.791	6.155	6.745	
	4	4	2	4.555	5.455	6.327	7.036	
11	8	2	1	4.011	4.909	5.420		
	7	2	2	4.526	5.143	5.818	7.000	
	7	3	1	4.173	4.952	5.758	7.030	
	6	3	2	4.682	5.348	6.136	6.970	
	6	4	1	4.038	4.947	5.856	7.106	
	5	3	3	4.533	5.648	6.315	7.079	8.727
	5	4	2	4.541	5.273	6.068	7.205	8.591
	5	5	1	4.109	5.127	6.000	7.309	
	4	4	3	4.545	5.598	6.394	7.144	8.909
12	8	2	2	4.587	5.356	5.817	6.663	
	8	3	1	4.010	4.881	6.064	6.804	
	7	3	2	4.582	5.357	6.201	6.839	8.654
	7	4	1	4.121	4.986	5.791	6.986	
	6	3	3	4.590	5.615	6.436	7.410	8.692
	6	4	2	4.494	5.340	6.186	7.340	8.827
	6	5	1	4.128	4.990	5.951	7.182	
	5	4	3	4.549	5.656	6.410	7.445	8.795
	5	5	2	4.623	5.338	6.346	7.338	8.938
	4	4	4	4.654	5.692	6.615	7.654	9.269
13	8	3	2	4.451	5.316	6.195	7.022	8.791
	8	4	1	4.038	5.044	5.885	6.973	8.901
	7	3	3	4.603	5.620	6.449	7.228	9.262
	7	4	2	4.549	5.376	6.184	7.321	9.198
	7	5	1	4.035	5.064	5.953	7.061	9.178
	6	4	3	4.604	5.610	6.538	7.500	9.170
	6	5	2	4.596	5.338	6.196	7.376	9.189
	6	6	1	4.000	4.945	5.923	7.121	9.692
	5	4	4	4.668	5.657	6.673	7.760	9.168
	5	5	3	4.545	5.705	6.549	7.578	9.284

三组比较的秩和检验用 H 界值表(Kruskal-Wallis 法)(续)

N	n_1	n_2	n_3	α 0.10	0.05	0.025	0.01	0.001
14	8	3	3	4.543	5.617	6.588	7.350	9.426
	8	4	2	4.500	5.393	6.193	7.350	9.293
	8	5	1	3.967	4.869	5.864	7.110	9.579
	7	4	3	4.527	5.623	6.578	7.550	9.670
	7	5	2	4.485	5.393	6.221	7.450	9.640
	7	6	1	4.033	5.067	6.067	7.254	9.747
	6	4	4	4.595	5.681	6.667	7.795	9.681
	6	5	3	4.535	5.602	6.667	7.590	9.669
	6	6	2	4.438	5.410	6.210	7.467	9.752
	5	5	4	4.523	5.666	6.760	7.823	9.606
15	8	4	3	4.529	5.623	6.562	7.585	9.742
	8	5	2	4.466	5.415	6.260	7.440	9.781
	8	6	1	4.015	5.015	5.933	7.256	9.840
	7	4	4	4.562	5.650	6.707	7.814	9.841
	7	5	3	4.535	5.607	6.627	7.697	9.874
	7	6	2	4.500	5.357	6.223	7.490	10.060
	7	7	1	3.986	4.986	6.057	7.157	9.871
	6	5	4	4.522	5.661	6.750	7.936	9.961
	6	6	3	4.558	5.625	6.725	7.725	10.150
	5	5	5	4.560	5.780	6.740	8.000	9.920
16	8	4	4	4.561	5.779	6.750	7.853	10.010
	8	5	3	4.514	5.614	6.614	7.706	10.040
	8	6	2	4.463	5.404	6.294	7.522	10.110
	8	7	1	4.045	5.041	6.047	7.308	10.030
	7	5	4	4.542	5.733	6.738	7.931	10.160
	7	6	3	4.550	5.689	6.694	7.756	10.260
	7	7	2	4.491	5.398	6.328	7.491	10.240
	6	5	5	4.547	5.729	6.788	8.028	10.290
	6	6	4	4.548	5.724	6.812	8.000	10.340
17	8	5	4	4.549	5.718	6.782	7.992	10.290
	8	6	3	4.575	5.678	6.658	7.796	10.370
	8	7	2	4.451	5.403	6.339	7.571	10.360
	8	8	1	4.044	5.039	6.005	7.314	10.160
	7	5	5	4.571	5.708	6.835	8.108	10.450
	7	6	4	4.562	5.706	6.787	8.039	10.460
	7	7	3	4.613	5.688	6.708	7.810	10.450
	6	6	5	4.542	5.765	6.848	8.124	10.520
18	8	5	5	4.555	5.769	6.843	8.116	10.640
	8	6	4	4.563	5.743	6.795	8.045	10.630
	8	7	3	4.556	5.698	6.671	7.827	10.540
	8	8	2	4.509	5.408	6.351	7.654	10.460
	7	6	5	4.560	5.770	6.857	8.157	10.750
	7	7	4	4.563	5.766	6.788	8.142	10.690
	6	6	6	4.643	5.801	6.889	8.222	10.890

三组比较的秩和检验用 H 界值表(Kruskal-Wallis 法)(续完)

N	n_1	n_2	n_3	α 0.10	0.05	0.025	0.01	0.001
19	8	6	5	4.550	5.750	6.867	8.226	10.890
	8	7	4	4.548	5.759	6.837	8.118	10.840
	8	8	3	4.555	5.734	6.682	7.889	10.690
	7	6	6	4.530	5.730	6.897	8.257	11.000
	7	7	5	4.546	5.746	6.886	8.257	10.920
20	8	6	6	4.599	5.770	6.932	8.313	11.100
	8	7	5	4.551	5.782	6.884	8.242	11.030
	8	8	4	4.579	5.743	6.886	8.168	10.970
	7	7	6	4.568	5.793	6.927	8.345	11.130
21	8	7	6	4.553	5.781	6.917	8.333	11.280
	8	8	5	4.573	5.761	6.920	8.297	11.180
	7	7	7	4.594	5.818	6.954	8.378	11.320
22	8	7	7	4.585	5.802	6.980	8.363	11.420
	8	8	6	4.572	5.779	6.953	8.367	11.370
23	8	8	7	4.571	5.791	6.980	8.419	11.550
24	8	8	8	4.595	5.805	6.995	8.465	11.700
27	9	9	9	4.582	5.845	7.041	8.564	11.950
	∞	∞	∞	4.605	5.991	7.378	9.210	13.820

【用法说明】 N 为样本总容量,n_1、n_2和 n_3分别为 3 个样本容量。表中提供了 3 个样本不同容量组合时,检验水准 α 值分别为 0.1、0.05、0.025、0.01、0.001 所对应的 H 值。该表的使用方法:首先将各组观察值从小到大统一编秩,相同观察值应取其平均秩次(仅在同一组内相同的数据其秩次可按位置顺序编号),分组计算各小组秩和 R_i;然后求统计量 $H=\frac{12}{N(N+1)}\cdot\sum\frac{R_i^2}{n_i}-3(N+1)$,相同秩次较多时,尤其有序分类资料,$H$ 值偏低,须计算校正值 $H_C=\frac{H}{C}$,$C=1-\frac{\sum(t_i^3-t_i)}{N^3-N}$,式中 t_i为第 i 个相同秩次的个数;最后根据已知的样本参数 n_1、n_2、n_3和检验水准 α 查表得到界值,若统计量值大于界值,则 $P<\alpha$,就拒绝原假设,否则就不拒绝原假设。

例 1 某医院外科用 3 种手术方法共治疗肝癌患者 18 人,各种手术组患者情况相近具有可比性,每例术后生存月数见表 1,问 3 种不同手术方法的疗效有无差别?

表 1 3 种手术方法治疗肝癌患者的术后生存时间 单位:月

甲法手术生存时间 (1)	秩次 (2)	乙法手术生存时间 (3)	秩次 (4)	丙法手术生存时间 (5)	秩次 (6)
2	1	3	2.5	6	7
3	2.5	4	4	11	14
6	7	5	5	13	16
6	7	7	10	14	17
7	10	8	12	15	18
7	10	12	15		
9	13				
R_i	50.5		48.5		72
n_i	7		6		5

解　H_0:3 种不同手术方法的生存时间总体分布位置相同

H_1:3 种不同手术方法的生存时间总体分布位置不同或不全相同

$\alpha=0.05$

3 种不同手术方法的生存时间统一排序的秩次及秩和见表 1,由此计算统计量 H。

$$H=\frac{12}{N(N+1)}\sum\frac{R_i^2}{n_i}-3(N+1)$$

$$=\frac{12}{18(18+1)}\left(\frac{50.5^2}{7}+\frac{48.5^2}{6}+\frac{72^2}{5}\right)-3(18+1)=5.918$$

本例有 2 个 3、3 个 6 和 3 个 7 分别计算了平均秩次,故 $t_1=2,t_2=3,t_3=3$,计算校正值。

$$C=1-\frac{\sum(t_i^3-t_i)}{N^3-N}=1-\frac{(2^3-2)+(3^3-3)+(3^3-3)}{18^3-18}=0.991$$

$$H_C=\frac{H}{C}=\frac{5.918}{0.991}=5.972$$

查"三组比较的秩和检验用 H 界值表(Kruskal-Wallis 法)",$N=18,n_1=7,n_2=6,n_3=5$ 时,$\alpha=0.05$ 对应的 H 值$=5.770$。本例 H_c 大于界值,即 $P<0.05$,按 $\alpha=0.05$ 检验水准,拒绝 H_0,故可认为 3 种不同手术方法的生存时间总体分布位置不同或不全相同。

例 2　3 种药物的疗效结果见表 2,问 3 种药物的疗效有无差别?

表 2　3 种药物的疗效

疗效等级	治疗患者例数				秩次范围	平均秩次	秩和		
(1)	A 药 (2)	B 药 (3)	C 药 (4)	合计 (5)	(6)	(7)	A 药 (8)=(2)(7)	B 药 (9)=(3)(7)	C 药 (10)=(4)(7)
治愈	10	4	1	15	1～15	8	80	32	8
显效	10	22	24	56	16～71	43.5	435	957	1044
好转	31	9	15	55	72～126	99	3069	891	1485
无效	29	45	50	124	127～250	188.5	5466.5	8482.5	9425
合计	80	80	90	250			9050.5	10362.5	11962

解　H_0:3 种药物的疗效的总体分布相同

H_1:3 种药物的疗效的总体分布不同或不全同

$\alpha=0.05$

编秩,求秩和,见表 2 中(6)～(10)栏,计算统计量。

$$H=\frac{12}{250(250+1)}\left(\frac{9050.5^2}{80}+\frac{10362.5^5}{80}+\frac{11692^2}{90}\right)-3(250+1)=3.534$$

本例 $t_1=15,t_2=56,t_3=55,t_4=124$,计算校正值。

$$C=1-\frac{(15^3-15)+(56^3-56)+(55^3-55)+(124^3-124)}{250^3-250}=0.856$$

$$H_C=\frac{3.534}{0.856}=4.129$$

查"三组比较的秩和检验用 H 界值表(Kruskal-Wallis 法)",$\alpha=0.05$ 对应的 H 值为 5.991。本例 H_c 小于界值,即 $P>0.05$,按 $\alpha=0.05$ 检验水准,不拒绝 H_0,可认为 3 种药物的

疗效总体分布相同。

参考文献

[1]于浩．医学统计学[M].2 版.北京:中国统计出版社,2005:178.

[2]徐天和,景学安,程琮.中华医学统计百科全书:非参数统计分册[M].北京:中国统计出版社,2013.

（高永）

双侧 k 个样本 Smirnov 统计量分位数表

n	$1-\alpha$				
	0.9	0.95	0.975	0.99	0.995
3	$2(k=2)$				
4	$3(2\leqslant k\leqslant 6)$	$3(k=2)$			
5	$3(k=2)$ $4(3\leqslant k\leqslant 10)$	$4(2\leqslant k\leqslant 10)$	$4(2\leqslant k\leqslant 4)$	$4(k=2)$	
6	$4(2\leqslant k\leqslant 8)$ $5(k=9,10)$	$4(k=2,3)$ $5(4\leqslant k\leqslant 10)$	$4(k=2)$ $5(3\leqslant k\leqslant 10)$	$5(2\leqslant k\leqslant 6)$	$5(k=2,3)$
7	$4(2\leqslant k\leqslant 4)$ $5(5\leqslant k\leqslant 10)$	$4(k=2)$ $5(3\leqslant k\leqslant 10)$	$5(2\leqslant k\leqslant 5)$ $6(6\leqslant k\leqslant 10)$	$5(k=2)$ $6(3\leqslant k\leqslant 10)$	$6(2\leqslant k\leqslant 10)$
8	$4(k=2)$ $5(3\leqslant k\leqslant 10)$	$5(2\leqslant k\leqslant 6)$ $6(7\leqslant k\leqslant 10)$	$5(k=2)$ $6(3\leqslant k\leqslant 10)$	$6(2\leqslant k\leqslant 7)$ $7(8\leqslant k\leqslant 10)$	$6(k=2,3)$ $7(4\leqslant k\leqslant 10)$
9	$4(k=2)$ $5(3\leqslant k\leqslant 10)$	$5(k=2,3)$ $6(4\leqslant k\leqslant 10)$	$6(2\leqslant k\leqslant 9)$ $7(k=10)$	$6(k=2,3)$ $7(4\leqslant k\leqslant 10)$	$7(2\leqslant k\leqslant 10)$
10	$5(2\leqslant k\leqslant 6)$ $6(7\leqslant k\leqslant 10)$	$5(k=2)$ $6(3\leqslant k\leqslant 10)$	$6(2\leqslant k\leqslant 5)$ $7(6\leqslant k\leqslant 10)$	$7(2\leqslant k\leqslant 10)$	$7(2\leqslant k\leqslant 4)$ $8(5\leqslant k\leqslant 10)$
12	$5(k=2,3)$ $6(4\leqslant k\leqslant 10)$	$6(2\leqslant k\leqslant 4)$ $7(5\leqslant k\leqslant 10)$	$6(k=2)$ $7(3\leqslant k\leqslant 10)$	$7(k=2,3)$ $8(4\leqslant k\leqslant 10)$	$8(2\leqslant k\leqslant 7)$ $9(8\leqslant k\leqslant 10)$
14	$6(2\leqslant k\leqslant 7)$ $7(8\leqslant k\leqslant 10)$	$6(k=2)$ $7(3\leqslant k\leqslant 10)$	$7(k=2,3)$ $8(4\leqslant k\leqslant 10)$	$8(2\leqslant k\leqslant 5)$ $9(6\leqslant k\leqslant 10)$	$8(k=2)$ $9(3\leqslant k\leqslant 10)$
16	$6(k=2,3)$ $7(4\leqslant k\leqslant 10)$	$7(2\leqslant k\leqslant 5)$ $8(6\leqslant k\leqslant 10)$	$8(2\leqslant k\leqslant 8)$ $9(k=9,10)$	$8(k=2)$ $9(3\leqslant k\leqslant 10)$	$9(2\leqslant k\leqslant 4)$ $10(5\leqslant k\leqslant 10)$
18	$6(k=2)$ $7(3\leqslant k\leqslant 10)$	$7(k=2)$ $8(3\leqslant k\leqslant 10)$	$8(2\leqslant k\leqslant 4)$ $9(5\leqslant k\leqslant 10)$	$9(2\leqslant k\leqslant 4)$ $10(5\leqslant k\leqslant 10)$	$10(2\leqslant k\leqslant 9)$ $11(k=10)$
20	$7(2\leqslant k\leqslant 6)$ $8(7\leqslant k\leqslant 10)$	$8(2\leqslant k\leqslant 7)$ $9(8\leqslant k\leqslant 10)$	$8(k=2)$ $9(3\leqslant k\leqslant 10)$	$9(k=2)$ $10(3\leqslant k\leqslant 10)$	$10(k=2,3)$ $11(4\leqslant k\leqslant 10)$
25	$8(2\leqslant k\leqslant 8)$ $9(k=9,10)$	$9(2\leqslant k\leqslant 8)$ $10(k=9,10)$	$9(k=2)$ $10(3\leqslant k\leqslant 9)$ $11(k=10)$	$11(2\leqslant k\leqslant 8)$ $12(k=9,10)$	$11(k=2)$ $12(3\leqslant k\leqslant 10)$
30	$8(k=2)$ $9(3\leqslant k\leqslant 10)$	$9(k=2)$ $10(3\leqslant k\leqslant 10)$	$10(k=2)$ $11(3\leqslant k\leqslant 10)$	$12(2\leqslant k\leqslant 8)$ $13(k=9,10)$	$12(k=2)$ $13(3\leqslant k\leqslant 10)$
35	$9(2\leqslant k\leqslant 4)$ $10(5\leqslant k\leqslant 10)$	$10(k=2,3)$ $11(4\leqslant k\leqslant 10)$	$11(k=2)$ $12(3\leqslant k\leqslant 10)$	$13(2\leqslant k\leqslant 8)$ $14(k=9,10)$	$13(k=2)$ $14(3\leqslant k\leqslant 10)$
40	$10(2\leqslant k\leqslant 8)$ $11(k=9,10)$	$11(2\leqslant k\leqslant 5)$ $12(6\leqslant k\leqslant 10)$	$12(k=2,3)$ $13(4\leqslant k\leqslant 10)$	$13(k=2)$ $14(3\leqslant k\leqslant 10)$	$12(k=2)$ $15(3\leqslant k\leqslant 10)$
45	$10(k=2,3)$ $11(4\leqslant k\leqslant 10)$	$12(2\leqslant k\leqslant 8)$ $13(k=9,10)$	$13(2\leqslant k\leqslant 5)$ $14(6\leqslant k\leqslant 10)$	$14(k=2)$ $15(3\leqslant k\leqslant 10)$	$15(k=2)$ $16(3\leqslant k\leqslant 10)$
50	$11(2\leqslant k\leqslant 6)$ $12(7\leqslant k\leqslant 10)$	$12(k=2,3)$ $13(4\leqslant k\leqslant 10)$	$14(2\leqslant k\leqslant 9)$ $15(k=10)$	$15(k=2,3)$ $16(4\leqslant k\leqslant 10)$	$16(k=2,3)$ $17(4\leqslant k\leqslant 10)$
当 $n>50$ 时的近似值	$1.52/\sqrt{n}$	$1.73/\sqrt{n}$	$1.92/\sqrt{n}$	$2.15/\sqrt{n}$	$2.30/\sqrt{n}$

【用法说明】 n 为样本含量，k 为样本个数，$P=1-\alpha$，α 为检验水准。该表用于检验含有 k 个样本，样本的经验分布函数为 $S_1(x),S_2(x),\cdots,S_k(x)$，且相应的未知的总体分布函数为 $F_1(x),F_2(x),\cdots,F_k(x)$。各样本含量 n 相等。检验假设 $H_0:F_1(x)\leqslant F_2(x)\leqslant\cdots\leqslant F_k(x)$，

即所有样本来自相同总体。$H_1:F_i(x)\neq F_j(x)$，总体分布不全相同。检验统计量为 T，定义为 $S_1(x)$大于 $S_k(x)$的最大垂直距离。公式为：

$$T=\max_{i,j,i\neq j}\{\max_x|S_i(x)-S_j(x)|\}$$

判断原则：根据 $n,k,p=1-\alpha$ 查“双侧 k 个样本 Smirnov 统计量分位数表”，得到的数据再除以 n 即为分位数的界值。如果样本 $n>50$ 时，则将查得的数据除以$\sqrt{n}$，得界值 W_P。如果计算的 T 大于界值，则在 α 水准上拒绝 H_0。

例 用 5 种饲料喂养 5 组小白鼠，然后检验小白鼠肝脏内铁含量。数据如表 1 所示。试问：5 组小白鼠肝脏内铁含量是否相同？

表 1 5 种饲料喂养小白鼠后肝脏内铁含量

编号	A	B	C	D	E
1	2.23	5.59	4.50	1.35	1.40
2	1.14	0.96	3.92	1.06	1.51
3	2.63	6.96	10.33	0.74	2.49
4	1.00	1.23	8.23	0.96	1.74
5	1.35	1.61	2.07	1.16	1.59
6	2.01	2.94	4.90	2.08	1.36
7	1.64	1.96	6.84	0.69	3.00
8	1.13	3.68	6.42	0.68	4.81
9	1.01	1.54	3.72	0.84	5.21
10	1.70	2.59	6.00	1.34	5.12

解 H_0：5 组小白鼠肝脏内铁含量相同

H_1：5 组小白鼠肝脏内铁含量不全相同

$\alpha=0.05$

由表 1 求出各组最大值 Z_i则：A 组 $Z_1=2.63$，B 组 $Z_2=6.96$，C 组 $Z_3=10.33$，D 组 $Z_4=2.08$，E 组 $Z_5=5.21$。再由 Z_i 中选出最小值和最大值，则有 $Z_4=2.08$，$Z_3=10.33$。比较的两组为 Z_3和 Z_4代表的 C 组和 D 组。将 C 组和 D 组数据由小到大排列并列表(表 2)计算统计量 T 值。

D 组的第 1 到 9 个数据均小于 C 组数据，故得分均为 0，由累积距离直接减去 0 得到结果。D 组最后 1 个数为 2.08，大于 C 组的第 1 个数 2.07，故得分为 1/10，则由 10/10－1/10＝9/10。表 2 中最大垂直距离为 9/10。则 $T=9/10$。

表 2 检验统计量 T 的计算

编号	D 组	C 组	$S^{(1)}(x)-S^{(k)}(x)$
1	0.69	2.07	1/10－0＝1/10
2	0.68	3.72	2/10－0＝2/10
3	0.74	3.92	3/10－0＝3/10
4	0.84	4.50	4/10－0＝4/10
5	0.96	4.90	5/10－0＝5/10
6	1.06	6.00	6/10－0＝6/10
7	1.16	6.42	7/10－0＝7/10
8	1.34	6.84	8/10－0＝8/10
9	1.35	8.23	9/10－0＝9/10
10	2.08	10.33	10/10－1/10＝9/10

根据 $n=10$，$\alpha=0.05$，$P=1-0.05=0.95$，查“双侧 k 个样本 Smirnov 统计量分位数表”，得数值为 6，除以 n，为 $W_{0.95}=6/n=6/10$。本例计算的 $T=9/10$，大于界值 6/10，则 $P<0.05$。按 $\alpha=0.05$ 检验水准拒绝 H_0，可以认为各总体不全相等。

参考文献

徐天和，景学安，程琮.中华医学统计百科全书：非参数统计分册[M].北京：中国统计出版社，2013.

（刘守鹏，石德文，徐天和）

双侧序贯 t 检验边界点

双侧序贯 t 检验边界点($2\alpha=\beta=0.05$)

δ	配对数(n)										上界 U 起点		上界 U 最低点		N_0
	20	40	60	80	100	120	140	160	180	200	n	y	n	y	
0.2	—	21.78	16.77	14.30	12.88	11.98	11.39	11.00	10.74	10.57	29	27.39	200	10.57	604
	—	—	—	—	—	—	—	—	—	—					
0.3	18.83	12.97	11.17	10.46	10.19	10.17	10.27	10.45	10.70	10.98	20	18.83	114	10.16	259
	—	—	—	—	—	0.19	0.45	0.75	1.08	1.43					
0.4	12.92	10.29	9.85	10.00	10.40	10.91	11.50	12.13	12.79	13.48	15	14.82	62	9.85	153
	—	—	0.05	0.48	1.03	1.66	2.33	3.02	3.73	4.45					
0.5	10.36	9.48	9.92	10.72	11.69	12.70	13.76	14.85	15.97	17.09	13	11.97	38	9.48	100
	—	0.09	0.84	1.80	2.85	3.94	5.06	6.19							
0.6	9.16	9.46	10.64	12.04	13.55	15.10					11	10.37	25	9.05	70
	—	0.73	2.10	3.61	5.18	6.78									

δ	配对数(n)										上界 U 起点		上界 U 最低点		N_0
	5	10	15	20	25	30	35	40	45	50	n	y	n	y	
0.7	—	9.13	8.63	8.69	8.79	9.09	9.46	9.86	10.30	10.76	10	9.13	18	8.58	53
	—	—	—	0.07	0.39	0.78	1.21	1.67	2.15	2.65					
0.8	—	8.17	8.12	8.41	8.84	9.36	9.92	10.51	11.21	11.75	9	8.27	13	8.08	41
	—	—	0.05	0.47	0.99	1.57	2.18	2.81	3.46	4.12					
0.9	—	7.58	7.88	8.43	9.08	9.80	10.55	11.32	12.10	12.90	8	7.61	10	7.58	34
	—	—	0.37	1.01	1.73	2.50	3.29	4.09	4.90	5.72					
1.0	—	7.20	7.80	8.58	9.44	10.35	11.28	12.22	13.18	14.14	8	7.08	8	7.08	29
	—	0.09	0.79	1.65	2.57	3.51	4.47	5.44	6.42	7.40					
1.2	—	6.84	7.93	9.12	10.36	11.62					7	6.32	7	6.32	21
	—	0.68	1.84	3.09	4.37	5.66									
1.4	—	6.73	8.26	9.81	11.40	13.00					6	5.71	6	5.71	16
	0.07	1.43	2.96	4.58	6.19	7.81									

双侧序贯 t 检验边界点($2\alpha=\beta=0.01$)

δ	配对数(n)										上界 U 起点		上界 U 最低点		N_0
	20	40	60	80	100	120	140	160	180	200	n	y	n	y	
0.2	—	21.78	16.77	14.30	12.88	11.98	11.39	11.00	10.74	10.57	29	27.39	200	10.57	604
	—	—	—	—	—	—	—	—	—	—					
0.3	18.83	12.97	11.17	10.46	10.19	10.17	10.27	10.45	10.70	10.98	20	18.83	114	10.16	259
	—	—	—	—	—	0.19	0.45	0.75	1.08	1.43					
0.4	12.92	10.29	9.85	10.00	10.40	10.91	11.50	12.13	12.79	13.48	15	14.82	62	9.85	153
	—	—	0.05	0.48	1.03	1.66	2.33	3.02	3.73	4.45					
0.5	10.36	9.48	9.92	10.72	11.69	12.70	13.76	14.85	15.97	17.09	13	11.97	38	9.48	100
	—	0.09	0.84	1.80	2.85	3.94	5.06	6.19							
0.6	9.16	9.46	10.64	12.04	13.55	15.10					11	10.37	25	9.05	70
	—	0.73	2.10	3.61	5.18	6.78									

δ	配对数(n)										上界 U 起点		上界 U 最低点		N_0
	5	10	15	20	25	30	35	40	45	50	n	y	n	y	
0.7	—	9.13	8.63	8.69	8.79	9.09	9.46	9.86	10.30	10.76	10	9.13	18	8.58	53
	—	—	—	0.07	0.39	0.78	1.21	1.67	2.15	2.65					
0.8	—	8.17	8.12	8.41	8.84	9.36	9.92	10.51	11.21	11.75	9	8.27	13	8.08	41
	—	—	0.05	0.47	0.99	1.57	2.18	2.81	3.46	4.12					
0.9	—	7.58	7.88	8.43	9.08	9.80	10.55	11.32	12.10	12.90	8	7.61	10	7.58	34
	—	—	0.37	1.01	1.73	2.50	3.29	4.09	4.90	5.72					
1.0	—	7.20	7.80	8.58	9.44	10.35	11.28	12.22	13.18	14.14	8	7.08	8	7.08	29
	—	0.09	0.79	1.65	2.57	3.51	4.47	5.44	6.42	7.40					
1.2	—	6.84	7.93	9.12	10.36	11.62					7	6.32	7	6.32	21
	—	0.68	1.84	3.09	4.37	5.66									
1.4	—	6.73	8.26	9.81	11.40	13.00					6	5.71	6	5.71	16
	0.07	1.43	2.96	4.58	6.19	7.81									

注:第 1 行是配对个数,第 2 行是上界点,第 3 行是下界点;δ 值为两组数据的平均差数与标准差的比值;N_0为固定样本 t 检验的配对数。

【用法说明】 该表为双侧序贯 t 检验边界点。2 个子表分别为对应 $2\alpha=\beta=0.05$ 的双侧序贯 t 检验边界点，以及 $2\alpha=\beta=0.01$ 的双侧序贯 t 检验边界点。第 1 行是配对个数，第 2 行是上界点，第 3 行是下界点；δ 值为两组数据的平均差数与标准差的比值；N_0为固定样本 t 检验的配对数。

例 比较 2 种药物，第 1 种是阿司匹林，作为标准；第 2 种是强的松(肾上腺皮质激素)，对患者进行为期 2 周的试验，每个患者均在第 1 周服用一种药物，在第 2 周服用另外 1 种药物。每对患者中一个患者先服用阿司匹林再服用强的松(肾上腺皮质激素)，另一患者采用相反的顺序。

药物的效应通过患者的握力来评价。握力差定义为服用阿司匹林周的握力减去服用强的松周的握力。为了排除自然改进的影响，将 1 个先服用阿司匹林的患者的握力差与 1 个先服用强的松患者的握力差求和。这样就给出 1 对患者 1 个值。

解 双侧序贯 t 检验的计算见表 1。

表 1　阿司匹林与强的松比较的序贯 t 检验

配对个数	握力差		d_i	$\sum d_i$	z
	先吃强的松	先吃阿司匹林			
1	10	−30	−20	−20	1.00
2	2	−56	−54	−74	1.65
3	0	−30	−30	−104	2.57
4	−7	−39	−46	−150	3.55
5	16	−60	−44	−194	4.55
6	18	−51	−33	−227	5.51
7	46	−78	−32	−259	6.46

查“双侧序贯 t 检验边界点($2\alpha=\beta=0.05$)”表，得到 $\delta_1=0.8$ 以及 $\delta_1=0.9$ 时的不同配对数对应的上界和下界坐标。进而采用插值法得出 $\delta_1=0.85$ 时的上下界限坐标。表 1 最后 1 列组成了 1 个样本路径见图 1。试验在第 7 对观察值时终止。样本路径显示，强的松具有很强的效应，所以试验很快就终止了。

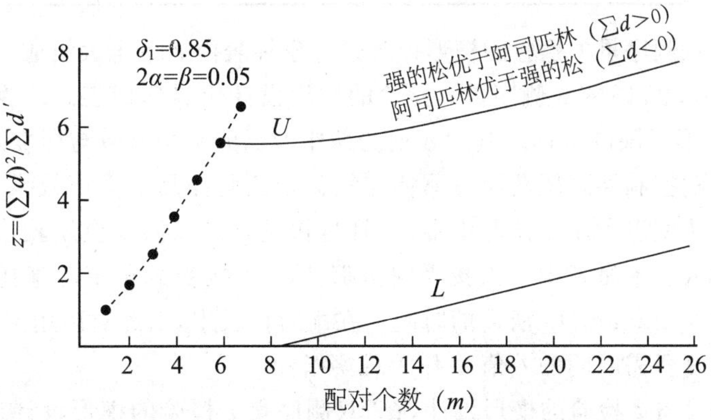

图 1　强的松和阿司匹林在缓解风湿性关节炎上的比较

(张中文，高永)

双侧序贯 t 检验的楔形设计边界坐标

双侧序贯 t 检验的楔形设计边界坐标($2\alpha=\beta=0.05,\delta=0.50,n\leqslant 79$)

n	0~8	9	10	11	12	13	14	15	16	17
U	—	8.34	8.00	7.73	7.50	7.32	7.12	7.04	6.94	6.55
M	—	—	—	—	—	—	—	—	—	—
n	18	19	20	21	22	23	24	25	26	27
U	6.78	6.72	6.68	6.61	6.61	6.59	6.57	6.56	6.55	6.55
M	—	—	—	—	—	—	—	—	—	—
n	28	29	30	32	34	36	38	40	45	50
U	6.56	6.56	6.57	6.61	6.65	6.69	6.75	6.81	6.98	7.18
M	—	—	—	0.05	0.12	0.20	0.31	0.41	0.70	1.11
n	55	60	65	70	74	75	76	77	78	79
U	7.35	7.62	7.86	8.11	8.31	8.35	8.4	8.45	8.50	8.55
M	1.57	2.13	2.83	3.74	1.78	5.13	5.53	6.03	6.72	8.55

双侧序贯 t 检验的楔形设计边界坐标($2\alpha=\beta=0.05,\delta=1.0,n\leqslant 22$)

n	0~4	5	6	7	8	9	10	11	12	13
U	—	4.98	1.99	5.05	5.14	5.26	5.39	5.53	5.68	5.84
M	—	—	—	—	0.01	0.18	0.35	0.58	0.83	1.12
n	14	15	16	17	18	19	20	21	22	
U	6.00	6.16	6.34	6.51	6.69	6.86	7.05	7.23	7.27	
M	1.44	1.80	2.21	2.66	3.20	3.85	4.71	6.21	7.27	

【用法说明】 双侧序贯 t 检验的楔形设计边界坐标表由 2 个子表组成,分别为 $\delta=0.50$ 以及 $\delta=1.0$,$2\alpha=\beta=0.05$ 时的双侧序贯 t 检验的楔形设计边界坐标表。U 为楔形设计的上界,M 为楔形设计的楔形界限的坐标。其中 δ 值为两组数据的平均差数与标准差的比值。

例 比较麻醉期控制性降压药阿方那特与氯化苯乙基托品的降压效果。试验者希望以上两药在停药后能尽快使患者血压恢复正常,并且越快越好。以恢复血压较快的药物作为较优。试验方法是在成对的手术患者中 1 人接受阿方那特,1 人接受氯化苯乙基托品,观察停止用药后患者收缩压恢复至 100mmHg 所需的时间。在配对比较中,以配对内用阿方那特与氯化苯乙基托品后的血压恢复所需时间的差值 d 作为观察指标。

解 应用双侧序贯 t 检验的楔形设计,查“双侧序贯 t 检验的楔形设计边界坐标($2\alpha=\beta=0.05,\delta=0.50,n\leqslant 79$)”表,得出楔形序贯图的上界 U 和楔形界限 M 的坐标,描点得到序贯图边界。根据 d 值计算相应 y 值,得楔形设计序贯图,见图 1。其中,$y=\frac{(\sum d)^2}{\sum d^2}$。

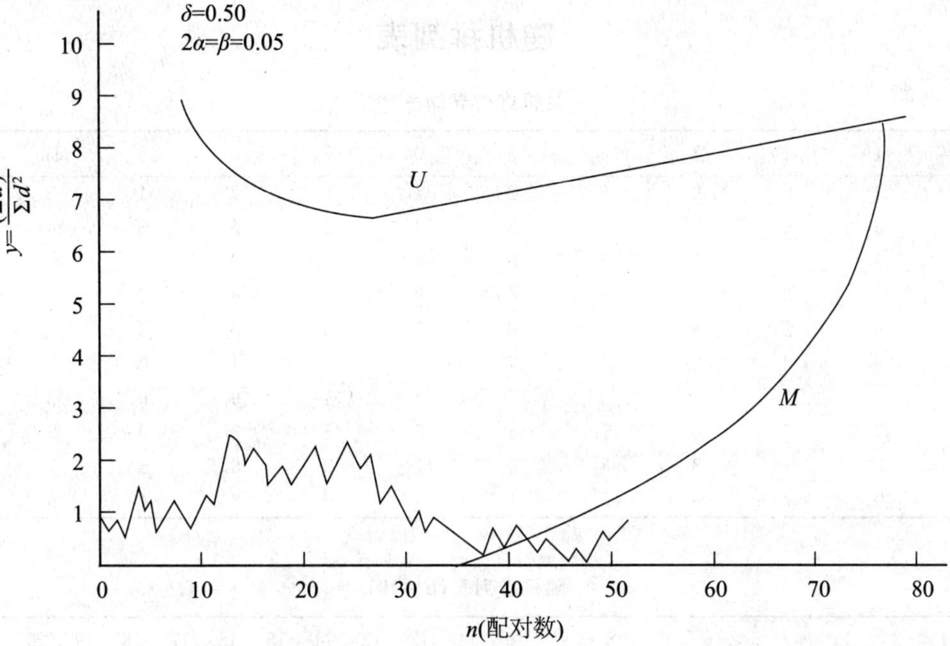

图 1　阿方那特与氯化苯乙基托品的降压效果的楔形设计序贯试验图

（高永，张中文）

随机排列表

随机排列表(n=10)

编号	1	2	3	4	5	6	7	8	9	10	r_k
1	3	0	9	6	2	4	8	7	1	5	0.067
2	6	9	2	7	3	0	1	5	8	4	−0.111
3	4	5	1	3	9	6	0	2	7	8	0.200
4	1	3	5	9	6	8	7	4	2	0	−0.111
5	9	2	6	4	8	7	5	0	3	1	−0.422
6	5	8	4	2	7	3	6	1	0	9	−0.200
7	8	1	7	0	5	2	4	9	6	3	0.022
8	7	6	0	1	4	5	3	8	9	2	0.111
9	2	4	3	8	0	1	9	6	5	7	0.289
10	0	7	8	5	1	9	2	3	4	6	0.111

随机排列表(n=20)

编号	1	2	3	4	5	6	7	8	9	10	11	12	13	14	15	16	17	18	19	20	r_k
1	8	6	19	13	5	18	12	1	4	3	9	2	17	14	11	7	16	15	10	0	−0.0632
2	8	19	7	6	11	14	2	13	5	17	9	12	0	16	15	1	4	10	18	3	−0.0632
3	18	1	10	13	17	2	0	3	8	15	7	4	19	12	5	14	9	11	6	16	0.1053
4	6	19	1	5	18	12	4	0	13	10	16	17	7	14	11	15	8	3	9	2	−0.0842
5	1	2	7	4	18	0	15	13	5	12	19	10	9	14	16	8	6	11	3	17	0.2000
6	11	19	2	15	14	10	8	12	1	17	4	3	0	9	16	6	13	7	18	5	−0.1053
7	14	3	16	7	9	2	15	12	11	4	13	19	8	1	18	6	0	5	17	10	−0.0526
8	3	2	16	6	1	13	17	19	8	14	0	15	9	18	11	5	4	10	7	12	0.0526
9	16	9	10	3	15	0	11	2	1	5	18	8	19	13	6	12	17	4	7	14	0.0947
10	4	11	18	6	0	8	12	16	17	3	2	9	5	7	19	10	15	13	14	1	0.0947
11	5	15	18	13	7	3	10	14	16	1	8	2	17	6	9	4	0	12	19	11	−0.0526
12	0	18	10	15	11	12	3	13	14	1	17	2	6	9	16	4	7	8	19	5	−0.0105
13	10	9	14	18	12	17	15	3	5	2	11	19	8	0	1	4	7	13	6	16	−0.1579
14	11	9	13	0	14	12	18	7	2	10	4	17	19	6	5	8	3	15	1	16	−0.0526
15	17	1	0	16	9	12	2	4	5	18	14	15	7	19	6	8	11	3	10	13	0.1053
16	17	1	5	2	8	12	15	13	19	14	7	16	6	3	9	10	4	11	0	18	0.0105
17	5	16	15	7	18	10	12	9	11	6	13	17	14	1	0	4	3	2	19	8	−0.2000
18	16	19	0	8	6	10	13	17	4	3	15	18	11	1	12	9	5	7	2	14	−0.1368
19	13	9	17	12	15	4	3	1	16	2	10	18	8	6	7	19	14	11	0	5	−0.1263
20	11	12	8	16	3	19	14	7	9	17	4	1	10	0	18	15	6	5	13	2	−0.2105
21	19	12	13	8	4	15	16	7	0	11	1	5	14	18	3	6	10	9	2	17	−0.1368
22	2	18	8	14	6	11	1	9	15	0	17	10	4	7	13	3	12	5	16	19	0.1158
23	9	16	17	18	5	7	12	2	4	10	0	13	8	3	14	15	6	11	1	19	−0.0632
24	15	0	14	6	1	2	9	8	18	4	10	17	3	12	16	11	19	13	7	5	0.1789
25	14	0	9	18	19	16	10	4	5	1	6	2	12	3	11	13	7	8	17	15	0.0526

随机排列表(n=30)

编号	1	2	3	4	5	6	7	8	9	10	11	12	13	14	15	16
1	20	12	5	3	26	21	17	9	24	19	14	6	22	11	28	29
2	4	28	1	10	17	26	11	22	27	16	13	20	12	23	18	24
3	18	21	24	4	20	2	23	17	16	13	27	11	5	12	6	28
4	8	21	12	10	19	6	28	17	26	29	3	14	13	4	30	7
5	27	14	16	23	30	25	1	4	11	24	12	22	3	21	5	20
6	29	18	12	13	6	9	26	1	23	16	28	11	3	27	10	3
7	28	14	20	11	30	10	5	9	25	4	19	16	29	7	18	12
8	14	8	20	27	6	21	16	3	1	28	19	25	4	15	12	18
9	10	14	9	29	5	24	18	7	26	23	4	1	28	19	11	13
10	6	29	22	30	9	20	27	4	7	24	1	3	14	10	16	15

编号	17	18	19	20	21	22	23	24	25	26	27	28	29	30	r_k
1	27	30	8	2	15	18	1	25	16	4	7	13	10	23	−0.044
2	9	2	29	19	25	15	6	30	7	14	5	21	3	8	−0.080
3	1	14	9	22	10	8	29	7	30	15	3	25	19	26	0.025
4	23	24	11	1	16	20	25	2	5	22	15	27	18	9	0.002
5	18	13	15	7	10	2	28	8	9	26	19	6	29	17	−0.085
6	22	17	25	30	20	4	15	14	2	19	5	21	24	7	−0.051
7	8	15	17	2	27	23	3	26	1	22	24	13	21	6	−0.080
8	23	17	22	2	30	26	5	11	24	9	13	10	7	29	0.020
9	2	25	3	30	16	6	21	12	17	22	20	8	15	27	0.062
10	13	18	26	25	28	2	23	19	17	8	12	5	21	11	−0.062

【用法说明】 表中每行的 1～n 个随机数字与表头上有序的自然数字序列 1,2,3,…,n 间是相互独立的,即每行 1～n 个数字的出现是随机、无序的,表尾计算了每行数字与表头有序数字的 Kendall 等级相关系数(r_k),r_k 绝对值愈小,表示该行随机数字的随机性(或独立性)愈好。使用时可任选一行的随机数字,但不能按列查。

随机排列表有 n=10,20,30,50,100,200,…,1000 等多个数字的随机排列表。随机排列表主要用于对患者、标本、实验动物等进行随机化分组,有使用简便、灵活,分组后各组随机数字的大小分布均匀;分组后的各组例数相等,不再计算和调整等优点。随机排列表可用于不同数量的实验对象(n)和不同实验设计的随机化分组,但不适用于随机抽样研究。

例 1 研究 2 种药物对小鼠肉瘤的影响,将 20 只小鼠采用完全随机分组方法分配到 2 组,分别接受不同的药物。

解 1)编号:将 20 个小鼠按体质量大小编号从 1 到 20 编号。

2)用 n=20 的随机排列表:随机指定第 2 行,将数字依次录于动物号下。

3)分组:按预先规定,将随机数字 0～9 者分入甲组,10～19 者分入乙组。

动物编号	1	2	3	4	5	6	7	8	9	10	11	12	13	14	15	16	17	18	19	20
随机数字	8	19	7	6	11	14	2	13	5	17	9	12	0	16	15	1	4	10	18	3
所属组别	甲	乙	甲	甲	乙	乙	甲	乙	甲	乙	甲	乙	甲	乙	乙	甲	甲	乙	乙	甲

例 2 研究 3 种药物对小鼠肉瘤的影响,将 15 只小鼠采用完全随机分组方法分配到 3 组,

分别接受不同的药物。

解 1)编号:将15个小鼠按体体量大小编号从1到15编号。

2)取 $n=20$ 随机数字表:任意指定第12行,舍去15～19之间的数字,将0～14之间的数字依次录于动物号下。

3)分组:按预先规定,将随机数字0～4者分入A组,5～9者分入B组,10～14者分到C组。

表1 15只小鼠完全随机化分组结果

动物编号	1	2	3	4	5	6	7	8	9	10	11	12	13	14	15
随机数字	0	10	11	12	3	13	14	1	2	6	9	4	7	8	5
分组结果	A	C	C	C	A	C	C	A	A	B	B	A	B	B	B

(王玫,石德文)

随机区组设计资料具有相同重复数的 Mack-Skillings 统计量界值表

k	n	c	ms	α	k	n	c	ms	α
2	2	2	4.800	0.0556	3	2	2	7.429	0.0111
		3	3.429	0.0900			3	4.578	0.1028
			4.667	0.0400				5.733	0.0519
			6.095	0.0150				8.133	0.0105
		4	3.375	0.0820			4	4.635	0.1004
			4.167	0.0502				5.846	0.0494
			7.042	0.0074				8.481	0.0099
		5	3.142	0.0894			5	4.530	0.0996
			4.276	0.0441				5.880	0.0496
			6.305	0.0122				8.310	0.0099
2	3	2	3.200	0.1204	3	3	2	4.667	0.1068
			5.000	0.0370				6.000	0.0467
			7.200	0.0093				8.667	0.0092
		3	3.571	0.0768			3	4.622	0.1001
			4.587	0.0410				5.896	0.0483
			7.000	0.0088				8.622	0.0100
		4	2.778	0.1142			4	4.654	0.0986
			4.000	0.0539				5.936	0.0497
			7.111	0.0078				8.705	0.0102
		5	3.058	0.0914			5	4.587	0.1000
			3.960	0.0526				5.927	0.0503
			6.724	0.0097				8.880	0.0101
2	4	2	3.750	0.0787	3	4	2	4.571	0.0969
			5.400	0.0293				5.786	0.0498
			7.350	0.0077				8.643	0.0093
		3	3.048	0.1018			3	4.622	0.1006
			3.857	0.0623				5.956	0.0504
			6.857	0.0099				8.822	0.0102
		4	3.000	0.0971			4	4.625	0.1011
			4.083	0.0502				5.894	0.0503
			6.750	0.0100				8.577	0.0100
		5	3.153	0.0847			5	4.580	0.0996
			3.938	0.0525				5.955	0.0496
			6.818	0.0094				9.155	0.0101
2	5	2	3.000	0.1188	3	5	2	4.629	0.0960
			4.320	0.0543				5.886	0.0515
			7.680	0.0067				8.629	0.0099
		3	2.752	0.1190			3	4.604	0.1010
			4.200	0.0495				5.920	0.0502
			6.943	0.0095				8.871	0.0099
		4	2.817	0.1069			4	4.669	0.1007
			4.267	0.0444				5.977	0.0506
			6.667	0.0106				8.746	0.0099
		5	2.987	0.0927			5	4.572	0.1002
			4.034	0.0491				5.844	0.0500
			6.600	0.0107				8.572	0.0100
3	2	2	5.143	0.0859	4	2	2	6.083	0.1057
			5.571	0.0556				7.250	0.0509

随机区组设计资料具有相同重复数的 Mack-Skillings 统计量界值表(续完)

k	n	c	ms	α	k	n	c	ms	α
4	2	2	9.250	0.0101	5	2	2	8.727	0.0495
		3	6.128	0.0995				10.964	0.0100
			7.615	0.0502			3	7.500	0.0993
			10.128	0.0100				8.967	0.0502
		4	6.243	0.0994				11.783	0.0100
			7.577	0.5000			4	7.664	0.1000
			10.511	0.0099				9.036	0.0500
		5	6.160	0.0997				12.336	0.0100
			7.686	0.0501			5	7.617	0.1000
			10.360	0.0100				9.338	0.0500
4	3	2	6.167	0.1005				12.373	0.0100
			7.444	0.0496	5	3	2	7.527	0.1013
			10.056	0.0103				9.018	0.0497
		3	6.231	0.0998				11.745	0.0099
			7.479	0.0501			3	7.633	0.1000
			10.573	0.0099				9.089	0.0501
		4	6.265	0.0999				12.256	0.0100
			7.757	0.0500			4	7.776	0.1001
			10.949	0.0099				9.300	0.0499
		5	6.211	0.1000				12.871	0.0100
			7.750	0.0500			5	7.714	0.1000
			10.947	0.0100				9.263	0.0500
4	4	2	6.250	0.0998				12.736	0.0100
			7.625	0.0500	5	4	2	7.500	0.0996
			10.792	0.0099				8.918	0.0500
		3	6.231	0.0999				12.300	0.0100
			7.667	0.0502			3	7.700	0.0998
			10.628	0.0100				9.200	0.0501
		4	6.325	0.1002				12.492	0.0099
			7.737	0.0499			4	7.761	0.1001
			11.068	0.0100				9.354	0.0500
		5	6.243	0.0998				12.896	0.0100
			7.717	0.0500			5	7.782	0.0999
			11.169	0.0100				9.404	0.0500
4	5	2	6.267	0.0995				12.958	0.0100
			7.733	0.0500	5	5	2	7.702	0.1003
			10.767	0.0099				9.251	0.0499
		3	6.179	0.1002				12.327	0.0099
			7.779	0.0499			3	7.673	0.1002
			10.672	0.0100				9.347	0.0500
		4	6.287	0.0997				12.847	0.0100
			7.747	0.0500			4	7.746	0.1000
			10.566	0.0099				9.317	0.0500
		5	6.147	0.0999				12.789	0.0100
			7.583	0.0499			5	7.704	0.1000
			10.822	0.0100				9.250	0.0500
5	2	2	7.418	0.0998				12.719	0.0100

【用法说明】 该表用于随机区组设计具有等观察数重复测量的 Mack-Skillings 检验。处理组与区组交叉格子中的观察值不止 1 个，即为重复观察值。n 为区组个数，k 为每个区组中处理组个数，c 为处理组与区组交叉格子等重复观察数，且 $c>1$。

总观察值个数 N 计算公式为

$$N=\sum_{i=1}^{n}\sum_{j=1}^{k}c_{ij}=nkc$$

在每个区组中把观察值编排秩次，第 j 个处理组格子中秩次均值合计的计算公式为

$$S_j=\sum_{i=1}^{n}\sum_{q=1}^{c}r_{ijq}/c,j=1,\cdots,k$$

其中 r_{ijq} 是 X_{ijq} 的秩次，而 X_{ijq} 是指第 i 个区组中第 j 个处理组的第 q 个重复观察值。

等重复 Mack-Skillings 统计量的计算公式为

$$MS=\frac{12}{k(N+n)}\sum_{j=1}^{k}\left(S_j-\frac{N+n}{2}\right)^2$$

根据 n,k,c 的值查"随机区组设计资料具有相同重复数的 Mack-Skillings 统计量界值表"，得到界值 ms_α，若 $ms\geqslant ms_\alpha$，则在 α 水准上拒绝 H_0，反之，则不拒绝 H_0。

例 研究人员评价 4 个实验室测定脱落麸皮中烟酸方法的精密性和一致性。预先准备每 100g 脱落麸皮中含有烟酸含量为 0mg、4mg 和 8mg 的测定样品。将相同的样品送到 4 个不同的实验室用指定的方法测定烟酸含量。数据见表 1。试评价 4 个实验室测定方法是否具有一致性。

表 1 烟酸含量测定数据

实验室（处理组）	烟酸含量(mg/100g)(区组)			S_j
	0	4	8	
1	7.58(3)	11.63(7)	15.00(2)	17.67
	7.87(8)	11.87(11)	15.92(9)	
	7.71(6)	11.40(3)	15.58(4)	
2	8.00(9.5)	12.20(12)	16.60(12)	30.50
	8.27(12)	11.70(8.5)	16.40(11)	
	8.00(9.5)	11.80(10)	15.90(7)	
3	7.60(4)	11.04(2)	15.87(6)	15.83
	7.30(1)	11.50(5.5)	15.91(8)	
	7.82(7)	11.49(4)	16.28(10)	
4	8.03(11)	11.50(5.5)	15.10(3)	14.00
	7.35(2)	10.10(1)	14.80(1)	
	7.66(5)	11.70(8.5)	15.70(5)	

注：小括号内数字为秩次。

解 $H_0:\tau_1=\cdots=\tau_k$，各处理组效应相同

H_1：各处理组效应不全相同

$\alpha=0.05$

$$S_1=\sum_{i=1}^{n}\left[\sum_{q=1}^{c}r_{ijq}/c\right]=17.67$$

同样方法计算，有：$S_2=30.50$，$S_3=15.83$，$S_4=14.00$。

$k=4, n=3, c=3$，则总例数 $N=36$。

$$MS=\left[\frac{12}{k(N+n)}\right]\sum_{j=1}^{k}\left[S_j-\frac{N+n}{2}\right]^2=12.93$$

根据 $k=4, n=3, c=3$，查“随机区组设计资料具有相同重复数的 Mack-Skillings 统计量界值表”，得 $\alpha=0.0501$ 的界值 $ms_{0.0501}=7.479$。

本例：$MS=12.93$，大于界值 $ms_{0.0501}=7.479$，则 $P<0.0501$。在 $\alpha=0.05$ 检验水准上，拒绝 H_0。

结论：4 个实验室测量烟酸含量的方法不具有一致性，即在不同实验室应用相同的方法测定相同的样品，测量结果不全相同。

参考文献

徐天和，景学安，程琮.中华医学统计百科全书：非参数统计分册[M].北京：中国统计出版社，2013.

（刘琳，徐天和）

随机区组比较的秩和检验用 M 界值表($\alpha=0.05$)

配伍组数 b	处理组数，k													
	2	3	4	5	6	7	8	9	10	11	12	13	14	15
2	—	—	20	38	64	96	138	192	258	336	429	538	664	808
3	—	18	37	64	104	158	225	311	416	542	691	865	1063	1292
4	—	26	52	89	144	217	311	429	574	747	950	1189	1460	1770
5	—	32	65	113	183	277	396	547	731	950	1210	1512	1859	2254
6	18	42	76	137	222	326	482	664	887	1155	1469	1831	2253	2738
7	24.5	50	92	167	272	412	591	815	1086	1410	1791	2233	2740	3316
8	32	50	105	190	310	471	676	931	1241	1612	2047	2552	2131	3790
9	24.5	56	118	214	349	529	760	1047	1396	1813	2302	2871	3523	4264
10	32	62	131	238	388	588	845	1164	1551	2014	2558	3189	3914	4737
11	40.5	66	144	261	427	647	929	1280	1706	2216	2814	3508	4305	5211
12	32	72	157	285	465	706	1013	1396	1862	2417	3070	3827	4697	5685
13	40.5	78	170	309	504	764	1098	1512	2017	2618	3326	4146	5088	6159
14	50	84	183	333	543	823	1182	1629	2172	2820	3581	4465	5479	6632
15	40.5	90	196	356	582	882	1267	1745	2327	3021	3837	4784	5871	7106

【用法说明】 该表用于随机区组(配伍组)设计多个样本比较的秩和检验。b 为配伍组数，k 为处理组数。统计量为

$$M=\sum(T_i-\overline{T})^2$$

其中，T_i 为处理组秩和，$\overline{T}$ 为秩和平均数。

根据 b 及 k 的值查表得界值 $M_{0.05}$，若 $M\geqslant M_{0.05}$，则 $P\leqslant 0.05$，按 $\alpha=0.05$ 水准拒绝 H_0。

例 某检验站为研究长江某段水中的生化需氧量(mg/L)，同时在 6 个采样点和 4 个时间进行采样测定，结果见表 1。问不同月份以及不同采样点间水中生化需氧量有无差别？

表 1 长江某段不同月份的生化需氧量比较的秩和检验 单位：mg/L

采样时间	采样点						秩和
	1	2	3	4	5	6	
1 月	1.39(4)	1.34(4)	1.84(4)	1.16(4)	1.72(4)	1.65(4)	$T_1=24$
2 月	0.76(3)	0.83(3)	0.77(3)	0.31(2)	0.85(3)	1.60(3)	$T_2=17$
7 月	0.40(2)	0.30(1.5)	0.36(1)	0.70(3)	0.16(1)	0.60(1)	$T_3=9.5$
8 月	0.35(1)	0.30(1.5)	0.50(2)	0.10(1)	0.80(2)	1.55(2)	$T_4=9.5$

解 H_0：4 个月份生化需氧量的总体分布相同

H_1：4 个月份生化需氧量的总体位置不同或不全相同

$\alpha=0.05$

$$\overline{T}=\frac{1}{2}b(k+1)=15,M=\sum(T_i-\overline{T})^2=145.5$$

根据 $b=6,k=4$,查“随机区组比较的秩和检验用 M 界值表”得 $M_{0.05}=76$,现 $M>M_{0.05}$,则 $P<0.05$,按 $\alpha=0.05$ 检验水准拒绝 H_0,故可认为 4 个月份的生化需氧量有差别。

参考文献

徐天和，景学安，程琮.中华医学统计百科全书：非参数统计分册[M].北京：中国统计出版社，2013.

（刘琳，徐天和）

随机数字表

编号	1～10										11～20										21～30										31～40										41～50									
1	22	17	68	65	84	68	95	23	92	35	87	02	22	57	51	61	09	43	95	06	58	24	82	03	47
2	19	36	27	59	46	13	79	93	37	55	37	77	32	77	09	85	02	05	30	62	47	83	51	62	74
3	16	77	23	02	77	09	61	87	25	21	28	06	24	25	93	16	71	13	59	78	23	05	47	47	25
4	78	43	76	71	61	20	44	90	32	64	97	67	63	99	61	46	38	03	93	22	69	81	21	99	21
5	03	28	28	26	08	73	37	32	04	05	69	30	16	09	05	88	69	58	28	99	35	07	44	75	47
6	93	22	53	64	39	07	10	63	75	35	87	03	04	79	88	08	13	13	85	51	55	34	57	72	69
7	78	76	58	54	74	92	38	70	96	92	52	06	79	79	45	82	63	18	27	44	69	66	92	19	09
8	23	68	35	26	00	99	53	93	61	28	52	70	05	48	34	56	65	05	61	86	90	92	10	70	80
9	15	39	25	70	99	93	86	52	77	65	15	33	59	05	28	22	87	26	07	47	86	96	98	29	06
10	58	71	96	30	24	18	46	23	34	27	85	13	99	24	44	49	18	09	79	49	74	16	32	23	02
11	57	35	27	33	72	24	53	63	94	09	41	10	76	47	91	44	04	95	49	66	39	60	04	59	81
12	48	50	86	54	48	22	06	34	72	52	82	21	15	65	20	33	29	94	71	11	15	91	29	12	03
13	61	96	48	95	03	07	16	39	33	66	98	56	10	56	79	77	21	30	27	12	90	49	22	23	62
14	36	93	89	41	26	29	70	83	63	51	99	74	20	52	36	87	09	41	15	09	98	60	16	03	03
15	18	87	00	42	31	57	90	12	02	07	23	47	37	17	31	54	08	01	88	63	39	41	88	92	10
16	88	56	53	27	59	33	35	72	67	47	77	34	55	45	70	08	18	27	38	90	16	95	86	70	75
17	09	72	95	84	29	49	41	31	06	70	42	38	06	45	18	64	84	73	31	65	52	53	37	97	15
18	12	96	88	17	31	65	19	69	02	83	60	75	86	90	68	24	64	19	35	51	56	61	87	39	12
19	85	94	57	24	16	92	09	84	38	76	22	00	27	69	85	29	81	94	78	70	21	94	47	90	12
20	38	64	43	59	98	98	77	87	68	07	91	51	67	62	44	40	98	05	93	78	23	32	65	41	18
21	53	44	09	42	72	00	41	86	79	79	68	47	22	00	20	35	55	31	51	51	00	83	63	22	55
22	40	76	66	26	84	57	99	99	90	37	36	63	32	08	58	37	40	13	68	97	87	64	81	07	83
23	02	17	79	18	05	12	59	52	57	02	22	07	90	47	03	28	14	11	30	79	20	69	22	40	98
24	95	17	82	06	53	31	51	10	96	46	92	06	88	07	77	56	11	50	81	69	40	23	72	51	39
25	35	76	22	42	92	96	11	83	44	80	34	68	35	48	77	33	42	40	90	60	73	96	53	97	86
26	26	29	13	56	41	85	47	04	66	08	34	72	57	59	13	82	43	80	46	15	38	26	61	70	04
27	77	80	20	75	82	72	82	32	99	90	63	95	73	76	63	89	73	44	99	05	48	67	26	43	18
28	46	40	66	44	52	91	36	74	43	53	30	82	13	54	00	78	45	63	98	35	55	03	36	67	68
29	37	56	08	18	09	77	53	84	46	47	31	91	18	95	58	24	16	74	11	53	44	10	13	85	57
30	61	65	61	68	66	37	27	47	39	19	84	83	70	07	48	53	21	40	06	71	95	06	79	88	54
31	93	43	69	64	07	34	18	04	52	35	56	27	09	24	86	61	85	53	83	45	19	90	70	99	00
32	21	96	60	12	99	11	20	99	45	18	48	13	93	55	34	18	37	79	49	90	65	97	38	20	46
33	95	20	47	97	97	27	37	83	28	71	00	06	41	41	74	45	89	09	39	84	51	67	11	52	49
34	97	86	21	78	73	10	65	81	92	59	58	76	17	14	97	04	76	62	16	17	17	95	70	45	80
35	69	92	06	34	13	59	71	74	17	32	27	55	10	24	19	23	71	82	13	74	63	52	52	01	41
36	04	31	17	21	56	33	73	99	19	87	26	72	39	27	67	53	77	57	68	93	60	61	97	22	61
37	61	06	98	03	91	87	14	77	43	96	43	00	65	98	50	45	60	33	01	07	98	99	46	50	47
38	85	93	85	86	88	72	87	08	62	40	16	06	10	89	20	23	21	34	74	97	76	38	03	29	63
39	21	74	32	47	45	73	96	07	94	52	09	65	90	77	47	25	76	16	19	33	53	05	70	53	30
40	15	69	53	82	80	79	96	23	53	10	65	39	07	16	29	45	33	02	43	70	02	87	40	41	45
41	02	89	08	04	49	20	21	14	68	86	87	63	93	95	17	11	29	01	95	80	35	14	97	35	33
42	87	18	15	89	79	85	43	01	72	73	08	61	74	51	69	89	74	39	82	15	94	51	33	41	67
43	98	83	71	94	22	59	97	50	99	52	08	52	85	08	40	87	80	61	65	31	91	51	80	32	44
44	10	08	58	21	66	72	68	49	29	31	89	85	84	46	06	59	73	19	85	23	65	09	29	75	63
45	47	90	56	10	08	88	02	84	27	83	42	29	72	23	19	66	56	45	65	79	20	71	53	20	25
46	22	85	61	68	90	49	64	92	85	44	16	40	12	89	88	50	14	49	81	06	01	82	77	45	12
47	67	80	43	79	33	12	83	11	41	16	25	58	19	68	70	77	02	54	00	52	53	43	37	15	26
48	27	62	50	96	72	79	44	61	40	15	14	53	40	65	39	27	31	58	50	28	11	39	03	34	25
49	33	78	80	87	15	38	30	06	38	21	14	47	47	07	26	54	96	87	53	32	40	36	40	96	76
50	13	13	92	66	99	47	24	49	57	74	32	25	43	62	17	10	97	11	69	84	99	63	22	32	98

【用法说明】 该表最左侧1列编号为行号，顶部最上1行为列号。表内是由阿拉伯数字组成的数字序列，在全部数字序列中，0～9这10个数字彼此相互独立，服从均匀分布，即每个数字出现的概率相同，各为0.1。

随机数是随机化分组和随机化抽样的基本依据，适用于抽样研究及分组、排列等的随机化，根据用途的不同随机数字表内数字的范围有所差异。

例1 研究3种药物对小鼠肉瘤的影响，将15只小鼠采用完全随机分组方法分配到3组，分别接受不同的药物处理。

解 1)编号：将15只小鼠按体质量大小编号为1,2,3,…,15，见表1第1行。

2)取随机数字：因为有15只小鼠，可从随机数字表的任意一行任意一列开始，按同一方向(横向或竖向均可)取2位数的随机数字15个。如从第10行第1列的随机数字58开始，横向获取15个2位数随机数，见表1第2行。

3)随机数排序：将15个随机数字由小到大编序号，见表1第3行。

4)分组：对排序后的随机数规定，序号为1～5分到A组，序号6～10为B组，序号11～15为C组。若每例数不等可调整序号分组，依此类推。

完全随机分组结果为：第1组包括编号为5、6、8、12、14号的5只小鼠；第2组包括编号为4、7、9、10、15号的5只小鼠；第3组包括编号为1、2、3、11、13号的5只小鼠。

表1 15只小鼠完全随机化分组结果

动物体质量编号	1	2	3	4	5	6	7	8	9	10	11	12	13	14	15
随机数	58	71	96	30	24	18	46	23	34	27	85	13	99	24	44
排序序号	11	12	14	7	4	2	10	3	8	6	13	1	15	5	9
分组结果	C	C	C	B	A	A	B	A	B	B	C	A	C	A	B

例2 将20只小白鼠按配对设计的要求分为甲、乙2组。

解 1)编号：先将窝别、性别相同，体质量相同(或接近)的2只小白鼠配成1个对子，共配成10对；将第1对第1只小白鼠编为1.1，第2只小白鼠编为1.2，余仿此。见表2第1、2行。

2)取随机数字：从随机数字表任意一行任意一列开始，按同一方向取2位数的随机数字10个，如从第16行第1列数字开始向右抄录10个2位数的随机数字，见表2第4行。

3)随机数排序：将10个随机数字由小到大编序号，见表2第4行。

4)分组：通常规定随机数字排序序号如为单数，则定为AB(甲乙)顺序，即对子中的第1只小白鼠分入A(甲)组，而同对子中的另1只小白鼠则归入B(乙)组；如为偶数，则定为BA(乙甲)顺序。本例分配结果见表2第6、7行。

即分组结果为：1.2、2.2、3.1、4.1、5.1、6.2、7.1、8.1、9.2、10.2号小白鼠入甲组，1.1、2.1、3.2、4.2、5.2、6.1、7.2、8.2、9.1、10.2号小白鼠入乙组。

表2 20只小白鼠配对设计分组结果

配对号	1.1 1.2	2.1 2.2	3.1 3.2	4.1 4.2	5.1 5.2	6.1 6.2	7.1 7.2	8.1 8.2	9.1 9.2	10.1 10.2
随机数字	88	56	53	27	59	33	35	72	67	47
排序序号	10	6	5	1	7	2	3	9	8	4
第1只小白鼠组别	乙	乙	甲	甲	甲	乙	甲	甲	乙	乙
第2只小白鼠组别	甲	甲	乙	乙	乙	甲	乙	乙	甲	甲

例 3 研究 3 种药物对小鼠肉瘤的影响，以小鼠体质量为区组因素，将 15 只小鼠按区组随机化分组方法分配到 3 组接受不同的药物处理。

解 区组随机化分组步骤如下：

1)将小鼠体质量按轻重编号：体质量相近的 3 只小鼠配为 1 个区组，共 5 个区组，见表 3 第 1 行和第 2 行。

2)取随机数字：从随机数字表中的任一行任一列开始，如第 11 行第 21、22 列开始，依次竖向向下读取 15 个 2 位数作为 1 个随机数录于编号下，见表 3 第 3 行。

3)随机数排序：在每个区组内将随机数按大小排序，见表 3 第 4 行。

4)分组：各区组内序号为 1 的为 A 组，接受甲药；序号为 2 的为 B 组，接受乙药；序号为 3 的为 C 组，接受丙药，见表 3 第 5 行、第 6 行。

区组随机化分组结果为：

A 组：包括编号为第 1、5、9、12、13 号的共 5 只小白鼠，接受甲种药物。

B 组：包括编号为第 2、6、7、11、15 号的共 5 只小白鼠，接受乙种药物。

C 组：包括编号为第 3、4、8、10、14 的号共 5 只小白鼠，接受丙种药物。

表 3 15 只小鼠采用区组随机化分组结果

区组号	1			2			3			4			5		
区组内动物号	1	2	3	4	5	6	7	8	9	10	11	12	13	14	15
随机数	41	82	98	99	23	77	42	60	22	91	68	36	22	92	34
排序序号	1	2	3	3	1	2	2	3	1	3	2	1	1	3	2
分组结果	A	B	C	C	A	B	B	C	A	C	B	A	A	C	B

例 4 某中学有学生 2000 人，欲调查患近视眼学生的比例。若用简单随机抽样法从中抽取 100 人作为样本，如何进行抽样？

解 1)编号：将全校学生按名册顺序编号为 0,1,2,3,…,1999。

2)取随机数字：在随机数字表中，任意指定 1 个起始点，按同一个方向依次抄录 4 位数的随机数字 100 组，凡在前面已经抄录过的随机数均弃去不用。如本例从第 9 行第 9 列开始向下抄录所得的随机数为：9993,8652,7765,1533,…。凡首数大于等于 8 者减 8，大于等于 6 者减 6，大于等于 4 者减 4，大于等于 2 者减 2，依次得到 1993,652,1765,1533,…。

3)抽样结果：对应 1993,652,1765,1533,…编号的学生被抽中组成样本。

参考文献

[1]郭祖超.医用数理统计分析方法[M].3 版.北京：人民卫生出版社，1988.

[2]徐天和，徐勇勇.中国医学统计百科全书：医学研究统计分册[M].北京：人民卫生出版社，2004.

（王玖，石德文）

未知峰处理组 Mack-Wolfe A_p 统计量界值表

k	n	α 0.01	0.05	0.10	k	n	α 0.01	0.05	0.10
3	3	2.556	2.324	1.889	7	3	2.782	2.286	1.982
	4	2.635	2.196	1.850		4	2.802	2.279	1.999
	5	2.694	2.166	1.849		5	2.831	2.312	2.017
	6	2.668	2.102	1.787		6	2.785	2.280	1.974
	7	2.674	2.158	1.836		7	2.823	2.294	1.997
	8	2.633	2.082	1.837		8	2.889	2.282	1.988
	9	2.623	2.111	1.800		9	2.826	2.276	1.986
	10	2.662	2.112	1.825		10	2.919	2.338	2.008
4	2	2.554	2.195	1.915	8	2	2.723	2.292	2.016
	3	2.700	2.213	1.903		3	2.821	2.297	2.021
	4	2.708	2.180	1.912		4	2.866	2.310	2.039
	5	2.738	2.221	1.951		5	2.798	2.289	2.022
	6	2.646	2.160	1.903		6	2.885	2.339	2.027
	7	2.744	2.205	1.898		7	2.928	2.321	2.034
	8	2.756	2.184	1.890		8	2.875	2.315	2.034
	9	2.794	2.201	1.891		9	2.874	2.305	2.021
	10	2.771	2.172	1.876		10	2.893	2.333	2.028
5	2	2.619	2.191	1.894	9	2	2.789	2.287	1.999
	3	2.725	2.239	1.969		3	2.815	2.283	2.027
	4	2.744	2.195	1.963		4	2.864	2.305	2.031
	5	2.716	2.222	1.960		5	2.917	2.310	2.035
	6	2.749	2.227	1.972		6	2.887	2.325	2.041
	7	2.761	2.240	1.951		7	2.925	2.341	2.030
	8	2.765	2.216	1.937		8	2.879	2.325	2.037
	9	2.786	2.236	1.925		9	2.883	2.293	2.027
	10	2.772	2.249	1.943		10	2.888	2.340	2.059
6	2	2.643	2.226	1.964	10	2	2.818	2.315	2.021
	3	2.733	2.242	2.040		3	2.802	2.315	2.026
	4	2.862	2.265	1.939		4	2.910	2.331	2.031
	5	2.851	2.251	1.989		5	2.874	2.319	2.025
	6	2.817	2.242	1.964		6	2.912	2.297	2.027
	7	2.808	2.257	1.950		7	2.922	2.347	2.046
	8	2.819	2.256	1.981		8	2.895	2.343	2.031
	9	2.770	2.266	1.978		9	2.948	2.380	2.050
	10	2.863	2.278	1.982		10	2.905	2.351	2.032
7	2	2.756	2.233	1.992					

【用法说明】 该表为峰处理组未知时处理组伞形效应的 Mack-Wolfe 检验(Mack-Wolfe test for umbrella alternatives-peak-unknown)用表。表中参数 k 为处理组数，$n(n_1=n_2\cdots n_k)$

为各样本的相等容易，p 为峰处理组序号，α 为检验水准，α 下面的三列数据为 k、n 与 α 等参数对应的临界值 A_α。该表的使用方式为：首先将处理组标记为 1 到 k，其中未知峰处理组 p 在适当的处理组中，利用统计量公式求出统计量值；其次根据已知的样本参数 k、n 和检验水准 α 查表得到界值；最后根据界值与统计量值的大小关系决定是否拒绝原假设。若统计量小于表中界值就不拒绝原假设。

检验假设为：$H_0:\tau_1=\tau_2\cdots=\tau_k$；$H_1:\tau_1\leqslant\tau_2\leqslant\cdots\tau_{p-1}\leqslant\tau_p\geqslant\tau_{p+1}\geqslant\cdots\geqslant\tau_k$（至少有 1 对不等），对于某个 $p\in\{1,2,\cdots,k\}$。

使用过程需注意：为了计算未知峰处理组 Mack-Wolfe 统计量，首先使用样本数据来估计哪个处理组是最有可能与伞形峰处理组有关的，即先要估计样本数据的峰处理组 p。

检验统计量

$$A_p^*=\frac{1}{r}\sum_{j\epsilon B}\left[\frac{A_j-E_0(A_j)}{\sqrt{\mathrm{Var}_0(A_j)}}\right]$$

A_j 是第 j 个具有峰处理组的已知峰统计量，r 为相同数据处理组的个数，B 是对应于 r 个具有相同数据处理组（1,2,…,k）的子集。$E_0(A_j)$ 和 $\mathrm{Var}_0(A_j)$ 是 A_j 的期望值和方差。A_p^* 相当于具有相同数据的 r 个标准化已知峰处理组统计量的平均值。由 $U_{\cdot q}^*$ 求 p

$$U_{\cdot q}^*=\max\{U_{\cdot 1},U_{\cdot 2},\cdots,U_{\cdot k}\}$$

$$U_{\cdot q}=\sum_{i\neq q}U_{iq},\quad q=1,\cdots,k$$

其中，U_{iq} 为第 i 个样本观察值小于第 q 个样本每个观察值的个数之和。

例　一般认为，人的综合思想和学习能力与年龄有关。随着年龄的增加达到高峰，然后，再逐渐下降。研究人员调查了 5 组男性不同年龄组的人群综合能力得分。试进行未知峰处理组伞形效应的 Mack-Wolfe 检验。

表 1　样本数据

编号	16～19 岁	20～34 岁	35～54 岁	55～69 岁	>70 岁
1	8.62	9.85	9.98	9.12	4.80
2	9.94	10.43	10.69	9.89	9.18
3	10.06	11.31	11.40	10.57	9.27

解　$H_0:\tau_1=\tau_2=\cdots=\tau_k$，各处理组效应相同

$H_1:\tau_1\leqslant\tau_2\cdots\tau_{p-1}\leqslant\tau_p\geqslant\tau_{p+1}\geqslant\cdots\geqslant\tau_5$。对于某个 $p\in\{1,2,\cdots,5\}$，至少有 1 对效应不等。式中：5 个增加的年龄组作为 5 个处理组

$\alpha=0.05$

本检验统计量计算过程较长，具体为：

首先，求 $5*4/2=10$ 个 U_{iq}：$U_{12}=1+3+3=7$。即第 2 组数据 9.85 比第 1 组的 1 个数据 8.62 大，则计数为 1；第 2 组数据 10.43 比第 1 组的 3 个数据都大，则计数为 3；第 2 组数据 11.31 比第 1 组的 3 个数据都大，则计数为 3。同理 $U_{13}=8$、$U_{14}=5$、$U_{15}=2$、$U_{23}=6$、$U_{24}=3$、$U_{25}=0$、$U_{34}=1$、$U_{35}=0$、$U_{45}=2$，利用 $U_{qi}=n_in_q-U_{iq}=3\times3-U_{iq}$ 可以求其他；

其次，计算 $U_{\cdot q}$：$U_{\cdot 1}=U_{21}+U_{31}+U_{41}+U_{51}=(9-U_{12})+(9-U_{13})+(9-U_{14})+(9-U_{15})=14$，同理，$U_{\cdot 2}=25$、$U_{\cdot 3}=31$、$U_{\cdot 4}=16$、$U_{\cdot 5}=4$；

再次，因为 $U_{\cdot q}^*=\max\{U_{\cdot 1},U_{\cdot 2},U_{\cdot 3},U_{\cdot 4},U_{\cdot 5}\}=U_{\cdot 3}=31$，所以第 3 个处理组可以定为

唯一的峰处理组，即 $\hat{p}=3, r=1, B=\{3\}$。

最后，求统计量 $A_{\hat{p}}^*$：因为 $A_3=45, E_0(A_3)=27, \mathrm{Var}_0(A_3)=58.5$，所以

$$A_{\hat{p}}^* = \frac{A_3 - E_0(A_3)}{\sqrt{\mathrm{Var}_0(A_3)}} = \frac{45-27}{\sqrt{58.5}} = 2.353$$

据 $k=5, n=n_1, \cdots, n_5=3$，查"未知峰处理组 Mack-Wolfe A_p 统计量界值表"，得界值 $A_{0.05}=2.239$。

本例 $A_{\hat{p}}^*=2.353>A_{0.05}=2.239$，则 $P<0.05$，按 $\alpha=0.05$ 检验水准，拒绝 H_0。即学习的综合能力随年龄而增加，在 35～54 岁年龄段达到综合能力的高峰，然后综合能力随年龄的增加而下降。

参考文献

徐天和，景学安，程琮.中华医学统计百科全书：非参数统计分册[M].北京：中国统计出版社，2013.

（高明海，徐天和）

相关系数 *r* 界值表

ν	α 双侧：	0.10	0.05	0.02	0.01	ν	α 双侧：	0.10	0.05	0.02	0.01
	单侧：	0.05	0.025	0.01	0.005		单侧：	0.05	0.025	0.01	0.005
1		0.988	0.997	1.000	1.000	41		0.254	0.301	0.354	0.389
2		0.900	0.950	0.980	0.990	42		0.251	0.297	0.350	0.384
3		0.805	0.878	0.934	0.959	43		0.248	0.294	0.346	0.380
4		0.729	0.811	0.882	0.917	44		0.246	0.291	0.342	0.376
5		0.669	0.755	0.833	0.875	45		0.243	0.288	0.338	0.372
6		0.621	0.707	0.798	0.834	46		0.240	0.285	0.335	0.368
7		0.582	0.666	0.750	0.798	47		0.238	0.282	0.331	0.365
8		0.549	0.632	0.715	0.765	48		0.235	0.279	0.328	0.361
9		0.521	0.602	0.685	0.735	49		0.233	0.276	0.325	0.358
10		0.497	0.576	0.658	0.708	50		0.231	0.273	0.322	0.354
11		0.476	0.553	0.634	0.684	52		0.226	0.268	0.316	0.348
12		0.457	0.532	0.612	0.661	54		0.222	0.263	0.310	0.341
13		0.441	0.514	0.592	0.641	56		0.218	0.259	0.305	0.336
14		0.426	0.497	0.574	0.623	58		0.214	0.254	0.300	0.330
15		0.412	0.482	0.558	0.606	60		0.211	0.250	0.295	0.325
16		0.400	0.468	0.542	0.590	62		0.207	0.246	0.290	0.320
17		0.389	0.456	0.529	0.575	64		0.204	0.242	0.286	0.315
18		0.378	0.444	0.515	0.561	66		0.201	0.239	0.282	0.310
19		0.369	0.433	0.503	0.549	68		0.198	0.235	0.278	0.306
20		0.360	0.423	0.492	0.537	70		0.195	0.232	0.274	0.302
21		0.352	0.413	0.482	0.526	72		0.193	0.229	0.270	0.298
22		0.344	0.404	0.472	0.515	74		0.190	0.226	0.266	0.294
23		0.337	0.396	0.462	0.505	76		0.188	0.223	0.263	0.290
24		0.330	0.388	0.453	0.496	78		0.185	0.220	0.260	0.286
25		0.323	0.381	0.445	0.487	80		0.183	0.217	0.257	0.283
26		0.317	0.374	0.437	0.479	82		0.181	0.215	0.253	0.280
27		0.311	0.367	0.430	0.471	84		0.179	0.212	0.251	0.276
28		0.306	0.361	0.423	0.463	86		0.177	0.210	0.248	0.273
29		0.301	0.355	0.416	0.456	88		0.174	0.207	0.245	0.270
30		0.296	0.349	0.409	0.449	90		0.173	0.205	0.242	0.267
31		0.291	0.344	0.403	0.442	92		0.171	0.203	0.240	0.264
32		0.287	0.339	0.397	0.436	94		0.169	0.201	0.237	0.262
33		0.283	0.334	0.392	0.430	96		0.167	0.199	0.235	0.259
34		0.279	0.329	0.386	0.424	98		0.165	0.197	0.232	0.256
35		0.275	0.325	0.381	0.418	100		0.164	0.195	0.230	0.254
36		0.271	0.320	0.376	0.413	105		0.160	0.190	0.225	0.248
37		0.267	0.316	0.371	0.408	110		0.156	0.186	0.220	0.242
38		0.264	0.312	0.367	0.403	115		0.153	0.182	0.215	0.237
39		0.261	0.308	0.362	0.398	120		0.150	0.178	0.210	0.232
40		0.257	0.304	0.358	0.393	125		0.147	0.174	0.206	0.228

相关系数 r 界值表(续完)

ν		α				ν		α			
	双侧:	0.10	0.05	0.02	0.01		双侧:	0.10	0.05	0.02	0.01
	单侧:	0.05	0.025	0.01	0.005		单侧:	0.05	0.025	0.01	0.005
130		0.144	0.171	0.202	0.223	300		0.095	0.113	0.134	0.148
135		0.141	0.168	0.199	0.219	350		0.088	0.105	0.124	0.137
140		0.139	0.165	0.195	0.215	400		0.082	0.098	0.116	0.128
145		0.136	0.162	0.192	0.212	450		0.077	0.092	0.109	0.121
150		0.134	0.159	0.189	0.208	500		0.074	0.088	0.104	0.115
160		0.130	0.154	0.183	0.202	600		0.067	0.080	0.095	0.105
170		0.126	0.150	0.177	0.196	700		0.062	0.074	0.088	0.097
180		0.122	0.145	0.172	0.190	800		0.058	0.069	0.082	0.091
190		0.119	0.142	0.168	0.185	900		0.055	0.065	0.077	0.086
200		0.116	0.138	0.164	0.181	1000		0.052	0.062	0.073	0.081
250		0.104	0.124	0.146	0.162						

【用法说明】 简单相关系数又称为 Pearson 相关系数,简称相关系数。它是衡量 2 个随机变量之间直线相关的强度和方向的统计量。样本相关系数记为 r,是其总体相关系数 ρ 的估计值,取值范围为[-1,1]。当 r 为正值时,说明 2 个变量的变化方向一致,称为正相关;当 r 为负值时,2 个变量反向变化,称为负相关;当 $r=0$ 时,称为无线性相关或零相关。实践中研究者往往关心的是总体相关关系如何,如两变量总体上是否有线性相关,2 个相关系数是否来自同一总体等,但研究者通常获取的是有限的抽样资料,因此需要通过假设检验做出推断。表内数字为根据自由度 ν(按照 $\nu=n-2$)和检验水准 α,直接查表确定的 r 的界值。

例 测得某地 15 名正常成年人的血铅 x(μmoL/L)和 24 小时的尿铅 y(μmoL/L)如表 1 所示,试分析正常成年人血铅和 24 小时尿铅是否存在线性关系。

表 1 15 例正常成年人的血铅和 24 小时尿铅测量值 单位:μmoL/L

编号	血铅(x)	尿铅(y)	x^2	y^2	$x \cdot y$
1	0.11	0.14	0.0121	0.0196	0.0154
2	0.25	0.25	0.0625	0.0625	0.0625
3	0.23	0.28	0.0529	0.0784	0.0644
4	0.24	0.25	0.0576	0.0625	0.0600
5	0.26	0.28	0.0676	0.0784	0.0728
6	0.09	0.10	0.0081	0.0100	0.0090
7	0.25	0.27	0.0625	0.0729	0.0675
8	0.06	0.09	0.0036	0.0081	0.0054
9	0.23	0.24	0.0529	0.0576	0.0552
10	0.33	0.30	0.1089	0.0900	0.0990
11	0.15	0.16	0.0225	0.0256	0.0240
12	0.04	0.05	0.0016	0.0025	0.0020
13	0.20	0.20	0.0400	0.0400	0.0400
14	0.34	0.32	0.1156	0.1024	0.1088
15	0.22	0.24	0.0484	0.0576	0.0528
合计	3.00	3.17	0.7168	0.7681	0.7388

解 $H_0:\rho=0$

$H_1:\rho\neq 0$

$\alpha=0.05$

根据 $n=15,\sum x=3.00,\sum y=3.17,\sum x^2=0.7168,\sum y^2=0.7681,\sum x\cdot y=0.7388$，可得

$$r=\frac{\sum x\cdot y-\frac{(\sum x)\cdot(\sum y)}{n}}{\sqrt{\left[\sum x^2-\frac{(\sum x)^2}{n}\right]}\sqrt{\left[\sum y^2-\frac{(\sum y)^2}{n}\right]}}$$

$$=\frac{0.7388-\frac{3\times 3.17}{15}}{\sqrt{(0.7168-\frac{3^2}{15})(0.7681-\frac{3.17^2}{15})}}=0.9787$$

按 $r=0.9787$ 和 $\nu=13$，查“相关系数 r 界值表”。首先在表中找到 $\nu=13$ 这 1 行，然后对应双侧检验中 $\alpha=0.05$ 所在的列(即数字第 3 列)，可得 $r_{0.05,13}=0.514<r=0.9787$，按 $\alpha=0.05$ 的检验水准，拒绝 H_0，即可以认为正常成年人血铅和 24 小时尿铅存在正相关。

参考文献

徐天和，柳青.中华医学统计百科全书：多元统计分册[M].北京：中国统计出版社，2013.

(刘芳，徐天和)

向前逐步选择法的多元相关平方 R^2 界值表

向前逐步选择法的多元相关平方 R^2 界值表($\alpha=0.05$)

k	F	$N-k-1$															
		10	12	14	16	18	20	25	30	35	40	50	60	80	100	150	200
2	2	43	38	33	30	27	24	20	16	14	13	10	8	6	5	3	2
2	3	40	36	31	27	24	22	18	15	13	11	9	7	5	4	2	2
2	4	38	33	29	26	23	21	17	14	12	10	8	7	5	4	3	2
3	2	49	43	39	35	32	29	24	21	18	16	12	10	8	7	4	2
3	3	45	40	36	32	29	26	22	19	17	15	11	9	7	6	4	3
3	4	42	36	33	29	27	25	20	17	15	13	11	9	7	5	4	3
4	2	54	48	44	39	35	33	27	23	20	18	15	12	10	8	5	4
4	3	49	43	39	36	33	30	25	22	19	17	14	11	8	7	5	4
4	4	45	39	35	32	29	27	22	19	17	15	12	10	8	6	5	3
5	2	58	52	47	43	39	36	31	26	23	21	17	14	11	9	6	5
5	3	52	46	42	38	35	32	27	24	21	19	16	13	9	8	5	4
5	4	46	41	38	35	52	29	24	21	18	16	13	11	9	7	5	4
6	2	60	54	50	46	41	39	33	29	25	23	19	16	12	10	7	5
6	3	54	48	44	40	37	34	29	25	22	20	17	14	10	8	6	5
6	4	48	43	39	36	33	30	26	23	20	17	14	12	9	7	5	4
7	2	61	56	51	48	44	41	35	30	27	24	20	19	13	11	7	5
7	3	59	50	46	42	39	36	31	26	23	21	18	15	11	9	7	5
7	4	50	45	41	38	35	32	27	24	21	18	15	13	10	8	6	4
8	2	62	58	53	49	46	43	37	31	28	26	21	18	14	11	8	6
8	3	57	52	47	43	40	37	32	28	24	22	19	16	12	10	7	5
8	4	51	46	42	39	36	33	28	25	22	19	16	14	11	9	7	5
9	2	63	59	54	51	47	44	38	33	30	27	22	19	15	12	9	6
9	3	58	53	49	44	41	38	33	29	25	23	20	16	12	10	7	6
9	4	52	46	43	40	37	34	29	25	23	20	17	14	11	10	7	6
10	2	64	60	55	52	49	46	39	34	31	28	23	20	16	13	10	7
10	3	59	54	50	45	42	39	34	30	26	24	20	17	13	11	8	6
10	4	52	47	44	41	38	35	30	26	34	21	18	15	12	10	8	6
12	2	60	62	57	54	51	48	42	37	33	30	25	22	17	14	10	8
12	3	60	55	52	47	44	41	36	31	28	25	22	19	14	12	9	7
12	4	53	48	45	41	39	36	31	27	25	22	19	16	13	11	9	7
14	2	68	64	60	56	53	50	44	39	35	32	27	24	18	15	11	8
14	3	61	57	53	49	46	43	37	32	29	27	23	20	15	13	10	8
14	4	43	49	46	42	40	37	32	29	26	23	20	17	13	11	9	7
16	2	69	66	64	58	55	53	46	41	37	34	29	25	20	17	12	9
16	3	61	58	54	50	47	44	38	34	31	28	24	21	17	14	11	8
16	4	53	50	46	43	40	38	33	30	27	24	21	18	14	12	10	8
18	2	70	67	65	60	57	55	49	44	40	36	31	27	21	18	13	9
18	3	62	59	55	51	49	46	40	35	32	30	26	23	18	15	12	9
18	4	54	50	46	44	41	38	34	31	28	25	22	19	15	13	11	8
20	2	72	68	64	62	59	56	50	46	42	38	33	28	22	19	14	10
20	3	62	60	56	52	50	47	42	37	34	31	27	24	19	16	12	9
20	4	54	50	46	44	41	37	35	32	29	26	23	20	16	14	11	8

向前逐步选择法的多元相关平方 R^2 界值表($\alpha=0.01$)

k	F	$N-k-1$															
		10	12	14	16	18	20	25	30	35	40	50	60	80	100	150	200
2	2	59	53	48	43	40	36	30	26	23	20	17	14	11	9	7	5
2	3	58	52	46	42	38	35	30	25	22	19	16	13	10	8	6	4
2	4	57	49	44	39	36	32	26	22	19	26	13	11	8	7	5	4
3	2	67	60	55	50	46	42	35	30	27	24	20	17	13	11	7	5
3	3	63	58	52	47	43	40	34	29	25	22	19	16	12	10	7	5
3	4	61	54	48	44	40	37	31	26	23	20	16	14	11	9	6	5
4	2	70	64	58	53	49	46	39	34	30	27	23	19	15	12	8	6
4	3	67	62	56	51	47	44	37	32	28	25	21	18	14	11	8	6
4	4	64	58	52	47	43	40	34	29	26	23	19	16	13	11	7	6
5	2	73	67	61	57	52	49	42	37	32	29	25	21	16	13	9	7
5	3	70	65	59	54	50	46	39	34	30	27	23	19	15	12	9	7
5	4	64	60	55	50	46	43	36	31	28	25	20	17	14	12	8	6
6	2	74	69	63	59	55	51	44	39	34	31	26	23	18	14	10	8
6	3	72	67	61	56	51	48	41	36	32	28	24	20	16	13	10	7
6	4	66	61	56	52	48	45	38	33	29	26	22	19	15	13	9	7
7	2	76	70	65	60	56	53	46	40	36	33	28	25	19	15	11	9
7	3	73	68	62	57	53	50	42	37	33	30	25	21	17	14	10	8
7	4	67	62	58	54	49	46	40	35	31	28	23	20	16	14	10	8
8	2	77	72	66	62	58	55	48	42	28	34	29	26	20	16	12	9
8	3	74	69	63	58	54	51	44	39	34	31	26	22	18	15	11	9
8	4	67	63	59	55	50	47	41	36	32	29	24	21	17	15	11	9
9	2	78	73	67	63	60	56	49	43	39	36	31	27	21	17	12	10
9	3	74	69	64	59	56	52	45	40	35	32	27	23	19	16	12	9
9	4	68	63	60	56	51	48	42	37	33	30	25	22	18	16	12	9
10	2	79	73	68	65	61	58	51	45	40	37	32	28	22	18	13	10
10	3	74	69	65	50	57	53	47	41	37	33	28	24	20	17	13	10
10	4	68	64	61	56	52	49	43	38	34	31	26	23	19	17	13	9
12	2	80	75	70	66	63	60	53	48	43	39	34	30	24	20	14	11
12	3	74	70	66	62	58	55	48	43	39	35	30	26	21	18	14	10
12	4	69	65	61	57	53	50	44	40	35	32	27	24	20	18	13	10
14	2	81	76	71	68	65	62	55	50	45	41	36	32	25	21	15	11
14	3	74	70	67	63	60	56	50	45	41	37	31	27	22	19	15	11
14	4	69	65	61	57	54	52	45	41	36	33	28	25	21	19	14	10
16	2	82	77	72	69	66	63	57	52	47	43	38	34	27	22	16	12
16	3	74	70	67	64	61	58	52	47	42	39	33	29	23	20	15	11
16	4	70	66	62	58	55	52	46	42	37	34	29	26	22	20	14	11
18	2	82	78	73	70	67	65	59	54	49	45	39	35	28	23	17	12
18	3	74	70	67	65	62	59	53	48	44	41	35	30	21	21	16	12
18	4	70	65	62	58	55	53	47	43	38	35	30	27	23	20	15	11
20	2	82	78	74	71	68	66	60	55	50	46	41	36	29	24	18	13
20	3	74	70	67	65	62	60	55	60	46	42	36	32	26	22	17	12
20	4	70	66	62	58	55	53	47	43	39	36	31	28	24	21	16	11

【用法说明】 这是向前逐步选择法的多元相关平方 R^2 界值表，适合于 $\alpha=0.05$ 和 $\alpha=0.01$。表左侧 k 值为待筛选的自变量个数，F 为自变量进入模型的阈限值，上框的 N 为样本量。表内为多元相关平方 R^2 界值。

例 设有统计回归模型需要筛选变量，样本量为 100，有 20 个待筛选的变量，F 值设定为 3，$\alpha=0.05$ 和 $\alpha=0.01$，试确定 R^2 的界值。

解 本例中 $N=100$，$k=20$，$F=3$，$N-k-1=79$，当 $\alpha=0.05$ 时，可以查到 R^2 的界值为 0.19。即 R^2 大于 0.19 才认为是有统计学意义的。当 $\alpha=0.01$ 时，可以查到 R^2 的界值为 0.26。

参考文献

Tabachnick BG. Using Multivariate Statistics[M]. 5th Edition. Prentice Hall, 2012:950—951.

（孙红卫）

小样本 Armitage 设计的边界点坐标(2α=0.05,β=0.05)

θ	不同对 n	上界 U	下界 L	假阳性率 2α	M n	M y	M′ n	M′ y
0.75	9	9	−9	0.004	44	0	44	0
	12	10	−10	0.008	62	18	62	−18
	15	11	−11	0.012				
	18	12	−12	0.015				
	20	12	−12	0.020				
	23	13	−13	0.023				
	26	14	−14	0.026				
	28	14	−14	0.029				
	31	15	−15	0.031				
	34	16	−16	0.033				
	37	17	−17	0.034				
	39	17	−17	0.036				
	42	18	−18	0.037				
	45	19	−19	0.038				
	47	19	−19	0.039				
	50	20	−20	0.039				
	53	21	−21	0.040				
	56	22	−22	0.040				
	58	22	−22	0.041				
	60	22	−22	0.042				
	61	21	−21	0.044				
	62	20	−20	0.047				
0.80	8	8	−8	0.008	26	0	26	0
	11	9	−9	0.016	40	14	40	−14
	14	10	−10	0.022				
	17	11	−11	0.027				
	20	12	−12	0.031				
	23	13	−13	0.033				
	26	14	−14	0.035				
	29	15	−15	0.037				
	32	16	−16	0.038				
	35	17	−17	0.039				
	38	18	−18	0.040				
	39	17	−17	0.042				
	40	16	−16	0.047				
0.85	7	7	−7	0.015	16	0	16	0
	11	9	−9	0.022	27	11	27	−11
	14	10	−10	0.028				
	17	11	−11	0.033				
	20	12	−12	0.037				
	24	14	−14	0.038				
	26	14	−14	0.041				
	27	13	−13	0.047				
0.90	7	7	−7	0.016	10	0	10	0
	10	8	−8	0.029	19	9	19	−9
	14	10	−10	0.034				
	18	12	−12	0.037				
	19	11	−11	0.041				
0.95	6	6	−6	0.032	6	0	6	0
	11	9	−9	0.038	13	7	13	−7
	13	9	−9	0.048				

小样本 Armitage 设计的边界点坐标($2\alpha=0.01,\beta=0.05$)(续完)

θ	不同对	上界	下界	假阳性率	M		M′	
	n	U	L	2α	n	y	n	y
0.8	12	12	−12	0.0005	30	0	30	0
	15	13	−13	0.0012	49	19	49	−19
	18	14	−14	0.0020				
	21	15	−15	0.0027				
	23	15	−15	0.0040				
	26	16	−16	0.0049				
	29	17	−17	0.0056				
	32	18	−18	0.0062				
	35	19	−19	0.0066				
	38	20	−20	0.0070				
	41	21	−21	0.0073				
	44	22	−22	0.0075				
	47	23	−23	0.0077				
	48	22	−22	0.0082				
	49	21	−21	0.0095				
0.85	10	10	−10	0.0020	18	0	18	0
	14	12	−12	0.0032	33	15	33	−15
	17	13	−13	0.0045				
	20	14	−14	0.0056				
	23	15	−15	0.0066				
	27	17	−17	0.0071				
	30	18	−18	0.0074				
	32	18	−18	0.0081				
	33	17	−17	0.0099				
0.9	9	9	−9	0.0039	10	0	10	0
	13	11	−11	0.0061	22	12	22	−12
	17	13	−13	0.0072				
	21	15	−15	0.0077				
	22	14	−14	0.0099				
0.95	9	9	−9	0.0039	6	0	6	0
	13	11	−11	0.0061	16	10	16	−10
	16	12	−12	0.0083				

【用法说明】 该表用于 Armitage 设计的质反应闭锁型序贯试验。闭锁型序贯试验图由 3 条线组成，当试验线触及上下边界 U 和 L 时，对应得出 1 个优于另外 1 个的结论，如触及中界 M 时。可得出两处理无差别的结论。应用该表时，需根据 θ 值选择子表，通常 θ 为配对试验中 A 处理优于 B 处理 SF 的对子数与总($SF+FS$)对子数的比值，以 n 为横坐标，相应的 U 和 L 对应的值为纵坐标，并逐点连接得到 Armitage 设计的下上边界。分别连接中界联点对应的 2 个点，得到 2 个中界联线。

例 某试验在成对的手术患者中，1 人接受阿方那特，1 人接受氯化苯乙基托晶，观察停止用药后患者收缩压恢复至 100 毫米汞柱所需的时间，认为恢复时间较快的药物较优，记为 S，认为较慢的药物较差，记为 F。如果在配对试验中，氯化苯乙基托晶停药后，恢复血压时间快于阿方那特，记这次配对试验结果为“SF”，如果氯化苯乙基托品慢于阿方那特，则记为“FS”，以上 2 种试验结果为“不同对”。以恢复时间相同的配对试验作为“相同对”。序贯试验应用“不同对”，弃去“相同对”。两试药可应用于多种的手术患者，受试的患者数较多，因此值得使用鉴别力较

强的 $\theta=0.75$ 的序贯试验设计。并要求结论的假阳性率 $\alpha=\beta=0.05$。

闭锁型检验与开放型检验基本相同，只是中界线与边界线相交而封闭，查“小样本 Armitage 设计的边界点坐标表”可得边界线和封锁线。

本例作如下规定：

①θ 为 SF 对子数与所有总对子数(SF+FS)的比值。如 SF 为 FS 的 3 倍时，结论为试验 T 优于试验 A，即

$$\theta=\frac{\text{SF 数}}{\text{SF 数}+\text{FS 数}}=\frac{3}{3+1}=0.75$$

取 $\theta=0.75$ 的标准是较严格的鉴别。

②要求以 95%的正确率($\alpha=\beta=0.05$)。

解 由 $\theta=0.75,\alpha=\beta=0.05$ 查“小样本 Armitage 设计的边界点坐标($2\alpha=0.01,\beta=0.05$)”表，根据查得的 n 和 y 作图即可给出闭锁的图型。因 $\theta=0.75$ 时 $n=60,y=\pm22$，此后 y 绝对值随 n 增加到 62 而减少 20；在 $n=62$，将 $y=20$ 连线，并以 $n=44,y=0$ 与 $n=62,y=\pm18$ 连线即得闭锁序贯(图 1)。

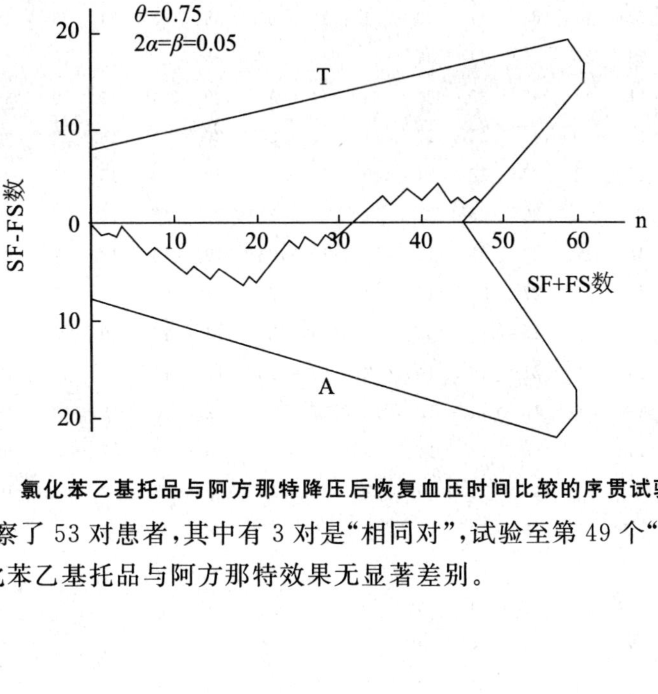

图 1 氯化苯乙基托品与阿方那特降压后恢复血压时间比较的序贯试验图

本例试验共观察了 53 对患者，其中有 3 对是“相同对”，试验至第 49 个“不同对”时，试验触及中界，结论为氯化苯乙基托品与阿方那特效果无显著差别。

（高永，张中文）

样本均数与总体均数比较样本含量估计

δ/σ	单侧：$\alpha=0.005$					$\alpha=0.01$					$\alpha=0.025$					$\alpha=0.05$				
	双侧：$\alpha=0.01$					$\alpha=0.02$					$\alpha=0.05$					$\alpha=0.1$				
$1-\beta=$	0.99	0.95	0.90	0.80	0.50	0.99	0.95	0.90	0.80	0.50	0.99	0.95	0.90	0.80	0.50	0.99	0.95	0.90	0.80	0.50
0.15																				122
0.20										139					99					70
0.25					110					90				128	64			139	101	45
0.30				134	78				115	63			119	90	45		122	97	71	32
0.35			125	99	58			109	85	47		109	88	67	34		90	72	52	24
0.40		115	97	77	45		101	85	66	37	117	84	68	51	26	101	70	55	40	19
0.45		92	77	62	37	110	81	68	53	30	93	67	54	41	21	80	55	44	33	15
0.50	100	75	63	51	30	90	66	55	43	25	76	54	44	34	18	65	45	36	27	13
0.55	83	63	53	42	26	75	55	46	36	21	63	45	37	28	15	54	38	30	22	11
0.60	71	53	45	36	22	63	47	39	31	18	53	38	32	24	13	46	32	26	19	9
0.65	61	46	39	31	20	55	41	34	27	16	46	33	27	21	12	39	28	22	17	8
0.70	53	40	34	28	17	47	35	30	24	14	40	29	24	19	10	34	24	19	15	8
0.75	47	36	30	25	16	42	31	27	21	13	35	26	21	16	9	30	21	17	13	7
0.80	41	32	27	22	14	37	28	24	19	12	31	22	19	15	9	27	19	15	12	6
0.85	37	29	24	20	13	33	25	21	17	11	28	21	17	13	8	24	17	14	11	6
0.90	34	26	22	18	12	29	23	19	16	10	25	19	16	12	7	21	15	13	10	5
0.95	31	24	20	17	11	27	21	18	14	9	23	17	14	11	7	19	14	11	9	5
1.0	28	22	19	16	10	25	19	16	13	9	21	16	13	10	6	18	13	11	8	5
1.1	24	19	16	14	9	21	16	14	12	8	18	13	11	9		15	11	9	7	
1.2	21	16	14	12	8	18	14	12	10	7	15	12	10	8	6	13	10	8	6	
1.3	18	15	13	11	8	16	13	11	9	6	14	10	9	7	5	11	8	7	6	
1.4	16	13	12	10	7	14	11	10	9	6	12	9	8	7		10	8	7	5	
1.5	15	12	11	9	7	13	10	9	8	6	11	8	7	6		9	7	6		
1.6	13	11	10	8	6	12	10	9	7	5	10	8	7	6		8	6	6		
1.7	12	10	9	8	6	11	9	8	7		9	7	6	5		8	6	5		
1.8	12	10	9	8	6	10	8	7	7		8	7	6			7	6			
1.9	11	9	8	7	6	10	8	7	6		8	6	6			7	5			
2.0	10	8	8	7	5	9	7	7	6		7	6	5			6				
2.1	10	8	7	7		8	7	6	6		7	6				6				
2.2	9	8	7	6		8	7	6	5		7	6				6				
2.3	9	7	7	6		8	6	6			6	5				5				
2.4	8	7	7	6		7	6	6			6									
2.5	8	7	6	6		7	6	6			6									
3.0	7	6	6	5		6	5	5			5									
3.5	6	5	5			5														
4.0	6																			

【用法说明】 该表为样本均数与总体均数比较时样本含量估计表，适用于单侧和双侧的比较。α 为检验水准，β 为Ⅱ型错误概率；σ 为总体标准差估计值，$\delta=\mu_1-\mu_0$ 为容许误差。由 α、$1-\beta$ 和$\frac{\delta}{\sigma}$共同确定样本量 n。

例 某医师研究某新药治疗高血压的疗效，预测试验结果：治疗后比治疗前舒张压差值的标准差为 2.7kPa。现要做正式临床试验，且要求舒张压下降 1.3kPa 才算该药有实际疗效，给定 $\alpha=0.05$，$\beta=0.10$，问需要多少患者进行正式临床试验？

解 由题意知，本例选用单侧检验，$\alpha=0.05$，$\beta=0.10$，$1-\beta=0.90$，$\delta/\sigma=1.3/2.7=0.48$，查“样本均数与总体均数比较样本含量估计”表，本例在表中无 $\delta/\sigma=0.48$ 对应的值，取 δ/σ 为 0.45 和 0.50 分别查得的值 44、36，再选用插入法进行估算得样本量 $n=40$。

参考文献

[1]徐天和，徐勇勇，高永.中华医学统计百科全书：医学研究与临床统计设计分册[M].北京：中国统计出版社，2013:222.

[2]蒋知俭.医学统计学[M].北京：人民卫生出版社，1998:234.

[3]孙振球.医学统计学[M].3 版.北京：人民卫生出版社，2010:540.

（相静）

样本率与总体率比较样本含量估计

样本率与总体率比较样本含量估计(单侧,$\alpha=0.01$)

π_1	被检验的比例/率(π_0)																		
	0.05	0.10	0.15	0.20	0.25	0.30	0.35	0.40	0.45	0.50	0.55	0.60	0.65	0.70	0.75	0.80	0.85	0.90	0.95
0.10	318		591	173	87	53	36	26	20	15	12	10	8	6	5	*	*	*	*
	231		470	140	71	44	30	22	17	13	10	8	7	5	*	*	*	*	*
0.15	94	535		771	215	104	62	41	29	22	17	13	10	8	6	5	*	*	*
	66	399		607	172	83	50	34	24	18	14	11	8	7	5	*	*	*	*
0.20	47	147	722		925	250	117	69	45	32	23	18	13	10	8	6	5	*	*
	32	108	546		723	197	93	55	36	25	19	14	11	8	6	5	*	*	*
0.25	29	70	193	883		1052	278	128	74	48	33	24	18	13	10	8	6	*	*
	19	51	143	671		819	218	101	58	38	26	19	14	11	8	6	*	*	*
0.30	20	42	90	231	1018		1152	299	136	77	49	34	24	18	13	10	7	5	*
	13	30	66	174	777		895	233	106	60	39	26	19	14	10	7	5	*	*
0.35	14	28	52	106	263	1126		1227	313	140	79	50	33	23	17	12	9	6	*
	10	20	38	79	199	862		951	243	109	61	39	26	18	13	9	7	*	*
0.40	11	20	35	61	119	287	1208		1275	321	142	79	49	32	22	16	11	8	5
	7	14	25	46	90	219	927		986	249	110	61	38	25	17	12	8	5	*
0.45	9	15	24	40	68	130	306	1264		1298	323	141	77	47	31	21	14	9	6
	6	11	18	30	51	98	234	972		1001	249	108	59	36	23	15	10	7	*
0.50	7	12	18	28	44	73	137	318	1294		1294	318	137	73	44	28	18	12	7
	5	8	13	21	33	56	105	244	997		997	244	105	56	33	21	13	8	5
0.55	6	9	14	21	31	47	77	141	323	1298		1264	306	130	68	40	24	15	9
	*	7	10	15	23	36	59	108	249	1001		972	234	98	51	30	18	11	6
0.60	5	8	11	16	22	32	49	79	142	321	1275		1208	287	119	61	35	20	11
	*	5	8	12	17	25	38	61	110	249	986		927	219	90	46	25	14	7
0.65	*	6	9	12	17	23	33	50	79	140	313	1227		1126	263	106	52	28	14
	*	*	7	9	13	18	26	39	61	109	243	951		862	199	79	38	20	10
0.70	*	5	7	10	13	18	24	34	49	77	136	299	1152		1018	231	90	42	20
	*	*	5	7	10	14	19	26	39	60	106	233	895		777	174	66	30	13
0.75	*	*	6	8	10	13	18	4	33	48	74	128	278	1052		883	193	70	29
	*	*	*	6	8	11	14	19	26	38	58	101	218	819		671	143	51	19
0.80	*	*	5	6	8	10	13	18	23	32	45	69	117	250	925		722	147	47
	*	*	*	5	6	8	11	14	19	25	36	55	93	197	723		546	108	32
0.85	*	*	*	5	6	8	10	13	17	22	29	41	62	104	215	771		535	94
	*	*	*	*	5	7	8	11	14	18	24	34	50	83	172	607		399	66
0.90	*	*	*	*	5	6	8	10	12	15	20	26	36	53	87	173	591		318
	*	*	*	*	*	5	7	8	10	13	17	22	30	44	71	140	170		231
0.95	*	*	*	*	*	5	6	7	9	11	13	17	22	29	42	66	124	382	
	*	*	*	*	*	*	5	6	8	9	12	15	19	25	36	56	103	311	

样本率与总体率比较样本含量估计(单侧,$\alpha=0.05$)

π_1	被检验的比例/率(π_0)																		
	0.05	0.10	0.15	0.20	0.25	0.30	0.35	0.40	0.45	0.50	0.55	0.60	0.65	0.70	0.75	0.80	0.85	0.90	0.95
0.10	221		378	109	54	33	22	16	12	10	8	6	5	*	*	*	*	*	*
	150		283	83	42	26	18	13	10	8	6	5	*	*	*	*	*	*	*
0.15	67	362		498	137	66	39	26	19	14	11	8	7	5	*	*	*	*	*
	44	253		368	103	50	30	20	14	11	8	7	5	*	*	*	*	*	*
0.20	34	102	485		601	161	75	44	29	20	15	11	9	7	5	*	*	*	*
	22	69	342		441	119	56	33	22	15	11	9	7	5	*	*	*	*	*
0.25	21	49	131	589		686	180	83	48	31	21	16	12	9	7	5	*	*	*
	14	33	91	419		501	133	61	35	23	16	12	9	7	5	*	*	*	*
0.30	15	30	62	156	676		754	195	88	50	32	22	16	12	9	7	5	*	*
	9	20	43	109	483		548	143	65	37	24	16	12	9	6	5	*	*	*
0.35	11	20	36	72	176	746		804	205	92	52	33	22	16	11	8	6	5	*
	7	13	25	50	125	535		584	149	67	38	24	16	11	8	6	*	*	*
0.40	8	14	24	42	80	191	799		837	211	93	52	32	22	15	11	8	6	*
	5	10	16	29	57	137	574		607	153	68	38	23	16	11	8	5	*	*
0.45	7	11	17	27	46	87	203	834		853	213	93	51	31	21	14	10	7	*
	*	7	12	19	32	62	145	601		617	154	67	37	23	15	10	7	5	*
0.50	5	9	13	19	30	49	91	210	852		852	210	91	49	30	19	13	9	5
	*	6	9	13	21	35	65	151	615		615	151	65	35	21	13	9	6	*
0.55	*	7	10	14	21	31	51	93	213	853		834	203	87	46	27	17	11	7
	*	5	7	10	15	23	37	67	154	617		601	145	62	32	19	12	7	*
0.60	*	6	8	11	15	22	32	52	93	211	837		799	191	80	42	24	14	8
	*	*	5	8	11	16	23	38	68	153	607		574	137	57	29	16	10	5
0.65	*	5	6	8	11	16	22	33	52	92	205	804		746	176	72	36	20	11
	*	*	*	6	8	11	16	24	38	67	149	584		535	125	50	25	13	7
0.70	*	*	5	7	9	12	16	22	32	50	88	195	754		676	156	62	30	15
	*	*	*	5	6	9	12	16	24	37	65	143	548		483	109	43	20	9
0.75	*	*	*	5	7	9	12	16	21	31	48	83	180	686		589	131	49	21
	*	*	*	*	5	7	9	12	16	23	35	61	133	501		419	91	33	14
0.80	*	*	*	*	5	7	9	11	15	20	29	44	75	161	601		485	102	34
	*	*	*	*	*	5	7	9	11	15	22	33	56	119	441		342	69	22
0.85	*	*	*	*	*	5	7	8	11	14	19	26	39	66	137	498		362	67
	*	*	*	*	*	*	5	7	8	11	14	20	30	50	103	368		253	44
0.90	*	*	*	*	*	*	5	6	8	10	12	16	22	33	54	109	378		221
	*	*	*	*	*	*	*	5	6	8	10	13	18	26	42	83	283		150
0.95	*	*	*	*	*	*	*	*	5	6	8	10	13	18	25	40	76	239	
	*	*	*	*	*	*	*	*	5	5	7	8	11	15	21	32	60	184	

样本率与总体率比较样本含量估计(单侧, $\alpha=0.10$)

π_1	被检验的比例/率(π_0)																		
	0.05	0.10	0.15	0.20	0.25	0.30	0.35	0.40	0.45	0.50	0.55	0.60	0.65	0.70	0.75	0.80	0.85	0.90	0.95
0.10	177		284	81	40	24	16	12	9	7	6	5	*	*	*	*	*	*	*
	114		202	59	29	18	12	9	7	5	*	*	*	*	*	*	*	*	*
0.15	55	284		377	103	49	29	19	14	10	8	6	5	*	*	*	*	*	*
	34	188		265	74	36	21	14	10	8	6	5	*	*	*	*	*	*	*
0.20	28	81	377		457	122	57	33	22	15	11	9	7	5	*	*	*	*	*
	17	53	253		319	86	40	24	16	11	8	6	5	*	*	*	*	*	*
0.25	18	40	103	457		523	137	63	36	23	16	12	9	7	5	*	*	*	*
	11	25	68	308		363	96	44	26	17	12	9	6	5	*	*	*	*	*
0.30	13	24	49	122	523		576	148	67	38	25	17	12	9	7	5	*	*	*
	8	15	32	81	355		398	103	47	27	17	12	9	6	5	*	*	*	*
0.35	9	16	29	57	137	576		615	157	70	40	25	17	12	9	7	5	*	*
	6	10	19	38	92	392		425	109	49	28	17	12	8	6	5	*	*	*
0.40	7	12	19	33	63	148	615		641	162	72	40	25	17	12	9	6	5	*
	*	8	13	22	42	100	420		442	111	50	28	17	12	8	6	*	*	*
0.45	6	9	14	22	36	67	157	641		655	163	72	40	25	16	11	8	6	*
	*	6	9	14	24	46	107	439		450	112	49	27	17	11	8	5	*	*
0.50	5	7	10	15	23	38	70	162	655		655	162	70	38	23	15	10	7	5
	*	5	7	10	16	26	48	111	449		449	111	48	26	16	10	7	5	*
0.55	*	6	8	11	16	25	40	72	163	655		641	157	67	36	22	14	9	6
	*	*	5	8	11	17	27	49	112	450		439	107	46	24	14	9	6	*
0.60	*	5	6	9	12	17	25	40	72	162	641		615	148	63	33	19	12	7
	*	*	*	6	8	12	17	28	50	111	442		420	100	42	22	13	8	*
0.65	*	*	5	7	9	12	17	25	40	70	157	615		576	137	57	29	16	9
	*	*	*	5	6	8	12	17	28	49	109	425		392	92	38	19	10	6
0.70	*	*	*	5	7	9	12	17	25	38	67	148	576		523	122	49	24	13
	*	*	*	*	5	6	9	12	17	27	47	103	398		355	81	32	15	8
0.75	*	*	*	*	5	7	9	12	16	23	36	63	137	523		457	103	40	18
	*	*	*	*	*	5	6	9	12	17	26	44	96	363		308	68	25	11
0.80	*	*	*	*	*	5	7	9	11	15	22	33	57	122	457		377	81	28
	*	*	*	*	*	*	5	6	8	11	16	24	40	86	319		253	53	17
0.85	*	*	*	*	*	*	5	6	8	10	14	19	9	49	103	377		284	55
	*	*	*	*	*	*	*	5	6	8	10	14	21	36	74	265		188	34
0.90	*	*	*	*	*	*	*	5	6	7	9	12	16	24	40	81	284		177
	*	*	*	*	*	*	*	*	*	5	7	9	12	18	29	59	202		114
0.95	*	*	*	*	*	*	*	*	*	5	6	7	9	13	18	28	55	177	
	*	*	*	*	*	*	*	*	*	*	5	6	8	10	14	22	42	130	

注：* 样本含量小于5；上行：$1-\beta=0.90$；下行：$1-\beta=0.80$。

【用法说明】 该表为样本率与总体率比较的样本含量估计表，适用于单侧比较，α 与 $1-\beta$ 取值分别为以下 3 种情形：$\alpha=0.01$，$1-\beta=0.80$ 或 0.90；$\alpha=0.05$，$1-\beta=0.80$ 或 0.90；$\alpha=0.10$，$1-\beta=0.80$ 或 0.90。

例 某种外科手术对某种病的治愈成功率为 80%，但这种手术所需条件、费用较高。某医院发明了一种简单的手术治疗该病，治愈成功率达到了 70%，为检验该新疗法，给定 $\alpha=0.05$、$\beta=0.10$，问需要治疗多少病例？

解 本例样本含量可直接查表获得。单侧检验可以根据 α、β、π_0、π_1 的值查“样本率与总体率比较样本含量估计(单侧)”表。由题意知 $\alpha=0.05$，$\beta=0.10$，取列 $\pi_1=0.70$ 及行 $\pi_0=0.8$ 交叉格子内上行数据得 $n=156$。

参考文献

[1]徐天和，徐勇勇，高永.中华医学统计百科全书：医学研究与临床统计设计分册[M].北京：中国统计出版社，2013：223.

[2]方积乾.卫生统计学[M].7 版.北京：人民卫生出版社，2012.

[3]邓集贤，杨维权.概率论及数理统计[M].4 版.北京：高等教育出版社，2010.

（相静）

样本率与总体率比较样本含量估计(双侧,$\alpha=0.01$)

π_0或	$\lvert\pi_1-\pi_0\rvert$													
$(1-\pi_0)$	0.01	0.02	0.03	0.04	0.05	0.10	0.15	0.20	0.25	0.30	0.35	0.40	0.45	0.50
0.05	7498	1974	919	539	358	104	52	32	22	16	12	9	8	6
	5798	1507	694	403	266	75	36	22	15	11	8	7	5	*
0.10	13781	3537	1611	927	606	166	79	47	31	22	17	13	10	8
	10739	2738	1239	709	461	124	58	34	23	16	12	9	8	6
0.15	19316	4910	2217	1266	821	218	101	59	39	27	20	16	12	10
	15093	3820	1718	977	632	165	76	44	29	20	15	12	9	7
0.20	24105	6096	2739	1557	1006	262	120	69	45	32	23	18	14	11
	18861	4756	2131	1208	779	201	92	53	34	24	18	14	11	9
0.25	28150	7095	3178	1801	1160	299	136	77	50	35	25	19	15	12
	22046	5545	2479	1402	902	231	104	59	38	27	20	15	12	9
0.30	31450	7908	3534	1998	1285	328	147	83	53	37	27	20	15	12
	24646	6188	2762	1559	1002	254	114	65	41	29	21	16	12	10
0.35	34005	8535	3807	2149	1379	349	156	88	56	38	27	20	15	12
	26662	6685	2979	1680	1078	272	121	68	44	30	22	16	13	10
0.40	35816	8975	3998	2253	1444	363	161	90	57	39	27	20	15	11
	28094	7036	3132	1764	1131	284	126	71	45	31	22	16	13	10
0.45	36883	9230	4105	2310	1479	369	163	90	56	38	27	19	14	10
	28941	7241	3220	1812	1160	290	128	71	45	31	22	16	12	9
0.50	37206	9298	4130	2321	1848	368	161	88	55	37	25	18	13	7
	29204	7299	3243	1823	1166	290	127	71	44	30	21	15	11	7

注:* 样本含量小于5;上行:$1-\beta=0.90$;下行:$1-\beta=0.80$。

样本率与总体率比较样本含量估计(双侧,$\alpha=0.05$)

π_0或	$\lvert\pi_1-\pi_0\rvert$													
$(1-\pi_0)$	0.01	0.02	0.03	0.04	0.05	0.10	0.15	0.20	0.25	0.30	0.35	0.40	0.45	0.50
0.05	5353	1423	668	395	264	79	40	25	17	12	10	8	6	5
	3933	1031	478	280	185	53	26	16	11	8	6	5	*	*
0.10	9784	2524	1155	667	438	122	59	35	24	17	13	10	8	6
	7250	1856	844	485	316	86	41	24	16	12	9	7	6	5
0.15	13686	3490	1580	905	589	158	74	43	29	20	15	12	9	7
	10172	2582	1164	664	430	114	53	31	20	14	11	8	7	5
0.20	17061	4324	1947	1109	718	189	87	50	33	23	17	13	10	8
	12701	3209	1440	818	528	137	63	36	24	17	12	9	7	6
0.25	19911	5026	2255	1279	826	214	97	56	36	25	18	14	11	8
	14837	3737	1673	947	610	157	71	41	26	18	13	10	8	6
0.30	22234	5597	2504	1417	912	233	105	60	38	26	19	14	11	8
	16580	4167	1861	1052	676	172	78	44	28	20	14	11	8	7
0.35	24032	6036	2695	1522	978	248	111	62	40	27	19	14	11	8
	17930	4499	2006	1132	727	184	82	46	30	20	15	11	8	7
0.40	25305	6344	2827	1594	1022	257	114	64	40	27	19	14	10	8
	18888	4732	2107	1188	761	191	85	48	30	21	15	11	8	6
0.45	26052	6521	2901	1633	1045	261	115	63	40	27	19	13	10	7
	19453	4868	2165	1219	780	195	86	48	30	20	15	11	8	6
0.50	26273	6565	2916	1639	1047	259	113	62	38	25	17	12	8	*
	19626	4905	2179	1225	783	194	85	47	29	20	14	10	7	*

注:* 样本含量小于5;上行:$1-\beta=0.90$;下行:$1-\beta=0.80$。

样本率与总体率比较样本含量估计(双侧,α=0.10)

π_0或($1-\pi_0$)	$\vert\pi_1-\pi_0\vert$ 0.01	0.02	0.03	0.04	0.05	0.10	0.15	0.20	0.25	0.30	0.35	0.40	0.45	0.50
0.05	4396	1176	555	329	221	67	34	21	15	11	8	7	5	*
	3120	822	383	225	150	44	22	14	9	7	5	*	*	*
0.10	8004	2071	950	551	362	102	49	30	20	14	11	9	7	6
	5730	1472	671	386	253	69	33	20	13	10	7	6	5	*
0.15	11181	2857	1296	743	485	131	62	36	24	17	13	10	8	6
	8030	2042	922	527	342	91	43	25	16	12	9	7	5	*
0.20	13928	3535	1594	909	589	156	72	42	27	19	14	11	8	7
	10020	2535	1139	648	419	109	50	29	19	13	10	8	6	5
0.25	16247	4106	1844	1047	676	176	80	46	30	21	15	11	9	7
	11700	2950	1321	749	483	125	57	32	21	15	11	8	6	5
0.30	18138	4569	2045	1158	746	191	87	49	31	22	16	12	9	7
	13071	3287	1469	831	535	137	62	35	23	16	11	9	7	5
0.35	19600	4926	2200	1243	799	203	91	51	32	22	16	12	9	7
	14132	3548	1583	893	574	145	65	37	23	16	12	9	7	5
0.40	20633	5175	2306	1301	834	210	93	52	33	22	16	11	8	6
	14885	3730	1662	937	601	151	67	38	24	16	12	9	7	5
0.45	21238	5317	2365	1331	852	213	93	52	32	21	15	11	8	5
	15328	3836	1706	960	615	154	68	38	24	16	11	8	6	5
0.50	21415	5351	2377	1335	853	211	92	50	31	20	14	10	6	*
	15461	3864	1717	965	617	153	67	37	23	15	11	8	5	*

注:* 样本含量小于5;上行:$1-\beta=0.90$;下行:$1-\beta=0.80$。

【用法说明】 该表为样本率与总体率比较的样本含量估计表,适用于双侧比较,α 与 $1-\beta$ 取值分别为以下3种情形:$\alpha=0.01$,$1-\beta=0.80$ 或 0.90;$\alpha=0.05$,$1-\beta=0.80$ 或 0.90;$\alpha=0.10$,$1-\beta=0.80$ 或 0.90。

例 某种传统药治疗高血压的有效率为80%。某医师研制了一种新的降高血压的药物,声称该药与传统药有相当的有效率。为验证该新药的疗效,需要多大的样本含量才能发现10%或以上有效率的差别?给定 $\alpha=0.05$,$\beta=0.10$。

解 样本率与总体率比较样本含量估计的双侧检验。根据 α、β 的值,以列 π_0[若 π_0 大于0.5,则取($1-\pi_0$)的值]及行 π_1 与 π_0 差的绝对值 $|\pi_1-\pi_0|$ 查"样本率与总体率比较样本含量估计(双侧)"表。

由题意已知 $\alpha=0.05$,$\beta=0.10$,以列 $1-\pi_0=1-0.80=0.20$,行 π_1 与 π_0 差的绝对值0.10查得 $n=189$。

参考文献

[1]徐天和,徐勇勇,高永.中华医学统计百科全书:医学研究与临床统计设计分册[M].北京:中国统计出版社,2013:223.

[2]方积乾.卫生统计学[M].7版.北京:人民卫生出版社,2012.

[3]邓集贤,杨维权.概率论及数理统计[M].4版.北京:高等教育出版社,2010.

(相静)

已知峰处理组 Mack-Wolf A_p 统计量精确界值表

k	p	n	A_p	α	k	p	n	A_p	α
4	3	2	13	0.0893	5	4	4	73	0.0973
			14	0.0476				78	0.0440
			16	0.0060				86	0.0083
		3	27	0.0768			5	111	0.0961
			29	0.0364				117	0.0490
			32	0.0080				129	0.0086
		4	45	0.0836	6	4	2	26	0.0885
			48	0.0415				28	0.0400
			53	0.0091				31	0.0075
		5	67	0.0943			3	54	0.0962
			71	0.0497				58	0.0419
			79	0.0094				64	0.0078
5	3	2	19	0.0654			4	92	0.0993
			20	0.0377				98	0.0448
			22	0.0080				107	0.0094
		3	38	0.0882			5	140	0.0997
			41	0.0385				148	0.0469
			45	0.0086				161	0.0097
		4	64	0.0946		5	2	31	0.0837
			68	0.0475				33	0.0419
			75	0.0099				37	0.0064
		5	97	0.0944			3	65	0.0880
			103	0.0449				69	0.0418
			113	0.0090				76	0.0077
	4	2	21	0.0812			4	111	0.0914
			23	0.0301				117	0.0447
			25	0.0077				127	0.0099
		3	43	0.0943			5	169	0.0931
			46	0.0452				177	0.0473
			51	0.0089				192	0.0095

【用法说明】 表中参数 k 为处理(样本)组数,n 为样本容量(各组容量相同),p 为峰处理组序号,α 为接近检验水准的概率,表中 A_p 所在列中的数据为参数 k、p 和 α 对应的临界值,即查表时所得数据。该表的使用方式为:首先根据参数 p 利用统计量公式求出统计量值,其次根据已知的样本参数 k、n、p 和检验水准 α 查表得到界值,最后根据界值与统计量值的大小关系决定是否拒绝原假设:若统计量值大于表中界值就是拒绝原假设;若统计量值小于表中界值就不拒绝原假设。

顺序效应检验有 Page 检验、Hollander 检验等。这种顺序效应是单方向的效应。Mack 和 Wolfe 在 1981 年将这种顺序效应的检验思想扩展到更广泛的效应类型,称为已知峰处理组伞形效应的 Mack-Wolfe 检验(Mack-Wolfe test for umbrella alternatives-peak-known)。伞形效应是指,若干个处理组的效应由小到大,达到高峰后,再由大到小,形成了“伞形”的特点。伞形效应的检验假设为:

$H_0:\tau_1=\tau_2\cdots=\tau_k$

$H_1:\tau_1 \leqslant \tau_2 \leqslant \cdots \tau_{p-1} \leqslant \tau_p \geqslant \tau_{p+1} \geqslant \cdots \geqslant \tau_k$（至少有 1 对不等），$p \in \{1,2,\cdots,k\}$

其中在 H_1 中，“伞形”表现为在 τ_p 时的总体效应达到高峰，τ_p 两边的效应均逐渐下降。“伞形”效应一般用于单因素设计(one-way layout)。在药理学研究中，常会出现“伞形”效应。例如，随药物浓度增加，药物的效应先由低到高，药物达到适宜浓度后，效应也达到高峰。然后，效应再由高峰降到较低水平。当处理效应不是单向顺序效应时，而是“伞形”效应时，可用此检验来处理数据。

常用检验统计量

$$A_p = \sum_{i=1}^{\nu-1}\sum_{q=2}^{p} U_{iq} + \sum_{i=p}^{\nu-1}\sum_{q=p+1}^{k} U_{iq}$$

其中，U_{iq} 为每一个处理组与小于或等于峰处理组的成对计数，共 $p(p-1)/2$ 个，即 $1 \leqslant u \leqslant \nu \leqslant p$；$U_{qi}$ 为每一个处理组与大于或等于峰处理组的成对计数，共$(k-p+1)(k-p)/2$ 个，即 $p \leqslant i < q \leqslant k$.

例 研究人员调查某动物 1 年的快速代谢率．每 2 个月 1 组，共 6 组。试对数据进行伞形效应分析。数据见表 1。

表 1 样本数据 单位：cal/(kg · d)

编号	处理组 1 (1－2 月)	处理组 2 (3－4 月)	处理组 3 (5－6 月)	处理组 4 (7－8 月)	处理组 5 (9－10 月)	处理组 6 (11－12 月)
1	36.0	39.9	44.6	53.8	44.3	31.7
2	33.6	29.1	54.4	53.9	34.1	22.1
3	26.9	43.4	48.2	62.5	35.7	30.7
合计	$n_1=3$	$n_2=3$	$n_3=3$	$n_4=3$	$n_5=3$	$n_6=3$

解 $H_0:\tau_1=\tau_2=\cdots=\tau_k$（各处理组效应相同）

$H_1:\tau_1 \leqslant \tau_2 \leqslant \cdots \leqslant \tau_{p-1} \leqslant \tau_p \geqslant \tau_{p+1} \geqslant \cdots \geqslant \tau_k$（至少有 1 对处理组效应不等）

$\alpha=0.05$

已知效应高峰组为处理组 4，即 $p=4$，各组样本含量为 $n=3$，组数 $k=6$。

首先求左 $4\times3/2=6$ 个 $U_{iq}(1 \leqslant i \leqslant q \leqslant 4)$：$U_{12}=3+1+3=7$，即第 2 组数据 39.9 比第 1 组的 3 个数据都大，则计数为 3；第 2 组数据 29.1 比第 1 组的 1 个数据大，则计数为 1；第 2 组数据 43.4 比第 1 组的 3 个数据都大，则计数为 3。同理 $U_{13}=9$、$U_{14}=9$、$U_{15}=7$、$U_{16}=2$、$U_{23}=9$、$U_{24}=9$、$U_{25}=5$、$U_{26}=2$、$U_{34}=7$、$U_{35}=0$、$U_{36}=0$、$U_{45}=0$、$U_{46}=0$、$U_{56}=0$；右 $3\times2/2=3$ 个 $U_{qi}(4 \leqslant i \leqslant q \leqslant 6)$：$U_{54}=12$，$U_{64}=12$，$U_{65}=12$。

其次计算 $A_4^*=U_{12}+U_{13}+U_{14}+U_{23}+U_{24}+U_{34}+U_{65}+U_{64}+U_{54}=86$。

查“已知峰处理组 Mack-Wolfe A_p 统计量精确界值表”得界值 $A=58$，由于 $A_4^*=86>A=58$，即 $P<0.05$，所以按 $\alpha=0.05$ 检验水准，拒绝 H_0。

即可以认为 6 个时期的快速代谢率的效应呈现伞形效应，1 年中的 7－8 月份达到高峰。

参考文献

徐天和，景学安，程琮.中华医学统计百科全书：非参数统计分册[M].北京：中国统计出版社，2013.

（高明海）

由 R 作容许区间估计的系数 I 值表

组数	处理组数,n								
k	2	3	4	5	6	7	8	9	10
1	8.990	2.250	1.440	1.130	0.985	0.889	0.823	0.768	0.734
	45.100	5.200	2.720	1.930	1.650	1.360	1.220	1.140	1.070
2	1.760	0.774	0.583	0.487	0.433	0.397	0.372	0.356	0.340
	4.220	1.160	0.882	0.718	0.620	0.561	0.524	0.492	0.470
3	0.882	0.486	0.360	0.306	0.276	0.257	0.240	0.229	0.219
	1.620	0.819	0.520	0.434	0.386	0.353	0.333	0.312	0.296
4	0.594	0.332	0.260	0.224	0.206	0.190	0.181	0.168	0.164
	0.990	0.492	0.368	0.313	0.279	0.254	0.243	0.228	0.221
5	0.443	0.256	0.206	0.175	0.164	0.148	0.139	0.134	0.127
	0.715	0.368	0.282	0.245	0.219	0.201	0.190	0.181	0.177
6	0.353	0.212	0.166	0.148	0.132	0.123	0.118	0.110	0.108
	0.544	0.297	0.230	0.197	0.180	0.168	0.159	0.147	0.145
7	0.296	0.179	0.143	0.124	0.117	0.105	0.097	0.095	0.092
	0.438	0.252	0.196	0.172	0.156	0.140	0.135	0.127	0.124
8	0.252	0.157	0.124	0.108	0.097	0.090	0.088	0.085	0.080
	0.376	0.216	0.170	0.145	0.132	0.120	0.112	0.110	0.108
9	0.225	0.140	0.108	0.094	0.088	0.079	0.076	0.072	0.066
	0.322	0.187	0.150	0.127	0.118	0.111	0.101	0.099	0.095
10	0.197	0.126	0.101	0.085	0.077	0.075	0.072	0.066	0.060
	0.286	0.170	0.133	0.113	0.108	0.100	0.089	0.085	0.080

注:上行:$I_{0.05}$,下行:$I_{0.01}$。

【用法说明】 该表用于估计参数的容许区间,其中参数 k 为样本容量较大时平均分组的组数,n 为每组样本容量,表中数据为 I_α 该表主要用于求容许区间端点。该表的使用方式为:首先利用统计量公式求出统计量值,其次根据已知的样本参数 k、n 和检验水准 α 查表得到系数值,最后利用查的系数值、统计量值和其他相关数据得到容许区间两端点。

统计量公式参见例题求解过程。

例 20 只动物出生体质量如表 1 所示,用公式 $\overline{X} \pm I_\alpha \sum R$ 估计总体均数的$(1-\alpha)\%$容许区间。其中 $\overline{X}$ 为样本均值,I_α需要查"由 R 作容许区间估计的系数 I 值表",$\sum R$ 为各组极差之和。

表 1 样本数据 单位:g

分组	观察值					
1	30	26	30	29	36	10
2	25	32	28	38	34	13
3	30	32	23	31	30	9
4	34	24	27	31	30	10

解 本例中 $\overline{X}=30$,$\sum R=10+13+9+10=42$。则 $n=5$、$k=4$,查"由 R 作容许区间估计

的系数 I 值表”得 $I_{0.05}=0.224$ 或 $I_{0.01}=0.313$. 利用 $\overline{X}\pm I_{\alpha}\sum R$ 可得到 2 种检验水准对应的 95%容许区间:(20.592，39.408)，或 99%容许区间:(16.854，43.146)。

参考文献

徐天和，景学安，程琮.中华医学统计百科全书:非参数统计分册[M].北京:中国统计出版社，2013.

（高明海）

由 *R* 作总体均数的区间估计的系数 *A*

α	k	n=2	3	4	5	6	7	8	9	10
0.05	1	6.360	1.300	0.719	0.505	0.402	0.336	0.291	0.256	0.232
0.01		31.900	3.000	1.360	0.865	0.673	0.514	0.430	0.379	0.338
0.05	2	0.879	0.316	0.206	0.154	0.125	0.106	0.093	0.084	0.078
0.01		2.110	0.474	0.312	0.227	0.179	0.150	0.131	0.116	0.105
0.05	3	0.360	0.156	0.104	0.079	0.065	0.056	0.049	0.044	0.040
0.01		0.660	0.273	0.150	0.112	0.091	0.077	0.068	0.060	0.054
0.05	4	0.210	0.096	0.065	0.050	0.042	0.036	0.032	0.028	0.026
0.01		0.350	0.142	0.092	0.070	0.057	0.048	0.043	0.038	0.035
0.05	5	0.140	0.066	0.046	0.035	0.030	0.025	0.022	0.020	0.018
0.01		0.226	0.095	0.063	0.049	0.040	0.034	0.030	0.027	0.025
0.05	6	0.102	0.050	0.034	0.027	0.022	0.019	0.017	0.015	0.014
0.01		0.157	0.070	0.047	0.036	0.030	0.026	0.023	0.020	0.019
0.05	7	0.079	0.039	0.027	0.021	0.018	0.015	0.013	0.012	0.011
0.01		0.117	0.055	0.037	0.029	0.024	0.020	0.018	0.016	0.015
0.05	8	0.063	0.032	0.022	0.017	0.014	0.012	0.011	0.010	0.008
0.01		0.094	0.044	0.030	0.023	0.019	0.016	0.014	0.013	0.012
0.05	9	0.053	0.027	0.018	0.014	0.012	0.010	0.009	0.008	0.007
0.01		0.076	0.036	0.025	0.019	0.016	0.014	0.012	0.011	0.010
0.05	10	0.044	0.023	0.016	0.012	0.010	0.009	0.008	0.007	0.006
0.01		0.064	0.031	0.021	0.016	0.014	0.012	0.010	0.009	0.008

【用法说明】 极差是一组变量值中最大值与最小值之差，记作 R，是一种最简单的变异指标。由于未利用全部数据所提供的信息，而易受个别极端值的影响，故较粗而不稳定。利用极差可计算总体均数的置信区间 CI，公式为：95%CI：$\overline{X} \pm A_{0.05}\sum R$；99% CI：$\overline{X} \pm A_{0.01}\sum R$。式中 $\overline{X}$ 为样本均值，$\sum R$ 为对样本分组后各组极差之和，其系数 $A_{0.05}$ 或 $A_{0.01}$ 可由“由 R 作总体均数的区间估计的系数 A”表查得。该表中出现的 n 为对样本分成的组数，各组例数相等，均为 k。

例 测得32名从事某作业工人的血红蛋白含量(g%)如表1，试求总体均数的95%与99%置信区间。

表1 32名某作业工人的血红蛋白含量 单位：g%

	血红蛋白含量								极差 R
	14.8	15.4	15.5	13.7	14.4	14.1	14.4	14.4	1.8
	15.1	15.3	14.2	14.8	14.9	14.3	12.8	13.4	2.5
	15.6	14.6	15.9	15.5	14.7	14.4	13.8	15.4	2.1
	14.5	16.4	15.2	12.5	14.4	17.0	15.2	14.4	4.5
极差 R	1.1	1.8	1.7	3.0	0.5	2.9	2.4	2.0	

解 该资料的均值 $\overline{X}=14.72$(g%)。按纵列分组，得 $\sum R=15.4$，$n=4$，$k=8$，查“由 R 作

总体均数的区间估计的系数 A”表，在表中找到 $n=4$ 所对应的列，再找到 $k=8$ 所对应的行，交叉数字的上行为置信水平 $(1-\alpha)\times100\%=(1-0.05)\times100\%$ 即 95%的系数，下行为置信水平是 $(1-0.01)\times100\%=99\%$ 的系数 $A_{0.01}=0.030$。于是依据公式可计算出总体均数的 95%的置信区间为：

$$\overline{X}\pm A_{0.05}\sum R=14.72\pm0.022\times15.4=(14.38,15.06)\ (g\%)。$$

99%的置信区间为：$\overline{X}\pm A_{0.01}\sum R=14.72\pm0.030\times15.4=(14.26,15.18)\ (g\%)$。

即某作业工人的平均血红蛋白含量在 14.38～15.06(g%)或 14.26～15.18(g%)。

说明：若按横行分组，可算得 95%CI 为：14.37～15.07(g%)；99%CI 为：14.25～15.19(g%)，结果也很接近。

参考文献

[1]徐天和，颜虹.中华医学统计百科全书：单变量推断统计分册[M].北京：中国统计出版社，2012.

[2]郭祖超.医用数理统计方法[M].3 版.北京：人民卫生出版社，1988.

(祁爱琴)

由极差估计标准差的系数 $C(n,k)$

k	n								
	2	3	4	5	6	7	8	9	10
1	1.41	1.91	2.24	2.48	2.67	2.83	2.96	3.08	3.18
2	1.28	1.81	2.15	2.40	2.60	2.77	2.91	3.02	3.13
3	1.23	1.77	2.12	2.38	2.58	2.75	2.89	3.01	3.11
4	1.21	1.75	2.11	2.37	2.57	2.74	2.88	3.00	3.10
5	1.19	1.74	2.10	2.36	2.56	2.73	2.87	2.99	3.10
6	1.18	1.73	2.09	2.35	2.56	2.73	2.87	2.99	3.09
7	1.17	1.73	2.09	2.35	2.55	2.72	2.86	2.99	3.09
8	1.17	1.72	2.08	2.35	2.55	2.72	2.86	2.98	3.09
9	1.16	1.72	2.08	2.34	2.55	2.72	2.86	2.98	3.09
10	1.16	1.72	2.08	2.34	2.55	2.72	2.86	2.98	3.09
∞	1.13	1.69	2.06	2.33	2.53	2.70	2.85	2.97	3.08

【用法说明】 极差是一组变量值中最大值与最小值之差，记作 R，是一种最简单的变异指标。由于未利用全部数据所提供的信息，而易受个别极端值的影响，故较粗而不稳定。对于来自正态总体的小样本，极差是一种有效的变异指标，可用以估计标准差。用极差估计总体标准差的公式为 $\hat{\sigma}=\frac{R}{C}$，式中 $\hat{\sigma}$ 为总体标准差的估计值，C 为系数。为提高估计的准确性，将系数 C 修改为 $C(n,k)$。当样本量较大时，可先将变量值随机分成 $n\leqslant 10$ 的 k 个例数相等的组，分别求出各组的极差，再用平均极差 $\bar{R}$ 按式 $\hat{\sigma}=\frac{\bar{R}}{C(n,k)}$ 估计总体标准差 $\hat{\sigma}$。该表列出了组数为 n，各组内例数为 k 时上式中的系数 $C(n,k)$。

例 测得 32 名从事某作业工人的血红蛋白含量(g%)如表 1，由其极差估计标准差。

表 1 32 名某作业工人的血红蛋白含量 单位：g%

	血红蛋白含量								R
	14.8	15.4	15.5	13.7	14.4	14.1	14.4	14.4	1.8
	15.1	15.3	14.2	14.8	14.9	14.3	12.8	13.4	2.5
	15.6	14.6	15.9	15.5	14.7	14.4	13.8	15.4	2.1
	14.5	16.4	15.2	12.5	14.4	17.0	15.2	14.4	4.5
R	1.1	1.8	1.7	3.0	0.5	2.9	2.4	2.0	

解 因例数较多，为提高估计的准确性，将 32 个变量值随机分成 8 组，见表 1 各纵列，并将各组极差 R 列于表的最下面 1 行，算得平均极差

$$\bar{R}=\frac{1.1+1.8+1.7+3.0+0.5+2.9+2.4+2.0}{8}=\frac{15.4}{8}=1.925$$

本例组数 $n=4$，各组例数 $k=8$，查"由极差估计标准差的系数 $C(n,k)$"表，在表中找到组数 $n=4$ 对应的列，及组内例数 $k=8$ 所对应的行，交叉数字即为 $C(n,k)=C(4,8)=2.08$。于是得总体标准差的估计值为

$$\hat{\sigma}=\frac{\bar{R}}{C(n,k)}=\frac{1.925}{2.08}=0.925\ (\text{g}\%)$$

说明:以上解法是按竖行分组,也可按横行分组。将各组的极差列于表1的最右边,可算得 $\bar{R}=2.725$,此时组数 $n=8$,各组例数 $k=4$,如上同样查"由极差估计标准差的系数 $C(n,k)$"表,得 $C(n,k)=C(8,4)=2.88$,则得到总体标准差的估计值为 $\hat{\sigma}=\frac{2.725}{2.88}=0.946$,与上述结果很接近。

参考文献

郭祖超.医用数理统计方法[M].3版.北京:人民卫生出版社,1988.

(祁爱琴)

游程检验用 r 界值表

m_1	m_2: 5	6	7	8	9	10	11	12	13	14	15	16	17	18	19	20
5	3~9	3~10	3~10	3~11	4~11	4~11	4	4	4	5	5	5	5	5	5	5
	2~10	3~10	3~11	3~11	3	3	4	4	4	4	4	4	4	5	5	5
6		3~11	4~11	4~12	4~12	5~12	5~13	5~13	5~13	5~13	6	6	6	6	6	6
		3~11	3~12	3~12	4~12	4~13	4~13	4~13	5	5	5	5	5	5	6	6
7			4~12	4~13	5~13	5~13	5~14	6~14	6~14	6~14	6~15	6~15	7~15	7~15	7~15	7
			3~13	4~13	4~14	5~14	5~14	5~14	5~15	5~15	6~16	6	6	6	6	6
8				5~13	5~14	6~14	6~15	6~15	6~15	7~16	7~16	7~16	7~16	8~16	8~16	8~17
				4~14	5~14	5~15	5~15	6~16	6~16	6~16	6~16	6~17	7~17	7~17	7~17	7~17
9					6~14	6~15	6~15	7~16	7~16	7~17	8~17	8~17	8~17	8~18	8~18	9~18
					5~15	5~16	6~16	6~16	6~17	7~17	7~18	7~18	7~18	8~18	8~18	8~18
10						6~16	7~16	7~17	8~17	8~17	8~18	8~18	9~18	9~19	9~19	9~19
						6~16	6~17	7~17	7~18	7~18	7~18	8~19	8~19	8~19	8~20	9~20
11							7~17	8~17	8~19	8~18	9~19	9~19	9~19	10~20	10~20	10~20
							7~17	7~18	7~19	8~19	8~19	8~20	9~20	9~20	9~21	9~21
12								8~18	9~18	9~19	9~19	10~20	10~20	10~21	10~21	11~21
								7~19	8~19	8~20	8~20	9~21	9~21	9~21	10~22	10~22
13									9~19	9~20	10~20	10~21	10~21	11~21	11~22	11~22
									8~20	9~20	9~21	9~21	10~22	10~22	10~23	10~23
14										10~20	10~21	11~21	11~22	11~22	12~23	12~23
										9~21	9~22	10~22	10~23	10~23	11~23	11~24
15											11~21	11~22	11~22	12~23	12~23	12~24
											10~22	10~23	11~23	11~24	11~24	12~25
16												11~23	12~23	12~24	12~24	13~25
												11~28	11~24	11~25	12~25	12~25
17													12~24	13~24	13~25	13~25
													11~25	12~25	12~26	13~26
18														13~25	14~25	14~26
														12~26	13~26	13~27
19															14~26	14~27
															13~27	13~27
20																15~27
																14~28

注:上行:$\alpha(1)=0.05$,下行:$\alpha(2)=0.05$,$m_1\leqslant m_2$。

【用法说明】 该表用于游程个数检验。表内左侧第 1 列与第 1 行分别给出了两类事件的个数 n_1 与 n_2，表内其余数字为游程个数 r 值。查表时，若 r 值达到某一行的上下界值，或在此范围外，则其 P 值小于表中相应的 P 值；若 r 值在 2 个界值范围内，则其 P 值大于表中相应的 P 值。上行单侧检验时用，下行双侧检验时用。

例 1 （观察值只能分为两类互不相容事件的游程个数检验）某村发生某种地方病。住户沿一条溪水排列，调查结果对 9 家病户标以“＋”，17 家非病户标以“－”，见表 1 第 1 行。问病户分散是否随机？

表 1 游程个数检验用某村某病病户非病户标号

病户标号	－	＋	＋	－	－	－	＋	－	－	＋	－	－	－	－	＋	＋	－	－	＋	－	－	－	－	＋	－	＋
游程编号	1	2		3			4	5		6	7				8		9		10	11				12	13	14

解 H_0：病户排列是随机的

H_1：病户排列是非随机的

$\alpha=0.05$

由表 1 中游程编号知 $r=14$，由题意知 $n_1=9$，$n_2=17$，查“游程检验用 r 界值表”，找到在 $n_1=9$ 行与 $n_2=17$ 列交会处的下行 r 界值范围 7～18，$7<r=14<18$，得 $P>0.05$，按 $\alpha=0.05$ 检验水准，不拒绝 H_0，故认为此病的病户分布是随机的，尚看不出聚集性。

例 2 （观察值是数值的游程个数检验）某地某病病死率逐年排列如表 2，此 20 年间病死率的变化是否是随机的？

表 2 某地某病 20 年间的逐年病死率

年份	1991	1992	1993	1994	1995	1996	1997	1998	1999	2000
病死率(%)	40.9	45.1	23.6	39.4	46.5	31.5	25.4	22.6	30.5	24.5
符号	＋	＋	－	＋	＋	＋	＋	－	＋	＋
年份	2001	2001	2003	2004	2005	2006	2007	2008	2009	2010
病死率(%)	35.9	23.8	16.0	17.5	17.2	16.2	13.2	12.5	11.8	12.4
符号	＋	＋	－	－	－	－	－	－	－	－

解 H_0：逐年病死率变化是随机的

H_1：逐年病死率变化不是随机的

$\alpha=0.05$

通过中位数法将观察值分为两类事件，求中位数

$$M=\frac{23.6+23.8}{2}=23.7$$

小于 M 的病死率有 10 个，均标以“－”，大于 M 的病死率有 10 个，均标以“＋”，见表 2。游程个数 $r=6$，又 $n_1=10$，$n_2=10$，查“游程检验用 r 界值表”，找到在 $n_1=10$ 行与 $n_2=10$ 列交会处的下行 r 界值范围 6～16，游程个数 $r=6$ 恰达到下界值，得 $P<0.05$，按 $\alpha=0.05$ 检验水准拒绝 H_0，故认为此病病死率在此 20 年间的变化率不是随机的。

例 3 （两样本比较的游程个数检验）两类胃癌（高分化腺癌与未分化癌）各 10 例，术后生存月数如表 3。问两组间有无差别？

表 3 两类胃癌术后生存月数

高分化腺癌 X	10	14	19	36	47	53	56	94	141	169
未分化癌 Y	6	6	7	9	14	14	16	25	37	46

解 H_0:两总体分布相同

H_1:两总体分布不同

$\alpha=0.05$

分别以 X、Y 标记来自两样本的不同事件。将两组数据统一由小到大排列,两样本中有 3 个相等的观察值 14,14 的 X、Y 作 2 种排列,上行的游程值最小,下行的游程值最大(如表 4)。

表 4 样本观察值标记序列表

6	6	7	9	10	14	14	14	16	19	25	36	37	46	47	53	56	94	141	169
Y	Y	Y	Y	X	X Y	Y X	Y Y	Y	X	Y	X	Y	Y	X	X	X	X	X	X

故得该序列的最小游程 $r'=8$,最大游程 $r''=10$,于是 $r=\dfrac{r'+r''}{2}=\dfrac{8+10}{2}=9$。$n_1=10$,$n_2=10$,查"游程检验用 r 界值表",找到在 $n_1=10$ 行与 $n_2=10$ 列交汇处的下行 r 界值范围 6－16,$6<9<16$,得 $P>0.05$,按 $\alpha=0.05$ 检验水准不拒绝 H_0,故不能认为两类胃癌生存期的分布不同。

参考文献

[1]郭祖超.医用数理统计方法[M].北京:人民卫生出版社,1965.

[2]徐天和.中国医学统计百科全书[M].北京:人民卫生出版社,2004.

[3] Machin D, Campbell MJ.Statistical tables for the design of clinical trials[M].Blackwell Scientific Oxford,1987.

[4] Lindley DV.New Cambridge statistical tables[M].Cambridge :Cambridge University Press,1995.

[5]徐天和,田考聪.中华医学统计百科全书:描述性统计分册[M].北京:中国统计出版社,2012.

(孔杨,高永)

游程长度检验用 l 界值表(单侧)

n	$\alpha<0.05$	$\alpha<0.01$
5	4	—
6～	4	5
8～	5	5
10～	5	6
27～	6	6
35～100	6	7

【用法说明】 该表用于游程长度检验。该检验法根据样本含量 n 与序列中最长游程的长度 l 来推断两类事件的发生过程是否随机。当数列观察值是数值时，需先变为符号序列：确定序列中两观察值之差的符号，若后者大于前者记"＋"，反之记"－"，相邻两值相等时删去其一，使序列没有相邻的等值。

表内数值分为 3 列，左侧第 1 列为样本容量 n，第 2 列与第 3 列分别给出 $\alpha<0.05$ 与 $\alpha<0.01$ 时的相应于 n 的 l 界值。

例 某地某病病死率逐年排列如表 1，此 20 年间病死率的变化是否是随机的？

表 1 某地某病 20 年间的逐年病死率

年份	1991	1992	1993	1994	1995	1996	1997	1998	1999	2000
病死率(%)	40.9	45.1	23.6	39.4	46.5	31.5	25.4	22.6	30.5	24.5
年份	2001	2001	2003	2004	2005	2006	2007	2008	2009	2010
病死率(%)	35.9	23.8	16.0	17.5	17.2	16.2	13.2	12.5	11.8	12.4

解 H_0：逐年病死率变化是随机的

H_1：逐年病死率变化不是随机的而是有下降倾向

$\alpha=0.05$

所给观察值是数值，首先转化为符号序列，记相邻两年病死率之差的符号，如 1991 年与 1992 年病死率后者大于前者记"＋"，如 1992 年与 1993 年病死率后者小于前者记"－"，以此类推，得下列符号序列：

＋－＋＋－－－＋－＋－－＋－－－－－＋

此序列有 19 个符号，最长游程的长度 $l=5$，$n=20$，查"游程长度检验用 l 界值表(单侧)"，在 n 值取 10～26 行与 $\alpha<0.05$ 列对应的 l 界值为 $l_{0.05}=5$，得 $P<0.05$，按 $\alpha=0.05$ 检验水准拒绝 H_0。故认为逐年病死率变化不是随机的，1995－1999 年间游程长度最长且符号为"－"，病死率在此阶段有下降趋势。

参考文献

[1]郭祖超.医用数理统计方法[M].北京：人民卫生出版社，1965.

[2]徐天和.中国医学统计百科全书[M].北京：人民卫生出版社，2004.

[3] Machin D, Campbell MJ.Statistical tables for the design of clinical trials[M].Blackwell Scientific Oxford,1987.

[4] Lindley DV.New Cambridge statistical tables[M].Cambridge ：Cambridge University

Press,1995.

[5]徐天和,田考聪.中华医学统计百科全书:描述性统计分册[M].北京:中国统计出版社,2012.

(孔杨,高永)

圆形分布 *r* 界值表

n	α								
	0.50	0.20	0.10	0.05	0.02	0.01	0.005	0.002	0.001
6	0.3497	0.5227	0.6157	0.6910	0.7720	0.8224	0.8652	0.9115	0.9396
7	0.3224	0.4832	0.5705	0.6419	0.7198	0.7693	0.8122	0.8603	0.8909
8	0.3000	0.4515	0.5340	0.6020	0.6768	0.7250	0.7673	0.8151	0.8473
9	0.2827	0.4254	0.5037	0.5686	0.6406	0.6873	0.7288	0.7761	0.8086
10	0.2677	0.4033	0.4781	0.5403	0.6096	0.6549	0.6953	0.7426	0.7743
11	0.2549	0.3843	0.4560	0.5156	0.5827	0.6266	0.6660	0.7124	0.7437
12	0.2437	0.3678	0.4367	0.4943	0.5500	0.6017	0.6401	0.6854	0.7163
13	0.2339	0.3532	0.4196	0.4753	0.5380	0.5795	0.6169	0.6613	0.6917
14	0.2252	0.3403	0.4045	0.4584	0.5192	0.5595	0.5960	0.6095	0.6693
15	0.2174	0.3287	0.3908	0.4431	0.5022	0.5415	0.5771	0.6196	0.6489
16	0.2103	0.3182	0.3785	0.4293	0.4868	0.5251	0.5599	0.6015	0.6302
17	0.2039	0.3080	0.3672	0.4166	0.4727	0.5101	0.5441	0.5845	0.6130
18	0.1980	0.2999	0.3569	0.4051	0.4598	0.4963	0.5296	0.5695	0.5971
19	0.1927	0.2918	0.3474	0.3944	0.4479	0.4836	0.5161	0.5553	0.5824
20	0.1877	0.2844	0.3387	0.3846	0.4368	0.4718	0.5037	0.5421	0.5687
21	0.1831	0.2775	0.3305	0.3754	0.4266	0.4608	0.4921	0.5297	0.5560
22	0.1788	0.7711	0.3230	0.3669	0.4170	0.4505	0.4812	0.5182	0.5440
23	0.1748	0.2651	0.3159	0.3589	0.4080	0.4409	0.4711	0.5074	0.5328
24	0.1711	0.2595	0.3093	0.3514	0.3996	0.4319	0.4615	0.4973	0.5272
25	0.1676	0.2542	0.3030	0.3444	0.3917	0.4235	0.4525	0.4877	0.5122
26	0.1643	0.2493	0.2972	0.3378	0.3843	0.4154	0.4440	0.4786	0.5028
27	0.1612	0.2446	0.2916	0.3315	0.3772	0.4079	0.4360	0.4701	0.4939
28	0.1583	0.2402	0.2864	0.3256	0.3705	0.4007	0.4284	0.4620	0.4554
29	0.1555	0.2360	0.2814	0.3200	0.3642	0.3939	0.4212	0.4542	0.4774
30	0.1528	0.2320	0.2767	0.3147	0.3582	0.3874	0.4143	0.4469	0.4697
32	0.1479	0.2246	0.2679	0.3048	0.3470	0.3754	0.4015	0.4332	0.4554
34	0.1435	0.2179	0.2599	0.2957	0.3368	0.3644	0.3899	0.4207	0.4424
36	0.1394	0.2117	0.2526	0.2875	0.3274	0.3544	0.3791	0.4093	0.4304
38	0.1356	0.2061	0.2459	0.2798	0.3188	0.3451	0.3693	0.3987	0.4193
40	0.1322	0.2008	0.2397	0.2728	0.3108	0.3365	0.3601	0.3889	0.4090
42	0.1290	0.1960	0.2339	0.2663	0.3034	0.3285	0.3516	0.3797	0.3995
44	0.1260	0.1915	0.2286	0.2602	0.2965	0.3211	0.3437	0.3712	0.3906
46	0.1232	0.1873	0.2235	0.2545	0.2901	0.3141	0.3363	0.3637	0.3822
48	0.1206	0.1833	0.2188	0.2492	0.2840	0.3076	0.3293	0.3558	0.3744
50	0.1181	0.1796	0.2144	0.2442	0.2784	0.3015	0.3228	0.3488	0.3670
55	0.1126	0.1712	0.2045	0.2329	0.2655	0.2876	0.3080	0.3329	0.3504
60	0.1078	0.1639	0.1958	0.2230	0.2543	0.2755	0.2951	0.3190	0.3358
65	0.1035	0.1375	0.1881	0.2143	0.2444	0.2648	0.2837	0.3067	0.3229
70	0.0997	0.1517	0.1813	0.2065	0.2356	0.2553	0.2735	0.2957	0.3113
75	0.0963	0.1466	0.1751	0.1995	0.2277	0.2467	0.2643	0.2858	0.3010
80	0.0933	0.1419	0.1696	0.1932	0.2205	0.2389	0.2560	0.2769	0.2916
90	0.0879	0.1338	0.1599	0.1822	0.2079	0.2254	0.2415	0.2612	0.2751
100	0.0834	0.1269	0.1517	0.1729	0.1973	0.2139	0.2292	0.2480	0.2612
120	0.0761	0.1159	0.1355	0.1578	0.1802	0.1954	0.2094	0.2266	0.2387
140	0.0704	0.1073	0.1282	0.1462	0.1660	0.1809	0.1940	0.2099	0.2211
160	0.0659	0.1003	0.1199	0.1367	0.1561	0.1693	0.1815	0.1954	0.2070
180	0.0621	0.0946	0.1131	0.1289	0.1472	0.1597	0.1712	0.1853	0.1952
200	0.0589	0.0897	0.1073	0.1223	0.1397	0.1515	0.1624	0.1753	0.1853
300	0.0481	0.0733	0.0876	0.0999	0.1141	0.1238	0.1327	0.1437	0.1514
500	0.0372	0.0567	0.0679	0.0774	0.0884	0.0959	0.1029	0.1114	0.1174

【用法说明】 该表用于平均角假设检验，即检验在被抽样的总体中是否有一平均方向。若圆形分布是均匀的，则总体中的角或方向呈随机分布，即总体里没有平均方向，此时 $\rho=0$；总体中的角不呈随机分布，而有一平均方向时 $\rho\neq 0$。表内数字为集中测度 r 取值，α 为检验水准。根据下列公式计算 r 的值

$$r=\sqrt{\bar{X}^2+\bar{Y}^2}$$

其中 $\bar{X}=\sum_{i=1}^{n}\cos\alpha_i/n$ ，$\bar{Y}=\sum_{i=1}^{n}\sin\alpha_i/n$。

根据 n 的取值查圆形分布 r 界值表，在 n 的列找到与计算出的 r 值最接近的数值即为 r 的界值，在 r 的界值所在列找到相应概率值 P，如果 $P<\alpha$，则拒绝 H_0。

例 根据表 1 数据做出 15 名婴儿出生时间是否存在总体角均数的假设检验。

表 1 15 名婴儿的出生时间

出生时间	α(度)	$\sin\alpha$	$\cos\alpha$
4：15	63.75	0.8969	0.4423
4：35	68.75	0.9320	0.3624
1：45	26.25	0.4423	0.8969
2：30	37.5	0.6088	0.7934
3：20	50	0.7660	0.6428
2：40	40	0.6428	0.7660
4：50	72.5	0.9537	0.3007
6：45	101.25	0.9808	−0.1951
1：20	20	0.3420	0.9397
1：50	27.5	0.4617	0.8870
2：10	32.5	0.5373	0.8434
3：30	52.5	0.7934	0.6088
3：35	53.75	0.8064	0.5913
5：05	76.25	0.9713	0.2377
21：08	317	−0.6820	0.7314
合计	—	9.4535	8.8486

解 $H_0:\rho=0$

$H_1:\rho\neq 0$

$\alpha=0.05$

将时间转化为角度，1h 相当于 15°，1min 相当于 0.25°。

$$\bar{Y}=\sum_{i=1}^{n}\sin\alpha_i/n=9.4535/15=0.6302$$

$$\bar{X}=\sum_{i=1}^{n}\cos\alpha_i/n=8.8486/15=0.5899$$

$$r=\sqrt{\bar{X}^2+\bar{Y}^2}=\sqrt{0.6302^2+0.5899^2}=0.8632$$

$n=15$，查“圆形分布 r 界值表”，找到 $n=15$ 行与 $\alpha=0.05$ 列交会处数值 0.4431，得 $r_{0.05}(15)=0.4431$，因计算得 $r=0.8632>0.4431$，故得到 $P<0.05$，按 $\alpha=0.05$ 检验水准，拒绝 H_0。可认为婴儿出生时间有一平均时间，其转化时间为 3：07。

参考文献

[1]郭祖超.医用数理统计方法[M].北京:人民卫生出版社,1965.

[2]徐天和.中国医学统计百科全书[M].北京:人民卫生出版社,2004.

[3] Machin D, Campbell MJ.Statistical tables for the design of clinical trials[M].Blackwell Scientific Oxford,1987.

[4] Lindley DV.New Cambridge statistical tables[M].Cambridge :Cambridge University Press,1995.

[5]徐天和,田考聪.中华医学统计百科全书:描述性统计分册[M].北京:中国统计出版社,2012.

(孔杨,高永)

圆形分布均匀性 Moore 检验 R'界值表

n	α						
	0.50	0.10	0.05	0.025	0.01	0.005	0.001
2	0.791	1.049	1.058	1.060	1.061	1.061	1.061
3	0.693	1.039	1.095	1.124	1.143	1.149	1.154
4	0.620	1.008	1.090	1.146	1.192	1.212	1.238
5	0.588	0.988	1.084	1.152	1.216	1.250	1.298
6	0.568	0.972	1.074	1.152	1.230	1.275	1.345
7	0.556	0.959	1.066	1.150	1.238	1.291	1.373
8	0.546	0.949	1.059	1.148	1.242	1.300	1.397
9	0.538	0.940	1.053	1.146	1.245	1.307	1.416
10	0.532	0.934	1.048	1.144	1.248	1.313	1.432
12	0.523	0.926	1.042	1.140	1.252	1.322	1.456
14	0.518	0.920	1.037	1.136	1.252	1.325	1.470
16	0.514	0.914	1.031	1.132	1.250	1.327	1.480
18	0.510	0.910	1.027	1.129	1.248	1.328	1.487
20	0.507	0.906	1.024	1.127	1.247	1.329	1.492
22	0.505	0.903	1.022	1.126	1.246	1.330	1.496
24	0.503	0.901	1.021	1.125	1.246	1.331	1.499
26	0.502	0.899	1.019	1.124	1.246	1.332	1.501
28	0.500	0.897	1.018	1.124	1.246	1.333	1.502
30	0.499	0.896	1.016	1.123	1.245	1.334	1.502
40	0.494	0.891	1.012	1.119	1.243	1.332	1.504
60	0.489	0.887	1.007	1.115	1.241	1.329	1.506
80	0.487	0.883	1.005	1.113	1.240	1.329	1.508
100	0.485	0.881	1.004	1.112	1.240	1.329	1.509
∞	0.481	0.876	0.999	1.109	1.239	1.329	1.517

【用法说明】 该表用于圆形分布均匀性 Moore 检验。表的左侧第 1 列为样本容量 n 的值，α 为检验水准，其余数字为界值 R'的取值，根据下列公式计算检验统计量

$$R' = \sqrt{\frac{X^2 + Y^2}{n}}$$

其中，$X = \frac{\sum_{i=1}^{n} i\cos\alpha_i}{n}$，$Y = \frac{\sum_{i=1}^{n} i\sin\alpha_i}{n}$。

根据 n 和 α 的值查"圆形分布 Moore 检验 R'界值表"，找到界值 $R'_{\alpha,n}$，如果计算所得 R'大于界值 $R'_{\alpha,n}$，则 $P<\alpha$，拒绝 H_0。

例 研究人员研究 10 只鸟早上和下午停在树上的位置(表 1)。每只鸟为 1 个样本点，计算出坐落树的位置均角。试进行圆形分布配对数据的 Moore 检验。

表 1　圆形分布配对数据的 Moore 检验

编号	早上 α_{1j}	早上 $\sin\alpha_{1j}$	早上 $\cos\alpha_{1j}$	下午 α_{2j}	下午 $\sin\alpha_{2j}$	下午 $\cos\alpha_{2j}$	Y_j	X_j	r_j	$\sin\alpha_j$	$\cos\alpha_j$	r_j 的秩次(i)
1	105	0.9659	−0.2588	205	−0.4226	−0.9063	−1.3885	−0.6475	1.5321	−0.9063	−0.4226	7.5
2	120	0.8660	−0.5000	210	−0.5000	−0.866	−1.3660	−0.3660	1.4142	−0.9659	−0.2588	5
3	135	0.7071	−0.7071	235	−0.8192	−0.5736	−1.5263	0.1335	1.5321	−0.9962	0.0871	7.5
4	95	0.9962	−0.0872	245	−0.9063	−0.4226	−1.9025	−0.3354	1.9318	−0.9848	−0.1736	10
5	155	0.4226	−0.9063	260	−0.9848	−0.1736	−1.4074	0.7327	1.5867	−0.8870	0.4618	9
6	170	0.1736	−0.9848	255	−0.9659	−0.2588	−1.1395	0.7260	1.3511	−0.8434	0.5373	2
7	160	0.3420	−0.9397	240	−0.866	−0.5000	−1.2080	0.4397	1.2855	−0.9397	0.3420	1
8	155	0.4226	−0.9063	245	−0.9063	−0.4226	−1.3289	0.4837	1.4142	−0.9397	0.3420	5
9	120	0.866	−0.5000	210	−0.5000	−0.8660	−1.3660	−0.3660	1.4142	−0.9659	−0.2588	5
10	115	0.9063	−0.4226	200	−0.3420	−0.9397	−1.2483	−0.5171	1.3512	−0.9238	−0.3827	3

解　H_0:鸟所停在树上的位置在早上和下午相同

H_1:鸟所停在树上的位置在早上和下午不同

$\alpha=0.05$

$$X=\frac{\sum_{i=1}^{n} i\cos\alpha_i}{n}=\frac{1(0.3420)+2(2.5373)+\cdots+10(-0.1736)}{10}=-0.0706$$

$$Y=\frac{\sum_{i=1}^{n} i\sin\alpha_i}{n}=\frac{1(-0.9397)+2(-0.8434)+\cdots+10(-0.9848)}{10}=-5.1857$$

$$R'=\sqrt{\frac{X^2+Y^2}{n}}=\sqrt{\frac{(-0.0.0706)^2+(-5.1857)^2}{10}}=\sqrt{2.6941}=1.6414$$

根据 $n=10,\alpha=0.05$，查"圆形分布 Moore 检验 R'界值表"，在表中找到 $n=10$ 行及 $\alpha=0.05$ 列，该行与该列交会处数字为 1.048，即 $R'_{0.05,10}=1.048$。由于计算得 $R'=1.6414$，大于查表所得界值 $R'_{0.05,10}=1.048$，所以 $P<0.05$。按 $\alpha=0.05$ 检验水准，拒绝 H_0。即鸟所停在树上的位置在早上和下午不同。

参考文献

[1]郭祖超.医用数理统计方法[M].北京:人民卫生出版社,1965.

[2]徐天和.中国医学统计百科全书[M].北京:人民卫生出版社,2004.

[3]Machin D, Campbell MJ. Statistical tables for the design of clinical trials[M]. Blackwell Scientific Oxford,1987.

[4]Lindley DV.New Cambridge statistical tables[M].Cambridge:Cambridge University Press,1995.

[5]徐天和,田考聪.中华医学统计百科全书:描述性统计分册[M].北京:中国统计出版社,2012.

（孔杨，徐天和）

圆形均匀 V 检验 u 界值表

n	α								
	0.25	0.10	0.05	0.025	0.01	0.005	0.0025	0.001	0.0005
8	0.688	1.296	1.649	1.947	2.280	2.498	2.691	2.916	3.066
9	0.687	1.294	1.649	1.948	2.286	2.507	2.705	2.937	3.094
10	0.685	1.293	1.648	1.950	2.290	2.514	2.716	2.954	3.115
11	0.684	1.292	1.648	1.950	2.293	2.520	2.725	2.967	3.133
12	0.684	1.291	1.648	1.951	2.296	2.525	2.732	2.978	3.147
13	0.683	1.290	1.647	1.952	2.299	2.529	2.738	2.987	3.159
14	0.682	1.290	1.647	1.953	2.301	2.532	2.743	2.995	3.169
15	0.682	1.289	1.647	1.953	2.302	2.535	2.748	3.002	3.177
16	0.681	1.289	1.647	1.953	2.304	2.538	2.751	3.008	3.185
17	0.681	1.288	1.647	1.954	2.305	2.540	2.755	3.013	3.191
18	0.681	1.288	1.647	1.954	2.306	2.542	2.758	3.017	3.197
19	0.680	1.287	1.647	1.954	2.308	2.544	2.761	3.021	3.202
20	0.680	1.287	1.646	1.955	2.308	2.546	2.763	3.025	3.207
21	0.680	1.287	1.646	1.955	2.309	2.547	2.765	3.028	3.211
22	0.679	1.287	1.646	1.955	2.310	2.549	2.767	3.031	3.215
23	0.679	1.286	1.646	1.955	2.311	2.550	2.769	3.034	3.218
24	0.679	1.286	1.646	1.956	2.311	2.551	2.770	3.036	3.221
25	0.679	1.286	1.646	1.956	2.312	2.552	2.772	3.038	3.224
26	0.679	1.286	1.646	1.956	2.313	2.553	2.773	3.040	3.227
27	0.678	1.286	1.646	1.956	2.313	2.554	2.775	3.042	3.229
28	0.678	1.285	1.646	1.956	2.314	2.555	2.776	3.044	3.231
29	0.678	1.285	1.646	1.956	2.314	2.555	2.777	3.046	3.233
30	0.678	1.285	1.646	1.957	2.315	2.556	2.778	3.047	3.235
32	0.678	1.285	1.646	1.957	2.315	2.557	2.780	3.050	3.239
34	0.678	1.285	1.646	1.957	2.316	2.558	2.781	3.052	3.242
36	0.677	1.285	1.646	1.957	2.316	2.559	2.783	3.054	3.245
38	0.677	1.284	1.646	1.957	2.317	2.560	2.784	3.056	3.247
40	0.677	1.284	1.646	1.957	2.317	2.561	2.785	3.058	3.249
42	0.677	1.284	1.646	1.958	2.318	2.562	2.786	3.060	3.251
44	0.677	1.284	1.646	1.958	2.318	2.562	2.787	3.061	3.253
46	0.677	1.284	1.646	1.958	2.319	2.563	2.788	3.062	3.255
48	0.677	1.284	1.645	1.958	2.319	2.564	2.789	3.063	3.256
50	0.677	1.284	1.645	1.958	2.319	2.564	2.790	3.065	3.258
55	0.676	1.284	1.645	1.958	2.320	2.565	2.791	3.067	3.261
60	0.676	1.283	1.645	1.958	2.320	2.566	2.793	3.069	3.263
65	0.676	1.283	1.645	1.958	2.321	2.567	2.794	3.071	3.265
70	0.676	1.283	1.645	1.958	2.321	2.567	2.795	3.072	3.267
75	0.676	1.283	1.645	1.959	2.322	2.568	2.796	3.073	3.269
80	0.676	1.283	1.645	1.959	2.322	2.568	2.796	3.074	3.270
90	0.676	1.283	1.645	1.959	2.322	2.569	2.797	3.076	3.272
100	0.676	1.283	1.645	1.959	2.323	2.570	2.798	3.077	3.274
120	0.675	1.282	1.645	1.959	2.323	2.571	2.800	3.080	3.277
140	0.675	1.282	1.645	1.959	2.324	2.572	2.801	3.081	3.279
160	0.675	1.282	1.645	1.959	2.324	2.572	2.802	3.082	3.280
180	0.675	1.282	1.645	1.959	2.324	2.573	2.802	3.083	3.282
200	0.675	1.282	1.645	1.959	2.325	2.573	2.803	3.084	3.282
300	0.675	1.282	1.645	1.960	2.325	2.574	2.804	3.086	3.285
∞	0.6747	1.2818	1.6449	1.9598	2.3256	2.5747	2.8053	3.0877	3.2873

【用法说明】 该表用于圆形均匀 V 检验。表的左侧第 1 列为样本容量 n 的值，第 1 行为 α 的值，其余数字为界值 u 的取值。根据以下公式计算检验统计量

$$u=V\sqrt{\frac{2}{n}}\text{，其中 } V=nr\cos(\bar{\alpha}-\alpha)\text{，} r=\sqrt{\left(\frac{\sum_{i=1}^{n}\sin\alpha_i}{n}\right)^2+\left(\frac{\sum_{i=1}^{n}\cos\alpha_i}{n}\right)^2}$$

按检验水准 α 和 n 的取值查"圆形均匀 V 检验 u 界值表"，在表中找到 n 行及检验水准 α 列交会处的数字即为界值 $u_{\alpha,n}$。如果计算所得 u 值大于界值 $u_{\alpha,n}$，则 $P<\alpha$，拒绝 H_0。

例 将 10 只鸟在其鸟巢西边的地点释放。科研人员期望这些鸟直接飞向鸟巢的方向东方，即 90°角的方向。依据表 1 数据分析 10 只鸟的飞行方向有无平均方向。

表 1 平均角度 $\bar{\alpha}$ 计算表

编号	α_i（度）	$\sin\alpha_i$	$\cos\alpha_i$
1	66	0.91355	0.40674
2	75	0.96593	0.25882
3	86	0.99756	0.06976
4	88	0.99939	0.03490
5	88	0.99939	0.03490
6	93	0.99863	−0.05234
7	97	0.99255	−0.12187
8	101	0.98163	−0.19081
9	118	0.88295	−0.46947
10	130	0.76604	−0.64279
合计		9.49762	−0.67216

解 此数据为圆形分析数据。10 只鸟的期望飞行方向是向着东方的鸟巢，即理论上 90 度的方向。可以使用修正 Rayleigh 检验分析数据。

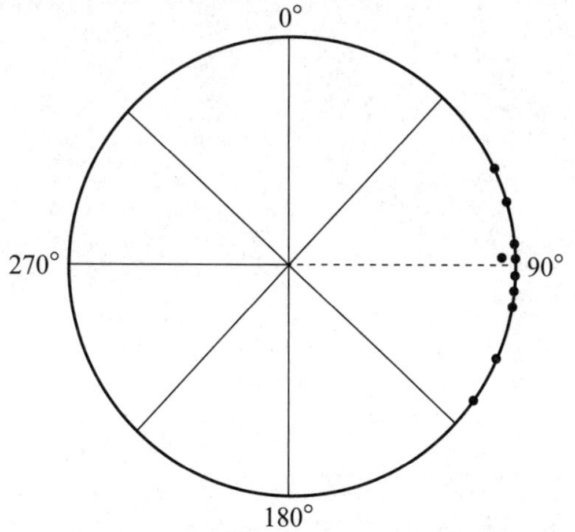

图 1 例 1 的 V 检验数据

图 1 中虚线表示期望的平均角(90°)。

H_0：$\rho=0$ 总体为圆形的均匀分布

H_1：$\rho\neq0$ 总体为圆形的非均匀分布，指定的期望平均角为 90°

$\alpha = 0.05$

$$n=10, Y=\frac{9.49762}{10}=0.94976, X=\frac{0.67216}{10}=-0.06722$$

$$r=\sqrt{(-0.06722)^2+(0.94976)^2}=0.95214, \sin\bar{\alpha}=\frac{Y}{r}=0.99750$$

$\cos\bar{\alpha}=\frac{X}{r}=-0.07060, \bar{\alpha}=94°$，即样本平均角为 94 度。

$$R=nr=10\times 0.95214=9.52140$$

$$V=R\cos(94°-90°)=9.52140\times\cos(4°)$$

$$=9.52140\times 0.99756=9.49821$$

$$u=V\sqrt{\frac{2}{n}}=9.49821\sqrt{\frac{2}{10}}=4.24773$$

根据 $\alpha=0.005$ 和 $n=10$，查"圆形均匀 V 检验 u 界值表"，在表中找到 $n=10$ 行及 $\alpha=0.05$ 列，该行与该列交会处数字为 1.648，即 $u_{0.05,10}=1.648$。由于计算得 $u=4.24773$，大于 u 的界值 1.648，所以 $P<0.05$。按 $\alpha=0.05$ 检验水准，拒绝 H_0。可以认为，此圆形分布为非均匀分布并且有 1 个 90 度的角方向，即 10 只鸟的飞行方向为向东方的 90 度。

参考文献

[1]郭祖超.医用数理统计方法[M].北京：人民卫生出版社，1965.

[2]徐天和.中国医学统计百科全书[M].北京：人民卫生出版社，2004.

[3] Machin D, Campbell MJ.Statistical tables for the design of clinical trials[M].Blackwell Scientific Oxford，1987.

[4] Lindley DV.New Cambridge statistical tables[M].Cambridge ：Cambridge University Press，1995.

[5]徐天和，田考聪.中华医学统计百科全书：描述性统计分册[M].北京：中国统计出版社，2012.

（孔杨，高永）

圆形正态分布的分布函数表(平均角 $\theta=180°$)

φ	k									
	0	0.2	0.4	0.6	0.8	1.0	1.2	1.4	1.6	1.8
0	0.00000	0.00000	0.00000	0.00000	0.00000	0.00000	0.00000	0.00000	0.00000	0.00000
5	0.01389	0.01126	0.00895	0.00699	0.00536	0.00404	0.00301	0.00221	0.00161	0.00116
10	0.02778	0.02254	0.01793	0.01400	0.01074	0.00811	0.00604	0.00444	0.00323	0.00233
15	0.04167	0.03385	0.02697	0.02108	0.01620	0.01225	0.00913	0.00672	0.00490	0.00353
20	0.05556	0.04522	0.03608	0.02826	0.02175	0.01647	0.01230	0.00907	0.00662	0.00479
25	0.06944	0.05665	0.04531	0.03557	0.02744	0.02083	0.01559	0.01153	0.00843	0.00611
30	0.08333	0.06816	0.05467	0.04304	0.03329	0.02535	0.01903	0.01411	0.01035	0.00753
35	0.09722	0.07978	0.06420	0.05071	0.03936	0.03007	0.02266	0.01686	0.01241	0.00906
40	0.11111	0.09152	0.07392	0.05861	0.04567	0.03504	0.02650	0.01981	0.01465	0.01073
45	0.12500	0.10338	0.08386	0.06679	0.05228	0.04029	0.03062	0.02299	0.01709	0.01259
50	0.13889	0.11540	0.09405	0.07527	0.05921	0.04587	0.03505	0.02647	0.01978	0.01466
55	0.15278	0.12757	0.10452	0.08409	0.06653	0.05184	0.03985	0.03028	0.02278	0.01699
60	0.16667	0.13992	0.11529	0.09331	0.07428	0.05825	0.04509	0.03450	0.02614	0.01965
65	0.18056	0.15246	0.12639	0.10295	0.08251	0.06517	0.05082	0.03919	0.02994	0.02270
70	0.19444	0.16520	0.13784	0.11306	0.09128	0.07265	0.05711	0.04442	0.03425	0.02620
75	0.20833	0.17815	0.14968	0.12368	0.10064	0.08078	0.06407	0.05030	0.03915	0.03027
80	0.22222	0.19132	0.16192	0.13485	0.11066	0.08962	0.07176	0.05690	0.04477	0.03501
85	0.23611	0.20471	0.17460	0.14662	0.12139	0.09925	0.08028	0.06436	0.05122	0.04053
90	0.25000	0.21834	0.18772	0.15901	0.13289	0.10975	0.08974	0.07277	0.05863	0.04699
95	0.26389	0.23222	0.20130	0.17206	0.14522	0.12122	0.10025	0.08228	0.06714	0.05455
100	0.27778	0.24633	0.21537	0.18582	0.15844	0.13372	0.11191	0.09302	0.07693	0.06339
105	0.29167	0.26069	0.22992	0.20030	0.17260	0.14734	0.12483	0.10514	0.08816	0.07370
110	0.30556	0.27529	0.24498	0.21554	0.18774	0.16217	0.13913	0.11876	0.10101	0.08571
115	0.31944	0.29014	0.26054	0.23154	0.20392	0.17825	0.15491	0.13405	0.11566	0.09962
120	0.33333	0.30522	0.27659	0.24832	0.22114	0.19566	0.17226	0.15112	0.13228	0.11565
125	0.34722	0.32053	0.29314	0.26587	0.23944	0.21444	0.19125	0.17009	0.15103	0.13402
130	0.36111	0.33606	0.31017	0.28420	0.25882	0.23460	0.21194	0.19106	0.17206	0.15491
135	0.37500	0.35180	0.32766	0.30327	0.27926	0.25616	0.23435	0.21408	0.19545	0.17847
140	0.38889	0.36774	0.34559	0.32306	0.30073	0.27909	0.25849	0.23918	0.22127	0.20479
145	0.40278	0.38385	0.36392	0.34353	0.32319	0.30334	0.28431	0.26633	0.24951	0.23390
150	0.41667	0.40013	0.38263	0.36463	0.34656	0.32883	0.31172	0.29544	0.28010	0.26575
155	0.43056	0.41655	0.40166	0.38628	0.37077	0.35546	0.34060	0.32638	0.31290	0.30020
160	0.44444	0.43309	0.42098	0.40841	0.39570	0.38309	0.37079	0.35897	0.34769	0.33701
165	0.45833	0.44973	0.44053	0.43095	0.42122	0.41155	0.40208	0.39294	0.38418	0.37585
170	0.47222	0.46644	0.46025	0.45379	0.44722	0.44066	0.43423	0.42800	0.42201	0.41630
175	0.48611	0.48321	0.48009	0.47684	0.47353	0.47022	0.46696	0.46381	0.46077	0.45786

圆形正态分布的分布函数表(平均角 $\theta=180°$)(续完)

φ	k									
	0	0.2	0.4	0.6	0.8	1.0	1.2	1.4	1.6	1.8
180	0.50000	0.50000	0.50000	0.50000	0.50000	0.50000	0.50000	0.50000	0.50000	0.50000
185	0.51389	0.51679	0.51991	0.52316	0.52647	0.52978	0.53304	0.53619	0.53923	0.54214
190	0.52778	0.53356	0.53975	0.54621	0.55278	0.55934	0.56577	0.57200	0.57799	0.58370
195	0.54167	0.55027	0.55947	0.56905	0.57878	0.58845	0.59792	0.60706	0.61582	0.62415
200	0.55556	0.56691	0.57902	0.59159	0.60430	0.61691	0.62921	0.64103	0.65231	0.66299
205	0.56944	0.58345	0.59834	0.61372	0.62923	0.64454	0.65940	0.67362	0.68710	0.69980
210	0.58333	0.59987	0.61737	0.63537	0.65344	0.67117	0.68828	0.70456	0.71990	0.73425
215	0.59722	0.61615	0.63608	0.65647	0.67681	0.69666	0.71569	0.73367	0.75049	0.76610
220	0.61111	0.63226	0.65441	0.67694	0.69927	0.72091	0.74151	0.76082	0.77873	0.79521
225	0.62500	0.64820	0.67234	0.69673	0.72074	0.74384	0.76565	0.78592	0.80455	0.82153
230	0.63889	0.66394	0.68983	0.71580	0.74118	0.76540	0.78806	0.80894	0.82794	0.84509
235	0.65278	0.67947	0.70686	0.73413	0.76056	0.78556	0.80875	0.82991	0.84897	0.86598
240	0.66667	0.69478	0.72341	0.75168	0.77886	0.80434	0.82774	0.84888	0.86772	0.88435
245	0.68056	0.70986	0.73946	0.76846	0.79608	0.82175	0.84509	0.86595	0.88434	0.90038
250	0.69444	0.72471	0.75502	0.78446	0.81226	0.83783	0.86087	0.88124	0.89899	0.91429
255	0.70833	0.73931	0.77008	0.79970	0.82740	0.85266	0.87517	0.89486	0.91184	0.92630
260	0.72222	0.75367	0.78463	0.81418	0.84156	0.86628	0.88809	0.90698	0.92307	0.93661
265	0.73611	0.76778	0.79870	0.82794	0.85478	0.87878	0.89975	0.91772	0.93286	0.94545
270	0.75000	0.78166	0.81228	0.84099	0.86711	0.89025	0.91026	0.92723	0.94137	0.95301
275	0.76389	0.79529	0.82540	0.85338	0.87861	0.90075	0.91972	0.93564	0.94878	0.95947
280	0.77778	0.80868	0.83808	0.86515	0.88934	0.91038	0.92824	0.94310	0.95523	0.96499
285	0.79167	0.82185	0.85032	0.87632	0.89936	0.91922	0.93593	0.94970	0.96085	0.96973
290	0.80556	0.83480	0.86216	0.88694	0.90872	0.92735	0.94289	0.95558	0.96575	0.97380
295	0.81944	0.84754	0.87361	0.89705	0.91749	0.93483	0.94918	0.96081	0.97006	0.97730
300	0.83333	0.86008	0.88471	0.90669	0.92572	0.94175	0.95491	0.96550	0.97386	0.98035
305	0.84722	0.87243	0.89548	0.91591	0.93347	0.94816	0.96015	0.96972	0.97722	0.98301
310	0.86111	0.88460	0.90595	0.92473	0.94079	0.95413	0.96495	0.97353	0.98022	0.98534
315	0.87500	0.89662	0.91614	0.93321	0.94772	0.95971	0.96938	0.97701	0.98291	0.98741
320	0.88889	0.90848	0.92608	0.94139	0.95433	0.96496	0.97350	0.98019	0.98535	0.98927
325	0.90278	0.92022	0.93580	0.94929	0.96064	0.96993	0.97734	0.98314	0.98759	0.99094
330	0.91667	0.93184	0.94533	0.95696	0.96671	0.97465	0.98097	0.98589	0.98965	0.99247
335	0.93056	0.94335	0.95469	0.96443	0.97256	0.97917	0.98441	0.98847	0.99157	0.99389
340	0.94444	0.95478	0.96392	0.97174	0.97825	0.98353	0.98770	0.99093	0.99338	0.99521
345	0.95833	0.96615	0.97303	0.97892	0.98380	0.98775	0.99087	0.99328	0.99510	0.99647
350	0.97222	0.97746	0.98207	0.98600	0.98926	0.99189	0.99396	0.99556	0.99677	0.99767
355	0.98611	0.98874	0.99105	0.99301	0.99464	0.99596	0.99699	0.99779	0.99839	0.99884
360	1.00000	1.00000	1.00000	1.00000	1.00000	1.00000	1.00000	1.00000	1.00000	1.00000

【用法说明】 圆形正态分布的分布函数为 $F(\varphi)=\dfrac{1}{2\pi I_0(K)}\int_0^{\Phi} e^{K\cos(\varphi-\Phi)}d\varphi$，其中 K 为集中参数，Φ 为平均角。已知 Φ 和 K 的值，可根据公式计算得到圆形正态分布的分布函数值，也可在表中直接查得。

例 某市 492 例精神分裂症患者的复发时间，见表 1，判断是否服从圆形正态分布。

表 1 492 例精神分裂症患者复发时间的圆形分布计算

复发时间（月份）	月中位累计数	月中位累计角度 φ	$\sin\varphi$	$\cos\varphi$	复发人数 f	$f\sin\varphi$	$f\cos\varphi$	$f\sin^2\varphi$	$f\sin\varphi\cdot\cos\varphi$
1	15.5	15.29	0.2637	0.9646	60	15.8220	57.8760	4.1723	15.2619
2	45.5	44.38	0.6994	0.7147	90	62.9460	64.3230	44.0244	44.9875
3	74.5	73.48	0.9587	0.2844	54	51.7698	15.3576	49.6317	15.2410
4	105.0	103.58	0.9721	−0.2345	53	51.5213	−12.4285	50.0839	−12.0817
5	135.5	133.64	0.7236	−0.6902	31	22.4316	−21.3962	16.3215	−15.4823
6	166.0	163.72	0.2802	−0.9599	25	7.0050	−23.9975	1.9628	−6.7241
7	196.5	193.81	−0.2387	−0.9711	24	−5.7288	−23.3064	1.3675	5.5632
8	227.5	224.38	−0.6994	−0.7147	18	−12.5910	−12.8646	8.8049	8.9975
9	258.5	254.47	−0.9635	−0.2678	22	−21.1970	−5.8916	20.4233	5.6766
10	288.5	284.55	−0.9679	0.2512	28	−27.1012	7.0336	26.2313	−6.8078
11	319.0	314.63	−0.7117	0.7025	35	−24.9095	24.5875	17.7281	−17.4989
12	349.5	344.71	−0.2637	0.9646	52	−13.7124	50.1592	3.6160	−13.2270
合计					492	106.2558	119.4521	244.2777	23.9059

解 1）求总体平均角的估计值 $\overline{\varphi}$

根据表 1 中的合计数按公式计算 X 与 Y 值：

$$X=\frac{1}{n}\sum f\cos\varphi=\frac{119.4521}{492}=0.242789$$

$$Y=\frac{1}{n}\sum f\sin\varphi=\frac{106.2558}{492}=0.215967$$

按公式可求：

$$\overline{\varphi}=\arctan(Y/X)=\arctan(0.215967/0.242789)=41.65°$$

2)求样本平均向量长度 r

$$r=\sqrt{X^2+Y^2}=\sqrt{0.242789^2+0.215967^2}=0.3249$$

3)分布的拟合检验

采用 χ^2 检验。第一步确定 K 值，按 $n=492$、$r=0.32$，查“K 值表(圆形正态分布用)”可得 $K\approx0.7$，见表 2。

关于表 2 中圆形正态分布表相应的 φ 近似值：由于圆形正态分布中各 $F(\varphi)$ 值是以 180°为总体平均角 Φ 而算得的，随 K 值不同而异。本例 φ 为 41.65°，与 180°相差 138.35°，这样各组段均应移动 138.35°，即 15.29°＋138.35°＝153.64°，44.38°＋138.35°＝182.73°，…。由于 $F(\varphi)$ 的各角度组段均间隔 5°，故将 153.64°取近似值 155°，182.73°变为 185°，…，其余类推，故得表中第(3)列各值。

表 2　拟合圆形正态分布的检验计算

组段	频数	圆形正态分布表	$F_{(\varphi)}$			各组段	理论频数
φ	f_i	相应的 φ 近似值	$K=0.6$	$K=0.8$	$K=0.7$	相应概率	$F_{(i)}=(7)\times492$
(1)	(2)	(3)	(4)	(5)	(6)	(7)	(8)
15.29	60	155	0.38628	0.37077	0.37853	0.12587	61.928
44.28	90	185	0.52316	0.52647	0.5248	0.14629	71.975
73.48	54	215	0.65647	0.67681	0.66664	0.14182	69.775
103.56	53	245	0.76846	0.79608	0.78227	0.11563	56.890
133.64	31	275	0.85338	0.87861	0.86600	0.08373	41.195
103.73	25	305	0.91591	0.93347	0.92469	0.05869	28.875
193.81	24	335	0.96443	0.97256	0.96850	0.04381	21.555
224.38	18	5	0.00699	0.00536	0.006175	0.037675	18.536
254.47	22	35	0.05071	0.03936	0.04504	0.038865	19.122
284.55	28	65	0.10295	0.08251	0.09273	0.04769	23.463
314.63	35	95	0.17206	0.14522	0.15864	0.06591	32.428
344.71	52	125	0.26587	0.23944	0.25266	0.09402	46.258
	492					1.0000	492.000

根据第(3)列各值,可由公式计算圆形正态分布的分布函数值,由于公式计算较复杂,直接查“圆形正态分布的分布函数表”。由于表中各 K 值间隔为 0.2,本例 $K=0.7$,则由第(4)(5)列(即 $K=0.6$、$K=0.8$ 对应的圆形正态分布的分布函数)内插而算得。例如 $\varphi=155°$,在表中找到这一行,然后对应 $K=0.6$ 所在的列(即第 4 列),可得圆形正态分布的分布函数为 0.38628;再对应 $K=0.8$ 所在的列(即第 5 列),可得圆形正态分布的分布函数为 0.37077。于是,$K=0.7$ 对应的圆形正态分布的分布函数则为其平均值,即 $(0.38628+0.37077)/2=0.37853$。

第(7)列则是第(6)列各组值与上一组之差的绝对值,例如 $0.37853-0.25266=0.12587$,$0.52483-0.37853=0.14629$,…,其余类推。

第二步进行圆形正态分布拟合检验,其具体步骤如下:

建立检验假设:

H_0:样本的总体服从圆形正态分布

H_1:样本的总体不服从圆形正态分布

$\alpha=0.10$

计算 χ^2 统计量:

$$\chi^2=\sum\frac{(f_i-F_i)^2}{F_i}=13.9697。$$

因为圆形正态分布中 2 个参数 K 与 Φ 是由统计量估计的,故 ν 需要减 2,即

$$\nu=组数-2-1=12-2-1=9$$

按 $\nu=9$ 查“χ^2 分布表”,可得 $\chi^2_{0.10}(9)=14.68$,则 $P>0.1$。故不拒绝 H_0,因而认为精神分裂症者复发时间服从圆形正态分布。

参考文献

徐天和,田考聪.中华医学统计百科全书:描述性统计分册[M].北京:中国统计出版社,2012.

(刘芳)

正交设计表

$L_4(2^3)$正交表

试验号	列号		
	1	2	3
1	1	1	1
2	1	2	2
3	2	1	2
4	2	2	1

注:任意二列间的交互作用出现在另一列。

$L_8(2^7)$正交表

试验号	列号						
	1	2	3	4	5	6	7
1	1	1	1	1	1	1	1
2	1	1	1	2	2	2	2
3	1	2	2	1	1	2	2
4	1	2	2	2	2	1	1
5	2	1	2	1	2	1	2
6	2	1	2	2	1	2	1
7	2	2	1	1	2	2	1
8	2	2	1	2	1	1	2

$L_8(2^7)$交互作用表

列号	列号						
	1	2	3	4	5	6	7
1		3	2	5	4	7	6
2			1	6	7	4	5
3				7	6	5	4
4					1	2	3
5						3	2
6							1

$L_{16}(2^{15})$正交设计表

试验号	列号														
	1	2	3	4	5	6	7	8	9	10	11	12	13	14	15
1	1	1	1	1	1	1	1	1	1	1	1	1	1	1	1
2	1	1	1	1	1	1	1	2	2	2	2	2	2	2	2
3	1	1	1	2	2	2	2	1	1	1	1	2	2	2	2
4	1	1	1	2	2	2	2	2	2	2	2	1	1	1	1
5	1	2	2	1	1	2	2	1	1	2	2	1	1	2	2
6	1	2	2	1	1	2	2	2	2	1	1	2	2	1	1

$L_{16}(2^{15})$正交设计表(续)

试验号	列号														
	1	2	3	4	5	6	7	8	9	10	11	12	13	14	15
7		1			2			2				2			2
8		1			2			2				2			2
9		2			1			2				1			2
10		2			1			2				1			2
11		2			1			2				2			1
12		2			1			2				2			1
13		2			2			1				1			2
14		2			2			1				1			2
15		2			2			1				2			1
16		2			2			1				2			1

$L_{16}(4\times2^{12})$正交设计表

试验号	列号												
	1,2,3	4	5	6	7	8	9	10	11	12	13	14	15
1	1	1	1	1	1	1	1	1	1	1	1	1	1
2	1	1	1	1	1	2	2	2	2	2	2	2	2
3	1	2	2	2	2	1	1	1	1	2	2	2	2
4	1	2	2	2	2	2	2	2	2	1	1	1	1
5	2	1	1	2	2	1	1	2	2	1	1	2	2
6	2	1	1	2	2	2	2	1	1	2	2	1	1
7	2	2	2	1	1	1	1	2	2	2	2	1	1
8	2	2	2	1	1	2	2	1	1	1	1	2	2
9	3	1	2	1	2	1	2	1	2	1	2	1	2
10	3	1	2	1	2	2	1	2	1	2	1	2	1
11	3	2	1	2	1	1	2	1	2	2	1	2	1
12	3	2	1	2	1	2	1	2	1	1	2	1	2
13	4	1	2	2	1	1	2	2	1	1	2	2	1
14	4	1	2	2	1	2	1	1	2	2	1	1	2
15	4	2	1	1	2	1	2	2	1	2	1	1	2
16	4	2	1	1	2	2	1	1	2	1	2	2	1

$L_{16}(2^{15})$正交设计表的表头设计

因素个数	实施比例	列号														
		1	2	3	4	5	6	7	8	9	10	11	12	13	14	15
4	1	A	B	AB	C	AC	BC		D	AD	BD		CD			
5	1/2	A	B	AB	C	AC	BC	DE	D	AD	BD	CE	CD	BE	AE	E
6	1/4 日	A	B	AB	C	AC	BC		D	AD	BD	E	CD	F		CE
				‖		‖	‖			‖	‖		‖			‖
				DE		DF	EF			BE	AE		AF			BF
										‖						
										CF						

$L_{16}(2^{15})$正交设计表的表头设计(续完)

<table>
<tr><th rowspan="2">因素个数</th><th rowspan="2">实施比例</th><th colspan="15">列号</th></tr>
<tr><th>1</th><th>2</th><th>3</th><th>4</th><th>5</th><th>6</th><th>7</th><th>8</th><th>9</th><th>10</th><th>11</th><th>12</th><th>13</th><th>14</th><th>15</th></tr>
<tr><td>7</td><td>1/8</td><td>A</td><td>B</td><td>AB
| |
DE
| |
FG</td><td>C</td><td>AC
| |
DF
| |
EG</td><td>BC
| |
EF
| |
DG</td><td></td><td>D</td><td>AD
| |
BF
| |
CF</td><td>BD
| |
AE
| |
CG</td><td>E</td><td>CD
| |
AF
| |
BG</td><td>F</td><td>G</td><td>CE
| |
BF
| |
AG</td></tr>
<tr><td>8</td><td>1/16</td><td>A</td><td>B</td><td>AB
| |
DE
| |
FG
| |
CH</td><td>C</td><td>AC
| |
DF
| |
EG
| |
BH</td><td>BC
| |
EF
| |
DG
| |
AH</td><td>H</td><td>D</td><td>AD
| |
BE
| |
CF
| |
GH</td><td>BD
| |
AE
| |
CG
| |
FH</td><td>E</td><td>CD
| |
AF
| |
BG
| |
EH</td><td>F</td><td>G</td><td>CE
| |
BF
| |
AG
| |
DH</td></tr>
</table>

$L_{32}(2^{31})$正交设计表

试验号	列号																													
	1	2	3	4	5	6	7	8	9	10	11	12	13	14	15	16	17	18	19	20	21	22	23	24	25	26	27	28	29	30	31
1	1	1	1	1	1	1	1	1	1	1	1	1	1	1	1	1	1	1	1	1	1	1	1	1	1	1	1	1	1	1	1
2	1	1	1	1	1	1	1	1	1	1	1	1	1	1	1	2	2	2	2	2	2	2	2	2	2	2	2	2	2	2	2
3	1	1	1	1	1	1	1	2	2	2	2	2	2	2	2	1	1	1	1	1	1	1	1	2	2	2	2	2	2	2	2
4	1	1	1	1	1	1	1	2	2	2	2	2	2	2	2	2	2	2	2	2	2	2	2	1	1	1	1	1	1	1	1
5	1	1	1	2	2	2	2	1	1	1	1	2	2	2	2	1	1	1	1	2	2	2	2	1	1	1	1	2	2	2	2
6	1	1	1	2	2	2	2	1	1	1	1	2	2	2	2	2	2	2	2	1	1	1	1	2	2	2	2	1	1	1	1
7	1	1	1	2	2	2	2	2	2	2	2	1	1	1	1	1	1	1	1	2	2	2	2	2	2	2	2	1	1	1	1
8	1	1	1	2	2	2	2	2	2	2	2	1	1	1	1	2	2	2	2	1	1	1	1	1	1	1	1	2	2	2	2
9	1	2	2	1	1	2	2	1	1	2	2	1	1	2	2	1	1	2	2	1	1	2	2	1	1	2	2	1	1	2	2
10	1	2	2	1	1	2	2	1	1	2	2	1	1	2	2	2	2	1	1	2	2	1	1	2	2	1	1	2	2	1	1
11	1	2	2	1	1	2	2	2	2	1	1	2	2	1	1	1	1	2	2	1	1	2	2	2	2	1	1	2	2	1	1
12	1	2	2	1	1	2	2	2	2	1	1	2	2	1	1	2	2	1	1	2	2	1	1	1	1	2	2	1	1	2	2
13	1	2	2	2	2	1	1	1	1	2	2	2	2	1	1	1	1	2	2	2	2	1	1	1	1	2	2	2	2	1	1
14	1	2	2	2	2	1	1	1	1	2	2	2	2	1	1	2	2	1	1	1	1	2	2	2	2	1	1	1	1	2	2
15	1	2	2	2	2	1	1	2	2	1	1	1	1	2	2	1	1	2	2	2	2	1	1	2	2	1	1	1	1	2	2
16	1	2	2	2	2	1	1	2	2	1	1	1	1	2	2	2	2	1	1	1	1	2	2	1	1	2	2	2	2	1	1
17	2	1	2	1	2	1	2	1	2	1	2	1	2	1	2	1	2	1	2	1	2	1	2	1	2	1	2	1	2	1	2
18	2	1	2	1	2	1	2	1	2	1	2	1	2	1	2	2	1	2	1	2	1	2	1	2	1	2	1	2	1	2	1
19	2	1	2	1	2	1	2	2	1	2	1	2	1	2	1	1	2	1	2	1	2	1	2	2	1	2	1	2	1	2	1
20	2	1	2	1	2	1	2	2	1	2	1	2	1	2	1	2	1	2	1	2	1	2	1	1	2	1	2	1	2	1	2
21	2	1	2	2	1	2	1	1	2	1	2	2	1	2	1	1	2	1	2	2	1	2	1	1	2	1	2	2	1	2	1
22	2	1	2	2	1	2	1	1	2	1	2	2	1	2	1	2	1	2	1	1	2	1	2	2	1	2	1	1	2	1	2
23	2	1	2	2	1	2	1	2	1	2	1	1	2	1	2	1	2	1	2	2	1	2	1	2	1	2	1	1	2	1	2
24	2	1	2	2	1	2	1	2	1	2	1	1	2	1	2	2	1	2	1	1	2	1	2	1	2	1	2	2	1	2	1
25	2	2	1	1	2	2	1	1	2	2	1	1	2	2	1	1	2	2	1	1	2	2	1	1	2	2	1	1	2	2	1
26	2	2	1	1	2	2	1	1	2	2	1	1	2	2	1	2	1	1	2	2	1	1	2	2	1	1	2	2	1	1	2
27	2	2	1	1	2	2	1	2	1	1	2	2	1	1	2	1	2	2	1	1	2	2	1	2	1	1	2	2	1	1	2
28	2	2	1	1	2	2	1	2	1	1	2	2	1	1	2	2	1	1	2	2	1	1	2	1	2	2	1	1	2	2	1
29	2	2	1	2	1	1	2	1	2	2	1	2	1	1	2	1	2	2	1	2	1	1	2	1	2	2	1	2	1	1	2
30	2	2	1	2	1	1	2	1	2	2	1	2	1	1	2	2	1	1	2	1	2	2	1	2	1	2	2	1	2	2	1
31	2	2	1	2	1	1	2	2	1	1	2	1	2	2	1	1	2	2	1	2	1	1	2	2	1	1	2	1	2	2	1
32	2	2	1	2	1	1	2	2	1	1	2	1	2	2	1	2	1	1	2	1	2	2	1	1	2	2	1	2	1	1	2

$L_{32}(2^{31})$二列间交互作用表

列号	1	2	3	4	5	6	7	8	9	10	11	12	13	14	15	16
1		3	2	5	4	7	6	9	8	11	10	13	12	15	14	17
2			1	6	7	4	5	10	11	8	9	14	15	12	13	18
3				7	6	5	4	11	10	9	8	15	14	13	12	19
4					1	2	3	12	13	14	15	8	9	10	11	20
5						3	2	13	12	15	14	9	8	11	10	21
6							1	14	15	12	13	10	11	8	9	22
7								15	14	13	12	11	10	9	8	23
8									1	2	3	4	5	6	7	24
9										3	2	5	4	7	6	25
10											1	6	7	4	5	26
11												7	6	5	4	27
12													1	2	3	28
13														3	2	29
14															1	30
15																31
16																
17																

列号	17	18	19	20	21	22	23	24	25	26	27	28	29	30	31
1	16	19	18	21	20	23	22	25	24	27	26	29	28	31	30
2	19	16	17	22	23	20	21	26	27	24	25	30	31	28	29
3	18	17	16	23	22	21	20	27	26	25	24	31	30	29	28
4	21	22	23	16	17	18	19	28	29	30	31	24	25	26	27
5	20	23	22	17	16	19	18	29	28	31	30	25	24	27	26
6	23	20	21	18	19	16	17	30	31	28	29	26	27	24	25
7	22	21	20	19	18	17	16	31	30	29	28	27	26	25	24
8	25	26	27	28	29	30	31	16	17	18	19	20	21	22	23
9	24	27	26	29	28	31	30	17	16	19	18	21	20	23	22
10	27	24	25	30	31	28	29	18	19	16	17	22	23	20	21
11	26	25	24	31	30	29	28	19	18	17	16	23	22	21	20
12	29	30	31	24	25	26	27	20	21	22	23	16	17	18	19
13	28	31	30	25	24	27	26	21	20	23	22	17	16	19	18
14	31	28	29	26	27	24	25	22	23	20	21	18	19	16	17
15	30	29	28	27	26	25	24	23	22	21	20	19	18	17	16
16	1	2	3	4	5	6	7	8	9	10	11	12	13	14	15
17		3	2	5	4	7	6	9	8	11	10	13	12	15	14
18			1	6	7	4	5	10	11	8	9	14	15	12	13
19				7	6	5	4	11	10	9	8	15	14	13	12
20					1	2	3	12	13	14	15	8	9	10	11
21						3	2	13	12	15	14	9	8	11	10
22							1	14	15	12	13	10	11	8	9
23								15	14	13	12	11	10	9	8
24									1	2	3	4	5	6	7
25										3	2	5	4	7	6
26											1	6	7	4	5
27												7	6	5	4
28													1	2	3
29														3	2
30															1

$L_9(3^4)$正交设计表

试验号	列号			
	1	2	3	4
1	1	1	1	1
2	1	2	2	2
3	1	3	3	3
4	2	1	2	3
5	2	2	3	1
6	2	3	1	2
7	3	1	3	2
8	3	2	1	3
9	3	3	2	1

注:任意 2 列间的交互作用出现于另外 2 列。

$L_{18}(3^7)$正交设计表

试验号	列号						
	1	2	3	4	5	6	7
1	1	1	1	1	1	1	1
2	1	2	2	2	2	2	2
3	1	3	3	3	3	3	3
4	2	1	1	2	2	3	3
5	2	2	2	3	3	1	1
6	2	3	3	1	1	2	2
7	3	1	2	1	3	2	3
8	3	2	3	2	1	3	1
9	3	3	1	3	2	1	2
10	1	1	3	3	2	2	1
11	1	2	1	1	3	3	2
12	1	3	2	2	1	1	3
13	2	1	2	3	1	3	2
14	2	2	3	1	2	1	3
15	2	3	1	2	3	2	1
16	3	1	3	2	3	1	2
17	3	2	1	3	1	2	3
18	3	3	2	1	2	3	1

$L_{27}(3^{13})$正交设计表

试验号	列号												
	1	2	3	4	5	6	7	8	9	10	11	12	13
1	1	1	1	1	1	1	1	1	1	1	1	1	1
2	1	1	1	1	2	2	2	2	2	2	2	2	2
3	1	1	1	1	3	3	3	3	3	3	3	3	3
4	1	2	2	2	1	1	1	2	2	2	3	3	3
5	1	2	2	2	2	2	2	3	3	3	1	1	1
6	1	2	2	2	3	3	3	1	1	1	2	2	2
7	1	3	3	3	1	1	1	3	3	3	2	2	2

$L_{27}(3^{13})$正交设计表(续完)

试验号	列号 1	2	3	4	5	6	7	8	9	10	11	12	13
8	1	3	3	3	2	2	2	1	1	1	3	3	3
9	1	3	3	3	3	3	3	2	2	2	1	1	1
10	2	1	2	3	1	2	3	1	2	3	1	2	3
11	2	1	2	3	2	3	1	2	3	1	2	3	1
12	2	1	2	3	3	1	2	3	1	2	3	1	2
13	2	2	3	1	1	2	3	2	3	1	3	1	2
14	2	2	3	1	2	3	1	3	1	2	1	2	3
15	2	2	3	1	3	1	2	1	2	3	2	3	1
16	2	3	1	2	1	2	3	3	1	2	2	3	1
17	2	3	1	2	2	3	1	1	2	3	3	1	2
18	2	3	1	2	3	1	2	2	3	1	1	2	3
19	3	1	3	2	1	3	2	1	3	2	1	3	2
20	3	1	3	2	2	1	3	2	1	3	2	1	3
21	3	1	3	2	3	2	1	3	2	1	3	2	1
22	3	2	1	3	1	3	2	2	1	3	3	2	1
23	3	2	1	3	2	1	3	3	2	1	1	3	2
24	3	2	1	3	3	2	1	1	3	2	2	1	3
25	3	3	2	1	1	3	2	3	2	1	2	1	3
26	3	3	2	1	2	1	3	1	3	2	3	2	1
27	3	3	2	1	3	2	1	2	1	3	1	3	2

$L_{27}(3^{13})$二列间交互作用表

列号	列号 1	2	3	4	5	6	7	8	9	10	11	12	13
1		3	2	2	6	5	5	9	8	8	12	11	11
		4	4	3	7	7	6	10	10	9	13	13	12
2			1	1	8	9	10	5	6	7	5	6	7
			4	3	11	12	13	11	12	13	8	9	10
3				1	9	10	8	7	5	6	6	7	5
				2	13	11	12	12	13	11	10	8	9
4					10	8	9	6	7	5	7	5	6
					12	13	11	13	11	12	9	10	8
5						1	1	2	3	4	2	4	3
						7	6	11	13	12	8	10	9
6							1	4	2	3	3	2	4
							5	13	12	11	10	9	8
7								3	4	2	4	3	2
								12	11	13	9	8	10
8									1	1	2	3	4
									10	9	5	7	6
9										1	4	2	3
										8	7	6	5
10											3	4	2
											6	5	7
11												1	1
												13	12
12													1
													11

$L_{16}(4^5)$ 正交设计表

试验号	列号				
	1	2	3	4	5
1	1	1	1	1	1
2	1	2	2	2	2
3	1	3	3	3	3
4	1	4	4	4	4
5	2	1	2	3	4
6	2	2	1	4	3
7	2	3	4	1	2
8	2	4	3	2	1
9	3	1	3	4	2
10	3	2	4	3	1
11	3	3	1	2	4
12	3	4	2	1	3
13	4	1	4	2	3
14	4	2	3	1	4
15	4	3	2	4	1
16	4	4	1	3	2

注:任意 2 列间的交互作用出现于另外 3 列。

$L_{32}(4^9)$ 正交设计表

试验号	列号								
	1	2	3	4	5	6	7	8	9
1	1	1	1	1	1	1	1	1	1
2	1	2	2	2	2	2	2	2	2
3	1	3	3	3	3	3	3	3	3
4	1	4	4	4	4	4	4	4	4
5	2	1	1	2	2	3	3	4	4
6	2	2	2	1	1	4	4	3	3
7	2	3	3	4	4	1	1	2	2
8	2	4	4	3	3	2	2	1	1
9	3	1	2	3	4	1	2	3	4
10	3	2	1	4	3	2	1	4	3
11	3	3	4	1	2	3	4	1	2
12	3	4	3	2	1	4	3	2	1
13	4	1	2	4	3	3	4	2	1
14	4	2	1	3	4	4	3	1	2
15	4	3	4	2	1	1	2	4	3
16	4	4	3	1	2	2	1	3	4
17	1	1	4	1	4	2	3	2	3
18	1	2	3	2	3	1	4	1	4
19	1	3	2	3	2	4	1	4	1
20	1	4	1	4	1	3	2	3	2
21	2	1	4	2	3	4	1	3	2
22	2	2	3	1	4	3	2	4	1

$L_{32}(4^9)$正交设计表(续完)

试验号	列号 1	2	3	4	5	6	7	8	9
23	2	3	2	4	1	2	3	1	4
24	2	4	1	3	2	1	4	2	3
25	3	1	3	3	1	2	4	4	2
26	3	2	4	4	2	1	3	3	1
27	3	3	1	1	3	4	2	2	4
28	3	4	2	2	4	3	1	1	3
29	4	1	3	4	2	4	2	1	3
30	4	2	4	3	1	3	1	2	4
31	4	3	1	2	4	2	4	3	1
32	4	4	2	1	3	1	3	4	2

$L_{25}(5^6)$正交设计表

试验号	列号 1	2	3	4	5	6
1	1	1	1	1	1	1
2	1	2	2	2	2	2
3	1	3	3	3	3	3
4	1	4	4	4	4	4
5	1	5	5	5	5	5
6	2	1	2	3	4	5
7	2	2	3	4	5	1
8	2	3	4	5	1	2
9	2	4	5	1	2	3
10	2	5	1	2	3	4
11	3	1	3	5	2	4
12	3	2	4	1	3	5
13	3	3	5	2	4	1
14	3	4	1	3	5	2
15	3	5	2	4	1	3
16	4	1	4	2	5	3
17	4	2	5	3	1	4
18	4	3	1	4	2	5
19	4	4	2	5	3	1
20	4	5	3	1	4	2
21	5	1	5	4	3	2
22	5	2	1	5	4	3
23	5	3	2	1	5	4
24	5	4	3	2	1	5
25	5	5	4	3	2	1

注:任意二列间的交互作用出现在其他 4 列。

【用法说明】 正交表是合理安排试验和数据分析的主要工具。其表示形式是 $L_N(m^k)$，如:$L_4(2^3)$、$L_3(2^7)$、$L_9(3^4)$等。L 表示正交表,N 表示要求试验的次数,或正交表中的行数,m 表示因子的水平数,k 表示该种水平数的因子数,或者说是该种水平数的正交表列数。$L_8(2^7)$表示可安排 7 个两水平因子的要作 8 次试验的正交表。

正交设计时正交设计表要与相应的交互作用表结合使用，如 $L_8(2^7)$ 交互作用表中，表示第 1 列与第 2 列两因素的交互作用在第 3 列，表示第 1 列与第 3 列两因素的交互作用在第 2 列，表示第 2 列与第 4 列两因素的交互作用在第 6 列，依次类推。

在表头设计表中实施比例的含义是这样的，如 4 个因素每个因素 2 个水平，则全面的组合为 16，采用 $L_{16}(2^{15})$ 正交设计表，那么实施比例为 16/16=1；若为 5 个因素每个因素 2 个水平，则全面的组合为 32，采用 $L_{16}(2^{15})$ 正交设计表，那么实施比例为 16/32=1/2；余类推。AB 表示 A 和 B 的交互作用，6 因素 2 水平第 3 列 AB=DE 表示 AB 的交互作用和 DE 的交互作用均在第 3 列，余类推。

常用的正交表种类见表 1。由表 1 可见正交设计可用于分析 2～8 个水平、3～63 个因素，共进行 4～64 次试验。它是一种多因素、多水平的实验设计方法。

表 1　常用的正交表种类

水平	名称					
2	$L_4(2^3)$	$L_8(2^7)$	$L_{12}(2^{11})$	$L_{16}(2^{15})$	$L_{20}(2^{19})$	$L_{32}(2^{31})$	$L_{64}(2^{63})$
3	$L_9(3^4)$	$L_{18}(3^7)$	$L_{27}(3^{13})$	$L_{30}(3^{13})$	$L_{31}(3^{40})$		
4	$L_{16}(4^5)$	$L_{32}(4^9)$	$L_{64}(4^{21})$				
5	$L_{25}(5^6)$	$L_{50}(5^{11})$					
复合	$L_8(4\times2^4)$	$L_{16}(4\times2^{12})$	$L_{16}(4^2\times2^9)$	$L_{16}(4^3\times2^6)$	$L_{16}(4^4\times2^3)$	$L_{20}(5\times2^8)$	
	$L_{12}(3\times2^3)$	$L_{18}(2\times3^7)$	$L_{16}(8\times2^8)$	$L_{18}(6\times3^6)$	$L_{12}(6\times2^2)$		

例 1　研究 A、B、C 三个因素的主效应，3 个因素均是两水平；同时要研究交互作用 A×B 和 A×C。

解　由题意可知，至少要求正表表有 5 列，可选用 $L_8(2^7)$ 正交表。

1)将 A、B 两因素安排在第 1、2 列，从 $L_8(2^7)$ 交互作用表可知，第 1、2 列的交互作用在第 3 列，因此，将 C 列空出，不安排 C 因素。

2)第 1、4 列的交互作用在第 5 列，故可将 C 因素安排在第 4 列，交互作用 A×C 在第 5 列，不会与第 1、2、3 列的效应发生混杂。

表头设计如下：

列号	1	2	3	4	5	6	7
因素	A	B	A×B	C	A×C		

3)按 $L_8(2^7)$ 正交表得试验方案：只需将各列中的数字“1”、“2”分别理解为所填因素在试验中的水平数，每一行就是 1 个试验方案。

试验号	列号						
	A	B	A×B	C	A×C		
1	A1	B1	1	C1	1	1	1
2	A1	B1	1	C2	2	2	2
3	A1	B2	2	C1	1	2	2
4	A1	B2	2	C2	2	1	1
5	A2	B1	2	C1	2	1	2
6	A2	B1	2	C2	1	2	1
7	A2	B2	1	C1	2	2	1
8	A2	B2	1	C2	1	1	2

4)按试验号组织试验:每一试验号即为1种试验条件。

A1B1C1、A1B1C2、A1B2C1、A1B2C2、A2B1C1、A2B1C2、A2B2C1、A2B2C2

例2 研究高频呼吸机A,B,C,D,E五个参数对通气量的影响,每个参数有高、低2个水平,试按正交设计安排试验。

解 用析因设计共需 $2^5=32$ 次试验,假定5个因素间没有高阶交互作用,选用 $L_{16}(2^{15})$ 正交表,共进行 $\frac{1}{2}\times32=16$ 次试验。按 $L_{16}(2^{15})$ 正交设计表的表头设计,设计方案为:A,B,C,D,E各因素分别安排在 $L_{16}(2^{15})$ 正交表的第1,2,4,8,15列。实验的具体安排列于表2。表中(1)(2)(4)(8)(15)为 $L_{16}(2^{15})$ 正交表的列号。

表2 高频呼吸机5个参数选择的正交设计方案

试验序号	A (1)	B (2)	C (4)	D (8)	E (15)
1	1	1	1	1	1
2	1	1	1	2	2
3	1	1	2	1	2
4	1	1	2	2	1
5	1	2	1	1	2
6	1	2	1	2	1
7	1	2	2	1	1
8	1	2	2	2	2
9	2	1	1	1	2
10	2	1	1	2	1
11	2	1	2	1	1
12	2	1	2	2	2
13	2	2	1	1	1
14	2	2	1	2	2
15	2	2	2	1	2
16	2	2	2	2	1

参考文献

[1]熊国强.医学科研设计教程[M].北京：科学出版社，2001.

[2]徐天和，徐勇勇，高永.中华医学统计百科全书：医学研究与临床统计设计分册[M].北京：中国统计出版社，2013.

[3]孙振球.医学统计学[M].2版.北京：人民卫生出版社，2005.

(王玖,徐天和)

正交多项式系数表

n	系数	系数值													λ_k	$\sum_{i=1}^{n}\Phi_i^2$
3	Φ_1	−1	0	1											1	2
	Φ_2	1	−2	1											3	6
4	Φ_1	−3	−1	1	3										2	20
	Φ_2	1	−1	−1	1										1	4
	Φ_3	−1	3	−3	1										10/3	20
5	Φ_1	−2	−1	0	1	2									1	10
	Φ_2	2	−1	−2	−1	2									1	14
	Φ_3	−1	2	0	−2	1									5/6	10
	Φ_4	1	−4	6	−4	1									35/12	70
6	Φ_1	−5	−3	−1	1	3	5								2	70
	Φ_2	5	−1	−4	−4	−1	5								3/2	84
	Φ_3	−5	7	4	−4	−7	5								5/3	180
	Φ_4	1	−3	2	2	−3	1								7/12	28
	Φ_5	−1	5	−10	10	−5	1								21/10	252
7	Φ_1	−3	−2	−1	0	1	2	3							1	28
	Φ_2	5	0	−3	−4	−3	0	5							1	84
	Φ_3	−1	−1	1	0	−1	1	1							1/6	6
	Φ_4	3	−7	1	6	1	−7	3							7/12	154
	Φ_5	−1	4	−5	0	5	−4	1							7/20	84
8	Φ_1	−7	−5	−3	−1	1	3	5	7						2	168
	Φ_2	7	1	−3	−5	5	−3	1	7						1	168
	Φ_3	−7	5	7	3	−3	−7	−5	7						2/3	264
	Φ_4	7	−13	−3	9	9	−3	−13	7						7/12	616
	Φ_5	−7	23	−17	−15	15	17	23	7						7/10	2184
9	Φ_1	−4	−3	−2	−1	0	1	2	3	4					1	60
	Φ_2	28	7	−8	−17	−20	−17	−8	7	28					3	2772
	Φ_3	−14	7	13	9	0	−9	−13	−7	14					5/6	990
	Φ_4	14	−21	−11	9	18	9	−11	−21	14					7/12	2002
	Φ_5	−4	11	−4	−9	0	9	4	−11	4					3/20	468
10	Φ_1	9	−7	−5	−3	−1	1	3	5	7	9				2	330
	Φ_2	6	2	−1	−3	−4	−4	−3	−1	2	6				1/2	132
	Φ_3	42	14	35	31	12	−12	−31	−35	−14	42				5/3	8580
	Φ_4	18	−22	−17	3	18	18	3	−17	−22	18				5/12	2860
	Φ_5	−6	−14	−1	−11	−6	6	11	1	14	6				1/10	780
11	Φ_1	−5	−4	−3	−2	−1	0	1	2	3	4	5			1	110
	Φ_2	15	6	−1	−6	−9	−10	−9	−6	−1	6	15			1	858
	Φ_3	−30	6	22	23	14	0	−14	−23	−22	−6	30			5/6	4290
	Φ_4	6	−6	−6	−1	4	6	4	−1	−6	−6	6			1/12	286
	Φ_5	−3	6	1	−4	−4	0	4	4	−1	−6	3			1/40	156
12	Φ_1	−11	−9	−7	−5	−3	−1	1	3	5	7	9	11		2	572
	Φ_2	55	25	1	−17	−29	−35	−35	−29	−17	1	25	55		3	12012
	Φ_3	−33	3	21	25	19	7	−7	−19	−25	−21	−3	33		2/3	5148
	Φ_4	33	−27	−33	−13	12	28	28	12	−13	−33	−27	33		7/24	8008
	Φ_5	−33	57	21	−29	−44	−20	20	44	29	−21	−57	33		3/20	15012
13	Φ_1	−6	−5	−4	−3	−2	−1	0	1	2	3	4	5	6	1	182
	Φ_2	22	11	2	−5	−10	−13	−14	−13	−10	−5	2	11	22	1	2002
	Φ_3	−11	0	6	8	7	4	0	−4	−7	−8	−6	0	11	1/6	572
	Φ_4	99	−66	−96	−54	11	64	84	64	11	−54	−96	−66	99	7/12	68068
	Φ_5	−22	33	18	−11	−26	20	0	20	26	11	−18	−33	22	7/120	6188

注：$\Phi_0=1$，$\lambda_0=1$。

【用法说明】 正交多项式用于自变量 x 为单位等间距取值时，配合反应变量 Y 的曲线模型。设有 1 组观察值(x_i，y_i)，一般多项式模型为：

$$Y=\beta_0=\beta_1 x+\beta_2 x^2+\cdots+\beta_p x^p+e$$

由于模型中各 x 之间的相关性，模型阶数 p 不能取得太高，而且模型每增加 1 项时，原已包含在模型中的所有参数估计值都随之发生变化，需重新计算。正交多项式不仅可以避免上述缺点，而且可以同时得到每一参数的回归平方和贡献量，给模型选择带来很大方便。

正交多项式模型为：

$$Y=\beta_0\Phi_0(x)+\beta_1\Phi_1(x)+\beta_2\Phi_2(x)+\cdots+\beta_p\Phi_p(x)+e$$

式中，β_k 是待估计的正交多项式回归系数，β_0 是截距，等于 Y 的平均值；Φ_k(x)是 x 的选定函数，称为正交多项式系数。这些系数满足正交性条件：

$$\begin{cases}\sum_{k=1}^{p}\Phi_k(x_i)=0,k=1,2,\cdots,p\\ \sum_{i=1}^{n}\Phi_k(x_i)\Phi_l(x_i)=0,k\neq l\end{cases}$$

Fisher 与 Yates(1963)制作了样本含量 $3\leqslant n\leqslant 75$ 的 1～5 阶正交多项式系数 $\Phi_k(x)$，λ_k 及 $A_{kk}=\sum_{i=1}^{n}[\Phi_k(x)]^2$ 的表。该表摘录了 $3\leqslant n\leqslant 13$ 的有关系数列于多项式系数表中，在表右侧列出了 λ_k 及 $A_{kk}=\sum_{i=1}^{n}[\Phi_k(x)]^2$ 的值，供实际引用。

例 某试验研究制备紫杉醇亚微乳剂，评价制备工艺中影响紫杉醇亚微乳剂质量的因素。紫杉醇亚微乳剂体外累计释放率数据见表 1，试拟合“时间”与“累计释放率”者之间的曲线关系。

表 1 紫杉醇亚微乳剂体外累计释放率

时间 x(min)	释放率(%)
0(1)	7
5(2)	12.5
10(3)	22
15(4)	39
20(5)	51
25(6)	54
30(7)	56
35(8)	54
40(9)	41

解 由于时间的间隔都为 5，为计算方便，将时间转换为 1，2，…，9 的有序数列。根据“正交多项式系数表”，查出 $n=9$ 的 1～4 阶正交多项式系数 $\Phi_k(x_i)$，列于表 2。

表 2 正交多项式系数表

时间 x (min)	释放率 Y (%)	$\Phi_0(x_i)$	$\Phi_1(x_i)$	$\Phi_2(x_i)$	$\Phi_3(x_i)$	$\Phi_4(x_i)$	预测值
0(1)	7	1	−4	28	−14	14	5.79
5(2)	12.5	1	−3	7	7	−21	13.83
10(3)	22	1	−2	−8	13	−11	24.81

续表

时间 x (min)	释放率 Y (%)	$\Phi_0(x_i)$	$\Phi_1(x_i)$	$\Phi_2(x_i)$	$\Phi_3(x_i)$	$\Phi_4(x_i)$	预测值
15(4)	39	1	−1	−17	9	9	36.73
20(5)	51	1	0	−20	0	18	47.59
25(6)	54	1	1	−17	−9	9	55.39
30(7)	56	1	2	−8	−13	−11	58.13
35(8)	54	1	3	7	−7	−21	53.81
40(9)	41	1	4	28	14	14	40.43
A_{kk}		9	60	2772	990	2002	
A_kY		336.5	343.50	−1415.50	−391.50	172.50	
b_k		37.39	5.73	−0.51	−0.40	0.09	
$SS(b_k)$			1966.54	722.81	154.82	14.86	

由 $A_{kk}=\sum_{i=1}^{n}[\Phi_k(x_i)]^2$、$A_kY=\sum_{i=1}^{n}[\Phi_k(x_i)Y_i]$，$k=0,1,2,3,4$ 可得如下计算公式

回归系数的估计值 $b_k=\dfrac{\sum_{i=1}^{n}\Phi_k(x_i)Y_i}{\sum_{i=1}^{n}[\Phi_k(x_i)]^2}=\dfrac{A_kY}{A_{kk}}$，$k=0,1,2,3,4$，

各回归系数的回归平方和贡献量 $SS(b_k)=\dfrac{(A_kY)^2}{A_{kk}}$，$k=0,1,2,3,4$。

经计算得到 A_{kk} 和 A_kY，以及回归系数，均列在表 2 的底部。

进一步计算回归平方和和总离差平方和，见表 3。可以看到 4 阶以上方差贡献已经很小，不用计算其他高阶回归系数。

表 3 方差分析表

变异来源	$SS(b_k)$	DF	MS	F 值
第 1 阶	1966.54	1	1966.54	396.28
第 2 阶	722.81	1	722.81	145.73
第 3 阶	154.82	1	154.82	31.20
第 4 阶	14.86	1	14.86	2.99
残差	19.85	4	4.96	
总	2878.89	8		

查“F 分布界值表”，$\alpha=0.05$ 的 F 界值 $F_{0.05(1,4)}=7.71$，故第 1 阶、第 2 阶和第 3 阶的回归系数有统计学意义。3 阶的回归方程为：

$$\hat{y}=37.39+5.73\Phi_1(x_i)-0.51\Phi_2(x_i)-0.40\Phi_3(x_i)$$

将观察值代入方程，得到预测值列于表 3 的最后 1 列，从结果看预测效果较好。

参考文献

[1]徐天和，柳青. 中华医学统计百科全书：多元统计分册[M]. 北京：中国统计出版社，2013.

[2] F'isher RA，Yates F. Statistical Tables for Biological，Agricutural and Medical Research[M]. 6th ed. London：Oliver & Boyd，1963.

（刘芳，徐天和）

正态分布容许限因子 k 值表

n	单侧 $\alpha=0.95$		双侧(控制中部) $\alpha=0.95$		双侧(控制两尾部) $\alpha=0.05$		双侧(控制两尾部) $\alpha=0.025$		双侧(控制两尾部) $\alpha=0.01$	
γ	0.9	0.5	0.9	0.5	0.9	0.5	0.9	0.5	0.9	0.5
10	2.568	1.702	3.026	2.124	2.840	1.963	3.296	2.292	3.828	2.673
15	2.329	1.681	2.720	2.068	2.526	1.890	2.942	2.214	3.428	2.590
20	2.208	1.671	2.570	2.041	2.368	1.851	2.765	2.173	3.228	2.546
25	2.132	1.666	2.479	2.025	2.270	1.825	2.655	2.146	3.104	2.518
30	2.080	1.662	2.417	2.014	2.202	1.807	2.579	2.127	3.019	2.498
35	2.041	1.659	2.371	2.006	2.151	1.793	2.522	2.113	2.955	2.483
40	2.010	1.658	2.336	2.001	2.112	1.783	2.478	2.101	2.906	2.471
45	1.986	1.656	2.308	1.996	2.080	1.774	2.443	2.092	2.866	2.462
50	1.965	1.655	2.285	1.992	2.054	1.767	2.414	2.085	2.833	2.454
60	1.938	1.653	2.250	1.987	2.013	1.755	2.368	2.072	2.782	2.441
70	1.909	1.652	2.224	1.983	1.982	1.746	2.833	2.063	2.743	2.432
80	1.890	1.651	2.203	1.980	1.957	1.739	2.306	2.056	2.712	2.424
90	1.874	1.650	2.186	1.978	1.937	1.733	2.284	2.050	2.687	2.418
100	1.861	1.650	2.172	1.976	1.920	1.728	2.265	2.045	2.667	2.413
150	1.818	1.648	2.128	1.971	1.865	1.712	2.204	2.028	2.598	2.396
200	1.793	1.647	2.102	1.968	1.834	1.703	2.169	2.019	2.559	2.386
300	1.765	1.646	2.073	1.965	1.797	1.692	2.128	2.007	2.513	2.374
400	1.748	1.646	2.057	1.964	1.775	1.685	2.104	2.001	2.487	2.368
500	1.736	1.646	2.046	1.963	1.761	1.681	2.088	1.996	2.469	2.363
1000	1.709	1.645	2.021	1.962	1.720	1.670	2.049	1.985	2.426	2.352
∞	1.645	1.645	1.960	1.960	1.645	1.645	1.960	1.960	2.326	2.326

【用法说明】 当正态分布的 μ 和 σ 未知,或样本含量不够大(如 $n<200$)时,因使用样本 $\bar{x}$ 和 s 计算的参考值范围有抽样误差,不能保证能够包含正态总体 $100(1-\alpha)\%$ 的观察值。严格来讲,样本参考值范围只能用于说明样本中个体值的范围,只有当样本含量足够大时,样本参考值范围才接近总体参考值范围。当样本含量较小时,为说明总体参考值范围,A. H. Bowker(1947)提出了容许区间的方法,即用容许限因子 k 代替计算参考值范围中的 u_α 来计算总体容许区间。表内数字为根据可用样本含量 n,总体的百分数 α 及抽样置信度 γ 查由 R. E. Odeh 与 D. B. Owen(1980)编制的"正态分布容许限因子 k 值表"。

双侧参考值范围,有 2 种情况:一种是控制中部,另一种是控制双尾。

1)控制中部就是控制正常(阴性)的百分数使其不少于 $100P\%$。当容许上、下限确定后,除去分布在上、下限以外的两尾部分,分布于中间的即是正常部分。

2)控制双尾就是控制双侧尾部划为异常(假阳性)的百分数不多于 $100(P_1+P_2)\%$。

例 1 某地正常成年男子的红细胞数(10^{12}/L)如下。若 $\gamma=0.50$,试确定该地红细胞数的 95%的双侧参考值范围。

表 1　某地正常成年男子的红细胞数　　单位：10^{12}/L

红细胞数	组中值	人数
4.2～	4.3	2
4.4～	4.5	4
4.6～	4.7	7
4.8～	4.9	16
5.0～	5.1	20
5.2～	5.3	25
5.4～	5.5	24
5.6～	5.7	22
5.8～	5.9	16
6.0～	6.1	2
6.2～	6.3	5
6.4～6.6	6.5	1
合计		144

解　根据表中数据可以算得均数 $\bar{x}=5.3778$，标准差 $s=0.4388$。

因本例 $n=144$，$\gamma=0.50$，$\alpha=0.95$，故用 $n=150$，$\gamma=0.50$，$\alpha=0.95$，查“正态分布容许限因子 k 值表”。首先找到表中 $n=150$ 这一行，然后对应双侧(控制中部)$\alpha=0.95$ 所在的部分(即第 5、6 列)，再找 $\gamma=0.50$ 对应的列(即第 6 列)，可得双侧容许限因子 $k=1.971$。

控制中部就是控制正常(阴性)的百分数使其不少于 $100\alpha\%$。当容许上、下限确定后，除去分布在上、下限以外的两尾部分，分布于中间的即是正常部分。将式 $\bar{x}\pm u_{\alpha}\cdot s$ 中的 u_{α} 用 k 值代替计算如下：

$$\bar{x}\pm k\cdot s=5.3778\pm 1.971\times 0.4388\Rightarrow(4.51,6.24)(10^{12}/\mathrm{L})$$

故有 50% 的把握认为该地正常成年男子红细胞数在 $(4.51,6.24)(10^{12}/\mathrm{L})$ 之间的个体至少有 95%。

例 2　仍用例 1 资料。若 $\gamma=0.50$，$\alpha_1=\alpha_2=0.025$，试确定该地红细胞数的 95% 的双侧参考值范围。

解　根据 $n=150$，$\gamma=0.50$，$\alpha_1=\alpha_2=0.025$，查“正态分布容许限因子 k 值表”。首先找到表中 $n=150$ 这一行，然后对应双侧(控制两尾部) $\alpha_1=\alpha_2=2.5\%$ 所在的部分(即第 9、10 列)，再找 $\gamma=0.50$ 对应的列(即第 10 列)，可得双侧容许限因子 $k_1=k_2=2.028$。

控制双尾就是控制双侧尾部划为异常(假阳性)的百分数不多于 $100(\alpha_1+\alpha_2)\%$。对于给定的 n、r、γ、P_1(左尾部分)和 P_2(右尾部分)，将式 $\bar{x}\pm u_{\alpha}\cdot s$ 中的 u_{α} 分别用 k_1、k_2 值代替计算，算出容许下限 $\bar{x}-k_1\cdot s$ 和容许上限 $\bar{x}+k_2\cdot s$：

$$\bar{x}-k_1\cdot s=5.3778-2.028\times 0.4388=4.49(10^{12}/\mathrm{L}),\ \bar{x}+k_2\cdot s$$
$$=5.3778+2.028\times 0.4388=6.28(10^{12}/\mathrm{L})$$

故有 50% 的把握认为该地正常成年男子红细胞数在 $4.49(10^{12}/\mathrm{L})$ 以下和 $6.28(10^{12}/\mathrm{L})$ 以上的个体至多有 5%。

例 3　已知某市 200 名正常成人血铅值(μmol /L)服从对数正态分布。现将原始数据取自然对数得均数 $\bar{x}=-0.3481$，标准差 $s=0.5586$。若 $\gamma=0.50$，试确定该地正常成人血铅的 95% 的单侧参考值范围。

解 根据 $n=200,\gamma=0.50,\alpha=0.95$，查“正态分布容许限因子 k 值表”。首先找到表中 $n=200$ 这一行，然后对应单侧 $\alpha=95\%$所在的部分(即第 3、4 列)，再找 $\gamma=0.50$ 对应的列(即第 4 列)，可得单侧容许限因子 $k=1.647$。

单侧的容许限的含义为：在正态总体中至少有 $100\alpha\%$的个体大于(或小于)这容许限的概率为 γ。将式 $\bar{x}\pm u_\alpha \cdot s$ 中的 u_α 用 k 值代替计算即可。由于血铅过高为异常，故得到其容许上限：

$$\bar{x}+k \cdot s=-0.3481+1.647\times 0.5586=0.5719$$

取反自然对数 $\ln^{-1}(0.5719)=1.77(\mu mol/L)$。

据此，有 50%的把握认为该市正常成人血铅含量在 1.77μmol/L 以下者占 95%。

参考文献

[1]徐天和，田考聪.中华医学统计百科全书：描述性统计分册[M].北京：中国统计出版社，2012.

[2] Odeh RE, Owen DB. Tables forNormal Tolerance Limits, Sampling Plans, and Screening[M].New York:Marcel Dekker Inc, 1980.

(刘芳，徐天和)

正态性检验用 α_3 及 α_4 界值表

样本含量	α_3		α_4			
	下界	上界	下界		上界	
n　　α：	0.05	0.01	0.01	0.05	0.05	0.01
100	0.389	0.567	2.18	2.35	3.77	4.39
125	0.350	0.508	2.24	2.40	3.70	4.24
150	0.321	0.464	2.29	2.45	3.65	4.14
175	0.298	0.430	2.33	2.48	3.61	4.05
200	0.280	0.403	2.37	2.51	3.57	3.98
250	0.251	0.360	2.42	2.55	3.52	3.87
300	0.230	0.329	2.46	2.59	3.47	3.79
350	0.213	0.305	2.50	2.62	3.44	3.72
400	0.200	0.285	2.52	2.64	3.41	3.67
450	0.188	0.269	2.55	2.66	3.39	3.63
500	0.179	0.255	2.57	2.67	3.37	3.60
550	0.171	0.243	2.58	2.69	3.35	3.57
600	0.163	0.233	2.60	2.70	3.34	3.54
650	0.157	0.224	2.61	2.71	3.33	3.52
700	0.151	0.215	2.62	2.72	3.31	3.50
750	0.146	0.208	2.64	2.73	3.30	3.48
800	0.142	0.202	2.65	2.74	3.29	3.46
850	0.138	0.196	2.66	2.74	3.28	3.45
900	0.134	0.190	2.66	2.75	3.28	3.43
950	0.130	0.185	2.67	2.76	3.27	3.42
1000	0.127	0.180	2.68	2.76	3.26	3.41
1200	0.116	0.165	2.71	2.78	3.24	3.37
1400	0.107	0.152	2.72	2.80	3.22	3.34
1600	0.100	0.142	2.74	2.81	3.21	3.32
1800	0.095	0.134	2.76	2.82	3.20	3.30
2000	0.090	0.127	2.77	2.83	3.18	3.28
2500	0.080	0.114	2.79	2.85	3.16	3.25
3000	0.073	0.104	2.81	2.86	3.15	3.22
3500	0.068	0.096	2.82	2.87	3.14	3.21
4000	0.064	0.090	2.83	2.88	3.13	3.19
4500	0.060	0.085	2.84	2.88	3.12	3.18
5000	0.057	0.081	2.85	2.89	3.12	3.17

【用法说明】 用于检验总体是否服从正态分布。α_3 及 α_4 表示偏度及峰度。当算得 α_3 及 α_4 后，先从表中找到样本量 n 所在的行，再分别找到 α_3 的绝对值及 α_4 值在表中的位置。若 α_4 值在 $\alpha=0.05$ 的上下界之间，则对应概率 $P>0.05$。

例 某医院测得 120 例 20～50 岁正常人血浆结合 ^{125}碘－三碘甲状腺原氨酸（^{125}I-T_3）树脂摄取比值，见表 1。试由 α_3 及 α_4 作资料是否服从正态分布的检验。

表 1　用矩法作正态性检验计算表

^{125}I－T_3组段	频数 f	X	fX	fX^2	fX^3	fX^4
(1)	(2)	(3)	(4)＝(2)×(3)	(5)＝(3)×(4)	(6)＝(3)×(5)	(7)＝(3)×(6)
0.75～	1	－5	－5	25	－125	625
0.80～	2	－4	－8	32	－128	512
0.85～	13	－3	－39	117	－351	1053
0.90～	15	－2	－30	60	－120	240
0.95～	26	－1	－26	26	－26	26
1.00～	26	0	0	0	0	0
1.05～	18	1	18	18	18	18
1.10～	15	2	30	60	120	240
1.15～	3	3	9	27	81	243
1.20～1.25	1	4	4	16	64	256
	120		－47	381	－467	3213

解　H_0:总体服从正态分布 $\alpha_3=0$ 且 $\alpha_4=3$

H_1:总体不服从正态分布 $\alpha\neq 0$ 且/或 $\alpha\neq 3$

$\alpha=0.05$

由 α_3 及 α_4 的计算公式得:

$$\alpha_3=\frac{\sum fX^3/n-3\sum fX\sum fX^2/n^2+2(\sum fX/n)^3}{[\sum fX^2/n-(\sum fX/n)^2]^{3/2}}$$

$$=\frac{(-467)/120-3(-47)(381)/120^2+2(-47/120)^3}{[381/120-(-47/120)^2]^{3/2}}=-0.0535$$

$$\alpha_4=\frac{\sum fX^4/n-4\sum fX\sum fX^3/n^2+6(\sum fX)^2/n^3-3(\sum fX/n)^4}{[\sum fX^2/n-(\sum fX/n)^2)]^2}$$

$$=\frac{3213/120-4(-47)(-467)/120^2+6(-47)^2(381)/120-3(-47/120)^4}{[381/120-(-47/120)^2]^2}=2.577$$

查“正态性检验用 α_3 及 α_4 界值表”,本例 $n=120$ 近似表中 $n=125$ 行,该行对应于 $\alpha=0.05$ 的 α_3 的下界值为 0.350,今算得的$|\alpha_3|=|-0.0535|<0.350$,故 $P>0.05$;就 α_4 而言,对应于 $n=125$,$\alpha=0.05$ 的 α_4 的下界值为 2.40,上界值为 3.70,今算得的 $\alpha_4=2.577$,$2.40<2.577<3.70$,介于下界及上界之间,故 $P>0.05$。按 $\alpha=0.05$ 检验水准,无论偏度或峰度,均不拒绝 H_0,故可认为总体服从正态分布。

参考文献

郭祖超.医用数理统计方法[M].3 版.北京:人民卫生出版社，1988.

（祁爱琴）

正态性检验用 *D* 界值表

样本含量	α			
n	0.01	0.05	0.10	0.20
10	0.2379～0.2857	0.2513～0.2849	0.2573～0.2843	0.2632～0.2835
12	0.2420～0.2862	0.2544～0.2854	0.2598～0.2849	0.2653～0.2841
14	0.2455～0.2865	0.2568～0.2858	0.2618～0.2853	0.2669～0.2846
16	0.2482～0.2867	0.2587～0.2860	0.2634～0.2855	0.2681～0.2848
18	0.2505～0.2868	0.2603～0.2862	0.2646～0.2855	0.2690～0.2850
20	0.2525～0.2869	0.2617～0.2863	0.2657～0.2857	0.2699～0.2852
22	0.2542～0.2870	0.2629～0.2864	0.2670～0.2859	0.2705～0.2853
24	0.2557～0.2871	0.2638～0.2865	0.2675～0.2860	0.2711～0.2853
26	0.2570～0.2872	0.2647～0.2866	0.2682～0.2861	0.2717～0.2854
28	0.2581～0.2873	0.2655～0.2866	0.2688～0.2861	0.2721～0.2854
30	0.2592～0.2872	0.2662～0.2866	0.2693～0.2861	0.2725～0.2854
32	0.2600～0.2873	0.2668～0.2867	0.2698～0.2862	0.2729～0.2854
34	0.2609～0.2873	0.2674～0.2867	0.2703～0.2862	0.2732～0.2854
36	0.2617～0.2873	0.2679～0.2867	0.2707～0.2862	0.2735～0.2854
38	0.2623～0.2873	0.2683～0.2867	0.2710～0.2862	0.2738～0.2854
40	0.2630～0.2874	0.2688～0.2867	0.2714～0.2862	0.2740～0.2854
42	0.2636～0.2874	0.2691～0.2867	0.2717～0.2861	0.2743～0.2854
44	0.2641～0.2874	0.2695～0.2867	0.2720～0.2861	0.2745～0.2854
46	0.2646～0.2874	0.2698～0.2866	0.2722～0.2861	0.2747～0.2854
48	0.2551～0.2874	0.2702～0.2866	0.2725～0.2861	0.2749～0.2854
50	0.2655～0.2874	0.2705～0.2866	0.2727～0.2861	0.2751～0.2853
60	0.2673～0.2873	0.2717～0.2865	0.2737～0.2860	0.2757～0.2852
70	0.2687～0.2872	0.2726～0.2864	0.2744～0.2859	0.2763～0.2851
80	0.2698～0.2871	0.2734～0.2863	0.2750～0.2857	0.2768～0.2850
90	0.2707～0.2870	0.2740～0.2862	0.2755～0.2856	0.2771～0.2849
100	0.2714～0.2869	0.2745～0.2860	0.2759～0.2855	0.2774～0.2849
120	0.2725～0.2866	0.2752～0.2858	0.2765～0.2853	0.2779～0.2847
140	0.2734～0.2865	0.2758～0.2856	0.2770～0.2852	0.2782～0.2846
160	0.2741～0.2863	0.2763～0.2855	0.2774～0.2851	0.2785～0.2845
180	0.2746～0.2862	0.2767～0.2854	0.2777～0.2850	0.2787～0.2844
200	0.2751～0.2860	.2770～0.2853	0.2779～0.2848	0.2789～0.2843
250	0.2760～0.2858	0.2776～0.2850	0.2784～0.2846	0.2793～0.2841
300	0.2766～0.2855	0.2781～0.2848	0.2788～0.2844	0.2796～0.2840
350	0.2771～0.2853	0.2784～0.2847	0.2791～0.2843	0.2798～0.2839
400	0.2775～0.2852	0.2787～0.2845	0.2793～0.2842	0.2799～0.2838
450	0.2778～0.2851	0.2789～0.2844	0.2795～0.2841	0.2801～0.2837
500	0.2780～0.2849	0.2791～0.2843	0.2796～0.2840	0.2802～0.2836
600	0.2784～0.2847	0.2794～0.2842	0.2799～0.2839	0.2804～0.2835
700	0.2787～0.2846	0.2796～0.2840	0.2800～0.2838	0.2805～0.2834
800	0.2790～0.2844	0.2798～0.2839	0.2802～0.2837	0.2806～0.2833
900	0.2792～0.2843	0.2799～0.2838	0.2803～0.2836	0.2807～0.2833
1000	0.2793～0.2842	0.2800～0.2838	0.2804～0.2835	0.2808～0.2832
1250	0.2797～0.2840	0.2803～0.2836	0.2806～0.2834	0.2809～0.2831
1500	0.2799～0.2839	0.2805～0.2835	0.2807～0.2833	0.2810～0.2830
1750	0.2801～0.2838	0.2806～0.2834	0.2808～0.2832	0.2811～0.2830
2000	0.2802～0.2837	0.2807～0.2833	0.2809～0.2831	0.2812～0.2829

【用法说明】 1971 年 Ralaph B.D.Agostino 提出了用顺序统计量 *D* 来检验分布的正态性

的方法。表中数字为样本量 n 确定时各种检验水准下的 D 的下界界值和上界界值。若计算的统计量 D 介于下界界值与上界界值之间，则 $P>\alpha$，可以认为总体服从正态分布；否则，则不能认为总体服从正态分布。

例 对表 1 资料作正态性 D 检验。

表 1 正态性 D 检验计算表

i (1)	X_i (2)	$X_{(n-i+1)}$ (3)	$X_{(n-i+1)}-X_i$ (4)=(3)−(2)	$\frac{1}{2}(n+1)-i$ (5)	(6)=(4)×(5)
1	0.823	1.248	0.425	9.5	4.0375
2	0.880	1.192	0.312	8.5	2.6520
3	0.932	1.129	0.197	7.5	1.4775
4	0.938	1.080	0.142	6.5	0.9230
5	0.948	1.080	0.132	5.5	0.7260
6	0.956	1.070	0.114	4.5	0.5130
7	0.963	1.050	0.087	3.5	0.3045
8	0.965	1.034	0.069	2.5	0.1725
9	1.000	1.022	0.022	1.5	0.0330
10	1.011	1.014	0.003	0.5	0.0015
$\sum_i(\frac{n+1}{2}-i)(X_{(n-i+1)}-X_i)$					10.8405

解 H_0：总体服从正态分布

H_1：总体不服从正态分布

$\alpha=0.2$

检验统计量 D 按下式计算：

$$D=\frac{\sum_i\left[\frac{n+1}{2}-i\right]\left[X_{(n-i+1)}-X_i\right]}{\sqrt{n^3\left[\sum X_i^2-(\sum X_i)^2/n\right]}}$$

由表 1 算得 $\sum X_i=20.335$，$\sum X_i^2=20.8686$，$\frac{n+1}{2}=\frac{20+1}{2}=10.5$，$D$ 的分子即表 1 中第(6)列的合计数。故

$$D=\frac{10.8405}{\sqrt{20^3[20.8686-(20.335)^2/20]}}=0.2759$$

查“正态性检验用 D 界值表”，在表中找到样本量 $n=20$ 所对应的行，该行中 $\alpha=0.2$ 的 D 下界界值为 0.2699，上界界值为 0.2852，而 $0.2699<0.2759<0.2852$，则 $P>\alpha=0.2$，故按 $\alpha=0.2$ 检验水准不拒绝 H_0，可以认为总体服从正态分布。

参考文献

郭祖超.医用数理统计方法[M].3 版.北京：人民卫生出版社，1988.

（祁爱琴）

正态性检验用 W 界值表

n	α 0.01	0.02	0.05	0.10	0.50	0.90	0.95	0.98	0.99
3	0.753	0.756	0.767	0.789	0.959	0.998	0.999	1.000	1.000
4	0.687	0.707	0.748	0.792	0.935	0.987	0.992	0.996	0.997
5	0.686	0.715	0.762	0.806	0.927	0.979	0.986	0.991	0.993
6	0.713	0.743	0.788	0.826	0.927	0.974	0.981	0.986	0.989
7	0.730	0.760	0.803	0.838	0.928	0.972	0.979	0.985	0.988
8	0.749	0.778	0.818	0.851	0.932	0.972	0.978	0.984	0.987
9	0.764	0.791	0.829	0.859	0.935	0.972	0.978	0.984	0.986
10	0.781	0.806	0.842	0.869	0.938	0.972	0.978	0.983	0.986
11	0.792	0.817	0.850	0.876	0.940	0.973	0.979	0.984	0.986
12	0.805	0.828	0.859	0.883	0.943	0.973	0.979	0.984	0.986
13	0.814	0.837	0.866	0.889	0.945	0.974	0.979	0.984	0.986
14	0.825	0.846	0.874	0.895	0.947	0.975	0.980	0.984	0.986
15	0.835	0.855	0.881	0.901	0.950	0.975	0.980	0.984	0.987
16	0.844	0.863	0.887	0.906	0.952	0.976	0.981	0.985	0.987
17	0.851	0.869	0.892	0.910	0.954	0.977	0.981	0.985	0.987
18	0.858	0.874	0.897	0.914	0.956	0.978	0.982	0.986	0.988
19	0.863	0.879	0.901	0.917	0.957	0.978	0.982	0.986	0.988
20	0.868	0.884	0.905	0.920	0.959	0.979	0.983	0.986	0.988
21	0.873	0.888	0.908	0.923	0.960	0.980	0.983	0.987	0.989
22	0.878	0.892	0.911	0.926	0.961	0.980	0.984	0.987	0.989
23	0.881	0.895	0.914	0.928	0.962	0.981	0.984	0.987	0.989
24	0.884	0.898	0.916	0.930	0.963	0.981	0.984	0.987	0.989
25	0.888	0.901	0.918	0.931	0.964	0.981	0.985	0.988	0.989
26	0.891	0.904	0.920	0.933	0.965	0.982	0.985	0.988	0.989
27	0.894	0.906	0.923	0.935	0.965	0.982	0.985	0.988	0.990
28	0.896	0.908	0.924	0.936	0.966	0.982	0.985	0.988	0.990
29	0.898	0.910	0.926	0.937	0.966	0.982	0.985	0.988	0.990
30	0.900	0.912	0.927	0.939	0.967	0.983	0.985	0.988	0.990
31	0.902	0.914	0.929	0.940	0.967	0.983	0.986	0.988	0.990
32	0.904	0.915	0.930	0.941	0.968	0.983	0.986	0.988	0.990
33	0.906	0.917	0.931	0.942	0.968	0.983	0.986	0.989	0.990
34	0.908	0.919	0.933	0.943	0.969	0.983	0.986	0.989	0.990
35	0.910	0.920	0.934	0.944	0.969	0.984	0.986	0.989	0.990
36	0.912	0.922	0.935	0.945	0.970	0.984	0.986	0.989	0.990
37	0.914	0.924	0.936	0.946	0.970	0.984	0.987	0.989	0.990
38	0.916	0.925	0.938	0.947	0.971	0.984	0.987	0.989	0.990
39	0.917	0.927	0.939	0.948	0.971	0.984	0.987	0.989	0.991
40	0.919	0.928	0.940	0.949	0.972	0.985	0.987	0.989	0.991
41	0.920	0.929	0.941	0.950	0.972	0.985	0.987	0.989	0.991
42	0.922	0.930	0.942	0.951	0.972	0.985	0.987	0.989	0.991
43	0.923	0.932	0.943	0.951	0.973	0.985	0.987	0.990	0.991
44	0.924	0.933	0.944	0.952	0.973	0.985	0.987	0.990	0.991
45	0.926	0.934	0.945	0.953	0.973	0.985	0.988	0.990	0.991
46	0.927	0.935	0.945	0.953	0.974	0.985	0.988	0.990	0.991
47	0.928	0.936	0.946	0.954	0.974	0.985	0.988	0.990	0.991
48	0.929	0.937	0.947	0.954	0.974	0.985	0.988	0.990	0.991
49	0.929	0.937	0.947	0.955	0.974	0.985	0.988	0.990	0.991
50	0.930	0.938	0.947	0.955	0.974	0.985	0.988	0.990	0.991

【用法说明】 1965 年 S. S. Shapiro 与 M. B. Wilk 提出了用顺序统计量 W 来检验分布的正态性的方法，该法仅适用于样本量不超过 50 的非频数资料。表中数字为样本量 n 确定时各种概率水准下的 W 界值。该表需与“正态性检验用系数 α_i 表”结合使用。

例 用统计量 W 检验表 1 资料的正态性。

表 1 用 W 检验法作正态性检验计算表

i (1)	X_i (2)	$X_{(n-i+1)}$ (3)	$X_{(n-i+1)}-X_i$ (4)=(3)−(2)	α_i (5)	$\alpha_i[X_{(n-i+1)}-X_i]$ (6)=(5)(4)
1	0.823	1.248	0.425	0.4734	0.2012
2	0.880	1.192	0.312	0.3211	0.1002
3	0.932	1.129	0.197	0.2565	0.0506
4	0.938	1.080	0.142	0.2085	0.0296
5	0.948	1.080	0.132	0.1686	0.0223
6	0.956	1.070	0.114	0.1334	0.0152
7	0.963	1.050	0.087	0.1013	0.0088
8	0.965	1.034	0.069	0.0711	0.0049
9	1.000	1.022	0.022	0.0422	0.0009
10	1.011	1.014	0.003	0.0140	0.00004
$\sum\alpha_i[X_{(n-i+1)}-X_i]$					0.4336

解 H_0：总体服从正态分布

H_1：总体不服从正态分布

$\alpha=0.2$

检验统计量 W 按下式计算：

$W=\dfrac{\left[\sum_i \alpha_i(X_{(n-i+1)}-X_i)\right]^2}{\sum X_i^2-(\sum X_i)^2/n}$，由表 1 算得 $\sum X_i=20.335$，$\sum X_i^2=20.8686$，W 的分子部分即为表 1 第(6)列合计数的平方，故 $W=\dfrac{(0.4336)^2}{20.8686-(20.335)^2/20}=0.974$。

查“正态性检验用 W 界值表”，在表中找到样本量 $n=20$ 所对应的行，该行中 $\alpha=0.5$ 的界值为 0.959，$\alpha=0.9$ 的界值为 0.979，而 $0.959<0.974<0.979$，故 $0.5<P<0.9$，按 $\alpha=0.2$ 检验水准不拒绝 H_0，可以认为总体服从正态分布。

参考文献

郭祖超.医用数理统计方法[M].3 版.北京：人民卫生出版社，1988.

（祁爱琴）

正态性检验用系数 α_i

i	n								
	2	3	4	5	6	7	8	9	10
1	0.7071	0.7071	0.6872	0.6646	0.6431	0.6233	0.6052	0.5888	0.5739
2		0.0000	0.1677	0.2413	0.2806	0.3031	0.3164	0.3244	0.3291
3				0.0000	0.0875	0.1401	0.1743	0.1976	0.2141
4						0.0000	0.0561	0.0947	0.1224
5								0.0000	0.0399

i	n									
	11	12	13	14	15	16	17	18	19	20
1	0.5601	0.5475	0.5359	0.5251	0.5150	0.5056	0.4968	0.4886	0.4808	0.4734
2	0.3315	0.3325	0.3325	0.3318	0.3306	0.3290	0.3273	0.3253	0.3232	0.3211
3	0.2260	0.2347	0.2412	0.2460	0.2495	0.2521	0.2540	0.2553	0.2561	0.2565
4	0.1429	0.1586	0.1707	0.1802	0.1878	0.1939	0.1988	0.2027	0.2059	0.2085
5	0.0695	0.0922	0.1099	0.1240	0.1353	0.1447	0.1524	0.1587	0.1641	0.1686
6	0.0000	0.0000	0.0539	0.0727	0.0880	0.1005	0.1109	0.1197	0.1271	0.1334
7			0.0000	0.0240	0.0433	0.0593	0.0725	0.0837	0.0932	0.1013
8					0.0000	0.0196	0.0359	0.0496	0.0612	0.0711
9							0.0000	0.0163	0.0303	0.0422
10									0.0000	0.0140

i	n									
	21	22	23	24	25	26	27	28	29	30
1	0.4643	0.4590	0.4542	0.4493	0.4450	0.4407	0.4366	0.4328	0.4291	0.4254
2	0.3185	0.3156	0.3126	0.3098	0.3069	0.3043	0.3018	0.2992	0.2968	0.2944
3	0.2578	0.2571	0.2563	0.2554	0.2543	0.0253	0.2522	0.2510	0.2499	0.2487
4	0.2119	0.2131	0.2139	0.2145	0.2148	0.2151	0.2152	0.2151	0.2150	0.2148
5	0.1736	0.1764	0.1787	0.1807	0.1822	0.1836	0.1848	0.1857	0.1864	0.1870
6	0.1399	0.1443	0.1480	0.1512	0.1539	0.1563	0.1584	0.1601	0.1616	0.1630
7	0.1092	0.1150	0.1201	0.1245	0.1283	0.1316	0.1346	0.1372	0.1395	0.1415
8	0.0804	0.0878	0.0941	0.0997	0.1046	0.1089	0.1128	0.1162	0.1192	0.1219
9	0.0530	0.0618	0.0696	0.0764	0.0823	0.0876	0.0923	0.0965	0.1002	0.1306
10	0.0263	0.0368	0.0459	0.0539	0.0610	0.0672	0.0728	0.0778	0.0822	0.0862
11	0.0000	0.0122	0.0228	0.0321	0.0403	0.0476	0.0540	0.0598	0.0650	0.0697
12			0.0000	0.0107	0.0200	0.0284	0.0358	0.0424	0.0483	0.0537
13					0.0000	0.0094	0.0178	0.0253	0.0320	0.0381
14							0.0000	0.0084	0.0159	0.0227
15									0.0000	0.0076

正态性检验用系数 α_i(续完)

i	n									
	31	32	33	34	35	36	37	38	39	40
1	0.4220	0.4188	0.4156	0.4127	0.4096	0.4068	0.4040	0.4015	0.3989	0.3964
2	0.2921	0.2898	0.2876	0.2854	0.2834	0.2813	0.2794	0.2774	0.2755	0.2737
3	0.2475	0.2463	0.2451	0.2439	0.2427	0.2415	0.2403	0.2391	0.2380	0.2368
4	0.2145	0.2141	0.2137	0.2132	0.2127	0.2121	0.2116	0.2110	0.2104	0.2098
5	0.1874	0.1878	0.1880	0.1882	0.1886	0.1883	0.1883	0.1881	0.1880	0.1878
6	0.1641	0.1651	0.1660	0.1667	0.1673	0.1678	0.1683	0.1686	0.1689	0.1691
7	0.1433	0.1449	0.1463	0.1475	0.1487	0.1496	0.1505	0.1513	0.1520	0.1526
8	0.1243	0.1265	0.1284	0.1301	0.1317	0.1331	0.1344	0.1356	0.1366	0.1376
9	0.1066	0.1093	0.1118	0.1140	0.1160	0.1179	0.1196	0.1211	0.1225	0.1237
10	0.0899	0.0931	0.0961	0.0988	0.1013	0.1036	0.1056	0.1075	0.1092	0.1108
11	0.0739	0.0777	0.0812	0.0844	0.0873	0.0900	0.0924	0.0947	0.0967	0.0986
12	0.0585	0.0629	0.0669	0.0706	0.0739	0.0770	0.0798	0.0824	0.0848	0.0870
13	0.0435	0.0485	0.0530	0.0572	0.0610	0.0645	0.0677	0.0706	0.0733	0.0759
14	0.0289	0.0344	0.0395	0.0441	0.0484	0.0523	0.0559	0.0592	0.0622	0.0651
15	0.0144	0.0206	0.0262	0.0314	0.0361	0.0404	0.0444	0.0481	0.0515	0.0546
16	0.0000	0.0068	0.0131	0.0187	0.0239	0.0287	0.0331	0.0372	0.0409	0.0444
17			0.0000	0.0062	0.0119	0.0172	0.0220	0.0264	0.0305	0.0343
18					0.0000	0.0057	0.0110	0.0158	0.0203	0.0244
19							0.0000	0.0053	0.0101	0.0146
20									0.0000	0.0049

i	n									
	41	42	43	44	45	46	47	48	49	50
1	0.3940	0.3917	0.3894	0.3872	0.3850	0.3830	0.3808	0.3789	0.3770	0.3751
2	0.2719	0.2701	0.2684	0.2667	0.2651	0.2635	0.2620	0.2604	0.2589	0.2574
3	0.2357	0.2345	0.2334	0.2323	0.2313	0.2302	0.2291	0.2281	0.2271	0.2260
4	0.2091	0.2085	0.2078	0.2072	0.2065	0.2058	0.2052	0.2045	0.2038	0.2032
5	0.1876	0.1874	0.1871	0.1868	0.1865	0.1862	0.1859	0.1855	0.1851	0.1847
6	0.1693	0.1694	0.1695	0.1695	0.1695	0.2695	0.1695	0.1693	0.1692	0.1691
7	0.1531	0.1535	0.1539	0.1542	0.1545	0.1548	0.1550	0.1551	0.1553	0.1554
8	0.1384	0.1392	0.1398	0.1405	0.1410	0.1415	0.1420	0.1423	0.1427	0.1430
9	0.1249	0.1259	0.1269	0.1278	0.1286	0.1293	0.1300	0.1306	0.1312	0.1317
10	0.1123	0.1136	0.1149	0.1160	0.1170	0.1180	0.1189	0.1197	0.1205	0.1212
11	0.1004	0.1020	0.1035	0.1049	0.1062	0.1073	0.1085	0.1095	0.1105	0.1113
12	0.0891	0.0909	0.0927	0.0943	0.0959	0.0972	0.0986	0.0998	0.1010	0.1020
13	0.0782	0.0804	0.0824	0.0842	0.0860	0.0876	0.0892	0.0906	0.0919	0.0932
14	0.0677	0.0701	0.0724	0.0745	0.0765	0.0783	0.0801	0.0817	0.0832	0.0846
15	0.0575	0.0602	0.0628	0.0651	0.0673	0.0694	0.0716	0.0731	0.0748	0.0764
16	0.0476	0.0506	0.0534	0.0560	0.0584	0.0607	0.0628	0.0648	0.0667	0.0685
17	0.0379	0.0411	0.0442	0.0471	0.0497	0.0522	0.0546	0.0568	0.0588	0.0608
18	0.0283	0.0318	0.0352	0.0383	0.0412	0.0439	0.0465	0.0489	0.0511	0.0532
19	0.0188	0.0227	0.0263	0.0296	0.0328	0.0357	0.0385	0.0411	0.0436	0.0459
20	0.0094	0.0136	0.0175	0.0211	0.0245	0.0277	0.0307	0.0335	0.0361	0.0386
21	0.0000	0.0045	0.0087	0.0126	0.0163	0.0197	0.0229	0.0259	0.0288	0.0314
22			0.0000	0.0042	0.0081	0.0118	0.0153	0.0185	0.0215	0.0244
23					0.0000	0.0039	0.0076	0.0111	0.0143	0.0174
24							0.0000	0.0037	0.0071	0.0104
25									0.0000	0.0035

【用法说明】 1965 年 S. S. Shapiro 与 M. B. Wilk 提出了用顺序统计量 W 来检验分布的正态性的方法(仅适用于样本量不超过 50 的非频数资料)。该表是在用此方法计算检验统计量 W 时所需要的各系数 α_i。表中数字为样本量 n 确定时的各系数 α_i。当样本量 n 为奇数时,表中对应于中位数的秩次 $\frac{n+1}{2}$ 的 α_i 均为 0。该表需与"正态性检验用 W 界值表"结合使用。

例 用统计量 W 检验表 1 资料的正态性。

表 1 用 W 检验法作正态性检验计算表

i (1)	X_i (2)	$X_{(n-i+1)}$ (3)	$X_{(n-i+1)}-X_i$ (4)=(3)-(2)	α_i (5)	$\alpha_i[X_{(n-i+1)}-X_i]$ (6)=(5)(4)
1	0.823	1.248	0.425	0.4734	0.2012
2	0.880	1.192	0.312	0.3211	0.1002
3	0.932	1.129	0.197	0.2565	0.0506
4	0.938	1.080	0.142	0.2085	0.0296
5	0.948	1.080	0.132	0.1686	0.0223
6	0.956	1.070	0.114	0.1334	0.0152
7	0.963	1.050	0.087	0.1013	0.0088
8	0.965	1.034	0.069	0.0711	0.0049
9	1.000	1.022	0.022	0.0422	0.0009
10	1.011	1.014	0.003	0.0140	0.00004
$\sum\alpha_i[X_{(n-i+1)}-X_i]$					0.4336

解 本例样本量 $n=20$。首先将全部 20 个观察值 X 顺次排列编秩:$X_1, X_2, \cdots, X_{20}$。为简化计算,将观察值排在两列(表 1 的第(2)列及第(3)列)自上而下,前 10 个观察值由小到大排(表 1 的第(2)列),后 10 个观察值由大到小排(表 1 的第(3)列),这样 X_1 最小,$X_{20-1+1}=X_{20}$ 最大。

由表"正态性检验用系数 α_i"查出样本量 n 确定时的各系数 α_i。在"正态性检验用系数 α_i"表中找到 $n=20$ 所对应的列,查到各系数 α_i 即为表 1 中第(5)列所列的各数。

参考文献

郭祖超.医用数理统计方法[M].3 版.北京:人民卫生出版社,1988.

(祁爱琴)

指数分布的 Lilliefors 检验统计量分位数表

n	$1-\alpha$									
	0.05	0.10	0.20	0.30	0.50	0.70	0.80	0.90	0.95	0.99
2	0.3127	0.3200	0.3337	0.3617	0.4337	0.5034	0.5507	0.5934	0.6133	0.6284
3	0.2299	0.2544	0.2899	0.3166	0.3645	0.4122	0.4508	0.5111	0.5508	0.6003
4	0.2072	0.2281	0.2545	0.2766	0.3163	0.3685	0.4007	0.4442	0.4844	0.5574
5	0.1884	0.2052	0.2290	0.2483	0.2877	0.3317	0.3603	0.4045	0.4420	0.5127
6	0.1726	0.1882	0.2102	0.2290	0.2645	0.3045	0.3320	0.3732	0.4085	0.4748
7	0.1604	0.1750	0.1961	0.2136	0.2458	0.2838	0.3098	0.3481	0.3811	0.4459
8	0.1506	0.1646	0.1845	0.2006	0.2309	0.2671	0.2914	0.3274	0.3590	0.4208
9	0.1426	0.1561	0.1746	0.1897	0.2186	0.2529	0.2758	0.3101	0.3404	0.3995
10	0.1359	0.1486	0.1661	0.1805	0.2082	0.2407	0.2626	0.2955	0.3244	0.3813
12	0.1249	0.1364	0.1524	0.1657	0.1912	0.2209	0.2411	0.2714	0.2981	0.3511
14	0.1162	0.1268	0.1418	0.1542	0.1778	0.2054	0.2242	0.2525	0.2774	0.3272
16	0.1091	0.1191	0.1332	0.1448	0.1669	0.1929	0.2105	0.2371	0.2606	0.3076
18	0.1032	0.1127	0.1260	0.1369	0.1578	0.1824	0.1990	0.2242	0.2465	0.2911
20	0.0982	0.1073	0.1199	0.1303	0.1501	0.1735	0.1893	0.2132	0.2345	0.2771
22	0.0939	0.1025	0.1146	0.1245	0.1434	0.1657	0.1809	0.2038	0.2241	0.2649
24	0.0901	0.0984	0.1099	0.1195	0.1376	0.1590	0.1735	0.1954	0.2150	0.2542
26	0.0868	0.0947	0.1058	0.1150	0.1324	0.1530	0.1670	0.1881	0.2069	0.2447
28	0.0838	0.0914	0.1021	0.1110	0.1278	0.1477	0.1611	0.1815	0.1997	0.2362
30	0.0811	0.0885	0.0988	0.1074	0.1236	0.1428	0.1559	0.1756	0.1932	0.2286
35	0.0754	0.0822	0.0918	0.0997	0.1148	0.1326	0.1447	0.1630	0.1793	0.2123
40	0.0707	0.0771	0.0861	0.0935	0.1077	0.1243	0.1356	0.1528	0.1681	0.1990
45	0.0668	0.0729	0.0814	0.0884	0.1017	0.1174	0.1281	0.1443	0.1588	0.1880
50	0.0636	0.0693	0.0774	0.0840	0.0966	0.1116	0.1217	0.1371	0.1509	0.1787
60	0.0582	0.0635	0.0708	0.0769	0.0885	0.1021	0.1114	0.1255	0.1381	0.1635
70	0.0541	0.0589	0.0658	0.0714	0.0821	0.0946	0.1033	0.1164	0.1281	0.1517
80	0.0507	0.0553	0.0616	0.0669	0.0769	0.0887	0.0968	0.1090	0.1200	0.1421
90	0.0479	0.0522	0.0582	0.0632	0.0726	0.0838	0.0914	0.1029	0.1132	0.1341
100	0.0455	0.0496	0.0553	0.0600	0.0690	0.0796	0.0868	0.0977	0.1075	0.1274
$n>100$ 时的近似值	$\frac{0.4550}{\sqrt{n}}$	$\frac{0.4959}{\sqrt{n}}$	$\frac{0.5530}{\sqrt{n}}$	$\frac{0.6000}{\sqrt{n}}$	$\frac{0.6898}{\sqrt{n}}$	$\frac{0.7957}{\sqrt{n}}$	$\frac{0.8678}{\sqrt{n}}$	$\frac{0.9773}{\sqrt{n}}$	$\frac{1.0753}{\sqrt{n}}$	$\frac{1.2743}{\sqrt{n}}$

【用法说明】 该表用于指数分布的 Lilliefors 检验，检验总体分布是否为指数分布。资料由含量为 n 的随机样本 $X_1, X_2, \cdots, X_n$ 构成，且具有未知分布函数 $F(x)$。p 为分位数 $1-\alpha$，其中 α 为检验水准。检验统计量计算公式为：

$$T = |F^*(x) - S(x)| \text{的最大值}$$

其中 $F^*(x)$ 是指数分布函数 $F(x)$ 的估计值，$S(x)$ 是经验分布函数。

$$F(x) = \begin{cases} 1 - e^{-x/t}, & x > 0 \\ 0, & x < 0 \end{cases}$$

$$F^*(x) = 1 - e^{-x}, \qquad x > 0$$

$$x = Z_i$$

$$Z_i = X_i / \bar{x}$$

其中 t 为未知参数。

判断原则：根据 n，p 的值查"指数分布的 Lilliefors 检验统计量分位数表"，得界值 W_p。如果 $n>100$，则查得的表中数值再除以$\sqrt{n}$即为界值 W_p。如果 $T>W_p$，则在 α 水准上拒绝 H_0，反之则不拒绝 H_0。

例 在1天当中的某段时间，长途电话的每次通话时间据说服从指数分布。调查某时段的10次通话时间，以分钟计算，数据如下：6，2，8，6，1，11，10，3，4，6。试检验此数据的分布是否为指数分布？

解 H_0：长途电话通话时间服从指数分布

H_1：此分布为非指数分布

$\alpha = 0.05$

计算检验统计量 $T = \max\{0.1452, 0.2510\} = 0.2510$。根据 $n = 10$，$\alpha = 0.05$，$p = 1 - \alpha = 0.95$，查"指数分布的 Lilliefors 检验统计量分位数表"，得界值 $W_{0.95} = 0.3244$。显然 $0.2510 < 0.3244$，即 $P > 0.05$。按 $\alpha = 0.05$ 检验水准不拒绝 H_0，即长途电话通话时间的分布为指数分布。

参考文献

徐天和，景学安，程琮.中华医学统计百科全书：非参数统计分册[M].北京：中国统计出版社，2013.

（刘琳）

质反应单向序贯试验边界系数表

P_0(%)	P_1(%) 5	10	15	20	25	30	35	40	45	50	55	60	65	70	75	80	85	90	95	100
0	0.74	0.63	0.57	0.53	0.51	0.49	0.47	0.45	0.44	0.43	0.41	0.40	0.39	0.38	0.37	0.36	0.34	0.32	0.30	0.21
	1.16	0.98	0.89	0.83	0.79	0.76	0.73	0.71	0.69	0.67	0.65	0.63	0.61	0.59	0.57	0.55	0.53	0.50	0.47	0.29
	0.013	0.022	0.031	0.040	0.049	0.059	0.068	0.078	0.089	0.100	0.112	0.125	0.139	0.155	0.173	0.194	0.219	0.253	0.304	0.500
5		3.94	2.43	1.89	1.60	1.40	1.27	1.16	1.07	1.00	0.94	0.88	0.83	0.78	0.73	0.68	0.63	0.57	0.50	0.30
		6.15	3.80	2.95	2.49	2.19	1.98	1.81	1.67	1.56	1.46	1.37	1.29	1.21	1.14	1.06	0.98	0.89	0.78	0.47
		0.072	0.092	0.110	0.128	0.146	0.163	0.181	0.199	0.218	0.238	0.258	0.280	0.304	0.330	0.360	0.394	0.438	0.500	0.696
10			6.36	3.63	2.68	2.18	1.87	1.64	1.47	1.34	1.23	1.13	1.05	0.97	0.89	0.82	0.75	0.67	0.57	0.32
			9.93	5.67	4.18	3.40	2.91	2.56	2.30	2.09	1.92	1.77	1.63	1.51	1.39	1.28	1.17	1.05	0.89	0.50
			0.124	0.145	0.166	0.186	0.206	0.226	0.247	0.268	0.289	0.312	0.335	0.361	0.389	0.420	0.456	0.500	0.562	0.747
15				8.45	4.63	3.32	2.64	2.22	1.92	1.70	1.52	1.38	1.25	1.14	1.04	0.94	0.85	0.75	0.63	0.34
				13.19	7.23	5.18	4.12	3.46	3.00	2.65	2.37	2.15	1.95	1.78	1.62	1.47	1.32	1.17	0.98	0.53
				0.174	0.197	0.219	0.240	0.262	0.284	0.306	0.329	0.352	0.377	0.403	0.432	0.464	0.500	0.544	0.606	0.731
20					10.24	5.46	3.84	3.00	2.48	2.12	1.86	1.64	1.47	1.32	1.18	1.06	0.94	0.82	0.68	0.36
					15.97	8.53	5.99	4.68	3.88	3.31	2.90	2.56	2.29	2.06	1.85	1.66	1.47	1.28	1.06	0.55
					0.224	0.248	0.271	0.293	0.316	0.339	0.363	0.387	0.412	0.439	0.468	0.500	0.536	0.580	0.640	0.806
25						11.72	6.14	4.25	3.28	2.68	2.27	1.96	1.71	1.51	1.34	1.18	1.04	0.89	0.73	0.37
						18.28	9.58	6.63	5.12	4.18	3.54	3.06	2.68	2.36	2.09	1.85	1.62	1.39	1.14	0.57
						0.275	0.298	0.322	0.345	0.369	0.393	0.418	0.444	0.471	0.500	0.532	0.568	0.611	0.700	0.827
30							12.90	6.66	4.55	3.48	2.81	2.35	2.01	1.74	1.51	1.32	1.14	0.97	0.78	0.38
							20.13	10.40	7.11	5.42	4.38	3.67	3.13	2.71	2.36	2.06	1.78	1.51	1.21	0.59
							0.325	0.349	0.373	0.397	0.422	0.447	0.473	0.500	0.529	0.561	0.597	0.639	0.696	0.845
35								13.79	7.04	4.76	3.59	2.87	2.38	2.01	1.71	1.47	1.25	1.05	0.83	0.39
								21.52	10.98	7.42	5.61	4.49	3.71	3.13	2.68	2.29	1.95	1.63	1.29	0.61
								0.375	0.399	0.424	0.449	0.474	0.500	0.527	0.556	0.588	0.623	0.665	0.720	0.861
40									14.38	7.26	4.86	3.63	2.87	2.35	1.96	1.64	1.28	1.13	0.88	0.40
									22.44	11.33	7.58	5.67	4.49	3.67	3.06	2.56	2.15	1.77	1.37	0.63
									0.426	0.450	0.475	0.500	0.526	0.553	0.582	0.613	0.648	0.688	0.742	0.875
45										14.67	7.34	4.86	3.59	2.81	2.27	1.86	1.52	1.23	0.94	0.41
										22.89	11.45	7.58	5.61	4.38	3.54	2.90	2.37	1.92	1.46	0.65
										0.475	0.500	0.525	0.551	0.578	0.607	0.637	0.671	0.711	0.762	0.888

质反应单向序贯试验边界系数表(续完)

p_0(%)	p_1(%)									
	55	60	65	70	75	80	85	90	95	100
50	14.67	7.26	4.76	3.48	2.68	2.12	1.70	1.34	1.00	0.43
	22.90	11.33	7.42	5.42	4.18	3.31	2.65	2.09	1.56	0.67
	0.525	0.550	0.576	0.603	0.631	0.661	0.694	0.732	0.782	0.900
55		14.38	7.04	4.55	3.28	2.48	1.92	1.47	1.07	0.44
		22.44	10.98	7.11	5.12	3.88	3.00	2.30	1.67	0.69
		0.575	0.601	0.627	0.655	0.684	0.716	0.755	0.801	0.911
60			13.79	6.66	4.25	3.00	2.22	1.64	1.16	0.45
			21.52	10.40	6.63	4.68	3.46	2.56	1.81	0.71
			0.625	0.615	0.678	0.707	0.738	0.774	0.810	0.922
65				12.90	6.14	3.84	2.64	1.89	1.27	0.47
				20.13	9.58	5.99	4.12	2.91	1.93	0.73
				0.675	0.702	0.729	0.760	0.794	0.837	0.932
70					11.72	5.46	3.32	2.18	1.40	0.49
					18.28	8.53	5.18	3.40	2.19	0.76
					0.725	0.752	0.781	0.814	0.854	0.941
75						10.24	4.63	2.68	1.60	0.51
						15.97	7.23	4.18	2.49	0.79
						0.776	0.803	0.834	0.872	0.951
80							8.45	3.63	1.89	0.53
							13.19	5.67	2.95	0.83
							0.826	0.855	0.890	0.960
85								6.36	2.43	0.57
								9.93	3.80	0.89
								0.876	0.909	0.969
90									3.94	0.63
									6.15	0.98
									0.928	0.978
95										0.74
										1.16
										0.937

【用法说明】 该表用于开放型定性资料单侧序贯试验。研究者指定 1 个治疗成功率 p_0 以及 1 个可以接受的 p_1(假定 $p_0<p_1$),在这 2 个量选定之后,研究者在做决定时面临的风险将按照下面的方式给出:在 $p<p_0$ 时,接受药物的概率不应该超过预先设定的值 α。而在 $p>p_1$ 时,拒绝药物的概率不应该超过预先设定的 β,α 和 β 分别为第Ⅰ类错误和第Ⅱ类错误。因此,容忍风险是以 4 个值为特征的,分别为 p_0,p_1,α 和 β。观察数 m 可作为横坐标,治疗有效个数 S_m 可以作为纵坐标。于是可以做出两条平行线,上界和下界分别用 U 和 L 表示。

$$U: y=\alpha_1+bm$$

$$L: y=\alpha_0+bm$$

这两条界限是在试验开始前画的。上界是接受域的边缘,下界是拒绝域的边缘,上下界之间的区域不做决定。表内上行为 $\alpha=\beta=0.05$ 的 a 值,中行为 $\alpha=\beta=0.01$ 的 a 值,下行为 b 值。

例 某试验采用一种新型抗吐药剂(一种氯丙嗪结构的化合物)预防吐根诱发的呕吐。在超过 80 个安慰药物检验的基础上,研究者发现能有效阻止呕吐的发生率为 34%。来自安慰剂试验且服从二项分布这些数据适合作为序贯试验的对照组。序贯试验设计条件下,试验观察的结果,即观察数量与治疗有效的个数如下:

观察数量	1	2	3	4	5	6	7	8	9	10	11	12	13	14	15	16	17	18	19	20
治疗有效的个数	0	0	1	2	2	2	2	2	3	4	5	5	6	7	7	7	7	7		

$p_0=0.35$,一个不能接受的有效防呕吐发生率,同时也是在安慰剂对照组中观察到的抗吐结果。$p_1=0.75$,一个可以接受的有效防呕吐发生率,同时它也显著优于安慰剂对照组。$\alpha=0.01$,接受治疗有效的发生率小于等于 p_0 的最大风险或者概率。$\beta=0.01$,拒绝治疗有效的发生率大于等于 p_1 的最大风险或者概率。

解 由 $\alpha=\beta=0.01, p_0=0.35, p_1=0.75$,查"质反应单向序贯试验边界系数表" 公共截距 b,以及对应于错误水平(0.01,0.01)的上下限截距 a 与 $-a$,上下界分别为

$$U: y=2.676+0.556m$$

$$L: y=-2.676+0.556m$$

采用图示法,见图 1。试验在第 18 个观察时结束,新型抗吐药剂预防吐根诱发的呕吐的效果与安慰剂的差别无统计学意义。应认为该新型抗吐药剂无效。

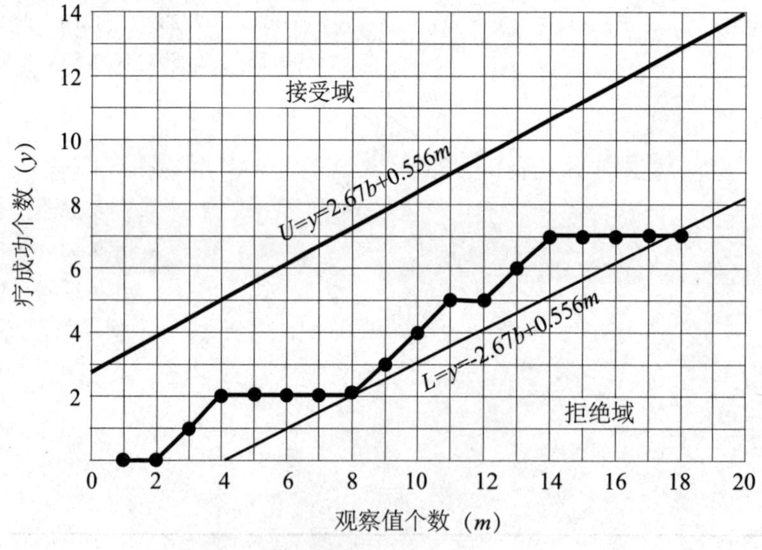

图 1 确定抗吐药剂有效率的序贯分析

(高永,张中文)

质反应双侧序贯试验数值用表

临界点	边界参数			所需平均"不同对"数			等价样本量
	a_1	a_2	b	$n_{1/2}$	n_θ	$n_{\max}$	
0.55	36.25	29.61	0.050	870	660	1080	1294
	52.30	29.81	0.050	928	965	1563	1775
0.6	17.94	14.65	0.101	215	160	270	319
	25.88	14.75	0.101	229	240	366	439
0.65	11.75	9.6	0.152	95	70	115	138
	16.95	9.66	0.152	101	106	168	191
0.7	8.59	7.01	0.206	51	40	63	75
	12.39	7.06	0.206	54	59	91	104
0.75	6.62	5.41	0.262	31	25	38	46
	9.55	5.44	0.262	33	37	56	64
0.8	5.25	4.29	0.322	21	17	25	30
	7.57	4.31	0.322	22	25	36	42
0.85	4.19	3.42	0.388	15	12	17	20
	6.05	3.45	0.388	16	18	25	29
0.9	3.31	2.7	0.465	10	9	11	14
	4.78	2.72	0.465	11	13	17	20
0.95	2.47	2.02	0.564	7	7	7	9
	3.56	2.03	0.564	7	10	11	14

【用法说明】 该表为质反应双侧序贯试验数值用表。表内第 1 行为对应与不同 θ 的检验水准 $2\alpha=\beta=0.05$ 的质反应双侧序贯试验数值，第 2 行为检验水准 $2\alpha=0.01,\beta=0.05$ 的质反应双侧序贯试验数值。记 SF 为 A 处理优于 B 处理的不同对，FS 为 B 处理优于 A 处理的不同对。假设 A 处理的有效率是 P_1，B 处理的有效率为 P_2。令 $\theta=\dfrac{P_2(1-P_1)}{P_2(1-P_1)+P_1(1-P_2)}$，$\theta$ 可以用配对试验中 A 处理优于 B 处理的对子数 SF 与所有总对子数 $(SF+FS)$ 的比值表示。在实际工作中，试验者往往需要预估结束试验所需的总配对数。总配对数可以由表中平均不同对数乘系数 $K=\dfrac{1}{P_2(1-P_1)+P_1(1-P_2)}$ 而得到。其中 $n_{1/2}$ 为 $P_1=P_2$（即 $\theta=0.5$）时的平均不同对数；n_θ 为 $P_1=0.5,P_2=\theta$ 时的平均不同对数；$n_{\max}$ 为平均最大配对数。

例 研究抗炎药 Fenoprofen 对缓解风湿性关节痛的效果，以阿司匹林做对照。每人每 6 小时服 1 次药，每天服 4 次，其中有 2 次服阿司匹林，2 次服试药。以后请患者做出判断究竟哪种药较好。当患者判断服试药较服对照药阿司匹林好时，记这样的结果为 SF；当患者判断服对照药较服试药好时，结果记为 FS；当患者不能区分哪一药较好时，则弃去这次结果，并不作记录。记 $\theta=$SF 数/(SF 数+ FS 数)。实验者要求通过试验后能选出以下 3 种结果之一：1)$\theta\geqslant 0.8$ 时，A 药优于 B 药；2)当 $\theta\leqslant 0.2$ 时，B 药优于 A 药；3)$\theta=0.5$ 时，两药无差别。同时，假阳性率为 $2\alpha=0.05$。假阴性率 $\beta=0.05$。

解 根据 $\theta=0.8,2\alpha=\beta=0.05$，查"质反应双侧序贯试验数值用表"，得 $a_1=5.25,a_2=4.29,b=0.332$。并得出上界 U，下界 L 和中界 M 及 M'，共 4 条界限。

$U: y=5.25+0.332m$ $M: y=-4.29+0.332m$

$L: y=-5.25-0.332m$ $M': y=4.29-0.332m$

由 U、L、M 和 M' 可绘出双向序贯试验图。见图 1。

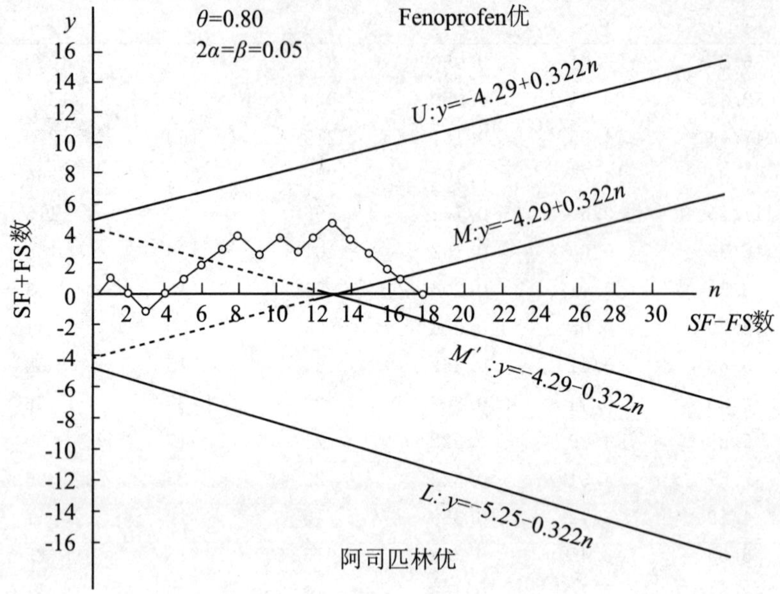

图 1　Fenoprofen 与阿司匹林疗效比较的序贯试验图

本例中试验至第 17 个患者时，实验线触及中界 M，于是结论为试药与对照药无差别，其假阴性率不超过 5%。"质反应双侧序贯试验数值用表"不仅列出了边界系数表，还列出了结束试验所需的平均不同对数以及平均最大不同对数。试验者规定 θ 后，如果查表得出试验终了所需样本量过大，可提高 θ 值。如果试验者希望有较高的灵敏度，就可选择较小的 θ 值，这时所需的平均不同对数就较大。

（高永，张中文）

质反应双向序贯实验边界系数表

r	$2\alpha=\beta=0.05$			$2\alpha=\beta=0.01$		
	a_1	a_2	b	a_1	a_2	b
1.5	17.9	14.7	0.10	26.1	22.7	0.10
2.0	10.5	8.6	0.17	15.3	13.3	0.17
2.5	7.9	6.5	0.22	11.5	10.0	0.22
3.0	6.6	5.4	0.26	9.6	8.4	0.26
3.5	5.8	4.7	0.29	8.4	7.3	0.29
4.0	5.2	4.3	0.32	7.6	6.6	0.32
4.5	4.8	3.9	0.35	7.0	6.1	0.35
5.0	4.5	3.7	0.37	6.6	5.7	0.37
5.5	4.3	3.5	0.38	6.2	5.4	0.38
6.0	4.1	3.3	0.40	5.9	5.1	0.40
6.5	3.9	3.2	0.41	5.7	4.9	0.41
7.0	3.7	3.1	0.42	5.4	4.7	0.42
7.5	3.6	2.9	0.44	5.2	4.6	0.44
8.0	3.5	2.9	0.45	5.1	4.4	0.45
8.5	3.4	2.8	0.46	4.9	4.3	0.46
9.0	3.3	2.7	0.46	4.8	4.2	0.46
9.5	3.2	2.6	0.47	4.7	4.1	0.47
10.0	3.2	2.6	0.48	4.6	4.0	0.48
10.5	3.1	2.5	0.49	4.5	3.9	0.49
11.0	3.0	2.5	0.49	4.4	3.8	0.49
11.5	3.0	2.4	0.50	4.3	3.8	0.50
12.0	2.9	2.4	0.51	4.3	3.7	0.51
12.5	2.9	2.4	0.51	4.2	3.6	0.51
13.0	2.8	2.3	0.52	4.1	3.6	0.52
13.5	2.8	2.3	0.52	4.1	3.5	0.52
14.0	2.8	2.3	0.53	4.0	3.5	0.53
14.5	2.7	2.2	0.53	4.0	3.4	0.53
15.0	2.7	2.2	0.54	3.9	3.4	0.54
15.5	2.7	2.2	0.54	3.9	3.4	0.54
16.0	2.6	2.1	0.54	3.8	3.3	0.54
16.5	2.6	2.1	0.55	3.8	3.3	0.55
17.0	2.6	2.1	0.55	3.7	3.2	0.55
17.5	2.5	2.1	0.55	3.7	3.2	0.55
18.0	2.5	2.1	0.56	3.7	3.2	0.56
18.5	2.5	2.0	0.56	3.6	3.2	0.56
19.0	2.5	2.0	0.56	3.6	3.1	0.56
19.5	2.4	2.0	0.57	3.6	3.1	0.57
20.0	2.4	2.0	0.57	3.5	3.1	0.57

【用法说明】 该表为质反应双向序贯实验边界系数表。表内为不同 r 的 $2\alpha=\beta=0.05$ 以及 $2\alpha=\beta=0.01$ 的质反应双侧序贯试验边界系数。其中，a_1 为上界截距，$-a_1$ 为下界截距；a_2 为中上界截距，$-a_2$ 为中下界截距；b 与 $-b$ 为对应边界斜率。

例 用一定剂量的甲喹酮(A 药)与环已巴比妥(B 药)以比较其安眠作用。试验者将外型与体积相同的 A,B 两药给有失眠症患者分别在 2 个晚上服用，次序随机。以后由患者自己判断哪一晚睡的较好。当患者判断服 A 药较服 B 药睡得好时，记这样结果为 SF；当患者判断服 B 药较服 A 药睡得好时，记这样结果为 FS；当患者不能区分哪一晚睡的较好时，则弃去这次结果且不作记录。用双向序贯时，计 $r=$ SF 数/ FS 数。试验标准如下：(1)$r\geqslant 4$ 时，A 药优于 B 药，(2)当 $r\leqslant 1/4$ 时，B 药优于 A 药，(3)$r=1$ 时，两药无差别。同时，假阳性率为 $2\alpha=0.05$。假阴性率 $\beta=0.05$。

解 查“质反应双向序贯实验边界系数表”，当 $r=4$，$2\alpha=\beta=0.05$ 时，$a_1=5.2$，$a_2=4.3$，$b=0.32$，于是得出上界 U，下界 L 和中界 M 及 M'，共 4 条界限。

U：$y=5.2+0.32m$　　　　M：$y=-4.3+0.32m$

L：$y=-5.2-0.32m$　　　　M'：$y=4.3-0.32m$

试验至第 17 个患者时(不能区分哪一晚睡得较好除外)，试验线触及上界 U，结论为 A 药优于 B 药。见图 1。

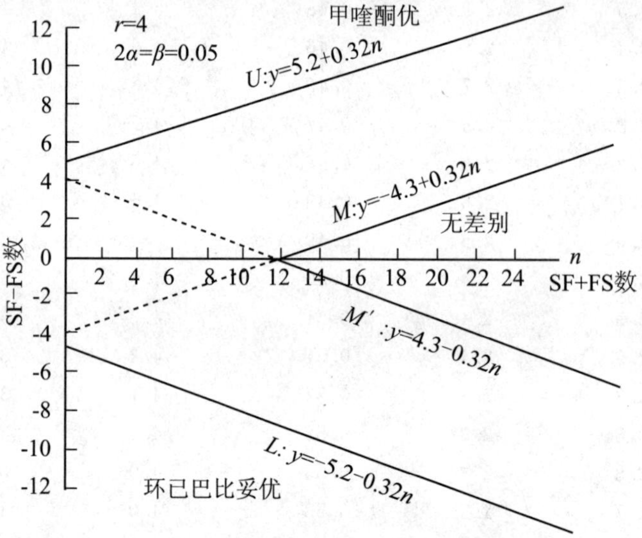

图 1　甲喹酮与环已巴比妥对安眠效果比较的序贯试验图

(高永，张中文)

中位数置信区间用符号秩和检验概率表

n	*T*	*P*	*n*	*T*	*P*	*n*	*T*	*P*	*n*	*T*	*P*	*n*	*T*	*P*	*n*	*T*	*P*
5	0	0.0313	8	11	0.1914	10	14	0.9670	11	31	0.4492	13	2	0.0004	14	2	0.0002
	1	0.0625		12	0.2305		15	0.1162		32	0.4829		3	0.0006		3	0.0003
	2	0.0938		13	0.2734		16	0.1377		33	0.5171		4	0.0009		4	0.0004
	3	0.1563		14	0.3203		17	0.1611	12	0	0.0002		5	0.0012		5	0.0006
	4	0.2188		15	0.3711		18	0.1875		1	0.0005		6	0.0017		6	0.0009
	5	0.3125		16	0.4219		19	0.2158		2	0.0007		7	0.0023		7	0.0012
	6	0.4063		17	0.4727		20	0.2461		3	0.0012		8	0.0031		8	0.0015
	7	0.5000		18	0.5273		21	0.2783		4	0.0017		9	0.0040		9	0.0020
6	0	0.0156	9	0	0.0020		22	0.3125		5	0.0024		10	0.0052		10	0.0026
	1	0.0313		1	0.0039		23	0.3477		6	0.0034		11	0.0067		11	0.0034
	2	0.0469		2	0.0059		24	0.3848		7	0.0046		12	0.0085		12	0.0043
	3	0.0781		3	0.0098		25	0.4229		8	0.0061		13	0.0107		13	0.0054
	4	0.1094		4	0.0137		26	0.4609		9	0.0081		14	0.0133		14	0.0067
	5	0.1563		5	0.0195		27	0.5000		10	0.0105		15	0.0164		15	0.0083
	6	0.2188		6	0.0273	11	0	0.0005		11	0.0134		16	0.0199		16	0.0101
	7	0.2813		7	0.0371		1	0.0010		12	0.0171		17	0.0239		17	0.0123
	8	0.3438		8	0.0488		2	0.0015		13	0.0212		18	0.0287		18	0.0148
	9	0.4219		9	0.0645		3	0.0024		14	0.0261		19	0.0341		19	0.0176
	10	0.5000		10	0.0820		4	0.0034		15	0.0320		20	0.0402		20	0.0209
7	0	0.0078		11	0.1016		5	0.0049		16	0.0386		21	0.0471		21	0.0247
	1	0.0156		12	0.1250		6	0.0068		17	0.0461		22	0.0549		22	0.0290
	2	0.0234		13	0.1504		7	0.0093		18	0.0549		23	0.0636		23	0.0338
	3	0.0391		14	0.1797		8	0.0122		19	0.0647		24	0.0732		24	0.0392
	4	0.0547		15	0.2129		9	0.0161		20	0.0757		25	0.0839		25	0.0453
	5	0.0781		16	0.2480		11	0.0210		21	0.0881		26	0.0955		26	0.0520
	6	0.1094		17	0.2852		11	0.0269		22	0.1018		27	0.1082		27	0.0594
	7	0.1484		18	0.3262		12	0.0337		23	0.1167		28	0.1219		28	0.0676
	8	0.1875		19	0.3672		13	0.0415		24	0.1331		29	0.1367		29	0.0765
	9	0.2344		20	0.4102		14	0.0508		25	0.1506		30	0.1527		30	0.0863
	10	0.2891		21	0.4551		15	0.0615		26	0.1697		31	0.1698		31	0.0969
	11	0.3438		22	0.5000		16	0.0737		27	0.1902		32	0.1879		32	0.1083
	12	0.4063	10	0	0.0010		17	0.0874		28	0.2119		33	0.2072		33	0.1206
	13	0.4688		1	0.0020		18	0.1030		29	0.2349		34	0.2274		34	0.1338
	14	0.5313		2	0.0029		19	0.1201		30	0.2593		35	0.2487		35	0.1479
8	0	0.0039		3	0.0049		20	0.1392		31	0.2847		36	0.2709		36	0.1629
	1	0.0078		4	0.0068		21	0.1602		32	0.3110		37	0.2939		37	0.1788
	2	0.0117		5	0.0098		22	0.1826		33	0.3386		38	0.3177		38	0.1955
	3	0.0195		6	0.0137		23	0.2065		34	0.3667		39	0.3424		39	0.2131
	4	0.0273		7	0.0186		24	0.2324		35	0.3955		40	0.3677		40	0.2316
	5	0.0391		8	0.0244		25	0.2598		36	0.4250		41	0.3934		41	0.2508
	6	0.0547		9	0.0322		26	0.2886		37	0.4548		42	0.4197		42	0.2708
	7	0.0742		10	0.0420		27	0.3188		38	0.4849		43	0.4463		43	0.2915
	8	0.0977		11	0.0527		28	0.3501		39	0.5151		44	0.4730		44	0.3129
	9	0.1250		12	0.0654		29	0.3823	13	0	0.0001		45	0.5000		45	0.3349
	10	0.1563		13	0.0801		30	0.4155		1	0.0002	14	0	0.0001		46	0.3574

中位数置信区间用符号秩和检验概率表(续)

n	T	P	n	T	P	n	T	P	n	T	P	n	T	P	n	T	P
14	47	0.3804	15	42	0.1651	16	31	0.0288	17	15	0.0010	17	60	0.2293	18	39	0.0216
	48	0.4039		43	0.1796		32	0.0327		16	0.0013		61	0.2437		40	0.0241
	49	0.4276		44	0.1947		33	0.0370		17	0.0016		62	0.2585		41	0.0269
	50	0.4516		45	0.2106		34	0.0416		18	0.0019		63	0.2738		42	0.0300
	51	0.4758		46	0.2271		35	0.0467		19	0.0023		64	0.2895		43	0.0333
	52	0.5000		47	0.2444		36	0.0523		20	0.0028		65	0.3058		44	0.0368
15	1	0.0001		48	0.2622		37	0.0583		21	0.0033		66	0.3221		45	0.0407
	3	0.0002		49	0.2807		38	0.0649		22	0.0040		67	0.3389		46	0.0449
	5	0.0003		50	0.2997		39	0.0719		23	0.0047		68	0.3559		47	0.0494
	6	0.0004		51	0.3193		40	0.0795		24	0.0055		69	0.3733		48	0.0542
	7	0.0006		52	0.3394		41	0.0877		25	0.0064		70	0.3910		49	0.0594
	8	0.0008		53	0.3599		42	0.0964		26	0.0075		71	0.4088		50	0.0649
	9	0.0010		54	0.3808		43	0.1057		27	0.0087		72	0.4268		51	0.0708
	10	0.0013		55	0.4020		44	0.1158		28	0.0101		73	0.4450		52	0.0770
	11	0.0017		56	0.4235		45	0.1261		29	0.0118		74	0.4633		53	0.0837
	12	0.0021		57	0.4452		46	0.1372		30	0.0133		75	0.4816		54	0.0907
	13	0.0027		58	0.4670		47	0.1489		31	0.0153		76	0.5000		55	0.0982
	14	0.0034		59	0.4890		48	0.1613		32	0.0174	18	6	0.0001		56	0.1061
	15	0.0042		60	0.5110		49	0.1742		33	0.0198		10	0.0002		57	0.1144
	16	0.0051	16	3	0.0001		50	0.1877		34	0.0224		12	0.0003		58	0.1231
	17	0.0062		5	0.0002		51	0.2019		35	0.0253		14	0.0004		59	0.1323
	18	0.0075		7	0.0003		52	0.2166		36	0.0284		15	0.0005		60	0.1419
	19	0.0090		8	0.0004		53	0.2319		37	0.0319		16	0.0006		61	0.1519
	20	0.0108		9	0.0005		54	0.2477		38	0.0357		17	0.0008		62	0.1624
	21	0.0128		10	0.0007		55	0.2641		39	0.0398		18	0.0010		63	0.1733
	22	0.0151		11	0.0008		56	0.2809		40	0.0443		19	0.0012		64	0.1846
	23	0.0177		12	0.0011		57	0.2983		41	0.0492		20	0.0014		65	0.1964
	24	0.0206		13	0.0013		58	0.3161		42	0.0544		21	0.0017		66	0.2086
	25	0.0240		14	0.0017		59	0.3343		43	0.0601		22	0.0020		67	0.2211
	26	0.0277		15	0.0021		60	0.3529		44	0.0662		23	0.0024		68	0.2341
	27	0.0319		16	0.0026		61	0.3718		45	0.0727		24	0.0028		69	0.2475
	28	0.0365		17	0.0031		62	0.3910		46	0.0797		25	0.0033		70	0.2613
	29	0.0416		18	0.0038		63	0.4104		47	0.0871		26	0.0038		71	0.2754
	30	0.0473		19	0.0046		64	0.4301		48	0.0950		27	0.0045		72	0.2899
	31	0.0535		20	0.0055		65	0.4500		49	0.1034		28	0.0052		73	0.3047
	32	0.0603		21	0.0065		66	0.4699		50	0.1123		29	0.0060		74	0.3198
	33	0.0677		22	0.0078		67	0.4900		51	0.1218		30	0.0069		75	0.3353
	34	0.0757		23	0.0091		68	0.5100		52	0.1317		31	0.0080		76	0.3509
	35	0.0844		24	0.0107	17	4	0.0001		53	0.1421		32	0.0091		77	0.3669
	36	0.0938		25	0.0125		8	0.0002		54	0.1530		33	0.0104		78	0.3830
	37	0.1039		26	0.0145		9	0.0003		55	0.1645		34	0.0118		79	0.3994
	38	0.1147		27	0.0168		11	0.0004		56	0.1764		35	0.0134		80	0.4159
	39	0.1262		28	0.0193		12	0.0005		57	0.1889		36	0.0152		81	0.4325
	40	0.1384		29	0.0222		13	0.0007		58	0.2019		37	0.0171		82	0.4493
	41	0.1514		30	0.0253		14	0.0008		59	0.2153		38	0.0192		83	0.4661

中位数置信区间用符号秩和检验概率表(续)

n	T	P	n	T	P	n	T	P	n	T	P	n	T	P	n	T	P
19	84	0.4831	19	57	0.0668	20	24	0.0007	20	69	0.0947	21	30	0.0009	21	75	0.0839
	85	0.5000		58	0.0723		25	0.0008		70	0.1012		31	0.0011		76	0.0895
	9	0.0001		59	0.0782		26	0.0010		71	0.1081		32	0.0012		77	0.0953
	13	0.0002		60	0.0844		27	0.0012		72	0.1153		33	0.0014		78	0.1015
	15	0.0003		61	0.0909		28	0.0014		73	0.1227		34	0.0016		79	0.1078
	17	0.0004		62	0.0978		29	0.0016		74	0.1305		35	0.0019		80	0.1145
	18	0.0005		63	0.1051		30	0.0018		75	0.1387		36	0.0021		81	0.1214
	19	0.0006		64	0.1127		31	0.0021		76	0.1471		37	0.0024		82	0.1286
	20	0.0007		65	0.1206		32	0.0024		77	0.1559		38	0.0028		83	0.1361
	21	0.0008		66	0.1290		33	0.0028		78	0.1650		39	0.0031		84	0.1430
	22	0.0010		67	0.1377		34	0.0032		79	0.1744		40	0.0036		85	0.1519
	23	0.0012		68	0.1467		35	0.0036		80	0.1841		41	0.0040		86	0.1602
	24	0.0014		69	0.1562		36	0.0042		81	0.1942		42	0.0045		87	0.1688
	25	0.0017		70	0.1660		37	0.0047		82	0.2045		43	0.0051		88	0.1777
	26	0.0020		71	0.1762		38	0.0053		83	0.2152		44	0.0057		89	0.1869
	27	0.0023		72	0.1868		39	0.0060		84	0.2262		45	0.0063		90	0.1963
	28	0.0027		73	0.1977		40	0.0068		85	0.2375		46	0.0071		91	0.2060
	29	0.0031		74	0.2090		41	0.0077		86	0.2490		47	0.0079		92	0.2160
	30	0.0036		75	0.2207		42	0.0086		87	0.2608		48	0.0088		93	0.2262
	31	0.0041		76	0.2327		43	0.0096		88	0.2729		49	0.0097		94	0.2367
	32	0.0047		77	0.2450		44	0.0107		89	0.2853		50	0.0108		95	0.2474
	33	0.0054		78	0.2576		45	0.0120		90	0.2979		51	0.0119		96	0.2584
	34	0.0062		79	0.2706		46	0.0133		91	0.3108		52	0.0132		97	0.2696
	35	0.0070		80	0.2839		47	0.0148		92	0.3238		53	0.0145		98	0.2810
	36	0.0080		81	0.2974		48	0.0164		93	0.3371		54	0.0160		99	0.2927
	37	0.0090		82	0.3113		49	0.0181		94	0.3506		55	0.0175		100	0.3046
	38	0.0102		83	0.3254		50	0.0200		95	0.3643		56	0.0192		101	0.3166
	39	0.0115		84	0.3397		51	0.0220		96	0.3781		57	0.0210		102	0.3289
	40	0.0129		85	0.3543		52	0.0242		97	0.3921		58	0.0230		103	0.3414
	41	0.0145		86	0.3690		53	0.0266		98	0.4062		59	0.0251		104	0.3540
	42	0.0162		87	0.3840		54	0.0291		99	0.4204		60	0.0273		105	0.3667
	43	0.0180		88	0.3991		55	0.0319		100	0.4347		61	0.0298		106	0.3796
	44	0.0201		89	0.4144		56	0.0348		101	0.4492		62	0.0323		107	0.3927
	45	0.0223		90	0.4298		57	0.0379		102	0.4636		63	0.0351		108	0.4058
	46	0.0247		91	0.4453		58	0.0413		103	0.4782		64	0.0380		109	0.4191
	47	0.0273		92	0.4609		59	0.0448		104	0.4927		65	0.0411		110	0.4324
	48	0.0301		93	0.4765		60	0.0487		105	0.5073		66	0.0444		111	0.4459
	49	0.0331		94	0.4922		61	0.0527	21	14	0.0001		67	0.0479		112	0.4593
	50	0.0364		95	0.5078		62	0.0570		20	0.0002		68	0.0516		113	0.4729
	51	0.0399	20	11	0.0001		63	0.0615		22	0.0003		69	0.0555		114	0.4864
	52	0.0437		16	0.0002		64	0.0664		24	0.0004		70	0.0597		115	0.5000
	53	0.0478		19	0.0003		65	0.0715		26	0.0005		71	0.0640	22	18	0.0001
	54	0.0521		20	0.0004		66	0.0768		27	0.0006		72	0.0686		23	0.0002
	55	0.0567		22	0.0005		67	0.0825		28	0.0007		73	0.0735		26	0.0003
	56	0.0616		23	0.0006		68	0.0884		29	0.0008		74	0.0786		29	0.0004

中位数置信区间用符号秩和检验概率表(续)

n	T	P	n	T	P	n	T	P	n	T	P	n	T	P	n	T	P
22	30	0.0005	22	76	0.0527	22	121	0.4368	23	71	0.0208	23	116	0.2601	24	59	0.0040
	32	0.0006		77	0.0564		122	0.4494		72	0.0224		117	0.2700		60	0.0044
	33	0.0007		78	0.0603		123	0.4620		73	0.0242		118	0.2800		61	0.0048
	34	0.0008		79	0.0644		124	0.4746		74	0.0261		119	0.2902		62	0.0053
	35	0.0010		80	0.0687		125	0.4873		75	0.0281		120	0.3005		63	0.0058
	36	0.0011		81	0.0733		126	0.5000		76	0.0303		121	0.3110		64	0.0063
	37	0.0013		82	0.0780	23	21	0.0001		77	0.0325		122	0.3217		65	0.0069
	38	0.0014		83	0.0829		28	0.0002		78	0.0349		123	0.3325		66	0.0075
	39	0.0016		84	0.0881		31	0.0003		79	0.0274		124	0.3434		67	0.0082
	40	0.0018		85	0.0935		33	0.0004		80	0.0401		125	0.3545		68	0.0089
	41	0.0021		86	0.0991		35	0.0005		81	0.0429		126	0.3657		69	0.0097
	42	0.0023		87	0.1050		38	0.0006		82	0.0459		127	0.3770		70	0.0106
	43	0.0026		88	0.1111		38	0.0007		83	0.0490		128	0.3884		71	0.0115
	44	0.0030		89	0.1174		39	0.0008		84	0.0523		129	0.3999		72	0.0124
	45	0.0033		90	0.1240		40	0.0009		85	0.0557		130	0.4115		73	0.0135
	46	0.0037		91	0.1308		41	0.0011		86	0.0593		131	0.4231		74	0.0146
	47	0.0042		92	0.1378		42	0.0012		87	0.0631		132	0.4348		75	0.0157
	48	0.0046		93	0.1451		43	0.0014		88	0.0671		133	0.4466		76	0.0170
	49	0.0052		94	0.1527		44	0.0015		89	0.0712		134	0.4584		77	0.0183
	50	0.0057		95	0.1604		45	0.0017		90	0.0755		135	0.4703		78	0.0197
	51	0.0064		96	0.1685		46	0.0019		91	0.0801		136	0.4822		79	0.0212
	52	0.0070		97	0.1767		47	0.0022		92	0.0848		137	0.4941		80	0.0228
	53	0.0078		98	0.1853		48	0.0024		93	0.0897		138	0.5060		81	0.0245
	54	0.0086		99	0.1940		49	0.0027		94	0.0948	24	25	0.0001		82	0.0263
	55	0.0095		100	0.2030		50	0.0030		95	0.1001		32	0.0002		83	0.0282
	56	0.0104		101	0.2122		51	0.0034		96	0.1056		36	0.0003		84	0.0302
	57	0.0115		102	0.2217		52	0.0037		97	0.1113		38	0.0004		85	0.0323
	58	0.0128		103	0.2314		53	0.0041		98	0.1172		40	0.0005		86	0.0346
	59	0.0138		104	0.2413		54	0.0046		99	0.1234		42	0.0006		87	0.0369
	60	0.0151		105	0.2514		55	0.0051		100	0.1297		43	0.0007		88	0.0394
	61	0.0164		106	0.2618		56	0.0056		101	0.1363		44	0.0008		89	0.0420
	62	0.0179		107	0.2723		57	0.0061		102	0.1431		45	0.0009		90	0.0447
	63	0.0195		108	0.2830		58	0.0068		103	0.1501		46	0.0010		91	0.0475
	64	0.0212		109	0.2940		59	0.0074		104	0.1573		47	0.0011		92	0.0505
	65	0.0231		110	0.3051		60	0.0082		105	0.1647		48	0.0013		93	0.0537
	66	0.0250		111	0.3164		61	0.0089		106	0.1723		49	0.0014		94	0.0570
	67	0.0271		112	0.3278		62	0.0098		107	0.1802		50	0.0016		95	0.0604
	68	0.0293		113	0.3394		63	0.0107		108	0.1883		51	0.0018		96	0.0640
	69	0.0317		114	0.3512		64	0.0117		109	0.1965		52	0.0020		97	0.0678
	70	0.0342		115	0.3631		65	0.0127		110	0.2050		53	0.0022		98	0.0717
	71	0.0369		116	0.3751		66	0.0138		111	0.2137		54	0.0024		99	0.0758
	72	0.0397		117	0.3873		67	0.0150		112	0.2226		55	0.0027		100	0.0800
	73	0.0427		118	0.3995		68	0.0163		113	0.2317		56	0.0029		101	0.0844
	74	0.0459		119	0.4119		69	0.0177		114	0.2410		57	0.0033		102	0.0890
	75	0.0492		120	0.4243		70	0.0192		115	0.2505		58	0.0036		103	0.0938

中位数置信区间用符号秩和检验概率表(续)

n	*T*	*P*	*n*	*T*	*P*	*n*	*T*	*P*	*n*	*T*	*P*	*n*	*T*	*P*	*n*	*T*	*P*
24	104	0.0987	24	149	0.4944	25	86	0.0197	25	131	0.2054	26	62	0.0015	26	107	0.0421
	105	0.1038		150	0.5056		87	0.0211		132	0.2131		63	0.0016		108	0.0445
	106	0.1091	25	29	0.0001		88	0.0226		133	0.2209		64	0.0018		109	0.0470
	107	0.1146		37	0.0002		89	0.0241		134	0.2289		65	0.0020		110	0.0497
	108	0.1203		41	0.0003		90	0.0258		135	0.2371		66	0.0021		111	0.0524
	109	0.1261		43	0.0004		91	0.0275		136	0.2454		67	0.0023		112	0.0553
	110	0.1322		45	0.0005		92	0.0294		137	0.2539		68	0.0026		113	0.0582
	111	0.1384		47	0.0006		93	0.0313		138	0.2625		69	0.0028		114	0.0613
	112	0.1448		49	0.0007		94	0.0334		139	0.2712		70	0.0031		115	0.0646
	113	0.1515		50	0.0008		95	0.0355		140	0.2801		71	0.0033		116	0.0679
	114	0.1583		51	0.0009		96	0.0377		141	0.2891		72	0.0036		117	0.0714
	115	0.1653		52	0.0010		97	0.0401		142	0.2983		73	0.0040		118	0.0750
	116	0.1724		53	0.0011		98	0.0426		143	0.3075		74	0.0043		119	0.0787
	117	0.1798		54	0.0013		99	0.0452		144	0.3169		75	0.0047		120	0.0825
	118	0.1874		55	0.0014		100	0.0479		145	0.3264		76	0.0051		121	0.0865
	119	0.1951		56	0.0015		101	0.0507		146	0.3360		77	0.0055		122	0.0907
	120	0.2031		57	0.0017		102	0.0537		147	0.3458		78	0.0060		123	0.0950
	121	0.2112		58	0.0019		103	0.0567		148	0.3556		79	0.0065		124	0.0994
	122	0.2195		59	0.0021		104	0.0600		149	0.3655		80	0.0070		125	0.1039
	123	0.2279		60	0.0023		105	0.0633		150	0.3755		81	0.0076		126	0.1086
	124	0.2366		61	0.0025		106	0.0668		151	0.3856		82	0.0082		127	0.1135
	125	0.2454		62	0.0028		107	0.0705		152	0.3957		83	0.0088		128	0.1185
	126	0.2544		63	0.0031		108	0.0742		153	0.4060		84	0.0095		129	0.1236
	127	0.2635		64	0.0034		109	0.0782		154	0.4163		85	0.0102		130	0.1289
	128	0.2728		65	0.0037		110	0.0822		155	0.4266		86	0.0110		131	0.1344
	129	0.2823		66	0.0040		111	0.0865		156	0.4370		87	0.0118		132	0.1399
	130	0.2919		67	0.0044		112	0.0909		157	0.4474		88	0.0127		133	0.1457
	131	0.3017		68	0.0048		113	0.0954		158	0.4579		89	0.0136		134	0.1516
	132	0.3115		69	0.0053		114	0.1001		159	0.4684		90	0.0146		135	0.1576
	133	0.3216		70	0.0057		115	0.1050		160	0.4789		91	0.0156		136	0.1638
	134	0.3317		71	0.0062		116	0.1100		161	0.4895		92	0.0167		137	0.1702
	135	0.3420		72	0.0068		117	0.1152		162	0.5000		93	0.0179		138	0.1767
	136	0.3524		73	0.0074		118	0.1205	26	34	0.0001		94	0.0191		139	0.1833
	137	0.3629		74	0.0080		119	0.1261		42	0.0002		95	0.0204		140	0.1901
	138	0.3735		75	0.0087		120	0.1317		46	0.0003		96	0.0217		141	0.1970
	139	0.3841		76	0.0094		121	0.1376		49	0.0004		97	0.0232		142	0.2041
	140	0.3949		77	0.0101		122	0.1436		51	0.0005		98	0.0247		143	0.2114
	141	0.4058		78	0.0110		123	0.1498		53	0.0006		99	0.0263		144	0.2187
	142	0.4167		79	0.0118		124	0.1562		55	0.0007		100	0.0279		145	0.2262
	143	0.4277		80	0.0128		125	0.1627		56	0.0008		101	0.0297		146	0.2339
	144	0.4387		81	0.0137		126	0.1694		57	0.0009		102	0.0315		147	0.2417
	145	0.4498		82	0.0148		127	0.1763		58	0.0010		103	0.0334		148	0.2496
	146	0.4609		83	0.0159		128	0.1833		59	0.0011		104	0.0355		149	0.2577
	147	0.4721		84	0.0171		129	0.1905		60	0.0012		105	0.0376		150	0.2658
	148	0.4832		85	0.0183		130	0.1979		61	0.0013		106	0.0398		151	0.2741

中位数置信区间用符号秩和检验概率表(续)

n	*T*	*P*	*n*	*T*	*P*	*n*	*T*	*P*	*n*	*T*	*P*	*n*	*T*	*P*	*n*	*T*	*P*
26	152	0.2826	27	77	0.0030	27	122	0.0555	27	167	0.3055	28	85	0.0030	28	130	0.0496
	153	0.2911		78	0.0032		123	0.0583		168	0.3138		86	0.0033		131	0.0521
	154	0.2998		79	0.0035		124	0.0613		169	0.3223		87	0.0035		132	0.0546
	155	0.3085		80	0.0038		125	0.0643		170	0.3308		88	0.0038		133	0.0573
	156	0.3174		81	0.0041		126	0.0674		171	0.3395		89	0.0041		134	0.0600
	157	0.3264		82	0.0044		127	0.0707		172	0.3482		90	0.0044		135	0.0628
	158	0.3355		83	0.0048		128	0.0741		173	0.3570		91	0.0048		136	0.0657
	159	0.3447		84	0.0052		129	0.0776		174	0.3659		92	0.0051		137	0.0688
	160	0.3539		85	0.0056		130	0.0812		175	0.3748		93	0.0055		138	0.0719
	161	0.3633		86	0.0060		131	0.0849		176	0.3838		94	0.0059		139	0.0751
	162	0.3727		87	0.0065		132	0.0888		177	0.3929		95	0.0064		140	0.0785
	163	0.3822		88	0.0070		133	0.0927		178	0.4020		96	0.0068		141	0.0819
	164	0.3918		89	0.0075		134	0.0968		179	0.4112		97	0.0073		142	0.0855
	165	0.4014		90	0.0081		135	0.1010		180	0.4204		98	0.0078		143	0.0801
	166	0.4111		91	0.0087		136	0.1054		181	0.4297		99	0.0084		144	0.0929
	167	0.4208		92	0.0093		137	0.1099		182	0.4390		100	0.0089		145	0.0968
	168	0.4306		93	0.0100		138	0.1145		183	0.4483		101	0.0096		146	0.1008
	169	0.4405		94	0.0107		139	0.1193		184	0.4577		102	0.0102		147	0.1049
	170	0.4503		95	0.0115		140	0.1242		185	0.4670		103	0.0109		148	0.1091
	171	0.4602		96	0.0123		141	0.1292		186	0.4764		104	0.0116		149	0.1135
	172	0.4702		97	0.0131		142	0.1343		187	0.4859		105	0.0124		150	0.1180
	173	0.4801		98	0.0140		143	0.1396		188	0.4953		106	0.0132		151	0.1225
	174	0.4900		99	0.0150		144	0.1450		189	0.5047		107	0.0140		152	0.1273
	175	0.5000		100	0.0159		145	0.1506	28	44	0.0001		108	0.0149		153	0.1321
27	39	0.0001		101	0.0170		146	0.1563		53	0.0002		109	0.0159		154	0.1370
	47	0.0002		102	0.0181		147	0.1621		58	0.0003		110	0.0168		155	0.1421
	52	0.0003		103	0.0193		148	0.1681		61	0.0004		111	0.0179		156	0.1473
	55	0.0004		104	0.0205		149	0.1742		64	0.0005		112	0.0190		157	0.1526
	57	0.0005		105	0.0218		150	0.1804		66	0.0006		113	0.0201		158	0.1580
	59	0.0006		106	0.0231		151	0.1868		68	0.0007		114	0.0213		159	0.1636
	61	0.0007		107	0.0246		152	0.1932		69	0.0008		115	0.0226		160	0.1693
	62	0.0008		108	0.0260		153	0.1999		70	0.0009		116	0.0239		161	0.1751
	64	0.0010		109	0.0276		154	0.2066		72	0.0010		117	0.0252		162	0.1810
	65	0.0010		110	0.0292		155	0.2135		73	0.0011		118	0.0267		163	0.1870
	66	0.0011		111	0.0309		156	0.2205		74	0.0012		119	0.0282		164	0.1932
	67	0.0012		112	0.0327		157	0.2277		75	0.0013		120	0.0298		165	0.1995
	68	0.0014		113	0.0346		158	0.2349		76	0.0015		121	0.0314		166	0.2059
	69	0.0015		114	0.0366		159	0.2423		77	0.0016		122	0.0331		167	0.2124
	70	0.0016		115	0.0386		160	0.2498		78	0.0017		123	0.0349		168	0.2190
	71	0.0018		116	0.0407		161	0.2574		79	0.0019		124	0.0368		169	0.2257
	72	0.0019		117	0.0430		162	0.2652		80	0.0020		125	0.0387		170	0.2326
	73	0.0021		118	0.0453		163	0.2730		81	0.0022		126	0.0407		171	0.2395
	74	0.0023		119	0.0477		164	0.2810		82	0.0024		127	0.0428		172	0.2466
	75	0.0025		120	0.0502		165	0.2890		83	0.0026		128	0.0450		173	0.2538
	76	0.0027		121	0.0528		166	0.2972		84	0.0028		129	0.0473		174	0.2611

中位数置信区间用符号秩和检验概率表(续)

n	*T*	*P*	*n*	*T*	*P*	*n*	*T*	*P*	*n*	*T*	*P*	*n*	*T*	*P*	*n*	*T*	*P*
28	175	0.2685	29	86	0.0018	29	131	0.0311	29	176	0.1904	30	75	0.0004	30	126	0.0139
	176	0.2759		87	0.0019		132	0.0328		177	0.1963		78	0.0005		127	0.0147
	177	0.2835		88	0.0021		133	0.0344		178	0.2023		80	0.0006		128	0.0155
	178	0.2912		89	0.0022		134	0.0362		179	0.2085		82	0.0007		129	0.0164
	179	0.2990		90	0.0024		135	0.0380		180	0.2147		84	0.0008		130	0.0173
	180	0.3068		91	0.0026		136	0.0399		181	0.2210		85	0.0009		131	0.0182
	181	0.3148		92	0.0028		137	0.0418		182	0.2274		87	0.0010		132	0.0192
	182	0.3228		93	0.0030		138	0.0439		183	0.2340		88	0.0011		133	0.0202
	183	0.3309		94	0.0032		139	0.0460		184	0.2406		89	0.0012		134	0.0213
	184	0.3391		95	0.0035		140	0.0482		185	0.2473		90	0.0013		135	0.0225
	185	0.3474		96	0.0037		141	0.0504		186	0.2541		91	0.0014		136	0.0236
	186	0.3557		97	0.0040		142	0.0528		187	0.2611		92	0.0015		137	0.0249
	187	0.3641		98	0.0043		143	0.0552		188	0.2681		93	0.0016		138	0.0261
	188	0.3725		99	0.0046		144	0.0557		189	0.2752		94	0.0017		139	0.0275
	189	0.3811		100	0.0049		145	0.0603		190	0.2824		95	0.0019		140	0.0288
	190	0.3896		101	0.0053		146	0.0630		191	0.2896		96	0.0020		141	0.0303
	191	0.3983		102	0.0057		147	0.0658		192	0.2970		97	0.0022		142	0.0318
	192	0.4070		103	0.0061		148	0.0687		193	0.3044		98	0.0023		143	0.0333
	193	0.4157		104	0.0065		149	0.0716		194	0.3120		99	0.0025		144	0.0349
	194	0.4245		105	0.0069		150	0.0747		195	0.3196		100	0.0027		145	0.0366
	195	0.4333		106	0.0074		151	0.0778		196	0.3272		101	0.0029		146	0.0384
	196	0.4421		107	0.0079		152	0.0811		197	0.3350		102	0.0031		147	0.0402
	197	0.4510		108	0.0084		153	0.0844		198	0.3428		103	0.0033		148	0.0420
	198	0.4598		109	0.0089		154	0.0879		199	0.3507		104	0.0036		149	0.0440
	199	0.4687		110	0.0095		155	0.0914		200	0.3586		105	0.0038		150	0.0460
	200	0.4777		111	0.0101		156	0.0951		201	0.3666		106	0.0041		151	0.0481
	201	0.4866		112	0.0108		157	0.0988		202	0.3747		107	0.0044		152	0.0502
	202	0.4955		113	0.0115		158	0.1027		203	0.3828		108	0.0047		153	0.0524
	203	0.5045		114	0.0122		159	0.1066		204	0.3909		109	0.0050		154	0.0547
29	50	0.0001		115	0.0129		160	0.1107		205	0.3991		110	0.0053		155	0.0571
	59	0.0002		116	0.0137		161	0.1149		206	0.4074		111	0.0057		156	0.0595
	65	0.0003		117	0.0145		162	0.1191		207	0.4157		112	0.0060		157	0.0621
	68	0.0004		118	0.0154		163	0.1235		208	0.4240		113	0.0064		158	0.0647
	71	0.0005		119	0.0163		164	0.1280		209	0.4324		114	0.0068		159	0.0674
	73	0.0006		120	0.0173		165	0.1326		210	0.4408		115	0.0073		160	0.0701
	75	0.0007		121	0.0183		166	0.1373		211	0.4492		116	0.0077		161	0.0730
	76	0.0008		122	0.0193		167	0.1421		212	0.4576		117	0.0082		162	0.0759
	78	0.0009		123	0.0204		168	0.1471		213	0.4661		118	0.0087		163	0.0790
	79	0.0010		124	0.0216		169	0.1521		214	0.4745		119	0.0093		164	0.0821
	80	0.0011		125	0.0228		170	0.1572		215	0.4830		120	0.0098		165	0.0853
	81	0.0012		126	0.0240		171	0.1625		216	0.4915		121	0.0104		166	0.0886
	82	0.0013		127	0.0253		172	0.1679		217	0.5000		122	0.0110		167	0.0920
	83	0.0014		128	0.0267		173	0.1733	30	55	0.0001		123	0.0117		168	0.0955
	84	0.0015		129	0.0281		174	0.1789		66	0.0003		124	0.0124		169	0.0990
	85	0.0016		130	0.0296		175	0.1848		71	0.0003		125	0.0131		170	0.1027

中位数置信区间用符号秩和检验概率表(续完)

n	T	P	n	T	P	n	T	P	n	T	P	n	T	P	n	T	P
30	171	0.1065	30	182	0.1543	30	193	0.2140	30	204	0.2849	30	215	0.3652	30	226	0.4516
	172	0.1103		183	0.1592		194	0.2200		205	0.2919		216	0.3728		227	0.4596
	173	0.1143		184	0.1642		195	0.2261		206	0.2989		217	0.3805		228	0.4677
	174	0.1183		1852	0.1694		196	0.2323		207	0.3060		218	0.3883		229	0.4758
	175	0.1225		186	0.1746		197	0.2386		208	0.3132		219	0.3961		230	0.4838
	176	0.1267		187	0.1799		198	0.2449		209	0.3204		220	0.4039		231	0.4919
	177	0.1311		188	0.1854		199	0.2514		210	0.3277		221	0.4118		232	0.5000
	178	0.1355		189	0.1909		200	0.2579		211	0.3351		222	0.4197			
	179	0.1400		190	0.1965		201	0.2646		212	0.3425		223	0.4276			
	180	0.1447		191	0.2022		202	0.2713		213	0.3500		224	0.4356			
	181	0.1494		192	0.2081		203	0.2781		214	0.3577		225	0.4436			

【用法说明】 该表用于估计参数的置信区间,其中参数 n 为样本容量;P 为根据 n 查得的距离 $\alpha/2$ 最接近的表中累计概率值,T 是对应的整数。该表主要作用是协助统计量计算置信区间用。具体用法是:首先根据参数 n 与 α 查表得到 P 和 T,然后再根据相应统计量计算出一系列数值,最后根据查表所得和统计量值求出置信区间端点。

统计量参见例题解决过程。

例 有 7 名成年男性白血病患者白细胞计数:19000,31000,1300,1500,43000,14000,14000。要求估计总体中位数 95%的置信区间。

解 首先计算$[n(n-1)/2]+n=28$ 个 U_{ij} 值,结果见表 1。其中

$$U_{ij}=\frac{X_i+X_j}{2}$$

表 1 U_{ij} 值的计算

编号		1	2	3	4	5	6	7
		650	750	7000	7000	9500	15500	21500
1	650	1300						
2	750	1400	1500					
3	7000	7650	7750	14000				
4	7000	7650	7750	14000	14000			
5	9500	10150	10250	10200	10200	19000		
6	15500	16150	16250	16200	16200	25000	31000	
7	21500	22150	22250	22200	22200	31000	37000	43000

其次根据 $n=7$,$P=\alpha/2=0.025$,查“中位数置信区间用符号秩和检验概率表”得最接近 $\alpha/2$的累积概率 $P=0.0234$,则 $T=2$。因此,$K=T+1=3$。

最后根据表 1 中 U_{ij} 值的大小排列顺序,得到 M_L=第 3 位 U_{ij} 值的最小值=1500;M_U=第 3 位 U_{ij} 值的最大值=31000。精确的置信度$=100(1-\alpha)\%=95.32\%$。

所以白血病患者白细胞数的总体中位数 95.32%的置信区间为(1500, 31000)。

参考文献

徐天和,景学安,程琮.中华医学统计百科全书:非参数统计分册[M].北京:中国统计出版社,2013.

(高明海,石德文)

总体率区间估计所需样本数表(阳性样本置信区间)

实验样本数	$P=10\%$		$P=20\%$		$P=30\%$	
	95%	99%	95%	99%	95%	99%
10～	0～3	0～4	0～5	0～6	0～6	0～7
15～	0～5	0～5	0～7	0～7	1～9	0～10
20～	0～5	0～6	0～8	0～9	1～11	0～12
25～	0～6	0～7	1～9	0～11	3～13	1～14
30～	0～7	0～8	1～11	0～12	4～14	2～16
35～	0～8	0～9	2～12	0～14	5～17	3～18
40～	0～8	0～9	3～13	1～15	6～18	4～20
45～	0～9	0～10	3～15	2～16	7～21	5～22
50～	0～10	0～11	4～17	2～18	8～22	6～24
60～	1～11	0～12	5～19	4～20	10～26	8～28
70～	2～12	0～14	7～21	5～23	13～29	11～31
80～	2～14	1～15	8～24	6～26	15～33	13～35
90～	3～15	1～17	10～26	8～28	19～36	15～39
100～	4～17	2～18	12～28	9～31	21～39	18～42
110～	4～18	2～20	13～31	11～33	23～43	20～46
120～	5～19	3～21	15～33	12～36	26～46	23～49
130～	6～20	4～22	17～35	14～38	28～50	25～53
140～	7～21	4～24	18～38	15～41	31～53	28～56
150～	7～23	5～25	20～40	17～43	33～57	30～60
160～	8～24	6～26	22～42	18～46	36～60	33～63
170～	9～25	6～28	23～45	20～48	39～63	35～67
180～	10～26	7～29	25～47	22～50	41～67	38～70
190～	10～28	8～30	27～49	23～53	44～70	40～74
200～	11～29	9～31	28～52	25～55	47～73	43～77
300～	19～41	16～44	46～74	42～78	74～106	69～111
400～	28～52	24～56	64～96	59～101	102～138	96～144
500～	36～64	32～68	92～118	76～124	129～171	123～177
600～	45～75	41～79	100～140	94～146	157～203	151～209
700～	54～86	49～91	119～161	112～168	186～234	178～242
800～	63～97	58～102	137～183	130～190	214～266	206～274
900～	72～108	66～114	156～204	149～2111	243～297	234～306
1000～	81～119	75～125	175～225	167～233	271～329	262～338

总体率区间估计所需样本数表(阳性样本置信区间)(续)

实验样本数	P=40%		P=50%		P=60%	
	95%	99%	95%	99%	95%	99%
10～	0～8	0～8	1～9	0～10	2～10	2～10
15～	2～10	1～11	4～12	2～13	5～13	4～14
20～	3～13	2～14	5～15	4～16	7～17	6～18
25～	5～15	3～17	8～18	6～19	10～20	8～22
30～	6～18	5～19	9～21	7～23	12～24	11～25
35～	8～20	6～22	12～24	9～26	15～27	13～29
40～	9～23	8～24	13～27	11～29	17～31	16～32
45～	11～25	9～27	16～30	13～32	20～34	18～36
50～	13～27	11～29	18～32	15～35	23～37	21～39
60～	15～33	14～4	21～39	20～40	27～45	26～46
70～	19～37	17～39	26～44	24～46	33～51	31～53
80～	23～41	20～44	31～49	28～52	39～57	36～60
90～	26～46	24～48	35～55	32～58	44～64	42～66
100～	30～50	27～53	40～60	37～63	50～70	47～73
110～	33～55	30～58	44～66	41～69	55～77	52～80
120～	37～59	34～62	49～71	45～75	61～83	58～86
130～	41～63	37～67	53～77	50～80	67～89	63～93
140～	44～68	41～71	58～82	54～86	72～96	69～99
150～	48～72	44～76	62～88	59～91	78～102	74～106
160～	51～77	48～80	67～93	63～97	83～109	80～112
170～	55～81	51～85	72～98	68～102	89～115	85～119
180～	59～85	55～89	76～104	72～108	95～121	91～125
190～	62～90	58～94	81～109	77～113	100～128	96～132
200～	66～94	62～98	86～114	81～119	106～134	102～138
300～	103～137	98～142	133～167	127～173	163～197	158～202
400～	141～179	134～186	180～220	174～226	221～259	214～266
500～	178～222	171～229	228～272	221～279	278～322	271～329
600～	216～264	209～271	275～325	268～332	336～384	329～391
700～	254～306	246～314	324～376	315～385	394～446	386～454
800～	292～348	284～353	372～428	363～437	452～508	444～516
900～	331～389	322～398	420～480	411～489	511～569	502～578
1000～	369～431	360～440	469～531	459～541	569～631	560～640

注:P 代表药物的真正疗效率。

总体率区间估计所需样本数表(阳性样本置信区间)(续完)

实验样本数	$P=70\%$		$P=80\%$		$P=90\%$	
	95%	99%	95%	99%	95%	99%
10～	4～10	3～10	5～10	4～10	7～10	6～10
15～	7～15	5～15	8～15	8～15	11～15	10～15
20～	9～19	8～20	12～20	11～20	15～20	14～20
25～	13～23	11～24	16～24	14～25	20～25	18～25
30～	16～26	14～28	19～29	18～30	23～30	22～30
35～	19～31	17～32	23～33	21～35	28～35	26～35
40～	22～34	20～36	27～37	25～39	32～40	31～40
45～	25～38	23～40	30～42	29～43	37～45	35～45
50～	28～42	26～44	34～46	32～48	40～50	39～50
60～	34～50	33～52	41～55	40～56	49～59	48～60
70～	41～57	39～59	49～63	47～65	58～68	56～70
80～	47～65	45～67	56～72	54～74	66～78	65～79
90～	54～72	51～75	64～80	62～82	75～87	73～89
100～	61～79	58～82	72～88	69～91	84～96	82～98
110～	67～87	64～90	79～97	77～99	92～106	90～108
120～	74～94	71～97	87～105	84～108	101～115	99～117
130～	80～102	77～105	95～113	92～116	110～124	108～126
140～	87～109	84～112	102～122	99～125	119～133	116～136
150～	93～117	90～120	110～130	107～133	127～143	125～145
160～	100～124	97～127	118～138	114～142	136～152	134～154
170～	107～131	103～135	125～147	122～150	145～161	142～164
180～	113～139	110～142	133～155	130～158	158～170	151～173
190～	120～146	116～150	141～163	137～167	162～180	160～182
200～	127～153	123～157	148～172	145～175	171～189	169～191
300～	194～226	189～231	226～254	222～258	259～281	256～284
400～	262～298	256～304	304～336	299～341	348～372	344～376
500～	329～371	323～377	382～418	376～424	436～455	432～468
600～	397～443	391～449	460～500	454～506	525～555	521～559
700～	466～514	458～522	539～581	532～588	614～646	609～651
800～	534～586	526～594	617～663	610～670	703～747	698～742
900～	603～657	594～666	696～744	689～751	792～828	786～834
1000～	671～729	662～738	775～825	767～833	881～919	875～925

【用法说明】 该表用于按照一定估计精度要求用样本率估计总体率置信区间时所需的最小样本数。P 为已知药物(或疗法等)的总体阳性率,选择要估计的置信区间的置信度水平(95%或 99%),左框内为所需的样本量,表内部分为阳性例数。要确定样本量大小,需要根据总体阳性率 P,以及置信度,然后用表内阳性例数除以对应左侧样本量即得样本率,满足要求的最小样本例数即为实验样本数。

例 1 已知筛选出某一药物的疗效率为 80%,现想确定该药物疗效率的 95%的置信限为 84%以上,问至少需用多少只动物?

解 查表"总体率区间估计所需样本数表(阳性样本置信区间)"得实验样本数 300 所在的横行与 $P=80\%$ 的 95%置信限所在的纵列交会处,左侧的数字为 226,右侧的数字为 254(254÷300=85%)。结论:该实验至少用 300 只动物,才能达到 95%的置信区间的总体率为 84%以上的要求。

例 2 已知某生物制品免疫接种有效率为 90%,想要确定该生物制品免疫有效率的 99%置信限为 95%以上,问至少需多少例样本?

解 查表"总体率区间估计所需样本数表(阳性样本置信区间)"得实验样本数 190 所在的横行与 $P=90\%$ 的 99%置信限所在的纵列交会处,左侧的数字为 160,右侧的数字为 182(182÷190=96%)。结论:该试验至少需用 190 例样本,才能达到 99%的置信区间的总体率为 95%以上的要求。

参考文献

徐天和,徐勇勇,高永.中华医学统计百科全书:医学研究与临床统计设计分册[M].北京:中国统计出版社,2013:327-329.

(孙红卫)